DICTIONNAIRE ENCYCLOPÉDIQUE

DES

SCIENCES MÉDICALES

PARIS. — TYPOGRAPHIE A. LAHURE
Rue de Fleurus, 9.

DICTIONNAIRE ENCYCLOPÉDIQUE

DES

SCIENCES MÉDICALES

DIRECTEURS

A. DECHAMBRE — L. LEREBOULLET

DE 1864 A 1885 — DEPUIS 1886

DIRECTEUR-ADJOINT : L. HAHN

COLLABORATEURS : MM. LES DOCTEURS

ARCHAMBAULT, ARLOING, ARNOULD (J.), ARNOZAN, ARSONVAL (D'), AUBRY (J.), AUVARD, AXENFELD, BAILLARGER, BAILLON, BALBIANI, BALL, BARIÉ, BARTH, BAZIN, BEAUGRAND, BÉCLARD, BÉHIER, BENEDEN (VAN), BERGER, BERNHEIM, BERTILLON, BERTIN-SANS, BESNIER (ERNEST), BLACHE, BLACHEZ, BLANCHARD (R.), BLAREZ, BOINET, BOISSEAU, BORDIER, BORIUS, BOUCHACOURT, BOUCHARD (CH.), BOUCHEREAU, BOUISSON, BOULAND (P.), BOULEY (H.), BOUREL-RONCIÈRE, BOURGOIN, BOURRU, BOURSIER, BOUSQUET, BOUVIER, BOYER, BRASSAC, BROCA, BROCHIN, BROUARDEL, BROWN-SÉQUARD, BRUN, BURCKER, BURLUREAUX, BUSSARD, CADIAT, CALMEIL, CAMPANA, CARLET (G.), CERISE, CHAMBARD, CHARCOT, CHARVOT, CHASSAIGNAC, CHAUVEAU, CHAUVEL, CHÉREAU, CHERVIN, CHOUPPE, CHRÉTIEN, CHRISTIAN, CLERMONT, COLIN (L.), CORNIL, COTARD, COULIER, COURTY, COYNE, DALLY, DAVAINE, DECHAMBRE (A.), DELENS, DELIOUX DE SAVIGNAC, DELORE, DELPECH, DEMANGE, DENONVILLIERS, DEPAUL, DIDAY, DOLBEAU, DUBREUILH, DUBUISSON, DU CAZAL, DUCLAUX, DUGUET, DUJARDIN-BEAUMETZ, DUPLAY (S.), DUREAU, DUTROULAU, DUWEZ, EGGER, ÉLOY, ÉLY, FALRET (J.), FARABEUF, FÉLIZET, FÉRIS, FERRAND, FLEURY (DE), FOLLIN, FONSSAGRIVES, FORGUE, FOURNIER (E.), FRANCK-FRANÇOIS, GALTIER-BOISSIÈRE, GARIEL, GAYET, GAYRAUD, GAVARRET, GERVAIS (P.), GILLETTE, GIRAUD-TEULON, GOBLEY, GRANCHER, GRASSET, GREENHILL, GRISOLLE, GUBLER, GUÉNIOT, GUÉRARD, GUILLARD, GUILLAUME, GUILLEMIN, GUYON (F.), HAHN (L.), HAMELIN, HAYEM, HECHT, HECKEL, HENNEGUY, HÉNOCQUE, HERRMANN, HEYDENREICH, HOVELACQUE, HUMBERT, HUTINEL, ISAMBERT, JACQUEMIER, JUHEL-RÉNOY, KARTH, KELSCH, KIRMISSON, KRISHABER, LABBÉ (LÉON), LABBÉE, LABORDE, LABOULBÈNE, LACASSAGNE, LADREIT DE LA CHARRIÈRE, LAGNEAU (G.), LAGRANGE, LANCEREAUX, LARCHER (O.), LAURE, LAVERAN, LAVERAN (A.), LAYET, LECLERC (L.), LECORCHÉ, LE DOUBLE, LEFÈVRE (ED.), LEFORT (LÉON), LEGOUEST, LEGOYT, LEGROS, LEGROUX, LEMOINE, LEREBOULLET, LEROUX, LE ROY DE MÉRICOURT, LETOURNEAU, LEVEN, LÉVY (MICHEL), LIÉGEOIS, LIÉTARD, LINAS, LIOUVILLE, LITTRÉ, LONGUET, LUTZ, MAGITOT (E.), MAHÉ, MALAGUTTI, MARCHAND, MAREY, MARIE, MARTIN (A.-J.), MARTINS, MASSE, MATHIEU, MERKLEN, MERRY-DELABOST, MICHEL (DE NANCY), MILLARD, MOLLIÈRE (DANIEL), MONOD (CH.), MONTANIER, MORACHE, MORAT, MOREL (B.-A.), MOSSÉ, MUSELIER, NICAISE, NICOLAS, NIELLY, NUEL, OBÉDÉNARE, OLLIER, ONIMUS, ORFILA (L.), OUSTALET, PAJOT, PARCHAPPE, PARROT, PASTEUR, PAULET, PÉCHOLIER, PERRIN (MAURICE), PETER (M.), PETIT (A.), PETIT (L.-H.), PEYROT, PICQUÉ, PIGNOT, PINARD, PINGAUD, PITRES, POLAILLON, PONCET (ANT.), POTAIN, POUCHET, POZZI, RAULIN, RAYMOND, RECLUS, RÉGIS, REGNARD, REGNAULD, RENAUD (J.), RENAUT, RENDU, RENOU, RETTERER, REY, REYNAL, RICHE, RICKLIN, RITTI, ROBIN (ALBERT), ROBIN (CH.), ROCHARD, ROCHAS (DE), ROCHEFORT, ROGER (H.), ROHMER, ROLLET, ROTUREAU, ROUGET, ROYER (CLÉMENCE), SAINTE-CLAIRE DEVILLE (H.), SANNÉ, SANSON, SAUVAGE, SCHÜTZENBERGER (CH.), SCHÜTZENBERGER (P.), SÉDILLOT, SÉE (MARC), SERVIER, SEYNES (DE), SINÉTY (DE), SIRY, SOUBEIRAN (L.), SPILLMANN (E.), STÉPHANOS (CLON), STRAUSS (H.), TARTIVEL, TESTELIN, TESTUT, THIBIERGE, THOMAS (L.), TILLAUX (P.), TOURDES, TOURNEUX, TRÉLAT (U.), TRIPIER (LÉON), TROISIER, VALLIN, VELPEAU, VERNEUIL, VÉZIAN, VIAUD-GRAND-MARAIS, VIDAL (ÉM.), VIDAU, VILLEMIN, VINCENT, VOILLEMIER, VULPIAN, WARLOMONT, WERTHEIMER, WIDAL, WILLM, WORMS (J.), WURTZ, ZUBER.

TROISIÈME SÉRIE

Q — T

TOME DIX-HUITIÈME

TRA — TZI

PARIS

G. MASSON
LIBRAIRE DE L'ACADÉMIE DE MÉDECINE
Boulevard Saint-Germain, en face de l'École de Médecine

ASSELIN ET HOUZEAU
LIBRAIRES DE LA FACULTÉ DE MÉDECINE
Place de l'École-de-Médecine

MDCCCLXXXV

DICTIONNAIRE

ENCYCLOPÉDIQUE

DES

SCIENCES MÉDICALES

TRAGOPAN. Les Tragopans ou Satyres (*Ceriornis* Sw. ou *Satyra* Less.) sont des Faisans de la région himalayenne qui se distinguent du Faisan de la Colchide, du Faisan doré, du Faisan vénéré et en général de toutes les Phasianidés ordinaires, par la présence, chez le mâle, de deux tubercules érectiles qui se dressent comme des cornes au-dessus du front et d'un rabat charnu qui pend sur le devant de la gorge. Ces appendices qui, sur l'oiseau vivant, sont teints de couleurs vives, de bleu, de vert et de rouge, donnent aux Tragopans une physionomie des plus bizarres. Les formes de ces Oiseaux sont d'ailleurs plus lourdes et plus trapues que celles du Faisan ordinaire; leur queue est bien plus courte et leur plumage offre un système de coloration tout différent. Les mâles ont en effet les parties supérieures du corps d'un rouge foncé, marqué de nombreuses taches blanches, et les parties inférieures du corps de la même teinte que le dos ou d'un ton fauve uniforme. Quant aux femelles, elles portent une livrée brune tachetée de noirâtre et rayée ou ponctuée de blanchâtre.

Les principales espèces du genre Tragopan ont été désignées sous les noms de *Ceriornis satyra* L., *C. melanocephala* Gr., *C. Caboti* Gould., *C. Temminckii* Gr. et *C. Blythii* Jerd. Elles vivent dans le sud-ouest de la Chine, au Tibet, dans le Népaul et le Sikkin, souvent à une altitude de plusieurs milliers de mètres au-dessus du niveau de la mer, et ne s'habituent que difficilement au climat de notre pays. E. OUSTALET.

BIBLIOGRAPHIE. — JERDON. *Birds of India*, 1864, t. II, p. 515. — ELLIOT (D.-G.). *A Monograph of the Phasianidæ*, 1871, livr. II. — DAVID (A.) et OUSTALET (E.). *Oiseaux de la Chine*, 1877, p. 418, pl. 111 et 112. E. O.

TRAGOPS. Wagler a désigné sous ce nom des Serpents d'arbres, au corps très-allongé et fort grêle, à la queue longue et amincie, aux écailles du tronc lisses ayant la forme de losanges plus ou moins allongés, aux gastrostéges se relevant un peu sur les flancs, qui sont légèrement anguleux, aux urostèges fort nombreuses et disposées suivant deux rangées, à la tête très-étroite se prolongeant en un museau pointu terminé par une seule plaque; nous ajouterons que ces dents postérieures sont cannelées, ce qui a fait placer ces animaux par Duméril et Bibron dans la famille des OPISTHOGLYPHES (*voy.* SERPENTS); les narines sont latérales, situées entre la plaque frontale et la première labiale; l'œil est grand, allongé. Les espèces, au nombre de trois genres, habitent l'Inde, l'Indo-Chine et Java; le corps, de couleur verdâtre, s'harmonise admirablement avec les objets sur lesquels il est placé.

Près des Tragops il convient de ranger d'autres Serpents d'arbres qui ont les mêmes mœurs : tels sont les Oxybèles, à la tête très-étroite et très-allongée, terminée par un museau pointu, dépassant largement la mâchoire inférieure; les Dryinus, qui diffèrent des Tragops par leur museau en pointe flexible; les Langaha, au museau prolongé par un appendice charnu couvert de petites écailles lisses et ovalaires, au corps protégé par des écailles carénées. Ce dernier genre est spécial à Madagascar; les Dryinus habitent les mêmes régions que les Tragops, qui sont représentés dans les parties tropicales du Nouveau Monde par les Oxybèles. H.-E. SAUVAGE.

BIBLIOGRAPHIE. — LACÉPÈDE. *Hist. quad. ovip. Serpents*, t. II, p. 469, 1789. — CUVIER. *Règne animal*, t. II, p. 80, 1817. — WAGLER. *Syst. Amph.*, p. 184, 1830. — DUMÉRIL et BIBRON. *Erpétologie générale*, t. VII, p. 797, 1854. — JAN. *Elenco degli Ofidi*, p. 87, 1863. E. S.

TRAGUS (ANATOMIE). *Voy.* OREILLE.

TRAGUS (HIERONYMUS), de son vrai nom BOCK. Médecin, botaniste et théologien, né en 1498 à Heidesbach, près de Deux-Ponts, fut appelé en 1532 par le prince palatin Louis au collége de Hornbach, en qualité de prédicateur et de médecin, passa quelque temps à Saarbrück auprès du prince de Nassau, enfin termina sa carrière à Hornbach en 1554.

Tragus fut un homme éclairé; il s'éleva avec force contre les superstitions du moyen âge. Dans son fameux *Kreuterbuch* il décrit les plantes indigènes et en indique les propriétés médicinales. La première édition de cet ouvrage date de Strasbourg (1539, in fol.); la deuxième édition est également de Strasbourg (1546, in-fol.), et il y en eut un grand nombre à la suite. Une traduction latine en fut publiée à Strasbourg en 1552, in-4°. On a encore de Tragus : *Verae atque ad vivum expressae imagines omnium herbarum*, etc. Strasb., 1550, 1553, in-4°, et *Teutsche Speisskammer*, etc., Strasb., 1550, in-4. L. HN.

TRAILL (THOMAS-STEWART). Né à Kirkwall, en octobre 1781, soutint sa thèse de doctorat à Édimbourg en 1802. Elle a pour titre : *De l'usage externe de l'eau froide dans le typhus*. Il est un des premiers qui ait préconisé ce moyen thérapeutique que Currie à Londres et Fizeau à Paris allaient bientôt employer d'une manière générale. Il alla ensuite s'établir à Liverpool et il y professa la médecine. Revenu à Édimbourg, il y fut nommé président du Collége des médecins. Il a publié, outre divers articles : *On Albinoes*, dans le *Nicholson Journ. of Natur. Philos*, 1808, sur l'*Utility of the Piper Cubeba in Leucorrhœa*, in *Edinburgh Med. and Surg. Journ.*, 1821, divers mémoires de chimie médicale insérés dans le même journal. Il est aussi l'auteur d'un programme de cours de médecine légale; *Outlines of a Course of Lectures on Medical Jurisprudence*

(Édimbourg, 1836, in-8°) et d'un *Treatise of the Physical Geography* (Édimbourg, 1838, in-8°). Il est mort à Edimbourg, le 30 juillet 1862, peu de temps après avoir quitté sa chaire de professeur. A. DUREAU.

TRALLES (BALTHAZAR-LUDWIG). Né à Breslau, le 1er mars 1708. Il commença ses études médicales à l'Université de cette ville, puis les continua à Leipzig et à Halle, où il fut reçu docteur en 1731. Il revint alors se fixer dans sa ville natale pour y exercer la médecine. Il acquit bientôt une grande réputation que son ardeur pour la polémique philosophico-religieuse d'alors ne fit qu'augmenter. C'est ainsi qu'il a publié divers mémoires contre les principes de La Mettrie et d'Holbach. L'un deux a pour titre : *Critique d'un médecin du parti des spiritualistes sur la pièce intitulée : Les animaux plus que des machines* (La Haye, 1753, in-8°). On lui doit aussi un travail sur l'emploi du camphre : *Exercitatio medica qua virtus camphorae refrigerans ac internis corporis humani....*, Breslau, 1734, in-8°; un traité longtemps classique en Allemagne sur l'opium : *Opii usus salubris et noxius in morborum medelâ solidis et certis principiis superstructus* (Breslau, 1757-1762, in-8°; 2e édit., 1784); une *Historia choleræ atrocissimæ* (Breslau et Leipzig, 1753, in-8°); plusieurs dissertations en latin sur la *variole et la vaccine* (Breslau, 1761 et 1764). Très-recherché par les princes allemands, il fut nommé conseiller du prince de Saxe-Cobourg-Gotha en 1776, et conseiller du roi de Pologne en 1797. Il fit partie de la célèbre Académie des Curieux de la Nature sous le nom de Avenzoar II, et mourut à Breslau le 9 février 1797. A. DUREAU.

TRAMESAIGUES (EAU MINÉRALE DE). *Protothermale, sulfurée sodique faible, non gazeuse.* Dans le département des Hautes-Pyrénées, dans l'arrondissement et à 48 kilomètres de Bagnères-de-Bigorre, au voisinage d'une montagne nommée le Lagaret, émerge une source trouvée en 1848. Son eau est limpide et transparente, son odeur est hépatique, elle ne semble traversée par aucune bulle gazeuse, et elle laisse déposer une barégine blanchâtre peu abondante. Son goût n'est pas désagréable, quoique légèrement sulfureux. Sa température est de 20°,1 centigrade. Sa densité n'est pas connue et son analyse chimique, faite en 1850 par Latour (de Trie), a donné pour 1000 grammes d'eau :

Sulfure de sodium.	0,022
Sulfate de magnésie.	0,020
— soude.	0,030
Carbonate de soude.	0,028
— chaux.	0,014
— magnésie.	0,012
— potasse.	0,004
— fer ou sulfure.	0,004
Chlorure de sodium.	0,022
— magnésium.	0,020
Silicates de chaux et d'alumine.	0,016
Iodure et bromure de sodium.	0,008
Glairine rudimentaire.	0,018
TOTAL DES MATIÈRES FIXES.	0,218

Aucun établissement ne se trouve encore à Tramesaigues, dont les eaux sont utilisées à l'intérieur seulement par quelques habitants du voisinage, dans le cas de catarrhe des voies aériennes. On associe à la boisson les lotions sur les points affectés dans quelques maladies légères de la peau. On n'*exporte* pas l'eau de Tramesaigues. A. ROTUREAU.

TRAMETES. Genre de Champignons-Basidiomycètes, établi par Fries pour quelques espèces de Polypores chez lesquelles le tissu du chapeau se confond avec la couche des tubes.

Les *Trametes* se développent exclusivement sur les troncs des arbres ou sur les vieux bois. Leur chapeau, en forme de sabot et acaule, est ligneux ou tubéreux. Comme espèces principales nous citerons le *Tr. odorata* Fr. (*Boletus annulatus* Schæff.) et le *Tr. suaveolens* Fr. Le premier croît en France, en Allemagne et en Suède, dans les régions montagneuses, sur les vieilles souches de pins ou de sapins. Il exhale une odeur agréable rappelant celle du Fenouil. On lui a rapporté, à titre de variété, le *Boletus ceratophora* Hoffm., qu'on trouve sur les poutres dans les mines de Freiberg, en Saxe, et qui atteint des dimensions considérables.

Le *Tr. suaveolens* Fr. se rencontre communément en automne sur les vieux troncs de saules. C'est le *Boletus suaveolens* de Linné et l'*Agaric blanc à odeur d'Iris* de Paulet. Il répand une odeur très-agréable analogue à celle de l'Iris de Florence. Sa saveur est douce, puis légèrement amère, mais il passe pour vénéneux. Dans un long mémoire publié en 1785, J. C. Enslin, médecin d'Erlangen, qui appelle ce champignon l'*Agaric odorant du saule*, a émis l'opinion qu'on pourrait l'employer avec avantage dans la phthisie pulmonaire et l'asthme, en l'administrant, à très-petite dose, en poudre ou en électuaire. Ed. Lef.

TRANSFORATEUR. *Voy.* Craniotomie, p. 698.

TRANSFORMISME. Théorie expliquant l'origine des espèces par les transformations successives qu'auraient subies quelques formes primitives peu nombreuses, ou même une seule forme souche, sous l'influence des conditions modificatrices du milieu ambiant. Cette théorie est exposée à l'article Darwinisme; *voy.* aussi Espèce et Sélection. L. Hn.

TRANSFUSION. La transfusion est une opération qui a pour objet d'introduire dans les voies circulatoires du sang ou d'autres liquides dans un but thérapeutique.

On trouve dans de vieux auteurs la preuve que la pratique de la transfusion du sang est très-ancienne. Il y est fait allusion dans l'histoire des anciens Égyptiens et dans le *Traité d'anatomie* d'Hérophile. Un passage d'Ovide paraît encore s'y rapporter. Sismondi raconte que le pape Innocent VIII fut soumis à cette opération. Le fait paraît résulter du passage suivant d'un auteur contemporain, Infessura :

« Tres pueri decem annorum e venis quorum judæus quidam medicus, qui Papam sanum « reddere promiserat, sanguinem extraxit, incontinenti mortui sunt. Dixerat namque illis « judæus se velle sanare Pontificem, dummodo habere posset certam quantitatem sanguinis « humani, et quidem juvenis, quem propterea extrahi jussit a tribus pueris quibus post « phlebotomiam unum ducatum pro quolibet donavit, et paulo post mortui sunt. Judæus « quidem fugit et Papa sanatus non fuit. »

(Muratori, *Rer. ital. Script.*, t. III, part. II, p. 1241.)

Jean Colle, professeur de Padoue, l'a décrite dans un traité de médecine imprimé à Venise en 1628 sous le titre : *Methodus facile parandi jucunda tuta et nova medicamenta.* Ces documents et quelques autres mentionnés principalement dans les travaux d'Oré et dans la thèse d'agrégation de Julien manquent de précision. Ils n'en présentent pas moins un réel intérêt historique.

C'est la théorie Harveyenne de la circulation qui a suggéré l'idée d'infuser du sang dans les vaisseaux et c'est seulement vers le milieu du dix-septième siècle que parut le premier travail scientifique sur cette question. En 1656, un français bénédictin, dom Robert de Galatz, prononça un discours public sur la transfusion. En 1657 Timothée Clarke, Robert Bayle et Henshaw, tentèrent sur les conseils de Christophe Wren l'injection de médicaments dans les veines. Richard Lower suivit leur exemple et, encouragé par le succès, il conçut et exécuta l'idée de la transfusion du sang. Il mit en communication l'artère d'un chien avec la veine d'un autre chien; l'expérience faite en 1666 réussit complétement. King poursuivit les mêmes essais sur les animaux; il modifia les procédés de Lower et pratiqua la transfusion veinoso-veineuse entre animaux de même espèce et d'espèce différente, le veau et le mouton.

Vers la même époque, des expériences de laboratoire se poursuivaient aussi à Montpellier. Elles démontrèrent à Denys la possibilité de la transfusion chez les animaux et son peu de danger. Le 15 juin 1667, il demandait à Emmeretz de la pratiquer sur l'homme. C'est de ce jour que date l'histoire thérapeutique de cette opération. L'observation de Denys mérite d'être rappelée. Il s'agissait d'un jeune homme de seize ans qui avait déjà subi vingt saignées dans le cours d'une affection fébrile avec stupeur. On lui fit une dernière émission sanguine de 90 grammes et on lui injecta 270 grammes de sang artériel d'agneau. Le jeune homme se trouva mieux par la suite et on recommença peu de jours après l'expérience *in animâ vili* sur un homme bien portant qui s'y prêta de très-bonne grâce et n'en fut pas incommodé. Lower et King en Angleterre imitèrent Denys et Emmeretz. Fracassati, Bide, Menfredi, se livrèrent aux mêmes essais en Italie. Denys et Emmeretz poursuivaient avec des fortunes variables le cours de leurs essais de la thérapeutique nouvelle. Un de leurs malades, Mauroy, qui paraissait avoir été amélioré par la transfusion du sang d'agneau, mourut subitement dans des circonstances mystérieuses, et cet événement, qui ne paraît cependant pas imputable à l'injection intra-veineuse, faillit compromettre l'avenir de la méthode.

Il faut dire au reste qu'on en abusa étrangement. On avait sagement commencé par l'expérimentation sur les animaux, mais on tira des conséquences inattendues de l'innocuité des premières tentatives. On croyait pouvoir renouveler le sang, remplacer, par exemple, celui d'un aliéné qu'on rendrait sage. Une ligue se forma contre les transfuseurs. On rappela les cas malheureux et on accumula des arguments tirés de l'histoire de la physiologie, même de l'Écriture Sainte pour combattre cette pratique. Le livre de Merklin, dont Julien a donné quelques citations, est à ce point de vue très-curieux à consulter. On obtint un arrêt du Parlement qui interdit la transfusion. Il n'est pas exact cependant que la cour de Rome ait fulminé contre elle.

Après avoir donné lieu aux plus brillantes espérances et aux controverses les plus acharnées, les injections intra-veineuses tombèrent dans un complet oubli.

En 1788 parut cependant le travail de Michel Rosa. Le savant médecin de Modène opéra sur les animaux et démontra à nouveau qu'on pourrait par l'infusion du sang ramener à la vie des sujets rendus exsangues et moribonds par hémorrhagie. En 1815, la question renaît. James Blundell assiste une femme qui succombe à une hémorrhagie utérine. Il est frappé de son impuissance et se dit que, s'il avait pu par une injection intra-veineuse remplacer le sang perdu, la mourante aurait été sauvée. Inspiré par les travaux de Huteland, de de Graefe, de Boer, il se livre tout d'abord à des recherches de laboratoire. Il injecte du sang de l'artère d'un chien dans les veines d'un autre, et du sang humain dans les veines d'un chien; il étudie les conditions de la coagulation du sang hors des vaisseaux, l'influence de son passage dans un récipient et diverses autres conditions. Appliquant à la clinique les résultats de ses expériences, il obtient certains succès dans des cas d'hémorrhagie puerpérale, il échoue, c'était à prévoir, chez un sujet atteint de cancer du pylore.

En 1828, Dieffenbach reprend de son côté les expériences de Blundell, il s'occupe de la transfusion médiate (avec une seringue) ou immédiate (artère en communication directe avec la veine du transfusé); il recommande de défibriner le sang pour éviter la coagulation. Les travaux de ce savant et ceux de Bischoff font faire un grand pas à la question, mais elle soulève de nouveaux orages. Prévost et Dumas s'élèvent contre avec une grande ardeur. Ils ne craignent pas de dire que cette opération « malheureusement trop célèbre et dont on a tant abusé dans un siècle ignorant et barbare mérite d'être abandonnée ». Cet arrêt est porté en 1821. Les travaux de Dieffenbach sont de 1828, ceux de Bischoff parurent dix ans après. Cet auteur est partisan aussi de la défibrination.

Le silence se fait de nouveau et, à part quelques faits isolés, c'est seulement en 1860 que reprirent les recherches scientifiques.

L'utilité de la transfusion n'est plus mise en doute. Les expériences sur les animaux se multiplient et sont des plus concluantes, mais l'accord est loin d'être fait sur le meilleur mode d'opérer. Les uns veulent injecter du sang humain, les autres du sang d'agneau, la défibrination a ses partisans et ses ennemis; de nombreux appareils sont proposés pour rendre l'opération plus pratique. Hâtons-nous de dire que bien de parties ont été éclaircies au point de vue expérimental et physiologique.

C'est dans leur exposé que l'histoire de ces vingt-cinq dernières années trouvera naturellement sa place.

En présence d'un sujet épuisé par une hémorrhagie abondante la première indication thérapeutique qui se présente à l'esprit est très-évidemment de rendre au malheureux le sang qu'il vient de perdre. C'est la pensée qu'avait eue Blundell. L'idéal paraît être *à priori* de lui réinfuser son propre sang ou tout au moins, comme cela est à peu près impraticable, celui d'un de ses semblables.

Cependant les premiers médecins qui ont pratiqué la transfusion se sont servis de sang d'animaux. Il faut dire que cette pratique telle qu'ils l'entendaient n'était pas seulement une opération de nécessité destinée à remplacer d'urgence un liquide organique dont la perte met la vie en danger : ils se proposaient plutôt et surtout de modifier le liquide sanguin altéré, et de le remplacer en quelque sorte par un autre meilleur. Ils pratiquaient une véritable transfusion, tandis que nous nous proposons dans le plus grand nombre des cas une injection ou infusion.

L'emploi de sang d'animaux permettrait de généraliser cette pratique et de ne pas la limiter à des cas d'absolue et urgente nécessité. Il faut pourtant se demander si les résultats seront aussi avantageux.

Oré conclut de ses recherches à l'identité physiologique pour la transfusion du sang d'animaux de même classe, quoique d'espèces différentes. Pour lui, le sang de l'animal présente cette supériorité qu'il est inépuisable et toujours prêt; que grâce à lui, dans l'intérêt d'une vie compromise, on ne fait courir aucun risque à aucune existence.

Denys et Emmeretz avaient avec succès injecté du sang d'agneau à l'homme. Michel Rosa, Russel, Frantz Glénard, Ponza, Albini, ont voulu suivre cet exemple, Hasse ainsi que Gesellius, qui ont écrit sur ce point des travaux fort controversés, ne craignent pas de dire : La transfusion avec le sang de mouton inaugure une ère nouvelle pour la médecine, celle de la dispensation du sang.

D'autres auteurs moins exclusifs reconnaissent que la transfusion de l'homme à l'homme est préférable, mais, à défaut de sang humain, ils acceptent celui d'un animal convenablement choisi.

Malgré les quelques succès que paraît avoir donné la transfusion entre animaux d'espèces différentes, Hayem et avant lui Moncocq, Dieffenbach, Landois, Worm Müller, en réprouvent avec énergie l'application à la thérapeutique humaine. Ils s'appuient sur des expériences fort bien conduites.

Chaque espèce a en quelque sorte son sang avec des caractères physico-chimiques et anatomiques particuliers, et on peut avoir quelque répugnance à admettre que l'élément essentiel du sang, les globules rouges, puissent vivre dans un milieu autre que leur milieu physiologique (Hayem).

Cependant, si on veut pratiquer la transfusion avec du sang d'une autre espèce, il faut évidemment choisir un animal dont les hématies ne sont pas plus volumineuses que celles du transfusé. Le sang d'agneau a généralement, et pour cette raison, été choisi pour la transfusion humaine.

Landois a mélangé hors de l'organisme du sang humain avec du sérum d'agneau, puis avec du sang d'agneau. Variant avec beaucoup d'à-propos ses expériences, il a fait des mélanges de sang d'espèces voisines et d'espèces éloignées. Un sérum étranger appartenant même à une espèce voisine dissout les globules du sang auquel on l'ajoute. Cette action dissolvante varie suivant les espèces, elle n'a pas la même intensité avec tous les sangs, mais elle ne manque jamais. Les globules perdent leur hémoglobine, se déforment, s'accolent entre eux ; leurs stromas albuminoïdes persistent seuls. Landois les appelle des stromas-fibrine et admet qu'ils peuvent produire dans les vaisseaux de véritables embolies. Si au lieu de sérum on ajoute du sang, les mêmes phénomènes se produisent et les globules ajoutés se dissolvent aussi. Un sang étranger ajouté non-seulement ne peut survivre, mais encore il compromettra la vitalité du sang de l'animal transfusé (Landois, Hayem). D'après le même expérimentateur les globules humains se dissolvent au bout de sept heures dans le sérum d'agneau.

Les choses se passent de même lorsque le mélange se fait dans les vaisseaux et il est assez facile de s'en assurer. Les globules de sang d'agneau sont plus petits que ceux du chien ; injectés à cet animal, ils peuvent être un certain temps après retrouvés dans son système circulatoire et on y suivra leur évolution. Worm Müller les a vus disparaître très-rapidement et d'autant plus vite que la dose injectée était moins abondante. Les globules du chien sont plus résistants ; altérés par le sang d'agneau, ils ne sont pourtant pas très-profondément atteints. Dans toutes les expériences la mort est survenue lorsque la dose de sang injecté s'est élevée à 20 pour 100 de la masse normale.

Landois était arrivé à des résultats analogues, quoique moins précis. Ces expériences de Worm Müller sont entachées d'une cause d'erreur parce qu'il a employé un sérum artificiel additionné de sulfate de soude. Mais Hayem, qui les a répétées dans des conditions d'une exactitude plus rigoureuse, en a confirmé les conclusions générales.

Si de l'étude du liquide sanguin altéré par un mélange étranger nous passons à celle des effets qu'il produit sur l'animal transfusé, nous observons une série de symptômes importants. Au moment de l'opération l'animal est pris de frissons, puis successivement d'hémorrhagies et d'hémoglobinurie; ces phénomènes sont plus ou moins marqués suivant la quantité de sang injecté, ils sont moins prononcés chez l'homme que chez les animaux. L'urine chez lui n'est pas toujours hémoglobinurique, mais elle présente d'une façon constante le premier jour une coloration foncée. On remarque aussi presque constamment une rachialgie prononcée et l'apparition d'urticaire. Landois a même constaté des accidents promptement mortels chez les animaux. Les autopsies pratiquées chez les animaux ont révélé des lésions graves des principaux viscères, dégénérescence des reins et du foie, infarctus hémorrhagiques, foyers d'hyperémie, coagulations vasculaires, dépôts d'hémoglobine. Les globules transfusés sont détruits et c'est leur hémoglobine qui passe dans les urines. Ponfick a remarqué en effet que, si l'on injecte du sérum d'agneau à un chien dans la proportion de 65 pour 100 de la masse totale du sang, il ne se produit pas d'hémoglobinurie, elle est de règle au contraire après une injection de sang complet. Pourtant dans les deux cas les globules de l'animal en expérience sont en partie détruits, mais les globules propres à l'animal fourniront une hémoglobine utilisée par l'organisme; celle qui provient d'un autre animal est au contraire éliminée comme un corps étranger. Cette manière d'expliquer les faits proposée par Hayem concorde avec les résultats connus des injections expérimentales de matières albuminoïdes. Faveret, par exemple, a constaté qu'on produisait de l'albuminurie en injectant dans les veines d'un animal le sérum sanguin d'un animal d'une autre espèce. Pourtant toute l'hémoglobine étrangère n'est pas éliminée. Ainsi chez l'homme du moins la transfusion du sang d'agneau n'est pas toujours suivie d'hémoglobinurie. Sur ce point les résultats sont très-variables et ont été contestés.

Ces expériences font pressentir le peu d'utilité que doivent avoir les transfusions faites avec du sang d'un animal.

Hayem les condamne d'une façon absolue et leurs partisans les plus convaincus ne donnent pas de leur utilité des preuves très-convaincantes. « J'ai recueilli, dit Oré, 150 observations de transfusions faites à l'homme avec du sang d'agneau, de mouton, de veau. A part plusieurs cas malheureux, dans lesquels la mort est survenue presque immédiatement (Hasse s'était servi de sang de mouton), on a pu dire que ce qui est remarquable dans ces transfusions animales, dans celles surtout qui ont été pratiquées avec du sang d'agneau, c'est leur efficacité dans quelques cas et leur innocuité relative.

« Les médecins italiens ont rarement fait mention de l'hématurie; il est vrai, et c'est là un fait digne d'être noté, que les doses de sang introduites dans les vaisseaux ont toujours été très-faibles, 8, 10, 12, 25, 60 grammes. L'absence d'accidents tient probablement à ce que la dose minime de sang étranger a pu être tolérée par l'organisme et à ce que l'élimination s'en est faite assez lentement pour ne s'accompagner que de peu des phénomènes perturbateurs que l'on observe toujours avec des doses plus élevées. L'amélioration dans ces cas a été peu sensible, comme la dose du sang. »

Mais ces paroles que nous avons voulu citer textuellement n'emporteraient certainement pas la conviction dans l'esprit. L'auteur, qui est partisan de la transfusion animale, semble cependant plutôt plaider les circonstances atténuantes : « ce qui est remarquable, c'est *leur efficacité dans quelques cas* et leur *innocuité relative*. L'amélioration a été peu sensible avec des doses minimes. »

Nous sommes en droit de demander davantage à cette opération, nous devons espérer d'elle plus que cette innocuité relative et plus qu'une efficacité si discutable. Nous reviendrons en exposant les travaux de Hayem sur ce point important. Mais la physiologie nous a déjà démontré que le sang d'un animal se détruit dans les vaisseaux d'un sujet d'une autre espèce et a même une action nocive sur ses hématies.

Préoccupés d'éviter la coagulation du sang pendant l'opération et la formation d'embolies, plusieurs auteurs ont proposé de le défibriner avant de l'injecter. Les globules rouges sont sans doute la partie active du sang, ceux qui charrient l'oxygène, mais cette chair coulante, comme l'appelait Bordeu, est un tissu qu'on ne peut scinder, dont on ne peut enlever un élément sans compromettre la vitalité de l'ensemble, et il faudrait que le danger de coagulation fût bien réel pour qu'on se décidât à accepter un liquide ainsi amputé. Or, comme nous le verrons à propos du manuel opératoire, il est très-facile d'éviter la coagulation.

La défibrination demande environ quinze minutes, elle fait perdre dans un cas d'urgence un temps précieux et son résultat est d'atteindre la vitalité des globules rouges.

Hayem a démontré en effet que la coagulation du sang est un phénomène très-complexe; les hématoblastes y prennent part et restent emprisonnés dans le reticulum fibrineux, les globules rouges et les globules blancs participent également dans une certaine mesure au processus et sont altérés.

Magendie injecte à un animal du sang défibriné provenant d'une saignée qu'il vient de lui pratiquer. L'animal succombe et il attribue l'accident au manque de viscosité du sang. Panum, qui est partisan de la défibrination, n'a pas observé les mêmes accidents qui avec de faibles doses ne sont pas constants.

Hayem, pour élucider la question, a repris les essais de Magendie. Il a fait à un chien une émission sanguine et lui a injecté son propre sang défibriné. Il a ensuite rendu un chien anémique par plusieurs saignées répétées à peu d'intervalles et lui a transfusé du sang défibriné. Saigner un animal et lui rendre après défibrination le liquide qu'on lui avait soustrait, c'est lui enlever un certain nombre d'éléments de son sang : aussi voit-on survenir la diminution des globules et des hématoblastes après cette opération. La transfusion du sang défibriné faite avec le propre sang de l'animal équivaut en quelque sorte à une saignée à longue échéance (Hayem). Au contraire donner à un animal rendu anémique du sang même défibriné, c'est lui fournir des éléments de réparation. Le sang défibriné n'est plus du sang vivant, ses globules se détruiront sans doute, mais les produits de leur désintégration serviront à la formation de nouveaux éléments.

La transfusion du sang défibriné est donc utile en certains cas et on s'explique les succès qu'elle a donnés, mais rien ne justifie sa substitution à celle du sang complet qui dans les cas graves seul réussira.

Lorsqu'un animal rendu exsangue par une blessure artérielle est sur le point de succomber, il éprouve de grandes convulsions tétaniques. Paul Bert et après lui Hayem ont donné ces convulsions comme des signes certains d'une mort prochaine et inévitable. A un animal dans cet état une seule intervention permettrait la survie : c'est l'injection de sang complet d'un animal de même espèce. Avec du sang défibriné on obtiendra une survie de courte durée; de même avec du sang d'un animal d'une espèce voisine ou avec du sérum. Dans le cas de mort véritablement imminente par anémie absolue, seul le sang complet peut amener à coup sûr un rétablissement durable, définitif, de l'animal (Hayem). De nombreuses expériences du savant professeur de thérapeutique mettent hors de doute cette affirmation qui donne à la pratique de la transfusion humaine dans les cas d'hémorrhagie un fondement physiologique des plus solides. Chez des animaux éprouvés par de fortes hémorrhagies, des injections intra-veineuses ont pu produire un bien passager soit en relevant la tension artérielle, soit même en stimulant le muscle cardiaque.

Le sang est le stimulant physiologique du cœur. Un cœur de grenouille séparé de l'animal cesse de battre dès qu'il est vide ; ses mouvements reparaissent, si l'on introduit du sang dans l'oreillette. Cette expérience bien connue de Schiff explique les effets stimulants de la transfusion du sang. Mais il y a un bien que tout autre liquide peut produire par ce que Roussel a appelé l'action hydrostatique. Toute injection peut, si faible qu'elle soit, relever la tension dans le système circulatoire, qui recommence à fonctionner et à envoyer dans les appareils importants les quelques globules rouges qu'il charrie encore et qui pourront entretenir les fonctions vitales. Mais ce ne sera que passager. Il faut redonner des globules à l'organisme. Tel est le *desideratum* de la transfusion : greffer du sang sur celui qui reste encore. Cette greffe n'existe que d'une façon transitoire. Tout sang sorti des vaisseaux est destiné à être détruit.

Hayem fait une saignée à un animal et lui restitue le sang qu'il vient de lui prendre. C'est ce qu'il avait fait avec du sang défibriné. Les résultats sont différents. Les globules rouges réinjectés survivent plus longtemps ; ils périssent cependant, mais pas en masse et brusquement. Ils fournissent au sang de nouveaux éléments avec lesquels il fabriquera de nouvelles hématies. Cette survie plus longue et cette possibilité d'assimilation plus complète expliquent que seul le sang complet injecté puisse ramener définitivement à la vie un animal en imminence de mort par anémie aiguë accidentelle. Dans toute anémie aiguë accidentelle, qui met par son abondance la vie en danger, la transfusion du sang est absolument indiquée. Les expériences de Roussel, d'Oré, de Moncoq, avaient montré ses heureux résultats. Hayem en a expliqué le mécanisme.

Oré a réuni 117 observations de transfusions pratiquées en cas de danger imminent ; il compte 77 succès complets et huit améliorations notables. Fournac sur 6 observations inédites recueillies avec beaucoup de soin signale 5 résultats heureux. La question est donc jugée au point de vue clinique comme au point de vue physiologique.

En dehors de ces anémies aiguës qui se rapportent principalement aux hémorrhagies puerpérales et aux grands traumatismes, l'injection de sang peut être employée dans d'autres anémies ; dans ces cas, elle apporte un secours à l'organisme, qui se relèvera, s'il en est capable. On lui donne du temps. Nous élargissons ainsi le cadre des indications de la transfusion, mais nous lui fixons des limites ; il faut que les altérations des organes hématopoétiques ne soient pas trop profondes.

La transfusion suractive le processus de rénovation sanguine chez le transfusé. « Ce sont toujours les modifications de l'évolution sanguine qui priment l'histoire de la transfusion comme celle des saignées. On ne peut ni retrancher ni ajouter à la masse sanguine sans éveiller le processus de rénovation, ni sans faire subir au sang des modifications qui dépendent de circonstances multiples dont il faut savoir apprécier la valeur » (Hayem). Il ne paraît pas rationnel de l'employer dans les cas d'anémies essentielles avec altérations des centres hématopoétiques qui se trouveraient impuissants à refaire des globules. Dans le cancer et dans la tuberculose, elle pourrait remédier aux dangers immédiats créés par une hémorrhagie. On a publié quelques observations de phthisiques améliorés. Neudœrfer s'est loué de son application chez 5 blessés de l'armée autrichienne épuisés par de longues suppurations. On l'a conseillée dans la folie et l'hystérie. Denys traita un fou par l'injection de sang d'agneau. Les médecins italiens ont dans les temps modernes renouvelé cette pratique. Oré a publié 6 observations d'hystérie avec 2 succès. Fanton a donné dans la thèse de Fournac 2 observations favorables à cette méthode. Ces exemples trouveront peu d'imitateurs. L'anémie est le seul symptôme que pareille opération puisse modifier chez un malade atteint d'affection des centres nerveux. Elle seule pourra faire indication. C'est encore l'anémie qui l'indiquera dans les fièvres éruptives et dans la fièvre typhoïde. 2 cas de transfusion dans la variole hémorrhagique ont donné 2 insuccès. Dans la fièvre typhoïde, elle peut être proposée pour conjurer un danger imminent suite d'hémorrhagie intestinale. Darène avait en 1882 réuni 9 observations de transfusion à des typhoïsants. Il n'a pas constaté d'effets nuisibles et il lui attribue dans 3 cas la guérison et dans 6 une amélioration d'une durée plus ou moins longue. Channel et Liouville ont obtenu une amélioration passagère ; Gibert (du Havre), 1 guérison. Toutes les observations citées par nous jusqu'à maintenant se rapportent à des cas en quelque sorte désespérés : il fallait redonner du sang aux organes. Mais ce tissu peut pécher par sa qualité uniquement et alors une injection de sang de meilleure qualité sera utile. L'exemple le plus frappant de cette médication spéciale se trouve dans l'empoisonnement par l'oxyde de carbone. Les globules fixés dans un état particulier, momifiés en quelque sorte et incapables d'absorber l'oxygène, ne sont plus utiles. Faites une saignée préalable et injectez du sang non altéré, vous pourrez ramener l'asphyxiant à la vie. Cette même théorie s'applique aux autres empoisonnements par les gaz délétères. Elle a donné de bons résultats. Martin pratique une saignée de 200 grammes et une injection de 100 grammes et il obtient une guérison. Jurgensen réussit également avec une injection de 375 grammes précédée d'une émission de 400. D'autres cas ont été moins heureux et ont seulement été suivis d'une amélioration passagère (Traube, Mossler) ou même de mort. La statistique d'Oré porte sur 15 cas qui ont donné 9 guérisons. Les essais de traitement de la rage par la même méthode, saignée suivie d'injection, ont donné des résultats fort incertains et peu encourageants. On a souvent fait l'injection avec de l'eau tiède, il y a eu des rémissions (Magendie, Oré) et même une guérison. Dans le choléra on a plutôt employé les injections salines. Nous allons en reparler.

Mais il y a certaines affections dyscrasiques qui paraissent très-avantageusement modifiées par l'injection veineuse de sang. Ce sont en particulier l'hémophilie et l'urémie. Samuel Lane, en 1839, avait remarqué l'action hémostatique de la transfusion chez un hémophile. En 1884, Dieulafoy a obtenu également un très-remarquable succès. Un homme de cinquante ans avait depuis vingt jours une hémorrhagie de la narine gauche qui avait résisté à tous les traitements, la syncope était imminente. Aidé de Hayem et de Périer, Dieulafoy lui injecte 120 grammes de sang. L'hémorrhagie s'arrête et le malade revient à la vie et à la santé. Il a suffi de 120 grammes de sang de bonne qualité ajoutés à ce qui lui en restait d'altéré pour transformer, comme le dit l'auteur de l'observation, un état dyscrasique préparé longtemps à l'avance. Entre les mains du même médecin, la dyscrasie brigthique a également été modifiée par la transfusion. Dans deux observations qu'il a publiées on est frappé de l'amendement obtenu dans les symptômes malgré la persistance de lésions graves et irrémédiables d'organes importants. Nous voyons, dans un cas d'urémie avec vomissements, céphalalgie, tendance au coma et aux convulsions, survenir par l'injection de 125 grammes de sang une amélioration durable, dans une autre observation c'est la dyspnée qui a cédé. Une troisième observation se rapporte à un saturnin dans un état des plus graves qui a succombé malgré l'opération. Signalons encore un succès obtenu dans l'éclampsie par la transfusion chez une accouchée en grand péril.

Ces résultats ont été produits par l'injection de sang humain complet. La clinique confirme les résultats de l'expérimentation physiologique, elle démontre l'utilité de cette opération ainsi pratiquée.

Doit-on choisir du sang veineux ou artériel? Dans quelle partie du système circulatoire et quelle quantité de liquide faut-il injecter? Lorsqu'on a expérimenté chez les animaux, on s'est servi le plus souvent de sang artériel; la transfusion thérapeutique s'adresse ordinairement au sang veineux injecté dans une veine. Les deux sangs possèdent l'un et l'autre la faculté de revivifier. Sans doute Brown-Séquard et Bischoff ont montré que chez un animal asphyxié le sang rouge seul ramène la vie, tandis que chargé d'acide carbonique il est nuisible. Mais la transfusion ne trouve guère son indication en pareille occasion. Les expériences aujourd'hui très-nombreuses démontrent les bons résultats obtenus par le sang veineux. Partisan de la transfusion avec du sang de même espèce, nous trouvons moins grave pour le transfusant une phlébotomie qu'une blessure artérielle.

Le choix du vaisseau transfusant fixe celui transfusé. Le sang veineux doit logiquement être injecté dans une veine, le cœur droit sera de la sorte plus promptement soumis à son excitant physiologique et malgré tout l'oxygénation des nouveaux globules ne tarde pas à se produire par le passage dans la petite circulation. Hueter et antérieurement de Graefe injectaient le sang veineux dans une artère de la main ou du pied. Ils poursuivaient le but d'éviter la phlébite et l'introduction de bulles d'air dans le système veineux. Ils pensaient aussi que le sang traversant le système capillaire arriverait au cœur d'une façon moins brusque et que tout danger de pléthore serait ainsi éloigné. Les accidents qu'ils redoutaient sont faciles à éviter avec quelques précautions. Il n'est pas toujours aisé en revanche de pratiquer une injection dans les artères. On a à vaincre une tension assez forte, au point que Hueter propose de faciliter l'opération en pratiquant une saignée pendant l'injection!

Pour ces diverses raisons, nous condamnerons cette méthode. Faut-il y ajouter la difficulté de la recherche d'une artère des membres inférieurs et les dangers réels d'une artériotomie. Les transfusions artério-veineuse et artério-artérielle n'échappent pas aux critiques précédentes. Ces deux méthodes ont été surtout employées pour l'injection de sang animal. Nous rappellerons à ce sujet et seulement à cause de son intérêt physiologique un procédé de transfusion animale pratiqué par Franz Glénard. Le physiologiste lyonnais fait périr un animal par section du bulbe, découvre rapidement la jugulaire au bas de laquelle il fixe une ligature. La veine se gonfle de sang; il lie les collatérales et sépare un segment limité par une nouvelle ligature placée plus haut. Le sang ainsi emprisonné peut se garder un certain temps sans se coaguler et conserve, transporté chez le malade, ses propriétés relativement bienfaisantes.

Mais nous avons exposé les raisons qui nous font repousser le sang d'une espèce voisine. Nous choisissons donc une personne de l'entourage du malade, il faut qu'elle soit bien portante; éliminons surtout les syphilitiques et même les scrofuleux, les tuberculeux, bien entendu. Le choix moral est dicté par les circonstances; la science enregistre avec orgueil les cas assez nombreux dans lesquels de courageux médecins ont, à l'exemple de Maurice Raynaud, pris sur eux-mêmes le liquide vivifiant. Le sujet qui donne son sang n'est pas à l'abri de tout danger et s'expose à la phlébite et aux suites variables, suivant les tempéraments, la constitution médicale, les idiosyncrasies, d'une émission sanguine. Nous avons connu un jeune médecin militaire qui, après s'être généreusement offert pour sauver un malade, fut pris le soir même d'accidents pleuro-pulmonaires et succomba quelques mois après à la cachexie tuberculeuse. En temps d'épidémie, une saignée crée une prédisposition morbide, et les recueils périodiques ont publié plusieurs observations relatives aux accidents dont quelques transfusants ont été les victimes. Ces malheurs sont rares pourtant. Un choix judicieux du sujet, quelques précautions banales, permettront de les éviter. Les dangers inhérents à l'opération elle-même chez le transfusé peuvent être classés sous quatre chefs : la pléthore, l'introduction de l'air dans les veines, la production d'embolies, la phlébite. La pléthore peut se produire par une injection trop rapide ou trop abondante, le cœur s'arrête et on a des accidents mortels. Il faut injecter lentement et surveiller les phénomènes respiratoires; l'apparition d'un petit accès de toux serait l'indice qu'il faut s'arrêter (Béhier). Quant à la pléthore occasionnée par l'adjonction d'une certaine quantité de sang à la masse préexistante, elle n'est pas à redouter. Les expériences de Worm Müller, confirmées par celles de Casse, d'Oré et de Hayem, montrent qu'on peut augmenter dans une notable proportion, jusqu'à 80 pour 100 (Eulenbourg et Landois), la masse sanguine sans danger.

L'objection la plus sérieuse peut-être contre la pratique de la transfusion est qu'elle expose à faire pénétrer de l'air dans les veines. C'est pour éviter ce danger que Hucter voulait l'injection artérielle. Les instruments perfectionnés dont nous disposons permettent de s'en préserver, et les expériences d'Oré nous ont appris à ne pas trop le redouter. L'entrée de l'air dans les veines peut avoir lieu par l'aspiration du vaisseau ou par l'introduction de l'air au moyen de l'appareil transfuseur. La jugulaire est le seul vaisseau susceptible de produire l'aspiration. Jewel et Bayle (1826), Ritgen en 1842, ayant choisi ce vaisseau pour leurs transfusions, virent succomber les opérés. Avec un peu d'habileté et de patience, on doit pouvoir arriver à isoler une veine qui ne soit pas soumise à l'influence de l'aspiration thoracique. Dans le cas tout à fait exceptionnel où on croirait devoir piquer la jugulaire, on se rappellera que, au-dessus de la partie moyenne, son ouverture ne présente pas les mêmes dangers. Reste l'introduction de bulles par l'appareil. Nysten et Amussat ont étudié le mécanisme de la mort dans ces circonstances. Ils ont tous les deux observé qu'il fallait, pour produire des accidents mortels, injecter brusquement une assez grande quantité de gaz. Oré a répété leurs expériences. Il a injecté tantôt brusquement, tantôt par petites fractions, des quantités variables d'azote, d'oxygène, d'air, dans les veines d'animaux. Ses conclusions sont les suivantes :

1° Tous les gaz, air, oxygène, azote, injectés dans les veines, peuvent amener la mort, s'ils sont introduits en trop grande quantité;

2° Tous les gaz peuvent être supportés, si la dose est faible; 30, 40, 50, 65 centimètres cubes d'air, n'entraînent pas la mort chez des chiens de moyenne taille. Quand la mort survient dans les expériences de laboratoire, elle est causée par l'arrêt du cœur. Oré pense que l'air exerce une action sédative sur la fibre musculaire, qui détermine la paralysie plus ou moins complète du ventricule droit. Si, par impossible, l'air était pendant l'opération de la transfusion injecté en assez grande quantité pour produire un danger, le mécanisme de la mort par action sédative et paralysante sur la fibre cardiaque indique à quel mode d'intervention on devrait recourir; il faudrait électriser le pneumogastrique, placer un des conducteurs à la partie moyenne du cou, sur le trajet de ces nerfs, et l'autre dans une incision faite rapidement à la paroi thoracique; la dilatation forcée des parois, et par suite des poumons par l'action du courant, permet à ces organes de débarrasser le cœur d'une partie de l'air qu'il renferme. C'est ainsi que les choses se sont passées dans les expériences du physiologiste de Bordeaux.

Dans une opération de Desgranges, des bulles d'air s'introduisirent dans la veine médiane basilique, et cela n'eut aucun fâcheux effet. Dutems éprouva le même accident, qui l'obligea à suspendre l'opération; la guérison n'en fut pas moins obtenue (observation rapportée dans la thèse de Fournac).

Nous avons éliminé la pléthore et les bulles d'air. Restent le danger de coagulation du sang dans l'appareil et l'introduction de noyaux emboliques rapidement mortels. Il faut au moins quatre minutes pour que le sang tiré des vaisseaux commence à se coaguler. En l'injectant aussitôt après sa sortie, et l'opération dure à peine trois minutes, on évite à coup sûr la formation de caillots. Supposons qu'il s'en produise, ils obstrueront la canule transfusante, et, si l'on pousse lentement, comme c'est la règle, on sentira une résistance qui fera interrompre l'opération. On pourrait penser que l'élévation de température éloigne le danger de coagulation. Des expériences d'Oré, confirmatives de celles de Hueter et de Blundell, prouvent que le sang refroidi reste plus longtemps liquide; il y a lieu pourtant de lui conserver sa température initiale au sortir du vaisseau. L'opération se pratiquera dans des conditions plus physiologiques. Pour les mêmes raisons, nous repoussons toute addition de substances étrangères destinées à retarder la coagulation si facile à éviter. Le bicarbonate de soude, le tartrate de potasse, etc., sont pour le moins inutiles. La peptonisation proposée par Afanassiew n'a pas plus de raison d'être.

La phlébite est sans doute un accident d'une certaine gravité, mais elle peut être évitée le plus souvent, surtout en employant des instruments qui comme celui de Dieulafoy n'obligent pas à dénuder la veine. On doit aussi se rappeler que le danger pressant en vue duquel est faite l'opération a une autre gravité qu'une phlébite éventuelle. La quantité à injecter est variable. On a obtenu d'excellents résultats avec 60 à 80 grammes. A la suite d'hémorrhagies, les doses minimes peuvent suffire, mais on peut aller sans inconvénient et avec avantage jusqu'à 150 grammes. C'est la dose qui a le plus souvent réussi. On la dépasse lorsque l'injection est faite après saignée préalable. Elle peut dans l'empoisonnement par l'oxyde de carbone atteindre jusqu'à 300 grammes. Nous en avons cité des exemples.

Le sang répandu dans certains tissus finit par se résorber. C'est peut-être ce qui a donné l'idée d'en injecter dans le tissu cellulaire ou dans les séreuses en vue d'un résultat thérapeutique analogue à celui de la transfusion.

Nous avons vu que la transfusion était le plus souvent une opération d'urgente nécessité. Il s'agit de venir promptement au secours d'un organisme mis en péril par manque de sang ou de globules sains. En ne l'injectant pas directement dans les vaisseaux on évite certains dangers, mais on court au-devant d'autres et on perd du temps. On a injecté du sang dans le tissu cellulaire (Kartz, Laudenberger, Nicaise); il se résorbe avec une certaine lenteur (Poncet, Malassez), mais détermine souvent des accidents locaux et n'a pas de valeur bien démontrée au point de vue thérapeutique (Casse).

Les injections intra-péritonéales ont été l'objet d'un plus grand nombre d'essais. Les hématies sont absorbées par le péritoine et pénètrent dans les vaisseaux. La démonstration expérimentale de ce fait a été donnée par Hayem. Grenet injecte dans le péritoine de lapins du sang de canard, dont les globules elliptiques sont facilement reconnaissables; il constate qu'ils sont absorbés par les voies lymphatiques et en partie détruits dans les ganglions et les cellules ganglionnaires. Au point de vue des suites de l'opération, il observe la péritonite 1 fois, et, sur 22 lapins transfusés, 4 meurent de cinq à vingt-quatre heures après, des suites même de l'injection. Hayem, se plaçant dans des conditions plus physiologiques et prenant des espèces plus rapprochées, injecte du sang de chien dans le péritoine de chevreaux. Les hématies du chien, ayant un diamètre qui dépasse 7 μ, sont faciles à différencier de celles du chevreau, dont le diamètre n'atteint pas 3 μ. Quelques heures après l'injection, les hématies du chien se retrouvent dans les vaisseaux du chevreau. Au moment où l'absorption est en pleine activité, on peut s'assurer que le canal thoracique de l'animal en expérience charrie de nombreuses hématies cyniques. Les voies lymphatiques prennent donc une part considérable à l'absorption du sang et les hématies ne sont pas détruites dans les ganglions. Une injection intra-péritonéale équivaut par conséquent, pour Hayem, à une transfusion vasculaire faite avec une extrême lenteur.

Cette extrême lenteur serait à elle seule, pour nous, un inconvénient que ne compense pas l'innocuité prétendue de l'opération.

Ponfick (de Breslau) l'a employée chez l'homme en 1879. Il se servit de sang défibriné; ses malades guérirent sans hémoglobinurie. Kalgorowski (de Posen) a pratiqué cette opération dans un cas de néphrite, dans un cas de nervosisme avec anémie, une phthisie et un cas complexe d'alcoolisme avec typhus exanthématique. Le phthisique survécut trois mois, les autres malades guérirent avec plus ou moins de rapidité; les quantités injectées ont varié de 1500 à 400 grammes. Ces observations un peu disparates semblent assez encourageantes. Mais la transfusion intra-veineuse n'aurait-elle pas produit et plus rapidement des résultats au moins aussi avantageux? Toutes les statistiques sont loin d'être aussi heureuses. Sur 27 cas publiés en Italie depuis le travail de Ponfick, Jules Dozzi (de Motta, Italie) ne trouve que quatre succès plus ou moins complets. Il y a danger de perforer l'intestin, et danger d'amener une péritonite. L'inflammation du péritoine s'opposerait à l'absorption et met en outre la vie en danger. Dozzi et Concato ont chacun constaté deux morts par cette complication. Malgré les travaux de Bizzozero et Golji, d'Obolinski et de Nickolski, démontrant par le dosage de l'hémoglobine ou par la numération des globules que le sang ainsi injecté finit par s'unir pour un temps à la masse sanguine, nous croyons que les dangers inhérents à cette opération et l'incertitude de ses résultats cliniques doivent y faire renoncer. On a accusé des médecins italiens, de la cour de Catherine de Médicis, d'avoir sacrifié des enfants volés dans les rues de Paris, en insinuant dans leur carotide un tube dont la pointe pénétrait dans la veine d'un grand seigneur. L'accusation est plus ou moins fondée et le procédé de transfusion assez primitif. Lower se servait d'un tube qu'il formait d'une série de tuyaux de plume emboîtés l'un dans l'autre. C'est de ce tube que dérivent tous les appareils modernes destinés à la transfusion immédiate. D'autres appareils reçoivent le sang à l'air libre et l'injectent ensuite; ils servent à opérer la transfusion médiate. On a obtenu des succès avec des appareils divers et par la transfusion médiate ou immédiate.

Un grand obstacle à la vulgarisation de cette méthode, si précieuse, puisque seule elle peut ramener à la vie des personnes vouées à une mort certaine, est la pensée où l'on est qu'il faut un appareil spécial pour la mettre en pratique. En cas d'urgente nécessité on peut se servir d'une simple seringue; l'opération n'est ni dangereuse ni réellement difficile. Savy, en 1829, se servit d'une petite seringue ordinaire en étain; Schenneman, en 1833, fit de même; Nélaton, en 1850, reçut le sang dans une palette maintenue à la température de 55 degrés, et l'injecta avec une seringue à hydrocèle chauffée à cette même température. Fournac a recueilli cinq autres observations dans lesquelles on se servit d'une simple seringue et qui furent suivies de succès (thèse inaugurale, 1884).

Les instruments sont nombreux et ont été successivement perfectionnés.

Le premier est un simple tube muni à ses deux extrémités d'un trocart à introduire dans la veine du transfusant et dans celle du transfusé. Sur le trajet de ce tube se trouve aujourd'hui un appareil propulseur. Pour la transfusion immédiate, on a les appareils d'Oré, de Moncoq, de Collin, de Mathieu, de Roussel et de Dieulafoy.

Nous ne décrirons que ces deux derniers. Celui de Roussel a servi à de nombreuses expériences physiologiques, celui de Dieulafoy, plus récent, réunit un plus grand nombre d'avantages, il est d'un maniement plus facile et met également à l'abri de l'injection de l'air.

L'appareil de Roussel se compose d'une pompe aspirante et foulante qui a une capacité exacte de 10 grammes. De chacune des extrémités de la pompe part un tube. L'un conduit à la veine du transfusant, et vers son milieu est placée une ventouse qui peut être appliquée sur la peau et qui porte une lancette. Grâce à cette ventouse, on peut pratiquer une saignée à l'abri de l'air extérieur, l'appareil étant en place et rempli d'eau. De cette ventouse partent d'un côté le tube qui la met en communication avec la pompe, de l'autre, deux autres tubes, l'un qui plonge dans l'eau tiède, l'autre terminé par une poire élastique à compression. Le tube qui se rend à la veine du transfusé est aussi bifurqué et il est muni d'un robinet fort ingénieux qui permet de faire passer le sang ou l'eau dans l'une ou l'autre de ses bifurcations.

Avec ce transfuseur le sang passe directement de la veine du donneur de sang dans celle de l'opéré. La saignée faite sous l'eau met le sang à l'abri de l'air. Il pourrait également servir d'après son auteur à injecter un mélange de sang et d'eau, procédé peu physiologique dont l'expérience n'a pas justifié l'emploi. M. Roussel y a ajouté un dispositif qui permet dans certains cas, dont nous ne voyons pas bien l'indication, de faire passer un courant électrique dans le liquide injecté. Adopté dans certains pays étrangers, il ne s'est pas beaucoup répandu en France.

J'emprunte à la communication de Dieulafoy la description de son appareil et son manuel opératoire. Avant l'opération, on commence d'abord par choisir chez les deux sujets le bras qui paraît le plus convenable, on explore la région du pli du coude, on cherche quelle est la veine la plus développée, la plus saillante, celle sur laquelle doit porter l'opération, et pour cela on applique momentanément au bras la ligature, qu'on enlève après cette opération. Cette ligature est une bande de caoutchouc qui ne fait qu'une seule fois le tour du bras; elle se place et s'enlève en un instant. Avant l'opération on doit également vérifier le *transfuseur*, et voir s'il est en bon état. Dans le cas où le piston serait desséché, on le ramollit avec un peu d'eau tiède, et de toute façon il est bon de simuler la transfusion avec un peu d'eau tiède pour s'assurer que toutes les pièces de l'appareil fonctionnent bien. Cela fait, il faut démonter l'appareil et en secouer les différentes parties, afin qu'il reste sur les parois le moins d'eau possible. Les trocarts doivent être bien propres, la pointe du dard bien acérée; on les humecte très-légèrement avec un peu d'huile phéniquée.

Tout étant préparé, on commence l'opération : les deux sujets, celui qui va donner le sang et celui qu'on va transfuser, sont couchés en sens inverse pour que les deux bras sur lesquels on va opérer soient placés dans une direction opposée, mais assez rapprochés l'un de l'autre. La situation des bras es du reste indiquée dans la figure suivante; elle a pour but de faciliter l'introduction

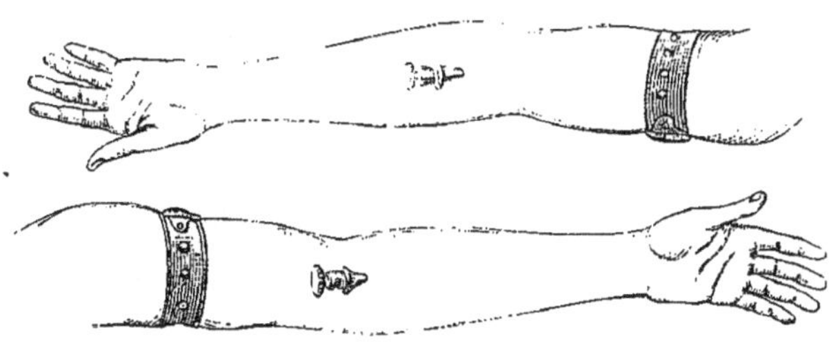

Fig. 1.

des trocarts en sens différents, car le trocart du sujet qu'on va transfuser doit être introduit dans le sens du courant veineux; le trocart du sujet à qui on prend le sang est introduit au contraire à la rencontre du courant veineux (fig. 1). On place les ligatures aux bras, en vingt secondes la veine est gonflée, et on introduit le premier trocart dans la veine du sujet qu'on va transfuser, et par conséquent dans le sens du courant veineux, ainsi qu'on le voit à la figure. En retirant le dard on reconnaît qu'on a pénétré dans la veine parce qu'il s'écoule un jet de sang qui vient du segment veineux compris entre la ligature et le trocart. On obture alors le trocart avec son petit bouchon, on le pousse un peu avant dans la veine et on le confie à un aide qui a également pour mission d'enlever la ligature.

On introduit alors le second trocart dans la veine du sujet à qui l'on va puiser le sang, mais chez celui-ci le trocart est introduit, sa pointe tournée vers la périphérie, à la rencontre du courant veineux; un jet de sang qui jaillit au moment où on retire le dard indique bien qu'on est dans la veine, et la ligature est laissée en place pendant tout le temps de l'opération. Aussitôt que le dard de ce trocart est retiré, on met le trocart en communication avec le transfuseur, au moyen du tube en caoutchouc A. On aspire alors du sang qu'on repousse ensuite et qui vient apparaître dans le récipient C. A ce moment, le récipient ne doit pas être encore muni du tube B; ce tube va être placé un peu plus tard. On repousse donc le sang qui monte dans le récipient C *jusqu'à ce qu'il déborde*, c'est-à-dire jusqu'à ce qu'il ait chassé tout l'air contenu dans l'appareil. C'est alors qu'on met en place le tube B, on donne encore un coup de piston pour que le sang chasse également l'air contenu dans ce tube, puis l'autre extrémité du tube est amorcée avec le trocart placé dans la veine du sujet à transfuser, et la transfusion commence. Il faut manœuvrer lentement; à chaque coup de piston on aspire 10 grammes de sang qui sont aussitôt repoussés et 120 grammes de sang sont transfusés, sans se presser, en moins de deux minutes. L'opération étant terminée, on retire les trocarts et on fait, au moyen d'une éponge imbibée d'eau phéniquée, une compression qui dure deux ou trois minutes. Les trocarts n'ayant que 1 millimètre 1/3 de diamètre, la piqûre faite par eux est si minime, qu'il n'est nécessaire de faire aucun pansement (fig. 2).

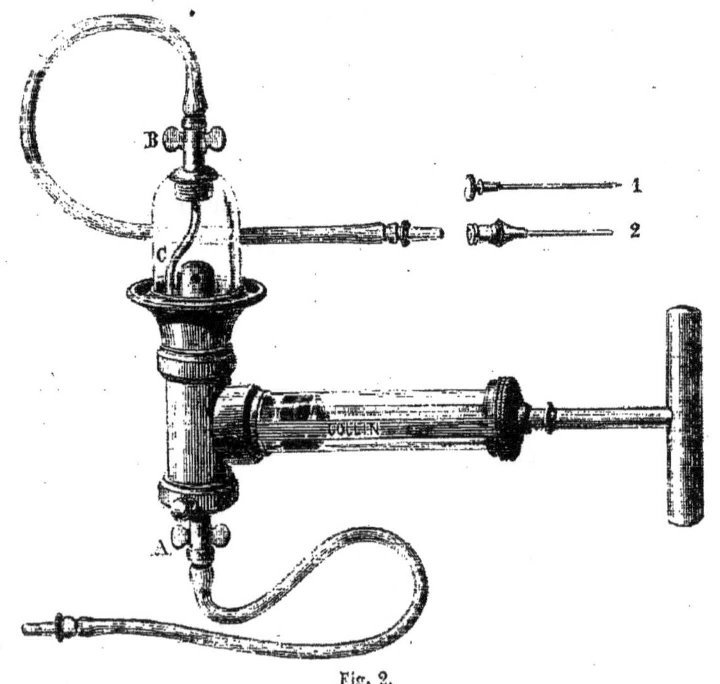

Fig. 2.

Ainsi pratiquée, continue l'auteur, la transfusion me paraît avoir les avantages suivants : 1° l'opération qui consistait à dénuder la veine du sujet à transfuser, et la saignée faite chez le sujet qui donne le sang, ces opérations sont remplacées par deux piqûres insignifiantes et absolument inoffensives. Ces piqûres, en ménageant les veines et la peau de la région, permettent de recommencer l'opération à bref délai et aussi souvent qu'on le juge nécessaire. Il y a néanmoins des cas où il sera nécessaire de mettre à nu la veine du sujet à transfuser : c'est quand, à la suite d'hémorrhagie ou par suite d'infiltration œdémateuse, il ne serait pas possible d'obtenir une veine assez saillante, assez volumineuse ou assez superficielle pour y pénétrer d'emblée d'un coup de trocart;

2° la transfusion se fait à l'abri du contact de l'air, puisque le vide est fait dans l'appareil et dans le récipient C, où le sang vient passer avant d'être transfusé 3° il est impossible d'injecter dans la veine la moindre bulle d'air, car, en supposant que quelques bulles d'air passent à travers une des pièces de l'appareil, cet air monte et s'accumule à la partie supérieure du récipient, tandis que le sang est puisé à sa partie supérieure. Le jeu de l'appareil se fait sans soupapes ni clapets, il est assuré par deux flotteurs, petites boules en caoutchouc durci, si ingénieusement utilisées par M. Collin dans son transfuseur. Quand l'opération est terminée, il faut démontrer les différentes pièces de l'appareil, ce qui est fort facile, et les nettoyer avec un pinceau ou un bâton muni de charpie, afin d'éviter que la moindre coagulation sanguine reste adhérente à l'une des parties de l'appareil (fig. 3 [Dieulafoy, Communication à l'Académie de médecine]).

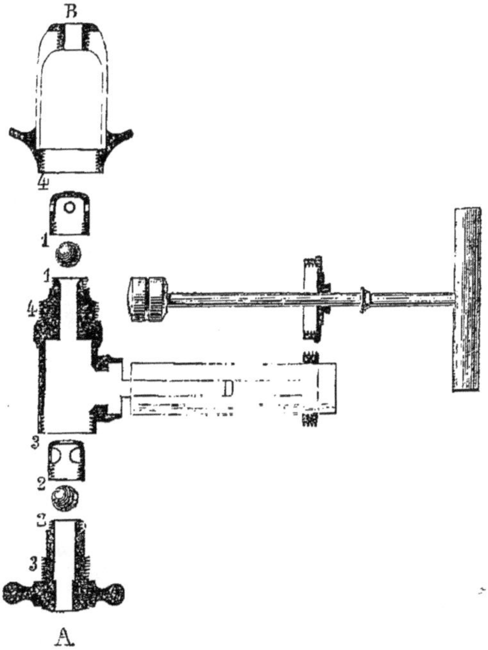

Fig. 3.

Pour la transfusion immédiate la seringue, nous l'avons dit, a été plusieurs fois employée. C'est directement que le sang à transfuser doit être reçu de la veine dans le récipient. Il est au moins inutile de le faire couler d'abord dans une palette.

On prépare la veine à opérer comme dans les autres méthodes, et on y introduit la canule de la seringue chargée de sang et purgée d'air. On presse lentement et régulièrement. Pour éviter l'introduction de l'air, Casse et Fanton recommandent de la retenir aussi obliquement que possible. L'air qui n'aurait pas été chassé gagnera ainsi la partie supérieure de l'instrument et, en ayant soin de ne pas pousser le piston jusqu'au bout de sa course, on se mettra à l'abri de l'accident que l'on redoute (Fournac).

Cet instrument pourrait servir pour le sang défibriné. Bellina employait à cet effet un tube de verre gradué et terminé par une extrémité effilée à laquelle s'adapte un tube de caoutchouc terminé par une canule à trocart (fig. 4). A la partie supérieure se trouve un orifice auquel s'adapte l'extrémité d'un appareil à deux poires semblables à celui du pulvérisateur Richardson. Il est facile d'en deviner le mécanisme et le fonctionnement.

Les appareils pour le sang complet sont dus à Sotteau, Moncoq, Collin, Oré, Mathieu. Ils se composent essentiellement d'un corps de pompe muni d'un récepteur généralement latéral en forme d'entonnoir en métal ou en verre et qui reçoit le sang. Collin a supprimé dans celui qu'il a proposé (fig. 5) toutes les soupapes et les remplace par une boule très-bien imaginée, dont la densité a été calculée et reconnue inférieure à celle du sang. Cette boule vient successivement, grâce à la pesanteur, se placer au devant de l'un des orifices d'une partie de l'appareil située au bas de la cuvette et à laquelle il donne le nom de chambre de distribution. Cette chambre de distribution est à proprement parler le fond de la cuvette; trois ouvertures égales la font communiquer avec la pompe, avec le tube, avec la cuvette. Quand la cuvette est vide la boule tombe au fond et obstrue l'orifice du tube transfuseur. Lorsqu'il y a du sang dans l'appareil, en vertu de sa densité, la boule flotte au-dessus.

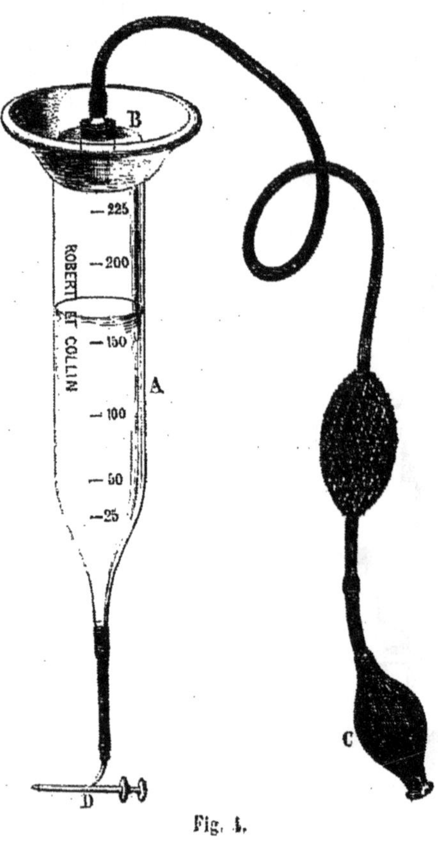

Fig. 1.

Quand le piston est retiré pour l'aspiration la boule suit le mouvement et descend; quand on enfonce le piston pour lancer le sang dans le tube transfuseur elle remonte et empêche le sang de refluer dans la cuvette. La pompe pourrait bien aspirer de l'air, mais la boule s'oppose à son reflux dans les veines, il n'aura qu'une ouverture libre, celle de communication avec l'entonnoir.

La suppression des soupapes et des robinets rend l'opération facile et crée une condition peu favorable à la formation de caillots. L'instrument empêche automatiquement l'introduction de l'air (Béhier). Aussi lui donnerions-nous la préférence, si l'appareil de Dieulafoy, qui permet la transfusion immédiate et a adopté le principe du flotteur, ne nous paraissait encore plus pratique.

Pendant l'opération on peut sentir, à un moment donné, une résistance plus grande : cela tiendrait à ce qu'il s'est formé un caillot à l'entrée de la canule transfusante. Il faudrait interrompre tout de suite l'opération et désobstruer la canule.

L'air en pénétrant produirait des convulsions avec renversement de la tête en arrière, dyspnée intense, tendance à la syncope; des frictions stimulantes et au besoin l'électrisation de pneumogastrique pourraient, comme nous l'avons dit plus haut, lutter avec avantage contre cet accident qui doit être exceptionnel. Il faut injecter lentement et s'arrêter, si on voit survenir de la dyspnée ou si le malade est pris de quintes de toux (Béhier).

Lorsque l'opération est appliquée pour combattre les effets d'une anémie aiguë, l'opéré éprouve une sorte de réveil pendant l'injection même, réveil brusque accompagné quelquefois d'un tremblement général. Au premier stade de réveil succède une période que Jullien appelle stade de réaction générale, et dans ce stade on constate souvent un frisson une heure ou une demi-heure après la transfusion. A ce frisson succèdent la chaleur et souvent la transpiration, puis un sommeil calme vient terminer cette première scène. S'il y a une hémorrhagie, elle s'arrête en général du fait même de l'opération (cas de Béhier, de Dieulafoy, de Samuel Lane). L'amélioration va se continuant par la suite et on peut suivre les progrès de la rénovation du sang par la numération des globules.

Il peut se produire et on observe généralement pendant l'opération, et comme phénomène secondaire de la dyspnée, des douleurs lombaires souvent assez vives et des vomissements.

Les phénomènes sont bien plus accentués avec du sang animal. Les ventouses sèches combattent avantageusement la rachialgie et la dyspnée. Si ce

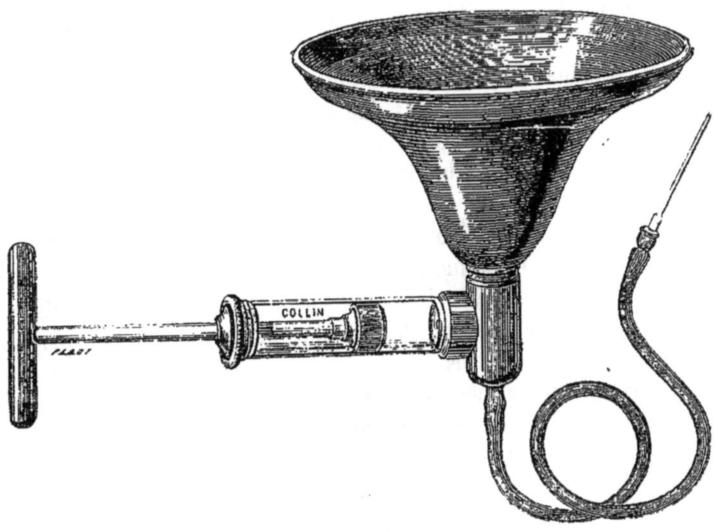

Fig. 5.

dernier symptôme faisait indication précise, il pourrait être nécessaire de pratiquer une légère saignée déplétive.

Injections intra-veineuses de lait et de sérums artificiels. Nous avons vu que la transfusion du sang activait le processus de rénovation moléculaire, mais qu'elle avait aussi une action stimulante et hydrostatique. On s'est demandé si d'autres liquides ne pourraient pas remplir le même office. L'expérience a démontré que seul le sang complet d'un animal de même espèce ramenait d'une façon définitive un sujet sur le point de succomber par hémorrhagie; mais les travaux de Hayem prouvent encore que le sérum, le sang défibriné, l'eau elle-même additionnée de certains sels, peuvent, injectés dans les veines, répondre à certaines indications. On doit demander aux liquides employés de ne pas altérer la vitalité du sang auquel on les mélange et de ne pas produire d'embolies.

Le lait employé par Hodder (de Toronto) chez les cholériques et proposé depuis par quelques expérimentateurs est loin de remplir ces conditions. Laborde, dès 1873, et Culcer, son élève, dans une thèse publiée en 1879, ont étudié les effets de ces injections sur les animaux. Fournac et Livon ont quelques années plus tard repris les mêmes essais. Les résultats obtenus sont loin d'être encourageants. Tous les animaux mis en imminence de mort ont succombé. Chez les autres, les effets ont varié suivant la dose, mais ont été généralement mauvais. Les animaux ont présenté des embolies formées par les globules laiteux et qui ont altéré le parenchyme de divers organes ; dans les poumons en particulier on a retrouvé les corpuscules laiteux jusque dans les capillaires de l'encéphale. Les embolies sont moins fréquentes, si on a le soin de filtrer le liquide comme le conseille Pepper. Les accidents constatés à la suite de ces expériences sont surtout marqués quand les animaux n'ont pas eu de saignée préalable. Culcer conclut que les injections sont loin d'avoir l'innocuité que les présomptions fondées sur certaines analogies, notamment l'analogie avec le chyle, pouvaient tendre à leur faire attribuer, et qu'elles ne pourraient jamais remplir les véritables indications de la transfusion. Livon et Fournac arrivent aux mêmes conclusions. L'injection de lait n'a donné jusqu'ici que quelques résultats médiocres et une grande majorité de résultats mauvais. La clinique ne donne pas non plus des succès très-brillants. Les observations publiées sont très-disparates. Nous n'en connaissons pas de relative à l'hémorrhagie puerpérale. Dans d'autres formes d'hémorrhagie, nous relevons une guérison rapide, une amélioration, une mort prompte. Les observations de Hodder sont relatives à trois cholériques dont deux, dit-il, furent rappelés à la vie. Hodder a obtenu chez un phthisique une amélioration qui le laisse survivre quatre jours. William Pepper a fait deux injections de lait à vingt-sept jours d'intervalle à une femme très-anémique qui se rétablit. Mais chez un homme atteint de maladie d'Addison il pratiqua trois injections, la troisième entraîna la mort subite. La statistique de Gaillard-Thomas n'est pas plus encourageante. Pris en bloc douze cas rapportés par lui n'ont donné qu'un insuccès, mais les succès n'ont pas été pour la plupart de longue durée. On trouvera dans la thèse de Fournac et dans la *Revue de Hayem* l'analyse de ces observations. Les améliorations obtenues ne le sont qu'au prix de réels dangers et de vives souffrances, de vertiges, violente dyspnée, troubles de la vue, céphalalgie intense, abcès dans le tissu cellulaire, etc. Le sérum du lait proposé en 1825 par Albertoni n'est pas pratique. Son innocuité n'est pas démontrée et, dans un cas d'hémorrhagie grave, on perdrait beaucoup de temps pour le préparer. Le sérum d'un animal n'est pas assimilable par l'homme. Les expériences de Landois nous ont démontré qu'il en altérait les globules, Faveret a fait voir que l'albumine d'un sérum étranger était éliminée par les urines. On peut préparer des solutions salines dont la composition est assez voisine de celle du sérum et qui n'altèrent pas sensiblement les globules sanguins. Ces solutions ont été expérimentées dans l'anémie aiguë et dans le choléra. Schiff ranimait les contractions d'un cœur de grenouille séparé du corps en le mettant en contact avec du sang. Le même effet est obtenu par Gaule avec une solution de sel marin et de soude caustique, 6 grammes de sel marin et 5 centigrammes de soude pour 1 litre d'eau. Des solutions de même ordre, mais de concentration moindre, ont donné de très-bons résultats chez des animaux exsangues, mais elles sont loin d'avoir l'efficacité des injections de sang. Les expériences de Jolyet et Laffont communiquées à la Société de biologie en 1878, celles postérieures de Krœnecker, sont très-significatives. La méthode est bonne, mais elle est impuissante à ranimer des animaux voués à une mort certaine. Ce fait est mis hors de doute par Hayem et par Fournac. Leur innocuité relative en autorise l'emploi sur l'homme. Bischoff, chez une malade atteinte d'hémorrhagie puerpérale, a injecté 1250 grammes d'une solution contenant 6 centigrammes pour 100 de sel marin additionné de potasse. Il a réussi. D'autres observations ont été publiées par Kustner, Cochen et Kummel. Pellacani a rapporté aussi des expériences favorables à cette méthode. Sur 19 injections salines dans divers cas d'hémorrhagie ou d'empoisonnement par des substances diverses, William Bull enregistre 13 succès. Certains de ces résultats heureux ont été achetés au prix de graves accidents. Nous trouvons signalés une gangrène qui nécessita une amputation de l'avant-bras et plusieurs fois des abcès dans le tissu cellulaire; nous ne croyons pas que les solutions salines puissent dans les hémorrhagies remplacer le sang complet. Elles produisent cependant un effet avantageux quoique passager.

Tout autre est l'indication de ces injections dans le choléra. Le sang des cholériques, très-concentré par suite de la déperdition séreuse, circule difficilement à travers les capillaires. Hayem en a évalué la concentration par la numération des globules rouges. Il est rationnel de chercher à le diluer pour en faciliter la circulation.

Jœnichen (de Moscou) sur les conseils de Hermann pratiqua des injections salines lors de la première épidémie de 1830. Magendie en France, Latta en Écosse, suivirent son exemple. Dans chacune des épidémies qui suivirent, quelques tentatives furent faites dans le même sens, mais c'est principalement dans celles de 1865 et de 1885 que furent nettement posées les indications de cette intervention thérapeutique. En 1865, Lorain obtient un remarquable succès par l'injection d'eau pure. Plus tard, Dujardin-Beaumetz avec un liquide de composition complexe obtient de notables améliorations. Hayem pose de la façon suivante les conditions de cette intervention : « La lésion intestinale est le point de départ d'un processus complexe dans lequel l'altération du sang et des éléments anatomiques joue un rôle très-important. La vie se trouve alors menacée d'une manière immédiate par la suspension de toutes les grandes fonctions, et plus tard elle sera encore sérieusement compromise lorsqu'un sang vicié de diverses manières se trouvera en contact avec des éléments anatomiques déjà modifiés par le fait de la déshydratation générale. Dès que le sang épaissi est ralenti dans son cours, l'altération qui le menace s'accentue rapidement; il en est de même des modifications ayant leur siége dans les éléments anatomiques.

« Il importe donc, au point de vue thérapeutique, de faire cesser cet état dans le plus bref délai possible. L'injection intra-veineuse permet d'écarter rapidement ces dangers. Elle relève la tension sanguine et permet au sang de reprendre son cours et de s'hématoser; elle restitue aux tissus l'eau qu'ils ont perdue et réveille ainsi des fonctions importantes; elle fait cesser l'inégale répartition du calorique et ranime les échanges nutritifs; enfin, en modifiant forcément la circulation abdominale, elle a peut-être une influence favorable sur la marche de la lésion dont nous avons fait partir tout le processus. »

Le problème est nettement posé. Les liquides employés n'ont pas beaucoup varié entre eux. Hayem emploie de l'eau salée qu'il additionne de sulfate de soude. Cette addition a pour but de modifier l'action osmotique du liquide. On sait, depuis les expériences de Rabuteau, que le sulfate de soude injecté dans les veines produit la constipation. Avec 20 grammes de sulfate de soude introduits directement dans la circulation Hayem a constipé un chien pendant cinq jours.

Voici quelques-unes des formules employées par les auteurs et la statistique de leurs résultats, d'après Jules Bernard, qui a publié les observations de Duliscouët :

SOLUTION DE LATTA

Chlorure de sodium. . . . . 3 à	5 grammes.
Sous carbonate de soude.	1gr,70
Eau distillée.	3gr,400

SOLUTION DE COLSON

Chlorure de sodium.	12 grammes.
Lactate de soude	8 —
Phosphate de soude.	3 —
Eau distillée.	1250 —

SOLUTION DE DUJARDIN-BEAUMETZ

Chlorure de sodium.	3gr,10
Phosphate de soude.	0gr,50
Carbonate de soude.	ãã 1 gramme.
Sulfate de potasse.	
Lactate de soude.	
Eau distillée	1000 grammes.

SOLUTION DE JENNINGS

Chlorure de sodium.	3 grammes.
Chlorure de potassium.	18 centigrammes.
Sulfate de soude.	15 —
Carbonate de soude.	15 —
Phosphate de soude.	12 —
Eau distillée.	620 grammes.

SOLUTION DE HAYEM

Chlorure de sodium.	5 grammes.
Sulfate de soude.	10 —
Eau distillée	1000 —

SOLUTION DE SCHWARTZ

Chlorure de sodium.	5 grammes.
Eau.	1000 —
Carbonate de soude.	quelques centigrammes.

SOLUTION DE DUHSCOUFT

Chlorure de sodium.	5 grammes.
Sulfate de soude.	20 —
Sucre blanc. . . . . 2 à	8 —
Eau de rivière bouillie et filtrée.	1000 —

On a très-justement comparé les injections veineuses de sérum artificiel dans la période algide du choléra à la trachéotomie dans le croup. Elles ont été employées pendant le collapsus et à un moment où toute autre intervention était devenue inutile le plus souvent. Dans un cas, Latta injecte une femme atteinte « d'un choléra si grave qu'on ne savait si elle existait encore ; elle est relevée et conduite à une réaction complète par trois injections successives » (Jules Bernard). On réussirait plus souvent, si on attendait moins. Les effets immédiats de ces injections lorsqu'elles réussissent sont des plus étonnants. C'est un mourant qui revient à la vie. Le collapsus cesse, le calme renaît, s'il y avait torpeur, la cornée s'humecte et perd son aspect vitreux, le pouls reparaît, la respiration se rétablit et la température se régularise. En général un frisson se déclare, soit pendant, soit immédiatement après : il est de bon augure et indique le début de la réaction qui va s'accentuant quand le malade doit guérir. On est quelquefois obligé de revenir à l'opération. Vaterhill sauve un cholérique en lui pratiquant en treize heures sept injections de 2425 grammes chacune. Le principe est qu'on doit revenir à cette médication aussitôt que le collapsus se reproduit. La dose injectée a beaucoup varié. Hérard s'est contenté une fois de 60 grammes. Latta a poussé en une seule séance 3390 grammes de sa solution. Hayem calcule que pour ramener le sang des cholériques à sa concentration normale il faudrait injecter au moins 1150 grammes de liquide, dose qu'il faut dépasser à cause de la déshydratation des tissus. 2 à 3 litres constituent la quantité moyenne variable suivant les cas et les effets immédiatement produits. La température à laquelle doit être le liquide doit se rapprocher de celle du sang. L'eau à 37 degrés provoque une sensation de froid; à 45 degrés elle produit la surexcitation du cœur. Hayem adopte la température de 38 degrés. Latta mettait son liquide à 42 degrés. Lorain s'était servi d'eau à 40 degrés.

TABLEAU SYNOPTIQUE INDIQUANT LES CAS PUBLIÉS D'INJECTIONS INTERVEINEUSES DANS LE CHOLÉRA ET LEURS RÉSULTATS

NOMS DES AUTEURS.	NOMBRE DES INJECTÉS.	GUÉRISONS.	DÉCÈS.	MOYENNE DES Guérisons.	MOYENNE DES Décès.	OBSERVATIONS.
				p. 100.	p. 100.	
Latta.	5	2	3	40	60	
Lewins.	15	5	10	33,33	66,66	
Craigie.	1	1	»	100	»	
Anderson.	5	3	2	60	40	Femme enceinte. Avortement.
Gerwood.	7	4	3	57,14	42,85	
Laurie.	4	4	»	100	»	
Carruthers . . .	1	1	»	100	»	
Christison	37	12	25	32,43	67,56	
Miller	3	1	2	33,33	66,66	2 rachitiques faibles, âgées — 1 meurt plus tard de phlébite.
Medical Times. . .	1	1	»	100	»	
London Hospital. .	1	1	»	100	»	
Inozemtzew. . . .	1	1	»	100	»	Sérum humain.
Magendie.	3	»	3	»	100	
Briquet.	7	»	7	»	100	Injecte 500 à 700 gr.
Tennant.	1	»	1	»	100	3 fois ranimé en 36 heures.
Bourguignon. . .	2	»	2	»	100	100 à 150 grammes.
Colson.	2	»	2	»	100	
Lorain.	1	1	»	100	»	Eau distillée.
Hérard.	4	»	4	»	100	60 à 340.
Oulmont.	1	»	1	»	100	
Dujardin-Beaumetz	3	»	3	»	100	300 à 500 grammes.
Potain.	3	»	3	»	100	
Bouveret.	7	7	6	14,28	85,71	Solution Schwartz, 400 à 1800 grammes.
Nicolas-Duranty. .	6	»	6	»	100	140 à 600 grammes.
Trastour.	6	»	6	»	100	Eau ordinaire.—Sérum artificiel, 800 gr.
Hayem.	90	27	63	30	70	
Rouvier.	55	18	37	32,72	67,27	
Duliscouët. . . .	13	5	8	38,46	61,53	
TOTAUX. . . .	287	88	199	30,66	69,33	
Hôpital de Toulon.	26	»	»	»	»	Pas de renseignements.

La technique de ces injections ne présente rien de bien particulier. On peut se servir des divers transfuseurs que nous avons décrits ou d'une simple seringue.

L'usage des trocarts semblables à ceux du transfuseur Dieulafoy permettra de ne pas mettre la veine à nu et de recourir plus souvent à l'opération sans s'exposer au danger des phlébites. On s'est souvent servi d'un appareil qui rappelle assez celui de Bellina pour le sang défibriné. Potain emploie un flacon à trois tubulures; l'une porte un thermomètre, la seconde un tube qui descend au fond du vase et par lequel se fait l'injection, la troisième un autre tube qui s'arrête au-dessus du liquide et auquel s'adapte l'appareil insufflateur.

Nous avons cru devoir exposer en terminant ces quelques indications relatives aux injections intra-veineuses dans le choléra. Elles constituent comme l'a dit Hayem un mode de traitement dont l'innocuité est absolue et qui peut produire des guérisons tout à fait inespérées. LOUIS MENARD.

BIBLIOGRAPHIE. — LOWER (Richard). *The Success of the Experiment of Transfusing the Blood of one Animal into Another.* In *Philos. Transact.*, vol. 1, nº 19, p. 352, 1666. — SCHMIDT (A.). *Ueber die Beziehung der Faserstoffgerinnung zu den körperlichen Elementen des Blutes.* In *Arch. für die ges. Phys.*, Bd. XI, Heft I, Seite 291; Heft II, Seite 515. — PONFICK. *Experimentelle Beiträge zur Lehre von der Transfusion.* In *Arch. für path. Anat. und Phys.*, Bd. LXII, S. 273. — CONNHEIM et LICHTHEIM. *Ueber Hydrämie und hydrämische Œdem.* In *Arch. für path. Anat. und Phys.*, Bd. LXIX, S. 106, et *Cohnheim's Allgemeine Pathologie*, Bd. I, S. 366. — CREITE. *Versuche über die Wirkung des Serumeiweisses nach Injection in das Blut.* In *Zeitschr. für rat. Med.*, Bd. XXXVI, S. 90, ff. — KING (E.). *An Account of an Casier and Sofer Way of Transfusing Blood.* In *Philos. Transactions*, nº 25, p. 449, 1667. — DENIS (J.-B.). *Lettre à M. de Montmort touchant deux expériences de la transfusion faites sur les hommes.* In *Journal des savants*, p. 44, 65, 1667. — MANFREDI (Paulus). *De nova et inaudita operatione sanguinem transfudente de individuo in individuam.* Roma, 1668. — MICHEL ROSA. *Lettere fisiologiche.* Napoli, 1788. — HUFELAND (E.). *Dissertatio de usu transfusionis, præcipue in asphyxia.* Berolini, 1815. — GRAEFE (de). *Dissertatio de novo infusionis methodo.* Berolini, 1817. — BAER (Chr. de). *Dissertatio physiologica medica de transfusione sanguinis.* Grœningæ, 1817. — MATHIEU. *Nouveaux instruments pour pratiquer la transfusion.* In *Gaz. des hôpitaux*, nº 19, 1853. — DEVAY (F.) et DESGRANGES (de Lyon). *Nouvelle transfusion du sang, pratiquée avec succès dans un cas d'anémie, suite d'hémorrhagie.* In *Bull. de thérap.*, et *Revue médicale*, février 1852. — SCHILTZ (Mathias-Vitalis). *Diss. de transfusionis ejusque usu therapeutico.* Bonæ, 1852. — PERIER (Achille). Thèse de Paris, 1851. — POLLI (Giovanni). *Annales d'Omodei*, 1851. — KUSTER. *Ueber die directe arterielle Thierblut-Transfusion.* In *Arch. f. klin. Chir.*, XVII, 3ᵉ fasc. — BRIQUET et MEIGNOT. *Traité du choléra.* Paris, 1850. — ROUTH. *Statistische und allgemeine Bemerkungen über Transfusion des Blutes.* In *Med. Times and Gaz.*, august 1849. — CONTOUR. *Coup d'œil sur le traitement du choléra.* In *Bull. de thérap.*, juin 1849. — SOTTEAU. *Gaz. méd. de Paris*, 1847. — BISCHOFF. *Beiträge zur Lehre von dem Blute und der Transfusion desselben.* In *Müllers Archiv*, Seite 347-582, 1835. — WALTER. *Diss. de sanguinis in hæmorrh. uterina transfusione.* Erlangen, 1832. — MAGENDIE. *Leçons sur le choléra*, 1832. — DIEFFENBACH. In *Rust's chirurgie*, vol. IX, 1845. — DU MÊME. *Die Transfusion des Blutes.* Berlin, 1828, et trad. in *Journal complém. du Dict. des sciences méd.*, t. XXXV, 1829. — JAMES BLUNDELL. *Researches Physiological and Pathological on Transfusion of Blood.* London, 1824. — DU MÊME. *Transfusion.* In *the Principles and Practice of Obstr. Medicine*, p. 209. — TIETZEL. *Diss. de transfusione sanguinis.* Berolini, 1825. — MILNE EDWARDS. Thèse de Paris, nº 75, 1823. — PREVOST et DUMAS. *Examen du sang et de son action dans les divers phénomènes de la vie.* In *Annales de chimie et de physique*, t. XVIII, 1821. — HŒFFT (F.-M.-S.-V.). *Diss. de sanguinis transfusione.* Berolini, 56-92, 1819. — BRIQUET et GOUPIL. *Coup d'œil sur l'épidémie cholérique au point de vue thérapeutique.* In *Bull. de thérap.*, janvier 1854. — DURAND. Thèse de Montpellier, 1854. — SODEN. *Ueber Transfusio sanguinis.* In *Revue de thérap. méd. chir.*, avril 1854. — POLLI (Giovanni). *Recherches et expériences sur la transfusion du sang.* In *Archives générales*, 1854. — BROWN-SÉQUARD. *Recherches expérimentales sur les produits physiologiques et les usages du sang rouge et du sang noir, et de leurs principaux*, etc., 3ᵉ et dernière partie. In *Journal*, 1855, t. I. — DU MÊME. *Recherches expérimentales sur les propriétés du sang chargé d'oxygène et du sang chargé d'acide carbonique.* In *Comptes rendus de l'Académie des sciences*, t. XLV, 1857, et *Journal de physiologie*, I, 1858. — DUCHAUSSOY. *Essai pratique sur l'absorption des médicaments dans le choléra*, 1855. — DU MÊME. *Des injections faites par les veines dans le traitement du choléra*, 1855. — LEROUX. Thèse de Paris, 1856. — FARRAL. *Die Transfusion des Blutes bei Pferden.* In *Dublin Quarterly Journal*, 1858. — MARTIN (Édouard). *Ueber die Trans-*

fusion bei Blutungen Neuentbundener. Berlin, 1859. — WALLER (Ch.). *On Transfusion of Blood.* In *Obstetrical Transactions of London*, 1860. — NEUDŒRFER. *Ueber Transfusion bei Anämischen.* In *Œsterr. Zeitschrift*, 1860. — DURANTY (Nicolas). *Essai sur la transfusion du sang.* Thèse de Paris, 1860. — NUSSBAUM. *Ueber Transfusion.* In *Bayer. ärztl. Intell. Blatt*, 1862. — DEMME. *Schweiz. Zeitschrift für Heilkunde*, 1862. — BOLDT (Guilh.). *De transfusione.* Diss., Berolini, 1863. — GRAILY-HEWIT. *Ueber die Transfusion in der Geburtshülfe.* In *British Med. Journal*, August, 1863. — COURTOIS (Louis-Constant). *Quelques considérations sur la transfusion du sang.* Thèse de Strasbourg, 1863. — BLASIUS. *Statistik der Transfusion des Blutes.* In *Monatsblatt für med. Statistik, Beilage zur deutschen Klinik*, 1863. — MORÉLY (Jean-Paul). *Nouvelles considérations sur la transfusion du sang.* Thèse de Paris, 1864. — LORAIN. *Traité du choléra.* In *Bulletin de l'Acad. des sc.*, 1866, et *Bull. de thérap.*, 1866. — DU MÊME. *Le choléra observé à Saint-Antoine*, 1868. — HENOCQUE. *Du traitement du choléra par les injections veineuses.* In *Gaz. hebdom.*, 1866. — MOSLER (Greifswald). *Transfusion bei Leukänie.* In *Berliner klin. Wochenschrift*, 1866. — MAYER. *Ein Fall von Transfusion.* In *Baier. ärztliches Intelligenz Blatt*, 1866. — SCALZI (Prof. Francesco. Rom). *Esperienze sulla transfusione del sangue, precedute dacenni critici sulla storia di detta operatione.* In *Giorn. med. di Roma*, 1866. — EULENBURG und LANDOIS. *Neue Experimente zur Transfusion des Blutes nach eigenen Experimental-Untersuchungen und mit Rücksicht auf die operative Praxis.* Berlin, 1866. — LANDOIS (L.). *Die Transfusion des Blutes in ihrer geschichtlichen Entwickelung und gegenwärtigen Bedeutung.* In *Wiener med. Wochenschrift*, n°s 30, 32, 35, 37, 42, 43, 47, 50, 59, 1867. — DU MÊME. *Transfusion mit dem Blute verschiedener Thierarten.* In *Centralblatt f. die med. Wiss.*, n°s 56 und 57, 1875. *Die Transfusion des Blutes.* Leipzig, 1875. — SUTUGIN (in Rautenberg). *Die Transfusion des Blutes.* In *Petersb. med. Zeitung*, Bd. XIII, 1867. — AUGÉ. Thèse de Montpellier, 1867, n° 50. — KOHLMANN (Ernest-H.). *Diss. de transfusionis sanguinis medicatione.* Berolini, 1867. — RIEHL (Fried.). *Diss. de sanguinis transfusione.* Berolini, 1867. HIRSCHFELDER (Fr.-G.-J.). *Diss. über die Transfusion des Blutes.* Berlin, 1867. — BERNHARDI (Carl). *Diss. de transfusione sanguinis.* Berolini, 1867. — PANUM. *Experimentelle Untersuchungen zur Physiologie und Pathologie der Embolie, Transfusion und Blutmenge.* In *Arch. für path. Anatomie und Phys.*, Bd. XXVII und XXIX, S. 166, ff. u. 265. — DU MÊME. *Experimentelle Untersuchungen über die Transfusion, Transplantation oder Substitution des Blutes in theoretischer und praktischer Beziehung.* In *Arch. f. pathol. Anatomie und Phys.*, Bd. XXV, S. 240 und 433, 1868. — MITTLER (H.). *Versuche über die Transfusion des Blutes.* In *Wiener acad. Sitzb. math. natur. Cl.*, Abth. II, Bd. LVIII, Nov.-Heft, S. 14, 1868. — LANGE (W., Heidelberg). *Ein Fall von puerperaler Eklampsie mit nachfolgender Transfusion.* In *Prager Vierteljahresschrift*, 1868. — ORÉ (de Bordeaux). *Études historiques et physiologiques sur la transfusion du sang.* Paris, 1868; 2e édition, 1870. — DU MÊME. Article TRANSFUSION. In *Dictionnaire de Jaccoud*, 1884. — DU MÊME. *Etudes historiques, physiologiques, sur la transfusion du sang.* Paris, 1876. — MARMONNIER (Ch.). *De la transfusion du sang.* Thèse de Montpellier, 1869, n° 164. — BELINA SURONTKOWSKI (L. v.). *Die Transfusion des Blutes in physiologischer und medic. Beziehung.* Heidelberg, 1869. — HASSE. *In Nordhausen.* In *Berliner klinische Wochenschrift*, 1869. — BELINA. *Note sur deux cas où la transfusion du sang a été pratiquée avec succès.* In *Gazette méd. de Paris*, 1870. — DU MÊME. *Transfusion du sang défibriné pratiquée avec succès pour une hémorrhagie utérine.* In *Gaz. méd. de Paris*, 1871. — BELINA (L. de). *De la transfusion du sang défibriné.* Thèse de Paris, 1873, n° 65. — HÜTER (G.). *Die arterielle Transfusion.* In *Arch. f. klin. Chir.*, XII, 1870. — HEYNSIUS (A.). *Der directe Beweis, dass die Blutkörperchen Fibrin liefern.* In *Arch. f. die gesam. Phys.*, Bd. III, S. 414, 1870. — BEATTY THOMAS. *Transfusion Successful in a Case of Post Partum Hemorrhage.* In *Dublin Quart. Journal*, 1870. — HÜELER (C. Greifswald). *Fall von Kohlenoxydvergiftung durch Transfusion, beim Scheintod und in der Laryngoscopie.* Köln und Leipzig, 1870. — ALBANESE (E.). *Inversione cronica dell' utero complicata a grave ancœmia. Transfusione di sangue e riduzione completa dell' utero con penari ad aria.* In *Gaz. clin. dello spedale civico di Palermo*, 1870. — BUCHSER. *A Succesful Case of Transfusion.* In *New-York Med. Record*, mai 1871. — CHRISTOFORIS (de). *La transfusione del sangue et le infusioni.* Milano, 1871. — LŒWENTHAL (W.). *Ein Beitrag zur Lehre der Transfusion des Blutes.* In *Berl. klin. Wochenschrift*, 1871. — JÜRGENSEN. *Vier Fälle von Transfusion des Blutes.* In *Berlin. klin. Wochenschr.*, 1871. — MOSSO. *Sopra alcuni sperimenti di transfusione del sangue.* In *lo Sperimentate de Florence*, fasc. 10, octobre 1872. — WICKHAM LEGG (J.). *Treatise on Hæmophilia, sometimes Calledethe Hereditary Hæmorrhagie Diathesis.* London, 1872. — PICOT. *Recherches expérimentales sur l'action de l'eau injectée dans les veines.* In *Comptes rendus de l'Acad. des sciences*, 6 juillet 1873. — GESELLIUS (D^r^). *Die Transfusion des Blutes. Eine historische, kritische und physiologische Studie.* St-Pétersbourg, 1873. — CASSE. *De la transfusion du sang.* In *Mém. de l'Acad. de méd. de Belgique*, 1873. — GESELLIUS F.). *Die Transfusion des Blutes.*

In *Centralblatt f. die med. Wissenschaften*, n° 20, 1873. St-Petersbourg et Leipzig, 1873. — Du même. *Zur Thierbluttransfusion beim Menschen.* Petersburg und Leipzig, 1874. — Masson *De la transfusion du sang.* Thèse de Paris, n° 53, 1873. — *De la transfusion du sang.* Discussion du Congrès des chirurgiens allemands, séance du 9 avril 1873 à Berlin. — Dujardin-Beaumetz. *Des injections d'eau et de solutions salines dans les veines, dans le traitement de la période algide et ultime du choléra.* In *Bull. de la Soc. méd. des hôpitaux*, octobre 1873, et *Union médicale*, 1873. — *Transfusion of Blood from the Carotid of a Lamb into the Cephalic Vein of a Man*, 1873. In *the American Journ. of the Med. Science.* — Smith (Dr). *A Case of Cholera treated by Injection of Salines and Transfusion of Blood.* In *Indian Med. Gaz. de Calcutta*, février 1873. — Farny. *Quelques considérations sur la transfusion du sang non défibriné.* Thèse inaugurale de Paris, 1874. — Duranty (N.). *Transfusion du sang refroidi.* In *Gaz. hebd.*, 1874. — Moncoq. *Transfusion instantanée du sang. Solution théorique et pratique de la transfusion médiate et de la transfusion immédiate chez les animaux et chez l'homme.* Paris, 1874. — Körner (Dr Morin, de Graz). *Die Transfusion im Gebiete der Capillaren und deren Bedeutung für die organischen Functionen im gesunden und kranken Organismus.* In *Allg. Wiener med. Zeitung*, 1874. — Stadthagen (Dr médecin des baraques de la Moabite). *Transfusion bei Cholera.* In *Berl. klin. Wochenschrift*, septembre 1874. — Luigi Tassinari (Dr, de Casel, Bolognese). *Contributo clinico alla transfusione del sangue.* In *Bull. delle scienze mediche*, 1874. — *On the Action of Inorganic Substances when introduced Directly into the Blood.* In *Journ. of Anat. and Physiol.*, XIV, 1874. — Plosz (P.) et Gjörgyai. *Zur Frage über die Gerinnung des Blutes im lebenden Thiere*, 1874. — Williams-Theodore. *Transfusion of Lamb's Blood in Pulmonary Consumption.* In *the Lancet*, novembre 1874. — Perl (L.). *Ueber den Einfluss der Anemia auf die Ernährung des Herzmuskels.* In *Arch. für path. Anat. und Phys.*, Bd. LIX, S. 39, 1874. — Jakowicky (A.). *Experimenteller Beitrag zur physiologischen Wirkung von Bluttransfusionen.* In *Denkblatt der Warschauer med. Gesellschaft*, Heft I, 1874, und ref. in *Centralblatt für Chir.*, n° 10, 1874. — Béhier. *La transfusion du sang dans l'anémie, leçon clinique.* In *Revue scientif.*, 7 mars 1874. — Hasse (O.). *Die Lammblut-Transfusion.* St-Pétersbourg et Leipzig, 1874. — Farny (G.-F.). *Quelques considérations sur la transfusion du sang non défibriné.* Thèse de Paris, n° 164, 1874. — Casse (J.). *De la transfusion du sang.* Bruxelles, 1874. — Brügelmann (W.). *Ein Fall von Phthisis pulmonum durch Inhalationen und eine Lammblut-Transfusion geheilt.* In *Berl. klin. Woch.*, n° 32, S. 395, et n° 34, S. 423, 1874. — Masing. *Zwei Transfusionen.* In *St-Petersb. med. Zeitschr.*, Bd. IV, neue Folge, Heft I, S. 68, 80, an. in *Centralblatt für Chirurgie*, S. 84, 1874. — Jullien (L.). *De la transfusion du sang.* Thèse de doct. de Paris, 1875. — Worm-Müller. *Transfusion Plethora, eine physiologische Studie.* Christiania, 1875. — Roussel (de Genève). *La transfusion du sang.* Paris, 1876. — Du même. *Note sur la transfusion directe du sang vivant*, 1885. — Du même. *Leçons sur la transfusion directe du sang*, 1885. — Viault (F.-G.). *Étude critique sur la transfusion du sang et sur quelques injections intraveineuses.* Thèse de Paris, n° 411, 1875. — Lesser (L.). *Die Lehre vom Blutersatz, mit Rücksicht auf neuere Experimentaluntersuchungen über Blutmenge und Blutvertheilung im thierischen Organismus.* Leipzig, 1875. — Liebrecht (Paul, de Liége). *Sur la fièvre après les transfusions.* In *Journ. des sc. méd. et nat. de Bruxelles*, 1875. — Livi (Carlo). *La lipemania stupida e la trasfusione del sangue. Considerazioni ed esempi di directore del frenocomio di Reggio Emilia.* Memoria letta al primo congresso dei medici alienisti, Imola. In *Archivio per le malattie nervose*, 1875. — Glénard (Frantz). *Contribution à l'étude des causes de la coagulation spontanée du sang à son issue de l'organisme.* Thèse inaug. Paris, 1875. — Albertoni. *Que devient le sang transfusé?* Milan, 1876. — Fränkel. *Ueber den Einfluss der verminderten Sauerstoffzufuhr zu den Geweben auf den Eiweisszerfall im Thierkörper.* In *Arch. f. path. Anat. und Physiol.*, Bd. LXVII, 1876. — Berger (P.). *La transfusion du sang.* In *Rev. des Sc. méd.*; *Rev. gén.*, t. VII, p. 356, 1876. — Roussel (J., de Genève). *La transfusion.* Paris, 1876. — Köhler (Arnim). *Ueber Thrombose u. Transfusion, Eiter und septische Infection und deren Beziehung zum Fibrinferment.* Dorpater Dissert., 1877, cité par Jürgensen in *Transfusion-Handbuch der allgem. Therapie*, 1880 Istomin et Welikig. *Canules animales pour la transfusion du sang.* In *Saint-Petersb. med. Wochenschrift*, n° 1, 1877. — Brinton et Fepper. *On the Introvenous Injection of Milk in Functional and Organic Anæmia.* In *the Med. Record.* New-York, 2 et 16 novembre 1878. — Bullard. *A successful Case of Introvenous Injection of Milk.* In *New-York Med. Journ.*, avril 1878. — Casse. *De la valeur des injections du sang dans le tissu cellulaire souscutané.* In *Bull. de l'Acad. de méd. de Belgique*, juillet 1879. — Culcer. *Essai expérimental sur les injections intra-veineuses de lait.* Thèse de Paris, 1879. — Jolyet et Laffont. *Sur les effets des injections d'eau salée dans le système circulatoire des animaux exsangues.* Soc. de biol. In *Gaz. méd. de Paris*, 1879. — Kronecker et Sander (J.). *Bemerkung über lebensrettende Transfusion mit anorganischer Salzlösung bei Hunden.* In *Berliner klin.*

Wochenschrift, n° 57, 1879. — Coultcher et Laborde. *Essai expérimental sur les injections intra-veineuses de lait.* In *Tribune médicale*, 1879. — Culcer (D.). *Essai expérimental sur les injections intra-veineuses de lait.* Th. de Paris, n° 217, 1879. — Nikolski. *De l'influence exercée par la transfusion du sang dans la cavité péritonéale sur le nombre des corpuscules sanguins et sur la quantité d'hémoglobine contenue dans le sang en circulation.* In *Centralblatt*, 1880. Wratsch, 1880. — Edelberg (Max). *Ueber die Wirkung des Fibrinferments im Organismus. Ein Beitrag zur Lehre von der Thrombosis und vom Fieber.* In *Arch. f. exp. Pathol. und Pharm.*, Bd. XII, Heft 4, 1880. — Jürgensen. *Transfusion.* In *Häb. f. allgem. Therapie*, S. 240, 1880. — Darène. *Étude sur la transfusion du sang à la suite des hémorrhagies intestinales survenant dans le cours de la fièvre thyphoïde.* Thèse de Paris, n° 188, 1882. — Vlaccos (de). *Du traitement des hémorrhagies puerpérales.* Thèse de Paris, n° 137, 1882. — Hayem. *Leçons sur les modifications du sang sous l'influence des agents thérapeutiques et des pratiques médicamenteuses.* Paris, 1882. — Du même. *Traitement du choléra.* In *Revue scientifique*, 1884. — Du même. *Traitement du choléra*, 1885. — Roussel (de Genève). *Transfusion directe du sang vivant.* In *Gazette des hôpitaux*, 18 févr. 1882. — Kaczorowski. *Union médicale*, 1882. — Dieulafoy. *Union médicale*, 1884. — Jennings (O.). *Transfusion.* Londres, 1883. — Ollivier (J.-M.). *Des injections sous-cutanées d'éther dans les états adynamiques.* Thèse de Paris, n° 182, 1883. — Pluvette (Ed.). *Aperçu historique sur l'insertion vicieuse du placenta.* Thèse de Paris, 1883. — Grasset. *Des injections de sang dans la cavité péritonéale.* Thèse de Paris, n° 422, 1883. — Dieulafoy. *Gazette hebd. de méd. et de chir.*, 1883 et 1884. — Dieulafoy. *Transfuseur et transfusion.* Acad. de méd., séance du 15 janvier 1884. Paris. — Fournac (Jacques). *Essai sur la valeur respective de transfusion du sang et des injections qu'on propose de lui substituer.* Montpellier, 1884. — Dujardin-Beaumetz. *Leçons de clinique thérapeutique, professées à l'hôpital Saint-Antoine.* Paris, 1884. — Ranvier. *Des injections intra-veineuses de sérum artificiel dans le traitement de la période asphyxique du choléra*, 1886. L. M.

TRANSPLANTATION. *Voy.* Anaplastie, Déplacement, Greffe.

TRANSVERSAIRE DU COU. Synonyme : *transversaire de la nuque, transverse cervical, transversus cervicis, longissimus cervicis.* Situé à la partie profonde de la nuque, en dehors des deux complexus, le transversaire du cou est un muscle grêle, allongé dans le sens vertical, aplati transversalement, reliant entre elles les apophyses transverses des premières vertèbres dorsales aux apophyses transverses des dernières vertèbres cervicales.

Il s'insère, en bas, sur les apophyses transverses des cinq premières dorsales par autant de digitations ou languettes distinctes à leur origine. Ces digitations se portant en haut et un peu en dehors se fusionnent en atteignant la région cervicale en un seul corps musculaire, lequel vient se fixer par de nouvelles languettes sur les tubercules postérieurs des apophyses transverses des cinq dernières cervicales, quelquefois même, mais très-rarement, sur les apophyses transverses de l'axis et de l'atlas.

Considéré au point de vue de ses rapports, le transversaire du cou répond en dedans au petit et au grand complexus. En dehors, il répond tout d'abord au long dorsal avec lequel il est plus ou moins fusionné et, plus haut, au sacro-lombaire, au splénius, à l'angulaire de l'omoplate et au scalène postérieur. Son rôle, dans la mécanique articulaire de la colonne vertébrale, se déduit tout naturellement de son mode d'insertion à cette colonne : il étend la colonne cervicale, tout en l'inclinant latéralement quand le muscle se contracte d'un seul côté.

Il résulte des descriptions comparées du petit complexus et du transversaire du cou que ces deux muscles, difficilement isolables du reste dans la plupart des cas, présentent des analogies évidentes au triple point de vue de leur origine, de leur trajet et de leur terminaison. Ils appartiennent bien certainement à un seul et même système et on devrait admettre, ce nous semble, au lieu et place des deux muscles précités, un muscle unique auquel on donnerait un nom quelconque, celui de *long transversaire de la nuque*, par exemp.e. Ce muscle pourrait être décrit de la façon suivante : il prend naissance en bas, par des faisceaux distincts (*faisceaux d'origine*) sur les apophyses transverses des cinq ou six premières dorsales et des quatre ou cinq dernières cervicales ; il se porte de là verticalement en haut et se termine par de nouveaux faisceaux (*faisceaux de terminaison*) : 1° sur les tubercules postérieurs des apophyses transverses des cinq dernières cervicales ; 2° souvent sur l'apophyse transverse de l'axis et de l'atlas ; 3° sur l'apophyse mastoïde, qui n'est elle-même qu'une apophyse transverse des vertèbres crâniennes.

Cette manière de voir est pleinement justifiée par l'anatomie comparée. Voici, en effet, comment s'exprime Meckel (*Anat. comp.*, t. IV, p. 147) à l'égard de ces deux muscles : « En dehors des muscles complexus, digastrique et splénius, est situé un troisième organe musculaire plus faible et plus plat, que l'on décrit d'ordinaire comme deux muscles, quoi qu'il n'en constitue le plus souvent qu'un seul. Il s'étend des apophyses articulaires et transverses des vertèbres cervicales inférieures et des dorsales supérieures à l'apophyse mastoïde et aux apophyses transverses des vertèbres cervicales. La partie antérieure de ce muscle qui va à l'apophyse mastoïde est le *trachélo-mastoïdien* (synonyme de petit complexus) ; la partie postérieure qui se rend aux vertèbres cervicales est le transversaire du cou. Ces deux muscles ne sont que rarement séparés d'une manière complète ; peut-être ne le sont-ils jamais. » Au-dessous de l'ordre des primates, les connexions que nous rencontrons déjà chez l'homme entre le petit complexus et le transversaire, deviennent de plus en plus intimes, et les espèces sont nombreuses où ces deux muscles sont complètement fusionnés : cette disposition s'observe en particulier chez le daman, le porc, le fourmilier, le paresseux, les Monotrèmes, ainsi que dans un grand nombre de Rongeurs et de Carnassiers.

Les anomalies du transversaire du cou ont peu d'importance. Indépendamment de quelques variations numériques de ses faisceaux d'origine, je ne trouve à signaler que son extension jusqu'à l'apophyse mastoïde (j'en ai signalé un cas) et l'existence d'un faisceau plus ou moins volumineux destiné à l'atlas. A côté de cette dernière anomalie doit prendre place le *petit transversaire* du cou, ou *accessoire du petit complexus* de Luschka, ce petit muscle difficilement isolable, qui « naît par cinq tendons des apophyses transverses des deux premières vertèbres dorsales et des trois dernières cervicales, et va à l'apophyse transverse de l'atlas, en envoyant un faisceau au petit complexus » (Beaunis et Bouchard). Je ne range pas au nombre des anomalies du transversaire les connexions plus ou moins intimes de ses faisceaux dorsaux avec le long dorsal. Ces connexions sont pour ainsi dire constantes, et je comprends parfaitement Cruveilhier considérant à la fois le petit complexus et le transversaire comme de simples faisceaux de renforcement du muscle long dorsal. L. TESTUT.

TRANSVERSALE DE LA FACE (ARTÈRE). *Voy.* TEMPORALE SUPERFICIELLE.

TRANSVERSE ANTÉRIEURE DU CARPE. *Voy.* MAIN.

TRANSVERSE DORSALE. *Voy.* MAIN.

TRANSVERSE DU PÉRINÉE (Artère). *Voy.* Honteuse interne.

TRANSVERSE DE L'ABDOMEN (Muscle). Synonymes : muscle *transverse du bas-ventre* de Theile, *lombo-abdominal* de Chaussier, *transversus abdominal* de Vésale, *lombo-ilio-abdominal* de Dumas. Le muscle transverse de l'abdomen, ainsi appelé en raison de la direction transversale de ses fibres, est situé au-dessous du petit oblique et concourt, avec ce dernier et le grand oblique, à constituer la paroi antéro-latérale de la cavité abdominale. Charnu à sa partie moyenne, aponévrotique ou plus exactement tendineux à ses deux extrémités, il représente une vaste lame quadrilatère, étendue de la colonne vertébrale à la ligne blanche, à la manière d'un demi-cylindre creux dont la concavité serait dirigée vers les viscères.

Insertions. Il prend naissance : 1° sur la face interne des six dernières côtes par autant de digitations qui s'entre-croisent avec les digitations correspondantes du diaphragme ; 2° sur la lèvre interne de la crête iliaque dans ses trois quarts antérieurs, à l'aide de fibres tendineuses excessivement courtes ; 3° sur le tiers externe de l'arcade crurale ; 4° sur la colonne lombaire par l'intermédiaire d'une vaste aponévrose d'insertion connue sous le nom d'*aponévrose abdominale postérieure*. Cette aponévrose, d'abord unique, se divise bientôt en trois feuillets distincts et divergents : *feuillet antérieur*, *feuillet moyen*, *feuillet postérieur*. Le premier vient se terminer à la base des apophyses transverses ; le second se fixe au sommet de ces mêmes apophyses ; quant au troisième ou feuillet postérieur, il se porte sur le sommet des apophyses épineuses. C'est ce dernier feuillet qui, en se fusionnant avec les aponévroses d'insertion du petit oblique, du petit dentelé postérieur et inférieur et du grand dorsal, constitue l'aponévrose lombaire. Au total, le muscle transverse s'insère aux apophyses épineuses et aux apophyses transverses par trois feuillets distincts qui circonscrivent deux loges ostéo-fibreuses : une loge antérieure comprise entre le feuillet antérieur et le feuillet moyen et destinée au muscle carré des lombes ; une loge postérieure comprise entre le feuillet moyen et le feuillet postérieur et comblée par les muscles des gouttières vertébrales.

Tous les faisceaux du muscle transverse se dirigent en avant vers le bord externe du muscle grand droit et se jettent, un peu en dehors de ce bord, sur une nouvelle aponévrose, *aponévrose antérieure* du transverse, qui vient se fixer à la ligne blanche. Le bord externe de cette aponévrose assez régulièrement courbe, à concavité dirigée en dedans, constitue la *ligne semi-lunaire* de Spigel. Pour gagner la ligne blanche, l'aponévrose du transverse passe en arrière du grand droit, dans ses quatre cinquièmes supérieurs, en avant de ce muscle dans son cinquième inférieur. Il en résulte que cette aponévrose est en réalité divisée en deux portions, une portion supérieure et une portion inférieure, séparées l'une de l'autre par le muscle grand droit. La portion supérieure se termine en bas, à 10 ou 15 centimètres au-dessus du pubis, par un bord courbe, concave en bas, et connu sous le nom de *repli semi-lunaire* de Douglas. Au-dessous du repli de Douglas, la face postérieure du grand droit, dépourvue de sa gaîne, répond aux viscères, dont elle n'est plus séparée que par le *fascia transversalis*, le tissu cellulaire sous-péritonéal et le péritoine.

Rapports. Le transverse de l'abdomen est recouvert directement par le petit oblique et plus superficiellement par le grand oblique, le grand dorsal et les téguments. Il recouvre à son tour le péritoine, dont il est séparé par le *fascia transversalis* et le tissu cellulaire sous-péritonéal.

Le *fascia transversalis* peut être considéré comme la nappe conjonctive qui revêt la surface interne ou péritonéale du transverse. Fort mince et simplement celluleux au-dessus de l'ombilic, le *fascia transversalis* s'épaissit au-dessous de l'ombilic et présente, dans le voisinage du pubis et de l'arcade crurale, tous les caractères extérieurs des aponévroses. En dedans, le *fascia transversalis* adhère intimement à la gaîne du muscle droit et se confond, au-dessus des pubis, avec celui du côté opposé. En dehors, il s'insère sur le *fascia iliaca* et s'engage, comme un doigt de gant, dans l'anneau inguinal interne, au devant du testicule et du cordon, auxquels il forme une enveloppe. Dans sa partie moyenne, il s'accole au bord postérieur de l'arcade crurale et, continuant son trajet descendant, il renforce le ligament de Gimbernat et forme, au niveau de l'anneau crural, le *septum crural* (voy. *Région de l'aine*).

Action. Par ses faisceaux insérés aux côtes le muscle transverse rapproche celles-ci du plan médian et concourt ainsi au rétrécissement du thorax et, ce qui est tout comme, à l'expiration. Mais ce n'est là pour lui qu'un rôle accessoire. Sa fonction principale est d'agir sur les viscères abdominaux, qu'il comprime contre la colonne vertébrale à la manière d'une sangle. Il favorise en conséquence, en ce qui concerne les organes creux, l'expulsion de leur contenu soit liquide, soit solide, et prend ainsi une large part aux divers actes de la miction, de la défécation, du vomissement, de la parturition.

Anomalies. Les variations anatomiques du muscle transverse ne présentent qu'un intérêt secondaire. Ce sont, d'abord, des variations portant sur l'étendue de ses insertions costales : l'insertion à la 7e côte peut faire défaut, mais ce cas doit être bien fréquent, puisque Galien et de Marchetti le considèrent comme représentant la disposition normale. D'autre part, Morgenbesser (in *Disput. Anat. select. de Haller*, p. 273) a vu le transverse s'élever par une digitation surnuméraire jusqu'à la 6e côte. Au niveau de son bord inférieur, le muscle transverse peut ne prendre aucune insertion sur l'arcade de Fallope (Hargrave, *Operat. Surgery*, p. 487). Dans un cas où le muscle s'étendait au contraire un peu plus bas qu'à l'ordinaire, Guthrie et Macalister (*Transact. of roy. Irish Academy*, 1871) ont vu ses faisceaux inférieurs traversés par le cordon spermatique. Dans un cas analogue publié par Gruber (in *Virchow's Archiv*, 1880, Bd. LXXX, § 88-91), le muscle transverse recouvrait des deux côtés toute la paroi postérieure du canal inguinal; l'origine des fibres émanées de l'arcade crurale s'étendait presque jusqu'à l'épine du pubis; comme dans le cas de Macalister, le cordon spermatique se faisait une trouée à travers les faisceaux de ce muscle. Il résulterait d'une observation de Horner que le muscle transverse pourrait être double; Charvet (*Gaz. des hôpitaux*, 1857) et Macalister (*loc. cit.*) l'ont vu manquer. La fusion du transverse avec le petit oblique est signalée par Sœmmerring et par Macalister (*loc. cit.*). Une intersection tendineuse située dans l'épaisseur du muscle transverse a été constatée par Schwegl; elle a ici la même signification que les intersections analogues qu'on rencontre constamment sur le muscle grand droit, et de temps à autre sur les obliques de l'abdomen (Henle, Virchow, Macalister et moi-même), sur le pyramidal (Verheyen), sur le sterno-hyoïdien, sur le sterno-thyroïdien (disposition presque normale) et même sur le sterno-cléido-mastoïdien; j'en ai observé un cas (*voy.* Testut, *Anomalies musculaires*, 1884, p. 222). L. Testut.

TRANSVERSE DU MENTON (Muscle). M.-J. Weber a décrit, sous le nom de transverse du menton (*transversus menti*), un tout petit faisceau de fibres musculaires transversales situées au niveau du bord inférieur du menton et se terminant en partie dans la portion interne du triangulaire des lèvres, en partie sur le maxillaire inférieur, de chaque côté de la symphyse mentonnière. Theile (*Myologie*, trad. Jourdan, p. 50) a trouvé cette languette musculaire sur dix à quatorze femmes qu'il a examinées à ce sujet, tandis qu'il ne l'a rencontrée que deux fois sur un même nombre de cadavres d'hommes. Mais nous ne devons attacher qu'une valeur médiocre à cette statistique que Theile lui-même n'hésite pas à considérer comme pouvant être l'effet du hasard.

Contrairement à Theile, M. Sappey (*Anat. descript.*, t. II, p. 134) regarde le transverse du menton comme un muscle constant et le décrit de la façon suivante : « Le transverse du menton, lorsqu'il offre une coloration pâle, semble se continuer à droite et à gauche avec l'angle antéro-inférieur des triangulaires. Mais chez les rares sujets où il est plus développé et de couleur rouge on peut facilement reconnaître qu'il s'attache aux maxillaires par une languette aponévrotique dont les fibres s'entre-croisent avec celles de l'angle antérieur du triangulaire correspondant. » Le transverse du menton, quand il est suffisamment développé pour jouer un rôle quelconque dans l'expression faciale, attire en haut la peau du menton en même temps qu'il la plisse verticalement. L. Testut.

TRANSVERSE DU NEZ (Muscle). Le transverse du nez (*transversus nasi, compressor narium, constricteur du nez, transversal du nez, triangulaire du nez, sus-maxillo-nasal*) est un muscle triangulaire, aponévrotique en avant, charnu en arrière, couché sur la portion cartilagineuse de l'aile du nez.

Il s'insère par sa base, qui est relativement fort étendue, sur le dos du nez, à l'aide d'une aponévrose qui se confond avec celle du côté opposé. Les faisceaux charnus qui font suite à cette aponévrose se dirigent en bas, en dehors et en arrière, vers le sillon de l'aile du nez, et là ils se partagent en deux groupes : les faisceaux antérieurs s'attachent à la face profonde des téguments de la région ; les faisceaux postérieurs se continuent avec les faisceaux externes du muscle myrtiforme.

Au point de vue de leur action, les faisceaux constitutifs du transverse du nez doivent être divisés en antérieurs et postérieurs : les faisceaux antérieurs ou peauciers attirent vers le dos du nez les téguments sur lesquels ils s'insèrent ; ils déterminent ainsi, dans la région de l'aile du nez, la formation de rides verticales. Quant aux faisceaux postérieurs, se contractant avec le myrtiforme, ils aplatissent l'aile du nez et rétrécissent l'orifice des narines. Suivant Duchenne (de Boulogne) cité par Cruveilhier (*Anat. descript.*, t. I, p. 634), « on verrait encore sous l'influence de la contraction du transverse du nez l'aile du nez être attirée obliquement en haut et en avant, la portion supérieure du sillon naso-labial suivre la même direction, la narine en s'élevant se retrousser de telle sorte que son orifice regarde en dehors, au lieu de s'ouvrir en bas, et enfin le sillon cutané qui contourne la narine en arrière s'accentuer davantage ». D'après le même auteur, le transverse du nez exprimerait la lascivété, la lubricité. L. Testut.

TRANSVERSE DE LA NUQUE (Muscle). Les anatomistes anglais désignent sous ce nom (*transversus michæ*) un muscle généralement très-grêle, couché transversalement entre les insertions inférieures de l'occipito-frontal et les insertions supérieures du trapèze. C'est le *corrugator posticus*, l'*occipitalis teres* de certains auteurs, l'*occipitalis minor* de Santorini, le *peaucier sous-occipital* de Cruveilhier. J'ai proposé moi-même (*Les anomalies musculaires expliquées par l'anatomie comparée*, 1884, p. 130) de le désigner sous le nom d'*occipital transverse*, qui me paraît préférable à ceux que je viens de signaler. Il a l'avantage, en effet, d'indiquer nettement la situation et la direction de ce petit muscle surnuméraire et aussi de convenir à tous les cas connus.

1° Description du muscle. Le muscle occipital transverse a été bien décrit pour la première fois par Eilhard Schultze, de Rostock (*Schmidt's Jahrbuch*, Bd CXXVII, p. 288). Il a été signalé depuis par Henle, Hallet, Cruveilhier, Turner et bien d'autres anatomistes. Il prend naissance sur la protubérance occipitale externe ou sur la partie la plus interne de la ligne courbe occipitale qui y aboutit. De là il se porte transversalement en dehors et vient s'attacher, suivant les cas, sur la partie la plus externe de cette même ligne occipitale, sur le tendon du sterno-cléido-mastoïdien ou sur le bord postérieur de ce muscle, ou bien encore sur l'extrémité postérieure du muscle auriculaire postérieur. Dans ce dernier cas, une portion tendineuse sépare les deux muscles et l'auriculaire postérieur affecte la forme d'un muscle digastrique; ou bien encore, comme dans les faits de Gibson (*Anat.*, 1716, p. 489) et d'Hallet (*Edinb. Med. Journ.*, 1849), il y a continuité absolue des deux portions charnues et l'auriculaire semble avoir reculé son origine postérieure jusqu'à la protubérance occipitale externe. Cette dernière disposition nous paraît avoir une importance considérable au point de vue de la signification homologique de ce muscle.

Le transverse de la nuque est généralement situé sur un plan plus superficiel que le trapèze, mais il peut aussi se rencontrer au-dessous de ce dernier muscle, comme dans le cas de Turner. Sa situation profonde modifie nécessairement ses rapports; elle ne modifie que peu ou point son insertion d'origine et sa terminaison.

Enfin les fibres d'origine du transverse de la nuque peuvent s'entre-lacer avec celles du trapèze et se terminer sur ces dernières. Macalister considère même cette disposition comme étant la plus commune, dans les cas où le muscle est profondément situé. Le même anatomiste affirme que le muscle transverse de la nuque est constamment symétrique. Je ne connais, pour ma part, aucun fait en désaccord avec cette dernière assertion; jusqu'ici, en effet, je l'ai toujours rencontré des deux côtés.

E. Schultze a rencontré ce muscle 18 fois sur 25 sujets. Macalister donne le chiffre de 35 pour 100 comme representant le degré de fréquence de ce muscle chez les Irlandais. M. Flesch abaisse encore cette proposition : « J'ai souvent fait des recherches, dit-il, dans la région sous-occipitale, dans le but de découvrir le muscle occipito-hyoïdien de Perrin, et *deux fois seulement* j'ai rencontré le transverse de la nuque. » Peut-être s'agit-il ici de différences ethniques.

2° Signification anatomique du transverse de la nuque. A mon avis, on a confondu sous une même dénomination des faisceaux musculaires bien différents pourtant par leur signification morphologique. Jusqu'à plus ample informé, je crois qu'il faut admettre, parmi les faits nombreux rapportés par les auteurs, trois groupes distincts de muscles transverses de la nuque ou occipitaux transverses :

a. Des muscles occipitaux transverses s'insérant à la peau de la nuque et constituant ainsi des vestiges du pannicule charnu des Mammifères quadrupèdes. Tels sont, avec bien d'autres, les peauciers sous-occipitaux de Cruveilhier, « petits faisceaux parallèles au muscle auriculaire postérieur, se fixant à la peau par leurs extrémités qui présentent des languettes tendineuses d'une très-grande longueur. » Cette opinion me paraît d'autant plus admissible que Zagorsky a vu des faisceaux du peaucier du cou se détacher de l'occipital et que Macalister a noté plusieurs faisceaux d'union entre le même muscle peaucier et l'occipital transverse.

b. Des muscles occipitaux transverses se fusionnant avec les auriculaires postérieurs et constituant alors des muscles rétracteurs du pavillon, inséré comme chez certains Mammifères jusque sur la ligne médiane. Telles sont, entre autres observations, celles de Hallet et de Gibson, signalées plus haut, où le muscle occipital transverse se fusionnait sans ligne de démarcation aucune avec le muscle auriculaire postérieur. Il existe, en effet, chez nos animaux domestiques, trois muscles cervico-auriculaires (Chauveau et Arloing) naissant du ligament cervical et aboutissant au pavillon qu'ils ont pour mission de tirer en arrière. Cuvier décrit également chez les Mammifères un muscle *occipiti-aurien*, qui se porte de la crête occipitale au pavillon de l'oreille. Dans la chauve-souris (*Vespertilio murinus*) Maisonneuve a signalé deux muscles rétracteurs de l'oreille partant l'un et l'autre de l'occipital.

c. Enfin, il est possible que quelques formes de l'occipital transverse doivent être rattachées au muscle sterno-cléido-mastoïdien, dont les origines crâniennes s'étendent quelquefois jusque dans le voisinage de la protubérance occipitale externe.

L. TESTUT.

TRANSVERSE DU PÉRINÉE (MUSCLE). *Voy.* PÉRINÉE.

TRANSVERSO-URÉTHRAL (MUSCLE). *Voy.* URÈTHRE.

TRAPA. *Voy.* MACRE.

TRAPÉES. *Voy.* ONAGRARIÉES.

TRAPÈZE (MUSCLE). [Synonymes : *Trapezius, dorso-sus-acromien, cucullaris, cucullaire, musculus mensalis* des anciens auteurs]. Le trapèze est le plus superficiel des muscles de la région postérieure du tronc. C'est un muscle large et triangulaire occupant en hauteur l'espace compris entre l'occipital et la dixième vertèbre dorsale. Réunis l'un et l'autre sur la ligne médiane les deux trapèzes ont la forme d'un losange à grand axe vertical, mais en aucun cas ils ne revêtent la configuration géométrique que leur nom rappelle. L'extrémité inférieure des deux trapèzes rappelle assez bien le capuchon des moines renversé en arrière, *cucullus*, d'où le nom de *cucullaris*, *cucullaire*, que Spigel avait autrefois donné au muscle trapèze, et que conservent encore aujourd'hui les zootomistes et même quelques anatomistes étrangers.

INSERTIONS. Le trapèze s'insère d'une part : 1° sur le tiers interne de la ligne courbe occipitale supérieure; 2° sur la protubérance occipitale externe; 3° sur le ligament cervical postérieur, cordon fibreux qui s'étend de la protubérance occipitale à l'apophyse épineuse de la sixième cervicale; 4° sur le sommet de l'apophyse épineuse de la septième cervicale et des dix premières dorsales, ainsi que sur les ligaments sus-épineux correspondants.

D'autre part, il s'attache aux os de l'épaule de la façon suivante : 1° ses *faisceaux supérieurs*, obliques en bas et en dehors, viennent se fixer au tiers externe du bord postérieur de la clavicule ; 2° ses *faisceaux moyens*, affectant une direction plus ou moins transversale, s'insèrent sur le bord postérieur de l'acromion et sur le bord postérieur (lèvre supérieure, la lèvre inférieure étant réservée au deltoïde) de l'épine de l'omoplate dans toute son étendue ; 3° ses *faisceaux inférieurs*, obliques en haut et en dehors, se ramassent, au voisinage du scapulum, sur une aponévrose triangulaire, laquelle glisse à l'aide d'une séreuse sur la facette triangulaire qui termine en dedans l'épine de l'omoplate et vient finalement s'insérer sur cette épine, dans une étendue qui varie de 1 à 3 centimètres. Une bourse séreuse, fréquente, mais non constante, facilite le glissement de cette portion du trapèze sur la facette triangulaire précitée.

Le trapèze est presque entièrement constitué par des faisceaux charnus. Il nous présente cependant, le long de sa ligne d'insertion interne ou vertébrale, trois lames aponévrotiques, savoir : 1° une aponévrose quadrilatère, qui l'unit à la protubérance occipitale externe et à la ligne courbe occipitale supérieure ; 2° une deuxième aponévrose de forme triangulaire qui correspond aux dernières cervicales et aux premières dorsales et qui, en se réunissant avec celle du côté opposé, constitue un losange ou une ellipse ; 3° une troisième aponévrose, également triangulaire, mais beaucoup plus petite, qui est située au niveau de son angle inférieur; cette dernière continue en haut la direction de l'aponévrose lombaire.

Rapports. Le muscle trapèze est recouvert dans toute son étendue par la peau, qui lui adhère en haut d'une façon intime. Il recouvre à son tour une foule de muscles qui sont : à la nuque, l'angulaire de l'omoplate, le splénius et le grand complexus; au dos, le rhomboïde, les muscles des gouttières vertébrales et le grand dorsal. Le bord antéro-supérieur du trapèze, réuni en haut avec le bord postérieur du sterno-cléido-mastoïdien, s'écarte en descendant de ce dernier muscle, ménageant avec lui, sur la face latérale du cou, un espace triangulaire dont la clavicule forme la base; c'est le triangle sus-claviculaire. Le bord antéro-inférieur du trapèze, oblique en haut et en dehors, recouvre successivement en allant de bas en haut le grand dorsal, le rhomboïde, le bord spinal de l'omoplate et le sous-épineux.

Action. La direction des différents faisceaux constitutifs du trapèze et aussi le mode de locomotion de l'omoplate, qui bascule autour d'un axe passant dans le voisinage de la cavité glénoïde, nous indiquent très-nettement quelle est l'action de ce muscle. *a.* Les faisceaux supérieurs, obliquement descendants, portent l'épaule en dedans, en même temps qu'ils élèvent le moignon; *b.* les faisceaux moyens, dirigés transversalement, portent l'épaule en dedans; *c.* les faisceaux inférieurs, obliquement ascendants, portent également l'omoplate vers la ligne médiane, mais, en même temps, ils abaissent l'extrémité interne de l'épine sur laquelle ils s'insèrent et élèvent conséquemment le moignon de l'épaule. Au total, le trapèze considéré dans son ensemble, élève le moignon de l'épaule, tout en rapprochant l'omoplate de la colonne vertébrale. Quand le muscle trapèze prend son point d'insertion fixe sur l'omaplate, ses faisceaux occipitaux inclinent la tête de leur côté et lui font exécuter un mouvement de rotation qui porte la face du côté opposé. Quant à ses faisceaux inférieurs, ils peuvent dans certaines conditions favorables, lorsqu'on est suspendu par les membres supérieurs, par exemple, élever le thorax et par suite le corps tout entier ; le trapèze devient ainsi, au même titre que le grand dorsal et le grand pectoral, un muscle de l'action de grimper.

Anomalies. Les variations anatomiques du trapèze sont fort nombreuses ; je les grouperai sous les chefs suivants :

1° *Variations dans l'étendue de ses insertions occipito-spinales.* On voit souvent le trapèze s'arrêter à la 8ᵉ ou à la 9ᵉ côte, plus souvent aussi descendre jusqu'à la 12ᵉ. A la région cervicale, je l'ai vu partir plusieurs fois de la portion du ligament cervical qui est en regard de la 4ᵉ apophyse épineuse. Macalister l'a vu s'arrêter de bas en haut à la hauteur de la 5ᵉ vertèbre cervicale. Dans tous ces cas, la portion occipitale et une portion cervicale du muscle font entièrement défaut. Dans un fait rapporté par Zagorsky (*Mémoires de l'Académie impér. de Saint-Pétersbourg*, t. I, p. 369), le trapèze, plus réduit encore, s'insérait uniquement sur les quatre dernières cervicales et les trois premières dorsales.

2° *Division du muscle en plusieurs portions distinctes.* Macalister, Zagorsky, Fleischmann et Wood, on vu la portion cervicale et la portion dorsale du trapèze constituer deux portions distinctes. Dans le cas de Wood, la portion supérieure ou trapèze supérieur partait de l'occipital et du ligament de la nuque; la portion inférieure ou trapèze inférieur prenait naissance sur les apophyses épineuses de la série dorsale. Ces deux portions, absolument distinctes dans toute leur étendue, n'entraient en relation qu'au niveau de leur insertion à l'acromion. Il faut rattacher au même ordre de faits l'observation rapportée par Sœmmerring d'absence de la portion centrale du trapèze, ainsi que l'observation publiée par Walsham dans les *Saint-Bartholomew's Hospital Reports* de 1880, vol. XVI, p. 83) sous le titre : *The Trapezius consisting of two separate muscular Portions.*

On a observé parfois des divisions secondaires, portant soit sur la portion occipito-cervicale, soit sur la portion dorsale. Sœmmerring a vu les faisceaux inférieurs du trapèze former un muscle distinct. J'ai observé un cas à peu près semblable en 1879 : un faisceau distinct se détachait du bord antéro-inférieur du trapèze à la hauteur de la 9ᵉ côte et venait s'attacher, par un tendon aponévrotique également distinct, sur le sommet de l'épine et l'aponévrose sous-épineuse.

3° *Absence du faisceau claviculaire.* Quain a constaté une fois l'absence des insertions claviculaires. J'ai vu dans un cas, sur un nègre, le faisceau claviculaire du trapèze ne présenter que 22 millimètres de longueur. On pouvait invoquer peut-être pour expliquer l'anomalie, l'existence d'un processus morbide (atrophie musculaire, par exemple). Mais est-il bien besoin de faire intervenir un processus atrophique, quand on trouve normalement cette disposition chez quelques espèces? Le trapèze, en effet, ne s'insère nullement à la clavicule, chez le porc-épic, la marmotte, le hérisson. De même, chez le saï et chez les makis, le trapèze s'insère à l'épine et à l'acromion, mais non à la clavicule (Meckel).

4° *Présence d'un faisceau sternal.* Le professeur W. Gruber a vu, sur un sujet, un tendon cylindrique se détacher de la face profonde du trapèze, passer derrière l'omo-hyoïdien et aller s'insérer sur le sternum. Avec Macalister, je crois qu'il convient de considérer ce faisceau surnuméraire comme un muscle sterno-chondro-scapulaire qui se serait réuni au trapèze avant d'atteindre le scapulum.

5° *Union avec quelques muscles voisins.* Le trapèze peut s'unir par quelques-uns de ses faisceaux avec le deltoïde (Macalister). Dans un cas de Budge (*Henle und Pfeufer's Zeitschrift*, Bd. VII, p. 273), un faisceau partant du trapèze se rendait au muscle angulaire. Mais les connexions les plus importantes sont celles que le trapèze présente avec le sterno-cléido-mastoïdien : Quain (*Anat. des artères*, p. 186) décrit un faisceau musculaire qui se détachait du bord antérieur du trapèze et se rendait au sterno-cléido-mastoïdien en passant par-dessus l'artère sous-clavière. C'est bien là un premier degré de fusion entre les deux muscles. Sur quelques sujets qu'il a examinés dans les salles de dissection de *Guy's Hospital*, M. Davies-Colley a rencontré un faisceau musculaire distinct qui, partant du bord antérieur du trapèze, croisait en diagonale le triangle sus-claviculaire et venait s'insérer sur la clavicule, au-dessous du sterno-cléido-mastoïdien. J'ai vu moi-même plusieurs fois le bord antérieur du trapèze s'avancer presque sur le milieu de la clavicule et diminuer d'autant l'aire du triangle sus-claviculaire, qui sépare le sterno-mastoïdien du trapèze. Enfin, à un degré plus avancé on a vu les deux muscles se confondre entièrement (cas de Blandin, Gruber, M. Whinnie, Hallet, Wood). Ce dernier observateur fait bien remarquer dans le cas qu'il rapporte que le trapèze recouvrait entièrement le triangle sus-claviculaire et s'attachait par conséquent par ses fibres antérieures au même point que les fibres postérieures du sterno-cléido-mastoïdien. Dans les cas de ce genre des orifices plus ou moins volumineux sont ménagés entre le bord inférieur du muscle et la clavicule, pour donner passage à la veine jugulaire et aux filets nerveux sus-scapulaires. Du reste, sans atteindre le sterno-cléido-mastoïdien, le trapèze peut dépasser quelquefois la limite de la jugulaire et, dans ces cas, on voit une arcade fibreuse, en forme d'anse, former avec le bord postérieur de la clavicule un orifice, qui permet à la veine de rejoindre le tronc veineux profond dont elle est tributaire. La présence de cette arcade, sur laquelle viennent s'insérer les fibres musculaires correspondant à la veine, maintient à cette dernière son calibre normal pendant la contraction du trapèze. Un fait très-démonstratif à cet égard a été mentionné par M. Flesch (*Varietäten Beobachtungen*, etc. Wurtzbourg, 1879); un deuxième fait a été rencontré et figuré par Walsham dans les *Saint-Bartholomew's Hospital Reports* de 1881.

Il est bien inutile, je pense, d'insister sur l'importance que peut avoir pour le chirurgien cette dernière anomalie du trapèze, dans les opérations diverses, les ligatures d'artères notamment, qu'il est appelé à pratiquer dans la région sus-claviculaire.

L. Testut.

TRAPÉZOMANCIE. *Voy.* Divination.

TRAQUET. Le genre Traquet (*saxicola* Bechst.), que Linné confondait avec le genre Tarier (*voy.* ce mot) dans son grand genre *Motacilla*, renferme des Passereaux (*voy.* ce mot) de petite taille, au bec grêle, droit et largement fendu, aux narines ovalaires, à demi fermées par une membrane, aux ailes allongées, atteignant, lorsqu'elles sont ployées, le milieu ou les trois quarts de la queue, aux pennes caudales à peu près égales entre elles, aux pattes grêles et assez hautes, au plumage tantôt de couleurs pâles, fauve ou jaunâtre et blanc, tantôt fortement rabattu de noir et de brun foncé. Ces oiseaux, que l'on classe généralement aujourd'hui dans la famille de Merles (*voy.* ce mot) ou Turdidés, sont répandus en Europe, en Afrique et en Asie, et se tiennent généralement pendant la belle saison dans les lieux arides, sur les coteaux rocailleux, et à la fin de l'automne dans les pleines cultivées. Ils aiment, comme les Tariers, à se percher sur une éminence, sur la pointe d'un rocher, sur une motte de terre ou sur le sommet d'un buisson, et ils se nourrissent d'insectes et de baies.

Le Traquet motteux (*Saxicola œnanthe* L.), qui arrive dans notre pays au printemps et nous quitte en automne, niche dans les champs sous un tas de bois, au milieu des pierres, et pond de cinq à six œufs d'un bleu verdâtre, uniforme ou piqueté de roux. C'est un oiseau farouche dont le plumage, varié de gris, de roux, de noir et de blanc, s'harmonise fort bien avec les teintes des terrains sablonneux qu'il recherche de préférence. Le Traquet stapazin (*Saxicola stapazina* Gm.) et le Traquet oreillard (*Saxicola aurita*, Tem.) offrent sur leur livrée, qui varie du reste non-seulement suivant le sexe, mais suivant les saisons, des couleurs analogues à celles du Traquet motteux, mais la distribution de ces couleurs, ou, comme on dit généralement, le dessin du plumage, permet toujours de distinguer ces trois espèces l'une de l'autre. Le Traquet oreillard et le Traquet stapazin font également partie de la faune européenne et ont les mêmes nuances que le Traquet motteux. Comme ce dernier ils sont, dit-on, doués de la faculté d'imiter le chant d'autres oiseaux.

La chair des Traquets est délicate et savoureuse : aussi ces Passereaux, qui mériteraient d'être protégés en raison des services qu'ils rendent à l'agriculture, sont-ils dans beaucoup de nos départements et à l'étranger l'objet d'une chasse active qui les rend de plus en plus rares. E. OUSTALET.

BIBLIOGRAPHIE. — DEGLAND et GERBE. *Ornithologie européenne*, 2ᵉ édit., 1867, t. I, p. 449. — DRESSER (H.-E.). *A History of the Birds of Europe*, 1874, part. XXV. — SEEBOHM (H.). *Cat. B. Brit. Mus.*, 1881, t. V, p. 362. E. O.

TRAUMATISME. DÉFINITION. C'est un défaut de langage et une erreur de nomenclature que d'accepter la synonymie et l'équivalence des deux termes : *trauma* et *traumatisme*. Le premier exprime la lésion locale ; le second désigne, comme l'a bien précisé M. le professeur Verneuil (*États constitutionnels et traumatisme*, Introduction) : « un état général particulier, créé de toutes pièces par l'action d'une violence externe sur notre organisme. » — C'était là donner une neuve et heureuse formule d'une idée déjà antérieurement énoncée. « Le traumatisme est l'état dans lequel une blessure grave jette l'organisme. Cet état prédispose à des troubles de la rénovation moléculaire nutritive, qui amènent l'altération générale du sang observée dans l'infection purulente et dans ses suites » (Robin et Littré). — M. le professeur Bouisson avait déjà écrit : « A la suite de la blessure il se développe un état particulier pour la production duquel se combinent des influences de divers ordres, tels que : l'ébranlement nerveux, la perte de sang, l'impression vitale produite par la soustraction d'une partie de l'organisme, la dénudation de tissus profondément situés, etc....., une sorte de diathèse temporaire qui mériterait une dénomination particulière, de même qu'après l'accouchement il existe une modification dans l'ensemble du corps établissant des aptitudes morbides distinctes et connues sous le nom d'état puerpéral » (*Tribut à la chirurgie*, t. I, p. 125).

De même donc qu'on dit alcoolisme, paludisme, gravidisme, de même on entend par *traumatisme, toujours au singulier*, cet état général (état traumatique de quelques auteurs), cette série d'actes et de phénomènes anatomiques, physiologiques ou pathologiques qui, dans un ordre plus ou moins régulier et à des degrés de gravité variables, marquent l'évolution d'un trauma, de son origine à sa terminaison. C'est donc le « processus traumatique » (Verneuil) en tous ses actes successifs. L'étude du traumatisme ne doit point, par suite, se réduire à l'étude de la lésion traumatique : elle doit être le tableau exact du processus traumatique normal, de ses phénomènes évolutifs, de ses procédés pathogéniques, de ses complications. Cette étude d'ensemble et de synthèse rapide, on peut en ce moment l'essayer : nous commençons à pénétrer le mécanisme intime de la production et de l'évolution d'un foyer traumatique; la théorie microbienne peu à peu édifiée nous a montré l'action des ferments pathogènes dans les complications traumatiques infectieuses; M. le professeur Verneuil et ses élèves ont écrit un chapitre nouveau de pathologie générale, déjà entrepris par les maîtres de Montpellier, et précisé par de remarquables analyses cliniques la mutuelle influence du trauma et des états constitutionnels.

Il importe d'ordonner méthodiquement cette étude de pathologie générale : nous considérerons d'abord le processus traumatique, en ses procédés et en son évolution : nous verrons quelles influences peuvent le dévier de son type normal et de sa terminaison favorable, et en cette enquête clinique nous diviserons ces influences suivant la formule étiologique classique et commode pour le groupement des conditions influentes : la blessure, le blessé, le milieu.

La *lésion traumatique*, ou, avec plus de brièveté et plus de commodité pour la formation des mots composés, le *trauma*, ont été, en ce Dictionnaire, *définis* et *caractérisés* dans une remarquable étude de critique nosographique (*voy.* article Lésions, de M. le professeur Verneuil). C'est une œuvre d'analyse claire et précise qu'il convient de maintenir, avec une réserve cependant. En ce cadre et sous ce terme générique de *lésions traumatiques* M. Verneuil ne consent à admettre que les solutions de continuité ou de contiguité tissulaire produites, soit par un agent extérieur en conflit avec nos organes, soit par une action violente et instantanée, exagération d'un acte physiologique (ruptures musculaires, fractures par effort, déchirures vasculaires, etc., etc.). Mais il élimine et refuse d'accepter comme lésions traumatiques les sections lentes, les lésions ulcéreuses ou mortifiantes, par pression, compression, arrêt circulatoire, interception de l'influx nerveux, toutes actions mécaniques, indirectes à coup sûr, médiates, nous le reconnaissons, mais qui ne sont que des variétés de violences traumatiques, et *qui entrent en action adjuvante dans la plupart des traumas;* il n'admet point non plus les lésions primitives par causes physiques (chaleur, froid, électricité), non plus que celles produites par les agents chimiques (caustiques). En somme, pour M. Verneuil la lésion n'est traumatique que dans le cas de *diérèse immédiate :* il semble qu'on doive être moins exclusif et élargir ce cadre des lésions traumatiques. Si l'instantanéité de la diérèse est acceptée comme la caractéristique suffisante et exclusive de la lésion traumatique, il faudra bien faire une exception en faveur des sections au thermocautère qui, dans certaines conditions de chauffe, donne des plaies fraîches et capables d'une réunion par première intention : voila donc un trauma par la chaleur. Les modes traumatiques de diérèse sont rapides, immédiats, dit-on : mais l'anse galvanocaustique tranche un pénis, une langue en quelques minutes, et les violences traumatiques n'ont point toutes la brutalité d'un projectile de guerre ou d'une chute précipitée. Nous accordons que certains modes de *diérèse ulcérative* s'éloignent par trop du procédé des lésions traumatiques (constriction par pincement, par ligature), et nécessitent l'intervention médiate des processus inflammatoire, ulcératif, atrophique : mais quelle différence y a-t-il entre la plaie produite par la chaîne de l'instrument de Chassaignac, qui, en son mouvement alternatif, déchire linéairement les tissus, les arrache, les broie, et une plaie industrielle par arrachement et contusion, pour laquelle on ne refusera pas assurément le nom de lésion traumatique? Voilà encore un mode de diérèse tardive, *ralentie, sinon lente*, qui appartient aussi aux lésions traumatiques. — M. le professeur Verneuil ajoute : « Si la simple circonstance de causes physiques suffisait, ne faudrait-il pas annexer aux lésions traumatiques les inflammations ou affections organiques, consécutives à l'action directe du froid, depuis l'adénite jusqu'au rhumatisme et à la périostite suppurée? » Ce serait en effet une extension abusive et une erreur nosographique : d'autant qu'avec les recherches modernes l'importance étiologique du *coup de froid* est singulièrement déchue de son ancien rôle pathogénique, et que beaucoup d'affections *à frigore* sont maintenant rattachées à des causes spécifiques déterminées. Mais, quand une gelure ulcère d'emblée la peau, soulève l'épiderme en phlyctènes sanguinolentes, crevasse les téguments et sphacèle de larges lambeaux laissant à leur chute une plaie ulcéreuse; quand un corps métallique en fusion détruit les muscles, les gros troncs vasculaires, ouvre à la chute des eschares les cavités articulaires ou splanchniques, n'est-on point fondé à rapprocher ces lésions destructives des plus graves désordres traumatiques? L'action vulnérante est-elle *instantanée* dans ces séries de contusions répétées qui ne peuvent agir que par leur succession ou leur continuité (flagellation; *contusion chronique* de Velpeau; luxations *chroniques* de Vernher, *tardives* de Lotzbeck, où des contusions incessamment renouvelées font la dislocation graduelle de l'article)?

En somme, l'*instantanéité de la cause*, la *brusquerie de la diérèse*, l'*abolition fonctionnelle soudaine*, ne peuvent être les caractères exclusifs et obligés de la lésion traumatique; et peut-être convient-il de continuer à décrire, avec Berne, comme lésions traumatiques, cet ensemble de lésions telles que les avaient comprises Richerand, Vidal, les auteurs du *Compendium*, Follin : plaies; contusions; ruptures, fractures, escharifications.

En fait, ce qui caractérise la lésion traumatique, c'est la solution de continuité ou de contiguïté des tissus, c'est la formation du *foyer traumatique :* un brûlé à la chute de ses eschares, un opéré après les sections chirurgicales, un blessé après sa lésion accidentelle, ont ce point commun et cette menace commune : la création d' « une région nouvelle » (Verneuil), exposée, quoique à des degrés variables, aux mêmes périls infectieux, passant par les mêmes phases évolutives de réparation, et également modifiable par les états constitutionnels.

Ce point de critique nosographique une fois établi, considérons le *foyer traumatique* constitué. Le mode intime de diérèse nous importe médiocrement : la distinction des agents vulnérants et de leur procédé traumatique ne peut avoir place en cette brève étude, non plus d'ailleurs que les lois de résistance variable des divers tissus et des divers organes. En dépit de leur infinie variété, « les agents vulnérants n'effectuent la diérèse que suivant deux modes simples : la traction et la pression » (Verneuil, *Étiologie et mécanisme des lésions traumatiques*. In *Rev. des cours scient.*, t. II, p. 705). La pression, en ses degrés faibles, commence à tasser, refouler, condenser les éléments anatomiques, puis elle les pénètre, disjoint leur substance unissante (intercellulaire, interfibrillaire intertubulaire), rompt les enveloppes contenantes (gaînes, capsules, canaux), en divise les faisceaux ou en dissocie les groupements tissulaires, brise en leur continuité les fibres et les tubes. La traction élonge au delà de leur extensibilité les éléments anatomiques, les amincit au delà de leur résistance, les arrache, les déchire. Voilà les modes élémentaires de diérèse : mais il faut ajouter qu'ils comportent des *types variés* (suivant leur étendue, leur rapidité, leur sens d'action) et des *mécanismes complexes* où se combinent plusieurs modes d'action de l'agent vulnérant (association dans les plaies contuses des tractions et pressions; combinaison dans les blessures par gros projectiles contondants ou fortes machines industrielles de l'écrasement, de l'arrachement, du décollement, de la distension). Il faut établir aussi que pour les modes escharifiants de diérèse, que nous avons rattachés aux lésions traumatiques, il n'y a plus changement de rapports des éléments anatomiques disjoints, mais destruction partielle des tissus : dans ce cas, le *foyer traumatique* est virtuel, et ne se constitue que par élimination de la partie frappée de mort. Si l'on veut donner du foyer traumatique une large définition, il convient donc d'énoncer avec *Terrier* que : « le foyer traumatique est l'espace virtuel ou réel compris entre les éléments *séparés* ou *mortifiés* par la violence, et répondant à la ligne de séparation ou de mortification » (Terrier, *Éléments de pathologie chirurgicale générale*, t. II, p. 7).

Voilà donc le *foyer traumatique* établi (troisième acte du processus traumatique d'après M. le professeur Verneuil, le premier acte étant l'application de la violence, et la diérèse étant l'acte second). Quelle est la constitution anatomique du foyer traumatique en général, quels sont les conditions évolutives et les changements mésologiques de ses éléments; c'est ce que M. le professeur Verneuil a précisé en une étude de minutieuse analyse (*Note sur un point de traumatologie*, Assoc. pour l'avanc. des sciences, 1875).

Toute solution de continuité implique un changement de milieu pour les éléments qui limitent le foyer traumatique et leur exposition aux corps étrangers en général, aux contacts anormaux : C'est en ces propositions fondamentales qu'on peut réduire et résumer cette remarquable étude de traumatologie. Les éléments anatomiques, en effet, ont leur milieu propre, spécial à chaque espèce (plasma sanguin pour les hématies, périnèvre pour le tube nerveux, capsule pour le cristallin, etc., etc.); d'autre part, tout contact anormal de ces éléments avec un milieu différent est un état pathologique : cela est une loi formelle de mésologie histologique. Or, tout trauma expose à ces contacts anormaux les éléments histologiques : le sang épanché en un foyer traumatique, l'eau, l'air atmosphérique en contact irrégulier avec des tissus pour lesquels ils ne sont point un milieu physiologique; la bile, l'urine, la salive, toutes nos excrétions et sécrétions, les sérosités, la lymphe, hors de leurs réservoirs habituels : voilà autant de corps étrangers. Dès lors s'élargit singulièrement le groupe des corps étrangers : ce ne sont plus seulement les corps venus du dehors (agents vulnérants, fluides ou solides appartenant au monde extérieur), ou ceux provenant de nos déchets organiques (concrétions, calculs) et de mortifications partielles (nécrose, sphacèles). Mais il faut, avec M. le professeur Verneuil, « réputer étranger tout corps venu du dehors et pénétrant en des points de notre organisme qui lui sont physiologiquement interdits, et aussi tout principe immédiat, élément anatomique, tissu ou organe en état d'ectopie ».

Dans tout foyer traumatique les contacts anormaux sont multiples et chan-

geants : multiples, en raison du nombre plus ou moins grand des corps étrangers qui pénètrent dans le foyer et des éléments anatomiques qui le constituent; *changeants*, parce que pendant toute la durée du processus traumatique il se fait une transformation parallèle des corps étrangers primitifs et du foyer traumatique, et qu'ainsi s'engendrent sans cesse de nouveaux contacts anormaux. Soit une plaie du tégument : vingt-quatre heures après, le sang est coagulé; des vaisseaux lymphatiques ou des parois capillaires transsude la lymphe plastique, de composition complexe (hématies, leucocytes, gouttelettes huileuses, granulations moléculaires), puis les germes atmosphériques commencent à prospérer et à en déterminer l'énergie infectieuse (*virus traumatique* de l'ancienne terminologie). En même temps les parois du foyer se transforment; les vaisseaux sanguins s'obturent (d'où ischémie et mortification d'une zone limitante de la cavité traumatique, production d'une eschare, et contact anormal pour les tissus voisins); les autres éléments anatomiques se métamorphosent parallèlement : et il y a ainsi une série d'actions des corps étrangers sur les éléments lésés et de réactions réciproques de ces derniers.

Ces données nouvelles éclairent heureusement les conditions élémentaires de l'évolution des foyers traumatiques et de leur réaction inflammatoire contre les contacts anormaux; elles permettent aussi de substituer à la classique dichotomie de Hunter (plaies exposées et plaies non exposées) une classification des traumas en trois groupes : lésions interstitielles, lésions cavitaires, et lésions ouvertes à l'extérieur. Pour chacune de ces classes la nature des contacts anormaux et du genre d'exposition varie : les premières ne contiennent que des fluides nourriciers et les éléments anatomiques déplacés; dans le foyer des secondes on trouve en plus les *excreta* et les *secreta;* dans celui des troisièmes on constate en plus l'air atmosphérique et les corps empruntés au milieu extérieur (professeur Verneuil, thèse de Mascarel, 1872). L'ancienne dichotomie de Hunter consacrait une distinction de siége et une différence pronostique bien réduite avec nos pansements actuels; la classification de M. le professeur Verneuil rétablit les analogies et les conditions évolutives communes des divers traumas.

Il ne peut entrer dans le cadre de cette brève étude de faire la description des phénomènes locaux ou généraux que provoque le traumatisme et des complications qui le peuvent aggraver. Ce serait écrire le plus gros chapitre de la pathologie chirurgicale, et nous ne devons ici que donner la formule résumée des conditions qui permettent d'apprécier l'*évolution probable* d'un traumatisme.

La *blessure* est le premier terme de cette triade étiologique si commode en l'enquête pronostique : blessure, blessé, milieu. On a établi des classifications des blessures d'après leur mode de production, on a construit des échelles de gravité d'après leur siége, leur forme, leur étendue, l'importance vitale des organes qu'elles atteignent. Une appréciation pronostique exacte ne peut se déterminer que par l'ensemble des conditions du trauma : par exemple, autant est grande la bénignité habituelle des piqûres, autant est grave une plaie par instrument piquant, ouvrant la plèvre, le péricarde, le péritoine, une séreuse articulaire, ou bien dans les pays chauds une piqûre des membres par un fragment de bois, un éclat d'os, entraînant trop souvent à la suite le tétanos et le phlegmon diffus, ou bien encore une plaie envenimée, virulente ou empoisonnée. De même encore, dans les plaies contuses, les *larges destructions tégumentaires;* les *fragmentations osseuses, décollements périostiques* et *fissures irradiées;* l'*écrasement des vaisseaux principaux et des nerfs;* la *présence de corps étrangers* dans le sens très-large que nous avons accepté; l'*attrition traumatique intense des tissus;* l'existence au delà de la zone manifestement atteinte d'une *zone stupéfiée* où la vie est précaire et où les éléments anatomiques sont tout préparés au sphacèle; les *anfractuosités* et *irrégularités de la plaie* disposées favorablement pour la plus active prolifération des microbes infectieux; les *difficultés* ou *incorrections du drainage*, en certaines régions riches en tissu cellulaire; les *réunions immédiates intempestives* amenant les stagnations dangereuses de liquides putrides, vrais milieux de culture pour la pullulation microbienne : voilà autant de causes locales qui compliquent la blessure, en assombrissent le pronostic et favorisent le développement des intoxications chirurgicales. Une violence traumatique ne s'épuise pas à son point d'application : au lieu frappé, elle produit son effet pénétrant maximum et son action d'écrasement extrême; au delà, elle se propage en vibrations destructives, qui font des dommages secondaires, qui créent dans les fractures osseuses par projectiles des foyers de diérèse sous-périostiques et médullaires, qui détachent des esquilles suivant des lois bien précisées par Delorme et Bornhaupt (*Fractures en X de Delorme.* In *Rev. mil. de méd. et de chir.*, 1881), qui font éclater la boîte cranienne, le cœur, par le mécanisme de la pression hydrostatique (Fischer, Kocher); ces foyers traumatiques secondaires sont très-importants à connaître dans l'appréciation pronostique des cas.

Enfin, si, au lieu d'évoluer sur des tissus sains et en pleine intégrité physiologique, le processus traumatique évolue sur des tissus *antérieurement malades*, la cicatrisation sera languissante, sinon tout à fait empêchée, et le travail réparateur sera anormal ou dévié. On doit accepter la classification proposée par Bouilly (thèse de Paris, 1877), qui établit que l'altération ou la maladie d'un tissu peut : 1° être entièrement locale; 2° se rattacher à une affection du système ou de l'appareil auquel il appartient; 3° à un trouble général de la nutrition dépendant d'un état constitutionnel. Ce dernier facteur sera plus justement étudié quand nous mentionnerons les conditions pronostiques fâcheuses où se trouvent les blessés diathésiques. En restant dans l'étude des altérations locales des tissus on peut établir que ces tissus peuvent être : 1° *congestionnés;* 2° *enflammés;* 3° *malades par troubles de l'innervation.* La blessure d'un tissu *congestionné* peut être suivie d'accidents graves (ruptures traumatiques faciles; hémorrhagies secondaires; difficultés de la réunion par première intention). Dans les *tissus enflammés* et à la période congestive, une pression, une exploration, un choc, peuvent faire suppurer le tissu; au contraire, un débridement efficace, la suppression d'un étranglement ou d'une compression, l'ablation d'un corps étranger, préviennent la gangrène, modèrent l'inflammation et activent la résolution. L'*hémorrhagie* est une complication fréquente d'un traumatisme portant sur des tissus enflammés; des *accidents nerveux* (tétanos) ou des *infections septiques* (lymphangite, érysipèle, septicémie, pyohémie) peuvent être la suite d'un traumatisme portant sur des tissus en pleine phlegmasie ou en pleine suppuration : de là ce précepte absolu d'une réserve extrême dans l'exploration des plaies, pour ne point ouvrir, par l'effraction de la membrane granuleuse, la porte aux complications septiques. La membrane granuleuse des plaies, en effet, est un filtre stérilisateur pour les virus, mais un filtre fragile et qui mérite tout le respect du chirurgien. Quand le traumatisme intéresse des tissus *chroniquement enflammés*, il peut y avoir retour à l'inflammation aiguë (ce que souvent on recherche dans un but thérapeutique), ou bien tendance à l'ulcération de plus en plus extensive (traumatisme sur les tissus atteints de sclérodermie, sur les cicatrices cornées et sur les tissus hypertrophiés).

Lorsqu'il s'agit de tissus *malades par troubles de l'innervation*, la résistance aux traumatismes et la réparation tissulaire semblent normales quand les troubles de l'innervation sont liés à un état particulier des centres, *sans lésions démontrables*. Si, au contraire, il s'agit de troubles nerveux manifestement rattachés à une lésion constatable, il peut y avoir ou bien *défaut d'action nerveuse* ou bien *irritation morbide des éléments nerveux*. Dans le premier cas, il y a une paralysie vaso-motrice constituant une cause prédisposante à certains troubles circulatoires ou nutritifs (œdème, inflammation, stases sanguines, gangrène) à l'occasion de traumas qui, dans l'état normal, seraient demeurés sans efficacité. Dans le second cas, l'irritation morbide des éléments nerveux est promptement accompagnée de troubles atrophiques sur la production desquels le traumatisme semble n'avoir qu'une influence douteuse.

C'est à ces conclusions que s'arrête M. Bouilly : elles montrent quel est le danger des traumas portant sur les foyers pathologiques ou sur les tissus malades. Ne connaissons-nous point maintenant le péril des traumas opératoires atteignant un foyer morbide contaminé, que ce soit une tumeur imprégnée de sanie ichoreuse, qu'il s'agisse d'abcès infectés, qu'on blesse une épiphyse osseuse où sommeillent quelques micrococci ostéomyélitiques, ou qu'on ouvre un sac herniaire empli d'une sérosité putride habitée par des microbes? Ne savons-nous point les dangers de l'*auto-inoculation* septique : comme dans ces cas de *septicémie gangréneuse sans plaie*, où il faut bien accepter qu'un trauma interstitiel a ouvert la voie du tissu conjonctif à la bactérie septique qui jusqu'alors circulait, en spores inoffensives, dans le système circulatoire?

Blessé. C'est un dogme de pathologie générale, désormais établi en ses preuves cliniques et vulgarisé en sa forme précise par les travaux de M. le professeur Verneuil et de ses disciples que les états constitutionnels modifient puissamment les réactions individuelles sous le trauma (thèse d'agrég. de L. Boyer, *Sur les diathèses au point de vue chirurgical*, 1847; *Leçons de sir James Paget sur les risques opératoires chez les diathésiques*, in *the Lancet*, 1867; série de publications et communications de M. le professeur Verneuil; thèse de Clipet, 1867; Mémoire d'Herrgott, Strasbourg, 1868; thèses de Moreau, Turquet et Beauregard; thèse d'agrég. de Berger, 1875). On peut dire, avec M. Terrier (*Pathologie chirurgicale générale*, p. 17), que les traumas peuvent être influencés : 1° par des *affections diathésiques* (arthritisme, tuberculose et scrofule, herpétisme, diathèse néoplasique); 2° par des *intoxications* (syphilis, alcoolisme, paludisme, empoisonnement par le plomb, le mercure, la morphine, etc.); 3° par des *maladies chroniques;* 4° par des *maladies aiguës*.

En formule générale, il peut arriver : ou bien que le trauma et l'affection constitutionnelle évoluent parallèlement, et sans aucune influence mutuelle; ou bien que la *propathie* dévie et complique la marche du trauma; ou bien que le trauma, à son tour, agisse sur la maladie constitutionnelle, la provoque, la rallume, l'accélère ou l'aggrave. Exemples : un trauma ou une opération rappelant, chez un goutteux l'attaque de goutte, chez un paludique l'accès intermittent, chez un alcoolique invétéré le délirium; et réciproquement, le processus traumatique diversement troublé (herpès de la plaie chez les dartreux, névralgie traumatique précoce chez le rhumatisant, hémorrhagies secondaires périodiques chez le paludique, œdème et suintement sanguin chez le cardiaque, mauvais aspect de la membrane granuleuse chez le syphilitique ou le scrofuleux). Ce ne sont là que les actions morbides, médiocrement redoutables, qui expriment l'influence réciproque des traumas sur les propathies ; et à ces accidents nous pouvons maintenant remédier. Mais les affections constitutionnelles et le traumatisme peuvent s'influencer plus fâcheusement, et les réactions traumatiques chez le diathésique peuvent devenir mortelles. C'est, par exemple, une vérité clinique maintenant banale à force de preuves, qu'au moindre prétexte traumatique le diabétique, l'alcoolique endurci, l'urémique, vont faire de la gangrène, et que leurs tissus ne peuvent sans sphacèle supporter une violence mécanique intense.

On comprend, *à priori*, que les affections constitutionnelles, avec leurs différences nombreuses (de formes, de date, de marche, de tendances, de degrés, de périodes, de simplicité ou de combinaisons hybrides), ne peuvent réagir de la même façon sur le processus traumatique. Toutefois, avant d'entrer dans cette étude d'analyse clinique, on peut, avec M. le professeur Verneuil, formuler quelques remarques synthétiques ; il faut accepter trois phases distinctes dans les maladies générales : l'une, de *dyscrasie*, période initiale, essentiellement caractérisée par une altération humorale, pouvant être permanente et représenter seule l'état morbide ; l'autre, des *lésions périphériques*, mais légères ou atteignant des organes d'importance secondaire; la troisième, des *lésions viscérales*, avec ses deux variétés suivant que les viscères sont atteints d'un processus pathologique commun ou banal (phlogose, sclérose, stéatose, amylose), ou le siége d'un dépôt hétéromorphe propre à certaines maladies générales (tubercules, gommes, lithiase, néoplasmes divers). Or l'expérience clinique enseigne que, dans la phase dyscrasique pure, les diathésiques supportent le trauma aussi bien que les sujets sains, ou sans troubles graves; que, dans la période des lésions périphériques, le retentissement du trauma est aggravé et le processus réparateur plus troublé; qu'enfin, à la période des lésions viscérales, les périls augmentent, parce que les lieux de moindre résistance sont des organes essentiels à la vie et que tout retentissement traumatique sur eux est fâcheux, et aussi parce que la dyscrasie est portée à son maximum par les troubles fonctionnels d'un grand viscère qui viennent aggraver l'altération humorale due à la maladie constitutionnelle elle-même.

Ce sont là des propositions synthétisant un nombre considérable d'observations : il s'agit de les développer par l'étude rapide des exemples cliniques les plus intéressants.

Chez les *arthritiques* (goutteux et rhumatisants), l'évolution du trauma a été étudiée par Verneuil et Paget, par Mousnier-Lompré (thèse de Paris, 1876), par Courty, qui a signalé les manifestations rhumatismales et goutteuses post-opératoires chez les calculeux (*Bull. de l'Acad. de méd.*, 1876), par Fournier (1878) et Ferrand (thèse de 1880). Il convient d'établir une distinction entre les arthritiques, à la période de simple dyscrasie, et les cachectiques rhumatisants ou goutteux avec lésions viscérales, troubles valvulaires, et affections surajoutées à la diathèse initiale (albuminurie, diabète). En ce dernier cas, la responsabilité de la diathèse devient difficile à établir : c'est alors qu'on note les accidents phlegmoneux ou érysipélateux post-traumatiques, les abondantes suppurations, les phénomènes généraux graves. A la phase dyscrasique il est fréquent d'observer, chez les goutteux, le retard de consolidation des fractures (Robin,

O'Reilly), la lenteur du processus réparateur, le développement d'une arthrite goutteuse, le gonflement énorme autour d'une plaie (A. Donné), l'insuccès opératoire dans la cataracte (W. Budd et Cornillon), le réveil de la diathèse à l'article lésé (Scudamore, Paget, Garrod et Charcot); chez les rhumatisants, le trauma provoque l'apparition d'érythème noueux, d'urticaire, la production d'érysipèles à répétitions, la plus grande sensibilité des plaies, une arthrite ou un rhumatisme poly-articulaire aigu (Després, Charcot, Besnier, Verneuil).

Chez les *herpétiques*, ce sont des poussées vésiculeuses, au voisinage de la plaie ou loin du siége de la lésion, une montée fébrile dite *fièvre herpétique* (Verneuil et Parrot); l'*herpès traumatique* a d'ailleurs de multiples espèces : herpès inoculé; herpès se développant sur le trajet d'un nerf lésé; herpès se montrant sur la surface granuleuse ou aux alentours d'une plaie atteinte de névralgie traumatique précoce; herpès fébrile, apparaissant après un accès de fièvre herpétique; enfin, herpès septicémique, survenant, comme un phénomène ultime, chez un blessé atteint de pyohémie ou de septicémie (Verneuil, *Du traumatisme comme agent morbifique*. In *Revue de chir.*, 1881). Des éruptions cutanées variables, eczéma (Verneuil), psoriasis (Bazin), peuvent être provoquées par un trauma (Frilet, thèse de Paris, 1880).

A côté de ces deux diathèses (arthritisme et hérpétisme), et en étroite dépendance étiologique avec la première (Verneuil), il convient de placer maintenant la *diathèse néoplasique* (Conférence magistrale de M. Verneuil au Congrès de Copenhague, 1884; Kirmisson et Verneuil. In *Rev. de chir.*, 1884). Il est une parenté étiologique, cliniquement démontrée, entre l'arthritisme et cette *diathèse néoplasique*. Le trauma se comporte différemment suivant qu'il atteint un malade en simple puissance de diathèse, ou quand cette diathèse s'est manifestée en la production d'une tumeur, ou bien quand elle est à la phase de cachexie. *En imminence de diathèse*, une contusion peut faire naître une tumeur : c'était une croyance acceptée et exagérée par le vulgaire; cela devient une vérité médicale établie par de nombreux exemples. Qu'on admette la déviation de la néoformation inflammatoire réparatrice (théorie de l'irritation, Virchow, Cornil et Ranvier), qu'on se rattache à la doctrine de Cohnheim (diminution par le trauma de la force de résistance des tissus qui environnent les éléments embryonnaires résiduaux), peu importe : le fait clinique est indiscutable (ostéosarcomes développés en des points fréquemment contus; cancer du sein post-traumatique, etc.). — *Chez les malades déjà porteurs d'une tumeur cancéreuse*, le trauma peut déterminer la production et la localisation de néoplasmes secondaires : cas de Nicaise (*Rev. de chir.*, 1885 : Cancer de l'utérus; hernie épiploïque ombilicale; cancer secondaire de l'épiploon hernié, fréquemment contus, et devenu lieu de moindre résistance) ; cas de Verneuil (*eod. loc.* : Épiploon hernié devenant également et exclusivement cancéreux chez un malade atteint de cancer de l'estomac). Et cependant il est d'observation clinique courante que les traumas opératoires pour extirpations cancéreuses guérissent assez aisément pour légitimer, à cette phase, les interventions opportunes.

Quand il s'agit, au contraire, de *néoplasiques cachectisés*, les traumas accidentels et opératoires deviennent très-périlleux : production de fractures spontanées, absence de consolidation, transformation cancéreuse du cal (Dupuytren, Sanson, Blandin); aggravation suraiguë de cancers viscéraux latents. Et cette dernière complication ne se présente point que chez les cachectiques : en certaines formes rapides de cancer, le trauma donne une marche suraiguë et promptement fatale à des néoplasies jusqu'alors latentes ou lentes : observation de Verneuil (*Rev. de chir.*, 1884 : un homme qui se dit, se croit et paraît du reste fort bien portant, tombe et se fait une fracture de jambe exempte de toute complication : il meurt cinquante-deux jours après d'un cancer du foie); observation de Méricamp dans la thèse de Cerné (1882, p. 52); faits de Schwartz (*Rev. de chir.*, 1884 : Cancer secondaire *latent* du foie, évoluant d'une façon foudroyante après l'ablation de la glande mammaire cancéreuse, et tuant la malade en 19 jours. Cancer secondaire des ganglions rapidement développé et fatal à brève échéance après l'ablation du foyer testiculaire primitif).

Chez les *scrofuleux* ou *tuberculeux*, en état de diathèse latente ou patente, ou déjà à la phase de cachexie, le trauma se comporte différemment : chez les sujets en puissance de scrofule ou de tuberculose, il provoque ou fait éclore prématurément des manifestations diathésiques locales : une contusion, une entorse, deviennent le point de départ de tumeurs blanches, de synovites tuberculeuses, d'ostéite caséeuse; les expériences de Max Schüller montrent que le traumatisme fixe la diathèse à l'article traumatisé. Citons encore la tuberculisation génitale d'origine traumatique (Verneuil), la phthisie par traumatisme pulmonaire (Lépine, thèse d'agrég., 1872; Tessier; Perroud, 1874; Lebert; Hanot). Par influence réciproque, chez ces mêmes malades, la néoformation réparatrice du foyer traumatique est misérable, pauvrement organisée, facilement suppurante et ulcérée, tournant aisément à la scrofulide (Bazin), se réparant en une cicatrice anfractueuse, volumineuse, saillante, souvent chéloïdienne (Follin et Lücke) : c'est là du moins l'évolution habituelle des plaies superficielles; les plaies profondes, au contraire, ont souvent une évolution simple. — Quand un malade est déjà affaibli par une tuberculose installée, depuis longtemps suppurante, le trauma peu accélérer la marche de la diathèse, agir à distance sur des lieux préalablement tarés par la tuberculose ou prêts à son envahissement, provoquer des accidents redoutables (lésions thoraciques suraiguës, néphrites, méningites, succédant à une intervention chirurgicale). Et c'est là une contre-indication aux opérations chez les tuberculeux cachectisés.

La fâcheuse influence de la *syphilis* sur le traumatisme, déjà entrevue par les anciens chirurgiens, a été établie par Verneuil et Guillemin (*Gaz. hebd.*, 1865), par Ambrosioli (*Gaz. med. ital.*), par Zeissl et Thomann (*Wien. med. Woch.*, 1865), par Merkel (*Centralbl. f. med. Wissensch.*, 1871), par le mémoire de Verneuil : *Sur l'adénopathie tertiaire* (*Arch. gén. de méd.*, 1871), par la thèse de L.-H. Petit (1875), par les travaux plus récents de Gamberini, Barduzzi. Béniey (thèse, 1879), Folinéa, Lalanne, et Ozenne (*Union méd.*, 1883). Il convient d'étudier les rapports du trauma avec la syphilis en ses trois périodes évolutives. A la période du chancre, une plaie résultant de l'ablation d'un chancre pourra se réunir par première intention (Lewin, Dusterhof, Folinéa). A la deuxième période, on a signalé : les hémorrhagies et inflammations vives après ablation d'amygdales (Fournier); l'apparition de syphilides après des lésions cutanées superficielles (Schweich : Syphilides sous l'influence de la gale; Ambrosioli : Syphilides après piqûres de moustiques). Les plaies profondes sont fréquemment simples : cependant on peut en observer l'évolution vers une syphilide ulcéreuse (après amputation d'une phalange : Ambrosioli; après trachéotomie : Thomann). Chez les syphilitiques arrivés à la troisième période, des contusions chroniques peuvent provoquer l'apparition de gommes, de périostoses; les plaies peuvent évoluer en syphilides ulcéreuses; les tentatives autoplastiques ne réussissent parfois qu'après un traitement spécifique (Jobert, Verneuil); les fractures spontanées sont fréquemment observées (Gurlt, Gellé, Simon), sont retardées en leur consolidation (Béranger-Féraud); les névralgies traumatiques à exaspération nocturne sont souvent signalées (Verneuil, *Arch. gén. de méd.*, 1874); enfin, s'il existe des points récemment cicatrisés, de faible vitalité et de moindre résistance, « la syphilis en profite pour s'y manifester plus énergiquement qu'ailleurs » (Verneuil, L.-H. Petit, Bénicy, Folinéa).

L'*alcoolisme* influe sur la marche du trauma (Discours et communication de M. le professeur Verneuil; thèses de Péronne [1870], Salvan [1879]). — L'alcoolisme chronique aboutit en somme à une sénilité précoce des viscères, des os, des veines, des artères. Alors que chez les *alcooliques simples non cachectiques* on observe des accidents de gravité modérée (hémorrhagies primitives ou secondaires : Péronne et Cauchois; suppuration orangée, atonie des plaies, difformités des cicatrices : Lücke), et assez souvent une complication grave (le delirium tremens, décrit souvent sous le nom de délire traumatique), on voit, à l'occasion du moindre trauma, éclater des accidents funestes chez l'alcoolique invétéré, cachectique, vieillard précoce et vieillard malade, atteint en tous ses viscères, en dépit de son apparence de santé. Les fièvres traumatiques intenses, la septicémie, la pyohémie, la gangrène, le phlegmon bronzé, les phlegmasies viscérales à forme foudroyante, les abondantes hémorrhagies (scorbut des buveurs), les lymphangites gangréneuses (Jalaguier), éclatent, chez l'alcoolique cachectique, au moindre choc traumatique.

L'*intoxication palustre* a ses degrés (accès brusques et intermittents, ou intoxication permanente avec lésions viscérales et cachexie). Chez les paludéens, le trauma peut provoquer des accidents, soit *locaux :* accès douloureux périodiques (Verneuil, Duboué, Cocud, *Rev. de méd. milit.*, 1866); complications hémorrhagiques intermittentes et que le quinquina guérit (Verneuil, Cauchois, etc.), soit *généraux :* fièvre intermittente simple, fièvre à type rémittent (la fièvre traumatique et la fièvre palustre pouvant se superposer chez le même sujet), accès pernicieux (fièvre traumatique pernicieuse : Mazzoni). Quand les paludéens ont des lésions viscérales et de la cachexie, on observe la lenteur dans la réparation des plaies, leurs complications ulcéreuses, l'apparition d'accidents généraux graves (érysipèle, gangrène, septicémie, pyohémie). M. Verneuil a fourni les preuves cliniques de l'influence du paludisme sur le développement du diabète : chez ces sujets *paludo-diabétiques* « les lésions traumatiques peuvent aisément réveiller ou aggraver les deux diathèses, mais de préférence les manifestations telluriques » (Verneuil).

A côté du *paludisme* se peuvent ranger : l'*intoxication saturnine*, très-obscurément influente sur la marche des traumas, mais qu'en rapport inverse une lésion traumatique peut éveiller ou aggraver (colique de plomb, encéphalopathie saturnine post-traumatiques [Verneuil; Sabatier, thèse, 1877]); l'*intoxication phosphorée*, dont l'action sur les traumas n'a point été étudiée; le *morphinisme*, dont l'influence est indiscutable : abcès aux points des piqûres (Desnos, Laborde, Rigal), abcès à distance (Trélat), complications inflammatoires graves (érysipèle bronzé : Verneuil), tendances à l'ulcération (Petit, *Bull. gén. de thérap.*, 1879; Jacquet, thèse, 1882).

Les tissus des *diabétiques*, imprégnés de sucre, altérés en leur nutrition, résistent mal aux traumas (Duncan, Vogt, Landouzy, Marchal de Calvi, 1864). La plus petite plaie peut être mortelle par érysipèles gangréneux, sphacèle diffus, septicémie aiguë : l'infection septique est ici aidée par la dyscrasie humorale; nous en avons donné la démonstration expérimentale (inoculation de virus de la septicémie gangréneuse après injection sous-cutanée de glycose étendue, exagération du travail de production gazeuse locale : Forgue, thèse d'agrég., 1886). Cette prédisposition des diabétiques aux accidents gangréneux est telle qu'on peut observer chez eux des gangrènes spontanées, et que en dehors des cas d'urgence, il faut craindre chez les diabétiques les traumas opératoires. — Par réciprocité, un trauma sur le crâne (Fischer), ou portant sur la colonne vertébrale, le thorax, l'abdomen (Hodges, Bouvier, Canuti, Trousseau), peut provoquer le diabète.

Chez les *albuminuriques* la dyscrasie est complexe, et les lésions sont multiples : altérations du sang, des vaisseaux et des reins. Leur part de responsabilité respective est difficile à apprécier; en fait, il y a une cachexie résultante qui influe fâcheusement sur le processus traumatique : ulcérations, inflammations phlegmonneuses, lymphangites graves, érysipèles gangréneux, succédant à de simples piqûres et mouchetures des parties œdématiées (Rayer, Rosenstein, Grainger Stewart); phlegmons diffus, gangrenes extensives, septicémie aiguë, après les fractures ouvertes, les luxations avec plaie, le broiement d'un membre (Verneuil, Le Dentu, Terrillon, Terrier); hémorrhagies secondaires (Cauchois). — Les traumas influent, à leur tour, sur l'albuminurie : dégénérescence amyloïde des reins après les traumas suivis de longues suppurations; néphrites septiques; aggravations symptomatiques, parfois mortelles, de lésions rénales latentes ou silencieuses, après les traumas de la zone urinaire (simples cathéterismes, évacuations viscérales, opérations de lithotritie ou de taille).

Les altérations du sang, scorbut, hémophilie, purpura, leucocythémie, ont aussi une influence manifeste sur les traumas : hémorrhagies primitives et secondaires; accidents gangréneux chez les scorbutiques (Ferra, Verneuil), retard dans la consolidation des fractures (Lind, Boyer, Desault, Malgaigne, Béranger-Féraud, Gurlt); complications inflammatoires et septiques chez les leucocythémiques (de Chapelle, thèse, 1880).

Les rapports du traumatisme avec les *affections cardiaques* ont été fixés par les travaux de M. le professeur Verneuil (*Bull. de l'Acad. de méd.*, 1877), les thèses de Faucher (1877), Larue (1879), Guénebaud (1882), le mémoire de Mollière (*Union méd.*, 1880) et la thèse d'agrég. de Nélaton (1886). L'état des tissus blessés joue le plus grand rôle dans la genèse des complications qui sont d'autant plus à craindre que l'œdème ou l'hyperémie passive seront plus anciens; la gangrène, les ulcérations, les lenteurs de la cicatrisation se produisent fréquemment, mais non fatalement, après les traumas de régions infiltrées ; les hémorrhagies post-traumatiques ne sont pas très-fréquentes (Nélaton). — Quant à la façon dont le cœur supporte les traumas, cela varie suivant l'époque de la maladie : tandis qu'aux phases physique et chimique des affections cardiaques la lésion chirurgicale n'accuse ordinairement son influence sur l'organe central de la circulation par aucun symptôme sensible, à la phase organique, au contraire, le traumatisme a un retentissement qui est constant, mais dont la gravité varie : à part quelques rares faits favorables, des accidents s'observent et dépendent de troubles nerveux, d'hémorrhagies (troublant le rhythme cardiaque) et d'intoxications chirurgicales (endocardites infectieuses; altérations myocardiques).

Les *lésions du foie* aggravent notablement le pronostic des traumas accidentels ou opératoires (Norman-Chevers, 1845; — Monneret, *Arch. gén. de méd.*, 1854; — Verneuil, Congrès de Bruxelles; — thèses de Cazalis [1875], Longuet [1877], Gauchas [1882]). La stéatose hépatique (Paget, Gauchas), la cirrhose, la dégénérescence amyloïde, la lithiase biliaire, l'hépatite aiguë, soit par la gêne circulatoire, soit par les troubles digestifs, soit par altération de la fonction hématopoétique de la cellule hépatique, produisent une dyscrasie sanguine fâcheusement influente sur le trauma : abondantes hémorrhagies; gangrène des lambeaux, érysipèles, lymphangites, suppurations prolongées.

Les rapports du trauma avec les *maladies nerveuses* ne sont point encore établis exactement. Chez les aliénés, et les aliénés *déprimés*, l'évolution des lésions traumatiques est modifiée : escharres, ulcères, lymphangites et suppurations diffuses (Deguise, *Mém. de la Soc. de chir.*, 1883; Decorse, thèse, 1871); fréquence des fractures chez les paralytiques généraux (Verneuil et Biauté), des cals retardés et vicieux. — Chez les hystériques, les zones d'anesthésie sont moins aptes au processus réparateur; chez les ataxiques, la suppuration (Ball), la myosite suppurée (Guérin), le phlegmon diffus, des œdèmes considérables (Lépine), les luxations et les fractures spontanées, sont des complications traumatiques fréquentes. — Inversement, le trauma peut agir sur l'affection nerveuse : paralysie agitante après contusion; chorée post-traumatique (W. Mitchell); paralysie générale succédant à un trauma du crâne (Duret; Azam); manifestations hystériques diverses (attaques, contractures, monoplégies hystéro-traumatiques) provoquées par un trauma; ataxie causée par des lésions traumatiques rachidiennes (L.-H. Petit, *Recueil de médecine et de chirurgie*, 1879).

Les maladies aiguës (embarras gastrique, angine, pneumonie, pleurésie) troublent le processus traumatique (recrudescences inflammatoires; fétidité de la suppuration; affaissement des bourgeons charnus, tuméfaction rouge des bords de la plaie). Même influence des fièvres éruptives : ici se place une particularité clinique étrange : la production de scarlatines post-traumatiques (Sée, Maunder, Paget, U. Trélat, thèse de Dunoyer [1878], mémoire de Stirling [1879], articles de Riedinger, de Treub; travail inaugural de L. Batut [1882]), soit que la plaie expose à la réception du poison morbide, soit que le trouble du traumatisme éveille l'affection latente.

Certains états physiologiques : la menstruation, la grossesse, la vieillesse, la race, peuvent influer sur le traumatisme. La congestion menstruelle peut devenir hémorrhagiparc; inversement, le trauma peut supprimer, avancer ou retarder le flux menstruel. Chez les femmes enceintes, dans un grand nombre de cas, les lésions traumatiques ne sont suivies d'aucun phénomène spécial : dans d'autres, au contraire, et surtout lorsque le trauma intéresse la zone génitale, on peut observer des complications, soit du côté de la plaie (fièvre traumatique, phlébite, érysipèle, lymphangite, hémorrhagies, thrombus), soit du côté de l'œuf (avortement). — Chez le vieillard, et surtout chez le *vieillard malade* (vieillesse pathologique), la gravité des traumas est plus grande : réparations lentes, ulcérations, hémorrhagies, inflammations diffuses, gangrènes, aggravations de maladies préexistantes au trauma, altérations funestes de viscères déjà tarés. Quant aux indemnités de races et aux variations ethnologiques de réaction sous le trauma, elles ne sont point encore établies en une étude définitive; toutefois, il est des observations incontestées : résistance des races noires et jaunes à la septicémie et à la pyohémie; leur prédisposition aux ulcères phagédéniques, à l'éléphantiasis, au tétanos, aux accidents gangréneux.

En résumé, *on voit le traumatisme réveillant une diathèse latente, ou éteinte, créant des lieux de moindre résistance ultérieurement envahissables par les maladies générales, agissant à toute distance sur les lieux préalablement tarés par la diathèse*, et provoquant des désordres funestes, devenant *agent morbifique* (Verneuil) redoutable; et, par réciprocité, on constate l'influence exercée sur le processus traumatique par l'état antérieur *des parties vulnérées et des sujets blessés*.

Milieu. Restent les conditions mésologiques si activement agissantes sur le processus traumatique par les variations de pression (c'est discutable), de température (tétanos), de composition chimique, mais surtout d'*infection microbienne*, dont l'importance prépondérante est indiscutée depuis que nous savons le rôle des micro-organismes dans la genèse des complications traumatiques, que nous avons appris à classer ces ferments pathogènes, que nous en avons fixé l'origine, les lois de développement, les conditions de culture. L'inoculation *mésologique* (Verneuil) est le mode habituel de contamination des foyers traumatiques : l'encombrement du milieu nosocomial, les erreurs hygiéniques, la ventilation irrégulière, la construction vicieuse des salles, l'agglomération des grands blessés, saturent le milieu de germes infectieux et perpétuent l'infection nosocomiale que l'hygiène et le traitement antiseptique des plaies préviennent et combattent. ÉMILE FORGUE.

TRAVERS (BENJAMIN). Chirurgien anglais, né à Londres en avril 1783, mort dans cette ville le 6 mars 1858. Il fut élève d'Astley Cooper depuis 1800, devint en 1806 membre du Collége des chirurgiens et peu après démonstrateur d'anatomie à *Guy's Hospital;* en 1810, il fut nommé chirurgien à l'*Eye Infirmary*, en 1813 *fellow* du collége des chirurgiens, en 1815 chirurgien au *Saint-Thomas's Hospital*, puis fit des cours à l'École annexée à cet hôpital. Il devint en 1837 chirurgien extraordinaire de la reine, en 1840 chirurgien ordinaire du prince Albert.

Travers était membre d'un grand nombre de sociétés savantes, entre autres de la Société royale. Outre une foule d'articles importants dans les recueils périodiques et les encyclopédies médicales, il a publié :

I. *A Inquiry into the Process of Nature in Repairing Injuries of the Intestines*. London, 1812, in-8°. — II. Avec A. Cooper, *Surgical Essays*, 2e édit. London, 1818-1819, in-8°. — III. *Synopsis of the Diseases of the Eye*. London, 1820, in-8°, et plusieurs éditions. — IV. *Obs. on the Pathol. of Venereal Affections*. London, 1830, in-8°. — V. *An Inquiry concerning.... Constitutional Irritation*. London, 1826, in-8°, et *A Further Inquiry*, etc. London, 1835, in-8°. — VI. *The Hunterian Oration*, etc. London, 1838, in-4°. — VII. Avec J.-H. Green, *The Principles and Practice of Ophthalmic Surgery*. London, 1839, gr. in-8°. L. HN.

TRÉBAS (EAU MINÉRALE DE). *Athermale, bicarbonatée ferrugineuse, carbonique moyenne*. Dans le département du Tarn, dans l'arrondissement de Moissac, émerge une source dont l'eau est claire et limpide ; elle n'a aucune odeur, quoiqu'on dise dans la contrée qu'elle est sulfureuse, son goût est simplement ferrugineux. Elle est traversée par des bulles gazeuses assez fréquentes et qui montent en chapelet brillant à sa surface. Sa température est de 17 degrés centigrade et sa densité n'est pas connue.

Lamothe père et fils en ont fait l'analyse chimique et ont trouvé que 1000 grammes contiennent :

Bicarbonate de chaux	0,4386
— fer	0,1061
Sulfate de magnésie	0,1193
— alumine	
Chlorure de calcium	
— sodium	0,1320
Total des matières fixes	1,0960
Gaz. . acide carbonique libre	0lit,333
— sulfhydrique	quant. indét.

Aucun établissement n'existe à Trébas, dont l'eau est employée en boisson seulement par les habitants du pays qui viennent y traiter des accidents provenant d'une chloro-anémie ou de manifestations cutanées légères, liées à un appauvrissement du sang, et qui ont besoin plutôt d'un traitement reconstituant que du soufre et de ses composés. A. Rotureau.

TRÉBONS (Eau minérale de). *Athermale, bicarbonatée ferrugineuse faible, carbonique faible.* Dans le département de la Haute-Garonne, dans l'arrondissement et à 47 kilomètres de Saint-Gaudens, à 4 kilomètres de Bagnères-de-Luchon, dans la vallée de l'Arboust, émerge une source d'un banc de calcaire gris, dont l'eau claire et limpide laisse déposer sur les parois intérieures de son bassin une couche notable de rouille. Sa superficie est recouverte aussi en partie d'ocre qu'il faut écarter avant de puiser l'eau dans sa fontaine. Elle n'a aucune odeur sensible autre que celle du fer qu'elle contient. Elle est traversée par des bulles gazeuses peu nombreuses, mais d'un assez gros volume qui s'épanouissent à sa surface ou viennent se déposer en perles brillantes à l'intérieur des verres. Son goût, peu piquant, est très-notablement ferrugineux, elles rougit un peu les préparations de tournesol. Sa température est de 11 degrés centigrade. On n'en connaît ni la densité ni l'analyse chimique. Elle est employée en boisson seulement par les habitants de la contrée qui viennent s'y traiter de manifestations anémiques ou chlorotiques où une médication ferrugineuse est indiquée. Nous n'insistons pas davantage sur une station de peu d'avenir et où ne se trouve aucun établissement. A. Rotureau.

TRÉBUCHET (Adolphe). Hygiéniste distingué, né à Nantes, le 11 décembre 1801, mort à Paris, le 6 octobre 1865. Il étudia le droit et se fit recevoir avocat, puis en 1827 entra à la préfecture de police. Il avança rapidement et au bout de peu d'années devint le chef du bureau dans les attributions duquel sont placés le Conseil de salubrité et tout ce qui concerne l'hygiène publique. Il se distingua particulièrement dans les épidémies de 1832 et de 1854.

Trébuchet publia en 1832 : *Code administratif des établissements dangereux, insalubres ou incommodes* (Paris, in-8°), et deux ans après : *Jurisprudence de la médecine, de la chirurgie et de la pharmacie en France* (Paris, 1834, in-8°), et en collaboration avec Elouin et Labat : *Nouveau dictionnaire de police* (Paris, 1834, in-8°). Il fut pendant un grand nombre d'années secrétaire du Conseil de salubrité, dont il publia les rapports de 1840 à 1864, et depuis 1841 membre du comité de rédaction des *Annales d'hygiène publique*, qui renferment un grand nombre d'articles de lui. Enfin, en 1858, Trébuchet fut nommé associé libre de l'Académie de médecine. L. Hn.

TRÈFLE (*Trifolium* T.). Genre de Légumineuses-Papilionacées, qui a donné son nom à la tribu ou série des Trifoliées. Les fleurs y sont irrégulières et hermaphrodites. Leur réceptacle est variable de forme, mais en général fort peu dilaté et fort peu concave à son sommet, que tapisse une couche mince de tissu glanduleux. Le calice est gamosépale, partagé supérieurement en cinq dents ou en cinq lobes à peu près égaux ou inégaux, les antérieurs étant les plus longs, valvaires ou légèrement imbriqués dans le bouton. Les pétales sont inégaux et forment une corolle papilionacée, résupinée. Par leurs onglets, ils sont tous ou en partie unis dans une longueur variable en un tube unique, par l'intermédiaire de la gaîne staminale à laquelle ils sont adnés. L'étendard est étiré, plus long que les ailes, qui sont étroites et plus longues elles-mêmes que la carène. Les étamines sont diadelphes, neuf d'entre elles étant unies par leurs filets et en même temps avec la corolle ; la dixième est libre, ou collée dans une certaine étendue aux deux bords de la fente du tube que forment les neuf autres. L'ovaire est sessile ou stipité, ordinairement à peu près supère, par suite de la conformation du réceptacle. Il est atténué supérieurement en un style grêle ou plus ou moins renflé, incurvé ou infléchi, avec un stigmate terminal capité, ou oblique et dorsal. Il renferme un ou quelques ovules descendants, campylotropes, avec le micropyle dirigé en haut et en dehors. Le fruit est une gousse oblongue, cylindrique, plus rarement obovale-comprimée, entourée du calice ou de la corolle marcescente, ordinairement membraneuse, mono- ou oligosperme. Les graines sont campylotropes, et leur embryon arqué, à radicule infléchie, est dépourvu d'albumen. Les Trèfles sont des plantes herbacées, à feuilles composées-digitées, ordinairement trifoliolées, possédant rarement un plus grand nombre de folioles ; celles-ci sont exceptionnellement pinnées. Les deux stipules latérales sont adnées au pétiole. Les fleurs sont réunies en sorte de capitules ou en fausses-ombelles à pédicelles courts ; ces inflorescences sont parfois unilatérales, et, plus rarement, les fleurs sont solitaires. Les inflorescences sont axillaires, oppositifoliées ou pseudo-terminales. Les fleurs occupent l'aisselle de bractées membraneuses, persistantes ou caduques, ou étroites, peu développées ou même à peu près nulles. Les espèces de ce genre ne dépassent probablement pas 150 ; elles habitent toutes les régions tempérées du globe.

Chez nous, les Trèfles sont surtout des plantes fourragères et forment souvent le fond des prairies artificielles. Le *Trifolium pratense* L., si commun dans ces circonstances, avait été jadis recommandé par Durande contre la toux. Sa saveur est légèrement amère et astringente, mais il ne doit guère être actif. Par la fermentation avec l'eau on en a retiré une sorte d'indigo, non usitée, et il a servi à teindre en vert. Les semences plaisent aux volailles, et ses fleurs aux abeilles. Les graines ont aussi servi à teindre en jaune. Le *T. arvense* L., ou *Pied de lièvre*, *Mignonet*, *Minots*, *Pluet*, *Herbe à la vache*, teint en jaune avec l'alun et les sels d'étain. Les graines mêlées au pain lui communiquent une couleur rose, mais il n'est pas probable qu'elles le rendent dangereux. Le *T. alpinum* L. a reçu le nom de *Réglisse des Alpes* ou *de montagne*, parce que ses racines sucrées remplacent en effet la Réglisse. Le *T. repens* L. (*Triolet*, *Trèfle blanc*, *Fin houssy*, *Tranfle*, *Petit Trèfle de Hollande*) est aussi cultivé en prairies artificielles. Ses fleurs sucrées ont reçu le nom de *Suçottes*. Parmi les autres espèces fourragères du genre on peut citer les *T. agrarium* W., *alexandrinum* L., *procumbens* L., *purpurascens* ROTH, *filiforme* L., *incarnatum* L. (*Trèfle incarnat, Farouche. Tremène, Grand Trèfle rouge, d'Espagne, de Piémont*), *ragiferum* (*Trèfle-cavuon, T. fraise*) et *rubens* L.

Le *Trèfle aigre* est l'*Oxalis Acetosella* L.

Le *Trèfle d'eau* ou *aquatique* est le *Menyanthes trifoliata* L.

Le *Trèfle bitumineux* est le *Psoralea bituminosa* L.

Le *Trèfle jaune* est le *Lotus corniculatus* et le Mélilot.

Le *Trèfle de chèvre* ou *de castor* est le Ményanthe.

Le *Trèfle cornu* est le *Lotus corniculatus* L. H. BN.

BIBLIOGRAPHIE. — T., *Inst.*, 404, t. 228. — L., *Gen.*, n. 896. — GÆRTN., *Fruct.*, II, t. 153. — LAMK, *Ill.*, t. 613. — SER., in *DC. Prodr.*, II, 189. — ENDL., *Gen.*, n. 6511. — B. H., *Gen.*, I, 487, n. 74. — MÉR. et DE L., *Dict. Mat. méd.*, VI, 768. — ROSENTH., *Synops. plant. diaphor.*, 991. — H. BN, *Hist. des pl.*, II, 216, 293, fig. 171-173. H. BN.

TRÉGUIER (STATION MARINE), jadis *Lantriguet, Trecorr, Trecorium.* Dans le département des Côtes-du-Nord, dans l'arrondissement et à 25 kilomètres de Lannion, est un chef-lieu de canton peuplé de 5598 habitants. Tréguier est un petit port, situé à 10 kilomètres de la mer, sur une rivière fort courte, mais assez profonde pour recevoir de grands bâtiments. La ville, qui était jadis un évêché, est célèbre par sa cathédrale gothique du neuvième siècle, remarquable aussi par ses cloîtres anciens dont le monastère remonte au quatrième siècle. Depuis 1592, époque à laquelle les Espagnols l'ont brûlée, son importance a bien diminué. Cette station, par sa situation topographique, n'a pas de bains de mer à proprement parler, mais les marées, qui remontent dans le Tréguier, font que plusieurs habitants de la Bretagne et des départements voisins viennent s'y baigner à la haute mer pendant les mois d'été, en descendant jusqu'à l'embouchure du petit fleuve. A. ROTUREAU.

TRÉHALA OU **TRICALA**. *Voy.* LARIN.

TRÉHALOSE. $C^{12}H^{22}O^{11}+2H^2O$. Variété de sucre extraite du tréhala par Berthelot. Elle est en octaèdres rectangulaires, brillants et durs, croquant sous la dent, d'une saveur très-sucrée, se déshydrate à 130 degrés, peut être chauffée à 200 degrés sans se décomposer, mais s'altère à une température plus élevée. La tréhalose est probablement identique avec la *mycose* (*voy.* ce mot). L. HN.

TREITZ (WENZEL). Médecin autrichien, né à Hostomitz (Bohême), en 1819, mort à Prague, le 27 août 1872. Reçu docteur dans cette ville en 1846, nommé prosecteur, puis professeur ordinaire d'anatomie pathologique à Cracovie, il fut appelé en 1851 à occuper la même chaire à Prague. L'ouvrage le plus important de Treitz a pour titre : *Hernia retroperitonealis. Ein Beitrag zur Geschichte innerer Hernien*, Prag, 1857, in-8° ; cet ouvrage, le premier qui s'occupa de la hernie rétropéritonéale, fit époque dans la science. L. HN.

TRÉLAT (ULYSSE). Né le 13 novembre 1795 à Montargis. Après avoir fait ses humanités, il résolut d'embrasser la carrière médicale. Les débuts de la campagne de 1813 l'appelèrent sous les drapeaux; il fut envoyé à Metz comme médecin militaire et, malgré son jeune âge, il fut chargé d'un service à l'hôpital et faillit mourir du typhus. La paix signée, il revient à ses études, est reçu au concours interne à l'hospice de Charenton, et passe sa thèse en 1821. Épris d'un ardent amour pour toutes les idées généreuses et libérales, c'est alors qu'il fit son entrée dans la politique. L'un des fondateurs de la Charbonnerie française, poursuivi pour ses opinions, Trélat se défendit lui-même dans tous ses procès. Le plus célèbre est le procès d'avril 1835 devant la Cour des Pairs qui le condamne à l'amende et à la prison. Après l'amnistie générale de 1837, il reprit ses études médicales. Plusieurs places de médecins à Bicêtre et à la Salpêtrière allaient être mises au concours; Leuret pressa vivement Trélat de concourir, et celui-ci fut nommé en 1840, en compagnie de Baillarger, Archambault et Moreau de Tours. En 1848, il fut nommé commissaire général du Puy-de-Dôme, puis ministre des travaux publics. Devenu ensuite maire du XIIe arrondissement, président de la Commission de colonisation, etc., il se montra toujours magistrat intègre et dévoué. Il ne tarda pas à reprendre le chemin de la Salpêtrière. En 1861, il publia un livre qui fit sensation en raison des idées neuves et généreuses qu'il renferme : *La folie lucide étudiée et considérée au point de vue de la famille et de la société* (Paris, 1861, in-8°). En 1870-1871 il demeura dans son hôpital et déploya une rare énergie au milieu des tristes épisodes de mars à juin 1871; il fut ensuite quelque temps membre du Conseil municipal, mais ne tarda pas à renoncer à la vie active. Il passa désormais l'hiver dans le midi et il mourut paisiblement à Menton le 29 janvier 1879. Trélat est l'auteur d'un grand nombre d'articles et de mémoires publiés dans les *Annales médico-psychologiques*, la *Revue du Progrès*, le *Bulletin de l'Acad. de médecine*, le *National*. Il avait réuni les matériaux d'un grand *Traité médico-philosophique sur la folie*, mais les documents déjà rédigés ont été perdus. Parmi tous ces travaux, nous devons citer :

I. (Avec Buchez) *Traité élémentaire d'hygiène*, réunion de leçons faites à l'Athénée. Paris, 1825, in-8°; autre édition sous le titre *Éléments d'hygiène*. Paris, 1826, in-12. — II. *De la constitution du corps des médecins et de l'enseignement médical, des réformes qu'elle devrait subir dans l'intérêt de la science et de la morale publique*. Paris, 1828, in-8°. — III. *Aliénation mentale, recherches historiques*. Paris, 1827; autre édition sous le titre : *Recherches historiques sur la folie*. Paris, 1839, in-8°. — IV. *Notice sur Leuret*. Paris, 1851, in-8°.

A. D.

TRÉMATODES. Ordre de Vers parasites, de la classe des Plathelminthes, dont le corps, court et d'aspect foliacé, ne présente pas de trace de segmentation. Ce caractère les distingue du groupe des Cestoïdes. Cependant quelques auteurs les ont considérés comme des Cestoïdes réduits au proglottis, comme des proglottis perfectionnés, c'est-à-dire munis d'une bouche, d'un canal digestif et d'appareils de fixation particuliers (crochets et ventouses). Ce n'est là qu'une vue de l'esprit; il est vrai que les Trématodes se rapprochent de quelques genres de Cestoïdes, tels que les *Caryophyllæus*, les *Amphilina*, etc., qui ne sont pas segmentés; les Amphilina, en particulier, par leur forme foliacée, présentent une grande ressemblance avec les Trématodes, mais, de même que les Caryophyllæus, ils sont privés de tube digestif. Ces formes font en réalité la transition entre les Cestoïdes et les Trématodes. Les affinités entre les deux groupes sont du reste établies par la constitution des principaux appareils, par les organes de fixation (crochets des Polystomiens), par les métamorphoses (Distomiens). Les affinités des Trématodes avec les Turbellariés, quoique ceux-ci ne soient point parasites et soient dépourvus de ventouses et de crochets, sont non moins évidentes. Enfin, on ne saurait méconnaître que, par certains caractères, ils se rapprochent même des Hirudinées.

Le *tégument* des Trématodes est mou et lisse; sa couche cuticulaire est percée de nombreux canalicules qui servent, ainsi que chez les Cestoïdes, à la pénétration des liquides alimentaires; la couche chitinogène, placée immédiatement en dessous, est formée de cellules polyédriques de tissu conjonctif; enfin, l'enveloppe musculo-cutanée est composée de cellules fusiformes, comme chez les Cestoïdes. Assez fréquemment on rencontre des glandes cutanées unicellulaires réunies en amas çà et là, particulièrement dans le voisinage de la ventouse orale.

Les *ventouses*, toujours situées à la face ventrale du corps, présentent une structure analogue à celle des Cestoïdes.

Enfin, la zone centrale du corps forme un parenchyme de nature conjonctive, dans lequel se trouvent logés les différents organes.

Le *tube digestif* est incomplet, géneralement bifurqué, à branches simples ou ramifiées, toujours terminées en cul-de-sac; la bouche, située à l'extrémité antérieure du corps, ordinairement au fond d'une petite ventouse, la ventouse orale, conduit dans un pharynx musculeux, puis dans un œsophage allongé qui se continue par l'intestin. La bouche fait aussi fonction d'anus, comme chez les Cœlentérés.

Les deux branches de bifurcation de l'intestin sont tapissées d'épithélium. Dans quelques cas, la paroi de l'intestin est contractile; elle contient alors des fibres musculaires.

La *circulation* est lacunaire. Le *système excréteur* ou *aquifère*, très-développé, consiste en un réseau de fins canalicules, répandus dans tous les organes, et prenant leur origine dans des entonnoirs ciliés (organes segmentaires) comme chez les Cestoïdes. Ces canalicules se réunissent en vaisseaux de plus en plus larges, ciliés, non contractiles, et enfin convergent vers un ou plusieurs (généralement deux) troncs longitudinaux, à parois contractiles, non ciliées, débouchant au pôle postérieur dans une vésicule contractile commune, la vésicule de Laurer; quelquefois ces canaux longitudinaux communiquent directement avec l'intérieur. La vésicule de Laurer contient un liquide aqueux, renfermant des concrétions granuleuses et analogue à l'urine des animaux supérieurs.

Les organes respiratoires font défaut, de même que les vaisseaux sanguins. Remarquons encore qu'il n'existe pas de cavité viscérale chez les Trématodes.

Le *système nerveux* n'a encore été observé que sur un petit nombre de Trématodes. Il se compose de deux ganglions sus-œsophagiens ou cérébroïdes reliés entre eux par une courte commissure transversale; il existe parfois un ganglion sous-œsophagien impair relié aux deux autres par deux commissures verticales. Chacun des deux ganglions œsophagiens donne généralement naissance en avant à deux cordons nerveux, en arrière à six troncs longitudinaux principaux, réunis par des commissures transversales et se distinguant en ventraux, externes ou latéraux, et dorsaux. On a retrouvé chez les Polystomiens des cordons longitudinaux semblables, mais on n'a pu prouver histologiquement leur nature nerveuse, ni découvrir chez eux de centres nerveux.

Les *organes des sens* se réduisent à des taches oculaires qu'on observe principalement dans la période embryonnaire, sur les larves en voie d'émigration. Les organes locomoteurs sont représentés d'abord par l'enveloppe musculo-cutanée du corps, puis par les organes de fixation, ventouses et crochets, variables de forme, de nombre et de situation, suivant la nature du parasitisme, intérieur ou extérieur, des espèces correspondantes. Les Trématodes qui vivent dans l'intérieur des animaux sont pourvus d'organes de fixation moins développés; à côté de la ventouse orale ou buccale existe le plus souvent, sauf chez les *Monostomum*, une deuxième grosse ventouse sur la face ventrale, soit près de la bouche (*Distomum*), soit vers l'extrémité postérieure (*Amphistomum*). Les Polystomiens, qui sont ectoparasites, présentent, outre deux petites ventouses à côté de la bouche, une ou plusieurs grosses ventouses, renforcées ou non par des baguettes chitineuses, vers l'extrémité postérieure du corps. De plus, ils sont munis de crochets chitineux dont les deux plus volumineux sont placés sur la ligne médiane, entre les ventouses postérieures.

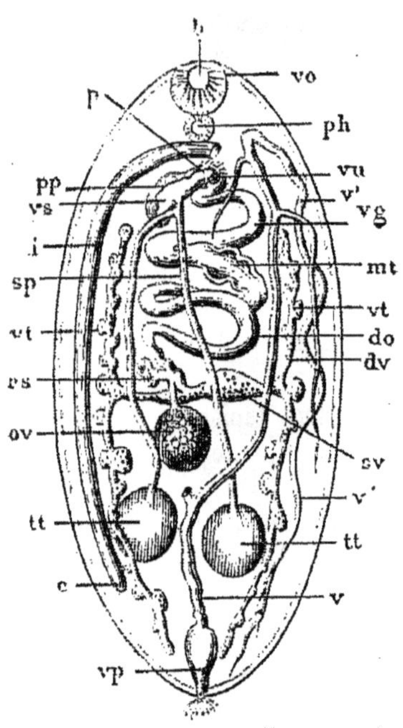

Schéma de l'organisation d'un Trématode, d'après P.-J. von Beneden.

vo, ventouse orale. — *b*, bouche. — *ph*, bulbe pharyngien. — *i*, l'un des intestins, se terminant en cul-de-sac en *c*, l'autre intestin est enlevé. — *v*, *v'*, vaisseaux excréteurs et leurs divisions. — *vp*, vésicule de Laurer. — *tt*, testicules. — *sp*, canaux déférents ou spermiductes. — *pp*, bourse du pénis. — *vs*, vésicule séminale. — *p*, pénis. — *ov*, germigène (ovaire). — *vt*, vitellogènes. — *dv*, vitelloductes. — *sv*, vitellosac ou confluent dilaté des vitelloductes. — *rs*, réservoir séminal. — *do*, oviducte. — *mt*, utérus. — *vg*, vagin, montrant son orifice ou vulve *vu* au-dessous du pénis.

Les Trématodes sont *hermaphrodites*, à de rares exceptions près. Les organes mâles, souvent très-développés, se composent de deux *testicules*, constitués par des tubes ramifiés et terminés en cul-de-sac, ou par des masses arrondies et mamelonnées, puis de deux *canaux déférents* qui émanent des testicules et se réunissent, avant de déboucher à l'extérieur, pour former la portion terminale, connue sous le nom de *cirre*, entourée d'un sac (*poche du cirre*) et protractile au dehors par l'*orifice génital mâle*, dont la situation est variable. D'après von Siebold, il existerait un troisième conduit déférent, faisant communiquer l'un des testicules avec l'appareil femelle, et qui permettrait la fécondation directe sans accouplement; Stieda, au contraire, considère ce canal comme un vagin (*canal de Laurer*) qui débouche à la face dorsale du corps; ce canal n'aurait aucun rapport avec les testicules. Cependant ce canal de communication a été constaté, sans contestation possible, chez quelques *Polystomum*.

Les organes femelles se composent essentiellement d'un *ovaire*, longtemps désigné sous le nom de *germigène*, parce qu'on le regardait comme donnant naissance exclusivement à des vésicules germinatives; en réalité, cet organe produit des œufs, sortes de cellules pourvues d'un gros noyau (vésicule germinative) et d'un vitellus peu abondant. A côté de cet organe on trouve les deux *glandes albuminigènes*, que jadis on appelait *vitellogènes;* elles sont formées par de petits culs-de-sac glanduleux qui sécrètent non pas le vitellus, comme on le supposait, mais des cellules qui se résolvent en granulations nageant dans un liquide albumineux. Les collecteurs ou *canaux albuminifères* (anciens *vitelloductes*) se réunissent à l'*oviducte* (ancien *germiducte*), amènent ainsi ce produit en contact avec les œufs à leur sortie de l'ovaire et leur fournissent la couche albumineuse. Parfois encore existe une *glande coquillère* spéciale dont la sécrétion fournit aux œufs une membrane résistante. De la rencontre de l'oviducte et des canaux albuminifères naît un canal sinueux, l'*utérus*, qui va s'ouvrir à peu de distance de l'orifice mâle par le *pore génital femelle.*

La fécondation a lieu avant que la coque se soit fermée, car on trouve des spermatozoïdes dans la portion initiale de l'utérus ou dans un réceptacle séminal qui lui est surajouté. L'utérus renferme parfois une quantité considérable d'œufs. Chez quelques espèces, les phases du développement embryonnaire s'accomplissent dans l'utérus même, et les petits naissent vivants; cependant la plupart des Trématodes sont ovipares. Les phases ultérieures varient suivant les groupes qu'on étudie. Les *Distomiens*, qui sont tous endoparasites, présentent des métamorphoses généralement très-compliquées, tandis que chez les *Polystomiens*, qui sont ectoparasites, le développement est presque toujours direct.

C'est là une des distinctions les plus importantes à établir entre ces deux groupes, dans lesquels on peut du reste faire rentrer tous les Trématodes (*voy.* Distomiens et Polystomiens).

L. Hahn.

TREMBLADE (LA) (Station marine). *Voy.* La Tremblade.

TREMBLEMENT. Le tremblement est un trouble de l'innervation que l'on rencontre dans un certain nombre d'états morbides; à ce titre il doit être étudié comme un symptôme. Tantôt il domine tout le tableau pathologique et forme presque à lui seul la maladie : ainsi dans le tremblement sénile. Tantôt il est un phénomène pathognomonique associé à d'autres symptômes, comme dans la paralysie agitante ou la sclérose en plaques. D'autres fois il est un épiphénomène qui vient se surajouter à un état morbide antérieur, comme dans les tremblements post-hémiplégiques. Parfois enfin il est une des manifestations d'un état général, passager ou persistant, indiquant toutefois une atteinte sérieuse du système nerveux.

Cet aperçu général des conditions variées dans lesquelles se rencontre le tremblement fait pressentir combien sont nombreuses ses formes cliniques, combien il est impossible de donner une description générale du tremblement, description qui, pour être vraie, doit s'appliquer à chaque variété clinique. Cette remarque est donc *à fortiori* plus exacte encore lorsqu'il s'agit de l'étiologie et de la pathogénie.

Néanmoins, pour nous conformer à l'usage et aux nécessités de ce travail, nous réunirons sous le nom de tremblement les mouvements anormaux, involontaires, caractérisés par des oscillations plus ou moins rapides ou étendues, plus ou moins régulières ou rhythmiques, intéressant les muscles de la vie de relation et compatibles dans une certaine mesure avec l'exécution imparfaite des mouvements volontaires.

Le tremblement est donc caractérisé objectivement par une série alternative de contractions et de relâchements musculaires, portant sur un muscle, un groupe de muscles; il faut le distinguer de l'ataxie, de l'athétose, de la chorée, des spasmes, et pourtant nous verrons que l'on décrit des tremblements choréiformes, ataxiformes, etc., dans lesquels les allures des mouvements anormaux se rapprochent de celles des maladies auxquelles on les a comparés.

Nous devons maintenant étudier les caractères généraux du tremblement; ce sont eux qui nous permettront en face d'un malade affecté de ce trouble moteur d'établir les bases du diagnostic nosologique. Nous avons ainsi à passer en revue le siége du tremblement, sa durée, ses conditions d'apparition, son rhythme, son amplitude, ses allures, en un mot.

Le tremblement est général ou partiel. Dans le premier cas, il peut atteindre tous ou presque tous les muscles de la vie de relation, ensemble ou successivement : ainsi le tremblement du frisson fébrile. Le cœur et les muscles de la vie organique ne sont point affectés de tremblement ; l'état que Lancisi avait désigné sous le nom de tremblement du cœur n'est autre chose que l'irrégularité extrême et la petitesse des contractions cardiaques observées dans certains états asystoliques.

Dans le second cas, le tremblement reste partiel et se localise à certains muscles ou groupes de muscles. Ainsi, il peut affecter un membre, un ou plusieurs muscles d'un membre, surtout des extrémités ; il peut atteindre les muscles du cou et amener le tremblement de la tête, ou ceux des paupières (clignotement), des yeux (*nystagmus*), des lèvres, de la langue, de la mâchoire inférieure, des parois thoraciques et du diaphragme ; certains troubles de la parole, la parole entre-coupée, chevrotante, bégayée, ânonnée, saccadée, ne reconnaissent pas d'autre cause.

Le tremblement proprement dit intéresse un muscle en totalité, détermine une série de contractions et de relâchements successifs de ce muscle et par conséquent un déplacement correspondant dans les parties que ce muscle doit mettre en mouvement. Dans les oscillations ou tremblements fibrillaires, appelés encore palpitements musculaires, tels que ceux qu'on observe dans l'atrophie musculaire progressive, certaines fibres du muscle sont seules atteintes et ne donnent lieu en général à aucun mouvement appréciable, si ce n'est parfois à de légères secousses dans les doigts. Le tremblement vrai détermine donc des troubles appréciables et variés dans la marche, la station debout, la préhension. Ainsi, la marche peut devenir irrégulière, sautillante, précipitée, impossible ; dans la station debout, le corps peut être agité d'oscillations verticales ; la préhension peut être difficile, irrégulière, impossible.

Le tremblement peut être accidentel et passager, ou habituel et continu ; il peut affecter certain muscle, le quitter, en envahir d'autres et sembler revenir à son point de départ, suivant ainsi une allure alternative : c'est ce qu'on observe assez communément dans la paralysie agitante.

Le tremblement peut être spontané ou provoqué. Il est spontané quand il survient sans l'intervention d'aucune excitation ou cause déterminante extrinsèque à l'individu, autre que la cause pathogénique elle-même : ainsi le tremblement de la maladie de Parkinson, de la sclérose en plaques, est spontané. Il est provoqué quand pour le faire apparaître il faut une excitation spéciale, contingente, indépendante de la cause pathogénique : ainsi le tremblement épileptoïde, le phénomène du pied survenant par la flexion forcée du pied sur la jambe, est un tremblement provoqué. C'est là une distinction très-importante au point de vue clinique.

Le tremblement spontané peut survenir dans trois conditions très-différentes : au repos, pendant l'exécution d'un mouvement voulu, ou pendant le maintien d'une attitude fixe.

Dans certains cas, c'est lorsque le malade semble être dans un repos complet en apparence, étendu sur un lit, les membres dans le relâchement, que le tremblement apparaît; il peut cesser (paralysie agitante) ou augmenter (tremblement sénile) pendant l'exercice d'un mouvement volontaire; il cesse pendant le sommeil naturel ou chloroformique.

D'autres fois le tremblement est nul au repos, et n'apparaît que dans l'accomplissement d'un mouvement voulu (sclérose en plaques) : il faut donc pour le reconnaître faire exécuter au malade certains mouvements déterminés, exigeant une certaine précision, et déterminant un déplacement notable du membre, comme, par exemple, prendre un verre, le porter à la bouche, toucher le bout du nez de l'extrémité d'un doigt spécifié, rapprocher au contact les extrémités des deux doigts indicateurs de chaque main. On voit alors le membre exécuter autour de la trajectoire qu'il veut parcourir une série d'oscillations augmentant progressivement d'amplitude à mesure que le doigt approche du but déterminé. Ce tremblement cesse dès que le membre rentre au repos. Galien avait déjà séparé nettement ces deux espèces de tremblement et avait désigné le premier sous le nom de πάλμος, le second sous celui de τρόμος. Van Swieten considérait le tremblement au repos comme un phénomène convulsif (*palpitatio*) et le tremblement dans le mouvement comme un phénomène paralytique (*tremor*). Cette distinction a été de nos jours remise en relief par Guéneau de Mussy et surtout par M. Charcot, qui en a montré toute l'importance clinique.

Gubler avait de son côté appelé l'attention sur le tremblement qui peut survenir pendant les efforts musculaires nécessaires « pour maintenir les parties dans leur attitude naturelle ». Il établissait ainsi la troisième condition dans laquelle on peut voir apparaître le tremblement, c'est-à-dire pendant le maintien d'une attitude fixe. En effet, certains tremblements se montrent seulement dans ce cas, quand, par exemple, on fait étendre les mains en avant en commandant d'écarter les doigts (tremblement alcoolique), ou bien, en faisant lever le malade et le plaçant debout, on voit se produire les oscillations verticales de la tête et du tronc, qui sont le résultat du tremblement des membres inférieurs (par transmission); ou bien, le malade étant assis et cherchant à maintenir la tête immobile, on la voit agitée de mouvements oscillatoires propres (tremblement sénile). Souvent le tremblement est assez faible pour échapper à la vue : il faut alors se faire serrer la main par celle du patient, ou saisir à pleine main la jambe ou le mollet, et l'on constate par le toucher les trépidations tendineuses. Enfin, dans certains cas, l'auscultation vient encore révéler le tremblement : ainsi l'oreille appliquée sur la poitrine ou le dos d'un alcoolique perçoit un susurrus caractéristique du tremblement musculaire, et c'est là un précieux moyen de diagnostic quand on ne peut ou ne veut pas provoquer les confidences du malade.

L'amplitude du tremblement est extrêmement variable; tantôt ce sont de petites secousses musculaires se succédant avec une rapidité plus ou moins grande; tantôt ce sont de grandes oscillations affectant un ryhthme plus ou moins régulier; parfois les secousses sont égales comme étendue et comme durée; d'autres fois elles sont progressivement croissantes, surtout comme amplitude. En général, les émotions, l'impression du froid, augmentent le tremblement, le font même apparaître; à jeun, il est souvent plus marqué. Enfin, tandis que dans certains cas il apparaît seulement ou augmente pendant un mouvement voulu, dans d'autres un effort puissant de la volonté, l'exécution d'un mouvement volontaire, on le fait cesser momentanément.

Si l'on veut diviser les tremblements d'après les états morbides dans lesquels on les observe, on est conduit à admettre que ce symptôme se montre :

1° *Dans certaines névroses :* le tremblement sénile, la paralysie agitante, l'hystérie.

2° *Dans certaines lésions de l'axe cérébro-spinal :* la sclérose en plaques, l'atrophie cérébrale, l'hémiplégie par lésion cérébrale (tremblements pré et post-hémiplégiques), la sclérose primitive ou secondaire des cordons latéraux (tremblements épileptoïdes), les myélites transverses par compression, la péri-encéphalite diffuse, la syphilis cérébro-spinale.

3° *Les intoxications par l'alcool :* le plomb, le mercure, l'arsenic, le sulfure de carbone, l'abus du tabac, du thé, du café, etc.

4° *Dans certains états nerveux :* tremblement émotif.

5° *Dans la fièvre :* frisson, fièvres ataxiques.

6° Dans la débilité, l'affaiblissement général, la convalescence des maladies graves.

Quelle que soit la valeur de cette classification, nous étudierons les divers tremblements dans l'ordre que nous venons d'indiquer.

Le *tremblement sénile* nous occupera tout d'abord. Il était jusque dans ces derniers temps considéré comme extrêmement fréquent ; on en faisait volontiers l'apanage de la sénilité. « Le tremblement des vieillards, dit Axenfeld, fait presque partie de l'état physiologique ». C'est là une erreur contre laquelle Trousseau avait déjà protesté. « On a coutume de dire, écrivait-il, que cette espèce de tremblement est un effet de la faiblesse que l'âge avancé entraîne avec lui, mais, si le fait est vrai en quelques cas, il ne l'est plus d'une manière générale : d'une part, en effet, ce tremblement ne s'observe pas nécessairement chez tous les vieillards, même très-avancés en âge ; d'autre part, il se rencontre assez fréquemment chez des sujets dans l'âge mûr et même chez les adolescents ».

Fernet en 1872 en esquisse une description ; en 1876 M. Charcot appelle de nouveau l'attention sur la rareté du tremblement sénile ; il a pu à ce moment en recueillir seulement 5 cas dans les dortoirs de la Salpêtrière. Leyden en 1879 reconnaît que « c'est un apanage fréquent et bien connu, mais non cependant constant, de la vieillesse ». Enfin nous en avons donné une description en 1882 et montré la place qu'il doit occuper dans le cadre nosologique (*Rev. de méd.*).

Le début du tremblement sénile se fait en général lentement ; il est souvent d'abord tellement faible que les malades n'y attachent aucune importance ; peu à peu il acquiert un degré suffisant pour qu'ils s'en aperçoivent ou qu'on le leur fasse remarquer. Il commence le plus souvent par les muscles de la nuque et du cou ; la tête branle ; plus rarement le début a lieu par les membres supérieurs ; le tremblement peut rester longtemps, toujours même, localisé à la tête, mais habituellement il occupe la tête et les membres supérieurs ; très-rarement il envahit progressivement les membres inférieurs et tend à se généraliser.

Le tremblement sénile est nul au repos, c'est-à-dire quand l'individu est dans la résolution musculaire, complétement étendu sur un lit, la tête reposant sur l'oreiller. Il est nul également pendant le sommeil. Mais, si l'on fait asseoir le malade sur son séant, les bras levés, si surtout on le place dans l'attitude debout sur les pieds, l'engageant à rester immobile, on peut alors constater le tremblement, s'il existe. Celui-ci, en effet, apparaît dès que la contractilité musculaire est en jeu, soit pour maintenir une attitude fixe, soit surtout pour exécuter un mouvement voulu ; le tremblement augmente d'intensité, si le mouvement exécuté est délicat, si un effort est nécessaire comme pour soutenir un poids. Il cesse dès que l'effort ou le mouvement voulu est terminé, dès que la tête, le bras ou la jambe, ont trouvé un point d'appui qui leur permet de cesser toute contraction. Une émotion, une attention soutenue, augmentent le tremblement; il est plus marqué à jeun et pendant les pressions atmosphériques basses des temps orageux, et quand l'air est chargé d'électricité.

Le tremblement de la tête est surtout caractéristique; les secousses des muscles de la nuque et du cou impriment à celle-ci, quand elle ne repose pas sur un point d'appui étranger au corps, des oscillations rhythmiques, uniformes, propres à la tête et bien différentes des secousses qu'un tremblement quelconque des membres ou du tronc peut lui transmettre. Le branlement de la tête a lieu tantôt dans le sens horizontal (tremblement négatif), tantôt dans le sens vertical (tremblement affirmatif [B. Sanders]); parfois la combinaison de ces deux mouvements imprime à la tête des oscillations obliques.

Après le tremblement de la tête un des plus fréquents est celui du maxillaire inférieur et de la langue. La mâchoire est alternativement élevée et abaissée, et l'individu semble mâchonner sans cesse quelque chose entre les dents. Ces mouvements de la mâchoire peuvent provoquer dans la langue des mouvements communiqués, mais elle peut également être animée d'un tremblement propre caractérisé, non par des oscillations fibrillaires à la surface de l'organe, mais par un déplacement alternatif et en masse de l'organe; on rend ce mouvement très-évident en faisant tirer la langue et en fixant la mâchoire inférieure.

Certains muscles de la face, tous même, peuvent être atteints de trémulations rhythmiques qui donnent à la physionomie un aspect des plus bizarres : ainsi, les paupières s'élèvent et s'abaissent; les narines se dilatent et se resserrent; les lèvres se plissent et se meuvent sans cesse; la bouche est tout à fait comparable à celle du lapin qui broute ou d'un individu qui marmotte des prières.

Lorsque la langue, les lèvres et la mâchoire, tremblent, la parole est hésitante, entre-coupée, tremblée; la voix est hachée et tremblante. Jamais nous n'avons observé le nystagmus; les muscles moteurs des yeux restent indemnes.

Le tremblement des membres supérieurs est moins constant que celui de la tête; nous l'avons observé cinq fois sur six malades. Les avant-bras ou les mains reposant sur un plan horizontal, sur une table ou sur le lit, ne tremblent pas, mais, dès que le vieillard les soulève, on voit les avant-bras, les mains, les doigts, agités par de petites oscillations régulières, uniformes, isochrones, imprimant aux mains et aux doigts des déplacements dans un sens ou dans l'autre, jamais assez intenses pour simuler, comme dans la paralysie agitante, des mouvemen de métier. Si, pendant que le bras est étendu et agité de tremblement, on ordonne au malade de saisir un objet quelconque, d'exécuter un mouvement déterminé, on n'observe pas le temps d'arrêt momentané au début du mouvement intentionnel, si caractéristique de la maladie de Parkinson; on n'observe pas non plus pendant le mouvement intentionnel une augmentation graduelle et progressive du tremblement à mesure que le doigt approche du but déterminé, comme il arrive dans la sclérose en plaques. Ici le tremblement augmente bien d'amplitude pendant que la main et le bras exécutent le mouvement voulu, mais ces oscillations augmentent brusquement d'intensité au début de l'exécution du mouvement voulu et restent uniformément, également augmentées pendant tout le temps que le malade cherche à faire un effort. Plus l'effort est considérable, plus les oscillations augmentent d'amplitude, toujours en restant égales entre elles pour un effort déterminé. C'est là la caractéristique du tremblement sénile; nous avons pu mettre le fait en évidence par les tracés graphiques rapportés dans notre travail (Demange, *Rev. de médecine*, 1884). Nous avons constaté en outre que dans le tremblement sénile la durée d'une oscillation était de 0,26 de seconde, soit 3,8 oscillations par seconde.

L'écriture, quand la main est atteinte, est tremblée; les lettres sont bien formées ou à peu près quand le tremblement n'est pas trop fort, mais les traits sont ondulés et comme dentelés régulièrement, ce qui rappelle tout à fait les tracés graphiques du tremblement sénile.

Dans les membres inférieurs, le tremblement sénile est plus rare (2 fois seulement sur 6 d'après notre relevé); quand il existe, il provoque pendant la marche et surtout dans la station debout des secousses verticales répétées qui se communiquent à tout le corps; parfois le mouvement automatique de la marche ne le produit pas; il n'apparaît que quand, le malade étant assis sur une chaise, on lui fait soulever les jambes.

Les réflexes tendineux du genou sont conservés, mais diminués, comme chez les vieillards en général; le phénomène du pied fait défaut. La force musculaire est conservée sans paralysie, mais affaiblie comme chez les vieillards.

La sensibilité est intacte, ainsi que l'intelligence. L'état général ne subit d'autre atteinte que celle de l'âge; la santé peut rester excellente, à part le tremblement. La marche du tremblement sénile est essentiellement lente; il peut durer quinze et vingt ans; rarement il se généralise et, s'il peut gêner le travail délicat des mains, jamais il ne plonge les sujets dans un état de tremblement perpétuel, quelquefois vraiment épouvantable, comme dans certains cas de paralysie agitante. Il ne conduit pas à un état tabétique; il reste plus ou moins stationnaire; c'est une infirmité, et rien de plus.

Les causes du tremblement sénile sont assez obscures; il est certain qu'on l'observe surtout chez les vieillards, mais il peut exister chez les adultes, chez les jeunes gens (Trousseau) : il n'est donc point lié à la sénilité. Sur les 6 malades de notre service il a commencé à 52, à 57, à 64, à 66 et 78 ans; nous connaissons un fait où il a débuté vers l'âge de 20 ans.

On admet en général qu'il est un peu plus fréquent chez la femme que chez l'homme; sur 6 cas nous avons vu 3 hommes et 3 femmes.

4 fois sur 6 nous avons constaté une influence héréditaire probable. Nous n'avons noté aucun rapport avec le rhumatisme, la goutte, l'asthme. La fatigue, la marche, les travaux pénibles, ne semblent avoir aucune influence; il s'observe peut-être aussi souvent dans la population aisée que dans celles des hospices.

Nous avons toujours, quand il s'agissait de gens âgés, noté un athérome artériel prononcé.

Les lésions anatomiques du tremblement sénile nous sont inconnues; jamais nous n'avons trouvé aucune lésion dans le cerveau ou la protubérance; dans la moelle, sur deux cas que nous avons examinés, nous n'avons rencontré que les lésions de la moelle sénile : atrophie générale de la moelle, pigmentation anormale des cellules nerveuses, dépôt abondant de corps amyloïdes, endartérite et périartérite des petits vaisseaux médullaires et îlots de sclérose périvasculaire disséminés plus ou moins étendus.

Quelle est donc la nature du tremblement sénile? Est-il entièrement lié à la sénilité? Non évidemment, quand sur 100 vieillards de plus de soixante-dix ans nous en trouvons à peine 2 qui tremblent (telle est la proportion que nous avons constatée sur un relevé de 300 vieillards), quand nous voyons le début de la maladie se faire à cinquante ans, à l'âge adulte, et même dans la jeunesse.

D'autre part les lésions de la moelle peuvent-elles expliquer le tremblement? On pourrait admettre que les altérations séniles de la moelle, scléreuses et atrophiques, gênent la conductibilité motrice, mais c'est là une simple hypothèse qui n'a d'autre fondement que de rappeler de loin ce qui peut-être se passe pour la sclerose en plaques. Mais que de vieillards portent ces lésions séniles de la moelle et ne tremblent pas! ces lésions dégénératives de la moelle produisent l'affaiblissement sénile, mais non le tremblement dit sénile. C'est donc dans l'ordre des névroses qu'il faut placer le tremblement sénile, à côté de la paralysie agitante (Demange).

Le tremblement est le phénomène capital de la *paralysie agitante*. En voici les caractères : il est rhythmique, uniforme, oscillatoire, constitué par des mouvements alternatifs de flexion et d'extension portant surtout sur les extrémités des membres, sur les doigts; ils sont continus, incessants en général, parfois intermittents : on observe alors le plus souvent que, au moment où une main, par exemple, cesse de trembler, un pied ou l'autre main se mettent en mouvement et ainsi de suite. Le tremblement des mains, des pieds, a été comparé avec raison aux mouvements que nécessitent certains actes de métier : ainsi il rappelle l'acte d'émietter du pain, de rouler une cigarette entre les doigts, de mouvoir un van, de faire aller une pédale, etc. On voit aussi dans les cas un peu prononcés des mouvements alternatifs de flexion et d'extension dans les articulations du poignet, du coude, du cou-de-pied, le tremblement est continu pendant la veille, cesse pendant le sommeil profond ou pendant le sommeil chloroformique; nous l'avons vu supprimé dans le côté hémiplégié chez un paralytique agitant frappé d'apoplexie cérébrale.

Il augmente par les émotions morales, par la fatigue, mais ce qui le caractérise essentiellement, c'est que, au moment où le malade cherche à faire un mouvement voulu, par exemple, avec la main agitée, il s'arrête immédiatement, même au plus fort du tremblement, et reprend presque immédiatement avec son aspect habituel.

En général, il est plus étendu, mais dans certains cas il peut acquérir un degré d'intensité vraiment effrayant : c'est alors qu'on voit ces malheureux agités de secousses continuelles; les genoux s'entre-choquent, les mains ne peuvent plus saisir ni objets, ni aliments; même dans ces cas nous avons vu le tremblement s'arrêter instantanément au moment où l'on commandait au malade de donner la main, par exemple. Le tremblement des membres inférieurs entraîne la démarche incertaine, sautillante, du malade, qui s'avance penché en avant, courant après son centre de gravité.

Le plus souvent la tête est respectée et, si elle est agitée d'oscillations, celles-ci sont communiquées par les secousses des membres et du tronc; ce fait important pour le diagnostic, mis en relief par M. Charcot, n'est cependant point absolu; M. Villemin, Westphal et nous-même, avons rapporté des cas où il existait un tremblement propre des muscles, de la nuque et du cou. Chez notre malade « la tête était constamment animée d'un mouvement oscillatoire, tantôt dans le sens vertical, tantôt dans le sens horizontal; le mouvement de la tête cessait pendant le sommeil; il recommençait dès que la malade était éveillée, alors même que la tête reposait sur un oreiller; la tête ou une des extrémités tremblait alternativement, l'une et l'autre passant ainsi par des phases successives de repos et de mouvement ». Il existe donc dans certains cas, rares, il est vrai, mais incontestables, un tremblement oscillatoire et propre de la tête.

Souvent la langue est comme les membres agitée de mouvements involontaires; c'est un tremblement en masse de l'organe, appréciable surtout quand on la fait tirer au dehors; il en résulte une gêne dans la parole qui est lente, saccadée, brève. Ce trouble de la parole dû au tremblement de la langue doit être distingué d'une autre variété de trouble dans l'émission de la parole qui est tremblotante, entre-coupée, analogue à la parole d'un individu monté sur un cheval lancé au trot, suivant la comparaison de M. Charcot; dans ce cas il s'agit de troubles de transmission quand les mouvements des membres et du tronc sont généralisés et intenses. On peut noter également un tremblement des lèvres; enfin nous avons signalé dans deux cas un tremblement du maxillaire inférieur, caractérisé par des mouvements successifs d'élévation et d'abaissement.

Ajoutons encore l'absence du nystagmus, la présence de la latéro-pulsion oculaire signalée par Debove, et nous aurons indiqué les caractères essentiels du tremblement dans la maladie de Parkinson, renvoyant le lecteur à l'article PARALYSIE AGITANTE pour compléter l'histoire de cette affection.

Dans l'*hystérie* on observe parfois des tremblements : tantôt ce sont de simples oscillations, très-faibles, ressemblant à un faible tremblement alcoolique, augmentant par les émotions et persistant pendant un temps plus ou moins long (Huchard). Plus souvent, le tremblement se rapproche plutôt de véritables spasmes convulsifs, auxquels la trépidation à intervalles plus ou moins égaux et précipités donne l'allure d'un tremblement. Il affecte les membres supérieurs ou inférieurs, soit ensemble, soit séparément, soit sous forme hémiplégique; dans les membres inférieurs il ressemble beaucoup comme aspect à la trépidation épileptoïde, surtout s'il s'accompagne de contracture. Chambard a rapporté le cas intéressant d'une hystérique atteinte d'un hémitremblement à droite et d'une hémichorée à gauche. Ces tremblements hystériques surviennent par accès qui sont le prélude ou l'accompagnement de véritables crises convulsives. Leur diagnostic est fort délicat et c'est surtout en s'appuyant sur les autres signes de l'hystérie qu'on peut en affirmer la nature. Ils sont distincts des chorées rhythmiques, hystériques, saltatoires, électriques, etc.

Dans la *sclérose en plaques* le tremblement, quand il existe, ne se manifeste que quand le malade exécute un mouvement intentionnel d'une certaine étendue, et cesse dès que les muscles ne sont plus excités par la volonté. Ce fait a été mis en évidence par M. Charcot. Quand le patient est tranquille, couché sur son lit ou étendu sur un fauteuil, les membres bien appuyés, tout tremblement a disparu. Mais, dès qu'il lève le bras, la main et tout le membre commencent à trembler; de même, s'il lève la jambe, ou si, étant assis sur un fauteuil, les jambes fléchies, il étend un des pieds sur la jambe de façon que ce pied ne pose sur le sol que par la pointe, la jambe entre alors en trépidation verticale plus ou moins violente (Vulpian).

Le tremblement des mains est caractérisé par des oscillations rhythmées, rapides, uniformes comme direction, augmentant d'intensité pendant l'exécution du mouvement voulu et d'autant plus que l'effort volontaire est plus marqué, que la main approche plus près du but déterminé. Si le malade porte un verre à sa bouche, au moment où celui-ci va toucher les lèvres les oscillations deviennent de plus en plus violentes et rapides, et le liquide est projeté de tous côtés. « Mais la direction générale du mouvement persiste en dépit des obstacles occasionnés par les secousses du tremblement » (Charcot). C'est là ce qui distingue ce tremblement des mouvements choréiques dans lesquels la direction générale du mouvement est dès l'origine troublée par des mouvements contradictoires (Charcot), des mouvements incoordonnés de l'ataxique qui lance sa main ou son pied, sans trembler, en dépassant le but à atteindre, ne mesurant pas l'effort à faire à l'étendue du mouvement à produire. Enfin nous avons vu que dans la paralysie agitante le tremblement survient au repos, est incessant, régulier, et s'arrête momentanément au début d'un mouvement intentionnel.

Le tremblement de la sclérose en plaques intéresse également les membres inférieurs, la tête, les globes oculaires, où il produit le nystagmus, la langue et même les muscles de la face (Liouville). La langue peut présenter des petits mouvements saccadés quand elle est tirée hors de la bouche, et il n'est pas rare qu'elle offre des tremblements fibrillaires dans la pointe et les bords (Vulpian). La parole est lente, saccadée, chaque syllabe étant lancée brusquement et séparée de la précédente par un court intervalle.

Nous devons maintenant dire quelques mots d'un tremblement particulier, décrit sous le nom de *tremblement* ou *trépidation épileptoïde*, ou clonus du pied, phénomène du pied, qui s'observe dans la sclérose en plaques simultanément avec le tremblement que nous venons de décrire et dans bon nombre d'autres affections de l'axe cérébro-spinal. Mentionné pour la première fois en 1862 par MM. Charcot et Vulpian, chez une femme atteinte de sclérose en plaques, puis signalé en 1868 par M. Bouchard, dans la main d'une hémiplégique, il a été, surtout après les travaux d'Erb et de Westphal (1875), assimilé au phénomène du genou ou réflexe rotulier. Nous ne pouvons aborder ici l'histoire complète des réflexes tendineux que l'on trouvera exposée à l'article TRÉPIDATION RÉFLEXE; nous indiquerons seulement en quoi consiste le phénomène et dans quelles circonstances on le rencontre.

Il s'agit ici d'un tremblement non spontané, mais provoqué par la main du médecin qui examine le malade. Si en effet, saisissant à pleine main la plante du pied du malade couché sur un lit, la jambe étendue, on relève brusquement la plante du pied en cherchant à fléchir le pied sur la jambe, et qu'on maintienne la main dans cette position par un effort soutenu, on voit qu'aussitôt il se produit dans le pied un tremblement impossible à réprimer, constitué par des mouvements rapides et brusques de flexion et d'extension du pied sur la jambe; le tremblement persiste souvent aussi longtemps qu'on maintient la pointe du pied relevée; il va parfois en augmentant et dans certains cas s'étend à toute la jambe, au bras correspondant et parfois même se communique à l'autre côté du corps. On peut quelquefois arrêter brusquement ce tremblement par la flexion brusque et forcée du gros orteil (Brown-Séquard). Dans certains cas il suffit, pour le provoquer, de frapper légèrement sur le mollet, ou de pincer la peau de la jambe ou les muscles du mollet. Des phénomènes analogues peuvent se montrer dans la main en la redressant sur l'avant-bras, ou, comme nous l'avons constaté souvent, en saisissant l'avant-bras un peu au-dessus du poignet et en secouant brusquement la main.

Notons immédiatement que pour que cette trépidation provoquée se produise facilement il faut que le membre intéressé soit le siége d'une demi-contracture, d'une raideur commençante; si la rigidité est absolue, le phénomène n'apparaît plus.

La trépidation provoquée s'observe dans la sclérose en plaques, dans le tabes spasmodique, dans la sclérose latérale amyotrophique, dans la sclérose transverse de la moelle, dans l'hémiplégie ancienne par ramollissement ou hémorrhagie cérébrale (*voy.* chacun de ces articles spéciaux).

Dans le cours d'une hémiplégie de cause cérébrale, quelle que soit la nature de la lésion, ou plus rarement un peu avant son apparition, on peut voir survenir un tremblement spécial, limité au côté hémiplégié, variable dans son aspect et qui a reçu le nom d'*hémitremblement post* ou *præ-paralytique*. Il peut par ses allures rappeler les mouvements de la chorée, de l'athétose, de la paralysie agitante, de l'ataxie, de la sclérose en plaques, d'où les noms d'hémichorée, hémiathétose, hémiparalysie agitante, hémiataxie, hémisclérose en plaques, sous lesquels ces différents tremblements symptomatiques ont été décrits. Ils sont complétement distincts du tremblement épileptoïde qui peut ou non les accompagner.

Weir Mitchell le premier, en 1878, décrivit l'hémichorée post-paralytique vaguement entrevue par Travers en 1815 et par Duchek en 1865; M. Charcot, dans ses leçons en 1875, et M. Raymond, dans sa thèse, ont fait une étude complète de l'hémichorée symptomatique. Vers la même époque, Hammond décrivait l'athétose et M. Charcot était conduit à la considérer comme une variété de mouvements post-hémiplégiques, thèse démontrée plus tard avec talent par Oulmont. Jusque-là on décrivait l'hémichorée et l'hémiathétose symptomatiques; déjà pourtant, dans quelques observations de Charcot et de Raymond, on trouvait signalée vaguement la ressemblance des mouvements anormaux avec ceux de la paralysie agitante et de la sclérose en plaques. A partir de 1880, on décrit les nouvelles formes de tremblements post-hémiplégiques: l'hémiataxie (Grasset, Demange), l'hémiparalysie agitante (Grasset, Leyden, Demange), et enfin l'hémisclérose en plaques (Demange, Bernheim). Citons à ce sujet la thèse importante de notre élève Ricoux, le mémoire de H. Bidon. Nous ne pouvons ici pour plus de détails que renvoyer le lecteur aux articles HÉMIPLÉGIE, HÉMICHORÉE, HÉMIATHÉTOSE, etc.

Sans insister sur la description de chacun de ces hémitremblements, nous dirons seulement que chacune de ces formes se caractérise par des mouvements anormaux rappelant les allures de ceux des maladies auxquelles on les a comparés.

Ces mouvements sont limités au côté hémiplégié; ils envahissent surtout le bras, plus rarement, et surtout moins fortement, la jambe; la figure est ordinairement épargnée, cependant certains muscles de la face et du cou peuvent être atteints.

Ils peuvent précéder d'un temps variable l'apparition de l'hémiplégie, mais le plus souvent ils ne surviennent que lorsque celle-ci est constituée; le tremblement s'établit parfois en même temps que l'hémiplégie, plus souvent plus ou moins longtemps après, en général au moment où commencent la contracture tardive et les douleurs qui annoncent son apparition. Deux conditions sont nécessaires pour que ces mouvements anormaux puissent se produire : 1° que l'hémiplégie ne soit pas complète et flasque; 2° que la contracture secondaire ne soit point devenue une rigidité absolue.

Leur durée est très-variable : tantôt ils disparaissent quand l'hémiplégie est complétement constituée; d'autres fois ils durent tant que la rigidité secondaire n'est point devenue complète; parfois ils persistent indéfiniment, si la contracture secondaire ne devient pas trop intense.

Ces hémitremblements sont tantôt spontanés, c'est-à-dire survenant au repos, en dehors de tout mouvement voulu : c'est l'hémichorée, l'hémiathétose, l'hémiparalysie agitante. Tantôt ils ne se montrent qu'au moment où le malade cherche à faire un mouvement intentionnel avec un membre paralysé ; ils revêtent alors les allures de l'ataxie, de la sclérose en plaques.

Ces tremblements peuvent se modifier avec le temps sur le même côté paralysé : c'est ainsi que nous avons vu l'hémichorée au repos s'accompagner pendant le mouvement d'hémisclérose en plaques ; l'hémiparalysie agitante coïncidera avec l'hémiataxie, l'hémiathétose avec l'hémichorée ; toutes les combinaisons peuvent se produire : de là ces formes mixtes que nous avons signalées et qui ont été bien étudiées par Ricoux.

Bien plus, nous avons montré la fréquence des hémiplégies bilatérales par lésions cérébrales symétriques et nous avons fait ressortir dans notre travail (Demange, *Rev. de méd.*, 1883) les différents aspects cliniques de ces malades frappés d'une double hémiplégie. Or l'hémitremblement sous une quelconque de ses formes peut survenir soit dans un des côtés paralysés, soit dans les deux : de là des modalités cliniques extrêmement variées et complexes qui ne laissent pas que d'embarrasser parfois le médecin. Ainsi, si chez un malade atteint d'ancienne hémiplégie droite, par exemple, avec hémichorée du même côté, il survient une hémiplégie récente à gauche, sans tremblement de ce côté, la première hémiplégie peut passer inaperçue et faire croire qu'il s'agissait d'une chorée généralisée ayant disparu dans le côté récemment paralysé ; de même pour la paralysie agitante. Si l'hémichorée, l'hémiathétose, etc., surviennent successivement et coïncident chez le même individu, à un moment donné l'aspect clinique pourra simuler celui de la chorée, de l'athétose, de la paralysie agitante, de l'ataxie ou de la sclérose en plaques. Ces faits complexes, dont nous avons rapporté des observations et sur lesquels nous avons attiré l'attention, ont fait l'objet d'un excellent travail de notre interne Marlier. Enfin ces mouvements anormaux peuvent encore apparaître dans les monéplégies de cause cérébrale : ainsi nous avons observé des mouvements choréiformes dans le bras gauche chez une femme atteinte d'affaiblissement de ce membre à la suite d'une tumeur cérébrale ; Ricoux a rapporté d'autres exemples analogues.

On comprend combien le diagnostic de ces cas peut être difficile, c'est surtout en s'appuyant sur les symptômes concomitants qu'on pourra l'établir ; l'hémianesthésie du côté paralysé est presque constante (Charcot, Raymond), au moins au début des accidents ; il ne faut pas oublier que l'hémianesthésie de cause organique dure toujours beaucoup moins longtemps que l'hémiplégie, de sorte qu'elle peut avoir disparu au moment où on examine le malade. Les réflexes tendineux, phénomènes du pied et du genou, ont aussi une grande valeur diagnostique, puisque chez les vieux hémiplégiques ils sont augmentés, tandis que dans la paralysie agitante, l'ataxie, ils sont diminués. Le diagnostic reposera sur les commémoratifs, l'hémiplégie antérieure, l'attaque apoplectique simple ou double.

Dans la *paralysie générale* (méningo-encéphalite diffuse), le tremblement joue un rôle important ; il apparaît surtout à la période d'excitation. Il intéresse la langue, la face, les membres supérieurs et inférieurs. Quand on fait tirer doucement la langue du malade, on reconnaît deux sortes de tremblement dans cet organe : l'un, tremblement en masse, par suite duquel la projection de la langue s'effectue par une série de mouvements désordonnés, mal réglés, qui dépassent le but ou n'aboutissent pas, qui la portent tantôt dans un sens, tantôt dans l'autre, d'une façon irrégulière; l'autre, qui est le tremblement fibrillaire, caractérisé par des vibrations, des ondulations partielles de la surface ou des bords, de la pointe, parfois à peine visibles et que l'on peut reconnaître à une sorte de miroitement sur la surface de la langue, d'autres fois plus intenses, toujours inégaux de durée et d'étendue. Des trémulations analogues se produisent dans l'orbiculaire des lèvres, dans les élévateurs de la lèvre supérieure, rarement dans les muscles des paupières et des yeux. Ces tremblements s'exagèrent quand le malade veut parler : de là les troubles de la parole si caractéristiques de la paralysie générale. Les mains sont le siége de tremblements analogues qui se manifestent par une trépidation, tantôt légère, tantôt plus intense, qui rend les mouvements incertains, irréguliers, saccadés; l'écriture devient tremblée et offre les modifications caractéristiques sur lesquelles nous ne pouvons insister ici.

Dans les membres inférieurs on constate tantôt une simple trémulation, tantôt des secousses irrégulières, d'où l'incertitude de la marche et de la station debout.

Lorsque le malade s'aperçoit de ces divers tremblements, il est de règle qu'il cherche à les atténuer, à les cacher, sans toutefois y parvenir. La paralysie générale, caractérisée anatomiquement par une périméningo-encéphalite diffuse, est loin, comme on sait, de représenter une entité morbide bien définie; à côté de la forme avec aliénation il existe d'autres états qui ont fait décrire des paralysies générales sans aliénation (Marcé); ici, ce sont les troubles moteurs qui prédominent, et le tremblement peut revêtir des allures différentes : c'est ainsi que nous avons observé un cas dans lequel, chez un paralytique général, à forme dépressive, sans aliénation, il existait un tremblement des muscles supérieurs qui simulait tout à fait celui de la sclérose en plaques. Zacher a depuis décrit une forme mixte, constituant la transition de la paralysie progressive à la sclérose multiloculaire en foyers.

Les *tremblements toxiques* forment un groupe bien distinct en raison des causes qui les déterminent, mais leur aspect symptomatique permet rarement de les distinguer à lui seul; il faut surtout avoir égard aux autres symptômes concomitants. Néanmoins le tremblement alcoolique et le tremblement mercuriel offrent quelques caractères distinctifs qu'il importe de mettre en relief.

Le *tremblement alcoolique* survient dans les cas d'intoxication subaiguë, aiguë et chronique.

Dans l'alcoolisme subaigu, apyrétique, il a des signes assez nets. Il consiste dans une trépidation à courtes saccades, occupant presque exclusivement les membres supérieurs; presque nul quand ceux-ci sont au repos ou pendent le long du corps, il apparaît dès qu'on fait allonger les bras et étendre les doigts; parfois à peine visible, on peut le constater plus facilement en se faisant serrer la main par le malade; on perçoit alors une série de vibrations dans les muscles qui se contractent.

Dans les cas plus aigus, dans le *delirium tremens*, les vibrations sont plus étendues, même régulières; il s'y ajoute des secousses convulsives plus ou moins désordonnées; c'est dans ce cas qu'on voit le malade chercher à saisir des objets imaginaires. La force musculaire est conservée.

Dans l'alcoolisme chronique, le tremblement se rapproche beaucoup de celui de la paralysie générale.

Chez les *absinthiques*, le tremblement est également très-fréquent et ressemble beaucoup au tremblement alcoolique, auquel il est nécessairement associé chez les buveurs d'absinthe. D'après L. Gautier, le caractère rhythmique et l'amplitude des oscillations seraient ici plus accentués.

Le *tremblement mercuriel* offre les caractères suivants : son début est lent ; ordinairement il commence par les membres supérieurs, qui sont d'abord le siége d'un frémissement léger, puis plus tard les secousses deviennent rapides et étendues; pendant le repos les mouvements anormaux sont à peine sensibles, mais dès que les membres ne sont plus appuyés, et surtout dès que le malade veut exécuter un mouvement voulu, le tremblement apparaît, d'autant plus violent que l'effort est plus prolongé et plus étendu : c'est ainsi que le malade ne peut porter à sa bouche ni verre, ni aliment. Les émotions morales augmentent singulièrement le tremblement qui disparaît dans le sommeil, le calme d'esprit. Les membres inférieurs peuvent aussi être atteints, mais à un moindre degré; la marche peut être gênée et même impossible. La tête, les lèvres, la langue, sont parfois aussi le siége de tremblement, ce qui produit un embarras de la parole et une sorte de bégaiement.

Dans les cas graves, tels que ceux observés dans les mines de mercure, le tremblement se complique de douleurs, d'accidents convulsifs rappelant ceux de la chorée, prédominant dans les fléchisseurs (Broussel, Tardieu).

On voit en somme que dans les cas ordinaires, tels que ceux que nous sommes à même d'observer en France, le tremblement mercuriel se rapproche singulièrement par ses allures de celui de la slérose en plaques.

Le *tremblement saturnin*, dont l'existence même est contestée, offre les plus grandes ressemblances avec le tremblement alcoolique, et la plupart des auteurs pensent qu'il s'agit simplement d'un tremblement alcoolique chez un saturnin. Quoi qu'il en soit, il n'a pas de caractère différentiel bien tranché, à part celui indiqué par Lafont; pour lui, les oscillations augmenteraient manifestement par la fatigue et apparaîtraient principalement et avec plus d'intensité à la fin de la journée.

Le *tremblement arsenical* est plus hypothétique encore; signalé par Bartella, il n'a pas été retrouvé ni chez les arsenicophages, ni chez les ouvriers qui manient l'arsenic.

Dans l'empoisonnement par le *sulfure de carbone*, Gallard a noté un tremblement limité surtout aux mains et souvent accompagné de palpitations fibrillaires; il n'a pas été observé par Delpech.

Le *tabac* peut également produire du tremblement; Tardieu l'a signalé à la suite d'empoisonnement aigu; chez les grands fumeurs on observe parfois un tremblement des mains, survenant surtout quand ils fument à jeun (Guéneau de Mussy), pouvant devenir permanent, mais cessant ordinairement dès que les malades renoncent à leurs habitudes. Vulpian a provoqué des tremblements généralisés chez les grenouilles par des injections de nicotine.

Un tremblement occupant d'abord les muscles supérieurs, puis les inférieurs, fait partie du cortége des accidents du *morphinisme*.

L'abus du thé, du café (Leven), peut également produire un tremblement plus ou moins généralisé. Les intoxications par le haschisch (Villard), le camphre (Latteux), le curare (Voisin et Liouville), les champignons, peuvent amener des tremblements; enfin on en observe dans la pellagre et l'ergotisme convulsif.

On désigne sous le nom de *tremblement nerveux, émotif*, celui qui survient sous l'influence d'une vive impression morale, telle que la peur, la colère, la terreur, la joie, l'émotion. Les gens nerveux, impressionnables, sont plus prédisposés. On peut en rapprocher le tremblement qui s'observe chez les gens surmenés, fatigués, ou pendant la convalescence d'une maladie longue, d'une fièvre. Celui-ci peut être émotif, mais il est dû surtout à l'affaiblissement général. « Ce tremblement nerveux est quelquefois très-limité, par exemple, aux paupières, aux lèvres, et affecte de préférence la tête et les membres supérieurs. Il se produit plutôt dans l'état de contraction moyenne des muscles qui correspond à l'attitude fixe des parties que dans les contractions actives; par suite, plutôt dans le repos apparent que dans les mouvements étendus. Il s'arrête quelquefois sous l'influence de la volonté, mais il n'est pas rare que les efforts faits pour le maîtriser tendent au contraire à l'exagérer » (Fernet).

Enfin le tremblement fait partie du frisson fébrile, de l'état fébrile. Ses allures varient depuis le simple frisson erratique jusqu'au grand frisson accompagné de trépidation générale de tous les membres, claquement de dents, etc.; dans les fièvres ataxiques viennent s'y ajouter des mouvements convulsifs, spasmes, soubresauts des tendons, morphologie. Nous ne pouvons insister sur ce point et renvoyons le lecteur à l'article FIÈVRE.

La physiologie pathologique du tremblement est encore bien obscure malgré les nombreux travaux qu'elle a suscitées. On peut se demander s'il faut rechercher la cause du tremblement dans les muscles ou dans le système nerveux.

Spring s'est fait le défenseur de la première hypothèse; c'est à l'altération de la fibre musculaire qu'il attribue les trémulations observées dans la myosite et dans l'atrophie musculaire progressive; il les a désignées sous le nom d'oscillations myopathiques. Le même auteur admet également que certains tremblements sont dus aux modifications de la circulation des muscles, à la suite de lésions soit du sang, soit des vaisseaux (oscillations dyshémiques et ischémiques), mais dans ces cas il ne s'agit pas de tremblement véritable.

C'est bien plutôt dans les modifications du système nerveux central qu'il faut chercher la cause des tremblements. Romberg les assimile à une série de convulsions inégales. Friedberg et Cohn y voient l'effet d'une rupture continuelle d'équilibre entre les muscles antagonistes. La question la plus controversée est celle qui consiste à déterminer si le tremblement est d'origine paralytique ou d'origine convulsive; les tremblements qui se produisent en dehors de tout mouvement volontaire, ou qui s'exagèrent lors d'un mouvement intentionnel, semblent être d'ordre convulsif, ceux qui se produisent seulement dans les mouvements volontaires et qui coïncident avec un affaiblissement de la force musculaire semblent être d'ordre paralytique; de même ceux qui disparaissent par un courant électrique ou par un effort volontaire puissant. Mais cette distinction est bien difficile et souvent le tremblement paraît à la fois paralytique et convulsif, ce qui faisait dire à Romberg qu'il forme en quelque sorte « le pont entre la région des convulsions et celle des paralysies. »

On s'est demandé ensuite si le tremblement était dû à une altération de la tonicité ou à une altération de la contractilité.

Pour Blasius c'est la tonicité qui est en cause; pour lui, l'influx nerveux de stabilité ne se propage plus aux muscles d'une façon régulière et continue, mais seulement par intermittence : le tremblement résulte donc du passage successif du muscle de l'état de ton à celui de relâchement complet.

Fernet, s'appuyant sur les recherches de Charcot, de Brouardel, de Marey, pense au contraire que c'est la contractilité qui est en jeu; la contraction d'un muscle à l'état normal résulte de la fusion d'une série de secousses; si les excitations se ralentissent, les secousses ne se fusionnent plus, de là tremblement : il résulterait donc d'un affaiblissement de la contractilité.

Debove et Boudet de Pâris font jouer le principal rôle à la contracture musculaire; nous reviendrons plus loin sur leurs explications.

Voici, suivant nous, comment on peut considérer la théorie générale du tremblement :

La stabilité d'un membre dépend de l'équilibre parfait des différentes forces antagonistes susceptibles de se développer dans les muscles de ce membre, autrement dit d'une synergie complète de la tonicité, si le membre n'est soumis à aucun mouvement volontaire, de la tonicité et de la contractilité, dans le cas contraire, lorsque, par exemple, il s'agit de maintenir ce membre dans une situation déterminée ou d'exécuter un mouvement. C'est ce que Barthez avait exprimé par le mot : force de situation fixe.

Voyons ce qui se passe dans un membre agité de tremblement : les déplacements oscillatoires du membre ou de ses segments qui constituent le tremblement sont dus incontestablement à des contractions musculaires brèves, isolées, déterminant soit la flexion, soit l'extension; ce sont des secousses isolées, non fusionnées, se succédant à des intervalles plus ou moins éloignés, toujours inférieurs en nombre au chiffre de 27 par seconde, car, dans ce cas, il il y aurait contraction persistante, ainsi que l'a montré Marey. Dans les divers tremblements la méthode graphique a mis ce fait en évidence, et montré que le chiffre des secousses était en moyenne de 4 par seconde pour le tremblement sénile, 5 pour la paralysie agitante, etc. Il s'agit donc bien là d'un phénomène actif, d'une contraction musculaire qui ne dure pas, et M. Vulpian avait déjà indiqué que dans la paralysie agitante ces oscillations étaient dues à une contraction et non à un relâchement musculaire. Il suffit de se rappeler avec quelle difficulté on peut arrêter la main agitée de tremblement chez un paralytique agitant, ou dans la sclérose en plaques, ou dans la trépidation épileptoïde.

Ce fait acquis, reste à savoir quel est le point de départ de cette série de secousses, en d'autres termes, d'où vient l'étincelle qui provoque la contraction passagère et intermittente.

Ici l'histoire de la trépidation épileptoïde et des tremblements posthémiplégiques nous paraît jeter un grand jour sur la question. Que se passe-t-il dans la production du phénomène du pied chez un ancien hémiplégique, par exemple? L'expérimentateur relève brusquement et d'une façon continue la plante du pied; il supplée momentanément par ce mouvement à la tonicité diminuée des muscles fléchisseurs du pied sur la jambe; ce même résultat peut être atteint, d'une façon plus prolongée et plus démonstrative, par l'application d'un étrier formé par une bande de caoutchouc qui maintient le pied dans la flexion (Debove et Boudet de Pâris). La tonicité des fléchisseurs, momentanément et artificiellement accrue, provoque immédiatement une réaction en sens inverse dans les extenseurs, qui se contractent par une seule secousse et ne peuvent rester contractés; la volonté ne pouvant plus agir, ils sont incapables de fournir une contraction persistante : donc leur contraction cesse aussitôt que produite, mais, la tonicité de leurs antagonistes étant toujours exagérée, il en résulte une nouvelle secousse, un nouveau relâchement et ainsi de suite. On sait qu'avec la bande de caoutchouc ce phénomène peut durer pendant un temps fort long. Rappelons encore que cette trépidation épileptoïde peut être produite par d'autres moyens, par un simple pincement de la peau sur le mollet ou la jambe, par la percussion du tendon rotulien, par l'extension de la jambe faite par le malade lui-même. Dans la sclérose en plaques, dans le tremblement intentionnel, l'effort volontaire fait par le malade qui veut contracter un certain groupe de muscles entraîne une réaction en sens inverse dans le groupe opposé; l'effort volontaire agit ici comme la bande de caoutchouc de tout à l'heure, et de là les oscillations qui durent autant que le mouvement volontaire, augmentent d'intensité avec lui et cessent avec lui.

Dans la sclérose en plaques, dans la paralysie agitante, dans les anciennes hémiplégies, n'observe-t-on pas une rigidité plus ou moins prononcée des membres atteints de tremblements? Elle indique à coup sûr une exagération de la tonicité musculaire; nous avons vu que cette rigidité commençante, mais peu compléte, était une des conditions de production des tremblements post-hémiplégiques.

Ainsi donc c'est l'exagération de la tonicité musculaire qui est le point de départ du tremblement dans les muscles antagonistes de ceux chez lesquels cette tonicité est exagérée. Le tremblement résulte de secousses non fusionnées et n'arrivant pas à la contraction persistante (Marey et Brouardel. *In* Fernet).

Nous voyons encore une preuve de cette manière de voir dans ce fait que tout tremblement cesse même chez des malades atteints de paralysie agitante ou de tremblement sénile ou d'hémichorée, pendant le sommeil profond ou sous l'influence du chloroforme, alors que la réflectivité médullaire a disparu, que la tonicité est réduite à son minimum; le mouvement anormal réapparaît dès que l'état de veille est constitué.

Dans le tremblement, dans le mouvement provoqué artificiellement ou voulu intentionnellement, dont la trépidation épileptoïde d'une part et la sclérose en plaques d'autre part nous montrent les types, la tonicité musculaire est donc accrue, mais non équilibrée dans chaque groupe de muscles; le relèvement du pied ou l'effort volontaire rompent cet équilibre qui, quand il est parfait, n'aboutit qu'à la raideur et à la contracture. Dans le tremblement spontané ou au repos (tremblement sénile, paralysie agitante), on observe également cette rigidité, et il faut admettre que l'exagération de tonicité se fait d'une façon intermittente pour une raison qui nous échappe.

Quelle est la cause de cette augmentation de tonicité? Il est probable qu'elle est la même dans tous les cas; elle résulte d'une augmentation du pouvoir réflexe de la moelle et du bulbe, de l'exagération d'action des centres toniques médullaires. Il s'agit donc là d'un acte réflexe dont il nous faut étudier l'arc diastaltique.

La portion centrifuge est la mieux connue, et l'anatomie pathologique nous en rend compte. Voyons ce qui se passe dans les tremblements post-hémiplégiques.

Et d'abord remarquons que ces tremblements peuvent revêtir toutes les formes connues de tremblement : au repos ou dans le mouvement, à forme de chorée, de paralysie agitante, de sclérose en plaques, etc. L'allure clinique d'un tremblement ne suffit donc point à elle seule pour en faire reconnaître la cause et la nature.

Eh bien, ici l'anatomie pathologique nous montre qu'il n'existe point une lésion spéciale, ni comme nature, ni comme localisation, pour chaque forme de tremblement. M. Charcot, puis Raymond, décrivant d'abord l'hémichorée post-hémiplégique seule connue, avaient établi que la lésion qui lui donnait naissance consistait dans la destruction, par un foyer d'hémorrhagie ou de ramollissement, des fibres les plus reculées du tiers postérieur du segment postérieur de la capsule interne, et ils avaient pensé qu'en ce point existait, mélangé au faisceau sensitif, un faisceau excito-moteur dont l'irritation déterminait le phénomène du tremblement. Mais la question est plus générale ; de nouvelles formes de tremblement post-hémiplégiques sont actuellement connues, et il est acquis que la lésion ne reste pas localisée au point seul d'abord indiqué ; de nos recherches, de celles de Ricoux, il résulte que le point de la lésion peut s'étendre beaucoup plus loin, à condition de rester sur le trajet du faisceau pyramidal ; « la condition anatomique suffisante, disions-nous, pour la production du tremblement post-hémiplégique, nous paraît être l'*irritation*, en un point quelconque de leur trajet, des fibres motrices, soit dans la capsule blanche, soit dans les noyaux gris auxquels elles aboutissent, lenticulaires ou optiques, soit dans leur expansion terminale vers les circonvolutions motrices. La forme du tremblement est liée non au siége de la lésion cérébro-spinale, mais à l'état de tonicité des membres du côté paralysé. Les lésions irritatives d'un point quelconque du trajet des fibres pyramidales produisent les spasmes spontanés à forme de chorée, d'athétose, de paralysie agitante ; les spasmes provoqués à forme d'ataxie, de sclérose en plaques, ne se produisant que pendant l'exécution d'un mouvement volontaire, résultent de la combinaison de la rigidité musculaire et du mouvement voulu par le malade » (Demange, *loc. cit.*, p. 400). De cette remarque il résulte que point n'est besoin que la sclérose descendante des cordons latéraux soit constituée pour que les divers tremblements puissent se produire ; l'irritation par la lésion d'un point quelconque de ces fibres se propageant dans leur trajet suffit pour exagérer la tonicité musculaire, établir la rigidité commençante et partant permettre au tremblement de se produire. Ajoutons qu'il faut bien qu'il en soit ainsi dans les tremblements præhémiplégiques, alors que, évidemment, la sclérose descendante n'existe pas encore.

Dans la sclérose en plaques disséminées, il n'y a pas dégénérescence descendante, et c'est nécessairement l'irritation des cordons pyramidaux par la plaque ou les plaques disséminées sur leur trajet, depuis la périphérie corticale jusqu'à leur terminaison, qui détermine leur excitation et par conséquent l'exagération de la tonicité et la rigidité.

Dans la paralysie agitante, dans le tremblement sénile, il n'y a pas davantage de dégénérescence fasciculée, et néanmoins la raideur existe ; ici, il n'y a pas de lésion qui irrite un point quelconque de ces faisceaux ; l'irritation est purement réflexe ; quel est son point de départ ?

Il est incontestable que certains tremblements sont survenus à la suite d'une perturbation psychique profonde, d'émotion violente, de terreur ; le tremblement nerveux émotif en est la preuve ; souvent la paralysie agitante succède à une impression morale violente. D'autre part, certains faits (Dowse, Charcot, Demange) ont montré que le tremblement de la maladie de Parkinson débutait souvent par un segment de membre qui avait subi un traumatisme et surtout une blessure nerveuse : il n'est donc point illogique d'admettre que dans ces cas il y a eu irritation de cause périphérique, se transmettant à l'axe médullaire et amenant une excitation anormale des centres toniques ; et M. Vulpian « est porté à penser que le tremblement de la paralysie agitante est le résultat d'une excitation et non d'une paralysie de certains centres toniques ».

Dès 1880, nous pensions d'après nos observations que dans la paralysie agitante « les lésions anatomiques sont caractérisées par une inflammation lente, portant surtout sur la substance péri-épendymaire, sur les racines postérieures et plus particulièrement sur la colonne vésiculeuse de Clarke, aboutissant des racines sensitives : c'est donc sur le système sensitif de la moelle et sur son analogue au bulbe que se concentrerait le processus inflammatoire et, si l'on n'observe pas de troubles plus marqués de la sensibilité, c'est que la lésion semble, d'après les faits connus, rester en quelque sorte à la phase d'irritation sans arriver jusqu'à celle de la sclérose définitive. Il y aurait donc une excitation permanente de ces racines sensitives déterminant par ordre réflexe soit des mouvements automatiques dans les muscles animés par les branches motrices correspondantes, « soit surtout une excitation des centres toniques médullaires. Mais bien évidemment ici les lésions ne sont que secondaires et le trouble fonctionnel a précédé de longtemps la lésion ; un organe qui fonctionne trop s'use, se fatigue, se surmène ; « il est possible, dit Vulpian (Cours de la Faculté, 1877), que l'excès d'activité fonctionnelle des éléments médullaires fasse naître une irritation, soit par la répétition exagérée d'excitations physiologiques, soit par l'accumulation des produits de désassimilation formés en plus grande abondance pendant un travail excessif. Il y aurait dans ce cas quelque chose de semblable à ce qui se passe dans les muscles (Helmholtz), dans les nerfs eux-mêmes » (Otto Funke).

Le tremblement de la paralysie générale, le tremblement alcoolique, s'expliquent encore de la même façon ; il est évident que les lésions irritatives de l'encéphale et de la moelle retentissent par voie réflexe sur les centres toniques de la moelle, en supposant que ces centres ne soient pas modifiés directement. Les poisons agissent encore d'une façon analogue.

M. Vulpian a montré que des injections de nicotine sous la peau des grenouilles déterminent des accès de tremblement, qui se produisent encore après l'ablation du cerveau seul, qui ne se produisent plus, si l'on a enlevé le cerveau et le bulbe. Il semble donc que l'intégrité du bulbe soit nécessaire chez ces animaux pour que les tremblements puissent avoir lieu.

Les poisons, alcool, plomb, mercure, modifient probablement les cellules nerveuses de la moelle et du cerveau et y déterminent un état d'irritation qui retentit sur le pouvoir réflexe de la moelle.

Dans le frisson fébrile c'est vraisemblablement l'hyperthermie centrale, jointe aux troubles vaso-moteurs de la moelle et du bulbe, qui modifie la réflectivité de la moelle ; nous ne pouvons nous étendre davantage sur ce point, et nous devons renvoyer le lecteur à l'article Fièvre.

En somme, il nous semble que le plus souvent le tremblement est un phénomène d'ordre convulsif bien plutôt que paralytique ; qu'il est sous la dépendance d'une excitation des centres toniques de la moelle qui placent les muscles dans une sorte d'hyperexcitabilité neuro-musculaire intermittente.

Le traitement des tremblements se confond avec celui de la maladie qui les détermine : aussi nous n'avons point à nous étendre sur les indications particulières ; nous nous bornerons à dire que, d'après la façon dont nous comprenons la pathogénie des tremblements, c'est surtout aux modificateurs sédatifs du système nerveux qu'il faut s'adresser : tels sont les bromures, le chloral, l'opium, la belladone, la valériane, l'hyosciamine, les bains, l'hydrothérapie sous certaines formes. Il faut proscrire les médicaments excitants, la noix vomique, la strychnine ; les courants constants semblent avoir donné quelques bons résultats (Remak, Benedikt). E. Demange.

Bibliographie. — Aparicio. *Étude sur le tremblement syphilitique.* Thèse de Paris, 1872. — Axenfeld. *Traité des nécroses*, 2e édit., revue par Huchard. 1883, p. 652. — Ballet. *De quelques troubles dépendant du système nerveux central dans le goître exophthalmique.* In *Revue de méd*, 1883, p. 254. — Du même. *Contribution à l'étude des réflexes tendineux. Note sur l'état de la réflectivité spinale dans la fièvre thyphoïde.* In *Progrès méd.*, 1881, p. 783 et 803. — Barella. *De l'emploi thérapeutique de l'arsenic.* Bruxelles, 1866. — Bidon. *Essai sur l'hémichorée symptomatique des maladies de l'encéphale.* In *Revue de méd.*, 1886. — Bouveret. *Tremblement observé dans le cours d'une fièvre typhoïde et rappelant celui de la sclérose en plaques.* In *Lyon méd.*, 1882, n° 15, anal. in *Arch. de neurol.*, 1883, p. 246. — Breillot. *Du tremblement.* Thèse de Paris, 1885. — Clément. *Des tremblements consécutifs aux maladies aiguës.* In *Lyon médic.*, 30 sept. 1877. — Colles (Ab.). *Du tremblement envisagé comme symptôme dans les maladies.* In *the Dublin Journal of Med. Sc.*, 1879, p. 97. — Constantin (Paul). *Traitement du tremblement par les bains galvaniques.* In *Bulletin gén. de thérapeutique*, 1880, p. 193. — Debove et Boudet de Pâris. *Recherches sur la pathogénie des tremblements.* In *Arch. de neurologie*, oct. 1880. — Dejerine. *Sur l'existence d'un tremblement réflexe dans le membre non paralysé chez certains hémiplégiques.* In *Comptes rendus de l'Acad. des sciences*, 20 mai 1878. — Demange. *Le tremblement sénile et ses rapports avec la paralysie agitante.* In *Revue de méd.*, 1882. — Du même. *Tremblements præ et post-hémiplégiques.* In *Revue de méd.*, 1883. — Du même. *Sur une forme spéciale de tremblement dans la paralysie générale simulant le tremblement de la sclérose en plaques.* In *Revue de méd. de l'Est*, 1881. — Du même. *Étude clinique et anatomie pathologique sur la vieillesse.* Paris, 1886, chez Alcan. — Eulenbourg. *Zur Therapie des Tremor.* In *Berliner klin. Wochenschrift*, 11 nov. 1872. — Féris. *Guérison du tremblement par la vératrine.* In *Compt. rend. de la Soc. de biol.*, 1883, n° 26. — Fernet. *Des tremblements.* Thèse d'agrég. de Paris, 1872. — De Fleury. *Note sur les rapports de la trépidation épileptoïde avec l'exagération des réflexes rotuliens.* In *Rev. de méd.*, 1884, p. 656. — Freusberg (A.). *Du Tremblement.* In *Arch. für Psych.*, VI, p. 57, 1875. — Gautier (L.). *Étude sur l'absinthisme chronique.* Thèse de Paris, 1882. — Gougelet. *Du tremblement.* Thèse de Paris, 1883. — Gowers. *Du diagnostic des maladies de la moelle épinière*, trad. française, 1882, p. 30. — Lanc-Hamilton (M.). *Un cas de tremblement unilatéral particulier à la suite d'une blessure de la tête.* In *Boston Med. and Surg. Journ.*, 27 sept. 1877. — Jaubert. *Essai sur le tremblement.* Thèse de Paris, 1880. — Kelp. *Tremblement musculaire.* In *Irrenfreund*, XIX, 1 et 2. — Latteux d'Espagne. *Étude clinique et physiologique sur le tremblement.* Thèse de Paris, 1868. — Marlier. *Contribution à l'étude des hémiplégies bilatérales par lésions cérébrales symétriques.* Thèse de Nancy, 1885. — Neubert (de Leipzig). *Tremblement du bras droit consécutif à un traumatisme (sclérose partielle?).* In *Jahrb. f. Kinderheilk.*, VIII, Heft 3, et XVI, p. 378. — Ollive. *Du réflexe tendineux; revue critique.* In *Revue de méd.*, 1881, p. 338. — Oulmont. *Étude clinique sur l'athétose.* Thèse de Paris, 1878. — Du même. *De l'hyoscyamine et de son action dans les névroses spasmodiques convulsives, tremblement mercuriel sénile, tétanos*, etc. In *Bulletin gén. de thérap.*, 15 déc. 1872. — Pasternatzky. *Recherches expérimentales sur les tremblements dépendant de l'écorce du cerveau.* In *Jahrb. f. Psych.*, III, 3, anal. in *Arch. neurol.*, 1884, p. 126. — Pasternostky. *Recherches expérimentales sur l'origine du tremblement qui accompagne les mouvements volontaires ou tremblement intentionnel.* In *Arch. de physiol.*, 1881. — Picot. Art. Tremblement. In *Nouv. Diction. de méd. et de chir. prat.*, 1884. — Pitres et de Fleury. *Note sur les caractères graphiques de la trépidation épileptoïde du pied et de la rotule.* In *Revue de médecine*, 1886, p. 486. — Plateau. *Essai sur le tremblement.* Thèse de Paris, 1867. — Raymond. *Étude sur l'hémianesthésie, l'hémichorée et les tremblements symptomatiques.* — Ricoux. *Des hémitremblements præ- et post-paralytiques.* Thèse doct. de Nancy, 1882. — Schoull. *Du tremblement mercuriel.* Thèse de Paris, 1881. — Stephan. *Les tremblements præ et post-hémiplégiques et leurs rapports avec les affections cérébrales.* In *Revue de médecine*, 1887, p. 204. — Talma. *Étude sur le tremblement.* In *Deutsches Arch. f. klin. Med.*, XXXVIII, Heft 1 et 2, p. 2, 1886. — Thibault. *Étude clinique sur le tremblement sénile.* Thèse de Paris, 1882. — Valenzuela. *Notes sur le tremblement.* Thèse de Paris, 1879. — Weis. *Tremblement non classé du membre inférieur droit chez un syphilitique.* In *France médicale*, 1877, n° 25, p. 194. — Zacher. *Contribution à la pathologie et à l'anatomie pathologique de la paralysie progressive.* In *Arch. f. Psych. u. Nervenkr.*, XIII, 1. E. D.

TREMBLEURS. *Voy.* Convulsionnaires.

TREMBLEY (Abraham). Naturaliste suisse, né à Genève, le 3 septembre 1700, mort dans cette ville, le 12 mai 1784. Il étudia dans sa ville natale et à La Haye et se livra surtout aux sciences naturelles. Ses admirables travaux sur l'hydre d'eau douce lui valurent d'être nommé membre de la Société royale de Londres et membre correspondant de l'Académie des sciences de Paris. En 1760, il devint directeur de la bibliothèque de Genève. Outre des ouvrages de philosophie religieuse et des articles sur l'histoire naturelle dans les *Philosophical Transactions* (1742-1757), Trembley a publié : *Mémoires pour servir à l'histoire d'un genre de polypes d'eau douce*, etc. Leyde, 1744, in-4°, et Paris, 2 vol. pet. in-8°, avec fig. L. HN.

TRÉMELLINÉES. Groupe de Champignons-Basidiomycètes, caractérisé par les réceptacles fructifères irréguliers, mous, gélatineux, sessiles, revêtus en entier, ou sur la plus grande partie libre de leur surface, par l'hyménium qui est formé de basides très-rapprochées, de conformation différente suivant les genres, mais le plus ordinairement à quatre cellules renfermant des spores sphériques, simples. Ces réceptacles, petits ou de taille moyenne, se développent sur le bois mort, plus rarement sur le sol. Ils se contractent en séchant et deviennent durs et membraneux. Leurs formes sont des plus variées ; ils sont sphériques ou en forme de disque, de calice, de coussinet, d'écuelle, de membrane étalée, frisée ou plissée, de massue simple ou ramifiée, etc. Au moment de la germination, les spores produisent directement un mycélium filamenteux ou bien un promycélium, sur lequel se développent, par segmentation, des sporidies sphériques ou ovoïdes ou en forme de bâtonnets courbés en arc.

Dans le genre *Tremella* Dill., le réceptacle fructifère est en masses ondulées-plissées, cérébriformes, pouvant atteindre jusqu'à 12 centimètres de largeur, comme cela a lieu dans le *Tr. frondosa* Fr. et dans le *Tr. mesenterica* Retz., commun en hiver sur les branches mortes. Dans le *Tr. helvelloides* Fr., qui est devenu le type du genre *Guepinia* Fr., il est pédicellé, creusé en forme de spatule ou d'entonnoir. Enfin il est concave, contourné et replié en pavillon d'oreille dans le genre *Auricularia* Pers., surtout dans l'*A. sambucina* Mart. (*Exidia auricula Judæ* Fr., *Hirneola auricula Judæ* Berk.) ou *Oreille de Judas*, espèce d'un brun rougeâtre, commune en automne sur les vieux troncs de sureau, et qu'on a préconisée jadis, macérée dans du vinaigre, contre les affections du pharynx. ÉD. LEF.

TRÉMINIS (EAU MINÉRALE DE). *Athermale, amétallite, sulfureuse faible.* Dans le département de l'Isère, dans l'arrondissement et à 62 kilomètres de Grenoble, dans la commune et à 1 kilomètre de l'église de Tréminis, dans un ravin désert, émerge d'un terrain schisteux une source très-peu suivie dont M. Gueymard a fait l'analyse ; 1000 grammes lui ont donné les principes suivants :

Carbonate de chaux	0,120
— magnésie	0,060
Sulfate de chaux	0,061
— magnésie	0,090
— soude	0,072
Chlorure de sodium	0,021
Perte	0,006
TOTAL DES MATIÈRES FIXES	0,430
Gaz acide sulfhydrique libre et combiné	indét.

L'eau de Tréminis ne s'emploie qu'en boisson et en lotions, car il n'existe aucun établissement près de cette source sans grand avenir. Les personnes du voisinage viennent en ingérer l'eau ou y laver les portions de leur corps affectées de maladies cutanées, dont les symptômes sont mal déterminés. A. Rotureau.

TRÉMISEAU (Eaux minérales de). *Athermales, bicarbonatées calciques moyennes, ferrugineuses faibles, carboniques moyennes.* Dans le département du Cantal, dans l'arrondissement de Murat, dans le canton et à 7 kilomètres de Coudat, à 6 kilomètres de Marcenat, près du hameau de Trémiseau, émergent des sources dont une, la *source Vieille*, mérite d'attirer un instant l'attention. Les *sources Nouvelles*, qui sont au nombre de 50, dans un rayon de 60 à 70 mètres les unes des autres, ne sont pas captées et se mêlent aux eaux de pluie; elles ne servent d'ailleurs à aucun usage médical. Une seule des sources Nouvelles a un débit assez abondant pour être employée; toutes les autres ne sont que des suintements sans importance. La source Vieille a sa fontaine abritée dans une sorte de niche formée par la maçonnerie qui sépare la prairie où elle est située. Son petit bassin est circulaire et conique, sa profondeur est de 9 centimètres. Il est incrusté, ainsi que les conduits naturels qui y aboutissent, par un sédiment ocracé très-abondant et qui, au bout d'un certain temps, finit par le combler et engorger ses canaux, au point qu'ils ne laissent plus passer l'eau qui inonde les terrains environnants. La superficie est recouverte d'une pellicule brillante et mince qu'il faut écarter avant de puiser cette eau. Les herbes qui poussent sur ses bords cachent des animaux aquatiques qui rendent l'aspect de cette source peu attrayant. Elle est cependant claire, limpide et transparente. Son eau a une odeur et un goût sensiblement ferrugineux. Les grosses bulles gazeuses qui forment son bouillonnement sont constituées par de l'acide carbonique; recueillies sous une éprouvette, elles éteignent les corps en combustion. La réaction de l'eau est franchement acide et sa température est de 12°,5 centigrade. On n'en connaît pas la densité ni l'analyse détaillée. On sait seulement, d'après le docteur Mourguye, qui l'a souvent administrée dans sa clientèle particulière, que 1000 grammes de son eau ont 225 milligrammes de principes fixes, composés surtout de carbonates de chaux, de magnésie et de fer. Les habitants du voisinage consomment seuls de l'eau de la source Vieille de Trémiseau, employée en boisson, à la dose de 4 à 6 verres ingérés le matin à jeun, ou à leurs repas, après qu'elle a été mêlée au vin devenu mousseux. C'est contre la chlorose, toutes les anémies et surtout celles qui sont consécutives à l'existence de fièvres paludéennes communes dans le pays, et contre les accidents du tube digestif, produits par une difficulté notable d'assimilation, que s'utilise l'eau de la source Vieille de Trémiseau.

La *durée de la cure* est de vingt-cinq à trente jours, et cette fontaine est surtout fréquentée pendant les mois de juillet et d'août.

On n'*exporte* pas l'eau de Trémiseau. Quelques voisins seulement l'emportent pour l'usage habituel de leur famille. A. Rotureau.

TREMOCTOPUS. Établi en 1830 par Delle Chiaje, puis décrit à nouveau cinq ans plus tard par d'Orbigny sous le nom de *Philonexis*, ce genre de Mollusques-Céphalopodes appartient à l'ordre des Dibranchiaux et au groupe des Octopodes. Ses représentants ont le corps court, dépourvu de nageoires; les huit bras sessiles qui entourent la bouche sont de grandeur inégale et armés de ventouses pédonculées. Chez les femelles, les quatre bras supérieurs, plus développés que les autres, sont réunis par une membrane cutanée souvent très-étendue. Chez les mâles, les bras sont libres et le troisième du côté droit se transforme en un hectocotyle garni de villosités latérales.

Des six ou sept espèces connues de ce genre, la plus répandue est le *Tr. violaceus* Dell. Ch., qui vit dans la Méditerranée, mais qu'on ne rencontre guère que dans la haute mer. Ed. Lef.

TRENDELENBURG (Carl-Ludwig-Friedrich). Médecin allemand, né à Strelitz en 1724, mort en 1792, pratiqua à Lubeck. Dans deux ouvrages publiés à Gottingue (1749, in-4°) et à Rostock (1752, in-4°), il défendit son maître Haller contre les attaques de Hamberger, relativement au rôle des muscles intercostaux dans la respiration. L. Hn.

TRENTSCHIN (Eaux minérales de). *Voy.* Teplicz-Trentschin.

TRÉPAN. Le trépan est un instrument destiné à perforer les os. Son application porte le nom de trépanation; elle peut se faire sur presque toutes les pièces du squelette : c'est ainsi qu'elle s'est pratiquée sur le sternum, le rachis, l'os iliaque, le sinus maxillaire, l'os maxillaire inférieur, les os des membres, mais elle est plus spécialement réservée à l'ouverture de la boîte crânienne. Renvoyant le lecteur à l'article Crane (1re série, t. XXII, p. 632) pour tout ce qui concerne les indications de cette opération, nous nous bornerons à décrire l'instrument, ses accessoires et ses dérivés, ainsi que son mode d'emploi.

La trépanation remonte aux temps préhistoriques. Les mémoires de Prunières, de de Baye, de Broca, nous ont appris que certains crânes de l'époque néolithique présentent des perforations circulaires souvent d'assez grande étendue. Mais, si l'on ignore si cette pratique avait un but thérapeutique ou d'initiation religieuse, on sait encore moins à l'aide de quels instruments elle était mise en usage. Néanmoins l'étude du manuel opératoire existant encore actuellement chez certaines peuplades de l'Océanie et de l'Algérie tend à rendre très-probable l'hypothèse de procédés fort analogues, mais avec un outillage où le silex tenait la place de l'acier. C'est ainsi que les Kabyles de l'Aurès circonscrivent une pièce osseuse arrondie par une série de trous faits avec une pointe métallique animée d'un mouvement de rotation rapide et sectionnent ensuite les ponts osseux intermédiaires avec une petite scie à lame courte.

Les Grecs pratiquaient la trépanation à l'aide d'une simple tarière. Celse décrit la couronne tranchante dont se servait Hippocrate. Divers perfectionnements furent successivement introduits par Guy de Chauliac, qui adopta la pyramide centrale, par A. Paré, qui imagina un curseur annulaire limitant la descente de la couronne, par Bichat, qui rendit la couronne mobile sur la pyramide.

Le trépan usité de nos jours est un vilbrequin dont la mèche se compose de deux parties, la pyramide et la couronne, qui fonctionnent ensemble ou indépendamment l'une de l'autre. Le manche de l'instrument, encore appelé arbre, porte à sa partie supérieure une palette mobile sur laquelle doit s'effectuer la pression, en son milieu une boule également mobile pour tourner dans la main de l'opérateur, et à sa partie inférieure une mortaise qui retient la pyramide par un ressort ou une vis de pression.

La pyramide est une tige d'acier prismatique faisant fonction d'axe et terminée par une extrémité en forme de foret. Une de ses faces est creusée d'une rainure percée de trous échelonnés servant de points d'arrêt à la couronne. Celle-ci est un cylindre d'acier terminé en bas par des dents de scie et en haut par une pièce de cuivre creuse, dans laquelle glisse la pyramide centrale; une vis latérale permet de la fixer à l'un des trous pratiqués sur l'une des faces de cette pyramide. De plus la couronne est engaînée par un curseur annulaire en maillechort qui descend sur elle pour limiter la pénétration de la scie; l'extrémité inférieure de ce manchon est en forme de bague mousse destinée à glisser sur le péricrâne; l'autre extrémité est surmontée d'une tige fenêtrée que l'on fixe à la couronne par une vis opposée à celle qui maintient la couronne elle-même. Cette modification importante faite aux anciens trépans dispense de l'usage des couronnes coniques employées autrefois. On pensait alors que, l'orifice interne de la perforation faite aux os étant plus étroit que l'externe, cette disposition devait empêcher la couronne de s'effondrer brusquement sur la dure-mère; mais on éprouvait une difficulté énorme à pénétrer dans le tissu osseux, difficulté que l'on imagina d'éluder en traçant à l'extérieur de la couronne des entailles et des biseaux inclinés dans le même sens que les dents. Depuis Sharp on n'emploie plus que la couronne cylindrique, dont les dents de scie sont déjetées alternativement à droite et à gauche pour creuser une voie plus large, ce qui facilite le cheminement de la scie et permet en outre l'inclinaison de l'instrument selon l'épaisseur variable des os du crâne.

Sur le même arbre du trépan peuvent se fixer des pyramides de largeur variable et des couronnes dont le diamètre oscille entre un demi-centimètre et un centimètre et demi. On y adapte encore le trépan perforatif avantageusement remplacé par la pyramide simple, ou l'exfoliatif, sorte de mèche aplatie avec une pointe médiane assurant sa fixité et portant de chaque côté deux biseaux tranchants tournés en sens inverse l'un de l'autre. Les boîtes de trépan contiennent, outre les bistouris, rugines et autres instruments nécessaires au premier temps de la trépanation, un tire-fond, c'est-à-dire une vis conique que l'on implante dans le trou fait par la pyramide et qui est montée sur une tige recourbée indépendante, un élévatoire et un couteau lenticulaire à fort tranchant, à dos très-épais et terminé par un bouton en forme de lentille protégeant le cerveau, tandis que le tranchant regularise les bords de la section osseuse.

La tréphine, préférée par les chirurgiens allemands et anglais, est caractérisée par la suppression du vilebrequin, qui est remplacé par une forte poignée présentant l'avantage d'être maniée d'une seule main. Primitivement la manœuvre de l'instrument comportait des demi-mouvements de rotation alternatifs de gauche à droite et de droite à gauche; la moitié des dents de la scie était dirigée en sens inverse de l'autre; mais, en munissant la tréphine d'un encliquetage Bréguet qui permet de revenir de la supination à la pronation sans dérailler, on peut y adapter les pyramides et les couronnes du trépan ordinaire. Enfin, il est possible de monter de petites couronnes ne dépassant pas un demi-centimètre sur l'arbre d'un perforateur mis en mouvement par une roue à angle. Muni de petits forets de formes et de dimensions variables, cet instrument est excellent pour la trépanation des os longs dans les cas d'ostéomyélite, par exemple, mais sa puissance est insuffisante pour faire des pertes de substance dépassant un certain diamètre.

A. Poulet est l'inventeur d'un trépan qui peut agrandir, d'aussi peu que l'on veut, l'ouverture antérieurement faite; le trépan ordinaire exige un point d'appui pour sa pyramide axile, et l'on ne peut enlever des fragments osseux de dimension moindre que les deux tiers environ du diamètre de la couronne; celui de Poulet est à point d'appui périphérique : c'est une tréphine sans pyramide maintenue en place par une gaîne terminée inférieurement par une rondelle de liége destinée à presser sur l'os et supérieurement par deux poignées que tient un aide.

Le manuel opératoire de la trépanation varie selon l'os que l'on veut perforer. Nous nous bornerons à tracer brièvement les règles de celle qui s'applique à la boîte crânienne. La tête étant fixée par un aide sur un coussin dur, les cheveux étant rasés, les parties molles sont incisées crucialement ou sous forme de lambeaux que fixent des crochets; le périoste est ruginé et protégé par des écarteurs: Velpeau voulait qu'on le sectionnât avec la couronne pour ne pas le décoller trop au loin et éviter toute chance de nécrose.

On arme le trépan, c'est-à-dire qu'on élève la couronne de façon que la pyramide fasse saillie d'un demi-centimètre. On s'assure du sens dans lequel on doit tourner l'instrument; il suffit de savoir que la flèche des dents de la scie doit être dirigée en avant; d'ailleurs, presque toutes les couronnes sont construites pour être manœuvrées dans le sens des aiguilles d'une montre. La pointe de la pyramide est appliquée bien perpendiculairement à la surface osseuse sur le centre du fragment à enlever; la boule mobile est saisie de la main droite; la main gauche appuie doucement, sans violence, d'une façon continue, sur la palette, à moins que l'opérateur, désirant avoir une main libre, effectue la pression à l'aide du front, du menton ou de la poitrine. Après quelques mouvements de rotation, on sent à la diminution de résistance que la table externe est en partie perforée. On fait alors descendre la couronne jusqu'à ce que la pyramide dépasse à peine d'un millimètre les dents de la scie. L'instrument est replacé dans le trou fait par la pyramide et la scie trace sa voie; quand le sillon est assez profond pour maintenir la couronne sans qu'elle puisse dérailler, on fait descendre celle-ci de façon à cacher complétement la pyramide dans son intérieur, et après avoir d'après les notions anatomiques calculé l'épaisseur présumée de l'os, on fixe le curseur annulaire de façon que la scie ne puisse pénétrer que de la quantité voulue. L'instrument est alors remis en place : de temps à autre, à mesure que le sillon se creuse, on le retire pour nettoyer la voie et essuyer les dents de la scie. En tous cas, il n'est pas prudent d'attendre, pour visser le tire-fond au centre de la rondelle, qu'elle soit presque détachée, car on risquerait de l'enfoncer sur les méninges; ou bien on peut sculpter quelques pas de vis dans le trou creusé par la pyramide et retirer le tire-fond qui mordra facilement à la fin de l'opération, ou mieux encore, si l'on emploie la vis mobile, la détacher du manche qui la supporte et la laisser en place, en relevant suffisamment la pyramide du trépan pour que cette vis prenne place dans l'intérieur de la couronne. A la fin de l'opération le trépan ne mord plus, l'instrument glisse par la bague de son curseur qui repose sur le pourtour du trait de scie; si l'élévatoire et le tire-fond ne peuvent extraire la rondelle osseuse, le curseur est remonté légèrement; lorsque l'épaisseur a été exactement calculée, un petit choc brusque indique la fracture de ce qui reste de la table interne et le fragment osseux est retiré parfois dans la couronne : si la fracture s'est faite inégalement, le couteau lenticulaire régularisera l'orifice.

Pendant le cours de l'opération le bruit de l'instrument, la couleur de la sciure plus rouge au moment du passage dans le diploé, l'abondance de l'hémorrhagie, la résistance éprouvée, ne donnent que des renseignements dans lesquels il ne faut pas avoir une confiance trop absolue, et l'opérateur ne doit pas craindre, au risque de paraître peu expéditif aux yeux des assistants, d'enlever fréquemment le trépan, brosser la rainure, en mesurer la profondeur, placer le curseur limitatif en conséquence, avec toutes les précautions qu'exige une antisepsie rigoureuse, s'il tient à éviter les complications opératoires qui avaient, pour un temps, jeté un juste discrédit sur la trépanation. Paul Villemin.

Bibliographie. — Garengeot. *Traité des instruments de chirurgie les plus utiles*, t. II, p. 91, 1827. — Art. Trépan. In *Dictionnaire en 30 volumes*.— Guérin. *Chirurgie opératoire*, 1858. — Sédillot et Legouest. *Médecine opératoire*, 1870. — Gaujot et Spillmann. *Arsenal de chirurgie contemporaine*, t. II, 1872. — Follin et Duplay. *Traité de pathologie externe*, t. III, p. 626, 1874. — Lucas-Championnière. *Étude historique et clinique sur la trépanation du crâne*, 1878. — *Dictionnaire de médecine et chir. pratiques*, t. XXXVI, 1884. — Farabeuf. *Médecine opératoire*, 1885.
P. V.

TRÉPANATION. *Voy.* Crane et Trépan.

TRÉPANG. Nom vulgaire de l'*Holothuria edulis* Less., Échinoderme dont on fait un très-grand cas aux Moluques et en Chine comme aliment aphrodisiaque, et qui est l'objet d'un commerce assez important (*voy.* Holothurie).

Ed. Lef.

TRÉPHINES. *Voy.* Craniotomie, p. 109, et Trépan.

TRÉPORT (LE) (Station marine). *Voy.* Le Tréport.

TRESCLÉOUX (Eau minérale de). *Athermale, bicarbonatée sodique moyenne, carbonique moyenne et sulfureuse faible.* Dans le département des Hautes-Alpes, dans l'arrondissement et à 46 kilomètres de Gap, émerge une source dont l'eau est claire et transparente, d'une odeur sulfureuse, d'un goût pétillant et hépatique, traversée par des bulles gazeuses dont les unes sont beaucoup plus fines que les autres. La température de cette eau est de 12°,8 centigrade. On n'en connaît pas la densité; M. Niepce en a fait l'analyse et a trouvé dans 1000 grammes les principes suivants :

Bicarbonate de chaux	2,037
— magnésie	0,128
— fer	traces.
Sulfate de soude	traces.
— magnésie	traces.
— chaux	0,047
Chlorure de sodium	0,138
— magnésium	0,021
— calcium	0,005
Silicate d'alumine	0,122
Matières organiques	indét.
Total des matières fixes	2,498
Gaz. — acide carbonique libre	0lit,09202
Gaz. — — sulfhydrique libre et combiné	0lit,00300
Gaz. — azote	0lit,00700
Total des gaz	0lit,10202

L'eau de Trescléoux est employée en boisson seulement par les malades de la contrée qui viennent s'y traiter d'accidents cutanés. Ils associent dans ce cas les lotions sur les parties affectées. On reconnaît une vertu marquée à l'eau de

Trescléoux dans les dyspepsies et les gastralgies d'origine herpétique, qui profitent heureusement de la présence du bicarbonate de chaux et des gaz acide carbonique et sulfhydrique libres contenus dans cette eau minérale. Les affections catarrhales des voies urinaires et aériennes rentrent aussi dans les indications de ces eaux. A. Rotureau.

TRESCORE (Eaux minérales de). *Protothermales ou athermales, chlorurées sodiques et magnésiennes fortes, sulfureuses faibles* (Lombardie, dans la délégation et à 13 kilomètres de Bergame, à l'entrée de la vallée de Cavallina). Le climat de Trescore est assez chaud, et ses variations sont trop peu prononcées pour que les malades redoutent les refroidissements soudains, habituels dans les pays de montagnes. La température moyenne des mois de la saison thermale est, en effet, à Trescore, de 31 degrés centigrade. La saison commence le 1er juin et finit le 1er septembre. Cinq sources émergent à Trescore ou aux alentours, quatre seulement sont suivies; elles se nomment : La *Sorgente Antica di San Pancrazio* (ou source ancienne ou de Saint-Pancrace), la *Sorgente Nuova* (source nouvelle), la *Sorgente di Grena, fonte Baronchelli* (source de Grena, fontaine Baronchelli), et les *Sorgenti di Beroa* (sources de Béroa).

1° *Sorgente di San Pancrazio.* Un puits circulaire de pierre, de 3m,30 de profondeur et de 1m,50 de diamètre, au-dessus de la margelle duquel on lit : *Antica fonte* Minérale, capte la source de Saint-Pancrace. Ce puits, à gauche de la cour, a son ouverture supérieure recouverte de planches. L'eau est laiteuse; elle est peu sulfureuse à l'odorat, et cependant elle laisse dégager assez d'hydrogène sulfuré pour que la couche de peinture des planches qui la recouvrent soit altérée dans sa couleur, à cause de la formation du sulfure de plomb. Des bulles gazeuses de moyenne grosseur s'épanouissent de temps en temps à sa surface. L'eau de Saint-Pancrace, puisée dans un verre, est presque limpide, malgré son aspect un peu louche. Les bulles gazeuses, très-nombreuses et très-fines, qui montent à sa superficie, mettent trente secondes avant de s'y épanouir. Son odeur est très-faiblement hépatique, la saveur est amère et sulfureuse. Sa réaction est neutre au premier moment, mais le papier de tournesol qu'on y a plongé rougit au contact de l'air. Sa température est de 19°,3, celle de l'air étant de 27°,1 centigrade. L'analyse faite, en 1847, par M. Ruspini, a donné pour 1000 grammes d'eau les principes suivants :

	Chlorure de sodium	5,395
	— magnesium	1,814
	Carbonate de chaux	1,871
	Sulfate de magnésie	0,535
	— soude	0,534
	— chaux	0,184
	Iodure de sodium	0,919
	Bromures	traces.
	Matières organiques	0,584
	Silice	0,009
	Total des matières fixes	11,845
Gaz.	Acide carbonique	1,172
	— sulfhydrique	0,557
	Total des gaz	1,729

2° *Sorgente Nuova.* Une pierre scellée dans les pavés de la cour recouvre l'ouverture du puits de la Source Nouvelle, découverte en 1849. Son eau servait aux bains de Saint-Pancrace; on a renoncé à son emploi parce qu'elle est moins minéralisée que la source Ancienne, dont l'eau suffit aux besoins du service.

3° *Sorgente di Grena, fonte Baronchelli.* La source est à 50 mètres de l'établissement de Trescore proprement dit et à 1 mètre d'un des piliers de la *casina rustica.* Un puits carré, profond de 1m,80, divisé par une cloison de pierres en deux parties à peu près égales, contient d'un côté l'eau venant du griffon, et de l'autre la boue baignant dans l'eau minérale. Une pompe à main fait monter l'eau dans les tuyaux qui la conduisent à un réservoir creusé au milieu de la maison. Cette eau est très-claire, transparente et limpide; son odeur hépatique est beaucoup plus accentuée que celle de la source de San Pancrazio; sa saveur est aussi plus sulfureuse, mais elle est moins amère; sa réaction est neutre et sa température est de 15°,2 centigrade. On n'en connaît ni la densité ni l'analyse chimique.

4° *Sorgenti di Beroa.* Ces sources sont à 500 mètres des autres griffons; elles émergent dans la commune de Zandobbio, sur la rive gauche du Cherio, et sont au nombre de trois : les deux premières, l'une à droite, l'autre à gauche de la porte d'entrée, et la troisième dans l'intérieur de l'établissement. Ces sources ont été découvertes et captées par les médecins français attachés à l'armée d'Italie sous Napoléon Ier; il fut question alors d'établir à Trescore un hôpital thermal militaire. La source de l'intérieur de l'établissement de Beroa est la plus importante. Son point de sortie est dans la pièce de gauche, située dans la cour; son bassin a 95 centimètres carrés et 80 centimètres de profondeur. Cette eau est claire, limpide et transparente, mais elle tient en suspension de la barégine et du soufre. Son odeur est sulfureuse, la saveur est plus amère et plus salée qu'aux autres sources; sa réaction est alcaline, sa température est de 15°,4 centigrade. On n'en connaît ni la densité ni l'analyse chimique. La fontaine de gauche est à 20 mètres derrière la maison de bains de Beroa; elle a pour captage un puits circulaire ayant 1m,66 de diamètre et 5 mètres de profondeur. Cette eau très-limpide n'est recouverte ni de soufre, ni de barégine; elle n'a aucune odeur, et son goût est celui de l'eau ordinaire. Sa réaction est neutre et sa température est de 16°,1 centigrade. Elle n'a jamais été analysée. La source de droite est recouverte d'une pierre maintenue par une barre de fer, ce qui nous a empêché de la voir, de sorte que nous ne pouvons renseigner sur les caractères physiques et chimiques de cette eau, dont on n'a jamais cherché d'ailleurs les principes constituants. Ce que nous avons dit des eaux de Trescore ne nous permet pas d'admettre l'opinion de M. Ruspini, qui, après avoir analysé la source de Saint-Pancrace, ajoute : « Il est inutile d'entrer dans plus de détails sur les autres sources de Trescore et de Zandobbio, car il est certain qu'elles renferment toutes les mêmes éléments, et que les matières trouvées dans la source Saint-Pancrace éclairent parfaitement sur la composition des autres sources de la station. » Comment un chimiste aussi distingué et aussi savant peut-il affirmer que toutes les eaux minérales de Trescore se ressemblent, quand elles n'ont ni la même odeur, ni la même saveur, ni la même réaction, et quand leur température diffère assez sensiblement! Nous ne craignons pas d'affirmer que M. Ruspini est dans l'erreur, et que ceux qui reprendront l'analyse chimique des eaux de Trescore arriveront à un autre résultat que le sien.

ÉTABLISSEMENTS. La station a deux établissements : l'*établissement de San Pancrazio* ou *de Trescore*, autrefois connu sous le nom d'*établissement de Bergame*, et l'*établissement de Beroa.*

A. Le premier se compose d'un bassin où l'eau arrive par des tuyaux de plomb à la piscine entourée d'acacias qui est au milieu de sa cour intérieure, à la buvette et aux robinets des baignoires. La piscine contient une couche de terre grise, qu'on puise à l'aide de seaux, et qui sert en applications locales. Un escalier à double révolution, ayant une rampe de fer et neuf marches de pierre, conduit à l'aire ovale de ce bassin.

B. La buvette est alimentée par un robinet de cuivre versant l'eau dans une vasque de marbre blanc garnie d'une grille de plomb par où l'eau s'écoule et va se perdre dans l'aqueduc de la cour. Cette buvette, adossée à la machine à vapeur élevant l'eau dans les cabinets de bains, se trouve au milieu des puits de captage de la source Ancienne et de la source Nouvelle.

C. L'établissement de Saint-Pancrace proprement dit a, outre les logements de baigneurs, vingt-cinq cabinets de bains, dont deux sont pourvus d'un appareil de douches très-insuffisant, et dont un certain nombre sont réservés aux pauvres.

Le second établissement s'appelle *établissement de Beroa*. Un bassin demi-circulaire, creusé au milieu de la cour intérieure, est rempli de boue et d'une eau minérale laiteuse et louche, sur laquelle nagent des flocons de barégine et de soufre. Une buvette nommée fontaine *Intérieure* et trente-quatre salles de bains complètent l'installation de l'établissement Beroa. Ses compartiments ont les mêmes dimensions que ceux de la maison Baronchelli, leur hauteur seule est plus considérable; aucun n'est pourvu de douches. L'un d'eux sert aux bains de vapeur fournie par l'eau minérale dont la température a été élevée. L'administration des boues a lieu dans les salles de bains de la même manière que dans les établissements de San Pancrazio et de Grena, mais à la division des pauvres les boues s'appliquent en plein air dans le prétoire qui entoure le bassin de Saint-Pancrace.

Mode d'administration et doses. Les eaux de Trescore s'administrent en boisson, en bains et en douches d'eau, en applications de boues et en douches de vapeur. Les eaux à l'intérieur se prennent ordinairement à la dose de dix à douze verres; plusieurs buveurs ne s'en tiennent pas à cette quantité, déjà très-considérable, et il n'est pas rare qu'ils dépassent vingt et trente verres, pris de quart d'heure en quart d'heure, le matin et souvent toute la journée. Les bains d'eau sont d'une heure de durée; les douches sont d'un quart d'heure. Les bains de vapeur font presque toujours partie de la cure et les malades y restent ordinairement de quinze à vingt minutes. Les applications de boue qui ont lieu sur la région dorsale, le long de la colonne vertébrale, ou sur toute autre partie affectée, varient suivant les cas, mais, à moins de prescriptions particulières, elles doivent être de trois quarts d'heure ou une heure.

Effets physiologiques et thérapeutiques. Les eaux de Trescore en boisson, au lieu de produire l'excitation habituelle aux eaux chlorurées sulfureuses, débilitent, agissent comme un déprimant du système nerveux, et déterminent un état de bien-être. Elles n'activent pas la circulation sanguine, elles n'augmentent pas les pulsations du pouls, et cependant elles déterminent une transpiration abondante, sans que les buveurs aient besoin de se livrer à l'exercice habituellement recommandé après l'ingestion des eaux minérales; elles ont aussi un effet diurétique incontestable. Les bains avec les eaux de toutes les sources ont une action physiologique variable selon leur température : ainsi, de 30 à 33 degrés centigrade, ils sont sédatifs; au-dessus de cette chaleur, ils sont stimulants. L'administration intérieure et extérieure des eaux de Trescore produit quelquefois une poussée générale, mais ce phénomène n'est pas fréquent, tandis qu'une éruption localisée accompagne souvent l'application des boues. Cette application donne d'abord une sensation de froid assez intense, quoique la boue soit à une température supérieure à celle de la peau, mais, lorsque la région recouverte est douloureuse, il est rare que les cataplasmes de boues n'amènent pas un calme qui fait attendre avec impatience aux malades les heures de leur traitement.

On doit placer en première ligne de la sphère d'activité des eaux les affections cutanées et spécialement les dartres sécrétantes. Les eaux en boisson, les bains d'eau ou de vapeur, les douches et même les applications de boues, sont les moyens combinés qu'il faut mettre en usage. Toutes les maladies nerveuses, et surtout les névralgies, sont utilement traitées par les sources chlorurées sulfureuses de Trescore, que nous avons vues produire une sédation peu habituelle aux eaux minérales dont la composition élémentaire est analogue. Nous sommes convaincu que le groupe de Trescore n'a point été envisagé avec tout le soin que nécessitent ces sortes de recherches, et qu'on finira par y découvrir des éléments minéralisateurs que les chimistes n'ont pas encore signalés. Les rhumatismes articulaires ou musculaires, généralisés ou locaux, internes ou externes, à la condition que leur période aiguë soit passée, sont du ressort des eaux de Trescore, mais aucune de leurs manifestations ne reçoit une influence plus heureuse que la sciatique et les paralysies des membres abdominaux. C'est la médication extérieure qu'il faut alors presque exclusivement employer, en prescrivant les bains et les douches d'eau et de vapeur, et souvent aussi l'application des boues sur les points où la sensibilité est exagérée ou abolie, où les mouvements sont difficiles, impossibles même. L'administration des mêmes moyens convient aussi lorsque les paralysies reconnaissent pour cause une congestion ou une hémorrhagie cérébrales, à condition que l'afflux ou l'épanchement sanguins aient une date assez ancienne, et qu'il n'y ait plus à craindre de voir réapparaître les accidents primitifs. Les eaux de Trescore sont favorables en bains, en douches et en applications de *fanghi*, dans les contractures musculaires rhumatismales et essentielles, dans les suites de fractures, luxations, entorses, etc. Dans les syphilides larvées, dans les empoisonnements métalliques, il faut adjoindre à la cure extérieure l'usage de l'eau en boisson. Dans les dyspepsies et les gastro-entéralgies, dans les congestions hépatiques, sans inflammation, accompagnées ou non d'hémorrhoïdes, dans les laryngites et les bronchites chroniques, c'est à l'emploi intérieur qu'il faut donner la préférence, en dirigeant la cure avec une prudence et une modération qui ne sont pas encore assez observées à Trescore. Les affections utérines caractérisées par un engorgement et un catarrhe, avec ou sans granulations du col, sont souvent guéries et toujours soulagées par les bains et par les douches, administrées sur les lombes et l'hypogastre. Ces résultats heureux, que l'on obtient avec un traitement nécessairement incomplet, font désirer vivement que des appareils de douches convenables permettent de retirer à Trescore tous les avantages qu'ils donneront certainement. Ces eaux en boisson et en bains ont produit d'excellents résultats contre une maladie très-fréquente dans cette partie de la Lombardie qui touche aux États vénitiens : nous voulons parler de la pellagre, arrivée même à un état très-avancé. Cette vertu est trop rare pour n'être pas signalée. On doit remarquer que nous n'avons point indiqué les affections qui peuvent être plus spécialement traitées par telle ou telle source de Trescore ou de Zandobbio. Nous nous sommes efforcé cependant, autant que nous l'avons pu, de spécialiser l'action des eaux des différents griffons; mais nous manquons à Trescore d'éléments suffisants pour indiquer une pareille distinction, et nous préférons nous abstenir plutôt que de nous en rapporter à des impressions personnelles trop peu étudiées. L'action déprimante de ces eaux indique du reste qu'il faut se garder d'en faire usage dans les états maladifs où il est nécessaire de remonter la vitalité, d'augmenter ou de stimuler les forces. Aussi les anémiques, les chlorotiques, les scrofuleux et les scorbutiques, doivent se garder d'entreprendre une cure à Trescore où leur faiblesse et leur atonie ne feraient que progresser de jour en jour.

La *durée de la cure* est, en général, de vingt jours.

On *exporte* peu l'eau des sources de Trescore. A. ROTUREAU.

TREVIRANUS (LES DEUX).

Treviranus (GOTTFRIED-REINHOLD). Physiologiste célèbre, né à Brême le 4 juillet 1776, mort dans cette ville le 16 février 1837. Reçu docteur à Gottingue en 1796, avec une thèse remarquable sur les réformes à apporter à la physiologie (*De emendanda physiologia*), il alla se fixer dans sa ville natale et consacra à l'étude de la nature et de la vie tous les loisirs que lui laissait la pratique. L'anatomie et la physiologie lui doivent plusieurs découvertes, ses théories sur la vie sont empreintes d'une grande originalité :

I. *Physiologische Fragmente*. Hannover, 1797-1799, 2 vol. in-8°. — II. *Biologie oder Philosophie der lebenden Natur*. Göttingen, 1802-1822, 6 vol. in-8°. — III. *Ueber den innern Bau der Arachniden*. Nürnberg, 1812, 1 vol. avec 5 pl. — IV. *De protei anguinei encephalo*, etc. Gottingae, 1819, in-4°. — V. Avec son frère L.-C. Treviranus : *Vermischte Schriften anatom. und physiol. Inhalts*. Göttingen u. Bremen, 1816-1821, 4 vol. in-4°, 39 pl. — VI. Nombreux articles dans les recueils périodiques. L. HN.

Treviranus (LUDOLPH-CHRISTIAN). Médecin et botaniste, frère du précédent, né à Brême le 18 septembre 1779, mort à Bonn le 6 mai 1864. Reçu docteur à Iéna en 1801, il fut professeur ordinaire de botanique successivement à Rostock, à Breslau et à Bonn (1831), et directeur du Jardin botanique de cette ville. Ses ouvrages, assez nombreux, sont surtout relatifs à la physiologie végétale et en général très-estimés. L. HN.

TREVISANO (BERNARDINO). Né à Padoue en 1507, était fils d'un médecin de cette ville. Il eut bientôt terminé toutes ses études, puisqu'il enseignait, dit-on, la philosophie à Salerne, à l'âge de dix-huit ans. Il revint dans sa ville natale pour y faire ses études médicales et fut reçu docteur. D'abord professeur de philosophie et de logique en 1549, il fut nommé à la chaire de médecine en 1566, et il était encore en fonction lorsqu'il mourut le 19 mars 1583. Comme beaucoup de médecins de son temps il s'était occupé d'alchimie, et l'on cite de lui un traité : *De chimico miraculo quod lapidem philosophicum appellant*. Bâle, 1583, in-8° ; autre édit., 1600, in-8°. A. D.

TREW (CHRISTOPH-JAKOB). Né le 26 avril 1695 à Lauf près Nuremberg. Reçu licencié à Altdorf en 1711, il prit le bonnet de docteur en 1716 et revint à Lauf pour y exercer son art. Après un long voyage, il vint en 1720 s'établir à

Nuremberg où, tout en pratiquant la médecine, il se fit connaître par plusieurs ouvrages de botanique et par quelques observations importantes touchant l'anatomie humaine et la physiologie. Ainsi il passe pour avoir démontré que les canaux salivaires, indiqués par Coschwitz, sont de simples veines; il a insisté d'une manière assez claire sur les modalités de la circulation sanguine chez le fœtus et chez l'enfant né viable. Comblé d'honneurs, il devint médecin et conseiller du margrave d'Anspach, médecin de l'Empereur, conseiller et comte palatin, etc. Trew avait réuni une collection importante d'instruments de physique, de chirurgie, d'objets d'histoire naturelle, un herbier fort beau et une bibliothèque de plus de 45 000 volumes en brochures, lesquels à sa mort, le 18 juillet 1769, devinrent aux termes de son testament la propriété de l'Université d'Altdorf. De ses travaux concernant les siences médicales nous citerons :

I. *Diss. de chylosi fœtus*, etc. Altdorf, 1715, in-4°. — II. *Wohlmeinender Vorschlag, wie eine vollständige zuverlässige und deutliche Abbildung und Erklärung aller Theile des menschlichen Körpers kann ausgefertigt werden*. Nuremberg, 1733, in-4°. — III. *Epistola ad Hallerum de vasis linguæ salivalibus atque sanguiferis*. Nuremberg, 1734, in-4°. — IV. *Tabulæ osteologicæ seu omnium corporis humani perfecti ossium imagines ad ductum naturæ tam sigillatim quam in ordinaria connexione secundum habitum suum externum magnitudine naturali*. Nuremberg, 1767, in-fol. — V. *Catalogus bibliothecæ medicæ, philosophicæ et miscellaneæ*. Nuremberg, 1769, in-8°. — VII. En botanique il est l'auteur de plus de deux cents mémoires, publiés dans les *Actes de l'Académie des Curieux de la Nature* et dans le *Commercium literarium* de Nuremberg, outre divers ouvrages de botanique considérables tels que les suivants : *Plantæ selectæ quarum imagines ad exemplaria naturalia* manu pinxit G.-D. Ehret, nominibus propriis et notis illustravit C.-J. Trew. Nuremberg, 1750-1773, in-fol. Son histoire des cèdres du Liban, *Cedrorum Libani historia*. Nuremberg, 1757-1767, 2 vol. in-4°, eut également un grand succès. A. D.

TRI. Préfixe, indiquant généralement que le même atome d'un corps simple ou le même groupe moléculaire ou radical entre trois fois dans la composition d'un corps ou s'y trouve en proportion triple, relativement à d'autres corps dont le nom est souvent précédé du préfixe *mono* ou *proto;* dès lors il est aisé de comprendre le sens des mots *tribromure*, *trichlorure*, *trisulfure*, etc. Dans un grand nombre de cas, surtout pour les composés de la chimie organique, le préfixe *tri* indique simplement la substitution de 3 atomes d'un même corps simple ou de 3 radicaux à 3 atomes ou radicaux de même atomicité, etc. Ainsi, la *triéthylbenzine* n'est autre chose que de la benzine, C^6H^6, dans laquelle 3 atomes d'hydrogène se trouvent remplacés par 3 groupes éthyle, C^2H^5, soit $C^6H^3(C^2H^5)^3$. L. Hn.

TRIACÉTINE. L'acide acétique forme avec la glycérine trois combinaisons ou glycérides neutres (Berthelot).

La *monacétine*, $C^6H^2(H^2O^2)(H^2O^2)(C^4H^4O^4)$ en équivalents, $C^5H^{10}O^4$ en atomes, s'obtient en chauffant à 100 degrés, pendant plus de cent heures, un mélange à volumes égaux de glycérine et d'acide acétique cristallisable; il s'en produit des quantités considérables, même à la température ordinaire, si l'on maintient le contact pendant six mois.

Après réaction à chaud, on sature par le carbonate de potasse qui s'empare de l'acide acétique libre; au moyen d'un fragment de potasse caustique ou complet, la saturation, puis on agite le tout avec son volume d'éther. On décolore par le noir animal, on filtre, on évapore au bain-marie et sèche dans le vide sur un bain de sable légèrement chauffé.

La monacétine constitue un liquide neutre, d'odeur légèrement éthérée, de densité $=1,20$; avec l'eau en quantité suffisante elle forme une sorte d'émulsion. Sous l'influence de l'alcool et de l'acide chlorhydrique, elle se dédouble en éther acétique et en glycérine.

La *diacétine*, équiv. $C^6H^2(H^2O^2)(C^4H^4O^4)(C^4H^4O^4)$, atom. $C^7H^{12}O^5$, se prépare en chauffant l'acide acétique cristallisable en excès avec la glycérine à 200 ou à 275 degrés pendant plusieurs heures; on purifie la diacétine comme la monacétine; on termine en distillant le produit.

C'est un liquide neutre, incolore, odorant, d'une saveur piquante, miscible avec l'éther et avec la benzine, à peu près insoluble dans le sulfure de carbone. Elle a, à 16°,5, une densité de 1,184, bout et distille à 280 degrés, se fige imparfaitement à — 40 degrés. Elle s'émulsionne avec l'eau. La baryte hydratée la décompose en glycérine et acétate de baryte.

La diacétine s'acidifie légèrement au contact de l'atmosphère.

Enfin, la *triacétine*, équiv. $C^6H^2(C^4H^4O^4)^3$, atom. $C^9H^{14}O^6$, se forme en chauffant la diacétine à 250 degrés, pendant quatre heures, avec 15 ou 20 fois son poids d'acide acétique cristallisable. Elle se purifie comme les précédentes.

La triacétine est un liquide neutre, odorant, d'une saveur piquante et légèrement amère, volatil sans résidu, insoluble dans l'eau, très-soluble dans l'alcool dilué. Sa densité à 8 degrés est de 1,174.

A froid, sous l'action combinée de l'alcool et de l'acide chlorhydrique, elle régénère la glycérine et donne de l'éther acétique. Avec la baryte elle fournit de la glycérine et de l'acétate de baryte.

L'huile de fusain (*Evonymus europœus*) contient une quantité très-notable de triacétine. L. Hn.

TRIACÉTYLGALLIQUE (Acide). $C^9H^{12}O^8$. On l'obtient en chauffant pendant six à huit heures au réfrigérant ascendant l'acide gallique avec un excès de chlorure d'acétyle ou d'anhydride acétique. Il est en petits cristaux brillants, incolores, à peine solubles dans l'eau froide, peu solubles dans l'eau chaude, même dans l'alcool et l'éther. Le perchlorure de fer n'en colore pas la solution. L. Hn.

TRIALLYLÈNE. Synonyme de *mésitylène* (*voy.* ce mot).

TRIALLYLINE. Équiv. $C^6H^2(C^6H^6O^2)^3$, atom. $C^{12}H^{20}O^3$. S'obtient en chauffant à 100 degrés dans des vases scellés un mélange de potasse, de glycérine et d'éther allyliodhydrique. Liquide oléagineux, soluble dans l'éther, d'une odeur vireuse désagréable, rappelant celle de certaines ombellifères; bout vers 232 degrés. L. Hn.

TRIAMIDES. *Voy.* Amides, p. 651.

TRIAMINES. *Voy.* Alcaloïdes.

TRIAMYLÈNE. *Voy.* Amylène.

TRIANGLE DE PETIT. On désigne sous ce nom, en anatomie topographique, un petit espace triangulaire occupant la partie la plus externe de la région des lombes (*voy.* ce mot). Ce triangle est limité en dedans par le bord externe du muscle grand dorsal, en dehors par le bord postérieur du muscle grand oblique de l'abdomen, en bas par la crête iliaque. Son sommet, dirigé en haut, résulte de l'entre-croisement des deux muscles précités, le grand dorsal et le grand oblique; il est situé d'ordinaire à égale distance de la crête iliaque et de la dernière côte. L'aire du triangle de Petit est comblé par les faisceaux postérieurs du petit oblique de l'abdomen, qui se trouvent ainsi en relation immédiate avec le tissu cellulaire sous-cutané et la peau. Le triangle de Petit constitue un des points faibles de la paroi abdominale; c'est en ce point que s'échappent les hernies dites lombaires (*voy.* ce mot).

Considéré à un point de vue purement morphologique, l'espace triangulaire qui sépare le grand oblique du grand dorsal présente chez l'homme des variations individuelles fort nombreuses. Ces variations dépendent avant tout du développement du grand dorsal et du grand oblique, et plus spécialement de l'étendue des insertions iliaques de l'un ou l'autre de ces deux muscles. On conçoit sans peine, en effet, que les dimensions transversales de cet espace seront d'autant plus grandes que le grand dorsal sera plus éloigné de l'épine iliaque antéro-postérieure, d'autant plus petites que le muscle se rapprochera de cette épine. J'ai vu plusieurs fois la base du triangle de Petit ne mesurer que 2 et même 1 centimètre, et Macalister rapporte un fait où le grand dorsal recouvrait même le grand oblique; le triangle, dans ce cas, n'existait pas. C'est là une disposition normale dans bon nombre d'espèces animales, notamment chez le gorille où l'on voit (Bischoff) les faisceaux iliaques du grand dorsal non-seulement occuper la crête iliaque tout entière, mais se prolonger jusque sous l'arcade fémorale.

L. Testut.

TRIANGLE DE SCARPA. Les anatomistes et les chirurgiens donnent ce nom à une région triangulaire, située à la partie supérieure et antérieure de la cuisse. De forme triangulaire, comme son nom l'indique, le triangle de Scarpa est limité en haut par l'arcade fémorale, en dedans par le moyen adducteur, en dehors par le couturier; son sommet dirigé en bas n'est autre que l'angle aigu que forment en s'entrecroisant ces deux derniers muscles. Cette région, intéressante entre toutes, parce qu'elle renferme des organes importants (artère et veine fémorales, nerf crural, ganglions de l'aine) et qu'elle donne passage, à l'état pathologique, à la hernie crurale, fait partie de la région inguino-crurale : le lecteur trouvera à l'article consacré à cette dernière région, décrits avec tous les détails désirables, les différents plans organiques qui constituent le triangle de Scarpa, ainsi que les déductions pathologiques et opératoires qui s'y rattachent. Nous ne saurions y revenir ici sans tomber dans des redites (*voy.* Aine).

L. Testut.

TRIANGULAIRE DES LÈVRES (Muscle). Le muscle triangulaire des lèvres (*triangularis, depressor anguli oris, sous-maxillo-labial*) est un muscle à la fois large et mince, de forme triangulaire comme son nom l'indique; il occupe la région mentonnière et s'étend du maxillaire inférieur à la commissure des lèvres.

Il prend naissance, en bas, sur la partie interne de la ligne oblique externe du maxillaire inférieur par une série de petites languettes tendineuses qui s'entrecroisent avec les languettes correspondantes du peaucier cervical (*voy.* Peaucier)

De cette ligne d'origine qui répond à la base du muscle les faisceaux du triangulaire convergent tous vers la commissure des lèvres; les faisceaux externes s'y rendent verticalement; les faisceaux internes s'y portent par un trajet légèrement oblique, en décrivant une courbe à concavité dirigée en dedans et en haut.

Parvenus aux commissures, ces faisceaux ramassés en forme de cône semblent se continuer avec les faisceaux descendants du canin et du grand zygomatique, autres muscles peauciers de la face qui convergent, eux aussi, vers la région des commissures labiales. Mais, en réalité, ils ne font que s'entre-croiser avec ces derniers et se perdent, comme eux, à la face profonde des téguments.

Recouvert par la peau à laquelle l'unit un tissu cellulaire très-dense et très-riche en graisse, le triangulaire des lèvres recouvre à son tour le carré du menton, le buccinateur et l'orbiculaire des lèvres. Il n'est pas extrêmement rare de le voir perforé, au niveau de son angle postéro-externe, par l'artère faciale.

Considéré au point de vue de son action, le muscle triangulaire abaisse la commissure labiale, d'où le nom de muscle abaisseur de la commissure qu'on lui donne quelquefois, depuis Albinus. Dans le jeu de la physionomie, il exprime la tristesse, l'abattement et, dans les cas de contraction énergique, le dégoût.

Les variations anatomiques du triangulaire des lèvres n'ont qu'une médiocre importance : elles se réduisent à des modifications généralement peu étendues survenant dans ses dimensions, et à la fusion de quelques-uns de ses faisceaux avec le peaucier du cou. On voit assez fréquemment les faisceaux postérieurs du triangulaire faire suite directement aux faisceaux correspondants du peaucier. Ce qui est beaucoup plus rare, c'est de voir les faisceaux internes du peaucier franchir la ligne médiane et se continuer avec le muscle triangulaire du côté opposé. A. Froriep (*Ueber die Hautmuskel des Halses und seine Beziehung zu den internen Gesichtsmuskeln.* In *Arch. für Anat. und Physiol.*, 1877, p. 46), qui a parfaitement étudié cette disposition, en a rapporté deux cas observés chez l'homme; il nous apprend, en outre, qu'elle est constante dans différentes espèces simiennes, notamment chez les Cynocéphales et les Cercopithèques, dont le peaucier est, on le sait, beaucoup plus développé que celui de l'homme. L. TESTUT.

TRIANGULAIRE DU NEZ (MUSCLE). *Voy.* TRANSVERSE DU NEZ.

TRIANGULAIRE DU STERNUM (MUSCLE). Le triangulaire du sternum est un muscle large et mince, triangulaire ou en forme d'éventail, situé en arrière du sternum et des six premiers cartilages costaux. Il a été décrit sous les noms divers de *triangularis sterni* (Theile), *transversus pectoris* (Arnold), *transversus thoracis anterior* (Henle), *sterno-abdominalis* (Rosenmüller), *petit dentelé antérieur* (Cruveilhier).

Insertions. Ce muscle s'insère, d'une part, à l'aide d'une courte aponévrose, sur les parties latérales de l'appendice xiphoïde et du corps du sternum; d'autre part, il vient s'attacher par des digitations distinctes sur l'extrémité antérieure ou externe des 6e, 5e, 4e et 3e cartilages costaux, quelquefois sur le 2e et même sur le premier. D'après Albinus, dont la description à ce sujet a été reproduite par Theile (*Myologie*, p. 171), l'insertion costale du triangulaire se ferait, en partie sur l'extrémité antérieure de la portion osseuse, en partie sur l'extrémité correspondante de la portion cartilagineuse. Theile ajoute cependant, à titre de correctif, que l'insertion cartilagineuse est toujours plus considérable que l'insertion osseuse.

Nous avons dit plus haut que le triangulaire est un muscle en éventail; cette comparaison est justifiée par la direction de ses faisceaux constitutifs : le plus inférieur de ces faisceaux, celui qui est destiné à la sixième côte, affecte une direction assez nettement transversale; les autres se redressent graduellement et gagnent leurs côtes respectives, en suivant un trajet oblique en haut et en dehors. Le faisceau le plus élevé se rapproche beaucoup de la verticale.

Rapports. Le triangulaire du sternum répond, en arrière, au feuillet pariétal de la plèvre qui le sépare des poumons et du cœur. En avant, il est recouvert par les cartilages costaux et, dans l'intervalle des cartilages, par l'extrémité sternale des muscles intercostaux internes, dont il est séparé, un peu en dehors du sternum, par les vaisseaux mammaires internes.

Action. Par ses faisceaux obliques, le triangulaire du sternum, prenant son point fixe sur les bords du sternum, porte en bas et en dedans les arcs costaux sur lesquels il s'insère. En d'autres termes, il abaisse les côtes et devient ainsi un accessoire des muscles expirateurs. Mais cette action expiratrice doit être très-faible, eu égard au développement toujours très-faible de ses faisceaux. Comme les sous-costaux, les faisceaux du triangulaire du sternum sont des organes atrophiés, des organes rudimentaires, continuant au thorax le transverse de l'abdomen, avec lequel il se continue, du reste, par sa digitation inférieure. Theile ajoute que, par son faisceau inférieur, le triangulaire du sternum peut porter en dedans l'appendice xiphoïde. J'avoue ne pas comprendre l'utilité d'une pareille fonction.

Anomalies. Le triangulaire du sternum a été considéré par Theile comme l'un des muscles les plus inconstants sous le rapport de son étendue, et par Hyrtl comme le plus variable de tous les muscles. C'est là le propre de nos organes rudimentaires. Parmi les variations les plus fréquentes du triangulaire, je signalerai l'absence partielle ou totale des trois faisceaux supérieurs, l'apparition d'un faisceau surnuméraire pour le septième cartilage costal, la transformation fibreuse d'un ou plusieurs de ses faisceaux, l'isolement de ces mêmes faisceaux en muscles distincts. Cette dernière disposition n'est que l'exagération de l'état normal. Henle nous fait, en effet, remarquer avec beaucoup de raison que les diverses digitations qui constituent le triangulaire, semblables en cela aux divers faisceaux du système sous-costal, ne se fusionnent pas en un corps charnu unique, mais ne font que s'accoster ou se superposer, sans jamais se confondre entièrement, de telle sorte qu'on peut toujours, par une dissection plus ou moins minutieuse et sans intéresser en aucune façon la continuité des fibres musculaires, décomposer le triangulaire en faisceaux distincts ayant chacun leur origine et leurs insertions propres. — On peut rencontrer quelques digitations qui, prenant naissance sur les cartilages costaux ou les côtes, au point précis où s'insère le triangulaire à l'état normal, s'arrêtent dans leur descente vers le sternum et s'attachent de nouveau à une côte : c'est ainsi que Tarin (*Myographia*, 1753, p. 52) a trouvé un faisceau allant de la première à la deuxième côte, et Camper (*Verandl. over Kankerwording*, tab. XIII) un faisceau analogue, mais plus long, prenant naissance sur la seconde côte et venant s'attacher à la quatrième, après avoir franchi la troisième. Ces faisceaux représentent assez bien un supra-costal transporté de la surface extérieure du thorax sur la surface interne des côtes. Je ne trouve pas, pour les expliquer, d'interprétation plus rationnelle que celle-ci : ce sont des digitations avortées du triangulaire qui n'ont pu atteindre le sternum (*point d'insertion théorique*) et se sont fixées aux côtes (*insertion secondaire*). — Theile (*loc. cit.*) signale, à propos des anomalies du triangulaire du sternum, un fait de Weber relatif à un muscle aplati et demi-circulaire, placé entre l'extrémité interne de la clavicule et la face postérieure de la poignée du sternum. J'estime, pour ma part, que ce muscle surnuméraire n'est qu'une variété du muscle sterno-claviculaire. L. Testut.

TRIANOSPERMA. De Martius (*Syst. Mat. med. Bras.*, 79) a donné ce nom à un genre de Cucurbitacées, que Silva-Manso (*Enum*, p. 28) avait décrit, dès 1836, sous la dénomination de *Perianthopodus*, qui doit être adoptée.

Le genre *Perianthopodus* S. Mans. (*Trianosperma* Mart.) constitue pour M. H. Baillon (*Hist. des Pl.*, VIII) le type d'une série spéciale, celle des Périanthopodées, caractérisée ainsi : « Étamines 5, dont 4 rapprochées par paires oppositipétales; anthères uniloculaires; ovaire 1-3-loculaire; ovules 1-4, normalement ascendants ou subdressés. » Il se compose d'herbes, souvent vivaces, dont les tiges grimpantes sont pourvues de vrilles latérales bifides et portent des feuilles entières, lobées ou palmées. Les fleurs, petites et de couleur jaune ou verdâtre, sont monoïques, plus rarement dioïques, avec un périanthe double, pentamère. Le fruit, ovoïde ou globuleux, est une baie indéhiscente, contenant de une à dix ou douze graines dépourvues d'albumen.

On connaît actuellement une soixantaine d'espèces de *Perianthopodus*, répandues dans les régions chaudes de l'Amérique, à l'exception d'une seule qui habite l'Afrique tropicale occidentale.

Au Brésil, notamment dans les provinces de Rio Grande et de Minas Geraes, le *P. Martianus* H. Bn. (*Trianosperma ficifolia* Mart.) jouit d'une grande réputation à cause de ses propriétés purgatives, fondantes et dépuratives. Les naturels le désignent sous les noms de *Tayuya*, *Abobra* ou *Abobrinha do mato*, concurremment avec le *P. Tayuya* H. Bn. (*Trianosperma Tayua* Mart., *Cayaponia Tayuya* Cogniaux) ou *Taïoia* de Marcgraff, dont la racine s'emploie en poudre, à petites doses comme vomitive, à doses plus fortes comme purgatif drastique. Le *P. Martianus* est un évacuant universel, qu'on administre dans la syphilis, l'hydropisie, la goutte, l'épilepsie, l'éléphantiasis et les obstructions des organes abdominaux. Il est préconisé, surtout à l'extérieur, sous forme de lotions et de compresses, contre la proctite endémique (*Bicho do cù* des Brésiliens) et les ulcères syphilitiques et scorbutiques. Ses tiges renferment entre autres une matière drastique amorphe, la *Tayuyine*, et Peckolt a extrait de sa racine une substance cristallisable, soluble dans l'éther, insoluble dans l'eau, qu'il a nommée *Trianospermine*.

Le *P. glandulosus* H. Bn. (*Bryonia glandulosa* Pœpp. et Endl., *Trianosperma glandulosa* Mart., *Cayaponia glandulosa* Cogn.), au Para, le *P. argutus* H. Bn (*Trianosperma arguta* Mart.), à Rio de Janeiro, et le *P. diffusus* H. Bn (*Cayaponia diffusa* Silva-Mans.), à Minas Geraes, sont également très-renommés pour leurs propriétés drastiques. Le *P. diffusus* est le *Purga do Gentio* des naturels. Ed. Lef.

Bibliographie. — Silva-Manso. *Enumeraçåo das substancias brazileiras que podem promorer a calarre*. Rio-Janeiro, 1836. — De Martius. *Syst. Mat. med. Brasil.*, p. 97. — Cogniaux. *Cucurb.*, in *De Candolle*, *Monogr. phanér.*, III, 325. — Rosenthal. *Syn. pl. diaph.*,

p. 675. — Baillon (H.). *Hist. des pl.*, VIII, pp. 386, 418, 422, 430. — Peckolt (Th.). *Arch. der Pharm.*, t. CXIII, p. 104. Ed. Lef.

TRIARACHINE. Les arachines (*monorachine, diarachine, triarachine*) sont des substances neutres analogues aux stéarines et résultant de l'action de l'acide arachique, $C^{20}H^{40}O^2$, sur la glycérine. La triarachine, équiv. $C^6H^2(C^{20}H^{40}O^2)^3$, atom. $C^{33}H^{122}O^3$, est solide, peu soluble dans l'éther, fusible à 75 degrés; elle existe dans l'huile d'arachide et même dans le beurre. L. Hn.

TRIBADISME. *Voy.* Onanisme.

TRIBENZOLAMINE. $C^{21}H^{18}Az^2 = (C^7H^6)^3Az^2$. On donne ce nom ou celui d'*hydrobenzamide* au corps obtenu en faisant agir l'ammoniaque sur l'aldéhyde benzylique. Il est en cristaux incolores, sans odeur ni saveur, insolubles dans l'eau, solubles dans l'alcool. Il fond à 110 degrés et est neutre aux réactifs. L. Hn.

TRIBENZOYCINE. L'acide benzoïque forme avec la glycérine deux combinaisons neutres.

La *monobenzoycine*, équiv. $C^6H^2(H^2O^2)(H^2O^2)(C^{14}H^6O^4)$, atom. $C^{10}H^{12}O^4$, s'obtient et se purifie comme la monacétine (Berthelot). Elle forme une huile neutre, blonde, très-visqueuse, inoxydable à froid, d'une saveur aromatique amère, douée à chaud d'une légère odeur balsamique, très-soluble dans l'éther, dans l'alcool et la benzine, presque insoluble dans le sulfure de carbone. Elle a pour densité 1,228 à 16°,5. Elle se solidifie imparfaitement à —40 degrés et forme une masse transparente, résinoïde, s'étirant en longs fils.

La monobenzoycine bout à 320 degrés en se décomposant avec un dégorgement d'acroléine et d'acide benzoïque. La potasse à chaud régénère l'acide benzoïque, l'ammoniaque la transforme en benzamide. Sous l'influence de l'alcool avec ou sans acide chlorhydrique, elle donne de la glycérine et de l'éther benzoïque.

La *tribenzoycine*, équiv. $C^6H^2(C^{14}H^6O^4)^3$, atom. $C^{24}H^{20}O^6$, forme de belles aiguilles blanches, assez fusibles, grasses au toucher. L. Hn.

TRIBENZOYLMÉTHANE. $CH(CO,C^6H^5)^3$. Se forme en faisant agir simultanément le sodium et le chlorure de benzoyle sur une solution alcoolique de dibenzoylméthane. Cristallise dans l'alcool en aiguilles fusibles à 224 degrés, sublimables sans altération, solubles dans la potasse alcoolique. L. H.

TRIBENZOYLSALICINE. $C^{13}H^{15}(C^7H^5O)^3O^7$. Se forme en même temps que la *benzoylsalicine* ou *populine* (*voy.* ce mot) et la dibenzoylsalicine par l'action du chlorure de benzoyle ou de l'anhydride benzoïque sur la salicine. C'est une poudre blanche à peine cristalline, insoluble dans l'eau, comme la dibenzoylsalicine. L. Hn.

TRIBENZYLAMINE. Les *benzylamines* sont des ammoniaques composées résultant de la substitution du radical de l'alcool benzylique à 1, 2 ou 3 atomes d'hydrogène dans la molécule de l'ammoniaque. Il existe une *monobenzylamine* C^7H^7,H^2Az, une *dibenzylamine*, $(C^7H^7)^2HAz$, une *tribenzylamine*, $(C^7H^7)^3Az$).

La *monobenzylamine* ou simplement benzylamine, isomérique avec la toluidine, présente avec les toluidines les mêmes rapports que le chlorure de benzyle avec les toluines chlorés. C'est une base plus forte que les toluidines. Elle se produit dans les mêmes conditions que les alcalis dérivés des alcools, par exemple : en décomposant l'éther benzylcyanique par la potasse; en chauffant l'éther benzylchlorhydrique avec l'ammoniaque, etc.

La benzylamine est un liquide fluide, miscible à l'eau bouillante à 183 degrés.

La *tribenzylamine* est en cristaux incolores, fusibles à 91 degrés, insolubles dans l'eau, solubles dans l'alcool chaud et l'éther. L. Hn.

TRIBROMHYDRINE. Les bromhydrines sont analogues aux chlorhydrines. On les obtient au moyen des bromures de phosphore et on les isole par des distillations fractionnées dans le vide (Berthelot).

La *monobromhydrine*, équiv. $C^6H^2(H^2O)^2HBr$, atom. $C^3H^7BrO^2$, est un liquide neutre, distillant vers 180 degrés sous une pression de 1 à 2 centimètres.

La *dibromhydrine*, équiv. $C^6H^2H^2O^2(HBr)^2$, atom. $C^3H^6br^2O$, est un liquide neutre, qui bout à 219 degrés et a pour densité 2,11 à 18 degrés.

La *tribromhydrine*, équiv. $C^6H^2(HBr)^3$, atom. $C^3H^5Br^3$, s'obtient par l'action du bromure de phosphore sur le précédent, Wintz a obtenu le même corps en traitant l'éther allyliodhydrique par le brome. Elle bout à 220 degrés, cristallise par le froid et fond à 17 degrés; elle a pour densité 2,407 à 10 degrés; le sodium la convertit en diallyle, l'acide iodhydrique en hydrure de propylène.

Enfin on connaît un épibromhydrine, équiv., $C^6H^2(H^2O^2)HBr$, atom. C^3H^5BrO, correspondant à l'épichlorhydrine; c'est un liquide bouillant à 138 degrés, de densité 1,615 à 14 degrés. L. Hn.

TRIBROMANILINE. $C^6H^4Br^3,AzH^2$. On obtient ce corps, encore appelé *bromaniloïde*, par l'action directe du brome sur l'aniline. Il est cristallisable, fond à 117 degrés et distille à 300.

On connaît en outre une dibromaniline $C^6H^6Br^2,AzH^2$, et une *dibromaniline* $C^6H^5Br^2,AzH^2$, et une *bromaniline* C^6H^6Br,AzH^2 cristalline, obtenue en traitant la bromisatine par la potasse à chaud. L. Hn.

TRIBULUS (*Tribulus* Tourn.). Genre de plantes, de la famille des Rutacées, tribu des Zygophyllées, dont on connaît environ quinze espèces originaires des régions chaudes et tempérées du globe. L'espèce type, *Tr. terrestris* L., est une herbe annuelle à tiges couchées, diffuses, portant des feuilles alternes ou opposées, paripinnées, à cinq ou six paires de folioles oblongues. Les fleurs, de couleur jaune, sont hermaphrodites et régulières, avec un périanthe double, pentamère, et dix étamines hypogynes, à anthères biloculaires, introrses, déhiscentes par deux fentes longitudinales. Le fruit est formé de cinq coques indéhiscentes, tuberculeuses sur le dos, pourvues latéralement de deux longues épines acérées et en bas de deux épines plus courtes.

Le *Tr. terrestris* L. croît dans les lieux arides et sablonneux du Midi de la France, en Orient et dans le nord de l'Afrique. On l'appelle vulgairement *Herse*, *Saligot terrestre*, *Croix de chevalier*, *Croix de Malte*. Il passe pour astringent, apéritif et diurétique; c'est l'*Herba Tribuli terrestris* des pharmacopées anciennes.

On attribue les mêmes propriétés au *Tr. lanuginosus* L., espèce de Ceylan et de l'Inde. Enfin, aux Antilles, les feuilles du *Tr. cistoides* L. et du *Tr. maximus* L. (*Kallstræmia Tribulus* Meissn.) sont employées fréquemment, dit-on, pour hâter la maturation des abcès et contre diverses affections cutanées.

Ed. Lef.

Bibliographie. — Tournefort. *Inst.*, 265, t. 141. — Linné. *Gen.*, n° 532. — De Candolle. *Prodr.*, I, 703. — Endlicher. *Gen.*, n° 6030. — Bentham et Hooker. *Gen.*, p. 264. — Grenier et Godron. *Fl. fr.*, I, p. 327. — Rosenthal. *Syn. pl. diaph.*, p. 885. — Baillon (H.). *Hist. des pl.*, IV, pp. 419, 443, 506.

Ed. Lef.

TRIBUTYRINE. *Voy.* Butyrine.

TRICARBALLYLIQUE (Acide). C'est l'acide *carballylique* (*voy.* ce mot).

L. Hn.

TRICARBHEXANILIDE. C'est la *triphénylguanidine* (*voy.* Phénylguanidine).

L. Hn.

TRICEPS (Les muscles). On désigne, en anatomie descriptive, sous le nom générique de triceps, toute formation musculaire qui prend naissance par trois chefs distincts. Tels sont : à la face postérieure du bras, le *triceps brachial;* à la face antérieure de la cuisse, le *triceps crural;* à la face postérieure de la jambe, le *triceps sural.* A l'état anormal, quelques muscles, formés ordinairement de deux chefs (biceps) peuvent devenir de vrais triceps par l'apparition d'un faisceau surnuméraire, constituant un troisième chef. L'un des meilleurs exemples de cette transformation nous est offert par le long fléchisseur de l'avant-bras, ou biceps brachial, qui se trouve renforcé, 1 fois sur 15 chez l'homme, par un troisième chef, chef huméral, inséré en haut sur l'humérus.

Nous décrirons séparément : 1° le *triceps brachial,* 2° le *triceps crural,* 3° le *triceps sural.*

I. Triceps brachial. Appelé encore *extenseur de l'avant-bras, extensor cubiti, scapulo-huméro-olécrânien, brachialis externus, brachialis posterior,* le triceps brachial est un muscle volumineux situé à la partie postérieure du bras et destiné à étendre l'avant-bras. Il est essentiellement constitué par trois portions, parfaitement distinctes à leur origine supérieure, mais se réunissant en bas pour prendre une insertion commune sur le cubitus. De ces trois portions l'une, plus longue, remonte jusqu'à l'omoplate : c'est la *longue portion du triceps* ou *long triceps.* Les deux autres, plus courtes, s'arrêtent à l'humérus; on les désigne, d'après leur situation et leur forme, sous les noms de *vaste externe* et de *vaste interne.*

Insertions. Le triceps s'insère, en haut : 1° la longue portion, sur cette petite surface triangulaire et rugueuse qui est placée au-dessous de la cavité glénoïde; 2° le vaste externe, sur l'aponévrose intermusculaire externe et sur la portion de la face postérieure de l'humérus qui est située au-dessus de la gouttière de torsion; 3° le vaste interne, sur l'aponévrose intermusculaire interne et sur la portion de la face postérieure de l'humérus qui est située au-dessous de cette même gouttière de torsion.

L'insertion scapulaire de la longue portion (*anconæus longus*) se fait à l'aide d'un tendon très-résistant qui se confond avec le bourrelet glénoïdien et la portion correspondante de la capsule. Ce tendon, aplati d'avant en arrière, mesure chez l'homme de 1 à 2 centimètres de largeur. Simple à son origine, il se dédouble bientôt en deux lames : une lame postérieure à la fois très-mince et très-courte; une lame antérieure beaucoup plus épaisse et beaucoup plus longue, puisqu'elle descend jusqu'à la partie moyenne du bras. Ces deux lames se réunissent le plus souvent par leur bord externe : il en résulte la formation d'un demi-cornet aponévrotique où prennent naissance tous les faisceaux constitutifs du long triceps. Nous rappellerons en passant que le tendon d'origine de la longue portion du triceps se trouve fréquemment uni (1 fois sur 3) au tendon du grand dorsal à l'aide d'une lame fibreuse qui présente, du reste, au point de vue de ses dimensions et de son épaisseur, les variations individuelles les plus étendues. Cette lamelle fibreuse, qui est susceptible d'être remplacée par des faisceaux musculaires (j'en ai rapporté moi-même plusieurs cas), est le vestige d'un muscle disparu, le muscle dorso-épitrochléen, qui existe encore chez tous les singes, y compris les anthropoïdes.

Le mode d'insertion des deux vastes (*anconæus externus* et *anconæus internus seu brevis*) se fait à la partie postérieure de l'humérus et des cloisons intermusculaires, en partie directement par des fibres charnues, en partie par l'intermédiaire de courtes fibres aponévrotiques. Au sujet de l'étendue relative des deux vastes, Theile fait remarquer avec raison (*Müller's Archiv*, 1839, p. 420) que le vaste externe ne descend pas jusqu'à l'épicondyle, et que les fibres qui naissent au bord externe de l'humérus, dans le voisinage de cette dernière saillie, appartiennent, non au vaste externe, mais au vaste interne.

De leur triple surface d'origine les trois portions du triceps se dirigent en bas vers la face postérieure du coude et viennent se fixer à la partie postérieure et inférieure de l'olécrâne par l'intermédiaire d'un tendon commun très-large et très-résistant. Le mode d'attache des trois portions du triceps sur leur tendon terminal est loin d'être uniforme. On peut dire cependant : 1° que la longue portion s'attache principalement sur la moitié interne de la face postérieure de ce tendon; 2° que le vaste externe se fixe, en dehors de la précédente, sur la partie supérieure de sa moitié externe; 3° que le vaste interne s'implante sur la face antérieure du tendon dans toute sa hauteur et toute sa largeur.

Rapports. 1° *Dans sa portion supérieure*, le muscle triceps est recouvert en arrière par le deltoïde; sa longue portion passe en arrière du grand rond et en avant du petit rond, ayant en dedans d'elle (*espace triangulaire*) les vaisseaux sous-scapulaires, en dehors d'elle (*espace quadrilatère*) l'artère circonflexe et le nerf du même nom.

2° *Plus bas*, le triceps répond à la peau par sa face postérieure; sa face antérieure est couchée sur l'humérus, dont elle est séparée, au niveau de la gouttière de torsion, par le nerf radial et l'artère humérale profonde; ces deux organes séparent nettement le vaste externe du vaste interne. Son bord externe est en rapport avec le long supinateur et le brachial antérieur. Le long de son bord interne chemine le nerf cubital.

3° *Au niveau de l'olécrâne*, le tendon du triceps est séparé de cette saillie osseuse par une bourse séreuse qui favorise son glissement. Il en existe généralement une deuxième entre la face postérieure du tendon et la peau.

Action. Le triceps brachial est essentiellement extenseur de l'avant-bras sur le bras. Ses trois portions concourent simultanément à la production de ce mouvement, mais d'une façon fort inégale : les deux vastes ont ici un rôle prépondérant. Le long triceps, en effet, comme le fait remarquer avec beaucoup de raison M. Sappey, se fixe en haut sur un os extrêmement mobile et ne peut y prendre une part importante qu'à la condition que le scapulum ait été préalablement immobilisé.

Anomalies. La longue portion du triceps peut étendre ses insertions d'origine le long du bord axillaire dans une étendue de deux, trois et même quatre centimètres. On sait que ces insertions scapulaires du triceps sont réduites à leur minimum chez l'homme; elles sont beaucoup plus étendues chez les singes, et les espèces animales sont nombreuses où l'on voit ces insertions occuper le bord axillaire dans toute son étendue; j'ai constaté moi-même une pareille disposition chez l'*ursus americanus*. On a vu des faisceaux surnuméraires venir renforcer l'une ou l'autre des portions du triceps et le transformer ainsi en un muscle à quatre chefs (quadriceps). Parmi ces faisceaux je signalerai :

1° Un faisceau détaché de l'humérus, dans la région sous-trochinienne, et cheminant entre le vaste interne et la longue portion. Il est signalé par Quain (*Anatomy*, ninth Edition, 1882), par Blumenthal (*Henle u. Pfeufer's Zeitschr.*, 3. Reihe, XXXVI, p. 1), par Kölliker (*Varietäten-Beobachtungen*, etc., Wurzbourg, 1879). Dans un cas de Blumenthal, il existait en même temps une insertion sur la capsule de l'épaule. Meckel a signalé un chef surnuméraire pour le vaste externe.

2° Un faisceau détaché du bord axillaire, dans le voisinage de la surface sous-glénoïdienne : j'en ai rapporté une observation très-nette dans mon *Traité des anomalies* (p. 416) : c'était un petit ruban musculaire large de 2 centimètres qui venait rejoindre le long triceps à 4 centimètres au-dessous de son extrémité supérieure. Bankart, Pye-Smith et Philips (*Guy's Hospital Reports*, t. XIV) ont observé un fait à peu près semblable chez un nègre.

3° Un faisceau détaché de la capsule articulaire (*muscle capsulo-olécrânien*) observé par Blumenthal, par Macalister et par moi-même.

4° Un faisceau détaché de l'apophyse coracoïde (*muscle coraco-olécrânien*). Ce faisceau de renforcement du triceps parti de l'apophyse coracoïde a été observé tout d'abord par le professeur Gruber. Dans un nouveau cas, rapporté par Macalister, le faisceau coracoïdien coexistait avec un faisceau d'origine capsulaire. Toutes ces variations morphologiques du triceps brachial trouvent leur explication dans l'anatomie comparée.

Muscle tenseur de la synoviale du coude. Je désigne sous ce nom des faisceaux charnus plus ou moins différenciés, situés au-dessous du triceps, qui, s'insérant d'une part sur l'humérus, viennent se terminer d'autre part sur le prolongement sous-tricipital de la synoviale du coude. Theile, qui fait de ces faisceaux son muscle sous-anconé (*sub-anconæus*), en donne la description suivante : « Lorsqu'on coupe transversalement le triceps, un peu au-dessus de l'articulation du coude, et qu'on renverse complétement la portion inférieure sur l'avant-bras, on découvre sans peine deux faisceaux musculaires, l'un externe, l'autre interne, dont tantôt l'un, tantôt l'autre, est plus prononcé, qui naissent au-dessus de la fosse olécrânienne, près du bord externe et du bord interne de l'humérus, descendent en ligne directe et s'attachent à la capsule de l'articulation du coude, tout à fait séparés du triceps. » Ce muscle serait, comme on le voit, l'analogue du sous-crural, que nous décrirons dans un instant, et servirait, dans les mouvements d'extension de l'avant-bras sur le bras, à attirer en haut la synoviale du coude et à l'empêcher d'être pincée entre les deux surfaces articulaires.

Ces faisceaux tenseurs ne sont nullement signalés par Cruveilhier, Sappey, Gray, etc., qui les considèrent comme des dépendances du triceps.

J'ai cherché, sur un grand nombre de sujets, le muscle sous-anconé de Theile, et je résume ici les résultats de mes recherches, sous la forme des propositions suivantes :

a. J'ai trouvé bien rarement les deux faisceaux distincts tels que les a décrits l'anatomiste de Berne, mais ils existent : je les ai vus avec une dépendance parfaite, au moins sur trois sujets.

b. Sur le plus grand nombre de sujets je n'ai trouvé qu'un seul faisceau tenseur, partant, soit de la région sus-épitrochléenne, soit de la région sus-épicondylienne, et se portant obliquement sur le cul-de-sac olécrânien.

c. Les faisceaux tenseurs, qui peuvent être distincts du muscle triceps dans toute leur étendue, sont intimement unis, dans la majorité des cas, avec la face profonde de ce muscle, du moins dans leur portion supérieure. Kulœwsky (*Reichert und Du Bois-Reymond's Archiv*, 1869) les considère comme étant constamment une dépendance du triceps.

d. L'insertion inférieure des faisceaux tenseurs peut se faire exclusivement sur la synoviale, mais le plus souvent elle se prolonge jusque sur l'olécrâne, adhérant ainsi à la synoviale par sa face profonde, dans une étendue de 1 à 2 centimètres.

e. Le volume du faisceau tenseur est excessivement variable : à côté de faisceaux très-développés j'ai trouvé des faisceaux minuscules, mesurant à peine 1 centimètre de longueur sur 5 millimètres de largeur.

g. Sur un sujet j'ai rencontré un muscle véritablement énorme, inséré sur toute la largeur de la face postérieure de l'humérus et venant s'insérer uniquement sur le prolongement sous-tricipital de la synoviale. Avant d'atteindre ce point, il était renforcé par quelques fibres détachées de la face profonde des vastes, mais il était, à son origine, complétement distinct de ces derniers muscles.

II. Triceps crural. L'extension de la jambe sur la cuisse est déterminée, chez l'homme, par trois faisceaux musculaires qui, distincts à leur origine supérieure, se réunissent en bas et prennent sur la rotule et sur le tibia une insertion commune. Leur ensemble constitue le triceps crural ou fémoral. De ces trois faisceaux, l'un, le *droit antérieur*, remonte jusqu'au bassin ; les deux autres, appelés *vastes* en raison de leurs dimensions considérables, s'arrêtent au fémur ; on les distingue l'un de l'autre par les dénominations significatives de *vaste interne* et de *vaste externe*.

Insertions. 1° Le *droit antérieur*, que l'on désigne encore sous les noms divers de *long triceps*, *rectus femoris*, *ilio-rotulien*, longue *portion* ou *portion iliaque du triceps*, s'insère à la fois sur l'épine iliaque antéro inférieure à l'aide d'un tendon arrondi et vertical (tendon direct) et sur la partie la plus élevée du sourcil cotyloïdien, par l'intermédiaire d'une expansion fibreuse plus mince, mais tout aussi résistante (tendon réfléchi). Isenflamm (*Anatomische Untersuchungen*, 1822, p. 83) a décrit entre ce dernier tendon et le bourrelet cotyloïdien une bourse séreuse, qui est loin d'être constante. Roger Williams (*The Anatomy of the Quadriceps Extensor cruris*, in *Journ. of Anat. and Phys.*,

1875), qui a fait du muscle qui nous occupe une étude des plus consciencieuses, considère le tendon réfléchi ou cotyloïdien comme accessoire, l'insertion spino-iliaque constituant l'insertion réelle du droit antérieur.

2° Le *vaste externe* (*vastus externus, extensor cruris externus*), directement appliqué contre la diaphyse du fémur, prend plus particulièrement naissance sur le bord antérieur et le bord inférieur du grand trochanter, sur une ligne rugueuse qui réunit le grand trochanter à la ligne âpre (*crête du vaste externe*), sur la lèvre externe de cette ligne âpre, sur la face externe du corps du fémur et enfin sur le tendon du grand fessier et la cloison intermusculaire externe.

3° Le *vaste interne* (*vastus internus, extensor cruris internus*), plus large que le précédent, mais moins épais, embrasse presque tout le corps du fémur. Il s'insère sur la face interne et la face antérieure de cet os, sur la partie la plus élevée de sa face externe, sur la lèvre interne de la ligne âpre et sur la ligne rugueuse qui réunit cette ligne âpre au col du fémur. L'ensemble des faisceaux d'origine du vaste interne constitue chez l'homme un corps musculaire indivis, et rien ne justifie l'opinion de certains anatomistes étrangers qui, au lieu et place de notre vaste interne, décrivent deux muscles distincts : un *vaste interne proprement dit* en dedans et le *crural* en avant. Une pareille disposition, normale dans quelques espèces animales (dromadaire, daman, kangurou), est fort rare et absolument anormale chez l'homme. Nous croyons donc devoir repousser formellement en anatomie humaine, d'accord en cela avec Cruveilhier, Sappey, etc., l'expression de *quadriceps* dont se servent Theile, Hyrtl et quelques autres anatomistes, pour désigner le muscle extenseur de la jambe.

Les trois portions du muscle triceps, telles que nous venons de les décrire, convergent en bas vers la face antérieure de l'articulation du genou et viennent se fixer : 1° sur la base et les bords latéraux de la rotule, reliée elle-même par le ligament rotulien (*voy.* GENOU) à la tubérosité antérieure du tibia; 2° par quelques faisceaux tendineux directement sur la tubérosité antérieure du tibia. Ces insertions tibiales directes, très-nettement mises en lumière par les recherches de Lörinser (*Verhältnisse der Strecksehnen im Kniegelenke*, in *Wien. med. Wochenschrift*, XXIII, 40, p 919), nous expliquent ce fait bien connu des chirurgiens que, dans quelques cas de fracture de la rotule ou de soudure de la rotule avec le fémur, les contractions du triceps peuvent encore déterminer des mouvements de la jambe.

Rapports. 1° Le droit antérieur, recouvert en haut par le petit fessier, le tenseur du fascia lata, le psoas-iliaque et le couturier, répond en bas à l'aponévrose et à la peau. Par sa face profonde il recouvre la partie antérieure de l'articulation de la hanche et repose ensuite dans une large gouttière que lui forment les deux muscles vastes.

2° Les deux vastes s'enroulent autour de la diaphyse fémorale, qu'ils recouvrent dans toute leur étendue par leur *face profonde*, à l'exception toutefois de l'interstice de la ligne âpre, destinée aux adducteurs et à la courte portion du biceps. Leur *face superficielle* est successivement en rapport avec plusieurs muscles, savoir : le grand fessier, le tenseur du fascia lata, le couturier et le droit antérieur de la cuisse; dans l'intervalle de ces muscles, elle répond à l'aponévrose et à la peau. En *arrière* et en *dehors*, les vastes sont en rapport avec les deux portions du biceps; en *arrière* et en *dedans*, ils répondent aux adducteurs de la cuisse et forment avec eux une gouttière profonde où chemine de haut en bas l'artère fémorale.

Tenseur de la synoviale du genou. Ce faisceau musculaire, que l'on désigne encore sous le nom de muscle *sous-crural* (Theile), a été décrit pour la première fois par Dupré (*Les sources de la synovie.* Paris, 1699). Il est situé au-dessous des vastes et représenté par un ou deux faisceaux qui se détachent de la face antérieure du fémur et viennent se perdre sur le cul-de-sac sous-tricipital de la synoviale du genou. Le sous-crural est l'analogue du sous-anconé que nous avons décrit plus haut au-dessous du triceps brachial. Il est quelquefois indépendant, mais il est le plus souvent uni, d'une façon plus ou moins intime, avec les muscles vastes.

Action. Le triceps crural a pour principal rôle d'étendre la jambe sur la cuisse. Accessoirement et en raison de son insertion à l'épine iliaque le droit antérieur fléchit la cuisse sur le bassin, ou, *vice versâ*, le bassin sur la cuisse, suivant le levier osseux qui lui sert de point fixe.

Quant au faisceau sous-crural, se contractant en même temps que le triceps, il attire en haut le cul-de-sac sous-tricipital de la synoviale du genou sur lequel il se termine, et l'empêche ainsi d'être pincé dans l'extension brusque de la jambe sur la cuisse.

Anomalies. Les variations anatomiques du triceps crural sont tout aussi peu importantes que celles que nous a présentées le triceps brachial : 1° les anomalies du droit antérieur sont toutes relatives à l'insertion de ce muscle sur l'ilion. Les deux portions spinale et cotyloïdienne peuvent ne se réunir que quelques centimètres au-dessous de l'origine des faisceaux charnus et en imposer ainsi pour un double muscle. J'ai observé un cas de ce genre chez l'homme en 1882; j'ai rencontré, quelques mois plus tard, une disposition absolument semblable chez un cercopithèque. Macalister a signalé un faisceau de renforcement parti de l'épine iliaque antéro-supérieure; le même auteur a vu un double tendon s'attacher à l'épine iliaque antéro-inférieure. Enfin, d'après Macalister encore, le droit antérieur pourrait se fixer à l'os iliaque par un tendon unique. Il me paraît vraisemblable d'admettre que cette disposition dépend, dans la plupart des cas, dans tous peut-être, de la soudure des deux tendons ordinaires, bien qu'il soit question dans l'article de Macalister de la disparition possible du chef cotyloïdien.

2° Le vaste externe se dédouble parfois en deux muscles distincts, mais c'est là une disposition fort rare. Observée par Macalister (1871), elle a été signalée de nouveau en 1880 par Gruber (*Anat. Notizen.* In *Virchow's Arch.*, Bd. LXXXII, p. 475), qui en a décrit un cas des plus intéressants : un interstice cellulo-graisseux divisait la masse du vaste externe en deux corps charnus : l'un, interne, se détachait de la ligne intertrochantérienne antérieure; l'autre, situé en dedans et sur un plan plus profond, prenait naissance sur la ligne âpre. Ce dédoublement s'observe normalement chez plusieurs oiseaux, notamment chez les pigeons et la mouette (Alix), où notre vaste externe est en réalité constitué par deux muscles, le crural externe et le crural moyen.

3° Comme le précédent, le vaste interne peut également se dédoubler de façon à constituer un muscle crural nettement différencié et à transformer ainsi le triceps en un véritable quadriceps, disposition qui, ainsi que nous l'avons fait remarquer plus haut, est normale dans quelques espèces animales.

Drachmann (*Nordiskt medic. Arkiv*, vol. IV, part. I, 1872) a signalé un cas d'absence congénitale du triceps. On pourra lire une analyse de son mémoire dans le *Journal of Anatomy* de 1875. La description symptomatique de l'auteur et aussi les circonstances dans lesquelles fut remarquée cette absence du triceps crural nous autorisent à penser qu'il ne s'agit probablement pas ici d'une anomalie morphologique, mais plutôt d'une infirmité créée par un processus morbide quelconque, soit pendant la vie intra-utérine, soit après la naissance.

4° Quant au tenseur de la synoviale, il n'est rien de plus variable que son volume et son mode de constitution. Je l'ai vu bien des fois constitué par un véritable muscle de 10 à 15 centimètres de longueur, bien nourri et complétement indépendant, comme aussi je n'ai rencontré sur bien des sujets, à son lieu et place, qu'un faisceau minuscule qui aurait passé inaperçu, si on ne l'avait recherché. Entre ces degrés de développement extrêmes se trouvent tous les intermédiaires. Nous avons vu plus haut que le tenseur de la synoviale du genou se composait d'ordinaire de deux faisceaux, mais les muscles constitués par trois et même quatre faisceaux s'observent assez fréquemment. Kulœwsky (*loc. cit.*) signale des muscles à six et même huit faisceaux. Le sous-crural peut disparaître entièrement, mais, si je m'en rapporte à mes propres recherches, les cas d'absence seraient bien plus rares que ne semblent l'indiquer les descriptions classiques. Son insertion terminale peut se faire sur le sommet du cul-de-sac de la synoviale (Platonoff), sur ses bords, sur ses deux faces, sur le tissu cellulo-graisseux qui l'entoure et enfin sur la rotule. Voici, à ce sujet, les conclusions du mémoire de Kulœwsky : « Les différentes variétés portant sur l'insertion terminale du sous-crural sont en rapport avec le développement plus ou moins considérable du prolongement supérieur de la capsule articulaire. Chez les sujets qui possèdent une capsule faiblement développée les faisceaux sous-cruraux prennent naissance en haut, comme d'habitude, et se terminent en bas, dans le voisinage de la rotule, sur la paroi supérieure de la capsule. Quand au lieu de deux faisceaux il en existe quatre, les faisceaux moyens se terminent comme précédemment, tandis que les faisceaux latéraux viennent se fixer aux bords de la rotule. S'il n'existe que deux faisceaux, mais deux faisceaux fortement divergents, ils peuvent se terminer également sur la rotule. Dans d'autres cas, les muscles sous-cruraux se terminent uniquement sur la partie antérieure du cul-de-sac ou bien sur son milieu, ni en avant, ni en arrière. Chez les sujets où le cul-de-sac est plus fortement développé, ce qui s'observe seulement dans l'âge moyen, les muscles sous-cruraux sont représentés par une série de faisceaux au nombre de deux à huit (six le plus souvent) séparés les uns des autres par du tissu cellulaire. S'il n'existe que deux faisceaux, ils se perdent, sous forme de deux bandelettes fort minces et entourées de graisse, sur la partie postérieure du cul-de-sac ou bien dans le tissu cellulo-graisseux interposé entre le cul-de-sac et le fémur. Existe-t-il quatre faisceaux, les antérieurs s'insèrent sur la face antérieure du cul-de-sac, les postérieurs sur la face postérieure. » Ajoutons que le sous-crural existe chez un grand nombre d'animaux où il n'est pas moins variable que chez l'homme. Il est très-développé chez la sarigue, il est très-fort également et très-distinct chez l'hyène, d'après Meckel ; il en est de même chez le chat (Strauss-Durckeim) où il enveloppe les deux tiers inférieurs du fémur. Il fait défaut, parmi les carnassiers, chez l'ours et le raton et, parmi les singes, chez le chimpanzé et le cynocéphale (Champneys).

III. Triceps sural. Le triceps sural (*suralis*, de *sura*, qui signifie le gras de la jambe), appelé encore *triceps de la jambe*, muscle *extenseur du pied*, occupe la partie postérieure de la jambe où il forme à lui seul la saillie du mollet. Comme le fait remarquer fort judicieusement Cruveilhier, le développement considérable de ce muscle « est un des caractères les plus tranchés de l'appareil musculaire de l'homme et est en rapport avec sa destination à l'attitude bipède. » Le triceps sural est formé de deux muscles superficiels, les *jumeaux*, et d'un muscle profond, le *soléaire*. Ces trois muscles, parfaitement distincts au niveau de leur origine, se réunissent en bas sur un tendon commun, le *tendon d'Achille*, à l'aide duquel ils se fixent au calcanéum.

A. Jumeaux. Les jumeaux ou gastrocnémiens (de γαστήρ, ventre, et κνήμη, jambe) sont deux muscles volumineux, aplatis et ovalaires, prenant naissance isolément sur chacun des condyles du fémur. On les distingue, d'après leur situation, en *jumeau interne* et *jumeau externe*.

Insertions. 1° Le *jumeau interne* s'insère, en haut, au-dessus du condyle interne, un peu en arrière du tubercule osseux où vient se terminer le grand adducteur. Ce faisceau d'origine principal s'attache à l'os à l'aide d'un fort tendon et se trouve bientôt rejoint par toute une série de faisceaux charnus directement insérés sur le condyle, en dehors de lui.

2° Le *jumeau externe*, un peu moins long et moins épais que le précédent, prend naissance sur la partie postérieure du condyle externe, à la fois par un fort tendon et par des fibres charnues situées en dedans de ce dernier.

On rencontre parfois, dans les tendons d'origine des jumeaux, un os sésamoïde dont le volume et la consistance sont fort variables. Signalés pour la première fois par Vésale (*Opera*, 1725, t. I, p. 291), décrits de nouveau après lui par Riolan, Fallope, Herster (*Compendium anatomicum*, 1732, tabel. I, fig. 2, 3 et 4), Camper (*De fractura patellæ*, 1789), Hyrtl (*Œsterr. Zeitschrift*, vol. III, 1862), ces petits os ont été tout récemment l'objet d'une étude sérieuse de la part du professeur W. Gruber (*Monographie über die aus wahren hyalinen Cartilagines præformirten ossicula sesamoidea in den Ursprungsehnen des Kopfes d. musc. Gastrocnemius bei dem Menschen und bei den Säugethieren*, 1875) D'après le savant anatomiste de Saint-Pétersbourg, on le rencontre une fois sur six dans le tendon d'origine du jumeau externe, le tendon du jumeau interne ne le présenterait jamais. Osi (*Zeitschrift f. Anatomie und Entwickelung.*, Bd. I, 1876), reprenant l'année suivante, à l'instigation d'Aeby, les recherches de Gruber, a examiné à cet égard trente membres inférieurs : or il a rencontré cinq fois l'os sésamoïde et toutes les fois dans l'épaisseur du jumeau externe. Les conclusions de Gruber ne pouvaient trouver une confirmation plus éclatante. Elles ne sont pourtant pas admissibles, en présence des résultats contraires obtenus par d'autres anatomistes, notamment par Theile, Hyrtl, Cruveilhier, qui, tout en consignant que c'est surtout sur le jumeau externe qu'on rencontre le petit os en question, admettent néanmoins, pour l'avoir disséqué eux-mêmes, le sésamoïde du jumeau interne. Macalister lui aussi l'a rencontré ; je l'ai vainement cherché moi-même sur plus de quarante sujets.

Séparés à leur origine par le triangle inférieur du creux poplité, les deux jumeaux convergent l'un vers l'autre en suivant, l'externe un trajet oblique en bas et en dedans, l'interne un trajet oblique en bas et en dehors. Ils se fusionnent bientôt en un corps charnu unique et se jettent, à la partie moyenne de la jambe, sur la face postérieure d'une large aponévrose. Cette aponévrose, continuant le trajet des faisceaux charnus, s'épaissit en diminuant de largeur et s'unit dans le tiers inférieur de la jambe avec l'aponévrose terminale du soléaire, pour constituer le tendon d'Achille, lequel vient se fixer sur la partie inférieure de la face postérieure du calcanéum.

Rapports. C'est principalement aux deux jumeaux que la saillie du mollet est redevable de sa forme et de son volume. Leur face *superficielle* ou *postérieure* est recouverte par l'aponévrose superficielle de la jambe et par la peau. Sur elle cheminent verticalement, entre la peau et l'aponévrose, la veine saphène externe et le nerf du même nom. Ces deux organes sont couchés dans une espèce de gouttière longitudinale plus ou moins profonde que forment en se réunissant l'un à l'autre le jumeau interne et le jumeau externe. La face *profonde* ou *antérieure* des jumeaux recouvre successivement, en allant de haut en bas, les condyles du fémur, sur lesquels ils se fixent, le ligament postérieur de l'articulation du genou, avec lequel ils se fusionnent intimement, le paquet vasculo-nerveux de la région poplitée, le muscle poplité, le plantaire grêle et le soléaire.

Une bourse séreuse existe constamment entre le jumeau interne et le condyle sur lequel repose ce muscle; cette bourse présente du reste des variations individuelles fort étendues : elle est uniloculaire ou cloisonnée; elle est indépendante ou en communication avec l'articulation du genou à travers une ouverture taillée dans la capsule fibreuse du condyle interne. Il existe parfois une deuxième bourse séreuse entre le condyle externe et le jumeau externe (*voy.* à ce sujet RÉGION POPLITÉE).

Action. Les jumeaux, prenant leur point fixe sur le fémur et agissant sur le talon, élèvent cette saillie osseuse et étendent ainsi le pied sur la jambe. Si le pied repose sur le sol, ce qui a lieu dans la plupart des cas, les jumeaux, en élevant le talon, élèvent en même temps le membre inférieur et le tronc tout entier. Ils sont, avec le soléaire, les muscles essentiels de la marche. Secondairement les jumeaux, après avoir placé le pied dans l'extension, fléchissent la jambe sur la cuisse.

Anomalies. On peut les grouper sous les trois chefs suivants :

1° *Isolement des deux jumeaux.* Marchant à la rencontre l'un de l'autre, les deux jumeaux ne tardent pas à se rencontrer et à se réunir. Réel dans le plus grand nombre des cas, leur fusionnement n'est souvent qu'apparent; une dissection plus ou moins minutieuse m'a permis, sur plusieurs sujets, d'isoler entièrement les deux jumeaux jusqu'à leur terminaison sur le tendon d'Achille. Cette séparation du jumeau interne et du jumeau externe s'observe normalement chez la marmotte, chez la sarigue, chez le coati, chez le raton (Meckel). Chez l'unau (Humphry), les deux jumeaux sont isolés dans toute leur longueur et s'insèrent au calcanéum par deux tendons distincts.

2° *Gastrocnémien à trois chefs.* La masse musculaire qui constitue les jumeaux peut être renforcée par un faisceau surnuméraire dont l'origine comporte une triple modalité. Ce troisième chef peut, en effet, provenir : *a.* Des muscles fléchisseurs de la jambe, biceps et demi-tendineux. *b.* Du grand adducteur : j'ai vu, dans un cas, un petit faisceau émanant de la portion verticale du grand adducteur passer directement dans le muscle jumeau interne. *c.* De la portion sus-condylienne du fémur : c'est là la disposition la plus fréquente; mais ces faisceaux sus-condyliens (*gastrocnemius tertius* de Krause) présentent à leur tour des variations nombreuses portant sur leur volume, leur longueur, leur point d'implantation supérieur et inférieur, leur mode de constitution, etc. Smith, Howse et Davies-Colley (*Guy's Hospit. Reports*, 1870), ont vu naître ce faisceau de l'espace triangulaire compris entre les deux branches de bifurcation de la ligne âpre. H. Virchow (*Varietäten Beobachtungen*, Wurzbourg, 1879) a observé un fait analogue; Terrier (cité par Macalister) et Walsham (*Saint Bartholomew's Hosp. Reports*, 1880, p. 87) ont rencontré chacun un troisième chef, détaché de la branche de bifurcation interne de la ligne âpre. Dans un fait de Quain et dans un deuxième fait de Kölliker et Flesch, le faisceau surajouté prenait naissance par deux faisceaux distincts. Wood, à son tour (*Proc. of Roy. Soc. of London*, 1868), rapporte un nouveau fait de troisième portion du gastrocnémien bifurqué : l'une des deux branches s'insérait au ligament postérieur de l'articulation du genou, l'autre remontait jusque dans l'espace poplité. On pourra lire dans un mémoire de Chudzinski, publié en 1882 (*Revue d'anthropologie*, p. 622) la relation de deux nouveaux cas du faisceau accessoire des jumeaux, observés chez des sujets nègres.

3° *Diminution de volume.* Macalister (*Transact. of Roy. Irish Academy*, 1871) a signalé la transformation du jumeau externe en une masse fibreuse, et tout récemment Schefferd (*Montreal's General Hospital Reports*, vol. I, 1880) en a noté la disparition complète chez une femme; après avoir enlevé l'aponévrose jambière, le scalpel tombait immédiatement sur le muscle plantaire grêle.

B. Soléaire. Le soléaire, ainsi appelé en raison de sa forme qui l'a fait comparer à une semelle de soulier (*soleus*), est un muscle à la fois très-large et très-épais, situé au-dessous des deux jumeaux et aboutissant comme eux au calcanéum par l'intermédiaire du tendon d'Achille.

Insertions. Il prend naissance en haut : sur le tibia, sur le péroné, et sur une arcade fibreuse dite arcade ou anneau du soléaire.

1° Les *insertions tibiales* se font sur l'interstice de la ligne oblique du tibia, au-dessous du poplité, au-dessus du fléchisseur commun des orteils, ainsi que sur le tiers moyen du bord interne de cet os; ces insertions se font à l'aide d'une large aponévrose qui s'étale sur la moitié interne de la face antérieure du muscle.

2° Les *insertions péronières* se font, à l'aide d'une deuxième aponévrose à peu près semblable, sur la partie postérieure et interne de la tête du péroné, sur la face postérieure de cet os, sur son bord externe.

3° L'*arcade du soléaire* se présente sous la forme d'une bandelette très-épaisse et très-résistante insérée par son extrémité externe sur la tête du péroné, par son extrémité interne sur la ligne oblique du tibia et sur l'aponévrose du poplité. En descendant du péroné sur le tibia, elle suit un trajet nettement arciforme : par sa concavité, dirigée en haut, elle embrasse le paquet vasculo-nerveux qui de la région poplitée passe à la face postérieure de la jambe; sa convexité, dirigée en bas, donne naissance dans toute son étendue à un nouveau paquet de faisceaux charnus qui se fusionnent en dehors et en dedans avec les faisceaux précités provenant du péroné et du tibia.

De cette longue ligne d'insertion péronéo-tibiale que nous venons de décrire les fibres charnues du soléaire se portent en bas, les fibres moyennes verticalement, les fibres externes et internes suivant un trajet légèrement oblique vers l'axe du membre. Finalement, elles se jettent sur la face antérieure et sur les bords d'une large aponévrose de terminaison qui se réunit, à 5 ou 6 centimètres au-dessus du calcanéum, avec l'aponévrose terminale des jumeaux. De cette réunion résulte le tendon d'Achille. Ce tendon, très-large encore à son origine, diminue graduellement de largeur en se rapprochant du calcanéum. En atteignant la face postérieure de cet os il s'élargit de nouveau, glisse sur la partie supérieure de cette face à l'aide d'une bourse séreuse qui est constante et vient se fixer à sa partie inférieure, en se fusionnant à ce niveau avec les faisceaux fibreux de l'aponévrose plantaire.

Rapports. La *face superficielle* ou *postérieure* du soléaire répond au plantaire grêle et aux jumeaux. Sa *face profonde* ou *antérieure* recouvre les muscles tibial antérieur, fléchisseur commun des orteils et fléchisseur propre du gros orteil, ainsi que le nerf tibial postérieur, le tronc artériel tibio-péronier et les deux branches qui en partent. Son *bord interne* et son *bord externe*, se dégageant de la masse des jumeaux, viennent se mettre en rapport avec l'aponévrose superficielle et la peau.

Action. Comme les jumeaux, dont ils partagent l'insertion inférieure, le soléaire étend le pied sur la jambe et agit puissamment dans la marche et le saut. Si le pied est fixé, comme cela arrive dans la station verticale, le soléaire tend à redresser la jambe sur le calcanéum ; il s'oppose ainsi à son renversement en avant, mouvement auquel sollicite le centre de gravité du corps.

Anomalies. Les variations anatomiques du soléaire sont peu nombreuses et peuvent être classées comme suit :

1° *Faisceaux accessoires du soléaire.* C'est un faisceau surajouté (*soléaire surnuméraire* de Cruveilhier, *second soleus* de Pye-Smith) se terminant généralement sur le calcanéum en dedans du soléaire normal, mais présentant les origines les plus diverses. On l'a vu se détacher : *a*, de la ligne du tibia (fait de Pye-Smith, Howse et D. Colley, deuxième fait de Bankart, Pye-Smith et Philips); *b*, de la surface du soléaire lui-même (Davies-Colley, Taylor et Dalton); j'en ai rapporté moi-même un cas ; *c*, de la face antérieure du tendon du soléaire (Beswick Perrin, Quain) ; *d*, du bord interne du muscle (Testut) ; *e*, de l'aponévrose jambière profonde (Laskowski). Étant donné les connexions du faisceau accessoire du soléaire avec le triceps sural, ses rapports constants avec le bord interne du tendon d'Achille, son mode de terminaison sur le côté interne du calcanéum, j'estime qu'il faut le considérer comme une variété du plantaire grêle qui présente avec lui tant d'analogies.

2° *Disparition graduelle et absence du chef tibial.* J'ai rencontré en janvier 1883, sur le côté gauche d'un sujet, un muscle soléaire réduit presque entièrement à ses faisceaux péroniers. Un tout petit faisceau aponévrotique d'abord, charnu ensuite, se détachait de l'extrémité externe de la ligne oblique du tibia; par contre, le chef péronier du muscle était très-considérable et prenait sur le ligament latéral externe de l'articulation du genou une insertion importante. Cette disposition est un acheminement à la disparition complète du chef tibial du soléaire, anomalie qui n'a pas encore été signalée chez l'homme. Les espèces animales sont nombreuses où le soléaire provient exclusivement du péroné. C'est ainsi que les faisceaux tibiaux font complétement défaut chez presque tous les singes; l'anneau du soléaire disparaît du même coup et le paquet vasculo-nerveux tibio-péronier, au lieu de traverser le muscle, se contente d'en longer le bord interne. Il en serait de même, d'après Bischoff, chez les quatre anthropoïdes ; j'ai vainement cherché, pour ma part, le faisceau tibial sur le chimpanzé et l'orang. Il a été, toutefois, rencontré chez le chimpanzé par Humphry et chez le gorille par Macalister, mais il était très-réduit dans cette dernière espèce. L'observation rapportée plus haut est donc la reproduction de la disposition anatomique représentée par le gorille de Macalister, un acheminement à ce qu'on rencontre en général chez tous les singes.

3° *Insertion directe du soléaire sur le calcanéum.* Il n'est pas rare de voir le soléaire se fusionner avec le tendon des jumeaux au-dessous des limites que lui assignent les descriptions classiques. Je l'ai vu moi-même conserver son indépendance jusqu'à 2 centimètres au-dessus du calcanéum. Bankart, Pye-Smith et Philips (*Guy's Hospital Reports*, vol. XIV), ont rencontré chez un nègre une disposition plus remarquable encore : le soléaire restait distinct dans toute son étendue du tendon des jumeaux et venait s'insérer directement sur le calcanéum par des faisceaux charnus. Nous savons que, chez les quatre anthropoïdes, à l'exception du gibbon, les faisceaux charnus du soléaire s'étendent également jusqu'au calcanéum, sans emprunter l'intermédiaire d'un tendon.

4° *Faisceaux tenseurs de l'arcade du soléaire.* Dans un mémoire publié dans les *Archives allemandes d'anatomie et de physiologie* de 1878 (*Ueber den Sehnenbogen des Muskels Soleus und seine ungewöhnlichen Spannmuskeln*), le professeur W. Gruber signale deux faits relatifs à l'existence d'un faisceau musculaire qui, détaché du tibia, venait se perdre sur l'arcade du soléaire et la tendait par ses contractions. Dans le premier cas, les faisceaux tenseurs dépendaient d'une formation musculaire anormale chez l'homme, mais constante chez quelques animaux, le muscle *péronéo-tibial*. Dans le deuxième cas, c'était bien un faisceau propre étendu de l'extrémité supérieure du tibia à l'arcade du soléaire. Il présentait une longueur de 20 millimètres et une largeur qui mesurait 7 millimètres à son origine, 3 millimètres seulement à sa terminaison.

L. TESTUT.

TRICEPS (ARTÈRE DU). *Voy.* CRURALE (*Artère*).

TRICHIASIS. Affection caractérisée par la déviation des cils en dedans, vers le globe de l'œil, sans déformation concomitante des paupières. Très-rare à l'état de simplicité, le trichiasis existe d'habitude en même temps qu'un entropion plus ou moins prononcé.

Le trichiasis est *partiel*, quand la déviation est limitée à quelques cils seulement; il est *total* quand toute la rangée de cils est dirigée en dedans. Bien qu'on le rencontre aux deux paupières, il nous a paru siéger plus souvent sur la paupière supérieure. Au reste, on le voit à tous les âges, et sa fréquence est en rapport avec celle des altérations morbides du bord libre des voiles palpébraux, de la conjonctive et même de la cornée.

ÉTIOLOGIE. Toute irritation, toute inflammation chronique du bord palpébral, peut entraîner à la longue le développement du trichiasis. Ainsi agissent les blépharites eczémateuses, les abcès des follicules ciliaires, les conjonctivites catarrhale, granuleuse, etc. Tantôt les poils non altérés dans leur forme, leur nutrition, subissent du fait de la rétraction cicatricielle de voisinage un changement de direction; tantôt, après la chute des cils normaux, poussent des poils minces, à peine visibles, décolorés, qui s'infléchissent presque naturellement en dedans. Tamamcheff invoque surtout les altérations des glandes meibomiennes, dont l'examen histologique lui a démontré l'existence. Ces glandes sont le siége d'une infiltration purulente, ou bien, obstruées par des dépôts amyloïdes et calcaires, elles agissent chimiquement et mécaniquement sur les racines des cils, d'où des déviations par pression. Warlomont et Testelin font jouer à la dégénérescence graisseuse de la portion ciliaire du muscle orbiculaire un rôle actif dans la production du trichiasis. De Wecker pense que cette altération doit au contraire, tendre à entraîner vers le dehors le bord libre des paupières.

SYMPTÔMES. Si la déviation des cils n'est pas suffisante pour amener leur extrémité libre au contact de la conjonctive ou de la cornée, les phénomènes restent ceux d'une blépharite plus ou moins prononcée. Mais, quand le poil frotte contre la muqueuse, contre la cornée surtout, il en résulte une irritation violente. L'œil s'injecte, les larmes coulent, la photophobie est intense et la contraction spasmodique des paupières ne peut qu'aggraver le mal. A la sensation de corps étranger, aux picotements, succède une brûlure, des douleurs violentes. La cornée s'injecte, se trouble, s'ulcère superficiellement dans les points en contact avec les cils déviés, et, si la situation se prolonge, un véritable pannus peut en être le résultat. Bien vite le spasme de l'orbiculaire, ses contractions, amènent le retournement de la paupière en dedans, l'*entropion spasmodique*, effet du trichiasis dont il devient en même temps la cause directe pour les cils non primitivement déviés. De ce cercle vicieux le malade ne peut sortir sans des lésions graves de la vue, si le chirurgien n'intervient pas à temps.

DIAGNOSTIC. Très-simple en apparence, puisqu'il se borne à la constatation du fait en lui-même, c'est-à-dire de la déviation des cils vers le globe oculaire, il n'est pas toujours sans difficultés. Souvent les poils déviés sont excessivement ténus, décolorés, petits; ils sont implantés sur le côté interne du bord palpébral, plus en dedans que normalement et fort difficiles à voir. Dans quelques cas le chirurgien croit à une conjonctivite simple, à une kératite phlycténulaire, et néglige l'examen des bords palpébraux. Mackenzie conseille de ne pas soulever la paupière, parce que les poils fins se redressent dans cet écartement. Il veut qu'on pratique l'éclairage latéral quand l'iris ou la pupille, formant un arrière-plan, favorisent la perception des cils déplacés. Bien que partisan de l'éclairage latéral, de Wecker ne croit pas à la valeur du conseil de l'ophthalmologiste anglais, le contact des cils entraînant la photophobie, le larmoiement, le spasme des paupières, et rendant l'examen très-difficile. Il peut être bon d'employer successivement les deux méthodes et de se servir d'une loupe pour grandir les images : on distingue ainsi les poils les plus fins. Le diagnostic ne sera complet qu'après inspection soigneuse de toute l'étendue du bord ciliaire.

PRONOSTIC. Il varie avec l'étendue de l'affection, avec les soins donnés et surtout avec les conditions morbides. L'existence d'une déformation, d'une déviation de la paupière entière, rend plus délicate l'intervention et plus aléatoire la guérison complète.

TRAITEMENT. Il comprend deux méthodes principales : l'une s'adressant aux cils mêmes cherche à les détruire, à les supprimer ; l'autre s'efforce de les déplacer, de modifier leur direction vicieuse.

a. *Destruction des cils.* L'épilation réussit, s'il n'y a que quelques cils déviés, mais la cure est temporaire, il faut revenir à l'arrachement tous les trois mois environ. Pour en assurer le succès on y a ajouté la cautérisation du bulbe pileux avec le nitrate d'argent, la potasse, le thermocautère; l'instillation de tartre stibié. Il nous semble que le galvano-cautère mérite ici la préférence. Bensen et Snell l'ont utilisé en Angleterre. Duval d'Argentan s'est servi pour détruire les poils du sulfure de calcium. Quand le trichiasis est total, invétéré, compliqué d'entropion, l'on a pratiqué l'enlèvement du bord ciliaire et des glandes qu'il renferme. Bartisch, Heister, Beer, F. Jaeger et bien d'autres, ont employé cette méthode. Je m'en suis servi plusieurs fois dans des cas absolument rebelles, et, si la déformation de la paupière et de son bord persistent à un certain degré, je n'ai pas observé les accidents, je n'ai pas constaté les difformités du visage reprochées à cette manière de faire. Sans vouloir la préconiser, je crois cependant nécessaire de la conserver comme une ressource ultime.

Fidèle à ses convictions étiologiques, Tamamchef, par une incision longitudinale parallèle aux orifices des glandes palpébrales, dédouble la paupière en deux feuillets jusqu'à une hauteur de 4 à 6 millimètres et plus ; il met ainsi à nu les foyers morbides entourant les glandes tarsiennes. L'hémostase arrêtée, il cautérise largement, avec le nitrate d'argent, toute la surface de la plaie palpébrale, et laisse suppurer. Ce procédé, assez difficile, ne paraît pas donner de résultats bien déterminés; il n'est pas accepté en France.

b. *Déviation correctrice des cils.* Procédés très-nombreux. Snellen saisit le cil dévié dans une anse de fil et l'entraîne dans le trajet suivi par l'aiguille, l'amenant au dehors dans une direction convenable. Knapp engage le cil directement dans le chas de l'aiguille; de Wecker se sert d'aiguilles à crochet, spéciales. Ces *ligatures* sont délicates, peu efficaces, et ne conviennent qu'aux cas où quelques cils seulement sont infléchis vers le globe. Il vaut mieux dans ces conditions recourir aux *sutures* de Gaillard, consistant à enserrer dans une anse de fil solide un repli de la peau de la paupière, immédiatement au-dessus du poil dévié, de façon à en obtenir le redressement. Ce redressement est rendu définitif par la rétraction cicatricielle qui succède à la section par mortification du pli embrassé par le lien. On peut aussi, comme Desmarres, exciser un petit lambeau de peau, immédiatement contre le bord palpébral.

La *cautérisation ignée*, comme l'a rappelé fort à propos notre collègue Terrier en analysant les travaux de Vieusse et de Trousseau, est dans le traitement du trichiasis et de l'entropion la plus ancienne des méthodes. Recommandée par Celse, Paul d'Égine, les Arabes et les arabistes, reprise par Percy, Delpech, Jobert et plus récemment par Galezowski, Magni, Cusco, Terrier, Warlomont, et par les chirurgiens dont nous venons de citer les noms, elle est avantageuse dans un bon nombre de cas. Actuellement elle doit être pratiquée avec le couteau du thermocautère chauffé au rouge sombre et promené plusieurs fois, parallèlement au bord libre de la paupière, dans une étendue en rapport avec le nombre des cils déviés. La section ne doit pas seulement intéresser la peau, elle doit être assez profonde pour atteindre le cartilage tarse. On creuse ainsi, à 3 ou 4 millimètres du bord palpébral, une gouttière profonde, qui se comble par du tissu de cicatrice. C'est l'action du tissu cicatriciel qui ramène en dehors le bord libre de la paupière et les cils qui y sont implantés. Inutile d'ajouter que cette action ne saurait être *immédiate*, comme le dit Trousseau, sauf dans les cas d'entropion spasmodique. Les cautérisations *verticales* de la paupière, telles que les conseille Vieusse, jouent le même rôle que les cicatrices linéaires produites par les sutures de Gaillard.

Nombre de procédés autoplastiques ont pour but de déplacer le sol ciliaire lui-même, de reporter sur un point plus élevé et les cils et leurs glandes. Il nous est impossible de décrire ici toutes ces opérations, dont un certain nombre ont été étudiées à l'article Entropion; nous les passerons rapidement en revue.

Dans le procédé de Jaesche-Arlt, l'excision d'un pli ovalaire de la peau, placé à quelques millimètres au-dessus du bord libre de la paupière dédoublé par une section verticale, permet de remonter le feuillet antérieur contenant les cils et leurs bulbes à une hauteur suffisante au-dessus de sa situation normale. De Wecker fait d'abord l'excision du lambeau semi-lunaire, il remet au second temps le dédoublement de la paupière. Afin d'assurer le relèvement des extrémités du sol ciliaire, de Graefe limitait par deux incisions verticales la partie à déplacer. Cette précaution n'est pas indispensable.

Pagenstecher combine avec la canthoplastie les sutures verticales de Gaillard, et, pour obtenir plus d'action, de Wecker applique ces sutures sur le feuillet antérieur de la paupière, préalablement dédoublée, et que l'on remonte ainsi très-aisément à la hauteur jugée nécessaire. On évite ainsi le raccourcissement, la diminution de hauteur du voile palpébral, qu'entraîne nécessairement l'excision d'une portion de peau.

Anagnostakis, excisant une portion des fibres de l'orbiculaire palpébral par une incision parallèle au bord libre, placée à quelques millimètres de distance, et dont la lèvre orbitaire était largement disséquée, venait fixer le bord ciliaire au cartilage tarse dénudé par une série de ligatures passées dans le tissu cellulo-fibreux qui double le tarse. Après suppuration, le sol ciliaire se trouvait solidement relevé. Lebrun, épargnant les fibres musculaires, place au-dessous ses ligatures de catgut et les abandonne dans la plaie.

Spencer-Watson, au dire de Story, aurait eu le premier l'idée de la transplantation d'un lambeau cutané sous-ciliaire. Warlomont, Gayet, Dianoux, ont perfectionné ce procédé. Voici comment agit notre collègue de Nantes : on dédouble la paupière verticalement dans une hauteur de 4 millimètres, en comprenant dans le feuillet antérieur le sol ciliaire dans toute son étendue, puis on taille au-dessus une seconde bandelette cutanée de même forme, haute de 3 millimètres, qu'on mobilise après l'avoir séparée de l'orbiculaire et qu'on attire en bas sous la bandelette ciliaire, la fixant par trois points de suture au bord libre de la charpente cartilagineuse.

Le sol ciliaire est remonté et étalé sur le tarse dénudé par le retrait de l'orbiculaire qu'un aide relève sur un crochet, de façon que les cils dépassent le bord supérieur de la bandelette cutanée attirée en bas. Le bord supérieur de la bandelette ciliaire est suturé au tarse. Pansement antiseptique. La soudure se fait intimement entre les bandelettes superposées et le sol ciliaire reste élevé. Sur 7 cas, ce procédé a donné à Dianoux 5 succès et 2 résultats incomplets ; il convient mieux pour la paupière supérieure.

Le professeur Panas conseille le procédé suivant, dérivé de celui d'Anagnostakis : 1° à la paupière supérieure, dédoublement de la paupière, de *haut en bas*, par une incision transversale placée à 3 millimètres au-dessus du bord libre ; le dédoublement ne s'étend pas à la muqueuse et le bistouri rase exactement la face antérieure du tarse. Saisissant alors avec une pince la lèvre supérieure de l'incision, *peau* et *orbiculaire*, on les dissèque *ensemble*, mettant à nu toute la face antérieure du tarse et la partie attenante du ligament fibreux suspenseur. C'est à travers ce ligament, près du tarse, et un peu obliquement, que sont passés les fils, qui, conduits profondément, en bas, sous le lambeau marginal, viennent sortir *derrière* la rangée des cils, immédiatement en avant du tarse, qu'ils intéressent au besoin. Les fils serrés et noués sont ramenés sur le front et fixés avec un peu de collodion. Le pansement, antiseptique et compressif, est renouvelé tous les jours jusqu'à la chute des fils, qu'il faut laisser tomber d'eux-mêmes. 2° A la paupière inférieure, une incision transversale faite à 4 ou 5 millimètres au-dessous du bord libre permet le dédoublement du lambeau ciliaire, muqueuse non comprise, et la dissection de la peau vers l'orbite. Le lambeau ciliaire est alors attiré en bas, jusqu'à redressement des cils et ectropion léger, et l'on excise du lambeau inférieur une bande suffisante pour que par la suture ce resultat soit maintenu. Les fils traversent le lambeau ciliaire en rasant le tarse pour ressortir au bord libre, derrière la racine des poils; en bas ils passent sous l'orbiculaire et traversent la peau à 5 ou 6 millimètres de la plaie. On serre vivement et l'on abandonne les anses de soie jusqu'à détachement spontané.

La multiplicité des procédés dirigés contre le trichiasis prouve les difficultés du traitement et la fréquence des récidives. Si les sutures de Gaillard échouent, si la cautérisation ignée est insuffisante, les procédés de Panas pour la paupière inférieure, de Dianoux pour la supérieure, nous semblent devoir être préférés. Mais la déviation des cils étant, le plus souvent, liée à l'entropion, les deux affections doivent être combattues en même temps. Nous renvoyons à l'article ENTROPION pour compléter l'étude thérapeutique. J. CHAUVEL.

BIBLIOGRAPHIE. — *Voy* les bibliographies des articles PAUPIÈRE et ENTROPION. — WECKER et LANDOLT. *Traité d'ophthalmologie*, t I, 1880. — *Les Annales d'oculistique, les Archives d'ophthalmologie, les Bulletins de la Société de chirurgie*. — BENSON et SNELL. In *British Med. Journal*, 1883. — GIRAUD. Thèse de Paris, 1884. — TERRIER. *Bull. de la Société de chirurgie*, 1884, t. X, p. 850. — WARLOMONT. *Ann. d'ocul.*, 1885, t XCIV, p. 5. — MASSELON. *Précis d'ophthalmologie chirurgicale*, 1886, p. 419. — DE SAINT-GERMAIN et VALUDE. *Traité pratique des maladies des yeux chez les enfants*, 1887, p. 478. J. C.

TRICHILIA (*Trichilia* L.). Genre de plantes de la famille des Méliacées, qui a donné son nom au groupe des Trichiliées. Ce sont des arbres ou des arbustes, à feuilles alternes, imparipennées ou trifoliolées, à fleurs nombreuses réunies en cymes ou en glomérules. Ces fleurs sont pentamères ou tétramères, avec un nombre double d'étamines le plus ordinairement monadelphes, souvent accompagnées d'appendices alternes, simples ou bifides. Le fruit est une capsule subglobuleuse, contenant une ou deux graines dépourvues d'albumen, et entourées d'une membrane charnue d'un rouge écarlate.

Les *Trichilia* sont propres aux régions tropicales de l'Afrique et surtout de l'Amérique. Plusieurs espèces sont employées en médecine dans leurs pays d'origine.

Le *Tr. emetica* Vahl, ou l'*Elcaja* des Arabes, est un arbuste africain dont les racines ont des propriétés vomitives énergiques. Ses fruits et ses graines, mélangés avec de l'huile de Sésame, servent à préparer un onguent antipsorique.

Au Brésil les négresses emploient, dit-on, comme abortif les racines purgatives du *Tr. trifoliata* L., et aux Antilles le *Tr. havanensis* Jacq. est préconisé contre l'ictère et les hydropisies.

Le *Tr. cathartica* Mart., espèce brésilienne, est employé en décoction ou en lavements contre les fièvres intermittentes et les affections lymphatiques.

Enfin, à la Jamaïque, l'écorce du *Tr. moschata* Sw., connue sous le nom d'*Écorce du Juribali*, jouit d'une grande réputation, comme amère et astringente, dans le traitement des obstructions intestinales, des fièvres rémittentes et de la variole. ED. LEF.

BIBLIOGRAPHIE. — LINNÉ. *Gen.*, n° 528. — DE CANDOLLE. *Prod.*, I, 622. — ENDLICHER. *Gen.*, n° 5541. — BENTHAM et HOOKER. *Gen.*, p. 337. — ROSENTHAL. *Syn. pl. diaph.*, p. 765. — BAILLON (H.). *Hist. des pl.*, V, pp. 474, 487, 496. ED. LEF.

TRICHINE. TRICHINOSE. La Trichine est un Nématode de la famille des Trichotrachélides (*voy.* ce mot) ; la trichinose est la maladie causée par ce redoutable parasite.

Historique. Pour plus de clarté, nous diviserons l'histoire de la Trichine en quatre périodes :

Première période. Pour beaucoup d'auteurs (Henle, Diesing, Küchenmeister, Davaine, Pagenstecher, Heller), la première observation de Trichines dans les muscles de l'Homme aurait été faite par Tiedemann, en 1821. L'anatomiste de Heidelberg trouva, chez un buveur qui avait succombé à un violent accès de goutte, des concrétions pierreuses et blanches, répandues dans le tissu conjonctif de la plupart des muscles et dans la paroi des artères : l'analyse chimique, faite par Gmelin, permit de constater que ces concrétions étaient formées de 7 pour 100 de carbonate de chaux, 73 pour 100 de phosphate de chaux, et 20 pour 100 de matière organique analogue à l'albumine. Ces concrétions mesuraient de 2 à 4 lignes : considérant que les kystes de Trichine n'ont pas ordinairement le dixième de cette dimension, Leuckart se refuse à voir dans l'observation de Tiedemann un cas de trichinose. La question ne peut être tranchée d'une façon absolue, puisque la collection pathologique de Heidelberg ne renferme aucune préparation se rapportant au cas qui nous occupe, ainsi que Pagenstecher s'en est assuré. Toutefois, nous ferons remarquer qu'il n'est pas impossible que, chez un goutteux, des sels calcaires se déposent d'une façon exagérée autour de kystes anciens; d'ailleurs, Berhan et O. Müller ont vu plusieurs fois des dépôts d'aussi grande taille dans les muscles du Porc; dans un cas, Müller a même pu y trouver le parasite.

Le musée du Guy's Hospital, à Londres, renferme une préparation de Peacock, datant de 1828 : un fragment de muscle contenant des kystes de Trichine calcifiés.

En 1833, John Hilton, démonstrateur d'anatomie au Guy's Hospital, procédait à l'autopsie d'un Homme de soixante-dix ans. « Notre attention, dit-il, fut arrêtée par l'apparence marbrée du muscle pectoral, et le même phénomène se présenta dans tous les muscles volontaires et respiratoires, auxquels, du reste, il était restreint. Les muscles étaient pâles, mous, moins distinctement fibreux qu'à l'ordinaire. Entre les fibres et ayant leurs longs axes parallèles à celles-ci, se trouvaient plusieurs corps ovalaires, transparents dans le milieu et opaques aux deux extrémités, d'une longueur totale de 1/25 de pouce environ. Nous ne pûmes découvrir à l'aide du microscope aucune organisation. Un morceau du muscle imprégné de ces corps fut inséré dans la peau du dos d'un Lapin. L'expérience fut répétée sur trois sujets, mais tous les trois moururent dans l'espace de soixante-douze heures et sans la moindre apparence que les corps en question eussent été vivifiés . »

Des parcelles de muscle du même sujet furent prises par Addison, médecin au même hôpital, qui, en vue de favoriser le développement du Cysticerque supposé, en plaça une « dans un verre étroitement recouvert d'un papier percé de trous d'épingles. Le fragment fut de temps à autre légèrement humecté d'eau. En y revenant, par hasard, quelques semaines plus tard, le docteur Addison vit dans le verre une quantité de petites Mouches, apparemment différentes de la Mouche commune, et observa dans le muscle quelques corps plus grands que ceux qui avaient été déposés dans le verre et de quelques-uns desquels un embryon de Mouche s'était dégagé. ».

Il est évident que Hilton considérait les corpuscules en question comme étant une très-petite espèce d'Hydatide ou de Cysticerque et qu'Addison les tenait plutôt pour les œufs d'une très-petite espèce de Diptère. Ni l'un ni l'autre n'a vu ou soupçonné le contenu du kyste, c'est-à-dire la Trichine.

Deuxième période. Le mérite d'avoir découvert le parasite revient à J. Paget, alors étudiant au Saint-Bartholomew's Hospital, et à R. Owen, alors professeur d'anatomie comparée au même établissement.

Le 29 janvier 1835, un Italien succombait à la tuberculose et à la maladie de Bright. Paget fut appelé à en faire l'autopsie : il remarqua que les muscles criaient sous le scalpel, qu'ils émoussaient rapidement; il reconnut que cela tenait à la présence de capsules dans lesquelles il supposa que des entozoaires devaient être enkystés : avec l'aide de Brown et de John Bennett, conservateurs du British Museum, il soumit les muscles à l'examen microscopique et reconnut l'exactitude de sa supposition.

Cependant Wormald, démonstrateur d'anatomie, avait porté à Owen un morceau de muscle envahi par ces formations, qu'il avait eu déjà souvent l'occasion de rencontrer et qu'il croyait être des dépôts terreux. Deux semaines plus tard, une Irlandaise mourait au même hôpital, à la suite d'un abcès ouvert au-dessous du genou et ayant dénudé l'os : les mêmes kystes se trouvaient répandus dans tout le corps, jusque dans les muscles du marteau. Grâce à ces deux cas, Owen put reconnaître à son tour que les corpuscules considérés précédemment par Hilton comme des Cysticerques étaient des kystes, à l'intérieur desquels se trouvait un parasite enroulé en spirale et d'une extrême finesse, auquel il donna le nom de *Trichina spiralis;* il arriva même à conclure que le kyste est étranger à l'animalcule qu'il renferme et provient du tissu conjonctif, altéré par l'irritation que produit le parasite. Parfois on rencontrait deux animalcules dans le même kyste; Farre, qui assistait à ces recherches, en trouva jusqu'à trois. Quant à la position systématique du parasite, Owen ne savait trop s'il devait le ranger parmi les Vers parenchymateux de Cuvier, parmi les Filaires ou parmi les Vibrions; n'ayant point su reconnaître le tube digestif, il se montre enclin à le classer parmi ces derniers, c'est-à-dire parmi les Infusoires. Quatre ans plus tard, alors que les observations de Farre étaient depuis longtemps publiées, il persiste dans cette même opinion.

Les observations d'Owen attirèrent l'attention sur le nouveau parasite : à la fin de 1836, il était déjà l'objet de cinq publications et quelques auteurs en signalaient même plusieurs cas; par exemple, Harrison en décrit six cas. Tous sont d'accord avec Owen pour reconnaître que le parasite se loge exclusivement dans les muscles striés et que, même lorsque ceux-ci en sont farcis, le tissu musculaire lisse est totalement indemne. La plupart pensent également que le parasite est incapable de provoquer aucun symptôme morbide, si ce n'est un peu de faiblesse.

Cette opinion, qui tient à ce que tous les observateurs avaient étudié des kystes anciens et calcifiés, dans lesquels le parasite était mort depuis un temps plus ou moins long, se trouve, dès le mois de juin 1835, nettement contredite par une observation de Wood, dont l'importance demeura méconnue. Un individu âgé de vingt-deux ans était entré à la *Bristol Infirmary*, en octobre 1834, pour un « rhumatisme » suraigu siégeant au tronc et aux extrémités; le malade mourut au bout de quelques jours. A l'autopsie, on nota de la pneumonie et de la péricardite au début; on trouva des Trichines dans les muscles, notamment dans le grand pectoral et dans le deltoïde, et d'une façon générale dans les muscles du thorax et de l'épaule. Malgré l'emploi du microscope, Wood ne put reconnaître la nature de ces parasites, mais la publication des observations d'Owen vint le renseigner sur ce point. Il attribue à ceux-ci la production des violentes douleurs musculaires auxquelles avait succombé son malade et se demande si rien de semblable n'avait été observé dans les cas rapportés par Owen.

En novembre 1835, Owen publie une nouvelle observation, faite encore sur un cadavre du Saint-Bartholomew's Hospital. Les kystes étaient fortement calcifiés et devaient remonter à plusieurs années; néanmoins, ils renfermaient des Trichines bien vivantes, sur lesquelles Farre put se livrer à d'intéressantes études anatomiques; il prit la tête pour la queue et ne vit ni la bouche ni l'anus, mais il distingua du moins un tube digestif formé de trois parties.

En 1836, Blizard Curling publia deux cas nouveaux : dans l'un d'eux, des Trichines furent rencontrées dans le myocarde. Knox, d'Édimbourg, observe également un cas chez un vieillard de soixante-cinq ans; il découvre l'anus, qu'il prend pour la bouche, et considère le kyste comme une « partie essentielle et constitutive de l'animal. » Hodgkin rencontre enfin le parasite dans un tendon.

Jusqu'à la fin de l'année 1836, la Trichine n'avait donc été vue et étudiée qu'en Grande-Bretagne. Désormais c'est surtout en Allemagne que son histoire va se dérouler.

Henle, alors prosecteur à Berlin, déclare tout d'abord avoir trouvé dans l'hiver de 1834 à 1835 des Trichines enkystées, qu'il avait prises pour de simples concrétions; il se borne du reste à cette simple remarque.

En 1840, Kobelt, prosecteur à Heidelberg, trouva le parasite dans le cadavre d'un vieillard de soixante et onze ans, pensionnaire d'un hospice d'aliénés depuis vingt-quatre années; son travail n'apprend rien de nouveau. Le professeur Bischoff eut à sa disposition quelques-uns des parasites rencontrés par Kobelt : il les trouva encore vivants, au bout de quatorze jours, dans la viande en putréfaction, et crut qu'ils résultaient d'une génération spontanée. Il reprit, à l'égard du kyste, l'opinion de Knox, et le décrivit comme constitué par deux enveloppes, dont l'externe aurait seule la forme d'un citron. A sa suite, Vogel considéra le kyste comme un cocon.

Cependant la Trichine était observée aux États-Unis par Bowditch en 1842, puis en 1844, et par Jeffries Wyman, en 1845; à Copenhague par Mönster et Svitzer, en 1843. J. Leidy la découvrait à Philadelphie dans un jambon de Porc, en 1847 : découverte importante, dont l'intérêt ne fut point compris tout d'abord. Herbst, de Göttingen, l'avait observée chez le Chat, en 1845, et Gurlt, de Berlin, faisait la même constatation en 1849.

Jusqu'alors la véritable nature et la provenance de la Trichine étaient restées inexpliquées. Deux helminthologistes de grande valeur, von Siebold, en 1844, et Dujardin, en 1845, la classèrent définitivement parmi les Nématodes et virent en elle la forme jeune d'un Ver qui peut-être, suivant von Siebold, serait même un parasite de l'Homme déjà connu; conformément à cette idée, Meissner devait plus tard la considérer comme la larve d'un Trichosome et Küchenmeister comme celle du *Trichocephalus hominis*.

« Il semble, dit von Siebold, que ces jeunes Nématodes enkystés construisent eux-mêmes leur kyste et, à l'instar des Cercaires immigrées et enkystées, attendent en cet état d'être transplantées chez un nouvel hôte. » Il est vrai que les Trichines rencontrées chez l'Homme n'ont que bien rarement l'occasion de subir une semblable migration : aussi sont-ce de jeunes Nématodes fourvoyés, qui n'arriveront jamais à leur but, mourront dans leur kyste et finiront, comme Henle et d'autres l'ont vu, par être envahis de dépôts calcaires et par subir la dégénérescence vitreuse.

« Tout porte à croire, disait Dujardin, que ces *Trichina* sont les jeunes de quelque autre espèce de Nématoïde, qui se sont ainsi développés dans les kystes, comme la *Filaria piscium*, etc.; mais il reste à savoir quelle espèce ils doivent représenter plus tard, ou s'ils proviennent eux-mêmes de cette espèce, ou s'ils se sont produits spontanément, car l'apparition de ces *Trichina* est encore un des plus puissants arguments en faveur de la génération spontanée de certains helminthes. »

Luschka admet aussi que le kyste est formé de deux assises : l'interne est une sorte de chorion développé déjà dans l'ovule autour de l'embryon ; l'externe résulte d'une exsudation plastique : son tissu est un réseau à mailles étroites, elle n'est point stratifiée et elle emprunte sa solidité à un dépôt de carbonate de chaux. Quant au Ver lui-même, Luschka reconnaît, contrairement à ses devanciers, que l'extrémité effilée correspond à la tête ; il observe la striation transversale de la cuticule et décrit assez exactement l'appareil digestif, mais il ne voit ni la bouche ni l'anus et pense que tous les tubes renfermés dans le corps de l'animal se terminent en culs-de-sac et se vident à l'extrémité postérieure par un système particulier de clapets.

Une courte notice de Sanders et Kirk traite surtout de la structure du kyste. L'année suivante, en 1854, Bristowe et Rainey reprennent l'étude du Ver, reconnaissent la bouche et l'anus et notent que ce dernier est toujours terminal, comme chez le Trichocéphale.

Troisième période. Puisqu'il était certain que les Trichines enkystées dans les muscles de l'Homme n'étaient encore qu'à l'état larvaire, il s'agissait maintenant de rechercher la forme adulte. Pour cela, deux méthodes : ou bien le hasard pouvait la faire rencontrer chez l'Homme ou chez un animal, ou bien on pouvait, par des expériences d'infestation, faire développer chez les animaux les Vers recueillis dans le système musculaire de l'Homme. Les migrations des Cestodes venaient d'être découvertes et tout portait à croire que la Trichine était destinée à devenir adulte dans le tube digestif d'un nouvel hôte.

La première tentative de ce genre est due à Herbst. Pour avoir ignoré la véritable structure de la Trichine musculaire, cet observateur confondit avec elle un grand nombre de Nématodes à l'état larvaire, enkystés ou libres, qu'il rencontra dans les organes des animaux les plus divers : Mammifères, Oiseaux, Batraciens. De ces recherches, conduites légèrement et sans le moindre esprit critique, il crut pouvoir conclure que les Trichines étaient des larves de Filaires.

Herbst eut pourtant le mérite d'indiquer le premier que la transmission du parasite se fait par les aliments. Pendant l'été de 1848, il trouve des Trichines dans les muscles d'un Chien, qu'il donne alors à manger à un Blaireau. Au bout d'un an et demi, en 1850, ce dernier vient à mourir : ses muscles renfermaient des Vers enkystés. On distribue sa chair à trois jeunes Chiens, dont deux seulement furent examinés, 7 semaines plus tard; ils avaient la trichinose.

Meissner ayant rencontré l'helminthe dans les muscles d'un individu de soixante ans, mort à Göttingen dans l'hiver de 1854 à 1855, exprime l'opinion que la délicate membrane anhiste qui entoure l'épaisse enveloppe concentrique du kyste est le sarcolemme; il pense en outre que la Trichine est la larve d'un Trichosome et qu'elle émigre dans les muscles à l'état d'embryon.

L'année 1855 est une date importante dans l'histoire du parasite : elle inaugure une série de recherches ingénieuses, par lesquelles Leuckart, de Giessen, Virchow, de Berlin, et Zenker, de Dresde, arriveront peu à peu à découvrir les phases successives de son évolution.

Küchenmeister aborde la voie expérimentale en donnant à un Chien de la chair humaine infestée de Trichines, mais déjà corrompue. L'animal est pris de diarrhée; au bout de six semaines, on en fait l'autopsie, mais sans trouver dans l'intestin aucun Ver adulte ressemblant à la Trichine. Le médecin de Zittau fait encore la comparaison anatomique de celle-ci avec le Trichocéphale, reconnaît de grandes ressemblances et se demande si elle ne serait pas un état jeune de ce dernier.

Leuckart nourrit également des Lapins, des Chats et des Chiens, avec de la viande trichinée : l'autopsie ne lui donne aucun résultat. Chez la Souris, il voit au contraire la Trichine sortir de son kyste : elle séjourne alors dans le gros intestin et, en trois jours, atteint une taille trois fois supérieure à ses dimensions primitives.

Une autre expérience, tentée en 1856 avec de la viande de Chat infestée, ne donne pas de résultat. Leuckart révoque en doute la parenté de la Trichine avec le Trichocéphale, opinion sur laquelle il devait revenir par la suite.

La question reste pendante durant près de trois années. Dans l'hiver de 1858 à 1859, le professeur Nasse, de Marbourg, fait à Leuckart un envoi de viande trichinée et lui permet ainsi de poursuivre ses recherches. Le naturaliste de Giessen la donne à un jeune Porc, qu'il sacrifie au bout de quatre semaines. Il trouve alors dans le cæcum et le gros intestin des douzaines de *Trichocephalus crenatus* et considère dès lors la question comme tranchée dans le sens indiqué par Küchenmeister.

Ces résultats n'étaient pas encore publiés lorsque Virchow, qui venait d'observer six à sept fois la Trichine en huit mois sur le cadavre, entreprit à son tour des expériences qui devaient l'amener à la découverte de certains faits importants.

En juillet 1859, un jeune Chien reçoit de la viande trichinée : il meurt le quatrième jour. Son intestin renferme une foule de jeunes Nématodes dans lesquels il est aisé de reconnaître des Trichines en train de développer les produits sexuels, mais mortes pour la plupart; l'œuf ne ressemble pas à celui du Trichocéphale, le mâle n'a pas de gaîne autour du spicule. La Trichine des muscles peut donc achever son développement dans l'intestin d'un second hôte et y donner naissance à des embryons dont le sort ultérieur ne fut pas recherché. La Trichine intestinale est donc un Ver non encore observé; il est possible qu'il subisse une métamorphose ultérieure, mais Virchow ne sait si elle deviendra un Trichocéphale ou un Strongle. Bientôt après, lorsque Leuckart eut publié ses observations, il adopta à son tour la première opinion.

Cependant Leuckart avait repris ses expériences sur le Chien avec de la chair musculaire farcie de Trichines que lui avait envoyée le professeur Welcker, de Halle. Il constate tout d'abord que la Trichine arrive rapidement à maturité sexuelle dans l'intestin du Chien et se transforme en un Ver jusqu'alors inconnu, long de 2 à 3 millimètres, et dont la femelle est vivipare. Il pense alors que la Trichine est transmise à l'Homme par le Chien, comme l'Échinocoque.

Ne rencontrant plus de Trichines dans l'intestin de Chiens infestés depuis quelques semaines, il admet que ce sont des parasites transitoires. Il donne alors en pâture à un Porc, animal chez lequel Leidy avait observé déjà la Trichine musculaire, l'intestin de Chien renfermant des femelles chargées d'embryons mûrs. Aussitôt après l'infestation, qui eut lieu à la fin de janvier 1860, le Porc présente un ensemble de symptômes et d'accidents dans lesquels nous pouvons maintenant reconnaître la trichinose.

Le Porc est sacrifié le 3 mars : son intestin ne renferme pas de Trichines, mais son système musculaire est plein de jeunes Vers moins grands que ceux de l'Homme et encore sans kyste calcifié. Leuckart s'attache donc encore davantage à l'opinion que les femelles adultes qui se trouvent dans l'intestin du Chien produisent des embryons destinés à s'enkyster dans les muscles de l'Homme.

A cette époque, premier trimestre de 1860, Zenker venait de faire l'importante découverte que nous exposerons tout à l'heure : il avait ainsi à sa disposition, le 27 janvier, des chairs infestées, qu'il distribua à Leuckart, à Virchow et à Luschka.

Leuckart expérimente sur le Chien et reconnaît qu'il n'est pas nécessaire, pour que l'infestation réussisse, que les kystes soient entourés déjà d'un dépôt calcaire; il trouve les Vers adultes dans l'intestin au septième jour.

Virchow a recours au Chat et au Lapin : chez le premier de ces animaux, la larve sort de son kyste en six heures; chez le second, les résultats furent très-importants. L'animal meurt au bout de quatre semaines, le 3 mars, le jour même où Leuckart avait sacrifié son Porc. Virchow trouve dans les muscles des embryons ressemblant à des Filaires; ces embryons, nés dans l'intestin, avaient quitté celui-ci pour aller achever leur croissance et s'enkyster dans le tissu musculaire. Il était donc évident que les embryons provenant des Trichines adultes se répandaient dans le corps de l'animal qui hébergeait ces dernières.

Virchow communique aussitôt cette découverte à Leuckart. Celui-ci profite alors de ce qu'il a en sa possession de la viande de Porc infestée pour reprendre et confirmer les observations de Virchow. Il prouve en outre que les Trichines intestinales peuvent arriver à maturité sexuelle chez le Chat, la Souris, le Lapin, le Porc et le Poulet, et que la migration des embryons commence déjà au bout de huit jours; ceux-ci ne sont pas logés dans les capillaires, comme on l'admettait, mais à l'intérieur des faisceaux musculaires.

Quant à Luschka, ses expériences, faites sur le Chien, n'eurent aucun résultat.

Zenker et Küchenmeister expérimentèrent également sur trois Chiens. Dans l'intestin du premier, tué après le cinquième jour, on trouva des Trichines plus petites que chez l'Homme, mais contenant déjà des embryons non arrivés à maturité. Le second, tué après quatre semaines, et le troisième, tué après 6 semaines, ne donnèrent aucun résultat.

De nouvelles recherches permirent encore à Virchow de constater que l'embryon ne quitte pas l'intestin par la voie des vaisseaux sanguins et qu'il ne pénètre pas dans la fibre musculaire. La viande du Lapin contaminé lui permet d'obtenir cinq générations successives d'animaux succombant à l'infestation.

Enfin Leuckart publia, en cette même année 1860, la première édition de ses *Untersuchungen über Trichina spiralis*, ouvrage dans lequel il expose l'historique de la question, ainsi que ses recherches sur les migrations et l'histoire naturelle du parasite.

On peut rattacher encore à la troisième période un certain nombre d'observations qui, bien que postérieures à la découverte de Zenker, n'en rentrent pas moins dans la catégorie des faits précédents.

Claus, alors à Würzburg, reçoit de la viande du Porc infesté par Leuckart avec un intestin de Chien ; il en infeste modérément, pour ne pas les tuer, deux Lapins et deux Cobayes. Au bout de huit jours, il sacrifie un Lapin et un Cobaye, dans l'intestin desquels il trouve des Trichines adultes, les mâles longs de $1^{mm},2$, les femelles longues de $1^{mm},6$; celles-ci se sont déjà accouplées ; leur ovaire a une structure qui rappelle celle qu'Eberth a fait connaître pour le Trichocéphale. Au bout de quatorze jours, le second Cobaye est mis à mort : on trouve encore des Trichines dans l'intestin ; les mâles sont plus rares, les femelles sont longues de $2^{mm},5$; rien dans les muscles. Enfin le second Lapin est sacrifié à la fin de la quatrième semaine ; on ne trouve plus de femelles, mais encore quelques mâles ; on découvre aussi des embryons dans les muscles.

A Londres, W. Turner observe six fois le parasite dans le cadavre, soit dans 1 à 2 pour 100 des autopsies. Le 7 juillet 1860, il infeste un jeune Chat, qui succombe au bout de trente-six heures, sans donner aucun résultat. Un Chat plus âgé résiste au contraire ; au dix-septième jour, on trouve dans l'intestin un grand nombre de Trichines et, dans les muscles, des kystes provenant sans doute d'une infestation antérieure.

A la même époque, Davaine inaugure la courte série des travaux français, en reprenant à son tour les expériences d'infestation. Il voit le Ver arriver à l'état adulte dans l'intestin du Cobaye et du Rat, mais non dans celui du Pigeon, du Poulet, du Moineau et de la Grenouille.

Fiedler réussit à donner la trichinose au Lapin, au Porc, au Chat et au Mouton ; il obtient des Trichines intestinales chez le Coq, mais n'a aucun succès chez la Chauve-souris, le Chien et le Pigeon. Il expérimente encore avec des Trichines musculaires incomplétement développées et constate que, tant qu'elles n'ont pas atteint une longueur de $0^{mm},5$ à $0^{mm},6$, elles sont incapables d'acquérir leurs organes sexuels et de passer à l'état adulte. Avec Thudichum il exprime enfin l'opinion que l'embryon accomplit sa migration par l'intermédiaire des vaisseaux sanguins, opinion qui devait être bientôt combattue par Fürstenberg et Leuckart.

Ce dernier montre que la Trichine intestinale n'a qu'une existence de courte durée. Cela est d'autant plus remarquable que toutes les observations s'accordent à démontrer que la Trichine musculaire peut vivre de longues années. La formation de la coque calcaire exige déjà plus d'un an et, comme l'a indiqué Zenker, les cas où on trouve la larve enkystée dans les muscles, son kyste étant ou non calcifié, doivent être considérés comme des cas de trichinose ancienne et guérie.

Pour clore l'histoire de cette période purement expérimentale, il nous reste à signaler les recherches de Chr.-J. Fuchs et de H. Al. Pagenstecher, professeurs à Heidelberg. Leurs expériences, nombreuses et précises, ont porté sur un nombre considérable d'animaux, mais n'ont conduit à aucun résultat nouveau ; en voici le résumé :

Dans une première série, l'expérience porte sur 24 Lapins, nourris avec de la viande trichinée de Lapin ou de Porc incomplétement putréfiée. Chez tous, on trouve des Trichines intestinales ou musculaires, suivant que l'autopsie est faite plus ou moins tôt. Dans une seconde série, 5 Lapins sont nourris avec de la viande trichinée de Lapin, de Souris et de Poulet, complétement putréfiée ; un seul succès. Dans une troisième série, 6 Porcs sont mis en expérience; deux insuccès. Dans une quatrième série, l'expérience porte sur 36 Mammifères d'espèce variée (Lièvre, Rat, Souris, Cobaye, Chèvre, Chat, Renard, Chien, Bœuf, Hérisson, etc.); le nombre des succès est à peu près égal à celui des insuccès. Dans une cinquième série, 26 Oiseaux divers (Geai, Pic, Poule, Canard, Busard, etc.) présentent un grand nombre d'insuccès; chez quelques-uns, le Ver arrive à l'état adulte dans l'intestin. Dans une sixième série, 14 Batraciens (Grenouille, Tritons) donnent un résultat nul ou sans intérêt; la Trichine ne se développe pas. Il en est de même dans deux autres séries d'expériences portant sur 6 Poissons et sur 21 Invertébrés (Ver de terre, Asticots, Dytique, Hydrophile, Carabe, Écrevisse, etc.).

Quatrième période. Jusqu'alors la Trichine, trouvée si fréquemment chez le cadavre, ne semblait jouer aucun rôle dans la médecine humaine. On la croyait absolument inoffensive et on la considérait comme une simple curiosité, capable tout au plus d'intéresser les naturalistes. L'ancienne opinion de Wood n'avait trouvé aucun défenseur et était depuis longtemps oubliée, quand une observation de Zenker vint démontrer que cet hôte, en apparence si bénin, était en réalité un ennemi redoutable.

Le 12 janvier 1860 entrait à l'hôpital de Dresde une jeune fille de dix-neuf ans, malade depuis une vingtaine de jours. On diagnostiqua une fièvre typhoïde; la mort survint le 27 janvier, à la suite de vives douleurs musculaires. Zenker, qui s'occupait alors des altérations des muscles consécutives aux fièvres graves, examina ceux-ci avec soin et les trouva farcis de Trichines, dont aucune n'était enkystée. Il nota d'autre part que les ulcérations des plaques de Peyer, caractéristiques de la fièvre typhoïde, faisaient défaut; de plus, l'examen microscopique des matières intestinales, pratiqué au bout de quatre semaines sur l'intestin conservé dans la glace, décelait la présence d'un grand nombre de Trichines adultes. Il importait de rechercher la provenance de ces dernières.

Il résulta de l'enquête à laquelle Zenker se livra que les débuts de la maladie remontaient à la Noël : les parents de la jeune fille accusaient même certaine viande de Porc, consommée à cette époque, d'être la cause de l'accident. Ces déclarations furent confirmées par le charcutier : lui-même et plusieurs de ses clients avaient éprouvé de graves malaises à la suite de l'ingestion de ce Porc; il avait dû renoncer à la vente de l'animal suspect et en avait conservé les débris dans son saloir. Ceux-ci furent remis à Zenker, qui les trouva pleins de Trichines. Dès lors il était facile de reconstituer la marche de l'affection à laquelle avait succombé la malade.

Il restait à démontrer expérimentalement la réalité des faits que l'observation clinique venait de révéler. Dans ce but, Zenker entreprit les expériences que nous avons rapportées déjà plus haut. Le cycle évolutif de la Trichine, son mode de propagation, l'étiologie et la prophylaxie de la trichinose ou *Trichinenkrankheit*, toutes ces questions se trouvaient d'un seul coup élucidées de la façon la plus complète. En 1864, notre Académie des sciences consacrait cette importante découverte en décernant à Zenker un prix Montyon de 2500 francs.

Le cas de Zenker était à peine connu que divers médecins de l'Allemagne du Nord publiaient un grand nombre de rapports sur des cas isolés de trichinose ou sur de véritables épidémies; on démontrait encore, par l'interprétation d'observations publiées antérieurement, que la trichinose était une maladie ancienne, mais sans qu'on ait su reconnaître sa symptomatologie ; cela ressortait du reste du grand nombre de cas dans lesquels on avait trouvé le Ver enkysté dans les muscles de l'Homme.

Quand nous traiterons de la répartition géographique du parasite en Allemagne, nous énumérerons les cas principaux ou les épidémies dont il vient d'être question. Nous aurons également à parler plus loin d'un nombre considérable de publications qui, d'ordre purement médical, seront examinées avec plus de profit quand nous étudierons soit l'anatomie pathologique, soit la symptomatologie de la trichinose.

La découverte de Zenker avait attiré brusquement l'attention des médecins et des hygiénistes sur un danger imprévu : une maladie redoutable, insoupçonnée la veille, menaçait la population tout entière de l'Allemagne et faisait sans doute au sein de celle-ci des victimes d'autant plus nombreuses qu'on était moins prévenu de ses attaques. Les cas observés coup sur coup à Corbach, à Hettstädt, à Plauen, à Heidelberg, à Magdebourg, à Blankenburg, à Calbe, à Burg, à Strassfurt, dans l'île de Rügen, etc., vinrent bientôt confirmer ces sinistres prévisions. L'opinion publique s'émut : guidée par quelques médecins, elle entreprit, dans la presse et par la voie des pétitions, une campagne qui amena les gouvernements et les municipalités à prendre des mesures rigoureuses capables de mettre la population à l'abri du danger.

Küchenmeister fut un des premiers à réclamer que la viande de Porc fût soumise régulièrement à un examen microscopique par des inspecteurs officiels. Virchow proposa également la nomination d'inspecteurs chargés de surveiller les abattoirs publics. Vogel émit aussi l'avis que l'inspection des viandes était indispensable et devait être confiée à un ordre particulier de fonctionnaires, et non laissée à l'initiative privée ; la loi doit rendre en outre les bouchers responsables de la bonne qualité de leur marchadise. Les médecins de Hannover réclament par une pétition la création d'abattoirs publics. Enfin une commission, instituée à Berlin pour étudier cette grave question, réclame aussi des abattoirs publics et l'examen microscopique des viandes ; elle croit pouvoir étendre aussi le contrôle sur les jambons importés.

Les autorités ne restent point sourdes à l'appel qui leur est adressé : avec une louable promptitude elles prennent les mesures les plus énergiques, comme aussi les plus propres à assurer la sécurité des citoyens. Par un arrêté en date du 7 avril 1863, le gouverneur de Potsdam range les viandes ladres et trichinées parmi les denrées alimentaires avariées et déclare que les vendeurs de semblables denrées seront poursuivis avec toute la rigueur des lois. Bientôt après, le gouverneur de Cologne rend un arrêté analogue. Le ministre d'État du duché de Brunswick déclare par un rescrit que tout abatage de Porc doit être annoncé au moins six heures à l'avance et que la viande doit être soumise à un examen avant d'être débitée ; une commission de médecins est instituée à cet effet. La municipalité de Coburg prend la même mesure en novembre 1863.

Un grand nombre d'autres villes suivent l'exemple de celles que nous venons de citer : de ce nombre sont Wittenberg, Zeitz, Halle, Naumburg, Digelstedt, Halberstadt, Görlitz, Mewe, Mannheim, Heidelberg et la plupart des villes du royaume de Hanovre. Cependant, en 1866, Berlin et Leipzig restaient encore en dehors de ce mouvement.

Celui-ci eut pour conséquence une réglementation sévère des boucheries de Porc et la création, dans les principales villes d'Allemagne, d'experts micrographes chargés de procéder à l'examen de la viande. Cette organisation, sur laquelle nous aurons à revenir par la suite, n'a point fait disparaître la trichinose, puisque, dans ces dernières années encore, des épidémics meurtrières ont éclaté en mainte localité; il est du moins certain qu'elle a rendu la maladie plus rare et moins redoutable.

A part la petite épidémie de Crépy en Valois, en 1878, la France a eu jusqu'à présent l'inestimable bonheur d'être épargnée par la trichinose. Néanmoins, il y a quelques années, la panique fut vive : on avait reconnu la fréquence extrême du parasite dans les salaisons américaines, dont l'importation dans notre pays devenait chaque jour plus importante; on devait craindre de voir la maladie éclater au premier jour.

Pour satisfaire aux exigences de l'opinion, le ministre de l'Agriculture et du Commerce rendit, en date du 18 février 1881, un décret prohibant l'entrée en France des viandes salées provenant des États-Unis. Le rapport annexé au décret indiquait la prohibition comme transitoire et momentanée; elle devait prendre fin dès qu'on aurait trouvé les bases d'un contrôle suffisant.

Dans le but de procéder à l'examen des viandes en cours de marché ou d'embarquement au moment de la promulgation du décret de prohibition, un laboratoire fut installé au Havre, centre principal d'importation, et placé sous la direction de J. Chatin. Cet habile naturaliste put ainsi reprendre dans d'excellentes conditions et poursuivre pendant près de quatre mois l'étude de la Trichine. Ses recherches l'ont conduit à d'importants résultats, notamment à ce qui concerne la formation et la dégénérescence du kyste; elles ont fixé définitivement bon nombre de questions relatives à l'histoire naturelle du parasite.

Description du Ver. Ses migrations. L'historique qui précède nous a déjà renseignés sommairement sur la manière dont s'effectuent les migrations de la Trichine : enkysté à l'état larvaire dans les muscles du Porc, le parasite devient adulte dans l'intestin de l'Homme et produit alors une nouvelle génération. Celle-ci est représentée par des embryons fort ténus, qui traversent l'intestin et se rendent dans les muscles volontaires, où ils arrivent à l'état larvaire et s'enkystent.

Faisons maintenant l'étude anatomique du Ver et suivons-le plus attentivement dans les diverses phases de son évolution et de ses migrations.

La Trichine est vivipare; les embryons auxquels elle donne naissance sont rejetés dans l'intestin du Porc; ils s'y trouvent à côté de leurs parents. Leur séjour en ce milieu est de courte durée : ils traversent la paroi de l'intestin et cheminent à travers les divers organes pour s'en aller dans les muscles. L'individu dont l'intestin renferme des Trichines adultes s'infestera donc lui-même avec la progéniture de celles-ci : cette auto-infestation est si constante que, dans les cas de trichinose musculaire, on peut affirmer que l'individu, à une époque antérieure, a eu dans l'intestin des Trichines adultes provenant de l'ingestion de viandes trichinées.

Ce que nous venons de dire du mode normal d'infestation n'exclut pourtant point la possibilité de l'infestation par suite d'un changement d'hôte, c'est-à-dire par les procédés habituels aux helminthes. La diarrhée qui résulte de la présence des Trichines dans l'intestin, et qui n'est que la conséquence de l'irritation produite par elles sur la muqueuse, est capable d'entraîner un grand nombre d'embryons et de femelles gravides. Parvenus au dehors, ces embryons et ces femelles perdent vite leurs mouvements et meurent en moins de vingt-quatre heures. Ils ne sont donc pas un danger, en ce qui concerne leur pénétration chez l'Homme ; toutefois ils peuvent être repris par un animal coprophage, tel que le Porc et le Rat, et l'infester à son tour.

Ces animaux pourront encore s'infester, s'ils viennent à se repaître de l'intestin d'un animal récemment sacrifié ; on se rappelle les expériences que Leuckart a instituées dans ce sens. Mosler a pu également infester un Porc de six semaines avec le contenu de l'intestin d'un Lapin trichiné. Gerlach a pu infester un Lapin à l'aide de l'intestin d'un autre Lapin auquel il avait donné l'avant-veille de la viande trichinée. Ces faits, et quelques autres de même ordre, mettent hors de doute la possibilité de l'infestation indirecte, mais celle-ci n'est jamais qu'exceptionnelle et l'auto-infestation est la voie normale suivant laquelle l'Homme et les animaux contractent la trichinose.

Quelle est la voie suivie par les embryons pour se répandre au loin et émigrer dans les organes? Virchow, qui les a trouvés libres dans les ganglions lymphatiques, pense que les vaisseaux lymphatiques peuvent jouer un certain rôle dans leur migration ; Gerlach les a vus aussi dans ces mêmes organes.

D'autre part, plusieurs observateurs ont rencontré les embryons dans divers points de l'appareil circulatoire : Zenker dans un caillot du cœur et des gros troncs veineux, Fiedler et Kühn dans les mêmes conditions, Colberg dans les gros capillaires des muscles. Thudichum admet que le courant sanguin est l'unique agent de dissémination des parasites.

Les recherches infructueuses de Leuckart, de Pagenstecher, de Gerlach et d'autres, en vue de découvrir des embryons dans les vaisseaux sanguins, ne sauraient autoriser à conclure que le jeune Ver n'émigre jamais par cette voie ; les observations précédentes ne permettent pas davantage de supposer qu'il n'en connaît point d'autre. La vérité est que le transport de l'embryon par les vaisseaux sanguins est exceptionnel et ne profite qu'à un petit nombre d'individus, tombés par hasard dans un vaisseau au moment où ils traversaient l'épaisseur de l'intestin. Le nombre des Vers enkystés est loin d'être sensiblement le même dans toutes les parties du corps, ainsi que pourtant cela devrait être dans le cas de transport par le sang, et Fiedler a trouvé une égale quantité de parasites dans les deux pattes postérieures d'un Lapin dont l'une des artères crurales avait été liée cinq jours après l'infestation.

A partir du septième ou du huitième jour, on trouve dans le péritoine, puis dans la plèvre et le péricarde, un grand nombre d'embryons libres, ce qui donne à penser qu'ils ont traversé directement la paroi de l'intestin. Du péritoine ils ont franchi le diaphragme en remontant le long de l'œsophage ou des gros vaisseaux et sont arrivés de la sorte dans les séreuses thoraciques. On en rencontre encore abondamment dans le tissu conjonctif lâche accolé à la colonne vertébrale, entre les lames du mésentère, ainsi qu'en maint autre endroit. De nombreuses observations de ce genre, confirmées par Fürstenberg et Gerlach, Leuckart a conclu que le tissu conjonctif est la voie naturelle suivant laquelle les embryons accomplissent leur migration. La durée de celle-ci dépend de la longueur du chemin ; elle se fait assez rapidement, et on peut admettre qu'elle ne se poursuit pas au delà du dixième jour.

Pendant toute la durée de la migration, les embryons ne grandissent que fort peu ; ils mesurent 120 à 160 μ sur 7 à 8 μ, ils sont effilés à l'extrémité postérieure, l'antérieure étant obtuse et rigide. L'intestin est indiqué par un cordon cellulaire solide, subdivisé en deux portions, qui occupe l'axe du corps dans les trois quarts postérieurs; l'œsophage est indiqué par un cordon chitineux; on ne voit encore aucune trace des organes génitaux.

Les embryons se distribuent dans tout le corps, mais se logent de préférence dans les muscles de certaines régions. Par exemple, on les trouve en plus grande abondance dans la moitié supérieure, dans le tronc, que dans les membres; leur siége de prédilection est constitué par le diaphragme, les muscles intercostaux, ceux de la gorge, du cou et de l'œil. Dans les membres, les Trichines s'accumulent ordinairement au voisinage des extrémités tendineuses des muscles; elles deviennent moins nombreuses à mesure qu'on les cherche en un point plus éloigné du tronc. Il y a du reste, quant à leur répartition dans le corps, des différences considérables, non-seulement d'une espèce à l'autre, mais aussi d'un individu à l'autre.

Il est intéressant de noter que le cœur est pour ainsi dire épargné complétement par le parasite; Curling l'y a tout d'abord observé, mais Fiedler et Leuckart n'ont pu y découvrir que quelques rares kystes, malgré de longues et patientes recherches.

Parvenu dans le muscle, l'embryon va grandir et s'enfermer dans un kyste, dans lequel il achèvera son développement larvaire, puis tombera en vie latente, en attendant des conditions favorables à son passage à l'état adulte. On sait, avec une suffisante précision, quelles modifications successives présente le jeune animal; en revanche, ses rapports avec les tissus ambiants et le mode de formation de son kyste ne sont pas interprétés de la même manière par tous les observateurs.

Deux théories se trouvent en présence : d'après la plus ancienne, le Ver se logerait à l'intérieur de la fibre musculaire et le kyste lui-même se formerait en dedans de la gaîne du sarcolemme; d'après l'opinion récente, basée sur des recherches plus délicates, le parasite s'arrête simplement dans le tissu conjonctif interfasciculaire et le kyste provient d'une irritation de ce dernier. Nous examinerons successivement ces deux opinions.

Virchow est le premier auteur qui ait observé la pénétration de l'embryon à l'intérieur de la fibre musculaire. Le fait peut être exact en lui-même, mais il n'est jamais qu'exceptionnel, et c'est à tort qu'on l'a invoqué comme point de départ de la formation du kyste et des diverses lésions ou productions pathologiques dont le muscle peut devenir le siége. Cette théorie, propagée par Virchow, Cohnheim, Leuckart, Heller, etc., a joui d'une trop grande faveur pour que nous n'en fassions pas un examen détaillé.

L'embryon se logerait donc à l'intérieur de la fibre musculaire, comme le font, par exemple, les Sarcosporidies. La substance contractile, tout d'abord normale, perd rapidement sa structure caractéristique et subit les transformations de la myosite parenchymateuse aiguë; elle devient homogène, plus ou moins réfringente, et se fragmente en une masse finement granuleuse. Les noyaux musculaires sont les seuls éléments qui ne subissent aucune modification, ils se multiplient assez activement. Les fibres ainsi modifiées ont perdu leur transparence; on les reconnaît aisément au milieu des autres à leur teinte sombre à la lumière transmise ou blanc grisâtre à la lumière incidente.

Le tissu conjonctif ambiant devient le siége d'une prolifération cellulaire qui s'étend sur toute la longueur de la fibre malade et parfois même se propage aux fibres voisines : d'où la difficulté particulière que l'on éprouve à dissocier des muscles trichinés. Colberg admet que les noyaux des capillaires voisins prennent également part à ce processus; ces vaisseaux eux-mêmes sont dilatés, allongés, d'aspect cirsoïde.

Cependant, le jeune Ver a perdu sa mobilité; les seuls mouvements qu'il présente encore à l'intérieur de la fibre sont de lentes oscillations de l'extrémité antérieure. Celles-ci cessent bientôt et l'embryon tombe alors dans un repos absolu, qu'il utilise pour achever son développement larvaire; douze à quatorze jours lui suffisent pour cela, en sorte que, trois semaines au plus après l'infestation, le jeune animal est capable d'arriver à l'état adulte, s'il se trouve transplanté dans l'intestin d'un nouvel hôte. C'est ainsi que Fiedler et Pagenstecher ont vu l'infestation réussir chez des animaux nourris avec la viande d'individus infestés eux-mêmes dix-huit jours auparavant.

L'embryon grandit alors et prend l'aspect d'un cylindre raide et droit, long de 0mm,4, du quatorzième au seizième jour après l'infestation. Le tube digestif est divisé en trois segments : le pharynx, long de 0mm,53, l'œsophage avec le corps cellulaire et l'intestin. Le corps cellulaire est formé de grosses cellules disposées en une seule colonne; sur ses côtés se voit l'étroit œsophage chitineux.

L'animal continue de s'accroître, il s'épaissit peu, mais s'allonge notablement, s'incurve, puis finit par s'enrouler sur lui-même en une spirale irrégulière. Sous l'influence de la pression exercée par le Ver, la gaîne du sarcolemme s'est dilatée en une poche fusiforme, dont la paroi est épaissie et dont le contenu est toujours constitué par la masse granuleuse signalée plus haut; celle-ci renferme toujours un grand nombre de noyaux libres, mais est devenue plus claire et plus transparente. L'enroulement de l'animal est complet et définitif du quinzième au dix-huitième jour qui suit son arrivée dans les muscles. La dilatation subie par la gaîne du sarcolemme se présente sous des aspects divers : elle est tantôt étroite et effilée, tantôt large et raccourcie; elle a à peu près la forme et les dimensions du futur kyste et la substance granuleuse se prolonge plus ou moins loin à l'intérieur de la fibre. Dans le courant du second mois, la fibre elle-même commence à se détruire, à partir de ses extrémités; son contenu primitif se réduit en grumeaux qui viennent remplir la dilatation, en sorte que, vers la huitième ou la neuvième semaine, on ne trouve plus que celle-ci, sauf quelques parcelles qui peuvent encore rester sur le trajet du tube de sarcolemme.

C'est alors que le kyste commence à se former. Il se montre autour du Ver, à l'intérieur du sarcolemme, sous l'aspect d'une masse claire qui se durcit assez rapidement. Il apparaît tout d'abord à chacune des extrémités de la dilatation, puis gagne de proche en proche et finit par constituer une coque close de toutes parts, englobant le Ver et une partie de la masse granuleuse. Le kyste s'épaissit alors rapidement; à la fin du troisième mois, il est définitivement constitué; son épaisseur est toujours plus grande aux pôles, mais il n'a pas encore acquis toute sa consistance, celle-ci devant augmenter encore par le dépôt de sels calcaires.

De son côté, la fibre musculaire subit de profondes modifications. Nous avons signalé déjà la destruction de son contenu; elle se raccourcit alors par suite de la résorption progressive de ses extrémités et finit par disparaître sans laisser la moindre trace dans le tissu conjonctif ambiant. La portion de sarcolemme qui entoure le kyste est plus résistante; elle persiste fréquemment et parfois même s'épaissit de manière à constituer au kyste une sorte d'enveloppe.

La place de la fibre disparue est bientôt occupée par du tissu conjonctif dont la production trouve son point de départ dans la pullulation cellulaire que nous avons déjà signalée autour de la fibre malade. Ce tissu conjonctif de nouvelle formation se dispose également en une enveloppe autour du kyste et s'accumule surtout au niveau des pôles; il se laisse traverser par un réseau capillaire dont les mailles entourent le kyste et devient le siége d'un dépôt adipeux dont l'importance varie avec l'état de la nutrition de l'individu.

L'enveloppe conjonctive du kyste est ordinairement peu épaisse; parfois cependant elle s'épaissit à tel point qu'un examen superficiel permet déjà d'en constater la présence. Ce phénomène résulte sans doute d'une myosite interstitielle intense, datant de l'époque à laquelle les parasites sont arrivés dans le muscle; ceux-ci meurent alors avant d'avoir achevé ou même commencé la construction de leur kyste, subissent la dégénérescence graisseuse, puis se calcifient; parfois encore ils sont résorbés plus ou moins complétement.

La plupart des auteurs ont donc admis que la Trichine s'enkyste toujours et exclusivement dans une fibre musculaire striée. Aujourd'hui semblable opinion ne saurait être soutenue, et l'on sait que, si le fait précédent peut s'observer dans des circonstances exceptionnelles, le parasite se loge à peu près constamment, à l'exemple du Cysticerque, dans le tissu conjonctif interfasciculaire ou dans les cloisons adipeuses du périmysium.

Puisque le tissu conjonctif est le véritable habitat du Ver, peut-être rencontrera-t-on celui-ci en dehors du muscle, en des points où le tissu conjonctif est plus ou moins abondant, par exemple, dans les masses de graisse, auxquelles on accorde une immunité constante. J. Chatin a vérifié chez le Porc l'exactitude de cette présomption, et ses observations ont été confirmées par Delavau, Fourment et d'autres. Ces observateurs ont rencontré, dans des fragments de lard, des parasites à divers états de développement; leurs kystes étaient identiques à ceux des muscles. Des expériences d'infestation sur le Cobaye et le Rat ont d'ailleurs prouvé que ces Trichines des masses adipeuses n'étaient pas moins redoutables que celles des muscles.

L'action nocive des graisses étant ainsi démontrée, il était urgent de se mettre à l'abri de l'infestation qui pouvait résulter de leur usage. L'Autriche-Hongrie, qui avait prohibé antérieurement les viandes américaines, tout en continuant d'autoriser l'importation des graisses, revint sur cette tolérance et prohiba également l'introduction de celles-ci.

Ce n'est pas seulement dans le tissu adipeux que le parasite peut s'observer. Chez les Porcs américains, qui sont fréquemment hypertrichinés, J. Chatin a trouvé d'innombrables Trichines dans les tuniques celluleuse et musculeuse de la paroi de l'intestin; la plupart étaient protégées par des kystes normalement constitués. Ce fait intéressant nous montre que parfois l'infestation peut se faire par les boudins, saucisses, cervelas, andouilles et autres préparations faites avec l'intestin du Porc, alors que les viandes employées pour ces préparations sont parfaitement saines. Il nous explique en outre une ancienne observation de Bakody : cet auteur avait vu déjà le Ver enkysté dans l'intestin du Rat, mais, imbu de l'idée que la Trichine ne se rencontrait jamais en dehors des muscles volontaires, il avait méconnu l'importance de sa découverte et avait cru devoir rattacher le parasite à une espèce particulière de Trichine.

Ainsi, il est acquis que les embryons de la Trichine ne se logent pas exclusivement dans les muscles, et *à fortiori* qu'ils ne se rencontrent qu'exceptionnellement à l'intérieur des fibres musculaires. L'ancienne théorie de la production du kyste se trouve ainsi réduite à néant et il importe maintenant de rechercher de quelle manière celui-ci prend naissance.

Nous savons déjà que l'embryon progresse dans les organes en suivant les lacunes du tissu conjonctif. C'est encore dans ce tissu qu'il s'arrête définitivement; il l'irrite par son contact prolongé et par ses mouvements. Les fibres s'hypertrophient, les cellules se multiplient activement et le tissu semble bientôt n'être plus représenté que par une masse granuleuse d'apparence amorphe, dans laquelle des noyaux sont disséminés. Cette masse est en réalité formée de cellules embryonnaires qui, grâce à leur rapide pullulation, s'accumulent entre les faisceaux primitifs et les écartent; elles se laissent pénétrer de granulations protéiques, puis se remplissent de matière glycogène.

Bientôt après d'importantes modifications vont se produire à la périphérie de la masse granuleuse. Le Ver a poursuivi son évolution et, sans subir aucune mue, a acquis tout son développement larvaire; il s'est enroulé sur lui-même et est tombé en vie latente. On assiste alors à la production du kyste, la néoformation s'indure vers sa partie externe, les éléments de cette zone modifient leur forme et leur structure pour constituer une couche fort mince, qui va en s'épaississant par la suite.

L'origine du kyste ne saurait donc être douteuse : ainsi qu'Owen le supposait déjà, il résulte d'une altération produite par le parasite dans le tissu conjonctif ambiant. Néanmoins Leuckart le considère plutôt comme produit par l'helminthe lui-même et le croit analogue aux capsules chitineuses dans lesquelles bon nombre de Vers (Tétrarhynques, Trématodes) ont coutume de s'enfermer à une certaine période de leur état larvaire.

Le kyste est ordinairement de forme ovale; comme pour le Cysticerque, son grand axe est parallèle à la direction des fibres musculaires; chacun de ses deux pôles s'étire plus ou moins en une sorte de tubercule émoussé qui donne à l'ensemble l'aspect d'un citron. Que les deux tubercules polaires viennent à s'effacer et que le kyste se renfle en son milieu, on passera ainsi par toutes les transitions, de la forme ovale à la forme sphérique. Celle-ci s'observe surtout chez le Chat et le Rat, mais n'est point rare non plus chez l'Homme.

Le kyste est constitué par une capsule chitineuse, plus ou moins épaisse et stratifiée; la superposition des couches s'observe surtout dans les tubercules polaires, mais est manifeste aussi sur le reste du kyste; c'est elle, sans aucun doute, qui a conduit certains auteurs anciens, tels que Bischoff et Luschka, à admettre que le kyste était formé de deux enveloppes superposées. La substance chitineuse dont il se compose est infiltrée de très-petites granulations, qui parfois se disposent de manière à donner l'illusion d'une striation rayonnante.

Les dimensions moyennes du kyste sont de $0^{mm},40$ sur $0^{mm},25$; sa longueur peut varier entre $0^{mm},30$ et $0^{mm},80$, sa largeur entre $0^{mm},20$ et $0^{mm},40$. Ces différences portent bien plutôt sur l'épaisseur de la paroi que sur la capacité de la cavité qu'elle circonscrit : celle-ci, en effet, présente assez généralement une forme ovoïde, mais son espace diminue avec le temps, par suite de l'épaississement progressif de la coque.

Pendant assez longtemps, l'intérieur du kyste se montre constitué par les cellules embryonnaires nucléées, au milieu desquelles se trouve le Ver. Celles-ci finissent par subir diverses régressions. Elles se laissent tout d'abord infiltrer par des granulations pigmentaires jaunâtres, puis brunâtres; elles subissent ensuite la dégénérescence adipeuse. Cette transformation s'établit progressivement et aboutit à la destruction des cellules, dont le noyau persiste; pendant qu'elle s'accomplit, on observe parfois à l'intérieur du kyste des aiguilles cristallines, formées probablement par de l'acide stéarique.

Le contenu du kyste consiste dès lors en un liquide clair et finement granuleux, dans lequel nagent un grand nombre de corpuscules elliptiques, mesurant de 10 à 15 μ sur 5 à 8 μ. Le liquide est albumineux, coagulable par l'alcool et la glycérine. Quant aux corpuscules, nous venons d'en indiquer la nature; Leuckart les considérait comme les noyaux des fibres musculaires qui auraient été renfermées dans la capsule en même temps que le Ver, puis détruites ultérieurement.

Chaque kyste ne renferme normalement qu'une seule larve; parfois cependant on trouve deux ou trois Vers dans le même kyste, ainsi que Owen et Farre l'avaient déjà constaté; dans les viandes américaines hypertrichinées, il n'est même pas rare de trouver jusqu'à six et sept Vers dans un même kyste, comme J. Chatin l'a observé. Ceux-ci se disposent alors de façons diverses: les uns sont nettement spiralés, alors que d'autres sont à peine repliés sur eux-mêmes. Parfois aussi on voit le kyste présenter certaines anomalies qui résultent précisément de ce qu'une innombrable quantité de parasites a envahi les tissus: on le voit prendre l'aspect moniliforme, acquérir une longueur considérable et se subdiviser en une série de cavités successives séparées les unes des autres par des étranglements. Ces kystes pluriloculaires s'observent aussi bien dans le pannicule adipeux que dans les muscles; leurs différentes loges sont de taille variable et renferment chacune un ou plusieurs Vers.

Si on examine une larve vivante, renfermée dans son kyste et plongée dans le liquide qui remplit celui-ci, on la voit appliquée en larges circuits contre la paroi; avec son extrémité céphalique elle palpe çà et là et se déplace lentement. Tel est l'aspect, quand le muscle est encore frais et chaud. Dans le muscle mort et refroidi, le Ver s'est ramassé sur lui-même, de manière à former 4 à 5 tours de spire; il n'occupe plus qu'un petit espace dans la cavité du kyste et n'effectue aucun mouvement, à moins qu'on ne le réveille par la chaleur ou par l'addition de potasse caustique. Vient-on à l'extraire de son kyste, il demeure plus ou moins enroulé sur lui-même.

La larve est longue de $0^{mm},8$ à 1 millimètre, effilée en avant et arrondie en arrière. Ainsi que Bristowe et Rainey l'ont reconnu, l'enroulement se fait toujours sur la face dorsale; la bouche et l'anus s'ouvrent chacun à une extrémité. La cuticule, épaisse seulement de 1 μ, est transparente et pourvue d'une striation transversale très-peu apparente. Au-dessous se voient l'hypoderme et une couche musculaire assez puissante.

Celle-ci est interrompue de chaque côté par une bande large de 12 μ, qui proémine à l'intérieur du corps: ce sont les lignes latérales. Elles sont parcourues suivant leur longueur par un étroit vaisseau dont les sinuosités se laissent suivre jusqu'au niveau du corps cellulaire; au voisinage de l'anneau nerveux, qui entoure la partie moyenne de l'œsophage, les deux vaisseaux se réunissent et débouchent sur la face ventrale par un pore rétréci.

En outre des lignes latérales, la couche musculaire est encore interrompue par deux lignes médianes étroites et surbaissées, l'une dorsale, l'autre ventrale.

La cavité du corps est si complétement remplie par la masse des viscères qu'elle disparaît partout, sauf en une région restreinte de chaque extrémité: elle est alors remplie d'un liquide clair et réfringent.

L'extrémité antérieure est effilée et percée de l'orifice buccal, autour duquel se remarquent de minces replis, constitués non-seulement par les couches cutanées, mais encore par un renforcement local du système musculaire. L'œsophage est réduit à un étroit canal, revêtu intérieurement d'une couche chitineuse et s'étendant en ligne droite à travers plus de la moitié de la longueur du corps. Sa paroi est claire, homogène et dépourvue de muscles, sauf à l'extrémité postérieure, qui se renfle légèrement et présente une striation radiaire à peine appréciable.

Sauf à son début et sur une longueur de $0^{mm},08$, l'œsophage est en rapport par sa face dorsale avec une série longitudinale de grosses cellules nucléées constituant le *corps cellulaire* et donnant à la partie antérieure du corps un aspect moniliforme. On a considéré le corps cellulaire comme indépendant de l'œsophage, mais ils sont entourés l'un et l'autre d'une membrane péritonéale commune. Les cellules qui le composent sont comprimées dans le sens de la longueur, larges de 30 μ et hautes de 15 μ au plus; elles renferment un noyau large de 25 μ et un nucléole large de 15 μ. Leur contenu est granuleux et elles semblent être soumises à un fréquent renouvellement, comme si elles étaient le siége d'actifs phénomènes d'absorption. L'étroitesse de l'œsophage et l'absence de fibres musculaires montrent en effet que la Trichine, de même que les autres Trichotrachélides, est incapable d'actifs mouvements de déglutition, et peut-être doit-on admettre que le corps cellulaire joue un rôle dans l'absorption des substances liquides.

A l'extrémité postérieure du corps cellulaire, on remarque une sorte d'appendice que les auteurs ont interprété diversement. C'est simplement une cellule qui s'est séparée des précédentes et s'est placée obliquement par rapport à celles-ci.

L'intestin, qui fait suite à l'œsophage, débute par une dilatation, mais se rétrécit aussitôt, pour garder le même calibre sur toute sa longueur. Sa cavité est assez large; en dedans de la gaîne péritonéale qui l'enveloppe, il est constitué par une couche assez épaisse, dans laquelle on distingue des granulations graisseuses et çà et là, surtout dans la portion renflée, une assise de cellules plates.

Le tube digestif se termine par un rectum de petites dimensions, pourvu en dehors d'une couche musculeuse très-épaisse et tapissé en dedans d'un revêtement cuticulaire qui se continue par l'anus avec celui du tégument. L'anus est exactement terminal.

L'anneau nerveux siége sur l'œsophage, en avant du corps cellulaire. Il est distinctement formé de cellules et, suivant Pagenstecher, émet des filets latéraux qui se dirigent en avant et en arrière.

Il est de règle que, chez les larves de Nématodes, les organes génitaux soient représentés par un amas cellulaire de petites dimensions, qui siége à la face interne de la paroi ventrale du corps, à peu près au niveau de la moitié de l'intestin; aucun caractère ne permet d'indiquer si, par la suite de son développement, la larve deviendra un mâle ou une femelle.

La Trichine est au nombre des rares Nématodes dont la larve présente des caractères sexuels nettement indiqués et possède un appareil reproducteur exceptionnellement développé. La glande génitale s'étend le long de la face ventrale convexe, sous forme d'un large tube qui parcourt presque toute la longueur de la moitié postérieure du corps. Elle est plus épaisse que l'intestin et se présente dans l'un et l'autre sexe sous l'aspect d'un cylindre à mince paroi, large de 25 μ

et rempli de cellules. Elle se termine en cul-de-sac à l'endroit où le rectum se sépare de l'intestin. En avant, elle se rétrécit notablement et s'avance jusqu'à la dilatation initiale de l'intestin. Chez les individus enkystés depuis longtemps, cette portion rétrécie présente un amas de corpuscules irréguliers et réfringents, amas que Farre avait déjà observé et avait pris pour l'organe génital lui-même; on en ignore la nature et la composition chimique; on sait du moins qu'il n'existe point chez la jeune larve.

La glande génitale se continue en avant par un prolongement filiforme qui donnera plus tard naissance à l'appareil vecteur et qui présente déjà des caractères sexuels. Chez la femelle, c'est un tube rectiligne qui pénètre dans la partie antérieure du corps et court pendant un certain temps à la face interne de la paroi ventrale; il se termine encore en cul-de-sac, suivant Leuckart, mais J. Chatin admet que la vulve est déjà visible sous l'aspect d'un pertuis infundibuliforme.

Chez le mâle, le canal excréteur s'infléchit presque aussitôt sur lui-même et se porte en arrière, en passant entre la glande génitale et l'intestin; finalement il s'unit au commencement du rectum. Dans l'un et l'autre sexe, cet appareil vecteur est du reste encore fort peu développé : il consiste en un mince cordon cellulaire, solide dans toute son étendue, sauf au point où il s'unit à la glande génitale. Il n'est pas rare, enfin, de trouver chez le mâle les premières indications de la bourse copulatrice.

La Trichine enkystée dans les muscles ou dans tout autre organe peut rester vivante pendant de nombreuses années, sans subir aucune modification. Chez l'Homme, Griepenkerl l'a vue encore vivante au bout de 5 années, Tüngel au bout de 12 années; les kystes n'étaient pas encore calcifiés. Chez le Porc, Dammann a fait la même observation 11 ans 1/4 après l'infestation; les kystes étaient à peine calcifiés. D'autres observateurs ont constaté encore qu'au bout de 20 et même de 24 ans (Klopsch) le parasite avait gardé toute sa vitalité.

La calcification, dont nous avons eu déjà l'occasion de parler, ne s'établit donc qu'à la longue, alors que l'helminthe est enkysté depuis plus ou moins longtemps : l'animal est incapable de demeurer en vie latente au delà d'un certain nombre d'années (le délai dont il dispose est déjà fort long, comme on l'a vu) et l'envahissement par les sels calcaires est l'indice d'une mort prochaine.

Les sels qui se déposent ainsi dans le kyste sont du carbonate de chaux et du phosphate de chaux tribasique; ce dernier s'observe parfois presque à l'état de pureté. Ils sont apportés par un réseau capillaire dont les mailles enserrent le kyste et serpentent dans l'épaisseur de la coque conjonctive au sein de laquelle celui-ci est plongé; cette coque est comparable à celle qui se développe autour des Cysticerques ou des Echinocoques. Le dépôt calcaire ne s'effectue pas partout en même temps; dans un même animal ou dans un même muscle, certains kystes sont déjà plus ou moins calcifiés, tandis que les autres ne le sont encore à aucun degré. Les sels, toujours reconnaissables à ce qu'ils font effervescence avec les acides, se déposent d'ordinaire sous forme de granules globuleux, dans lesquels on reconnaît une stratification concentrique.

Suivant Chatin, ils envahissent tout d'abord la cavité du kyste, auquel ils communiquent une plus grande opacité. Ce n'est que secondairement qu'ils se déposent dans l'épaisseur même de la membrane kystique, en commençant par les couches les plus superficielles. A mesure que ce dépôt s'accentue et s'achemine vers la face interne de la membrane, cette dernière perd sa structure stratifiée et prend un aspect crétacé uniforme.

Les kystes non calcifiés ne sont pas visibles à l'œil nu, à cause de leur parfaite transparence, ou du moins ne sont perceptibles que pour un œil exercé. Les kystes calcifiés se voient au contraire assez aisément : ils se montrent disséminés dans les muscles, sous forme de petites ponctuations reconnaissables à leur blancheur; leur transparence a considérablement diminué et souvent on a grand'peine à distinguer les contours du Ver.

Celui-ci peut être encore vivant, alors que la calcification de la capsule et de son contenu est accomplie depuis longtemps. Si cet état se prolonge, il finit par mourir et se laisse alors pénétrer par les sels de chaux; il garde sa forme et ses dimensions primitives ou se réduit au contraire en un certain nombre de fragments plus ou moins volumineux; parfois encore, mais bien plus rarement, il échappe à la calcification et est résorbé complétement.

L'envahissement du kyste par les sels calcaires, puis la mort et la calcification consécutive de la larve, sont donc le sort habituellement réservé à celle-ci, quand son séjour dans les muscles se prolonge au delà d'un certain nombre d'années; par exemple, c'est la destinée qui l'attend, si elle se trouve hébergée par un Homme jeune qui a subi de bonne heure l'infestation. Au contraire, est-elle logée dans les muscles d'un Porc dont l'engraissement et l'abatage n'exigent que quelques mois, la larve sera transportée dans l'intestin de l'Homme avant que la mort soit venue la saisir, voire même avant que la calcification de son kyste ait commencé. Elle se trouvera donc dans les conditions nécessaires et suffisantes à la suite de son développement : celui-ci s'achève avec une extrême rapidité et, pour en finir avec l'histoire naturelle du parasite, il nous reste à voir de quelle manière il s'accomplit.

Aussitôt que les Vers arrivent dans l'estomac de l'Homme ou de tout autre animal approprié, la longue période de vie latente prend fin brusquement. Le suc gastrique digère le kyste, ou tout au moins le perfore, et met ainsi en liberté les jeunes larves. Trois à quatre heures après l'ingestion, on trouve déjà dans l'estomac un grand nombre de jeunes Vers qui passent rapidement dans l'intestin grêle pour y atteindre leur maturité sexuelle.

Ce phénomène s'accomplit avec une rapidité dont aucun autre helminthe ne saurait donner une idée; trente à quarante heures suffisent et même vingt-quatre heures pour les larves récemment enkystées. Celles-ci n'ont du reste que fort peu de modifications à subir pour devenir adultes, en raison de l'état de développement avancé que présentent leurs organes génitaux.

A la fin du second jour, le mâle mesure $1^{mm},2$ à $1^{mm},4$ et la femelle $1^{mm},5$ à $1^{mm},8$; l'accouplement s'effectue alors; toutefois les animaux ne sont point arrivés à leur taille définitive.

Le mâle complétement adulte est long de $1^{mm},4$ à $1^{mm},6$ et moitié plus petit que la femelle. Son corps est cylindro-conique; il s'effile et s'atténue en avant, tandis qu'il se renfle en arrière, pour se terminer par deux appendices coniques dont l'extrémité libre est tournée vers la face ventrale. Ces appendices ressemblent aux deux mors d'une pince et constituent une sorte de bourse copulatrice; entre eux se voit l'orifice cloacal, en arrière duquel se dressent deux paires de papilles : les antérieures, situées immédiatement en arrière du cloaque, sont hémisphériques; les postérieures sont coniques.

La femelle est longue de 3 à 4 millimètres, effilée en avant, moins atténuée en arrière. L'anus est exactement terminal, la vulve s'ouvre à la face ventrale, à l'union du premier cinquième avec les quatre cinquièmes postérieurs.

Le corps est limité extérieurement par une mince cuticule, finement stratifiée et marquée de stries transversales qu'il est dificile d'apprécier quand on examine l'animal par sa surface. L'hypoderme, assez distinct chez la larve, n'est plus indiqué que par des noyaux disséminés dans une masse fibro-plastique. Les couches musculaires sont relativement moins épaisses que chez la larve; on dirait qu'elles ont subi une sorte d'émaciation, au moment du passage à l'état adulte, par suite de l'allongement rapide du corps. Ces couches sont formées de cellules distinctes et non d'une substance fondamentale et homogène, simplement nucléée, ainsi qu'Ant. Schneider l'admettait pour ranger la Trichine parmi ses Holomyaires.

L'organisation de la larve était tellement parfaite que la métamorphose qui marque le passage à l'état adulte se réduit à fort peu de chose. Les transformations portent à peu près exclusivement sur l'appareil génital, sauf chez le mâle, dont le rectum subit aussi de profondes modifications. Non-seulement cet organe est deux fois plus long que chez la femelle, mais il est encore entouré d'une épaisse couche musculaire, qui réduit sa lumière à tel point que certains auteurs ont pris pour un spicule son revêtement chitineux interne : or les Trichines sont totalement dépourvues de spicule.

L'erreur est d'autant plus facile que ces helminthes ont la faculté d'évaginer leur rectum jusqu'à l'embouchure du canal déférent. Cette portion de l'intestin apparaît alors au dehors sous l'aspect d'un appendice en forme de cloche, qui proémine bien au delà des deux lobes de la bourse copulatrice et, de même que ceux-ci, s'incurve vers la face ventrale. Il est vraisemblable que, lors de l'accouplement, cet appareil se fixe sur la vulve à la façon d'une ventouse et facilite ainsi l'introduction du sperme.

Leuckart admet que cette évagination se fait sous l'influence d'une certaine quantité de liquide qui s'accumulerait dans la région postérieure du corps. Quant au retrait du cloaque, il est sous la dépendance d'un appareil musculaire particulier qui, se séparant de la paroi dorsale du corps, au niveau de la terminaison de l'intestin, va s'insérer au segment postérieur du rectum, après avoir suivi un trajet diagonal.

Le sac testiculaire est à peine modifié dans son aspect; il est long de $0^{mm},43$ à $0^{mm},50$ et large de $0^{mm},03$: il a donc augmenté de taille, bien que, par suite de l'allongement du rectum, il descende moins loin en arrière. Sa mince et transparente paroi semble être dépourvue d'épithélium interne; la cavité est pleine de cellules larges de 7 μ, pâles et renfermant un contenu divisé en quatre masses nucléées, larges de 3 μ; chacune d'elles s'isolera pour devenir un spermatozoïde.

Le canal déférent a un épithélium interne; de plus, il possède des fibres musculaires, disposées annulairement. Ce canal se sépare encore du testicule au niveau du commencement de l'intestin; il présente le même trajet que chez la larve. Sa partie postérieure, qui débouche dans le rectum, s'est seule modifiée; elle s'est dilatée, par suite de l'accumulation du sperme, en un réservoir allongé ou vésicule séminale.

Au moment de l'accouplement, la femelle n'est guère plus grande que le mâle. Les produits élaborés par la glande génitale sont différents, mais l'aspect de celle-ci n'a guère varié : elle est longue de $0^{mm},30$ à $0^{mm},45$ et large de $0^{mm},035$. L'oviducte s'ouvre maintenant au dehors par une vulve située vers le milieu du corps cellulaire. La limite entre l'ovaire et l'oviducte est marquée par un étranglement d'autant plus net que ce dernier est encore vide d'œufs; sa partie postérieure se dilate en une poche dans laquelle le sperme s'accumule après la fécondation. La structure de l'oviducte rappelle celle du canal déférent; les muscles sont plus épais et forment un véritable sphincter derrière la vulve. Celle-ci est un orifice transversal, limité par des lèvres saillantes provenant de ce que le tégument est soulevé par le sphincter. Ce sphincter maintient la vulve fermée à l'état de repos; un autre appareil musculaire, constitué par quatre groupes de fibres rayonnantes qui émanent de la paroi du corps, assure l'écartement des lèvres vulvaires, soit pour permettre la copulation, soit pour livrer passage aux jeunes embryons.

L'œuf mesure 20 μ au maximum; la vésicule germinative est large de près de 10 μ et renferme une tache germinative. La coque fait défaut et l'enveloppe extérieure de l'ovule est représentée par une membrane anhiste d'une extrême délicatesse.

Les œufs s'accumulent en grande quantité dans le tube ovarien. Ils prennent naissance, ainsi que Claus l'a reconnu, le long d'un cordon qui forme une sorte de bande continue tout le long de l'un des côtés de l'ovaire et qui proémine au-dessus de la membrane anhiste de celui-ci. Quand les ovules ont atteint une certaine taille, ils se détachent et tombent dans la cavité ovarienne.

Dans l'acte de la copulation, le mâle se fixe à l'aide de sa bourse caudale à l'orifice vulvaire et s'y maintient en introduisant dans celui-ci son cloaque évaginé. Les muscles du canal déférent entrent alors en jeu et projettent le sperme dans l'oviducte, en même temps que certaines petites masses musculaires, situées sur les flancs du rectum, se contractent et interrompent momentanément toute communication entre l'intestin et le cloaque.

Les œufs n'arrivent dans l'oviducte qu'après l'accouplement : ils traversent alors la dilatation dans laquelle le sperme s'est accumulé et sont fécondés au passage. Deux jours après l'infestation, on trouve déjà dans l'intestin un grand nombre de femelles dont l'oviducte se remplit d'œufs en train de se segmenter. Par suite de leur arrivée incessante, l'oviducte, qui, à l'état de vacuité, avait à peu près la longueur de l'ovaire, s'allonge et se dilate de plus en plus. Au bout de quelques jours, ce canal a doublé de longueur, ce qui a pour résultat un allongement corrélatif de la partie postérieure du corps de la femelle.

Cependant l'évolution de l'œuf se poursuit : les premiers embryons apparaissent du sixième au septième jour de l'infestation, bien que l'oviducte n'ait pas encore atteint son maximum de réplétion; dès que le corps de l'embryon est formé, la membrane vitelline se détruit. Les embryons situés au voisinage de la vulve sont les plus avancés dans leur développement; ils se dégagent bientôt de la masse commune qui les englobait et sont expulsés au fur et à mesure, grâce à un mouvement péristaltique de l'oviducte. La Trichine est donc vivipare.

Les embryons commencent à prendre naissance deux ou trois jours avant que la femelle ait acquis sa taille définitive et longtemps avant que la production des œufs ait cessé. Une femelle de huit à dix jours mesure jusqu'à $3^{mm},5$ de longueur; son vaste oviducte occupe plus de la moitié de la longueur du corps et renferme au moins 400 germes, à tous les degrés de développement. Si on considère que la femelle reste féconde pendant les cinq à six semaines que dure son existence, on peut, sans exagérer, évaluer à plusieurs milliers le nombre de ses rejetons : Krabbe a trouvé plusieurs centaines de mille de jeunes Vers dans les muscles d'un Lapin auquel, cinq semaines et demie auparavant, il avait donné 400 Trichines musculaires. Toutefois la femelle ne semble pas garder une égale fécondité pendant toute sa vie : dans les dernières semaines l'utérus et l'ovaire sont bien moins remplis d'œufs qu'au début.

La Trichine adulte est trop petite pour être trouvée dans le contenu de l'intestin sans le secours du microscope. En raison de la différence de taille, le mâle se soustrait plus aisément que la femelle à l'investigation. La rareté relative des mâles ne reconnaît du reste pas cette seule cause ; elle tient encore à ce que, pour la Trichine comme pour les autres Nématodes, les deux sexes ne sont pas représentés dans la même proportion. On constate à cet égard de notables différences d'un cas à l'autre ou même aux diverses époques d'une même infestation : peu de temps après le début de celle-ci, le nombre des femelles n'est guère supérieur à celui des mâles ; plus tard, les mâles sont devenus très-rares. La cause de ce phénomène réside en ce que les mâles meurent peu de temps après la copulation, qui s'effectue de bonne heure, tandis que les femelles persistent plus ou moins. Au bout de cinq semaines, leur nombre a notablement diminué et, vers la fin du second mois, on ne trouve plus que quelques retardataires. C'est par exception que, lors de l'épidémie de Hedersleben, Kraatz et Cohnheim ont encore trouvé des Trichines dans l'intestin vers la douzième semaine.

Distribution géographique. L'Homme, le Porc et le Rat, étant cosmopolites, il y a lieu de penser que la Trichine est elle-même répandue sur toute la surface du globe. Toutefois on constate dans sa fréquence des différences considérables, même dans des pays voisins, comme la France et l'Allemagne. Cela tient tout à la fois à une rareté relative de la trichinose du Porc dans certaines régions et aux habitudes culinaires de la population, ainsi que nous aurons l'occasion de le démontrer plus loin.

La Trichine, comme on sait, a été découverte en Angleterre et, dans un court espace de temps, on a pu l'y rencontrer plusieurs fois dans les cadavres. Il ne faudrait pas croire, d'après cela, que c'est surtout en ce pays que s'observe le parasite. C'est l'Allemagne, au contraire, qui jouit de ce triste privilége. Depuis la célèbre observation de Zenker en 1860, la trichinose a sévi à de nombreuses reprises parmi la population allemande et, par l'examen critique des écrits d'anciens auteurs, on a pu reconnaître également la trichinose dans des maladies à marche bizarre, revêtant parfois la forme épidémique et qui avaient été fréquemment confondues avec la fièvre typhoïde, le choléra ou d'autres maladies infectieuses.

Nous venons de parler d'épidémies de trichinose. Les auteurs allemands désignent en effet sous le nom impropre d'épidémie les cas où la maladie s'attaque à un plus ou moins grand nombre d'individus. Ces cas se présentent dans des circonstances qu'il est facile d'apprécier : un jambon trichiné, mangé en famille, n'occasionnera que quelques cas isolés de trichinose ; un Porc, tué par un charcutier et réparti dans une clientèle nombreuse, pourra au contraire répandre la maladie dans une localité tout entière, voire même dans les localités voisines, et la maladie aura dès lors l'apparence épidémique ; il est de toute évidence qu'il ne s'agit point là d'une véritable épidémie, dans le sens exact et précis du mot. Cette explication fournie, nous aurons donc à mentionner tour à tour des épidémies et des cas isolés de trichinose, en passant en revue les méfaits de la Trichine en Allemagne.

1° *Cas de J.-M. Fehr*, 1675. Une famille de paysans du Würtemberg est malade après avoir fait usage d'un Porc malade (*sus morbida et ad collum tumefacta*), bien que la chair ait été salée et fortement fumée et n'ait été consommée qu'au bout de trois mois. Le paysan meurt, ainsi que son fils âgé de douze ans.

2° *Épidémie de Niedermitlau* (Hanau), 1834. Kopp la décrit comme une série de cas de bolutisme, mais Tüngel, d'après la symptomatologie, la rapporte avec raison à la trichinose. 56 malades, aucun décès.

3° *Cas de Martini à Wurzen*, 1837. Merbach démontre, en 1864, qu'il s'agissait de la trichinose dans une maladie ayant attaqué des individus qui avaient fait un usage prolongé de la viande de Porcs crevés. Sur 6 malades, 5 moururent.

4° *Cas de Klopsch*, 1842. Un certain nombre d'individus sont malades. Chez l'un d'eux, Klopsch trouve en 1866, c'est-à-dire au bout de vingt-quatre ans, des Trichines encore vivantes dans les muscles intercostaux.

5° *Cas de Lücke*, 1845. A la suite d'une inspection scolaire dans une petite ville de Saxe, 7 personnes déjeunent en commun : toutes sont malades et 4 meurent; l'hôtelier est accusé d'empoisonnement. En 1863, Langenbeck enlève un épithélioma du trigone cervical à l'un des survivants; les muscles y adhérant renfermaient des Trichines, suivant Lücke.

6° *Cas de Müller à Oschatz*, 1848. 28 individus sont atteints à la suite d'un dîner commun. On croit à un empoisonnement par le cuivre, mais Wagner démontre, en 1864, qu'il s'agit de la trichinose.

7° *Épidémie de Wegeleben*, 1849-1850. On la décrit alors sous les noms de « sueur anglaise » et de « mort noire. » En 1865, Mosler y reconnaît la trichinose. 164 malades.

8° *Cas de Quedlinburg, Halberstadt et environs*, 1844-1851. A partir de 1844, on observe quelques cas isolés; en 1851 se déclare une véritable épidémie : à Quedlinburg, 60 personnes sont atteintes; à Halberstadt, 30 soldats et un grand nombre de civils.

9° *Épidémie de Hambourg*, 1851. Une famille de 9 personnes et un Chat sont malades après usage de viande de Porc de mauvaise qualité; 3 personnes meurent; le Chat, très-misérable, est abattu quelque temps après. En 1863, Tüngel eut l'occasion de faire l'autopsie de l'un des survivants et trouva dans ses muscles un grand nombre de Trichines enkystées. Celles-ci étaient bien vivantes; Schrader et Tüngel purent faire des infestations suivies de succès.

10° Meschede, en 1864, reconnaît également la trichinose, compliquée d'hydatides du foie, dans un cas observé en 1858 à l'hospice de Schwetz, dans la Prusse occidentale.

11° *Épidémie de Breslau*, 1858. A l'occasion de l'épidémie survenue à Posen en 1863, Betschler déclare avoir observé jadis une épidémie toute semblable.

12° *Cas de Zenker à Dresde*, 1860. C'est l'observation citée plus haut (p. 120).

13° *Épidémie de Stolberg* (Harz), 1860. Elle débute par plus de 20 cas dans la même famille, puis se répand. Ficinus, en 1863, porte le diagnostic rétrospectif de trichinose.

14° *Cas de Wunderlich à Leipzig*, 1860. 4 garçons bouchers présentent tous les symptômes de la trichinose; ils guérissent sans qu'on ait pu trouver le parasite dans les selles ou dans un fragment de muscle prélevé sur l'un d'eux.

15° *Cas de Waldeck à Cosbach* (Waldeck), 1860. 3 personnes sont malades après avoir fait usage de viande de Porc, dans laquelle Zenker constata la présence du parasite. Elles guérirent et on trouva la Trichine adulte dans leurs selles. Un Chat, qui avait mangé du Porc, en mourut.

16° *Épidémie de Hettstädt*, 1861-1862. Rupprecht observe 26 cas; lui-même est atteint et reste cinq semaines malade. Pas de décès, mais une autopsie ultérieure permet de fixer le diagnostic

17° *Cas de Böhler et Königsdörffer à Plauen* (Voigtland saxon), 1861-1862. 50 malades, 1 décès. On établit le diagnostic en trouvant des embryons nouvellement immigrés dans un fragment de muscle prélevé sur le vivant au moyen du harpon; l'autopsie du seul individu mort vient ensuite le confirmer.

18° *Cas de Friedreich à Heidelberg*, 1862. Chez un boucher, on établit le diagnostic d'après les symptômes cliniques; on prélève dans le mollet, à l'aide du harpon, un fragment de muscle gros comme un grain de chènevis, qui contenait 7 Trichines.

19° *Cas de Sendler à Magdebourg*, 1858-1862. Une maladie épidémique particulière régnait chaque été depuis 1858 à Magdebourg et dans ses faubourgs; le nombre des personnes atteintes peut être évalué à 300 ou 400; plusieurs moururent. On peut enfin reconnaître la trichinose, en décembre 1862, à l'aide du harpon.

20° *Cas de Scholtz à Blankenburg* (Harz), 1859-1861. Des chasseurs sont atteints de trichinose; 278 cas, dont 130 avortent et se terminent en un à trois jours; quelques décès. On attribue la maladie au mauvais état des casernes, mais un changement d'habitation n'y fait rien. Quelques civils sont également atteints. Scholz n'a point su retrouver le parasite sur le cadavre. Chez l'un des premiers malades, Griepenkerl trouve au bout de cinq ans, en 1864, dans un morceau de muscle pris sur le bras, les kystes encore transparents, non calcifiés, et les Trichines vivantes.

21° *Cas de G. Simon et Herbst à Calbe a. d. Saale*, 1862. 38 malades, 8 décès.

22° *Épidémie de Burg près Magdebourg*, 1862. Klusemann en a publié la relation; 50 malades, 10 décès.

23° *Épidémie de Stassfurt*, 1862. Plus de 100 malades, quelques décès.

24° *Épidémie de l'île de Rügen*, 1861-1863. Première atteinte en 1861; deuxième atteinte en 1863: 20 malades, dont 2 succombent. Landois trouve des Trichines dans les saucisses dont la population avait fait usage.

25° *Cas de Tüngel à Hambourg*, 1863. Un mousse, venant d'Amérique, entre à l'hôpital le 16 avril; il meurt le 24. Timm trouve dans les muscles un grand nombre de Trichines non enkystées; on voit les adultes dans l'intestin. Un Porc, ramené de Valparaiso, avait été tué à bord le 1er avril; un matelot qui en avait mangé était mort. La viande salée renfermait des Trichines.

26° *Cas de Rosenthal à Berlin*, 1863. La maladie s'observe chez les divers membres d'une même famille.

27° *Épidémie de Quedlinburg*, 1863. Behrens rapporte que 9 personnes ayant consommé de la viande de Porc furent atteintes de trichinose; une femme mourut. Un jambon renfermait une grande quantité de Trichines enkystées.

28° *Cas de Bascher et Pinther à Falkenstein*, 1863. 3 personnes et le boucher sont malades; on trouve des Trichines dans un fragment pris dans le biceps de ce dernier.

29° *Épidémie de Plauen*, 1863. 21 malades, pas de décès. L'une des malades accouche prématurément d'un fœtus qui ne renfermait pas de Trichines.

30° *Épidémie de Posen*, 1863. Samter dit qu'il y eut de 40 à 50 malades; aucun cas ne s'observa chez les Juifs pratiquants.

31° *Cas de Methner à Breslau*, 1863. Un cas est diagnostiqué chez une servante au moyen du harpon.

32° *Cas de Seidel et Siebert à Iéna*, 1863.

33° *Épidémie de Hettstädt*, 1863. Se déclare en octobre, après un banquet commémoratif de la bataille de Leipzig. 159 malades, dont 28 moururent. Suivant Rupprecht, on trouva des Trichines dans les saucisses.

34° *Cas de Wagner à Leipzig*, 1863. Depuis 1859, époque à laquelle il vit la Trichine pour la première fois dans les muscles d'une couturière, Wagner trouve le parasite dans 3 pour 100 environ des cadavres. Sur 14 cas nouveaux contractés à Leipzig même, 2 furent mortels; le Ver fut démontré 1 fois sur le vivant, à l'aide du harpon.

35° *Cas de Kornfeld à Berlin*, 1863. 2 cas.

36° *Cas de Rose à Berlin*, 1864. 4 cas.

37° *Cas de Rupprecht à Hettstädt*, 1864. 8 personnes, dont le boucher, sont atteintes, ainsi qu'un Chat; ce dernier mourut. Les selles des malades renfermaient des Trichines des deux sexes et des embryons.

38° *Cas de Tüngel à Hambourg*, 1864. 2 cas suivis de guérison; examen positif des muscles à l'aide du harpon.

39° *Cas de Groth et Timm à Altona*, 1864. Dans ce cas, les kystes de Trichine étaient englobés au sein d'un néoplasme carcinomateux du tissu musculaire.

40° *Épidémie de Quedlinburg*, 1864. Wolff en a publié la relation. 90 malades, 2 décès.

41° *Cas de Ruef à Lichtenthal près Baden*, 1864. Quelques observations.

42° *Cas de Scholz à Blankenburg* (Harz), 1864. 4 hommes et 2 femmes sont atteints.

43° *Cas de Möllendorf à Werder*, 1864. 5 malades.

44° *Épidémie de Hannover*, 1864.

45° *Cas de Kanzler à Calbe*, 1864. Un garçon de treize ans est atteint. On trouve des Trichines dans la viande de Porc dont il s'était nourri.

46° *Épidémie de Domersleben*, 1864. Un ouvrier parie de manger 5 livres de viande de Porc crue et hachée; au bout de la seconde livre, ses forces l'abandonnent; ses camarades se partagent alors le reste. 20 furent malades, dont 1 très-sérieusement.

47° *Épidémie de Dessau*, 1864. Mann observe 50 à 60 cas, dont 1 fut mortel.

48° *Cas de Mollendorf à Potsdam*, 1864. 5 malades.

49° *Cas de Scheller, Baring et Gerlach à Celle* (Hanovre), 1864. 8 malades.

50° *Cas de Rupprecht à Hettstädt*, 1865. 15 malades.

51° *Cas de Runde à Dölau, près Halle*, 1865. 5 observations; on trouve la Trichine dans la viande de Porc.

52° *Cas de Samuelson à Königsberg*, 1865. 1 cas.

53° *Cas de Cohnheim à Berlin*, 1865. 1 cas.

54° *Cas de Fiedler à Dresde*, 1865. 12 malades.

55° *Cas de Günther à Chemnitz*, 1865. 12 malades, dont 2 moururent.

56° *Épidémie de Schönfeldt*, 1865. Suivant C. Wolff, elle frappe 23 personnes, dont 2 meurent.

57° *Cas de Mosler à Greifswald*, 1865. 6 personnes sont infestées par un jambon qu'elles avaient reçu de l'île de Rügen.

58° *Cas de Voigtel à Magdebourg*, 1865. Plusieurs personnes, civils ou militaires, sont atteintes; un pionnier meurt.

59° Un cas à Halle, 1865.

60° *Épidémie de Görlitz*, 1865. Environ 80 malades, 2 décès.

61° Six cas à Berlin, 1865.

62° *Cas de Hunter à Langenhain*, 1865. 2 cas dont 1 mortel.

63° Six cas à Bukau, 1865, dont 1 mortel.

64° Cinq cas à Grossjägersdorf.

65° Un cas à Gotha.

66° Un cas mortel à Wegeleben.

67° Un cas mortel à Hennef.

68° Un cas mortel à Müncheberg.

69° Trente-trois cas à Seitendorf, Türchau. Dornhennersdorf, Weigsdorf et Königshain, aux environs de Zittau.

70° Six cas à Cassel.

71° Onze cas à Berlin.

72° *Épidémie de Hedersleben*, 1865. C'est alors qu'éclate à Hedersleben, à 2 lieues de Quedlinburg, dans la Prusse saxonne, une terrible épidémie qui, sur une population d'environ 2000 habitants, devait faire 337 victimes, dont 101 frappées mortellement.

Un Porc d'aspect sain est abattu le 25 octobre, sa chair est mélangée à celle de trois autres Porcs et se trouve ainsi distribuée à un grand nombre de ménages; il faut tenir compte aussi de l'habitude locale de manger la viande crue. La maladie se déclare dès le 29; elle est très-grave chez 200 individus qui avaient fait usage exclusivement de viande crue. Le 13 décembre, on comptait déjà plus de 90 décès; une cité ouvrière avait fourni 27 cadavres; tous les malades y moururent. Le charcutier et sa femme étaient au nombre des premières victimes. Kratz reconnut la maladie et bientôt des secours affluèrent de toutes parts; on vit en un seul jour arriver 21 médecins. Cohnheim, alors assistant à l'Institut pathologique de Berlin, était du nombre; à son retour, il dépeignit l'épidémie à la Société médicale sous les couleurs les plus sombres.

73° *Cas de Benzler à Zoppot*, 1865.

74° *Cas d'Eschenburg à Lübeck*, 1865.

75° *Cas de Lebert à Neudorf près Breslau*, 1865.

76° *Cas de Frommann à Weimar*, 1865.

77° *Cas de Friedreich à Heidelberg*, 1866.

78° *Cas de Friedreich à Heidelberg*, 1868.

79° *Épidémie de Schönebeck*, 1868.

80° *Cas de Friedreich à Heidelberg*. 1870.

81° *Cas de Maurer à Erlangen*, 1870.

82° *Cas de Heuser à Berlin*, 1870.

83° *Cas de Kittel à Löbau*, 1872.

84° *Cas de Kraemer à Bovenden*, 1872.

85° *Cas de Mendel à Pankow*, 1873.

86° *Cas de Munzel à Neustadt*, 1874.

87° *Épidémie de Brême*, 1875. Focke en a publié la relation. 40 personnes furent atteintes de trichinose grave, après avoir mangé d'un jambon de provenance américaine.

88° *Cas de Müller à Minden*, 1876.

89° *Cas de Heschl à Raabs*, 1876.

90° *Cas d'Eulenberg à Osterode*, 1876.

91° *Épidémie de Stettin*, 1877. 98 malades, dont 54 dans la seule ville de Stettin.

92° *Épidémie de Hoxter*, 1877. 52 malades.

93° Trois épidémies successives dans le district de Merseburg, 1877.

94° *Cas de Bollinger à Hof, Nürnberg, Bamberg et Marktleuten*, 1878.

95° *Cas de Häberlein à Crailsheim*, 1878.

96° *Épidémie de Königsberg*, 1879. Les cas mortels furent dans la proportion de 9 pour 100.

97° *Cas de Strauss à Barmen*, 1880.

98° *Épidémie de Dingelstadt*, 1880. Un grand nombre de personnes furent atteintes; plusieurs succombèrent.

99° *Épidémie de Härde en Westphalie*, 1881.

100° *Épidémie de Hettstädt*, 1881. 150 malades.

101° *Épidémie de Cologne*, 1882. Elle sévit parmi la garnison.

102° *Épidémie de Brunswick*, 1882. 150 à 200 malades; parmi les victimes figurent des officiers et environ 40 hommes du 67e régiment.

103° *Épidémie d'Emersleben, Nienhagen et Deesdorf*, 1883. Cette épidémie a été décrite en détail par Ern. Wagner; elle est au nombre des plus meurtrières qui aient sévi en Allemagne. Le ministre du commerce confia à Brouardel la mission d'aller l'observer; celui-ci s'adjoignit Grancher. Ces deux savants arrivèrent dans les villages susdits au commencement de la septième semaine de l'épidémie : 42 malades étaient déjà morts, le plus grand nombre étaient guéris ou en convalescence, mais d'autres étaient encore très-gravement atteints; 2 autres succombèrent encore pendant le séjour des deux médecins français à Emersleben.

L'ensemble des phénomènes cliniques observés par Brouardel et Grancher était tel, que ceux-ci n'hésitèrent pas à déclarer qu'aucun médecin français ne s'était encore jamais trouvé en face d'un seul cas de trichinose, sauf la petite épidémie de Crépy-en-Valois, dont il sera question plus loin.

A la suite de sa mission, Brouardel adressa au ministre un rapport concluant à ce que, grâce à nos habitudes culinaires, la trichinose ne saurait être redoutée en France : en conséquence, il proposait de lever la prohibition des Porcs américains. La question fut également portée devant l'Académie de médecine, à laquelle Grancher exposa le résultat de ses observations sur la symptomatologie et l'anatomie pathologique. Le rapport de Brouardel et le mémoire de Grancher furent renvoyés à l'examen d'une commission qui choisit Proust comme rapporteur. Après un exposé des phénomènes cliniques, le rapporteur passe en revue les conditions dans lesquelles la trichinose s'établit et conclut avec Brouardel que l'importation des viandes américaines peut être autorisée en France. L'Académie adopte ces conclusions à l'unanimité moins deux voix.

104° *Épidémie de Brunswick*, 1887. Au moment où nous écrivons cet article (10 septembre 1887), le *Progrès médical* annonce qu'une épidémie vient d'éclater à Brunswick; les détails font encore défaut.

Voilà donc plus de 100 cas ou épidémies de trichinose observés en Allemagne. Cette statistique n'a nullement la prétention d'être complète et il est certain qu'un grand nombre de cas isolés n'ont pas été l'objet d'un diagnostic précis ou bien n'ont pas été publiés : la trichinose est devenue si banale en Allemagne, que les épidémies portant sur toute une agglomération sont seules capables d'attirer l'attention. La fréquence de cette redoutable maladie, qui a déjà fait plus d'un millier de victimes, peut-être même plusieurs milliers, tient tout à la fois à l'extrême fréquence de la Trichine chez le Porc et à la déplorable habitude de manger crue la viande de cet animal. N'était l'armée d'inspecteurs et d'experts micrographes chargés de l'examen des viandes, on peut affirmer que la trichinose ferait en Allemagne plus de victimes que la peste ou le choléra.

Depuis l'occupation allemande, l'Alsace-Lorraine a été à deux reprises, en 1877 et 1878, le théâtre de deux épidémies de trichinose : l'une et l'autre s'observèrent à Thionville, parmi la garnison prussienne.

La maladie est extrêmement rare en France, à cause de l'heureuse coutume qu'a la population de soumettre la viande de Porc à une cuisson prolongée et aussi en raison de la grande rareté des Trichines chez cet animal.

De 1828 à 1829 sévissait à Paris une maladie mal définie, qui eut une énorme extension et qui se propagea encore en d'autres villes, telles que Coulommiers, la Fère-Champenoise, Montmirail, Vitry, etc. Cette maladie, connue sous le nom d'acrodynie, était alors appelée mal des mains et des pieds, phlegmasie gastro-cutanée aiguë multiforme, érythème épidémique, etc., on en attribuait la cause à la viande de Porc. Les symptômes rappellent étrangement ceux de la trichinose et Le Roy de Méricourt émit l'opinion qu'elle y était identique, opinion à laquelle se sont ralliés bon nombre de médecins.

Le parasite n'a été trouvé que trois fois dans les muscles de l'Homme : à Paris par Cruveilhier, et par Auzias-Turenne, cité par Moquin-Tandon ; à Strasbourg par Kœberlé.

La seule observation authentique et indiscutable de trichinose en France est due à Jolivet, de Crépy-en-Valois (Oise). En 1878, ce praticien observa chez plusieurs de ses clients une maladie à caractères typhoïdes, mais d'allures spéciales. Ces malades avaient ingéré de la viande d'un Porc dont il put se procurer un morceau ; il l'envoya à Moutard-Martin, qui le transmit à Laboulbène; cet habile observateur y découvrit des Trichines, les unes enkystées, les autres encore libres entre les fibres musculaires.

A la suite d'une enquête qu'il fit lui-même à Crépy-en-Valois, Laboulbène constata que, sur 21 personnes ayant fait usage de la viande infestée, 17 avaient été malades; une jeune fille était morte vers le douzième jour. Le Porc avait été acheté à un marchand de Senlis, qui se fournissait à Gournay (Seine-Inférieure) et à Farmerie (Oise), localités dans lesquelles aucune maladie particulière n'a été signalée chez les Porcs; l'infestation était du reste de date récente et s'était faite à Crépy, peut-être à plusieurs reprises, comme l'indiquait l'état des parasites. Ce Porc avait été élevé dans un réduit dont le toit et l'intérieur étaient visités et habités par de nombreux Rats, attirés par le fumier d'un boucher voisin : il s'était sans doute infesté en mangeant l'un de ces Rats.

La trichinose semble être assez rare en Suisse. D'après Roth, les deux premiers cas auraient été constatés à l'autopsie, en 1860, par Miescher, de Bâle. En 1869, Zangger et Jauch décrivirent une petite épidémie qui avait éclaté l'année précédente à Ravecchia, petite localité du Tessin ; 5 malades, dont 4 moururent. Le Porc avait été élevé dans le Tessin. De 1872 à 1880, Roth n'observa le parasite que 2 fois sur 1914 autopsies, soit dans la proportion de 0,1 pour 100; dans l'un et l'autre cas, il s'agissait d'individus n'ayant jamais quitté la Suisse. Un sixième cas a encore été observé à Bâle par Wille, chez un paralytique de cinquante-quatre ans, jadis boucher ; cet individu n'était jamais sorti de Bâle; les parasites étaient extrêmement nombreux et pour la plupart encore vivants.

L'étude de la statistique ci-dessus montre que la trichinose en général, et les épidémies en particulier, sont plus rares dans le sud que dans le nord de l'Allemagne. La maladie est encore plus rare en Autriche. Nous n'avons guère à mentionner que les petites épidémies observées par Boner et Kalmus à Brünn en 1866, par Knoll à Prague en 1866, par Peyritsch à Vienne en 1867, par Lochner à Vienne en 1881 et 1882.

L'Angleterre, où le parasite a été découvert, est modérément infestée : il n'est point rare de trouver la Trichine dans les muscles d'individus morts par une cause autre que la trichinose (on en connaissait 24 cas en 1840), mais celle-ci n'a encore été observée cliniquement que dans un cas. L'observation est due à Dickinson, de Workington (Cumberland) : elle se rapporte à une famille dont les divers membres avaient mangé d'un Porc dont un fragment, examiné par Cobbold, fut trouvé plein de Trichines.

On range encore assez souvent parmi les cas de trichinose une épidémie qui s'est manifestée à bord du *Cornwall;* nous en parlerons au chapitre des pseudo-trichines.

Quant à l'Écosse, le seul renseignement que nous ayons remonte à 1860 : de 1855 à 1860, Turner trouvait à Édimbourg le parasite dans 1 à 2 pour 100 des cadavres disséqués dans les salles d'anatomie.

La maladie est pour ainsi dire inconnue en Hollande et en Belgique. Dans ce dernier pays, nous signalerons une épidémie, due à l'usage de salaisons américaines, qui a éclaté en 1882 dans la province de Liége et a frappé 11 personnes. Boulengier et Wehenkel ont observé récemment un nouveau cas à Molenbeek-Saint-Jean.

Pour le Danemark, Leuckart signale, d'après des renseignements transmis par Steenstrup, que la Trichine s'observe parfois chez l'Homme à Copenhague. Krabbe en mentionne 4 cas constatés à Copenhague pendant l'hiver de 1866 à 1867 : trois fois l'helminthe fut trouvé pendant la dissection, une autre fois on constata la trichinose cliniquement. Ring et Ditlevsen ont décrit une petite épidémie en 1867 et Petersen observa un cas dans l'île de Fionie en 1872.

En Suède, Axel Key a décrit quelques cas isolés. On trouve chaque année des Porcs infestés ; on découvre aussi parfois le parasite dans des cadavres humains, mais l'infestation passe ordinairement inaperçue et s'accompagne très-rarement de symptômes graves.

En 1865, Sangalli assurait que la trichinose était absente d'Italie; cette opinion est encore exacte, bien qu'on ait trouvé plusieurs fois le Ver dans les muscles du Porc et même de l'Homme. Le premier cas fut observé par Perroncito, en 1877, chez un animal de race italienne : il s'agissait d'un Chien trouvé errant dans les rues de Turin; les muscles de la langue renfermaient un certain nombre de Trichines enkystées.

Deux ans plus tard, Perroncito découvrit également le parasite dans des salaisons de provenance américaine. Il dénonça le fait au syndic, qui prit le jour même un arrêté ordonnant la saisie de toutes les viandes d'Amérique et chargea le savant professeur d'examiner les viandes suspectes : sur 255 pièces, 15 étaient infestées. Cette constatation excita une vive inquiétude dans toute l'Italie; on reconnut l'helminthe dans les viandes à Milan, Naples, Verceil, Mortara, Vigerano, Brescia, Plaisance, Rome et Venise; dans cette dernière ville, on saisit 10 000 kilogrammes de lard. Le gouvernement prohiba finalement l'importation de viandes provenant de l'étranger.

Quelques épidémies auraient été observées anciennement en diverses contrées d'Espagne; le Porc est quelquefois infesté. En 1880, six personnes moururent à Barcelone, à la suite de l'ingestion de salaisons américaines; l'autopsie montra le parasite dans les muscles de ces individus, appartenant à la classe pauvre. Plus récemment, Ferrer y Genoves a publié un grand nombre d'observations, faites à Valence chez des individus faisant usage de Porc américain.

En 1872, Scheiber observe le parasite dans les muscles d'un cadavre, à Bucharest; il dit que la trichinose ne semble pas être rare en Roumanie.

Nous connaissons un petit nombre de cas observés en Russie. En 1865, Maydell, Erichsen et Rudnew, trouvent le parasite sur le cadavre; Rudnew le rencontre à Saint-Pétersbourg 3 fois sur 150 autopsies; Knoch observe à Saint-Pétersbourg, en 1873, une famille de 7 personnes qui, après l'ingestion d'un jambon et de saucisses provenant de Brunswick, furent atteintes de trichinose; l'examen des restes du jambon ne permit pas de découvrir l'helminthe, mais on le trouva enkysté dans un fragment de muscle enlevé au bras de l'un des malades. Ce même auteur décrivit de petites épidémies qui sévirent à Moscou en 1874 et en 1879, à Saint-Pétersbourg en 1876 et à Riga en 1878 et 1879. Des épidémies ont encore été signalées à Lodz (Pologne) en 1874, par Veh à Moscou en 1877; cette dernière fut assez grave. En octobre et novembre 1879, Kernig observa 14 cas à Saint-Pétersbourg. En 1879 et 1880 éclata à Moscou une nouvelle épidémie dont Tichomirow rapporta l'histoire. Schröder observa, en février et mars 1885, une petite épidémie qui atteignit 23 personnes appartenant à la même famille ou au même cercle d'amis; aucun décès. L'infestation était due à un jambon provenant d'un Porc qui était né et avait été élevé aux environs de Saint-Pétersbourg. Signalons enfin les observations de Nebykoff.

La présence de la Trichine chez le Porc russe est donc démontrée par les faits qui précèdent; elle l'est encore par les observations de Krylow et Favr, qui ont trouvé le parasite 5 fois sur 3910 Porcs observés à Charkow en 1875, soit une moyenne d'un Porc infesté sur 782. A Moscou, la proportion serait notablement plus forte, puisque Tichomirow a trouvé 3 Porcs trichinés sur 558, soit 1 sur 186, de mars 1879 à mars 1880.

Les renseignements font à peu près défaut pour les pays situés hors d'Europe, sauf pour les États-Unis d'Amérique.

En 1881, John Wortabet, médecin à Beyrouth, rapporta l'observation d'une épidémie qui avait éclaté dans le village d'El-Khiam, non loin des sources du Jourdain. La plupart des habitants avaient mangé de la viande de Sanglier, crue ou incomplétement cuite; tous ceux qui en mangèrent furent infestés. Une famille d'un village voisin, à qui on avait fait don de la tête et qui l'avait soumise à trois cuissons successives, fut tout entière épargnée. La maladie se déclara chez 124 hommes, 103 femmes et 35 enfants, soit chez 262 personnes; 3 hommes et 3 femmes moururent. Virchow, à qui des préparations furent soumises, confirma le diagnostic.

Le 24 décembre 1864, *the Lancet* annonçait que plusieurs cas de trichinose avaient été observés à l'hôpital anglais de Calcutta et que la maladie n'était point rare parmi les indigènes. Gordon dit également qu'elle est assez fréquente aux Indes. Ajoutons que Patrick Manson a constaté la présence de l'helminthe dans le Porc chinois.

Gaillard a trouvé à Alger, en 1867, des Trichines calcifiées dans les muscles d'un cadavre. Le Ver a été également observé en Égypte et en Australie.

L'Amérique du Sud n'échappe point aux atteintes du parasite, mais nous manquons encore de renseignements précis. On se rappelle que Tüngell l'a trouvé à Hambourg chez un jeune mousse qui avait été infesté par un Porc chilien (*voy.* plus haut, p. 136 n° 25).

L'extrême abondance de la Trichine chez les Porcs élevés aux États-Unis permet d'affirmer que la trichinose y est très-fréquente chez l'Homme, peut-être plus fréquente encore qu'en Allemagne; toutefois les statistiques sont rares et c'est bien plus dans les journaux politiques que dans les journaux de médecine qu'il faudrait chercher des éléments d'appréciation. Il ne nous est donc pas possible de donner, même approximativement, le chiffre des cas isolés ou des épidémies qui ont sévi dans ces dernières années; nous ne citons les faits suivants que comme des éléments pouvant servir à une statistique ultérieure :

1° *Épidémie de New-York*, 1864. Décrite par Jackson.

2° *Épidémie dans l'État de New-York*, 1865. Décrite par Krombein.

3° *Épidémie de Marion* (Iowa), 1866. Décrite par Ristine.

4° *Épidémie dans le Massachusetts*, 1866. 17 pour 100 des malades succombèrent.

5° *Épidémie de Chicago*, 1866. Observée par Smith.

6° *Épidémie de Springfield*, 1866.

7° *Épidémie de New-York*. 1868. Observée par Buck.

8° *Épidémie de Philadelphie*, 1869. Observée par Stockton Hough.

9° *Épidémie de West-Virginia*, 1870. Observée par Wiesel.

10° *Épidémie dans le Michigan*, 1875.

11° *Épidémie de Milkauwa*, 1880. 1 décès.

12° *Épidemie de Chicago*, 1880. 1 décès.

13° *Épidémie de New-York*, 1880. 1 décès.

14° *Épidémie de Fort Wayne* (Indiana), 1882. 5 malades.

15° *Épidémie de Marshall* (Minnesota), 1882. 15 malades, 3 décès.

16° *Épidémie de Dunkirk*, 1882.

17° *Épidémie de Saint-Paul*, 1885. Observée par Cates. 13 malades.

18° *Cas de Gaertner à Saint-Louis*, 1887. 1 cas.

19° *Cas de Kinney*, 1887. Quelques cas.

Rappelons encore que Bouley a publié la relation d'un certain nombre de cas observés dans l'Illinois et le Minnesota.

En 1875, Sutton reconnaissait que, dans les États de l'ouest, au moins 4 pour 100 des Porcs étaient trichinés. Belfied et Atwood, chargés par le Conseil sanitaire de Chicago d'une étude sur la trichinose porcine, examinèrent 100 échantillons de viande de provenance diverse et trouvèrent le parasite dans 8 d'entre eux. En 1874, Jacobi l'avait déjà trouvé 21 fois sur 415 pièces, soit dans la proportion de 5 pour 100. A la fin de 1880, l'inspecteur des viandes de la ville de Lyon le découvrait également dans 6 pour 100 des bandes de lard expédiées de New-York. Enfin, d'après le rapport du Conseil sanitaire de l'État de Massachusetts, Billings, vétérinaire à Boston, a constaté 154 cas de trichinose chez 2701 Porcs examinés dans l'espace de cinq mois, soit dans une proportion de 5,70 pour 100; ces animaux provenaient des régions les plus diverses, mais la plupart étaient originaires des États de l'Ouest.

Les experts du laboratoire du Havre, chargés d'examiner une énorme quantité de salaisons américaines, sont arrivés à des chiffres qui concordent sensiblement avec celui-ci, comme le montrent les statistiques suivantes, que nous empruntons au livre de J. Chatin. Les opérations du laboratoire du Havre ont porté sur 7418 caisses, fûts, harasses, etc., renfermant 103 528 pièces ou morceaux se décomposant ainsi :

Longues bandes.	4205	caisses contenant.	30,754	morceaux.
Courtes bandes.	906	—	7,207	—
Épaules.	680	—	24,725	—
Jambons.	1086	—	13,728	—
Filets.	203	—	7,371	—
Poitrines	71	—	2,775	—
Dos gras.	250	—	3,150	—
Boyaux.	2	—	8,000	—
Saucissons	15	—	6,000	—

L'expertise a été faite de deux manières, à la caisse et au morceau. Dans le premier cas, toutes les caisses sont ouvertes et tous les morceaux examinés; la présence d'un seul échantillon trichiné entraîne la saisie de la caisse entière. Dans l'expertise au morceau, toutes les caisses sont ouvertes, tous les morceaux sont examinés, mais on ne repousse que les morceaux reconnus trichinés. Les résultats de ces deux sortes d'expertise se trouvent exprimés dans les tableaux suivants, qui indiquent le degré relatif de contamination.

1° EXPERTISE A LA CAISSE

NATURE DES VIANDES.	NOMBRE DES CAISSES EXAMINÉES.	NOMBRE TOTAL DES MORCEAUX.	NOMBRE DES CAISSES RECONNUES TRICHINÉES.	PROPORTION DES CAISSES TRICHINÉES.
Longues bandes.	2200	15,935	214	9,72 %
Courtes bandes	681	5,462	83	12,18
Épaules.	100	3,522	47	47,00
Jambons	125	4,792	53	42,40
Filets	183	6,897	84	45,40
Poitrines.	36	1,341	11	30,55
Dos gras.	100	1,369	17	17,00
Boyaux.	2	8,000	2	100,00
Saucissons	15	6,000	14	93,33
Totaux	3444	53,318	525	14,66 %

Nombre de morceaux examinés.	53,318
— trichinés.	1,087
Proportion des morceaux trichinés	2,03 %

2° EXPERTISE AU MORCEAU

NATURE DES VIANDES.	NOMBRE TOTAL DES MORCEAUX EXAMINÉS.	NOMBRE DES MORCEAUX RECONNUS TRICHINÉS.	PROPORTION DES MORCEAUX TRICHINÉS.
Longues bandes.	14,819	355	2,39 %
Courtes bandes.	1,565	39	2,49
Épaules	21,205	427	2,01
Jambons.	8,936	116	1,29
Filets.	474	16	3,37
Poitrines.	1,432	5	0,34
Dos gras.	1,781	35	1,96
Totaux.	50,210	993	1,97 %

Nombre des caisses examinées.	3974
— trichinées.	582
Proportion des caisses trichinées.	14,64 %

Les deux modes d'expertise ont conduit à des résultats presque identiques : 2,03 et 1,97 pour la proportion centésimale des morceaux trichinés ; 14,66 et 14,64 pour les caisses trichinées. Ces chiffres montrent de quel danger permanent les salaisons américaines menacent la santé publique et justifient la prohibition rigoureuse dont elles ont été l'objet.

Puisque la trichinose est si commune en Amérique, on peut se demander si cette maladie ne serait pas originaire du Nouveau-Monde. On ne tarde pas, au contraire, à la considérer comme originaire d'Europe ou de l'Ancien Monde, quand on se rappelle que ni le Porc ni le Rat, les hôtes normaux du parasite, ne sont d'origine américaine, et que ce dernier avait été déjà maintes fois observé dans des cadavres humains, en Angleterre et en Allemagne, avant que Leidy en eût constaté la présence dans le Porc des États-Unis.

Gerlach, Rupprecht et d'autres, ont émis l'opinion que la trichinose a fait son apparition en Europe peu de temps après l'introduction du petit Porc chinois en Angleterre, puis dans l'Allemagne du Nord, introduction qui eut lieu vers l'année 1830. Nous savons que les Porcs chinois sont infestés, mais aucun document ne nous permet d'affirmer qu'ils l'aient été avant ceux d'Europe et qu'ils aient été le point de départ de l'infestation de ces derniers ; nous avons d'ailleurs, ainsi que nous l'avons déjà dit, de sérieuses raisons de croire à l'existence de la trichinose en Europe au commencement de ce siècle et même à la fin du précédent.

Plus vraisemblablement la Trichine a été introduite en Europe avec le Surmulot ou Rat gris (*Mus decumanus*), qui, comme on sait, nous est venu d'Asie dans la seconde moitié du siècle dernier : c'est vers l'année 1770 que ce Rongeur a envahi l'Allemagne. Si l'apparition de la Trichine en Europe reconnaît véritablement cette cause, il faudrait donc rapporter à une autre maladie qu'à la trichinose l'ancienne observation de Fehr, que nous avons citée sous toutes réserves.

Symptomatologie. La symptomatologie de la trichinose présente des phases successives qui correspondent assez exactement aux divers stades du développement et de la migration du parasite. Rupprecht reconnaissait dans la maladie trois périodes : la première, qu'il appelait *ingression*, correspond au développement des Trichines adultes dans l'intestin et à l'éclosion des embryons : des troubles gastro-intestinaux constituent les principaux symptômes; dans la seconde ou *digression*, les embryons commencent à quitter l'intestin pour pénétrer dans le tissu conjonctif et dans les muscles striés : ceux-ci et les parties molles ambiantes sont alors le siége de douleurs et d'accidents qui commencent à diminuer à partir du moment où les larves s'enkystent; la troisième période ou *régression* correspond à l'enkystement : la myosite prend fin et les divers symptômes vont en s'atténuant.

Ces trois périodes, établies par Rupprecht et admises par la plupart des auteurs, sont parfois nettement distinctes, mais seulement dans les cas graves. Quand l'infestation est légère, les divers stades se confondent et présentent des symptômes extrêmement variés, dont l'intensité et l'époque d'apparition n'ont rien de fixe. Dans aucun cas la marche de la maladie n'est aussi régulière et aussi caractéristique que celle des maladies infectieuses.

C'est, avons-nous dit, du côté de l'appareil digestif qu'apparaissent les premiers accidents; ils sont extrêmement variables, suivant la quantité de viande ingérée, suivant son mode de préparation, suivant le nombre de Trichines capables de passer à l'état adulte qui y étaient contenues. Dans les cas moyennement graves, les premiers symptômes se montrent déjà quelques heures après l'ingestion des viandes contaminées ou dans le courant du jour suivant : le malade se sent mal à son aise, éprouve une sorte de pesanteur à l'estomac, des éructations, des nausées; il vomit, au bout de quelques heures ou après plusieurs jours, et, suivant les cas, ces vomissements n'ont lieu qu'une seule fois ou bien se renouvellent à plusieurs reprises ou même pendant des journées entières.

L'appétit est ordinairement très-diminué; parfois il n'est pas modifié, plus rarement il est devenu très-vif. Le fonctionnement intestinal est troublé, mais de diverses façons : on observe quelquefois de la constipation, mais bien plus fréquemment de la diarrhée accompagnée de coliques. Cette diarrhée est d'abord fécaloïde, mais devient claire et même presque complétement aqueuse; elle peut durer des semaines ou bien, après une courte durée, céder la place à une constipation opiniâtre.

La plupart des malades se plaignent d'un goût fort désagréable de bouillie, d'autres d'une odeur répugnante de putréfaction.

Il n'est point rare de voir les phénomènes gastro-intestinaux faire complétement défaut, en sorte que le diagnostic devient fort difficile, lors de l'apparition des symptômes ultérieurs : rien ne permet de rattacher ceux-ci à l'ingestion d'un aliment malsain. Dans d'autres cas plus rares, la maladie débute par des phénomènes gastro-intestinaux d'une extrême violence : les vomissements sont incoercibles, la diarrhée est elle-même incessante et donne à la maladie une allure cholériforme. Effectivement, dans plus d'un cas, et notamment au début de l'épidémie d'Hedersleben, on a cru avoir affaire au choléra ou à la cholérine.

Sauf dans les cas très-bénins, les médecins qui ont observé de grandes épidémies, comme Kratz et Rupprecht, ont encore noté constamment dans cette première période une sorte d'engourdissement général, accompagné de tiraillement dans les membres, avec sensations de tension et de douleur dans les muscles, surtout dans les fléchisseurs des extrémités. Cette parésie musculaire, qui s'établit déjà dès les premiers jours de la maladie, a même été considérée comme pathognomonique, et les auteurs l'ont invoquée comme distinguant la trichinose du choléra ou de la cholérine; elle n'a rien de commun avec l'envahissement des muscles par les embryons, puisqu'elle se montre bien avant que celui-ci ait lieu.

On a noté parfois, au cours de cette première période, des douleurs névralgiques abdominales : Kratz, qui les a surtout observées, ne les a vues apparaître que dans les cas les plus graves. Ce sont parfois des névralgies mésentériques, siégeant dans la région inférieure de l'abdomen; bien plus souvent ce sont des névralgies cœliaques, ayant leur siége à l'épigastre. Leur durée est variable et elles reviennent avec plus ou moins de fréquence, à intervalles irréguliers, jusqu'à six fois en vingt-quatre heures ; elles s'établissent tantôt pendant le premier septenaire, tantôt pendant le second, et se font sentir surtout pendant la nuit. La névralgie cœliaque débute brusquement ou à la suite d'une sensation de pression : le malade ressent une violente douleur, comme un étranglement, au creux de l'estomac ; cette douleur s'étend d'ordinaire jusqu'au dos, le visage est abattu, les pieds et les maine sont froids, le pouls est petit et intermittent.

Vers le huitième jour, on voit apparaître de l'œdème des paupières et du visage, accompagné parfois d'un peu de chémosis. Cet œdème disparaît au bout de deux à cinq jours, mais reparaît parfois quelques semaines plus tard ; il est rare de le voir se combiner avec un œdème aussi éphémère des mains et des pieds.

L'intensité de ces phénomènes initiaux ne permet nullement de préjuger la gravité de la maladie. Si, parmi les cas à début violent, il en est qui conduisent à une mort rapide, il en est d'autres au contraire dont la terminaison est favorable. De même, il est des cas à début insidieux, sans phénomènes gastro-intestinaux appréciables, qui se montrent fort graves par la suite.

Les phénomènes gastro-intestinaux et ceux qui leur sont associés n'ont pas encore pris fin, que la seconde période s'établit déjà : elle consiste essentiellement, comme on sait, en des phénomènes musculaires tenant à la pénétration des embryons migrateurs dans tout le système des muscles volontaires. Ces phénomènes font leur apparition vers le neuvième ou le dixième jour qui suit l'infestation, parfois vers le quatorzième jour; il est tout à fait exceptionnel de les voir apparaître plus tard, vers le quarante-deuxième jour, comme Kratz l'a admis, et il est vraisemblable que, dans des cas de ce genre, l'infestation a été renouvelée ou plus tardive qu'on ne pense.

L'intensité des douleurs dont les muscles sont le siége est très-variable : elle semble correspondre exactement au nombre des Vers immigrés et à l'intensité de la myosite qu'ils provoquent. Dans les cas légers, elles peuvent passer plus ou moins inaperçues, ou du moins sont si insignifiantes qu'elles permettent au malade d'aller et venir et se bornent à une sensation de tension douloureuse dans un grand nombre de muscles, principalement dans ceux des bras et des jambes. Certains muscles, parmi lesquels il faut citer les fléchisseurs des extrémités et notamment le biceps et les gastro-cnémiens, sont plus fermes et plus durs qu'à l'état normal et sont très-sensibles, principalement quand on essaie d'étendre l'avant-bras ou la jambe.

Quand l'invasion des muscles par les embryons est plus considérable, non-seulement la station et la marche, mais même tout mouvement un peu brusque des membres, sont rendus fort difficiles et provoquent d'atroces douleurs. Les muscles sont gonflés, tendus et durs comme des bâtons, et ce sont encore les fléchisseurs qui présentent surtout ces phénomènes. Afin de tendre au minimum les muscles douloureux, les malades tiennent leurs articulations du coude, du carpe et du genou, à l'état de flexion moyenne, et ils prennent alors une posture caractéristique, qui pourrait faire croire à des cas graves de rhumatisme multi-articulaire.

Le masséter et les autres muscles masticateurs ne sont point épargnés : le mouvement des mâchoires et la mastication deviennent alors difficiles, au point de rendre impossible l'ingestion d'aliments solides, et la contracture peut aller jusqu'au trismus. Les mouvements des yeux sont plus ou moins douloureux et, dans les cas graves, peuvent être presque complétement supprimés : le bulbe oculaire reste alors immobile et le regard devient fixe. Il n'est point rare d'observer en même temps de la mydriase et des ecchymoses dans la conjonctive. L'invasion de la langue et des muscles du pharynx entrave souvent la parole et rend fort difficile l'acte de la déglutition ; celle des muscles du larynx a pour conséquence de l'enrouement ou une aphonie complète : tel était le cas, d'après Kratz, dans 20 pour 100 des malades d'Hedersleben.

L'invasion du diaphragme, des muscles intercostaux ou d'autres groupes de muscles respiratoires, détermine encore fréquemment des troubles de la respiration. Ces accidents se montrent parfois de bonne heure ; ils s'accentuent par la suite, notamment dans les quatrième et cinquième semaines, et consistent en une forte dyspnée, qui s'accompagne d'accès d'asthme assez violents pour être parfois la cause directe de la mort.

La troisième période de la maladie débute par l'exagération de tous ces accidents et par l'apparition de symptômes nouveaux. Les malades tombent peu à peu dans un état de cachexie extrême. Le tissu cellulaire des membres inférieurs et des avant-bras est envahi par un œdème considérable, qui est plus constant que celui de la première période et qui ne manquerait que dans 10 cas sur 100.

Cet œdème envahit rarement le scrotum ou les grandes lèvres; en revanche il atteint les parois abdominales; il disparaît parfois pendant quelques jours, pour revenir plus tard. Toutes les parties œdématiées se gonflent à un degré qui dépasse tout ce que l'on a coutume d'observer dans certaines albuminuries parenchymateuses. Par suite de l'œdème, la face se gonfle et s'élargit d'une façon exagérée, d'où le nom de *maladie des grosses têtes* sous lequel on a parfois désigné la trichinose. La peau éclate en divers points du corps et des eschares se forment.

Le malade peut encore éprouver du prurit et des fourmillements, soit sur tout le corps, soit en certains points des membres inférieurs; le prurit apparaît parfois de très-bonne heure, avant l'invasion des muscles. Il est très-rare d'observer de l'anesthésie cutanée : elle s'accentue petit à petit, dure quelques jours, puis décroît progressivement. En revanche, le malade est presque constamment incommodé par des sueurs profuses, qui sont surtout abondantes pendant la période de myosite, mais qui durent souvent pendant toute la maladie.

D'autres manifestations cutanées se peuvent encore observer. Au début, les éruptions miliaires ne sont pas rares; l'herpès est moins fréquent. A la suite de l'œdème, on voit souvent apparaître de l'acné, des furoncles, des éruptions pustuleuses; Friedreich a trouvé une Trichine libre dans l'une de ces pustules.

L'œdème est enfin très-ordinairement suivi d'une forte desquamation épidermique.

La fièvre ne fait défaut que dans les cas légers. Quand l'infestation est plus considérable, la température s'élève déjà pendant la période des phénomènes gastro-intestinaux; le malade est pris de frissons répétés, plus rarement il grelotte. La température s'élève encore après le début des phénomènes musculaires : elle dépasse souvent 40 degrés et peut même atteindre 41 degrés. La durée de cette ascension thermique dépend de la gravité des cas : dans ceux de faible intensité, elle a déjà cessé à la fin de la deuxième semaine ou au commencement de la troisième; dans les cas graves, elle peut se maintenir pendant cinq et six semaines. Sa courbe présente alors la plus grande ressemblance avec celle de la fièvre typhoïde. Le pouls suit assez régulièrement la marche de la température : quand la fièvre est modérée, il reste ordinairement au-dessous de 100, mais il dépasse ce chiffre dans les cas plus graves : de plus, il est souvent d'une faiblesse extrême, quand la température est très-élevée.

L'intelligence ne reste intacte que dans les cas bénins. Même quand la maladie est légère, le patient présente souvent en permanence une grande apathie et une intelligence déprimée; il est complétement indifférent à tout ce qui se passe autour de lui. C'est seulement dans les cas les plus graves, quand la température est très-élevée, qu'on voit se manifester des troubles cérébraux plus intenses : les malades sont somnolents, sont pris de délire et sont agités en même temps par des secousses fibrillaires; la langue est sèche. La ressemblance avec la fièvre typhoïde en est d'autant plus frappante. En dehors de ces conditions, la plupart des malades sont au contraire tourmentés par une insomnie presque absolue, à laquelle les enfants échappent d'habitude; ils sont même somnolents tant que dure la maladie.

On conçoit que, avec un semblable cortége symptomatique, la nutrition se fasse mal. Le malade maigrit souvent d'une manière effrayante et tombe dans un état de cachexie et d'anémie extrêmes. Les poumons deviennent le siége d'un œdème excessif et d'un catarrhe bronchique opiniâtre; ce dernier se montre ordinairement de bonne heure et vient augmenter encore la dyspnée, qui existe déjà en dehors de lui; il est d'autant plus gênant que, par suite de la maladie des muscles qui favorisent les mouvements respiratoires, les liquides sécrétés ont une tendance à s'accumuler dans les bronches. Cette stagnation des mucosités favorise à son tour l'éclosion des pneumonies; celles-ci sont très-fréquentes, mais leur constatation physique est difficile, à cause de l'impuissance du malade à se mouvoir. La pleurésie sèche vient rarement compliquer les choses; la pleurésie purulente est plus rare encore, mais Kratz l'a observée.

La fonction urinaire ne présente que de faibles modifications. La quantité de l'urine excrétée diminue notablement, déjà à partir de la seconde semaine; ce liquide ne contient jamais d'albumine; il est d'un rouge intense et laisse déposer un abondant sédiment. Vers la cinquième ou la sixième semaine, quand arrive la convalescence, le malade présente au contraire une polyurie considérable. On ne possède encore aucune analyse complète de l'urine aux diverses phases de la maladie; c'est tout au plus si quelques tentatives ont été faites dans ce sens : Wiebel a noté l'existence de l'acide lactique, mais d'autres l'ont cherché en vain.

Chez les femmes, on observe parfois des anomalies de la menstruation; elles semblent avoir été très-fréquentes à Hettstädt, mais très-rares à Hedersleben :

elles n'ont donc rien de constant. Nous en dirons autant de l'avortement, qui se voit dans certains cas, alors que d'autres fois la grossesse suit son cours normal. Quand l'avortement se produit, il est à remarquer que le fœtus n'a pas été envahi par les Trichines.

Pour compléter ce tableau symptomatologique, nous dirons enfin que certaines autres complications rares peuvent être observées au cours de la maladie : telles sont, par exemple, une diminution de l'acuïté auditive, des épistaxis et des hémorrhagies intestinales; ces dernières, dont on a observé deux cas mortels dans l'épidémie d'Hedersleben, sont de cause encore mal déterminée.

Marche. Durée. Terminaison. L'incubation de la trichinose peut durer de quelques heures à plusieurs semaines, suivant la quantité des Trichines ingérées. De nombreuses observations mettent hors de doute qu'un assez grand nombre de parasites peuvent sans inconvénient séjourner quelque temps dans l'intestin ou pénétrer dans les muscles, mais, si par suite de la persistance des causes d'infestation de nouveaux parasites sont sans cesse ingérés, la limite de la tolérance finit par être transgressée et l'on voit alors apparaître des accidents plus ou moins graves. Ceux-ci débutent presque toujours par les phénomènes gastro-intestinaux que nous avons décrits; toutefois on se rappelle que ces phénomènes peuvent faire parfois défaut.

La durée de la maladie est très-variable; elle est en rapport avec la gravité de l'infestation, c'est-à-dire avec le nombre et la vitalité des parasites. Dans quelques cas légers, les malades ne s'alitent même pas; ils n'ont point de fièvre et guérissent en moins de deux ou trois semaines. Mais, quand se manifeste tout le cortége symptomatique que nous avons décrit, la guérison n'arrive pas avant la cinquième ou septième semaine et parfois même exige plusieurs mois. La convalescence s'établit alors lentement et la force musculaire revient plus lentement encore que dans la plupart des maladies aiguës; il n'y a là rien qui doive surprendre, quand on sait quels graves accidents atteignent le système musculaire, même dans les cas d'infestation modérée. Kratz a vu à Hedersleben un certain nombre de guérisons ne s'établir que du centième au cent-vingtième jour et même plus tard; dans un cas rapporté par Wendt, la faiblesse musculaire était encore manifeste au bout de huit années. Quelquefois il persiste assez longtemps après la guérison complète une tendance à de fréquentes douleurs musculaires : combien d'anciens cas de trichinose passés inaperçus ont-ils été confondus de la sorte avec un rhumatisme musculaire chronique?

Nous avons noté déjà que, d'une façon générale, la maladie est plus courte et plus bénigne dans les cas où la diarrhée apparaît de bonne heure : c'est que sans doute elle expulse une partie des Trichines adultes, bien que certains auteurs considèrent comme sans importance l'élimination de parasites qui se fait par cette voie. La maladie est également plus courte et moins sévère chez les enfants, ce qu'il faut probablement attribuer à la grande facilité avec laquelle ceux-ci prennent la diarrhée : chez eux la mort est exceptionnelle et, bien qu'un grand nombre de petits enfants eussent été atteints dans l'épidémie de Hedersleben, aucun des décédés n'était âgé de moins de quatorze ans.

La mortalité est soumise à de grandes variations, dépendant des causes que nous avons déjà maintes fois invoquées : nombre des helminthes ingérés, mode de préparation et degré de cuisson des viandes, etc. En Saxe, de 1860 à 1875, 59 épidémies ont frappé 1267 personnes, dont 19 sont mortes, soit 1,54 décès pour 100 cas. Dans quelques grandes épidémies, la mortalité a été beaucoup plus forte : à Hedersleben, on a compté 101 morts sur un total de 337 malades, soit 30 pour 100.

La mort arrive le plus souvent de la quatrième à la sixième semaine; elle est rare dans les deux premières semaines et après la septième. Les morts prématurées s'observent dans les cas où la maladie s'établit violemment, avec l'apparence du choléra; elles tiennent sans doute à un colapsus déterminé par la violente irritation de l'estomac et de l'intestin. Le plus grand nombre de décès surviennent quand la myosite en est au maximum; ils reconnaissent encore pour cause l'hyperthermie considérable et les phénomènes thyphoïdes et plus fréquemment l'asphyxie résultant de l'insuffisance de la respiration, par suite de la paralysie des muscles inspirateurs. Les morts tardives sont dues à certaines complications graves, comme la pneumonie, ou à ce que le malade tombe dans le marasme.

En étudiant de près les observations que Kratz a publiées, à la suite de l'épidémie d'Hedersleben, on arrive à dresser les statistiques suivantes, qui montrent nettement quelle est la marche de la maladie.

Sur 280 cas, la maladie a débuté :

Pour 98 malades, du.........	1er au 5e jour après l'infestation.	
76 —	6e au 10e	—
67 —	11e au 20e	—
33 —	21e au 30e	—
6 —	30e au 50e	—

Il y eut 196 guérisons et 84 décès.

Les 196 guérisons se sont établies comme suit :

Pour 1 malade, du...............	1er au 5e jour.	
5 —	11e au 20e	—
9 —	21e au 30e	—
46 —	31e au 40e	—
27 —	41e au 50e	—
19 —	51e au 60e	—
16 —	61e au 70e	—
15 —	71e au 80e	—
27 —	81e au 90e	—
23 —	91e au 100e	—
6 —	101e au 120e	—
2 —	après le 120e	—

Les 84 décès ont eu lieu :

Pour 10 malades, du.............	11e au 20e jour.	
33 —	21e au 30e	—
21 —	31e au 40e	—
12 —	41e au 50e	—
5 —	après le 50e	—
1 —	après le 120e	—

De son côté, Cohnheim a dressé un tableau montrant l'époque à laquelle sont survenus 72 cas de mort dans cette même épidémie :

Dans la 1re semaine, pour.......	0 malades.		
2e —	2	—	soit 2,8 %
3e —	6	—	— 8,3
4e —	17	—	— 23,6
5e —	17	—	— 23,6
6e —	18	—	— 25,0
7e —	6	—	— 8,3
8e —	5	—	— 6,9
9e —	1	—	— 1,4
10e —	0	—	

Diagnostic. Le diagnostic de la Trichinose est facile dans les cas d'*épidémie*; il est très-difficile, du moins au début, quand elle atteint des individus isolés. Les cas légers passent inaperçus ou bien sont pris pour du catarrhe gastrique; en l'absence de tout phénomène gastro-intestinal, on peut encore les confondre avec du rhumatisme. Les cas graves peuvent être, dès la première semaine, confondus avec du catarrhe gastro-intestinal ou même avec le choléra, mais la fièvre modérée ou même l'absence de tout mouvement fébrile, la sudation exagérée et la parésie musculaire, seront d'un précieux secours pour le diagnostic; les phénomènes gastro-intestinaux et l'abattement général permettront de ne pas confondre la maladie avec le rhumatisme.

L'œdème du visage et des paupières, qui apparaît vers le septième jour, permettra de faire un diagnostic précis. Un œdème analogue se montre dans un certain nombre de maladies, par exemple, dans la maladie de Bright et à la suite de lésions du cœur, des poumons ou de la plèvre, mais ici l'urine ne contient jamais d'albumine.

La seconde phase de la maladie peut ressembler à la fièvre typhoïde, avec laquelle il n'est pourtant pas permis de la confondre : il n'y a ni la céphalalgie du début, ni l'épistaxis, ni les taches rosées lenticulaires, ni la tuméfaction de la rate, ni la congestion pulmonaire; enfin la ressemblance entre les courbes de température dans les deux maladies est plus apparente que réelle; un clinicien attentif ne saurait s'y tromper.

La suite de la maladie s'accompagne d'un cortége de symptômes tellement caractéristiques qu'il est inutile d'insister sur le diagnostic. L'œdème de la troisième période pourrait faire croire à une néphrite parenchymateuse, mais on se rappelle qu'il n'y a, à aucun moment, de l'albumine dans l'urine.

Le diagnostic sera indiscutable, si on cherche et trouve des Trichines adultes dans les selles ou encore si on découvre les embryons migrateurs dans un fragment de muscle enlevé au malade. Toutefois l'absence de résultat par l'un et l'autre des procédés d'investigation ne saurait mettre en doute l'exactitude du diagnostic, qui repose sur un ensemble suffisant de manifestations cliniques.

La recherche du parasite dans les muscles du malade a été préconisée, dès 1860, par Zenker, qui indiquait l'extrémité inférieure du biceps brachial comme particulièrement propre à cet effet, et par Küchenmeister, qui proposait les muscles de la cuisse. Le harpon de Middeldorpff a servi maintes fois à des explorations de ce genre, mais il doit être abandonné : cet instrument ne prend, en effet, qu'une très-petite parcelle de muscle et laisse une plaie guérissant mal. L'excision est préférable : elle permet de prélever un plus grand morceau de tissu musculaire et augmente ainsi les chances de rencontrer le parasite; la petite incision pratiquée à la peau se cicatrise aisément. L'examen direct des muscles reste souvent sans résultat, notamment dans les cas où l'infestation est modérée. Il va sans dire qu'il est inutile d'y avoir recours, si le diagnostic est certain d'autre part.

Enfin, quand la chose est possible, on ne devra pas négliger de se faire apporter la viande de Porc incriminée et d'y rechercher les Trichines.

Pronostic. Il est très-difficile de fixer le pronostic, en raison du grand nombre de circonstances dont il dépend et sur lesquelles il est rarement possible d'être suffisamment renseigné : quantité de viande ingérée, degré d'infestation de celle-ci, degré de vitalité des parasites qui y étaient contenus, degré de cuission et mode de préparation des aliments contaminés. Il est toujours plus grave quand les malades ont mangé de la viande crue.

Nous avons vu qu'on ne saurait rien augurer quant à la marche de la maladie, d'après la gravité ou la bénignité des phénomènes initiaux ; néanmoins le pronostic est en général d'autant plus sombre que les premiers accidents se sont manifestés plus tôt et avec plus d'intensité. La diarrhée, capable d'entraîner au dehors une certaine quantité de Trichines adultes, est plus favorable au début que la constipation, mais les diarrhées prolongées épuisent et débilitent le malade. Le coma, le délire et d'autres phénomènes nerveux également graves, sont le plus souvent les avant-coureurs d'une mort prochaine. Dans les dernières semaines, l'élévation de la température, l'exagération de la dyspnée ou des symptômes musculaires, sont également des accidents sérieux.

Le pronostic est plus favorable dans les cas où le sommeil et l'appétit sont conservés et dans ceux où l'appareil respiratoire n'est le siége que de légères lésions. Après la sixième semaine, les chances de mort diminuent rapidement, comme le montrent les statistiques ci-dessus. Enfin l'issue de la maladie est presque toujours favorable chez les enfants. Quant à la durée de la convalescence et au temps qui sera nécessaire au malade pour recouvrer complétement sa force musculaire, le pronostic est toujours douteux, surtout dans les cas graves.

Traitement. Quand le malade réclame les secours du médecin, les Trichines adultes sont d'ordinaire déjà développées dans l'intestin et la migration des embryons dans le tissu musculaire est déjà commencée. Le problème qui se pose consiste donc à tuer ou du moins à évacuer les parasites intestinaux et à trouver un moyen d'action sur les parasites musculaires. On est malheureusement obligé de reconnaître que la thérapeutique est demeurée jusqu'à présent impuissante.

Un grand nombre de substances médicamenteuses ou toxiques dont on avait expérimenté l'action sous le microscope, en agissant directement soit sur les parasites musculaires, encore enkystés ou extraits de leur capsule, soit sur les adultes recueillis dans l'intestin d'animaux infestés, n'ont point donné dans la pratique les résultats que l'on croyait pouvoir en attendre. Friedreich recommandait le picrate de potasse, le picrate de soude, contre les Trichines intestinales, mais Fiedler en a reconnu l'inefficacité absolue. Mosler préconisait la benzine, mais Kratz et Fiedler ont montré son inutilité. Nous en dirons autant de la santonine, de l'essence de térébenthine, de l'ergotine, de l'huile de foie de Morue à haute dose, de l'alcool, du chlorure de sodium, du calomel, de la pepsine, de la pancréatine, etc., sur l'action desquels divers praticiens ont cru pouvoir compter. La glycérine, en raison de son grand pouvoir déshydratant, sera peut-être efficace, au moins dans une certaine mesure, contre les Trichines intestinales. On devra enfin expérimenter l'extrait éthéré de Fougère mâle, l'acide thymique et la doliarine, qui tuent rapidement certains autres helminthes, tels que l'Ankylostome.

L'immunité relative dont jouissent les enfants semble tenir, avons-nous dit, à ce qu'ils ont facilement la diarrhée. Dans les cas où il y a de la constipation ou bien si la diarrhée n'est pas trop abondante, il est donc indiqué de commencer le traitement par l'administration de doses élevées de calomel ou de tout autre drastique et de continuer les purgatifs jusqu'à la fin de la maladie.

Quant au reste, le traitement ne peut être que symptomatique. On doit songer de bonne heure à combattre la dénutrition par un régime tonifiant.

Anatomie pathologique. On n'a encore eu que rarement l'occasion de faire l'autopsie d'individus morts dans les trois premières semaines, ou du moins les autopsies pratiquées à cette période précoce ne l'ont-elles pas été avec un soin suffisant. Les expériences faites sur les animaux viennent combler cette lacune et nous apprendre que le principal symptôme consiste en une forte congestion de la muqueuse gastro-intestinale. La péritonite fait toujours défaut, bien que, chez un de ses Porcs, Leuckart en ait observé une très-étendue : c'était là, bien certainement, une coïncidence toute fortuite.

A partir de la quatrième semaine, la muqueuse gastrique ne présente rien d'anormal, sauf un léger trouble; on trouve parfois à l'autopsie un ulcère rond de l'estomac et du duodénum : Ebstein l'attribuait à une irritation intense de la muqueuse par les parasites, mais il n'a rien à voir avec la trichinose. L'intestin est lui-même peu modifié : les seules modifications qu'il offre se bornent à une tuméfaction modérée, à une légère congestion et à de petites ecchymoses de la muqueuse; on trouve encore des Trichines adultes dans le mucus intestinal jusqu'à la septième ou la huitième semaine.

Les plaques de Peyer sont souvent tuméfiées. Les ganglions mésentériques sont eux-mêmes le plus ordinairement hypertrophiés et ramollis comme dans la fièvre typhoïde. La rate est parfois un peu grosse. Le foie a presque toujours subi la dégénérescence graisseuse, ce qui résulte sans doute du trouble profond de la nutrition; ce viscère est de taille normale, mais son parenchyme est anémié, jaune clair, pâteux; les cellules hépatiques sont totalement infiltrées de gouttelettes de graisse. Les épithéliums de la région corticale du rein sont granuleux, mais Cohnheim n'a vu qu'une seule fois, vers la huitième semaine, l'organe entier subir la dégénérescence graisseuse.

Le péritoine, les plèvres et le péricarde, renferment une grande quantité de liquide. Le myocarde est en général assez ferme, mais parfois un peu mou ; il est granuleux et ne renferme que très-exceptionnellement des Trichines enkystées; on l'a vu également subir la dégénérescence graisseuse dans les dernières semaines. Le sang se coagule difficilement; quand l'œdème terminal est très-prononcé, on observe assez souvent des thromboses dans les veines de la jambe.

On trouve dans l'appareil respiratoire des lésions que l'examen du malade avait déjà permis de reconnaître. La muqueuse des bronches est fortement congestionnée jusque dans les plus fines ramifications, dans lesquelles s'accumule une grande quantité de mucus visqueux. Les parties déclives des poumons sont assez souvent infiltrées ou sont le siége d'hépatisations lobulaires. Très-rarement on observe des infarctus hémorrhagiques, des abcès métastatiques ou des noyaux de gangrène.

L'importance inusitée des phénomènes musculaires fait qu'on doit procéder avec un soin particulier à l'examen des muscles volontaires. Dans les premières semaines ils ne présentent rien de bien caractéristique, sauf une grande ténacité et une teinte variable, ici très-sombre (couleur d'oie fumée), là très-claire, principalement dans les petits muscles (larynx, œil, etc.).

A la fin de la cinquième semaine, les lésions commencent à devenir visibles à l'œil nu. On voit, dans le sens de la longueur des fibres, de fines stries d'un gris clair, longues de $0^{mm},5$ à 2 millimètres et d'autant plus apparentes que le reste du muscle est plus foncé. Le microscope permet alors de déceler la présence d'un nombre immense de jeunes Trichines qui ont envahi toutes les parties des muscles et qui se trouvent aux divers stades de leur enkystement.

En retraçant l'histoire des migrations du parasite, nous avons eu l'occasion de décrire le mode de formation du kyste, ainsi que les lésions concomitantes dont le tissu musculaire est le siége; il serait hors de propos de revenir ici sur ce point.

Quand l'infestation est modérée, les parasites sont inégalement répartis dans le système musculaire : le diaphragme, les muscles intercostaux, ceux du cou, du larynx et de l'œil, sont le plus fortement atteints. Quand l'infestation est très-violente, tous les muscles sont envahis; les parasites siègent alors de préférence dans les parties superficielles et au voisinage des tendons. Ce dernier fait pourrait servir, s'il en était encore besoin, à prouver que les embryons cheminent à l'intérieur du muscle : ils se trouvent arrêtés par les tendons, qui constituent un obstacle difficile à franchir, mais non infranchissable : on sait en effet que parfois on rencontre des Trichines enkystées à l'intérieur même des tendons.

Tous les observateurs ont été frappés du nombre vraiment prodigieux d'helminthes qui se trouvent enkystés dans les muscles d'un même individu. Owen l'estimait à plusieurs millions : on peut affirmer qu'il est resté au-dessous de la réalité. Dans un cas Leuckart à pu compter de 1200 à 1500 kystes dans 1 gramme de chair musculaire prélevée dans la cuisse; si on estime à 40 livres le poids total des muscles, on arrive ainsi à un total de 30 millions de parasites. Parfois même ceux-ci peuvent être encore plus nombreux : Fiedler admet qu'il y en avait environ 94 millions dans le fameux cas de Zenker, et Cobbold estime à 100 millions le chiffre de ceux qu'il a pu observer dans un cadavre.

Dans les cas de ce genre, l'infestation s'accompagne de graves accidents qui souvent amènent la mort. Mais la trichinose est loin d'être toujours aussi sévère et, bien plus fréquemment, le nombre des parasites est notablement inférieur aux chiffres extrêmes que nous venons d'indiquer : la maladie est alors plus ou moins bénigne et peut même passer presque inaperçue; on ne trouve alors à l'autopsie que quelques kystes disséminés, en sorte qu'il est parfois nécessaire d'examiner plusieurs grammes de muscle avant d'en rencontrer un seul. Ces cas bénins sont fréquents en divers pays, comme l'Allemagne et les États-Unis; on peut les rencontrer dans des régions où la trichinose n'a encore jamais été observée sous sa forme violente et épidémique.

Prophylaxie. Nous avons suffisamment indiqué les sources de la trichinose humaine pour qu'il ne soit pas nécessaire d'y revenir; voyons plutôt quels moyens peuvent être mis en œuvre pour arrêter la propagation de cette redoutable maladie.

La trichinose est spéciale au Porc; par exception, on l'observe encore chez quelques animaux, en dehors des conditions d'infestation expérimentale (Chat, Chien, Rat, Souris, Putois, Raton, Renard, Martre, Sanglier). Elle est donc transmise normalement à l'Homme par le Porc, sauf dans des cas tout à fait spéciaux : par exemple, des bohémiens ou des individus faisant usage d'animaux qui n'entrent pas ordinairement dans l'alimentation de l'Homme pourront la contracter de cette manière ; il pourrait en être de même pour une population assiégée et se nourrissant de Rats et, suivant la remarque de Cobbold, pour des anthropophages se nourrissant de chair humaine trichinée.

Puisque la maladie résulte de l'usage de la viande de Porc, la prophylaxie doit tendre à un double but : diminuer la fréquence de la trichinose chez le

Porc et prendre des mesures propres à empêcher l'infestation de l'Homme par des Porcs trichinés ; questions très-simples en apparence, mais en réalité d'une extrême difficulté pratique.

Pour répondre à la première de ces questions, il importe de rechercher de quelle manière le Porc contracte la trichinose. Parmi les animaux chez lesquels s'observe le parasite, le Rat mérite d'être cité en première ligne. Un grand nombre d'auteurs l'ont considéré comme le point de départ de la trichinose porcine. Ce Rongeur a une réceptivité particulièrement grande à l'égard de la Trichine, comme il est facile de le démontrer expérimentalement ; partout où il a l'occasion de manger de la viande trichinée, on le trouve infesté lui-même ; il se montre enfin très-fréquemment contaminé dans des régions où la trichinose humaine n'a pas encore été observée ou du moins ne l'a été que très rarement.

On connaît d'autre part la voracité du Porc et sa tendance à se nourrir principalement de viande. Il est donc vraisemblable que cet animal dévore des Rats à l'occasion, et Kühn a constaté la réalité du fait. Il semble démontré de la sorte que le Porc et secondairement l'Homme tirent leurs Trichines du Rat. Ces Vers seraient essentiellements des parasites de ce dernier : ils se propageraient dans le genre Rat par reproduction continue d'un individu à l'autre, indépendamment de toute autre source d'infestation. Ils passent parfois du Rat dans d'autres animaux, mais, sans l'apport de nouveaux Rats infestés, ils finiraient par disparaître de chez ceux-ci. En exterminant les Rats, on exterminerait donc aussi la Trichine.

Le Rat est-il donc communément infesté ? Sur 704 Rats provenant de 29 localités de Saxe, de Bavière, de Würtemberg et d'Autriche, Leisering a trouvé la trichinose 59 fois, soit dans 8,3 pour 100 des cas, savoir :

Sur 208 Rats d'équarrissage.	46	étaient trichinés,	soit 22,1	pour 100.
224 Rats d'abattoir	12	—	— 5,3	—
272 Rats d'autre provenance.	1	—	— 0,3	—

Mégnin a disséqué à Vincennes et aux environs de Paris un grand nombre de Rats, sans jamais y rencontrer le parasite. En revanche, Vulpian et Laboulbène l'ont observé plusieurs fois à Paris chez le Rat d'égout.

En Amérique, la trichinose du Rat est bien plus fréquente qu'en Europe. Sur 51 Rats pris dans l'abattoir de Boston, 39 étaient infestés, soit 76,47 pour 100 ; 40 Rats pris dans une grande boucherie d'exportation de la même ville étaient tous contaminés, soit 100 pour 100 ; enfin, sur 60 Rats capturés dans diverses écuries ne contenant pas de Porcs, 6 étaient trichinés, soit 10 pour 100.

Leuckart est demeuré l'un des plus fidèles partisans de la théorie qui attribue au Rat l'infestation du Porc, théorie dont Zenker et Gerlach ont cherché à démontrer la fausseté. Considérant que les Rats trichinés se trouvent le plus souvent dans les équarrissages, les abattoirs et les boucheries, où ils ont de la viande de Porc à satiété, ces auteurs pensent au contraire que les Rats s'infestent en mangeant de la viande de Porc : la cause principale de l'infestation résiderait donc dans la race porcine elle-même.

Dès lors, comment la propagation du parasite peut-elle se faire? Diverses circonstances peuvent se présenter. Un premier cas, assez rare, est celui où un Porc sain vient à se repaître des excréments d'un Homme ou d'un Porc récemment infesté, dans lesquels se trouvent des Trichines adultes et des embryons ;

par cette voie l'infestation sera fort incertaine, car le suc gastrique tue et digère la plupart des adultes et des embryons.

Un second cas, plus fréquent, est celui où un Porc sain mange de la viande d'un Porc infesté. Le cas se présente ordinairement dens les équarrissages, que Zenker considère comme les établissements les mieux adaptés à l'élevage des Porcs trichinés. Diverses considérations mettent le fait hors de doute : c'est ainsi que les épidémies de Corbach et de Hettstädt avaient été causées par des Porcs d'équarrissage.

Une dernière circonstance est encore plus favorable que les précédentes à la propagation de la trichinose chez le Porc : c'est l'habitude qu'on a dans les étables et dans les abattoirs de nourrir les Porcs vivants avec les déchets des Porcs abattus. De plus, on a coutume de déverser dans l'auge qui contient la nourriture des Porcs l'eau qui a servi à nettoyer les tables, billots et instruments avec lesquels on prépare la viande ; les déchets de celle-ci, mélangés à cette eau, deviendront donc le point de départ d'une infestation nouvelle, s'ils sont eux-mêmes contaminés. Ainsi s'expliquent les cas où, dans une même porcherie, on voit un certain nombre d'animaux être atteints successivement, à des intervalles plus ou moins grands.

L'exactitude de tous ces faits n'est pas douteuse, mais, s'il faut y voir les conditions habituelles de la propagation du parasite, il n'en demeure pas moins vrai que celui-ci peut encore être transmis au Porc par le Rat, suivant l'opinion ancienne ; et rien ne prouve qne l'importation de la Trichine en Europe ne s'est pas effectuée par l'intermédiaire de ce Rongeur, ainsi que nous avons eu déjà l'occasion de le dire (*voy.* p. 145).

En conséquence de ce qui précède, il est donc essentiel de surveiller rigoureusement la nourriture des Porcs : la nature des végétaux avec lesquels on les nourrit semble assez peu importante, mais il est indispensable d'éviter l'adjonction de substances suspectes, telles que les débris de boucherie, les reliefs de cuisine, etc. ; dans les cas exceptionnels où on leur donnera des substances animales, celles-ci devront toujours être cuites soigneusement. D'autre part, les porcheries doivent être spacieuses, bien aérées et tenues proprement ; la destruction ou l'éloignement des Rats mérite une attention toute spéciale et le cadavre de ces animaux sera toujours mis hors de portée des Porcs. Enfin, il importe de veiller à ce que ceux-ci ne séjournent ni dans les ateliers d'équarrissage, ni dans les abattoirs.

Telles sont les mesures propres à entraver la propagation de la trichinose chez le Porc. Voyons maintenant de quelle manière on peut empêcher sa transmission à l'Homme.

Les premiers observateurs avaient déjà remarqué que la Trichine musculaire survit assez longtemps à son hôte et peut même être trouvée encore vivante au bout de cent jours dans la viande putréfiée. Il importe de se demander quelle est la limite de cette survivance, et quelle action est exercée sur le parasite par le salage, le fumage et les variations de la température.

Lors de l'interdiction des salaisons américaines, des commerçants intéressés à l'introduction de ces denrées en France soutinrent que le salage suffisait dans tous les cas à tuer les Vers dans un laps de temps qui ne dépassait pas trois mois. A ce propos, divers expérimentateurs entreprirent des recherches en vue de contrôler ces assertions, et les résultats assez concordants auxquels ils arrivèrent vinrent donner une preuve nouvelle du danger incessant que l'usage des viandes de Porcs américains faisait encourir à la santé publique; ces résultats n'étaient du reste que la confirmation de ceux que divers observateurs allemands avaient obtenus jadis.

G. Colin déclara que, dans les conditions et les délais où elles nous arrivent, les salaisons américaines ne paraissent pas aptes à transmettre la trichinose; il crut avoir reconnu que les parasites meurent rapidement, dans des jambons conservés dans la saumure, et ne persistent jamais au delà de deux mois. Mais il faut dire que cet auteur fut à peu près le seul à croire à l'innocuité des viandes salées en général et des salaisons américaines en particulier.

Au laboratoire municipal de la Préfecture de police, Ch. Girard et Pabst démontraient la parfaite vitalité des Trichines renfermées dans ces dernières. J. Chatin fit faire un nouveau pas à la question en montrant que ces parasites étaient non-seulement en vie, mais étaient capables d'infester les animaux nourris avec la viande qui les contenait; des Cobayes et des Rats, alimentés dans ces conditions moururent au bout d'un temps plus ou moins long. Enfin, Fourment montra que les Trichines renfermées dans des salaisons préparées depuis quinze mois au moins et salées au maximum pouvaient encore infester et tuer des Souris dans l'espace de quelques jours. Il va sans dire que, dans des expériences de ce genre, la viande doit être préalablement dessalée.

Le salage, même porté au maximum et très-prolongé, ne tue donc pas la Trichine et ne constitue pas une garantie contre les dangers auxquels on est exposé par la consommation des viandes infestées. Il s'opère du reste à des degrés très-variables suivant la saison et la taille des animaux, et son action ne se fait que très-imparfaitement sentir au centre des pièces volumineuses, comme les jambons.

Le fumage serait-il plus efficace? Rupprecht assure que, par les procédés ordinaires de fumage, la température à laquelle la viande est soumise ne dépasse pas 17 degrés en hiver : les Trichines ne sauraient donc être incommodées. Le fait est d'ailleurs démontré par l'épidémie de Hettstädt, causée par des viandes qu'un fumage de deux mois n'avait pas rendues inoffensives. Leuckart a pu infester des animaux auxquels il avait donné de la viande réduite en petits morceaux, puis salée et fumée. Enfin Benecke a pu trouver les parasites encore vivants dans un jambon et un saucisson qui furent placés dans la saumure durant douze jours, puis fumés et examinés quatre et neuf mois après.

On ne peut donc pas plus compter sur le fumage que sur le salage. Cette opération est d'ailleurs fréquemment supprimée par les producteurs américains qui, dans le but de donner le change et de faire croire à son exécution, barbouillent simplement la viande avec de la créosote, de l'acide pyroligneux ou quelque autre substance empyreumatique.

En outre de l'infestation expérimentale qui permet de constater la vitalité des Trichines renfermées dans les viandes salées ou fumées, celle-ci peut être mise plus simplement en évidence par un procédé qui consiste à les examiner au microscope sur la platine chauffante. A une température de + 40 degrés, on voit l'helminthe accomplir quelques déplacements, qui s'accentuent de 42 à 45 degrés. De plus, plongée dans le bleu d'aniline ou le picrocarminate d'ammoniaque, la Trichine reste incolore tant qu'elle est encore vivante; elle fixe promptement la matière colorante dès qu'elle vient à mourir.

Quelques observateurs se sont demandé si un froid intense ne serait pas capable de tuer les Trichines enkystées dans les muscles. D'après Rupprecht et

Leuckart, elles résisteraient à des températures de — 22 et de — 25 degrés centigrades; suivant Fiedler, une température de — 19 à — 21 degrés serait mortelle, mais seulement pour celles de la périphérie, le centre du morceau de viande n'ayant pas encore atteint une aussi basse température. Enfin, Bouley et Gibier ont maintenu pendant deux heures et demie, à une température de — 22 à — 27 degrés, deux gros fragments de jambon renfermant des Trichines bien vivantes; au bout de ce temps, la température interne des fragments marquait — 20 degrés; les larves demeuraient immobiles sur la platine chauffante et se coloraient immédiatement par les réactifs.

En opposition avec ces faits, nous devons rappeler que Leuckart a constaté la présence de Trichines vivantes dans des jambons frais, qui avaient été exposés pendant une nuit d'hiver et même pendant trois jours à une température de — 22 à — 25 degrés.

Il y a donc encore incertitude quant à l'abaissement de température nécessaire pour tuer les Trichines enkystées dans les viandes. On doit toutefois admettre qu'elles sont incapables de résister à un froid intense, mais à la condition que celui-ci soit maintenu pendant plusieurs heures, de manière à se faire sentir dans toute la masse. C'est là, on en conviendra, une pure curiosité, car on ne saurait songer à faire entrer dans la pratique domestique l'usage de traiter la viande de Porc par d'aussi basses températures, dont la production exige des appareils tout spéciaux.

Les préparations culinaires habituelles seront-elles du moins suffisantes pour donner une immunité absolue? Perroncito a reconnu qu'une température de 48 à 50 degrés centigrades, prolongée pendant cinq à dix minutes, tue sûrement les Trichines; cet observateur opère avec la platine chauffante usitée en micrographie et se place par conséquent dans des conditions absolument artificielles. D'après Fiedler, le parasite supporterait une température de 50 à 53 degrés, mais serait tué à une température de 62 à 68 degrés. La limite de sa résistance est encore fixée à 56 degrés par Gerlach, à 67 degrés par Haubner, à 75 degrés par Rupprecht. Elle serait encore plus reculée, suivant Rodet, qui trouve les Vers bien vivants dans des parcelles de muscles plongées pendant quelque temps dans de l'eau à 70 et 80 degrés.

Puisque d'aussi hautes températures sont incapables de tuer le parasite, lorsqu'on opère sur des fragments de muscle dont la petite masse se laisse facilement pénétrer par la chaleur, il est de toute évidence que la cuisson de grosses pièces de viande se montrera encore plus inefficace.

Par des expériences sur le Chien et le Moineau, Colin a démontré que des côtelettes et des filets, traités par les procédés ordinaires et paraissant avoir subi une cuisson suffisante, n'avaient rien perdu de leur nocivité. Dareste et Testelin, opérant sur deux gros jambons cuits dans l'eau, ont constaté qu'au bout de deux heures d'ébullition la température n'était que de 58 degrés sous la couenne et de 33 degrés au centre; après six heures, elle était de 74 degrés sous la couenne et de 65 degrés au centre. De même, Ch. Girard et Pabst ont reconnu que la température d'un jambon bouilli dans l'eau n'était que de 70 degrés après six heures et demie d'ébullition; elle atteignait 85 degrés seulement au bout de dix heures.

Pour être réellement efficace, la coction doit donc être prolongée bien au delà des limites habituelles; les procédés ordinaires de cuisson des viandes ne tuent pas les parasites et sont loin de donner une sécurité absolue à l'égard de l'infestation. Même avec des viandes considérées comme suffisamment cuites, celle-ci pourra donc se produire, parfois dans une faible proportion et de manière à passer plus ou moins inaperçue, parfois au contraire avec violence. On connaît des cas nombreux où la trichinose s'est déclarée chez l'Homme dans ces conditions : par exemple, l'épidémie de Posen, en 1865, a frappé 7 personnes qui avaient fait usage de viande cuite pendant une heure et demie; les cas observés à Vienne par Lochner, en 1881 et 1882, sont exactement du même genre. Puisque la viande infestée peut causer de si terribles accidents, même lorsqu'elle a été soumise à la cuisson pendant plusieurs heures, combien ne sera-t-elle pas dangereuse quand elle sera mangée crue, comme il arrive si souvent en Allemagne?

Les médecins français, on le sait, n'ont eu jusqu'à présent qu'une seule fois l'occasion d'observer la trichinose chez l'Homme. Cette heureuse circonstance tient assurément à nos habitudes culinaires, comme on l'a dit si souvent, mais aussi à l'absence de la maladie chez nos Porcs indigènes. Tant qu'il en sera ainsi et tant que l'importation des viandes suspectes venant de l'étranger demeurera interdite, il ne sera pas nécessaire de réglementer et de soumettre à une surveillance spéciale l'abatage des Porcs et la mise en vente de leur viande. Mais, dans les pays comme l'Allemagne, où la trichinose est à l'état permanent, c'est pour les pouvoirs publics un devoir impérieux de ne laisser livrer à la consommation que des viandes saines et exemptes de tout parasite; le fait est de la plus haute importance pour l'alimentation publique en général et pour celle des classes ouvrières en particulier. Nous avons déjà dit plus haut que des mesures spéciales avaient été prises à cet effet dans un grand nombre de villes d'Allemagne, qui avaient créé des bureaux publics pour l'examen microscopique des viandes; il nous reste à étudier l'organisation et le mode de fonctionnement de ces établissements.

Police sanitaire. Hygiène publique. A l'exemple du duché de Brunswick, un grand nombre de villes ou d'États en Allemagne ont reconnu l'absolue nécessité d'exercer un contrôle sur la viande de Porc et de ne pas laisser à l'initiative privée le soin d'y rechercher les Trichines. Dans ce but ont été créés des services spéciaux, qui comprennent à l'heure actuelle, pour toute l'Allemagne, une véritable armée d'employés, hommes et femmes, puisque, dans l'année 1885, on comptait 21117 experts pour la Prusse seulement.

L'organisation de ces services est variable d'un pays ou d'une ville à l'autre; pour donner une idée de leur fonctionnement, nous ne pouvons mieux faire que de donner ici, malgré sa longueur, une traduction libre de l'ordonnance réglant le service de la trichinoscopie (*Trichinenschau*) dans la ville de Berlin. Cette ordonnance du préfet de police date du 24 mars 1881; elle est entrée en vigueur le 16 avril de la même année à l'abattoir municipal et le 1er juillet dans le reste du ressort de la préfecture de police.

Article premier. — Aucun Porc abattu dans le ressort de la police de Berlin ne peut être enlevé de l'abattoir ou de ses annexes, ni être débité sans avoir été soumis à un examen microscopique et déclaré non trichiné.

Article 2. — Tout abatage de Porc doit être signalé, au plus tard au bout de douze heures, au bureau micrographique du quartier, qui procède alors à l'examen. Au cas où cette déclaration n'aurait pas été faite, celui qui a procédé à l'abatage ou son patron, quand c'est un aide, est responsable.

Article 3. — Tous ceux dont c'est le métier de tuer ou de faire tuer des Porcs, pour les vendre en totalité ou par morceaux (bouchers, charcutiers, hôteliers, restaurateurs), doivent tenir dans chaque lieu d'abatage un livre (*Schlachtbuch*) conforme au modèle ci-contre; ils y inscrivent ou y font inscrire sous leur responsabilité chaque abatage de Porc en remplissant les colonnes 1 à 4. Ce livre a pour suscription le nom et l'adresse du commerçant, ainsi que celle de son abattoir; il doit être présenté à toute réquisition aux agents de la police.

N° 1. — Modèle du livre d'abatage du commerçant

1. Numéro d'ordre.	2. Jour et heure de l'abatage.	3. Désignation du Porc d'après la race et le sexe.	4. Endroit d'où provient le Porc et nom du vendeur.	5. Désignation du Porc par le préleveur d'échantillons.	6. Jour et heure du prélèvement.	7. Nom du préleveur.	8. Trouvé sans Trichine par le micrographe (Nom).	9. Certifié sans Trichine par le préleveur (Nom).

Les commerçants sont en outre tenus d'avoir une caisse spéciale pour conserver les boîtes dans lesquels sont renfermés les échantillons prélevés; cette caisse porte la même suscription que le livre d'abatage.

Article 4. — Toute personne autre que les commerçants sus-désignés doit, si elle n'a pas de livre d'abatage, préparer, toutes les fois qu'elle tue un Porc, un bulletin indiquant son nom, son adresse, l'endroit où a été fait l'abatage, ainsi que les indications correspondant aux colonnes 2 à 4 du modèle ci-dessus.

Article 5. — Dès que l'abatage d'un Porc est annoncé, le directeur de l'inspection des viandes (*Fleischschau-Vorsteher*) envoie un préleveur d'échantillons (*Probenehmer*), qui prélève lui-même les échantillons nécessaires à l'examen, savoir : un morceau des muscles du diaphragme, de l'abdomen, du larynx et de l'entre-côte. Le préleveur renferme les échantillons dans l'une des boîtes destinées à cet usage, marque le Porc d'un signe particulier, puis remplit les colonnes 5 à 7 du livre d'abatage ou inscrit des observations analogues sur le bulletin d'abatage (*Schlachtzettel*). Il porte alors sans retard les échantillons au bureau public d'inspection des viandes (*Fleischschauamt*).

Article 6. — Le directeur de ce bureau inscrit sur un registre conforme au modèle ci-joint le cas présent, en remplissant les colonnes 1 à 9, puis charge un expert (*Fleischbeschauer*) de l'examen des échantillons. Cet expert doit faire et examiner au microscope au moins six préparations pour chacun des quatre échantillons.

N° 2. — Modèle du registre du bureau d'inspection des viandes

1. Numéro d'ordre.	2. Jour et heure de l'examen.	3. Nom du propriétaire du Porc.	4. Désignation de l'abattoir.	5. Désignation du Porc par le préleveur d'échantillons.	6. Heure du prélèvement.	7. Nom du préleveur.	8. Nom de l'expert désigné.	9. Nom du directeur du bureau d'examen.	10. Non trichiné.	11. Certificat donné au préleveur (Nom).	12. Observations.

Article 7. — S'il ne trouve pas de Trichines, l'expert doit inscrire le cas sur un livre qu'il doit tenir conformément au modèle ci-contre, puis remet ce livre et les échantillons au directeur. Celui-ci inscrit alors sur son registre le résultat de l'examen, en remplissant les colonnes 10 à 12, et fait savoir par un préleveur au propriétaire du Porc que son animal est sans Trichines. Cet avis, qui doit mentionner le nom de l'expert chargé de l'examen, est inscrit et signé par le directeur lui-même sur le bulletin d'abatage, dans le cas où le propriétaire du Porc n'aurait pas de livre d'abatage. Dans le cas contraire, le directeur transcrit sur un livre que le préleveur possède à cet effet un extrait de son registre reproduisant le contenu des colonnes 1, 3, 4, 5, 8 et 9; d'après ces indications, le préleveur devra remplir lui-même les colonnes 8 et 9 du livre d'abatage du commerçant.

N° 3. — Modèle du livre d'examen de l'expert

1. Numéro d'ordre.	2. Désignation de la boîte à échantillons.	3. Jour et heure où est rendue la boîte à échantillons.	4. Non trichiné ?	5. Nom de l'expert.

Article 8. — Si l'expert ou le directeur trouvent la viande trichinée, ils doivent se concerter. S'ils tombent d'accord pour reconnaître la présence du parasite, celle-ci est considérée comme certaine et le directeur doit prévenir aussitôt le commissaire de police du quartier dans lequel se trouve le Porc, afin que ce fonctionnaire puisse faire saisir l'animal infesté. Dans le cas où le Porc est reconnu non trichiné, on agit comme il a été dit ci-dessus.

Si le directeur et l'expert ne tombent pas d'accord ou si l'un d'eux reste dans le doute, le cas est soumis au médecin du quartier (*Bezirksphysikus*) dans la circonscription duquel se trouve le bureau d'examen; on avise en même temps le commissaire de police, afin qu'il prononce une saisie provisoire. Tant que dure celle-ci, le propriétaire du Porc doit se tenir personnellement à la disposition de la police.

Article 9. — L'expert doit transmettre au médecin du quartier la boîte à échantillons, avec toutes les préparations microscopiques et les morceaux de viande encore existants, ainsi qu'une courte notice du directeur, donnant sur le Porc et son propriétaire toutes les indications, en même temps que le nom et l'adresse de l'expert.

Si le médecin ne confirme pas la présence de la Trichine, il en avertit la police, afin que celle-ci lève la saisie, et il renvoie au bureau d'examen la boîte à échantillons. Trouve-t-il au contraire le parasite, il envoie les échantillons de la viande infestée au commissaire de police, afin que celui-ci fasse procéder à la destruction du Porc et des échantillons, conformément à l'article 10.

Dans l'un et l'autre cas, le médecin fait connaître au directeur du bureau le résultat de son examen; dans le second cas, il envoie également les préparations qui montrent la Trichine, afin qu'on les conserve conformément à l'article 11.

Article 10. — Le Porc reconnu trichiné doit être détruit dans le ressort de la police de Berlin, d'une façon qui ne soit pas nuisible. On le cuit à une température minimum de 120 degrés centigrades pendant huit heures au moins. Après la cuisson, la graisse peut être employée pour un usage industriel quelconque; le reste de l'animal (viande, os, viscères, etc.) peut être employé comme engrais, mais après dissolution complète dans l'acide sulfurique. Tout autre mode d'emploi, notamment pour la nourriture de l'Homme ou des animaux, est interdit.

La cuisson et les préparations accessoires ne peuvent se faire qu'avec des récipients, ustensiles et instruments qui ne servent en aucun cas dans les abattoirs ni à la préparation de la nourriture de l'Homme ou des animaux. Quand le transport du Porc est nécessaire, il ne peut se faire que dans une voiture fermée, ne servant jamais à transporter la nourriture de l'Homme ou des animaux.

Le soin de détruire le Porc incombe à son propriétaire et est à la charge de celui-ci; la destruction se fait sous la surveillance de la police. Le fermier de l'abattoir fiscal est tenu de donner suite aux demandes qui lui sont adressées en vue de la destruction d'un Porc infesté et de payer pour le cadavre au propriétaire une indemnité qui, pour les cas où l'entente ne s'établit pas, est fixée tous les ans une fois pour toutes par le préfet de police

Article 11. — Chaque examen doit être fait au bureau le jour même où les échantillons ont été prélevés. De même, l'examen d'un même Porc doit être fait par une seule et même personne.

Chaque bureau d'examen doit posséder un registre spécial sur lequel on note tous les cas où un expert ou le directeur croient avoir trouvé la Trichine, ainsi que la suite qui a été donnée à l'affaire. Ce registre d'observations (*Befundbuch*) doit être rédigé et conservé par le directeur du bureau; il est conforme au modèle ci-dessous :

N° 4. — Modèle du registre d'observations

. . . . . . *le* 188

Examen commencé à heures minutes.
— terminé à — —

1.	Numéro du registre.	
2.	Nom du propriétaire du Porc	
3.	Désignation des échantillons.	
4.	Heure de leur prélèvement	
5.	Nom du préleveur	
6.	Nom de l'expert chargé de l'examen et résultat de ce dernier.	
7.	Nom du directeur et résultat auquel il est arrivé	
8.	Nom du fonctionnaire (Physikus) pris comme arbitre et indication de son arbitrage.	
9.	Si et quand le Commissaire de police (lequel?) a été avisé afin de prononcer la saisie..	
10.	Si la préparation microscopique est notée et conservée.	

Toutes les préparations dans lesquelles on a trouvé des Trichines sont scellées; elles portent la date de l'examen et le numéro de la page du registre d'observations. On les conserve pendant deux mois, après quoi on les détruit.

Article 12. — La nomination des préleveurs d'échantillons, des experts et des directeurs, est faite par le Magistrat (assemblée municipale), d'accord avec le préfet de police; elle est toujours révocable. La révocation peut être prononcée aussi bien par le Magistrat que par le préfet de police.

Article 13. — Les directeurs sont tenus d'exercer une surveillance active sur les experts et de contrôler leurs préparations le plus souvent possible. Ils ne doivent, non plus que les préleveurs, donner aux experts aucune indication sur la provenance des échantillons soumis à leur examen.

Si on découvre chez le Porc une autre maladie que la trichinose, par exemple, des Cysticerques, le directeur doit en aviser la police.

Article 14. — La taxe due pour l'examen d'un Porc est d'un mark (1fr,25); elle est payée par le propriétaire de l'animal et est acquise à la caisse municipale.

Article 15. — L'abattoir municipal forme, au point de vue de la trichinoscopie publique (*öffentliche Trichinenschau*), un quartier distinct avec un bureau d'examen qui lui est propre. Pour ce bureau, le vétérinaire départemental est investi des fonctions que l'article 8 conférait au médecin du quartier; ce vétérinaire est-il absent de l'abattoir ou empêché pour quelque cause, le vétérinaire d'arrondissement est désigné par la police pour le suppléer.

Article 16. — Les contraventions au présent arrêté sont punies d'une amende pouvant s'élever à 30 marks ou, en cas d'indigence, d'emprisonnement.

Par une nouvelle ordonnance, en date de février 1882, le préfet de police de Berlin a décidé que tous les Porcs reconnus non trichinés seraient marqués d'un timbre spécial.

En outre de l'ordonnance du 24 mars 1881, la question des viandes trichinées et celle de l'organisation du personnel chargé de procéder à leur examen ont fait l'objet d'un grand nombre de lois, ordonnances, arrêtés et décrets; nous ne pouvons songer à les passer en revue et nous nous bornerons à signaler ici quelques-unes de leurs dispositions essentielles.

La loi prussienne du 18 mars 1868, modifiée et complétée par celle du 9 mars 1881, décide la création d'abattoirs publics dont elle exige l'usage; elle stipule en outre que les frais nécessités pour l'examen trichinoscopique des Porcs sont à la charge des communes, ainsi que le traitement des experts. A Berlin, ce traitement est de 1400 marcs (1750 francs) par an.

Afin que les propriétaires de Porcs ne se sentent pas intéressés pécuniairement à soustraire leurs animaux à l'examen microscopique et à la saisie éventuelle, ces mêmes lois stipulent que, dans le cas de saisie d'un Porc trichiné, une indemnité sera payée au propriétaire par la commune. Cette mesure est devenue applicable dans toute l'Allemagne par la loi impériale du 25 juin 1880. Il y est fait allusion dans le § 3 de l'article 10 de l'ordonnance précédente. A Berlin, l'indemnité est actuellement fixée à 42 marcs (52fr,50) par 50 kilogrammes de viande, soit environ 75 pour 100 de la valeur réelle, quelles que soient d'ailleurs la race et la qualité du Porc.

Le § 1 de l'article 10 de la même ordonnance indique quelles parties de l'animal infesté peuvent être utilisées, et à quel usage elles peuvent servir. L'arrêté ministériel prussien du 18 janvier 1876 avait déjà fixé ces points; il autorisait à dépouiller l'animal, à couper ses soies et à faire de la peau et des soies tel usage que bon semble, à en fondre la graisse et à l'utiliser à sa guise, à faire du savon ou de la colle forte avec les parties propres à cet effet, à soumettre le corps tout entier à des traitements chimiques. L'arrêté du 24 novembre 1876 autorisait également à fondre toute la graisse.

L'arrêté du 6 avril 1877 déclare que la profession d'expert micrographe est libre; toutefois les autorités ont le droit d'assermenter des experts et de leur conférer le caractère de fonctionnaires publics, mais sans titre officiel, par suite du pouvoir qu'elles ont de prendre telles mesures qu'elles jugent nécessaires pour sauvegarder la vie et la santé des citoyens. Les autorités ont également le droit d'assigner à chaque expert assermenté une circonscription dans toute l'étendue de laquelle il devra exercer ses fonctions. La situation de ces experts est fixée par l'arrêté du 26 juillet 1877.

Dans les villes, les experts sont faciles à recruter, et l'on confie en général ces fonctions à des personnes suffisamment exercées au maniement du microscope et dont les connaissances théoriques sont assez développées pour qu'on puisse avoir confiance dans les examens qu'elles pratiquent. En province et dans les villages, il n'en est pas de même, et trop souvent de déplorables erreurs sont venues démontrer l'incompétence de certains experts. Aussi de différents côtés a-t-on réclamé et réclame-t-on encore la création d'écoles spéciales. Ces écoles, dans lesquelles on formerait les experts, seraient instituées dans diverses grandes villes et annexées à l'abattoir public; elles pourraient être placées sous la direction de l'administrateur de cet établissement. Un cours de six semaines serait suffisant pour apprendre aux élèves le maniement du microscope et de la loupe, ainsi que l'usage et le mode d'emploi des principaux réactifs; on leur enseignerait encore à reconnaître à l'œil nu et au microscope la viande de Porc saine, malade, vieille, jeune ou fraîche, la viande normale et trichinée du Lapin, du Chat, du Chien; à reconnaître les Cysticerques, les Tænias, les Douves, les Sarcosporidies, les dépôts calcaires et tous autres parasites ou productions pathologiques qui peuvent siéger dans les muscles et dans d'autres organes; on leur ferait enfin connaître les dispositions légales et administratives concernant les viandes trichinées et la profession d'expert.

Ces écoles pourraient être créées par les municipalités ou laissées à l'initiative privée; elles délivreraient des diplômes dont la possession présenterait de sérieuses garanties pour la sécurité publique. En revanche, et dans l'intérêt même du public, la situation de l'expert devrait être améliorée; il devrait recevoir un traitement fixe, qui lui assure l'indépendance, et avoir, dans une certaine mesure, un caractère officiel. Peut-être alors ne verrait-on plus des experts déclarer saines des viandes infestées ou inversement, comme cela s'est produit maintes fois. En 1879, un expert du district de Mersebourg a été condamné à trois mois de prison pour avoir autorisé la vente d'un Porc trichiné; dans un autre cas de ce genre, la pénalité prononcée contre l'expert a été de six mois de prison, la viande infestée ayant causé mort d'Homme. Inversement, on a vu des experts déclarer trichinées des viandes absolument saines, pour avoir traité leurs préparations par du vinaigre chargé d'Anguillules.

Les experts locaux, disséminés sur tous les points de l'empire d'Allemagne, sont sous la direction et sous la surveillance de directeurs de districts, auxquels doivent être soumis tous les cas indécis, toutes les observations douteuses. Leur nombre varie, cela va sans dire, avec la production porcine du pays; on le fixe d'après la prévision, reconnue exacte jusqu'à présent, qu'un expert peut en moyenne examiner 8 Porcs par jour.

La viande de ces animaux est toujours examinée au microscope; cet examen n'est jamais négligé, même dans les cas où une calcification exagérée permet de reconnaître à l'œil nu les kystes de la Trichine. On se sert d'instruments grossissant de 60 à 80 fois et permettant d'observer une large surface d'un seul coup; divers modèles ont été proposés, entre autres le trichinoscope de Hartnack.

L'expert doit parfois procéder à l'examen d'un animal vivant; il prélève alors une parcelle de muscle, soit par l'incision directe, soit à l'aide du harpon, dans la région des muscles de la cuisse, puis au cou. Le plus souvent, l'examen porte sur un Porc fraîchement tué; on prélève alors quelques échantillons dans différents muscles; à Berlin, le nombre de ces échantillons est de quatre et l'ordonnance ci-dessus désigne en quels muscles ils doivent être pris.

On coupe avec des ciseaux courbes des morceaux de muscle longs de 50 millimètres environ et larges de 25 millimètres, puis on y découpe, avec de petits ciseaux courbés sur le plat, une préparation microscopique longue de 10 millimètres, large de 5 millimètres et épaisse de $0^{mm},03$. La préparation, à laquelle on ajoute une goutte d'eau ou d'une solution de sel au centième, est alor portée sur une lame de verre, dissociée avec des aiguilles, puis recouverte d'une épaisse lamelle de 1 pouce carré et comprimée de façon qu'elle s'aplatisse. On procède alors à l'examen et on peut aisément constater la présence ou l'absence de la Trichine; on voit entre les fibres des bulles d'air et des amas de graisse, avec l'aspect desquels l'expert doit être familiarisé.

La trichinoscopie ne garantit pas une immunité absolue; il est évident que les parasites, lorsqu'ils sont peu nombreux, peuvent échapper à l'examen de l'expert le plus habile, et qu'un Porc contaminé soit mis en vente, mais ce ne sera du moins qu'un animal peu infesté et l'ingestion de sa viande n'aura aucune conséquence grave. C'est là un résultat des plus heureux pour la santé publique; les statistiques montrent en effet que, depuis l'adoption de la trichinoscopie obligatoire, les épidémies de trichinose ont diminué de fréquence, d'extension et d'intensité.

Depuis que l'examen de la viande de Porc se pratique, la fréquence de la trichinose porcine en Allemagne peut être évaluée exactement : elle varie beaucoup suivant l'année et suivant les localités, c'est-à-dire d'après la manière dont on élève et nourrit les Porcs, comme le montre la statistique suivante :

De 1867 à 1868,	on trouvait à Rostock,	1 Porc trichiné sur.	336
1866 à 1872	— Blankenburg	—	2562
1863 à 1875	— Merseburg	—	3116
1866 à 1872	— Brunswick	—	5172

La trichinose semble être en décroissance dans toute l'Allemagne; après avoir été de plus en plus fréquente en Prusse pendant quelques années, elle tend maintenant à devenir plus rare, ainsi que cela ressort des chiffres suivants, empruntés à Eulenberg :

En 1876,	on trouvait en Prusse 1 Porc trichiné sur.	2160
1877,	—	2800
1878,	—	2066
1879,	—	1632
1880,	—	1460
1884,	—	1741
1885,	—	1852

Petri pour Rostock, Uhde pour le duché de Brunswick et Eulenberg pour la Prusse, publient chaque année, depuis longtemps déjà, la statistique des Porcs reconnus trichinés et soustraits à la vente dans chacune de ces contrées. En 1876, il y avait en Prusse 800 Porcs trichinés, et 2587 en 1885. Personne ne niera donc les bons effets de la trichinoscopie et ne méconnaîtra qu'elle ait eu pour résultat de garantir de la trichinose un grand nombre de personnes.

Pseudo-Trichines. Le genre *Trichina* ne comprend encore, à l'heure actuelle, que la seule espèce *Tr. spiralis*. Un grand nombre d'autres Nématodes, adultes ou à l'état larvaire et le plus souvent enkystés, ont été confondus avec elle ou ont été rapportés à de prétendues nouvelles espèces du même genre.

Dès 1838, Th. von Siebold décrivit chez les Mammifères, les Oiseaux, les Lézards et chez le *Geotrupes stercorarius*, des Nématodes asexués qu'il considéra comme pouvant avoir quelque rapport avec la Trichine. Diesing créa pour eux, en 1851, l'espèce nominale *Tr. affinis*.

En 1840, Bowman décrivit sous le nom de *Tr. anguillæ* un Ver rencontré par lui dans les muscles de l'Anguille, tantôt isolé et enroulé en spirale, tantôt enkysté.

Dujardin, en 1845, donne le nom de *Tr. inflexa* à « un Nématoïde formant un amas compact blanc dans l'abdomen d'un jeune *Mullus* de la Méditerranée. » C'est sans doute un *Agamonema* ou une Filaire.

Un Ver trouvé par Rathke, en 1837, dans des kystes du péritoine de *Lacerta agilis*, et dénommé *Filaria lacertæ*, est rapporté avec doute à *Tr. spiralis* par von Siebold et devient *Tr. lacertæ* pour Diesing, puis *Tr. agilissima* pour Molin, en 1859; ce dernier auteur le rencontre chez *L. muralis*. C'est ce même parasite que, l'année suivante, Polonio retrouva chez le Lézard des murailles et décrivit sous le nom de *Tr. microscopica*. Le péritoine du Lézard ocellé est assez souvent parsemé de petits kystes dont chacun renferme un Ver enroulé sur lui-même. Mégnin a reconnu en celui-ci la larve agame de *Spiroptera abbreviata*, dont la forme adulte habite l'intestin du même animal. Il s'agit probablement encore de larves de Spiroptères dans les exemples ci-dessus.

Tr. cyprinorum Diesing, 1851, qui se rencontre libre ou enkysté dans le péritoine de divers Cyprins, est la larve d'*Ascaris acus* Block.

En 1851 et 1852 Herbst s'occupait de la provenance et des migrations de la Trichine : avec une rare légèreté, il rapporta à l'espèce *Tr. spiralis* une foule de Nématodes d'espèce distincte, qui différaient entre eux par la taille, la structure, l'habitat, et ne se ressemblaient véritablement que par un seul point, à savoir qu'ils vivaient dans des kystes. C'est ainsi qu'il fut amené à décrire comme des variétés de la Trichine des parasites trouvés dans le mésentère de l'Effraie (*Strix passerina*), dans le sang du Corbeau, du Freux (*voy.* Hématozoaires, page 72), de la Grenouille, etc.; dans les muscles, les viscères et l'encéphale de la Taupe. Wedl redressa bientôt cette erreur, commise depuis par Borell, en ce qui concerne les Oiseaux, et Fiedler démontra que la Trichine de la Taupe n'est autre chose que la larve de *Filaria strumosa*.

Tr. circumplexa Polonio, 1860, a été trouvé chez *Mus decumanus*. A cette époque, on connaissait déjà la fréquence de la Trichine chez le Rat, mais on était imbu de l'idée que le parasite ne saurait se loger en dehors des muscles volontaires. Or Polonio avait rencontré ses exemplaires dans des kystes du péritoine ou de la paroi intestinale: cela lui avait paru un caractère suffisant pour justifier la création d'une espèce nouvelle. En 1872 Bakody trouva également, dans la paroi de l'intestin du Rat, des Trichines absolument identiques à *Tr. spiralis*, et J. Chatin fit la même observation chez le Porc en 1881.

En 1861 Schacht dit que l'Anguillule de la Betterave peut être la source de la Trichine. En 1864 Max Langenbeck émet la même opinion à l'égard de l'Anguillule du Ver de terre. Ajoutons qu'on a encore voulu rattacher le parasite à l'Anguillule du vinaigre et le faire provenir des déchets des fabriques d'amidon.

Les larves de Nématode trouvées trois fois par H. Salisbury dans l'urine en 1868, et appelées par lui *Tr. cystica*, ne sont autre chose que les larves de la Filaire du sang (*voy.* Helminthes, n° 34).

On a encore décrit comme des Trichines *Strongylus paradoxus*, qui vit dans le poumon du Porc et du Sanglier, et *Str. filaria*, qui se rencontre dans ceux des Ruminants et surtout du Mouton. La prétendue Trichine du Hérisson est la larve de *Physaloptera clausa;* celle des Oiseaux est un *Dispharagus*.

Pour en finir avec les pseudo-Trichines, il nous faut parler encore d'une maladie épidémique qui, à la fin de l'année 1879, éclata à bord du vaisseau-école *Cornwall* et dont furent atteints 43 cadets; l'un d'eux mourut. Les symptômes ne différaient pas notablement de ceux de la trichinose. Au bout de deux mois, on fit l'exhumation du cadavre; Power et Corry furent chargés d'en faire l'autopsie. L'examen macroscopique n'ayant fourni aucun résultat, ces observateurs procédèrent à l'examen microscopiques des muscles. La première préparation, prélevée dans les muscles de l'abdomen, leur montra un Nématode vivant et agile; d'autres Vers semblables furent rencontrés encore dans la plupart des muscles examinés, mais surtout dans le diaphragme. Ils étaient très-nombreux, sans pourtant que les muscles en fussent littéralement farcis; aucun d'eux n'était enkysté; tous étaient morts, sauf celui de la première préparation.

On en conclut que l'épidémie du *Cornwall* était la trichinose. L'opinion publique s'en émut vivement et la question fut portée devant les deux Chambres du Parlement anglais. Cependant Bastian et Cobbold ne tardèrent pas à démontrer qu'il s'agissait là, non de Trichines, mais de Rhabditis, auxquels Bastian donna le nom de *Pelodera setigerà* et Cobbold celui de *Rhabditis Cornwalli*. Par la suite, un naturaliste hongrois, L. Oerley, prouva que le Ver en question n'était autre que l'Anguillule terrestre ou *Rh. terricola*. Ce Nématode, n'étant jamais parasite, n'avait donc pu passer dans le corps du cadet de marine qu'après l'inhumation.

RAPHAËL BLANCHARD.

BIBLIOGRAPHIE. — La bibliographie de la *Trichine* et de la *Trichinose* est extrêmement considérable. Nous ne citerons ici que les principales d'entre les publications qui ne sont mentionnées ni dans le livre de J. Chatin ni dans celui de d'Arcy W. Thompson.

Trichinosis in Brooklyn. In *New-York Med. Record*, XVII, p. 599, 1880. — *La trichinose en Amérique.* In *Concours médical*, p. 60, 1881. — *La trichinose devant l'Académie de médecine.* In *Revue méd. de Toulouse*, XVIII, p. 71, 1884. — *Die Trichinenschau in Hamburg in den letzten fünf Jahren.* In *Deutsche Vierteljahrsschrift für öffentliche Gesundheitspflege*, XVII, p. 535, 1885. — *Polizeiverordnung des kgl. Polizeipräsidiums zu Berlin vom 2. April 1885, betreffend den] Genuss rohen Schweinefleisches. Ibidem*, p. 528, 1885. — *Trichinenkrankheit in den Vereinigten Staaten Nordamerikas.* In *Veröffentl. des k. Gesundheits-Amtes*, n° 10, p. 144, 1887. — *Trichinosis in Holland.* In *Brit. Med. Journ.*, I, p. 1291, 1887.

BAKODY, *Ueber ein trichinenartiges Nematoid bei der Ratte.* In *Virchow's Archiv für die pathologische Anatomie*, XXXVI, p. 435, 1866. — BARTH (H.). *La Trichine et la trichinose.* In *Union méd.*, (3), XXXVII, p. 609, 1884. — BORELL (G.). *Zur Trichinose.* In *Virchow's Archiv*, LXV, p. 399, 1875. — BOULENGIER. *Un cas de trichinose en Belgique.* In *Presse méd. belge*, p. 201, 1887. — BOULEY (H.) et GIBIER (P.). *De l'action des basses températures sur la vitalité des Trichines contenues dans les viandes.* In *Comptes rendus de l'Acad. des sciences*, XCIV, p. 1683, 1882. — BOULEY (H.). *Rapport sur l'importation des viandes de Porc salées de provenance américaine.* In *Recueil des travaux du Comité consultatif d'hygiène publique de France*, XIII, p. 390, 1884. — DU MÊME. *Transmission de la trichinose à l'espèce humaine par suite de l'usage alimentaire de viandes de Porc trichinosées; relation de cas observés dans les Etats de l'Illinois et de Minnesota (États-Unis d'Amérique). Ibidem*, XV, p. 361, 1886. — BROUARDEL (P.). *Rapport sur l'épidémie de trichinose d'Halberstadt (Allemagne).* In *Gaz. méd.*, p. 621, 1883. — DU MÊME. *Rapport adressé à M. le Ministre du Commerce sur sa mission en Allemagne pour y étudier une épidémie de trichinose ayant éclaté dans les environs de Halberstadt.* In *Recueil des travaux du Comité consult. d'hyg. publ. de France*, XIII, p. 401, 1884. — BROUARDEL et GRANCHER. *L'épidémie de trichinose d'Emersleben en septembre, octobre et novembre 1883.* Paris, 1884. — CATES (A.-B.). *Report on 13 Cases of Trichinosis.* In *Northwest Lancet.* St-Paul, IV, p. 117, 1884. — CHATIN (J.). *Conférence sur les Trichines.* In *Bull. de l'Assoc. scientif. de France* (2), III, p. 277, 1881. — DU MÊME. *La Trichine et la trichinose.* Paris, in-8° de 258 p. et 11 pl., 1883. — DU MÊME. *De l'étude et de la formation du kyste dans la trichinose tissulaire.* Paris, in-4° de 22 p., 1884. — CHIRALT (V.). *Contribucion al estudio de la triquinosis.* In *Dictámen.* Madrid, II, p. 115, 1885. — COHNHEIM. *Zur pathologischen*

Anatomie der Trichinenkrankheit. In *Virchow's Archiv*, XXXVI, p. 161, 1866. — Csokor (J.). *Experimentelle Infection eines Pferdes mit Trichinen.* In *Allgem. Wiener med. Zeitung*, XXIX, p. 248, 1884. — Delle. *Expériences relatives à la culture de la Trichine.* In *Bull. de l'Acad. roy. de méd. de Belgique*, 1879. — Delpech (A.). *Les Trichines et la trichinose chez l'Homme et chez les animaux.* In *Ann. d'hyg. publ. et de méd. légale* (2), XXVI, 1866. — Dengler. *Histoire naturelle et médicale de la Trichine.* Thèse de Strasbourg, n° 706, 1863. — Duprez. *Nouvelle série d'expériences sur les viandes trichinées d'Amérique.* In *Comptes rendus de la Soc. biol.*, p. 67, 1884. — Dyes (A.). *Die Trichinose und deren Therapie.* Neuwied et Berlin, in-8° de 34 p., 1886. — Ebstein (W.). *Einige Bemerkungen über die Complication der Trichinose mit Magen-Affectionen, insbesondere dem corrosiven Magen-Duodenal-Geschwür.* In *Virchow's Archiv*, XL, p. 289, 1867. — Eulenberg (H.). *Ueber die im Jahre 1883 in Preussen auf Trichinen und Finnen untersuchten Schweine; nach amtlichen Quellen erstattet.* In *Vierteljahrsschrift f. gerichtliche Medicin* (2), XLII, p. 131, 1885. *Voy.* encore XLIII, p. 305, 1885, et XLV, p. 384, 1886. — Ferrer y Genoves. *Casos de trichinosis en Valencia.* In *Gaceta de los hospitales.* Valencia, III, p. 37, 63, 87, 102, 152, 196, 269 y 313, 1884. — Fiedler. *Versuche über die Einwirkung des Natrum und Kali picronitricum auf Trichinen.* In *Virchow's Archiv*, XXVI, p. 573, 1863. — Du même. *Zur Therapie der Trichinenkrankheit.* In *Jahresbericht der Gesellschaft für Natur- und Heilkunde in Dresden*, p. 104, 1884. *Deutsches Archiv f. klin. Medicin*, XXXVII, p. 185, 1885. — Frommann (C.). *Zur Casuistik der Trichiniasis.* In *Virchow's Arch.*, LIII, p. 501, 1871. — Fürstenberg. *Ueber die Verkalkung der Trichinenkapseln.* *Ibidem*, XXXII, p. 551, 1865. — Du même. *Fortgesetzte Beobachtungen über Trichinen.* *Ibidem*, XXXIV, p. 469, 1865. — Gærtner (F.). *A genuine Case of Trichinosis.* In *Saint-Louis Med. and Surg. Journal*, p. 151, 1887. — Geissler (A.). *Uebersicht über die seit 1860 in Sachsen beobachteten Erkrankungen an Trichinose.* In *Zeitschrift des königl. sächs. statistischen Bureau's*, XXXIX, p. 232, 1884. — Gerstäcker (A.). *Ueber Pseudo-Trichinen.* In *Virchow's Archiv*, XXXVI, p. 436, 1866. — Ghebr (P.). *Effets du froid sur la vitalité des Trichines.* In *Compt. rend. de la Soc. de biologie*, p. 511, 1882. — Grancher. *Épidémie de trichinose en Allemagne.* *Ibidem*, p. 17, 1884. — Groth. *Ein Fall von geheilter Trichinenkrankheit.* In *Virchow's Archiv*, XXIX, p. 602, 1864. — Hadway (C. du). *Trichina spiralis.* In *Peoria med. monthly*, VI, p. 661, 1885. — Hager (A.). *Die Untersuchung des Schweinefleisches auf Trichinen und Finnen.* Frankfurt a. d. Oder, 1886. — Johne (A.). *Der Trichinenschauer. Leitfaden für den Unterricht in der Trichinenschau und für die mit Kontrolle und Nachprüfung der Trichinenschauer beauftragten Veterinär- und Medizinalbeamten.* Berlin, in-8° de 127 p., 1887. — Jolivet. *Premiers cas de trichinose observés en France.* In *Concours médical*, p. 163, 1879. — Kalmus (J.). *Die Trichinose in Brünn.* In *Virchow's Archiv*, XLIII, p. 302, 1868. *Verhandl. des naturf. Vereins in Brünn*, V, p. 173, 1867. — Key (E. Axel). *Om Trikinernas utbredning i Sverige.* Stockholm, 1867. Analysé dans *Virchow's Archiv*, XLI, p. 302, 1867. — Kinney (A.-C.) *Observations on a Few Cases of Trichinosis.* In *Pacific Med. and Surg. Journal*, p. 281, 1887. — Klopsch. *Fall von Trichinen-Erkrankung im Jahre 1842. Vollkommene Genesung. Entdeckung eingekapselter lebender Muskeltrichinen 24 Jahre nach der Invasion.* In *Virchow's Archiv*, XXXV, p. 609, 1866. — Knoch. *Die Trichinen-Endemie und Epidemie in Moskau.* *Ibidem*, LXVI, p. 393, 1876. — Krabbe (H.). *Nogle Ord angaaende Trichinerne.* In *Tidsskrift for Veterinairer*, XIII, 1865. — Kuntz (L.). *Trichinenkunde. Ein Leitfaden für Fachleute, insbesondere für Fleischbeschauer und deren Examinatoren.* Stuttgart, 2. Auflage, in-8° de 60 p., 1883. — Laboulbène (Al.). *Relation de la première épidémie de trichinose constatée en France.* In *Bull. de l'Acad. de méd.*, 1881. — Lesshaft (Alb.). *Zur Kenntniss der Trichinose und ihrer Therapie.* In *Deutsche med. Wochenschrift*, XI, p. 807 u. 828, 1885. Greifswald, in-8° de 34 p., 1885. — Linstow (O. von). *Ueber das Vorkommen von Trichina spiralis in einem Scirrhus der weiblichen Brust und in den Muskeln der Iltis.* In *Virchow's Archiv*, XLIV, p. 379, 1868. — Long (R.). *Die Trichine. Eine Anleitung zur Fleischschau.* Berlin, in-8° de 31 p., 1886. — — Manson (P.). *Trichina spiralis in Chinese Pork.* In *Customs Med. Reports*, XXI, p. 26, 1880. — Mégnin (P.). *Sur de petits helminthes agames enkystés qui peuvent être confondus et qui l'ont été avec la Trichina spiralis Owen.* In *Bull. de la Soc. zoologique de France*, VI, p. 189, 1881. — Meissner (H.). *Bericht über die neuern Beiträge zur Trichinen frage.* In *Schmidt's Jahrbücher*, CCIV, p. 201, 1884. — Melichar (L.). *Trichinose.* In *Med. chir. Centralblatt*, XXI, p. 337, 349, 361, 373 und 385, 1886. — Merkel (G.). *Zur Behandlung der Trichinose beim Menschen.* In *Deutsches Arch. f. kl. Med.*, XXXVI, p. 357, 1885. — Meschede. *Ein Fall von Trichinose und Leberechinococcen aus dem Jahre* 1858. In *Virchow's Archiv*, XXX, p. 471, 1864. — Müller (O.). *Ueber Absterben und Verkalkung der Trichinen.* *Ibidem*, XXXVII, p. 253, 1866. — Nedykoff (N.-J.). *Staroe i novoe o Trichinach v Rossii.* In *Vratch*, V, p. 577 et 601, 1884. — Du même. *Sur la Trichine et la trichinose* (en russe). Charkow, in-8° de 74 p., 1886. — Otto (H.). *Die Trichinenkrankheit und ihre Heilung*. Magdeburg, in-8°, 1884. — OWEN (R.). *The Discovery of Trichina spiralis*. In *the Lancet*, II, p. 869, 1882. — PENNETIER (G.). *Note sur l'innocuité de certaines viandes trichinées*. In *Comptes rendus de la Soc. de biol.* (7), III, p. 177, 1881. — PERRONCITO (Ed.). *La Trichina spiralis in Italia ed esperienze sulla cottura delle carni*. In *Morgagni*, XXII, p. 452, 1880. — PETRI (A.). *Uebersicht über die Trichinen-Untersuchungen in Rostock*. In *Virchow's Archiv*, XLIV, p. 156, 1868. *Voy.* aussi XLV, p. 523, 1869; XLIX, p. 456, 1870; LII, p. 440, 1871; LXII, p. 505, 1875; LXVI, p. 270, 1876; LXX, p. 156, 1877; LXXII, p. 287, 1878; LXXVI, p. 214, 1879; LXXIX, p. 505, 1880; XCV, p. 364, 1884. — PIPPOW. *Die Trichinosis Epidemie in Streuz-Naundorf*. In *Centralblatt für allgem. Gesundheitspflege*, IV, p. 117, 1885. — POUCHET (Geo.). *L'innocuité des viandes trichinées d'Amérique*. In *Revue scientifique*, p. 273, mars 1884. — PROBSTMAYER. *Zur Trichinenfrage*. In *Virchow's Archiv*, XXX, p. 205, 1864. — PROLLIUS (F.). *Zweiter Bericht über die Fortschritte der mikroskopischen Fleischschau, insbesondere der Trichinenschau*. In *Pharmac. Zeitung*, p. 751, n° 98, 1886. — REBOURGEON. *Expériences sur la trichinose*. In *Gaz. méd.* (6), III, p. 208, 1881. — RENSON (Ch.). *Nouveau procédé de recherches des Trichines dans les viandes*. In *Bull. de la Soc. belge de microscopie*, X, p. 24, 1884, et *Bull. scientif. du département du Nord*, VII-VIII, p. 218, 1885. — REYBURN (R.). *Trichina spiralis*. In *American Monthly Microscopical Journ.*, VIII, p. 67, 1887. — ROLLER (C.). *Die mikroskopische Untersuchung des Schweinefleisches auf Trichinen und Finnen*. Trier, 2. Auflage, in-8°, 1886. — ROTH. *Trichinen und Trichinenkrankheit in der Schweiz*. In *Correspondenzblatt f. schw. Ærzte*, X, 1880. — RUDNEW. *Ueber das Vorkommen der Trichinen in Russland*. In *Virchow's Arch.*, XXXV, p. 600, 1866. — RUPPRECHT. *In wie weit hat sich die in verschiedenen Gegenden Deutschlands eingeführte obligatorische Trichinenschau zur Verhütung der Trichinenkrankheit bewährt?* In *Tageblatt der Versammlung deutscher Naturforscher und Ærzte*. Magdeburg, LVII, p. 279, 1884. — DU MÊME. *Der Trichinensucher, oder: Was der Fleischbeschauer wissen, thun und lassen muss, um eine zuverlässige mikroskopische Fleischuntersuchung zu machen*. Hettstädt, gr. in-8° de XIV-48 p., 1887. — SARGENT (A.-A.) and FOX (W.-C.). *The Recent Outbreek of Trichinosis in Saxony*. In *Report of the Consuls of U. S. on Commerce*, etc. Washington, n° 35, p. 95, 1883. — SCHEIBER (S.-H.). *Die Trichinose in den Donaufürstenthümern, nebst anderen helminthologischen Mittheilungen aus diesen Ländern*. In *Virchow's Archiv*, LV, p. 462, 1872. — SCHRÖDER (L.). *Zur Casuistik der Trichinenerkrankung* In *St-Petersburger med. Wochenschrift* (2), III, p. 439 et 447, 1886. — SIMON. *Ueber die Verhütung der Trichinenkrankheit beim Menschen*. In *Virchow's Arch.*, XXXIV, p. 623, 1865. — THOMPSON (d'Arcy W.). *A Bibliography of Protozoa, Sponges, Cœlenterata and Worms*. Cambridge, in-8°, 1885. — TICHOMIROW (V.-A.). *Materiali dlia blijaïchago znakomstva s. biologicou i stroeniem Trichini*. In *Isviestia. imp. obtchestva lioubiteléi estestvosnania... pri moskovskom ouniversitétié*, XXXVII, 1880. — TIMM. *Trichinen im Carcinom*. In *Virchow's Archiv*, XXX, p. 447, 1864. — TÜNGEL (C.). *Zwei neue Fälle von Trichinenkrankheit beim Menschen*. *Ibidem*, XXIX, p. 224, 1864. — UHDE (C.-W.-F.). *Uebersicht der in dem Zeitraume vom 1. October 1866 bis Ostern 1867 im Herzogthume Braunschweig geschlachteten und auf Trichinen untersuchten Schweine... Ibidem*, XLIII, p. 430, 1868. *Voy.* aussi XLVIII, p. 192, 1869; LII, p. 439, 1871; LVII, p. 528, 1873; LVIII, p. 325, 1873; LIX, p. 160, 1874; LXIV, p. 570, 1875; LXV, p. 548, 1875; LXX, p. 157, 1877; XCIV, p. 558, 1884. — VALLIN (E.). *L'épidémie de trichinose d'Emersleben*. In *Revue d'hygiène*, p. 969, 1883. — VIRCHOW (R.). *Helminthologische Notizen über Trichina spiralis*. In *Virchow's Archiv*, XVIII, p. 330, 1860. — DU MÊME. *Vorläufige Nachricht über neue Trichinen-Fütterungen*. *Ibidem*, p. 535. — DU MÊME. *Zur Trichinen-Lehre*. *Ibidem*, XXXII, p. 332, 1865. — DU MÊME. *Ueber das natürliche Vorkommen der Trichinen*. *Ibidem*, XXXII, p. 554, 1865; XXXV, p. 201, 1866. — DU MÊME. *Trichinen beim Iltis, beim Fuchs und bei der Ratte*. *Ibidem*, XXXVI, p. 149, 1866. — DU MÊME. *Eine Correspondenz über Trichinen*. *Ibidem*, L, p. 451, 1870. — DU MÊME. *Beiträge zur Kenntniss der Trichinosis und der Actinomycosis bei Schweinen*. *Ibidem*, XCV, p. 534, 1884. — DU MÊME. *Contribution à l'histoire de la trichinose chez les Porcs américains*. In *Revue d'hygiène*, VI, p. 296, 1884. — WAGNER (E.). *Die Trichinen-Epidemie in Emersleben, Nienhagen und Deesdorf, Herbst*, 1883. Halberstadt, in-8° de 73 p., 1884. — WEHENKEL. *Rapport sur un cas de trichinose observé à Molenbeek-Saint-Jean*. In *Bull. de l'Acad. roy. de méd. de Belgique*, p. 536, 1887. — WELCKER (H.). *Zur Diagnose der Muskeltrichina beim lebenden Menschen und über das Vorkommen der Harnsarcina*. In *Virchow's Archiv*, XXI, p. 453, 1861. — WENDT. *Chronic Affections of the Muscles Following Trichinosis*. In *New-York Med. Record*, 1879. — WILSON (J.). *Does salt kill Trichinæ?* In *Report of the Consuls of the U. S. on Commerce*, etc. Washington, n° 30, p. 507, 1883. — WOLFF (C.). *Eine Trichinen-Epidemie in Westpreussen*. In *Virchow's Archiv*, XXXIV, p. 250, 1865. — WOLFF (E.). *Die Untersuchung des Fleisches auf Trichinen*. Breslau, in-8°, 1886. — WORTABET (J.). *Eine Trichinen-Epidemie am Jordan*. In *Virchow's Archiv*, LXXXIII, p. 553, 1881.

R. BL.

TRICHLORACÉTIQUE (Acide). *Voy.* Chloracétique.

TRICHLORHYDRINE. *Voy.* Chlorhydrine.

TRICHLOROPHÉNOL. *Formules* : Équivalent $C^{12}H^3Cl^3O^2$. Atomique $C^6H^3Cl^3O = C^6H^2Cl^3.OH$.
Dérivé trichloré du phénol, obtenu par Laurent en attaquant par le chlore l'huile de houille bouillant de 170-180 degrés, identique avec l'*acide chlorindoptique*, préparé par Erdmann en faisant réagir le chlore par l'indigo.

Il se prépare en prolongeant l'action du chlore sur le phénol jusqu'à ce que le liquide se prenne en masse. Il cristallise en aiguilles prismatiques, douées d'une odeur très-désagréable et très-persistante. Il est peu soluble dans l'eau; par contre, il se dissout aisément dans l'alcool et dans l'éther. Il fond à 58 degrés (Piria), à 67 degrés (Faust), et bout au voisinage de 250 degrés.

L'acide sulfurique le dissout sans l'altérer, même à chaud, car il cristallise de nouveau par le refroidissement. A l'ébullition, l'acide nitrique le transforme en dichloroquinone; avec un mélange oxydant d'acide chlorhydrique et de chlorate de potassium il se transforme en chloranile et en perchloroquinone.

Comme le phénol lui-même, il se combine aux métaux pour former des trichorophénates métalliques, qui ont été décrits par Laurent, puis plus récemment par Faust.

Le *sel d'ammonium*, $C^{12}H^2Cl^3(AzH^4)O^2$, est un corps qui cristallise en aiguilles.

Le *sel potassique*, $C^{12}H^2Cl^3KO^2Aq$, cristallise en aiguilles fines, groupées, peu solubles dans l'eau, commençant déjà à se décomposer vers 60 degrés.

Les *sels de baryum*, de *magnésium*, de *plomb*, sont également cristallisés.

Le *sel d'argent*, les *sels ferreux* et *ferriques*, *mercureux* et *mercuriques*, ceux de *cuivre*, de *cobalt* et de *nickel*, sont des précipités amorphes. E. B.

TRICHLOROBENZINE. $C^6H^3Cl^3$. La trichlorobenzine ou *chlorobenzide* s'obtient par l'action de la chaleur sur la monochlorobenzine (*voy.* Clorobenzine.). L. Hn.

TRICHLOROQUINONE. C'est le *chloranile* (*voy.* ce mot). L. Hn.

TRICHLOROSTRYCHNINE. $C^{21}H^{19}Cl^3Az^2O^2$. Ce corps se forme en traitant une solution étendue de strychnine par un courant de chlore. Cristallisable, neutre, très amer, soluble dans l'alcool et l'éther. L. Hn.

TRICHOCÉPHALE. Le Trichocéphale est un Nématode de la famille des Trichotrachélides (*voy.* ce mot). Il a été découvert par Morgagni; dans sa quatorzième lettre à Valsalva, le célèbre anatomiste dit avoir observé le parasite chez plusieurs cadavres et l'avoir rencontré tantôt dans l'appendice iléo-cæcal, tantôt dans le cæcum; il ne l'a jamais vu dans l'iléon ou dans le côlon. Morgagni ne donne aucun nom à cet helminthe, il le décrit sommairement comme un animal dont l'extrémité céphalique est épaissie et dont la queue a la gracilité d'un cheveu : « nam cum essent altero extremo acuminato, mox crassiusculi, et « ex albo subnigricantes; cauda, quae dimidium longitudinis eorum faciebat, « tota erant albi et capillari exilitate. » Il ne songe nullement à attribuer au Ver aucune importance pathogénique; il le rencontre 6 fois sur 11 autopsies, chez des individus morts de coups, de blessures, de suffocation ou d'apoplexie.

Les observations de Morgagni passèrent inaperçues, et l'existence du Trichocéphale demeura ignorée jusqu'au milieu de l'hiver de 1760 à 1761. A cette époque un étudiant de Göttingen, qui préparait la valvule iléo-cæcale d'une fillette de cinq ans, fit par mégarde une légère ouverture au cæcum : il vit alors sortir, avec des matières fécales et avec l'eau qui distendait l'intestin, un certain nombre de Vers de petite taille. Wrisberg et quelques autres étudiants ne crurent pouvoir les rapporter à aucun helminthe habituel de l'Homme, mais d'autres, au nombre desquels se trouvait Wagler, alors prosecteur, crurent que c'étaient des Oxyures d'une taille extraordinaire, d'autres encore les prirent pour de jeunes Ascarides. Le récit de cette discussion arriva jusqu'au prorecteur Rœderer, qui eut le désir de voir lui-même les Vers qui en faisaient l'objet; il les retrouva dans le cæcum d'un enfant et les présenta à Büttner, avec lequel il fut d'accord pour reconnaître en eux une espèce nouvelle d'helminthes « à cause de sa queue très-déliée »; cette espèce reçut de Büttner le nom de *Trichuris*.

A cette époque, 8000 hommes de troupe française tenaient garnison à Göttingen et la ville était exactement cernée de troupes et fermée de toutes parts; les conditions hygiéniques étaient déplorables et une épidémie de fièvre typhoïde décimait le corps d'occupation et la population civile. Rœderer et Wagler décrivirent cette épidémie sous le nom de *morbus mucosus* et, comme on trouvait souvent des Vers dans l'intestin des individus qui succombaient à cette maladie, Rœderer crut pouvoir considérer celle-ci comme la cause de la grande quantité de parasites que l'on rencontrait aux autopsies.

Des observations répétées ont permis à ces auteurs de reconnaître que les parasites nidulent dans le cæcum, sans jamais aller au delà dans la cavité du gros intestin. Ils meurent, se corrompent et se réduisent en morceaux qui sont entraînés au dehors avec les excréments; quelquefois ils sortent spontanément par l'anus, mais jamais ils ne franchissent la valvule de Bauhin pour passer dans l'iléon : aussi ne les a-t-on vus, dans aucun cas, sortir par la bouche ou simplement séjourner dans l'intestin grêle. Wrisberg, qui étudia longtemps le parasite sous la direction de Rœderer et qui en a laissé une description, reconnaît encore que le *Trichuris* se trouve ordinairement dans le cæcum, mais il ajoute qu'il peut s'établir dans tout le trajet de l'intestin; il l'aurait vu dans le duodénum, dans le jéjunum et dans l'iléon; il ne l'a jamais observé dans l'estomac.

Rœderer admettait l'existence de deux espèces de *Trichuris* : « l'une droite, qui, si l'on excepte la queue et la grosseur, est assez semblable aux Oxyures, d'ailleurs blanche et mollasse; l'autre courbe, contournée en spirale, plus cendrée, coriace, élastique. » Happ, en 1780, et Wrisberg, en 1783, partageaient encore cette opinion. « Il existe certainement, dit Wrisberg, deux espèces de Trichurides; les uns, disposés en forme de spire, sont pourvus d'une trompe qui ne manque dans aucun individu; les autres, simplement courbés, paraissent constamment privés de cet organe. »

Les premiers observateurs qui aient étudié le parasite qui nous occupe étaient donc d'accord pour admettre que la partie la plus effilée correspondait à la queue, et que la partie renflée représentait la moitié antérieure ou céphalique du corps; Morgagni, Rœderer et Wagler, Happ, Wrisberg, sont unanimes sur ce point; le nom de *Trichuris* (θρὶξ, θριχός, cheveu; οὐρά, queue), proposé par Büttner, semblait donc parfaitement légitime.

Cependant Rœderer avait observé déjà, dès 1761, que « le Ver examine les excréments avec sa queue, comme avec une sorte de trompe, et suce avec la pointe les parties les plus déliées qui constituent sa nourriture. » Wrisberg reconnut lui-même que l'extrémité filamenteuse de l'animal est traversée par un canal très-étroit, qui se termine à sa pointe; et, bien que, l'année suivante, Werner dût soutenir encore l'opinion ancienne, Pallas déclara en 1781 que cette extrémité filamenteuse, au moyen de laquelle le Ver s'attache à l'intestin, n'est autre chose que la tête. Wrisberg se montre très-ébranlé par les observations du naturaliste russe; « le sentiment de l'illustre Pallas, dit-il, est celui qui me paraît le plus probable, mais cette discussion ne peut manquer d'être beaucoup éclaircie par les observations très-sages et très-exactes d'un homme infiniment respectable, Gœze, qui doivent paraître dans un ouvrage ardemment désiré, *Naturgeschichte der Eingeweidewürmer*, et à la décision duquel je m'en rapporte comme étant juge compétent dans cette querelle. »

Le jugement de Gœze ne se fit pas longtemps attendre; le pasteur de Quedlinburg, dont l'ouvrage paraissait en même temps que la seconde édition du *Tractatus de morbo mucoso*, confirme pleinement l'opinion de Pallas; il fut dès lors définitivement acquis que la bouche du Ver s'ouvrait à l'extrémité de la partie effilée; au nom de *Trichuris*, admis jusqu'alors, Gœze substitua donc celui de *Trichocephalos* (θρίξ, θριχός, cheveu; κεφαλή, tête), que l'usage a consacré.

Nous avons vu que les anciens observateurs reconnaissaient deux espèces distinctes, suivant que l'animal avait sa grosse extrémité, c'est-à-dire l'extrémité caudale, enroulée en spirale ou plus ou moins rectiligne. Müller, dont les assertions furent confirmées par Gœze, démontra que ces deux formes appartenaient à une seule et même espèce, les individus enroulés en spirale étant les mâles, et les autres étant les femelles. L'organe copulateur est réprésenté, chez le mâle, par un spicule unique contenu dans une gaîne qui peut se retourner sur elle-même; cette évagination s'opère très-fréquemment. La gaîne pend alors à l'extrémité postérieure du corps, elle a l'aspect d'une trompe ou d'un suçoir, et Wrisberg la croyait capable de s'enfoncer dans l'orifice des glandes de l'intestin et d'y adhérer fortement; sa surface se montre alors couverte d'un grand nombre de petites épines chitineuses, que Werner avait déjà remarquées, mais que Wrisberg n'a point su revoir.

Nous n'avons point l'intention de donner ici une description anatomique complète du Trichocéphale; nous renverrons le lecteur à notre *Traité de zoologie médicale* et aux ouvrages spéciaux de Davaine, de Leuckart, de Küchenmeister, de Cobbold, etc. Nous nous bornerons à établir la synonymie du parasite et à en indiquer les caractères généraux, après quoi nous étudierons son histoire clinique.

La liste synonymique suivante indique sous quels noms l'animal a été décrit par les divers auteurs :

Trichuris Büttner, 1761;
Ascaris trichiura Linné, 1771 ;
Trichocephalos Gœze, 1782;
Trichocephalus hominis Schrank, 1788; Gmelin, 1789;
Tr. simiae patas Treutler, 1793;
Tr. dispar Rudolphi, 1801;

Mastigodes hominis Zeder, 1803;
M. simiae Zeder, 1803;
Tr. lemuris Rudolphi, 1819;
Tr. palaeformis Rudolphi, 1819.

Le nom de *Trichocephalus hominis* a donc la priorité; c'est lui que les règles de la nomenclature zoologique nous obligent à conserver, à l'exclusion de tout autre. Néanmoins l'animal est plus habituellement connu sous le nom de *Tr. dispar* Rudolphi, par un abus contre lequel nous nous sommes élevé déjà (*voy.* HELMINTHES, n° 31, p. 643).

Ainsi qu'il a été dit plus haut, le corps du Trichocéphale est formé de deux parties inégales : l'antérieure, qui correspond à peu près aux 3/5es de la longueur totale, a la finesse d'un fil; elle ne renferme que l'œsophage. La partie postérieure se renfle assez brusquement, au point d'atteindre fréquemment jusqu'à 1 millimètre d'épaisseur; elle renferme l'intestin et l'appareil génital et se comporte différemment dans les deux sexes. Chez le mâle, dont la longueur totale est de 35 à 45 millimètres, cette portion postérieure s'enroule sur elle-même en une spirale aplatie, la face ventrale du Ver correspondant à la convexité; l'extrémité est percée d'un orifice cloacal, hors duquel la gaîne du spicule fait ordinairement saillie. Chez la femelle, dont la taille varie de 35 à 50 millimètres, la partie renflée du corps est rectiligne ou légèrement arquée, en sorte que le corps tout entier a la forme d'un fouet de piqueur; la queue se termine par une pointe mousse, un peu en avant de laquelle l'anus se présente sous l'aspect d'une fente transversale; la vulve s'ouvre au point où la portion effilée du corps s'unit à la portion renflée.

L'œuf est long de 50 à 56 μ et large de 24 μ; il est un peu brunâtre, ovale et en forme de citron, par suite de la présence d'un petit bouton brillant à chacun de ses deux pôles; cette structure caractéristique permet de le reconnaître aisément, quand on pratique l'examen microscopique des matières fécales. Leuckart estime à 58000 le nombre des œufs contenus dans l'utérus d'une seule femelle et évalue à 300000 ou 400000 œufs la production annuelle de celle-ci.

Davaine a démontré que la propagation du Trichocéphale se fait de la même façon que celle de l'Ascaride, c'est-à-dire que le parasite se transmet directement sans passer par un hôte intermédiaire. L'œuf, expulsé avec les excréments, ne se développe que lentement, au bout de plusieurs mois, au bout d'un an et demi, parfois même plus tardivement encore. Le développement se fait dans l'eau, mais l'œuf est doué d'une grande force de résistance contre les influences extérieures; il peut rester exposé à la sécheresse et à la gelée sans mourir; l'évolution se fait simplement avec plus de lenteur. Heller a pu faire développer encore des œufs qui, pendant plusieurs jours, avaient été soumis à un froid intense et avaient été complétement gelés. Quand il a achevé son développement, l'embryon peut enfin rester en vie latente pendant plusieurs années, à l'intérieur de l'œuf.

L'œuf renfermant un embryon mûr est-il amené dans le tube digestif avec l'eau de boisson? Sa coque est alors dissoute par les sucs digestifs et l'embryon est mis en liberté; suivant Davaine, cette éclosion se fait dans l'estomac et non dans le gros intestin. Quatre à cinq semaines suffisent pour permettre au jeune Ver d'arriver jusqu'à maturité sexuelle, ainsi que Leuckart l'a prouvé par les expériences suivantes. Il donne à un agneau des œufs de *Trichocephalus affinis* renfermant chacun un embryon mûr ; au bout de seize jours, l'intestin renferme un grand nombre de petites femelles, longues de 0mm,8 à 1 millimètre. Une autre expérience faite sur le Porc avec des œufs embryonnés de *Tr. crenatus* donna un résultat analogue : à l'autopsie, pratiquée quatre semaines après l'infestation, on trouva 50 à 80 Trichocéphales encore jeunes, mais déjà parvenus à maturité sexuelle et longs de 10 à 30 millimètres. Enfin Railliet a donné une démonstration semblable pour le Trichocéphale du Chien ; des œufs de *Tr. depressiusculus*, recueillis le 19 février 1884 et conservés dans l'eau, mirent cinq mois à évoluer jusqu'à la formation complète de l'embryon ; le 28 juillet on les fit ingérer à un Chien dans le cæcum duquel on trouva le 27 octobre, c'est-à-dire au bout de trois mois, plus de 150 Vers qui avaient atteint leur complet développement.

Les expériences qui précèdent prouvent le développement direct du Trichocéphale ; d'autres recherches du même genre, exécutées sur l'Homme, ont conduit à des résultats identiques ; elles ont été publiées par Grassi. L'un des élèves du professeur de Catane, S. Calandruccio, poursuit pendant plus de six mois l'examen microscopique de ses matières fécales et s'assure ainsi que son intestin ne renferme aucun Trichocéphale ; il avale alors, le 27 juin 1886, un certain nombre d'œufs embryonnés de *Trichocephalus hominis*. Le 24 juillet suivant, il observe pour la première fois dans ses selles l'œuf caractéristique de l'helminthe : les embryons s'étaient donc développés. Semblable expérience fut entreprise chez un jeune Homme avec le même succès.

Le Trichocéphale vit normalement dans le cæcum ; il se rencontre aussi parfois dans l'appendice iléo-cæcal, où Malpighi l'a découvert, et dans les premières portions du côlon ; O'Brien Bellingham l'aurait même vu parfois dans toute l'étendue de ce dernier. Puisqu'il éclôt dans l'estomac, ainsi que Davaine l'a démontré, on peut admettre que, pour certains individus tout au moins, les premières phases de la vie libre se passent dans l'intestin grêle : on pourra donc observer quelques Vers en divers points de ce dernier. C'est ainsi que Wrisberg en a rencontré un dans le duodénum ; de même, Heller a vu à plusieurs reprises, dans l'intestin grêle, quelques exemplaires qui semblaient un peu plus petits que ceux du cæcum ; Werner et Bellingham en ont trouvé dans la partie inférieure de l'iléon, Vix en a vu un long de 9 centimètres, accolé à la valvule de Bauhin. Quant au cas rapporté par Busk, dans lequel une femelle de *Trichocephalus affinis* aurait été trouvée dans l'amygdale gangrénée d'un soldat, on doit faire à son égard les plus expresses réserves ; la détermination spécifique de l'helminthe, voire même sa détermination générique, est certainement inexacte.

On ne trouve habituellement que quelques Vers sur le même cadavre, mais il n'est pas rare d'en observer un plus grand nombre, 70 à 100 ; Bellingham en a vu 119 chez un enfant de quatorze ans. Il est exceptionnel d'en rencontrer davantage, comme Rudolphi qui, dans un cas, en a compté plus de 1000. Le parasite s'observe chez des individus de tout âge, sauf peut-être chez les très-jeunes enfants. Wrisberg l'a constaté chez des enfants de deux ans et Heller a noté sa présence de deux ans et demi à soixante-dix-huit ans ; Bellingham l'a trouvé de huit ans à soixante-dix ans, chez des individus morts d'affections diverses. D'après Zäslein, il s'observe surtout de onze à vingt ans. En tenant compte des sexes, on remarque que, contrairement à ce qui a lieu pour tant d'helminthes, les mâles ne sont pas plus rares que les femelles, souvent même ils semblent être plus fréquents; en 5 autopsies, Bellingham recueillit 145 Trichocéphales, savoir : 85 mâles et 60 femelles[1].

La fréquence du parasite est étroitement subordonnée au genre de vie des populations chez lesquelles on l'observe; puisqu'il provient de l'eau, l'usage habituel de l'eau filtrée sera donc un puissant préservatif contre l'infestation; ajoutons que, comme les autres entozoaires, et notamment comme l'Ascaride et l'Oxyure, il se rencontre de préférence chez les aliénés ou chez les individus atteints de perversion du goût. Ces remarques faites, on ne sera pas surpris des différences considérables que présentent entre elles les statistiques suivantes, auxquelles il ne faut d'ailleurs attacher qu'une importance toute secondaire, en raison du petit nombre de cas sur lesquels elles reposent :

L'helminthe a été vu par Zenker à Dresde dans 2,58 pour 100 des autopsies; il a été observé par le même auteur à Erlangen dans 11,11 pour 100 des autopsies; à Bâle, de 1877 à 1880, 178 fois sur 752 autopsies, soit dans 23,7 pour 100 des cas; par Heller à Kiel, dans la proportion de 30,6 pour 100; par Rœderer à Göttingen, 6 fois sur 13, soit dans la proportion de 46,15 pour 100; par Cooper à Greenwich, 11 fois sur 16, soit dans la proportion de 68,75 pour 100; par Bellingham à l'hôpital Saint-Vincent, à Dublin, 26 fois sur 29, soit dans 89,65 pour 100 des cas. On le trouve le plus ordinairement chez les adolescents de onze à vingt ans : dans 36,2 pour 100 des cas à Bâle.

Le Trichocéphale est un parasite cosmopolite. On a signalé sa présence à peu près par toute l'Europe. Au commencement de ce siècle, Pascal et Mérat le trouvaient à Paris chez presque tous les individus. « Il n'y a pas, dit Mérat, d'individus qui ne porte dans ses intestins quelques-uns de ces animaux. Pendant dix ou douze années, les cadavres que j'ai ouverts à la clinique de la Faculté de médecine de Paris m'en ont offert, et j'en ai montré aux élèves toutes les fois qu'ils ont désiré en voir, même dans ceux qui avaient succombé à une mort violente et dans l'état le plus parfait de santé. » Davaine pensait lui-même que la moitié de la population parisienne était infestée de ce parasite, mais aujourd'hui ce dernier est certainement devenu moins fréquent, à cause de l'usage plus répandu de l'eau filtrée; il était très-commun à Rennes du temps de Dujardin. Cobbold dit qu'il est assez répandu en Angleterre et en Irlande, mais est moins fréquent en Écosse. D'après Krabbe, il est très-rare en Danemark, mais sa fréquence en Allemagne et en Suisse nous est prouvée par tout ce qui précède. Rudolphi le rencontrait à Berlin dans presque toutes les autopsies et Virchow dit l'avoir observé plus souvent à Würzburg qu'à Berlin. Tichomirow l'a étudié à Moscou. Enfin, delle Chiaje et Thibault l'ont observé à Naples; le premier de ces auteurs l'a rencontré fréquemment chez des individus morts du choléra, bien qu'il le considère comme rare en Italie; le second en a noté la présence dans 80 cas, c'est-à-dire chez tous les individus cholériques ou autres dont il a fait l'autopsie.

Il est encore très-fréquent au Japon, d'après Bälz; en Syrie et en Égypte, d'après Prüner; en Nubie, d'après Hartmann. Il a été signalé comme très-commun chez les indigènes de Sumatra et de l'archipel malais par Scheffer, Haga et Erni; ce dernier l'a vu 24 fois sur 30 autopsies et lui attribue un rôle pathogénique des plus importants. Disons enfin qu'il est très-répandu dans l'Amérique du Nord, d'après J. Leidy.

[1] Premier cas : 19 ♂, 25 ♀; deuxième cas : 61 ♂, 24 ♀; troisième cas : 1 ♂, 1 ♀; quatrième cas : 4 ♂; cinquième cas : 10 ♀.

Pour indiquer d'un mot la distribution géographique de l'helminthe, on peut donc dire qu'il se rencontre de préférence dans les régions chaudes ou tempérées et qu'il devient plus rare dans les régions froides.

Nous avons déjà dit que le parasite se logeait surtout dans le cæcum; il est libre à la surface de la muqueuse ou plus ou moins complétement enfoui dans la masse fécale. Le saisit-on avec une pince, son extirpation se fait d'ordinaire sans la moindre difficulté; parfois cependant il adhère assez fortement. La cause de cette adhérence est encore discutée. Vix et Leuckart l'attribuent à ce que le Ver transperce la muqueuse avec la partie effilée de son corps, de manière à ne laisser libres que l'extrémité buccale et la partie postérieure renflée; Klebs, Heller, d'autres encore, nient cette perforation, et les observations nombreuses que nous avons pu faire, non sur l'Homme, mais sur des Singes ou sur des Ruminants, nous font adopter leur manière de voir. Heller admet que la portion effilée s'insinue entre les replis superficiels de la muqueuse et les enserre de ses sinuosités; si véritablement la perforation de la muqueuse s'observe dans certains cas, elle est donc loin d'être la règle. On pourrait prétendre que, par suite du décès de son hôte, le Ver succombe lui-même rapidement et quitte alors la muqueuse, mais cette opinion n'est guère soutenable, car il est encore vivant quarante-huit et même soixante-dix-huit heures après le refroidissement du cadavre.

Le Trichocéphale est ordinairement inoffensif: nous l'avons maintes fois observé chez les Singes, sans constater jamais la moindre lésion; aucun des 26 individus chez lesquels Bellingham l'a rencontré ne présentait de lésions ntestinales et aucun d'eux, soit avant, soit pendant la maladie qui occasionna la mort, ne présenta aucun symptôme d'helminthiase; Rudolphi n'a noté rien d'anormal chez une femme dont le gros intestin renfermait plus de 1000 Trichocéphales.

Il est pourtant des cas exceptionnels où le parasite peut provoquer l'apparition de symptômes plus ou moins graves. Félix Pascal rapporte un cas mortel de phénomènes cérébraux chez une fillette de quatre ans; une énorme quantité de Trichocéphales se trouvait dans le cæcum et dans le côlon. Daniel Gibson a publié l'observation d'une fillette de six ans qui avait perdu la faculté de marcher et qui ne pouvait plus parler nettement et sans se mordre la langue; la paralysie des extrémités et la perte de la parole devinrent complètes; la malade évacua à plusieurs reprises un grand nombre de Trichocéphales et put guérir complétement en moins d'un mois et demi. Enfin Barth a communiqué à la Société médicale d'observation l'histoire d'un malade de l'Hôtel-Dieu qui mourut avec tous les signes d'une méningite; à l'autopsie, on trouva l'encéphale absolument sain, mais l'intestin renfermait une énorme quantité de Trichocéphales. On remarquera que ces phénomènes nerveux ne sont nullement particuliers au parasite qui nous occupe, mais qu'il n'est point rare de les voir résulter du parasitisme du Tænia ou de tout autre entozoaire, notamment de l'Ascaride.

Nous rappellerons pour mémoire que Rœderer et Wagler croyaient le Ver en relation directe avec le *morbus mucosus*, c'est-à-dire avec la fièvre typhoïde; plus récemment, Rokitansky l'a considéré comme jouant un rôle dans l'étiologie de cette maladie. D'autre part, delle Chiaje a cru qu'il jouait un certain rôle dans la pathogénie du choléra.

Une signification fort différente lui a été récemment attribuée par Erni, médecin à Batavia; celui-ci a voulu, évidemment à tort, voir en lui la cause unique et essentielle du béribéri ou kakké. Erni admet que le Trichocéphale est capable de transpercer la muqueuse avec son extrémité céphalique : de cette perforation résulte une petite plaie ronde, à bords aplatis et circonscrits par une petite zone inflammatoire : l'helminthe corrode donc la surface de la muqueuse cæcale et produit ainsi des lésions que, dans plus de 50 autopsies de malades morts du béribéri, Erni n'aurait jamais manqué d'observer. Ces mêmes lésions feraient défaut dans les autres maladies, encore qu'on pût fréquemment rencontrer les mêmes parasites. Erni se croit autorisé à conclure de ces observations que le béribéri est une helminthiase dont la cause anatomique réside toujours en des ulcérations de la muqueuse causées par les entozoaires. Comme le Trichocéphale s'observe le plus habituellement et cause les plus graves lésions de la muqueuse, il n'hésite pas à le considérer, bien plus que l'Ankylostome, comme le vrai Ver du béribéri.

La théorie d'Erni a été combattue par Scheffer, médecin militaire aux Indes néerlandaises. Scheffer déclare avec raison que ni le Trichocéphale ni l'Ankylostome ne provoquent les symptômes du béribéri ; d'ailleurs, ils se retrouvent chez les cadavres les plus divers et non exclusivement chez ceux qui ont succombé à cette cruelle maladie : en effet, Erni lui-même a constaté l'absence complète du parasite dans 6 cas de béribéri sur 30 chez des Malais !

Trichocephalus hominis, dont nous venons de rapporter l'histoire, n'est pas exclusivement parasite de l'Homme ; on le trouve encore chez un grand nombre de Singes et chez les Lémuriens (*Lemur mongoz*).

On connaît actuellement 15 espèces du genre *Trichocephalus* ; toutes sont parasites des Mammifères terrestres et leur répartition est la suivante :

1° Primates et Lémuriens : *Tr. hominis* Schrank.

2° Rongeurs : *Tr. nodosus* Rudolphi (Rats, Souris, Campagnols), *Tr. contortus* Rud. (*Georhynchus capensis*), *Tr. castoris* Rud. (Castor), *Tr. gracilis* (*Dasyprocta aguti*, *D. rufa*), *Tr. unguiculatus* Rud. (Lapin, Lièvre). Cette dernière espèce a été confondue par Rose avec *Tr. hominis*.

3° Carnivores : *Tr. felis* Diesing (*Felis tigrina*), *Tr. Nitzschi* Giebel (Marte), *Tr. depressiusculus* Rud. (Chien, Renard). Mégnin assure que, chez les Chiens affectés d'anémie pernicieuse des meutes, c'est-à-dire atteints d'ankylostomatose, l'Ankylostome est constamment aidé par cette dernière espèce, dont on peut rencontrer dans le cæcum plusieurs centaines d'individus. Le Trichocéphale introduit dans la muqueuse la partie effilée de son corps, et ces centaines de piqûres provoquent une telle inflammation, que le cæcum, dont les dimensions normales atteignent à peine celles de la moitié du petit doigt, devient gros comme un œuf de Poule et s'invagine parfois sur lui-même. Il se produit ainsi une véritable typhlite qui n'est pas sans jouer un rôle important dans le développement de l'anémie pernicieuse.

4° Artiodactyles : *Tr. crenatus* (Sanglier, Porc, Phacochère, *Dicotyles labiatus*). Cette espèce a parfois été confondue avec *Tr. hominis*.

5° Ruminants : *Tr. giraffae* Clot-bey (Girafe), *Tr. echinophyllus* Nitzsch (Dromadaire), *Tr. affinis* Rud. (Bœuf, Argali, Mouton, Chèvre, Antilope, Cerf, Chevreuil, Daim, Élan, Chameau, Dromadaire). Cette dernière espèce aurait encore été vue chez un Rongeur, le Porc-épic. Cobbold rapporte, d'après Axe, que le Mouton aurait parfois beaucoup à en souffrir.

6° Édentés : *Tr. subspiralis* Diesing (*Dasypus loricatus*, *D. tricinctus*).

7° Marsupiaux : *Tr. minutus* Rud. (Sarigues). Raphaël Blanchard.

BIBLIOGRAPHIE. — BARTH, cité par VALLEIX. *Guide du médecin praticien*. Paris, 1845, VI, p. 98. — BASTIAN (H.-C.). *On the Anatomy of the Nematoids, Parasitic and Free*. In *Philosophical Transactions*, CLVI, p. 545, 1866. — BELLINGHAM (O'BRIEN). *On the Frequency of the Presence of the Trichocephalus dispar in the Human Intestines*. In *Dublin Journal of the Medical Sciences*, XII, p. 341, 1838. — DU MÊME. *Du Trichocéphale dans l'intestin de l'Homme*. In *Archives générales de médecine* (3), II, p. 104, 1838. — BLANCHARD (R.). *Traité de zoologie médicale*. Paris, in-8°, 1886-1888. — BUSK (Geo.). *Observations on the Anatomy of the Trichocephalus dispar*. In *the Microscopic Journal*, I, p. 55, 1841. — DU MÊME. *On the Anatomy of Trichocephalus dispar*. In *Annals and Mag. of Natural History*, VII. p. 212, 1841. — DU MÊME. *On the Occurrence of Trichocephalus affinis in the Tonsil of a Man*. In *the Microscopic Journal*, II, p. 94, 1842. — DELLE CHIAJE (St.). *Sul Tricocefalo disparo, ausiliario del cholera asiatica osservato in Napoli*. Napoli, in-8° de 39 p., 1836. — DAVAINE (C.). *Recherches sur le développement et la propagation du Trichocéphale de l'Homme et de l'Ascaride lombricoïde*. In *Comptes rendus de l'Acad. des sciences*, XLVI, p. 1217, 1858, et *Journal de la physiologie*, II, p. 295, 1859. — DU MÊME. *Nouvelles recherches sur le développement et la propagation de l'Ascaride lombricoïde et du Trichocéphale de l'Homme*. In *Mémoires de la Soc. de biologie* (3), IV, p. 261, 1862. — EBERTH (J.-C.). *Beiträge zur Anatomie und Physiologie des Trichocephalus dispar*. In *Zeitschrift für wissenschaftliche Zoologie*, X, p. 233, 1860. — DU MÊME. *Die Generationsorgane von Trichocephalus dispar*. *Ibidem*, X, p. 383, 1860. — DU MÊME. *Ueber die Muskeln und Seitenlinien des Trichocephalus dispar*. *Ibidem*, XI, p. 96, 1862. — ERNI (H.). *Trichocephalus dispar. Ein Beitrag zur Beri-Beri-Frage*. In *Berliner klin. Wochenschrift*, XXIII, p. 614, n° 37, 1886. — GIBSON (Dan.). *On a Case of Paralysis with Loss of Speech from Intestinal Irritation*. In *the Lancet*, II, p. 139, 1862. — GŒZE (J.-A.-E.). *Versuch einer Naturgeschichte der Eingeweidewürmer thierischer Körper*. Blankenburg, 1782, p. 112 et pl. VI. — GRASSI (B.). *Trichocephalus und Ascarisentwickelung*. In *Centralblatt für Parasitologie und Bacterienkunde*, I, p. 131, 1887. — HAPP (C.-F.). *Vermium intestinorum hominis historia*. Lipsiæ, in-4°, 1780. — MÉGNIN (P.). *Du rôle des Ankylostomes et des Trichocéphales dans le développement des anémies pernicieuses*. In *Compte rendu de la Soc. de biologie* (7), III, p. 172, 1882. — MÉRAT. *Trichocéphale*. In *Dictionnaire des sciences médicales*, LV, p. 556, 1821. — MORGAGNI (J.-B.). *Epistolarum anatomicarum duodeviginti ad scripta pertinentium cel. viri Ant. Mar. Valsalvæ*. Venetiis, 1740. II, epistola XIV, § 42, p. 45. — MÜLLER (O.-F.). *Von Thieren in den Eingeweiden der Thiere, insonderheit vom Kratzer im Hecht*. In *Der Naturforscher*, XII, p. 178, 1778. — PALLAS (P.-S.). *Neue nordische Beiträge*. Petersburg und Leipzig, 1781, I, p. 112. — PASCAL (F.). *Observations sur les Vers Trichocéphales*. In *Bull. de la Société de la Faculté de médecine*, p. 53, 1818. — RAILLIET (A.). *Notices helminthologiques. Développement expérimental du Trichocéphale du Chien*. In *Bull. de la Soc. centrale de méd. vétérinaire*, p. 449, 1884. — RŒDERER (Jo.-G.). *Ueber eine gewisse noch nicht beschriebene Art Würmer im menschlichen Körper*. In *Göttingische Anzeigen von gelehrten Sachen*, Stück XXV, p. 243, 1761. — RŒDERER (Jo.-G.) et WAGLER (C.-G.). *De morbo mucoso*. Göttingæ, in-4°, 1762, p. 41 et pl. III, fig. 4. — DES MÊMES. *Tractatus de morbo mucoso, denuo recensus, annexaque præfatione de Trichuridibus, novo vermium genere, editus ab H. A. Wrisberg*. Göttingæ, in-8°, 1783, I, p. 38 et 61, pl. III, fig. 4. — DES MÊMES. *Traité de la maladie muqueuse*. Traduction de L.-J.-L. Leprieur. Paris, 1806, p. 15 et 76, pl. III, fig. 4. — ROSE (Edm.). *Ueber die Wirkung der wesentlichen Bestandtheile der Wurmblüthen (des Santonikum)*. In *Virchow's Archiv*, XVI, p. 233, 1859. *Voy.* p. 235. — SCHEFFER. *Geneesk. tijdschrift voor nederlandsch Indië*, XXIII, afl. 2-3, 1883; XXIV, afl. 4, 1884. — TICHOMIROW (W.-A.). *Materiali dlia blijaichako znakomstva s biologieou i stroéniem Trichini*. In *Isviestia imp. obtchestva lioubiteléi estestvosnania...*, XXXVII, n° 1, 1880 (en russe). — TREUTLER (Fr.-A.). *Observationes pathologico-anatomicæ auctarium ad helminthologiam humani corporis continentes*. Lipsiæ, 1793. — VIRCHOW (R.). *Helminthologische Notizen*. In *Virchow's Archiv*, XI, p. 79, 1857. *Voy.* p. 81. — WRISBERG (H.-A.). *Satura observationum de animalculis infusoriis*. Göttingæ, 1765, p. 6. — WERNER (P.-Ch.-Fr.). *Vermium intestinalium, præsertim Tæniæ humanæ, brevis expositio*. Lipsiæ, 1782, p. 86.

R. BL.

TRICHODE. Genre d'Infusoire cilié appartenant au sous-ordre des Holotriches de Stein. Animaux à corps ovoïde oblong ou piriforme, à bouche située à l'extrémité antérieure obliquement tronquée et au fond d'une fossette portant une membrane ondulatoire en forme de languette. La surface du corps est recouverte de cils fins, la fossette buccale est entourée de longs cils, le noyau est sphérique et la vésicule contractile est située à l'extrémité postérieure.

Ce genre, créé par O.-F. Müller, renfermait un grand nombre d'espèces appartenant à des genres très-différents, Actinophyrens, Vorticelles, Bursaires, Kéroniens, Plesconiens et Trichodiens. Ehrenberg ne conserva dans le genre Trichode que des Infusoires caractérisés par « un corps nu, à bouche sans dents, munie de cils vibratiles, obliquement tronquée, avec une lèvre, mais sans cou. » Stein range le genre *Trichoda* dans la famille des Cinétochilides avec les *Leucophrys*, *Panophrys*, *Colpidium*, *Ophryoglena*, *Glaucoma*, *Cinetochilum*, *Pleurochilidium*, *Plagiopyla*, *Pleuronema*, *Cyclidium* et *Lambadion*. Saville-Kent place les *Trichoda* dans la famille des Ophryoglénides avec plusieurs des genres composant la famille des Cinétochilides de Stein.

Les Trichodes sont des Infusoires d'eau douce dont les principales espèces sont : *Trichoda carnium* Ehr., dans les macérations des matières animales; *Tr. pirum* Müll. dans les mares, et *Tr. pura* Ehr. dans les mares et dans les infusions végétales.

F. H.

TRICHODECTES. *Voy.* Ricins, p. 43.

TRICHODINE. *Voy.* Urcéolaires.

TRICHOMONAS. Genre d'Infusoires flagellés, caractérisé par un corps fusiforme ou subglobuleux changeant rapidement de forme, muni à son extrémité antérieure de quatre flagellums à peu près égaux et d'une membrane ondulante qui s'étend du point d'insertion des flagellums jusqu'à l'extrémité postérieure du corps en décrivant un tour de spire. Les Trichomonas sont des Flagellés de petite taille, vivant en endoparasites dans les cavités digestives ou génitales des animaux.

Le genre *Trichomonas* a été créé par Donné, en 1836, pour un Infusoire trouvé dans le mucus vaginal de la femme; il renferme un petit nombre d'espèces très-mal décrites par les anciens observateurs, et dont la constitution n'est connue que depuis les recherches de Künstler, Blochmann et O. Bütschli.

Trichomonas vaginalis Donné. Cet Infusoire a été vu pour la première fois par Donné dans le mucus vaginal de certaines femmes. Cet auteur le décrivit comme ayant un flagellum antérieur et une rangée de 7 à 8 cils vibratiles d'un côté du corps. Kölliker et Scanzoni, en 1855, représentèrent le Trichomonas avec trois flagellums antérieurs et une rangée de cils vibratiles, et c'est sous cette forme qu'on le trouve décrit dans la plupart des ouvrages classiques.

En 1883, Blochmann, Bütschli et Künstler, donnèrent presque simultanément et d'une manière indépendante, une description à peu près concordante du parasite du vagin de la femme. Ces auteurs reconnurent que ce que leurs prédécesseurs avaient décrit comme des cils vibratiles était une membrane ondulante, membrane dont l'existence avait été constatée en 1878 par Stein chez une autre espèce de Trichomonas, le *T. Batrachorum*. Mais, tandis que Blochmann et Bütschli n'admettent que trois flagellums, Künstler en figure quatre. J'ai eu l'occasion d'observer plusieurs fois le *Trichomonas vaginalis*, et je puis confirmer l'existence des quatre flagellums.

Le *Trichomonas vaginalis* mesure de 16 à 25 millièmes de millimètre de longueur. Sa forme est très-changeante ; lorsqu'il est dans le mucus encore chaud, et que ses mouvements sont rapides, il a une apparence piriforme.

Quand le liquide se refroidit, l'Infusoire devient globuleux, perd sa motilité, et les flagellums et la membrane ondulante, dont les mouvements sont ralentis, deviennent bien visibles. Souvent la surface du corps émet des prolongements amiboïdes, ou bien est le siége de mouvements vermiculaires qui peuvent contribuer à faire progresser l'animal.

Les quatre flagellums sont insérés à l'extrémité antérieure et sont généralement adhérents entre eux dans leur partie basilaire. La membrane ondulante est implantée longitudinalement sur le corps par l'un de ses bords latéraux; elle est peu élevée, et son bord libre est plus long que le bord adhérent, de manière qu'il forme des plis onduleux; le bord libre est un peu épaissi et son diamètre dépasse celui de la membrane qui se relie au corps (Künstler). Bütschli et Blochmann pensent que la membrane ne s'étend qu'au premier tiers de la longueur du corps. Künstler admet qu'elle s'étend jusqu'à l'extrémité postérieure en décrivant un tour de spire, ce qui fait que généralement on n'en aperçoit qu'une partie. L'extrémité postérieure du corps est quelquefois prolongée en un filament plus ou moins long et rétractile. Künstler décrit une bouche située à la base de l'insertion des flagellums et se continuant avec un tube œsophagien; je n'ai pu apercevoir ces organes; Bütschli et Blochmann ne les ont pas vus non plus. Le parenchyme du corps est légèrement granuleux et renferme un noyau ovalaire situé près de l'extrémité antérieure; il n'existe pas de vésicule contractile. Le mode de reproduction du Trichomonas est encore inconnu, il est probable qu'il se multiplie par division longitudinale.

Le *Trichomonas vaginalis* vit dans le mucus vaginal normalement acide; l'eau pure et les liquides alcalins le détruisent rapidement. Il paraît être assez répandu. Kölliker et Scanzoni l'ont rencontré sur environ la moitié des femmes qu'ils ont examinées. Gasser l'a observé aussi fréquemment. D'après Donné et Davaine, toutes les fois que le parasite existe, le mucus vaginal renferme des bulles d'air qui lui donnent un aspect écumeux. Künstler prétend que la présence du Trichomonas concorde avec l'existence d'une vaginite plus ou moins intense, le plus souvent chronique. Cette assertion me paraît exagérée; j'ai rencontré souvent le Flagellé, chez des femmes dont la muqueuse vaginale était parfaitement saine, au milieu des cellules épithéliales abondantes et des leucocytes que renferme toujours le mucus vaginal normal; d'un autre côté, j'ai examiné le liquide pris dans le vagin de plusieurs femmes atteintes de vaginite sans y trouver de parasites. Le Trichomonas est rare chez les prostituées : cela tient évidemment à l'usage fréquent des injections froides. Il est également rare après la ménopause, la sécrétion vaginale étant alors moins abondante. On l'a trouvé chez des petites filles de sept à huit ans. Haussmann l'a observé 37 fois sur 100 chez les femmes enceintes.

La présence du Trichomonas dans les organes génitaux n'entraîne aucun état pathologique; s'il paraît être plus fréquent dans la leucorrhée vaginale, c'est parce qu'il trouve dans le mucus abondant un milieu de développement plus favorable qu'à l'état normal. La manière dont le parasite pénètre dans le vagin est inconnue; il est difficile d'admettre qu'il est apporté par l'air ou par l'eau, puisque ce dernier milieu le tue. M. Balbiani pense que le Trichomonas forme des kystes qui peuvent être avalés avec les boissons et que les Flagellés seraient mis en liberté dans le tube digestif; ils passeraient du tube digestif au vagin en suivant le plancher périnéal toujours humide, comme cela s'observe pour les Oxyures vermiculaires. Parmi les espèces mal observées de *Cercomonas* et de

Trichomonas, trouvées dans le tube digestif de l'homme par Davaine, Leuckart, Marchand, Zunker, Grassi, etc., il pourrait bien y avoir le *Trichomonas vaginalis*.

La recherche du Trichomonas ne présente aucune difficulté : il suffit de prendre un peu de mucus vaginal, à l'aide du doigt introduit dans le vagin, de le déposer sur une lame de verre et de l'examiner après l'avoir recouvert d'une lamelle mince. Lorsque le liquide est trop épais, il est bon de l'étendre avec quelques gouttes de sérum de Kronecker (eau distillée 1000 grammes, chlorure de sodium 6 grammes, soude caustique 6 centigrammes). Avec un faible grossissement, on aperçoit les parasites se déplaçant avec rapidité au milieu des cellules épithéliales et des leucocytes; pour voir les détails de structure du Flagellé, il faut avoir recours à de puissants objectifs à immersion.

Trichomonas intestinalis Leuckart. Espèce mal connue, observée dans les selles diarrhéiques de l'homme. Marchand le signala sous le nom *Cercomonas*, en 1875, dans les déjections d'un individu atteint de fièvre typhoïde (*Virch. Arch. f. path. Anat.*, 1875, Bd. LXIII). Zunker l'a vu 7 fois dans des entérites graves (*Zeitschr. f. prakt. Medic.*, 1878). Grassi a rencontré ce parasite une centaine de fois chez des malades affectés de diarrhée aiguë ou subaiguë (*Gaz. med. Ital. Lomb.*, 1879, n° 45). C'est aussi probablement la même espèce que Rapin a trouvée dans la bouche (*Étude sur les Bactéries de la bouche*, thèse de Paris, 1881). Ces auteurs décrivent le *Trichomonas* ou *Cercomonas intestinalis* comme un petit organisme piriforme de 10 à 15 millièmes de millimètre, portant une petite queue à son extrémité postérieure, dépourvu de flagellum ou en ayant un seul à sa partie antérieure, et muni d'une rangée longitudinale de 12 à 20 cils vibratiles. Ces cils ne sont probablement autre chose que la membrane ondulante du *Tr. vaginalis*.

Trichomonas Batrachorum Perty. Cette espèce se trouve dans l'intestin de la Grenouille; elle est beaucoup plus allongée que le *Tr. vaginalis*. C'est sur cette espèce que Stein a reconnu la véritable nature de la membrane ondulante. Stein, Grassi, Blochmann, Seligo, n'ont décrit que trois flagellums à la partie antérieure. Le *Tr. Batrachorum* a cependant la même constitution que le *Tr. vaginalis;* M. Balbiani et moi nous avons constaté récemment qu'il possédait quatre flagellums.

Trichomonas Limacis Dujardin. Dans l'intestin de la *Limax agrestis*, Dujardin lui décrit un seul flagellum et une rangée de cils vibratiles.

Plusieurs autres espèces de *Trichomonas* mal déterminées ont été signalées dans l'intestin du Rat, du Campagnol, du Cochon d'Inde, de la Poule et du Canard, par Grassi et par Künstler. F. HENNEGUY.

BIBLIOGRAPHIE. — DONNÉ. *Comptes rendus de l'Acad. des sciences*, 1837. — DU MÊME. *Cours de microscopie*. Paris, 1844. — DEJARDIN. *Zoophytes infusoires*. Paris, 1841. — SCANZONI et KÖLLIKER. *Scanzoni's Beiträge zur Geburtskunde*. Würzburg, 1855. — DES MÊMES. *Comptes rendus de l'Académie des sciences*, 1855. — HAUSSMANN. *Die Parasiten der weiblichen Geschlechtsorgane*. Berlin, 1870. — HENNIG. *Der Catarrh der inneren weiblichen Sexualorgane*. Leipzig, 1870. — GASSER. *Les parasites des organes génitaux de la femme*. Paris, 1874. — DAVAINE. *Traité des Entozoaires*. Paris, 1877. — STEIN. *Die Organismen der Infusionsthiere*, III. Leipzig, 1878. — LEUCKART. *Die Parasiten des Menschen*. Leipzig, 1879. — KÜNSTLER. *Comptes rendus de l'Académie des sciences*, 1er octobre 1883. — DU MÊME. *Journal de micrographie*, 1884. — A. SALIGO. *Reihäge zur Biologie des Pflanzen*. Breslau, 1886. — GRASSI. *Arch. ital. de biologie*, 1885. — BLOCHMANN. *Zeitschrift für wiss. Zoologie*, 1884. — BÜTSCHLI. *Protozoa (Bronn's Klassen und Ordnungen des Thierreichs)*. Leipzig, 1883.

F. H.

TRICHOPHYTIE. Étymologie. θρίξ, cheveu, et φυτόν, plante.

Définition. L'existence du parasite végétal *trichophyton*, dans les couches superficielles de l'épiderme ou dans les parties annexes d'origine épidermique telles que les poils, constitue la *trichophytie :* ce terme générique emporte donc avec lui l'idée d'une maladie toujours parasitaire, mais sa localisation doit être spécifiée, sous peine de voir se prolonger les errements passés, et aux termes encore communément employés d'*herpès circiné*, de *sycosis*, de *tondante*, il importe de substituer les expressions de *trichophytie cutanée*, *pilaire*, *de la barbe*, *du cuir chevelu*, qui, tout en spécifiant la nature parasitaire de la maladie, indiquent du même coup le lieu où germe le végétal et complètent ainsi la définition. C'est à Hardy que revient le très-grand mérite d'avoir tenté de rayer du langage médical ces dénominations vicieuses et surtout d'avoir proposé de les remplacer par le terme générique de *trichophytie* qui fait l'objet de cet article. Après un rapide exposé historique nous étudierons les caractères de la trichophytie, qui en se présentant sous des aspects très-divers explique la regrettable confusion créée par les anciens dermatologistes, confusion entretenue dans les mots, sinon dans les faits, par un grand nombre de nos contemporains qui s'obstinent, par exemple, à décrire sous le nom d'*herpès circiné, tonsurant*, des variétés cliniques appartenant au trichophyton, et qui ne présentent aucune analogie, aucune similitude *même grossière* avec l'herpès (*voy.* ce mot). Feulard, dans l'article précité, a très-vigoureusement combattu cet errement; le lecteur trouvera d'ailleurs plus bas les raisons qui commandent de faire cesser ces appellations synonymes.

Historique. La teigne tonsurante est probablement d'origine fort ancienne, et Pline nous a donné une description d'une épidémie de mentagre qui, sous Claude, était fort répandue à Rome, et fut appelée mentagre parce qu'elle commençait par le menton. Ce fut un chevalier romain qui en fut l'importateur, et, comme la fureur d'embrassement chez les nobles patriciens était commune, puisqu'elle équivalait à notre salut banal, on conçoit combien de victimes elle fit. Les Arabes et les médecins du moyen âge décrivirent aussi un sycosis, une mentagre, mais avec une obscurité telle qu'il est impossible de reconnaître aux caractères qu'ils donnent notre trichophytie actuelle. Ce n'est qu'avec Willan, Bateman surtout, que la description reparaît, mais ce dernier nie le caractère contagieux si évident de l'affection, et il faut attendre trente ans encore avant qu'elle soit définitivement et surtout scientifiquement classée.

Tout ce qui précède donc l'année 1843 n'a qu'une valeur secondaire et purement rétrospective au point de vue des documents historiques; c'est à dater des travaux de Gruby et de Lebert en France, de Bærensprung en Allemagne, que la trichophytie prend place en dermatologie. Il ne faudrait pas croire cependant que bien avant cette époque le diagnostic de la maladie ne fût porté souvent avec assurance. S'il en fallait fournir la preuve, il ne serait besoin que de rappeler la description des Mahon, ces empiriques qui ont fait souche, mais le diagnostic précis ne pouvait dater que du jour où le microscope entrait en scène. Aussi l'étonnement est-il douloureux de voir un homme de la valeur de Cazenave conseiller à ses auditeurs de se « mettre en garde contre les illusions de la micrographie », contre ce qu'il appelait les « atomes mystérieux ». C'est dans une communication à l'Académie des sciences de Paris (*Comptes rendus*, t. XVIII, 1844) qu'un médecin viennois, fixé à Paris, le docteur Gruby, décrivit pour la première fois le champignon que nous nommons trichophyton. Il me paraît nécessaire de reproduire intégralement ici la description de Gruby, si sévèrement jugée encore de nos jours par des médecins dermatologistes tels que Lailler : ce dernier, en effet, n'hésite pas à déclarer « qu'il faut véritablement arriver jusqu'à Malmsten pour avoir une notion précise du trichophyton » ; cette assertion me paraît peu justifiée et tend à consacrer une injustice scientifique. Gruby est le premier en date et sa description *pour l'époque* surprend au contraire par ses qualités précises. « Ces Cryptogames, dit-il, naissent dans l'intérieur de la racine des cheveux sous forme d'un groupe de sporules rondes ; de ces sporules naissent peu à peu des filaments articulés en chapelet, qui en se développant rampent dans l'intérieur du tissu des cheveux, parallèlement à leur axe longitudinal, en montant en ligne droite. A mesure que les cryptogames remplissent le tissu du cheveu, celui-ci devient *gris, opaque,* perd de son élasticité et de sa cohésion ; son tissu est tellement ramolli que le moindre frottement suffit pour le briser, il *augmente en diamètre.* Ordinairement les cheveux se cassent à 2 ou 3 millimètres au-dessus de la peau. Les sporules du champignon de la tondante remplissent l'intérieur du cheveu, tandis que leur surface externe est peu chargée. Ces caractères, ajoute Gruby, sont tellement constants dans la teigne tondante, qu'il n'y a pas un seul cheveu malade dans cette affection qui ne les présente. La teigne tondante résulte *uniquement* du développement des Cryptogames que nous avons décrits, et elle mérite par conséquent d'être classée parmi les maladies dues à des parasites ». En terminant l'auteur proposait de dénommer la maladie du nom de *rizo-phyto-alopécie.*

Cette longue citation me paraît trancher le débat, Gruby a été dépossédé à tort du mérite auquel il avait droit de prétendre, et le nom de Malmsten consacre une injustice notoire.

En 1845 le médecin suédois achevait l'étude du nouveau champignon ; son travail, traduit en allemand par Creplin dans les *Archives* de Müller en 1848, émane d'un médecin instruit, mais, je le répète, ne justifie nullement l'honneur qui lui est rendu, aussi bien à l'étranger qu'en France.

Cazenave, qui combattait sévèrement les idées de Gruby, n'en donnait pas moins en 1850 une assez bonne description basée sur une épidémie observée dans une maison d'éducation durant l'année 1840 ; il signalait la contagiosité de l'affection, tout en niant la théorie si vraie du parasitisme.

Deux ans après, deux médecins nantais décrivaient l'herpès circiné et sa transmission à l'homme par la voie animale, mais avec le même illogisme scientifique ils refusaient au champignon de Gruby non-seulement une valeur dans le mode de contagion, mais encore ils allaient jusqu'à lui dénier toute existence. C'est encore un des mérites de Bazin, et non des moins considérables, d'avoir su, malgré les critiques dirigées contre les doctrines nouvelles, faire en quelque sorte table rase de ses opinions antérieures : ne rien nier ou affirmer *à priori ;* bref, établir son avis d'une façon motivée et non pas sentimentale. A ce titre encore, malgré de graves erreurs, le nom de Bazin doit rester indissolublement lié à l'histoire de la trichophytie. En écrivant en 1853 son remarquable travail *Sur la nature et le traitement des teignes,* l'éminent médecin prenait position, il démontrait la certitude de la nature parasitaire de la tondante, sa grande contagiosité, aussi bien de l'animal à l'homme que de l'homme à l'homme, et enfin il croyait devoir sinon affirmer du moins indiquer la probabilité de l'identité de l'herpès circiné avec la teigne tondante. Bazin connaissait-il les travaux de Samuel Plumbe (1824) ? C'est ce que nous ignorons, et le fait n'est pas sans importance lorsqu'on se souvient que l'auteur anglais affirmait dès cette époque que, chez les individus affectés de tonsurante, on rencontre sur le corps des taches de même nature : *The diseased secretion of the scalp affectis is capable of producing by inoculation the ringworm of skin on other parts and vice versâ.* Quoi qu'il en soit, le mérite de Bazin semblera d'autant plus grand qu'on se représentera mieux l'opposition contre laquelle il luttait, à la tête de laquelle se trouvaient réunis savants et médecins, tels que Léveillé, Vogel, Cazenave, etc.

Il appartient en toute justice cependant d'écarter de la liste des opposants « quand même » un pathologiste de grande valeur, Requin, qui avec une bonne foi et une modestie charmantes écrivait : « Malgré la conscience de mon défaut de compétence en micrographie, je n'hésite pas à proclamer franchement, *naïvement*, ma croyance aux parasites végétaux de la tondante ».

Les années 1855, 1857, furent marquées par une série de travaux d'un remarquable intérêt et dus encore à la plume autorisée de Bazin; ce qui d'abord avait paru douteux à l'illustre dermatologiste s'éclairait à mesure que son expérience clinique grandissait : aussi écrivait-il dans son *Cours de séméiotique cutanée* : « Frappé de ce fait d'observation que tantôt l'herpès est contagieux, que tantôt il ne l'est pas, et ne possédant pas encore l'explication très-naturelle de ce fait, j'avais cru moi aussi à l'existence d'un herpès circiné simple que je n'admets plus aujourd'hui : *tout herpès circiné est maintenant pour moi le signe de la germination du trichophyton* ». Ces paroles, le temps s'est chargé de leur donner une valeur indiscutable, et il était bon de les rappeler pour la mémoire de Bazin, qui, attaqué violemment comme tous les hardis novateurs, se vit dénier ses découvertes lorsqu'elles triomphèrent. Devergie, en effet, qui s'était signalé par l'opposition passionnée qu'il faisait à son collègue de l'hôpital Saint-Louis, ne put se résoudre à proclamer la priorité de Bazin. Lorsqu'il fut tenu de se rendre à l'évidence des faits, il préféra attribuer à Bærensprung l'honneur d'avoir affirmé l'identité de l'herpès circiné avec l'herpès tonsurant, comme il avait prétendu qu'un obscur villageois avait appris à Bazin l'*épilation* (*voy.* ce mot).

Il est vrai que dans ce court historique le nom de Bærensprung mérite d'être cité : le savant berlinois était en effet arrivé à conclure de ses recherches qu'un parasite se rencontrait dans la forme de l'herpès dite circiné et ressemblait à celui de la tondante, d'où il concluait à l'identité. Mais, ainsi que cela a été souvent dit, et comme Feulard l'a très-heureusement rappelé dans sa belle thèse : *Teignes et teigneux* », les écrits et l'enseignement de Bazin sont antérieurs *d'au moins* une année à ceux du savant allemand, ce qui n'empêchait pas Devergie, avec une acrimonie dont on trouve peu d'exemples, de poursuivre jusque dans les discussions académiques Bazin de ses objections, ce qui lui valait cette topique et superbe réponse du grand dermatologiste français : « Les hommes du passé ne me pardonneront jamais d'avoir enrichi de quelques découvertes utiles la thérapeutique des affections de la peau : aussi, loin d'espérer qu'ils rendent justice à mes travaux, je n'attends d'eux que le silence, trop heureux, s'ils s'en tiennent là ». Le silence en effet est venu, et il ne s'est pas étendu sur les travaux de Bazin, mais bien sur ceux de ses contradicteurs acharnés : aussi en terminant cette partie de l'historique personnel à Bazin nous paraît-il juste de relater que, dès 1858, Hardy, son collègue à l'hôpital Saint-Louis, lui donnait l'appui de son autorité et se ralliait à ses vues, mais avec un grand sens clinique il combattait quelques opinions exclusives professées par Bazin, telles que les trois degrés de la maladie, *herpès circiné*, *herpès tonsurant*, *sycosis*, que cet auteur croyait unis par une sorte de lien chronologique. Hardy n'hésitait pas à ne voir là que des variétés cliniques relevant d'une même cause : le champignon de la trichophytie. Cette idée très-simple était d'ailleurs confirmée à Lyon, à Paris et à l'étranger par les travaux de Ch. Bouchard, de Dieder, Barraud, Cramoisy, Colvis, Sempé, et plus tard dans une thèse d'agrégation digne des meilleurs éloges, celle de Malhaux. Est-il nécessaire de rappeler qu'après des travaux si nombreux, si divers, émanés d'auteurs de tous les pays, il se rencontrait encore dans notre École des dissidents et que des écrivains tels que Tarnier pour le favus, et Chausit pour le trichophyton, niaient la valeur des parasites décrits, et qu'en Angleterre un dermatologiste de grand renom, Erasmus Wilson, faisait de même? Quoi qu'il en soit, il est certain que dès cette époque l'histoire de la trichophytie chez l'homme était en partie faite, et que ce ne sont que des détails, importants à la vérité, qui ont été révisés depuis. C'est là l'œuvre des médecins qui, comme Balzer, Besnier, Lailler, Rémy, ont poursuivi leurs études dans ce sens ; quant à ce qui concerne l'historique de la trichophytie chez les animaux, on trouvera plus bas, au paragraphe que nous consacrons à cette partie de la maladie, les principaux noms des auteurs, que nous ne citons pas ici, afin d'éviter des répétitions inutiles. Il résulte qu'à l'heure actuelle la spécificité de la trichophytie peut être affirmée sans crainte et que la maladie ne reconnaît qu'une cause : la pénétration du parasite sur un point quelconque de l'épiderme ou de ses annexes.

Histoire naturelle du trichophyton. La place qu'il doit occuper en botanique était jusqu'en ces derniers temps inconnue ou du moins bien douteuse, à ce point que, dans un traité récent, Kaposi écrivait : « J'ai déjà dit qu'on ne savait rien jusqu'à présent sur la place que l'on doit donner en botanique à ce parasite, ni sur son rapport avec l'achorion du favus. » D'après Robin c'était un champignon de la division des Arthrosporées et de la tribu des Torulacées, constituant le genre Trichophyton, mais, lorsque la théorie des frères Tulasne sur le *polymorphisme* des champignons vit le jour, on tenta d'englober le nouveau parasite dans cette nouvelle conception. Hébra, ayant semé sur la peau des moisissures, crut voir se développer des godets faviques et des cercles semblables à ceux de l'herpès tonsurant : aussi il pensa pouvoir affirmer qu'il existe un lien intime entre les champignons du favus, de l'herpès circiné, et les champignons des moisissures; le champignon qui pouvait selon des conditions particulières donner lieu au favus ou à l'herpès tonsurant était le *penicillium*.

Lowe reprit alors une opinion qu'il développait depuis longtemps : c'était que le champignon de l'herpès circiné n'était qu'une forme sporulaire de celui du favus, tous deux d'ailleurs provenant de l'*aspergillus*. Hallier, ayant ensemencé sur des tranches de pomme, sur de la glycérine et autres milieux appropriés (sang, albumine), des fragments de favus, prétendit voir se transformer directement ce favus en penicillium, le trichophyton d'autre part n'étant que la réunion en chaîne de spores en pinceau du penicillium ; plus tard cependant, modifiant cette opinion, il vint à soutenir que le parasite du trichophyton provenait de l'*Ustilago carbo*, qui n'est autre chose qu'une forme de l'aspergillus. Tandis que Baumgarten paraissait confirmer ces résultats, Hoffmann rattachait au *mucor* ces Champignons; mais Kœbner, avec un grand sens, considéra que le penicillium trouvé dans les cultures faviques y avait été introduit à l'insu des expérimentateurs comme une impureté. En France, comme je le rappelais récemment (in *Arch. gén. de méd.*, juillet 1887), « quoique ces études fussent moins avancées, les médecins, qui journellement observaient favus ou trichophyton, soutenaient les droits de la spécificité et de l'autonomie ; cette polymorphie ne pouvait s'imposer à des cliniciens qui chaque jour notaient les différences symptomatiques profondes du favus et du trichophyton. Aussi, aujourd'hui que la méthode des cultures est entrée dans une voie sévère, nous savons ce qu'il faut penser des recherches anciennes; une fois de plus l'esprit français en même temps que son jugement clinique se sont affirmés, et la démonstration péremptoire du fait s'est produite conjointement en Allemagne et en France. »

Grawitz, qui jadis s'était fait le défenseur du polymorphisme des Champignons, communiquait le 6 janvier 1886, à la Société de médecine de Berlin, ses recherches sur les cultures du favus et du trichophyton, cultures faites sur du sérum, de l'agar-agar. Cet auteur a vu fructifier ces Champignons et il les a facilement reconnus, en même temps qu'au microscope chaque parasite s'accusait avec ses particularités spéciales. Enfin l'inoculation de ces cultures *pures* a toujours déterminé l'apparition du favus ou de l'herpès, suivant que l'un ou l'autre avaient été déposés convenablement. La démonstration péremptoire était ainsi faite. M. Duclaux, *dix jours après*, c'est assez dire que ses recherches étaient contemporaines de celles du savant allemand, communiquait à la Société de biologie les résultats de ses cultures, résultats confirmatifs de ceux de Grawitz et consignés dans la thèse de Feulard, à laquelle j'emprunte les détails qui suivent et qui ont trait au trichophyton :

« Les cultures du *Trichophyton tonsurans* sont faciles dans des milieux artificiels. On trouvera le plus souvent la semence pure dans les phlyctènes purulentes qui entourent parfois la plaque d'herpès ; on peut encore faire quelques scarifications sur une surface atteinte et superficiellement stérilisée : en recueillant alors une goutte du sang qui s'écoule, on a de grandes chances d'y trouver quelques germes venus des profondeurs et capables de se développer.

« Le champignon fructifie bien dans le bouillon de veau neutre, dans le mout de bière et surtout dans du lait dont la caséine a été solubilisée par l'action de la caséase ; il est essentiel que le liquide ne soit pas acide.

« La culture débute par des enchevêtrements mycéliens répandus dans toute la masse du liquide et qui le feutrent et le maintiennent assez par capillarité pour lui donner l'aspect demi-solide et gélatineux ; peu à peu le mycélium, arrive à la surface, pousse des filaments aériens, d'un blanc brillant et dont l'ensemble donne à la surface couverte l'aspect d'un tissu d'amiante ; plus tard, quand apparaissent les spores, cette surface brillante devient farineuse et plus mate d'aspect. Les filaments mycéliens, très-turgescents lorsqu'ils sont jeunes, deviennent assez rapidement granuleux quand ils ont pris au liquide tous ses éléments assimilables. Cylindriques et assez réguliers, tant qu'ils ont assez d'air et de matière nutritive, ils se renflent quand l'air leur manque en *spores mycéliennes* de tailles très-diverses, ayant quelquefois en diamètre 5 ou 6 fois la largeur du mycelium. Ces spores mycéliennes se mettent à germer dans le liquide qui, déjà épuisé, ne leur permet plus que de fournir des tubes grêles. En outre de ces *spores mycéliennes*, forme de *reproduction asexuée*, le trichophyton produit, par l'enroulement en spirale et l'enchevêtrement inextricable de deux filaments voisins, des *zygospores* ou *spores sexuées* qui deviennent un *périthèque* dans des milieux très-riches. Enfin les filaments aériens donnent aussi des *spores aériennes* plus petites que les spores mycéliennes et portées à la façon des grains de raisin sur une grappe, rappelant en cela tout à fait les formes de fructification du *bothrytis bassiana*, ou champignon de la muscardine des vers à soie. Les spores mycéliennes developpées en files aux dépens d'un même filament initial rapprochent le trichophyton des *Oidiums;* enfin l'existence de spores sexuées enlève toute hésitation sur la place que doit occuper dans la classification ce champignon, il appartient à la famille des *Périsporiacées*, dans la tribu des *Ascomycètes*.

« Les champignons du favus et du trichophyton sont-ils différents l'un de l'autre? Même en culture artificielle, et bien qu'ils acceptent les mêmes milieux, rien ne les rapproche et *tout les différencie :* forme, grosseur et aspect des filaments mycéliens; les renflements globulaires des extrémités sont fréquents dans le favus, rares dans le trichophyton. Enfin la forme macroscopique même du développement des cultures, l'aspect et la structure des filaments aériens et sporifères, serviraient encore à les différencier. » Ces expériences ont été reprises par le docteur Verujski (août 1887), dans des milieux divers, la culture en cellule humide, en milieux liquides ou solides imprimant au végétal des modifications sur lesquelles nous ne pouvons insister dans ce court article.

On voit donc qu'ici encore l'expérimentation avec toute sa rigueur est venue confirmer ce que l'expérience clinique nous avait appris.

Ajoutons, pour terminer, que le produit de ces cultures, inoculé aux animaux, a donné naissance au trichophyton ou au favus, suivant le champignon inoculé. De ce fait encore découle la conclusion irréfutable de l'autonomie et de la spécificité particulières à chacun de ces Champignons.

Depuis vingt-cinq ans d'ailleurs la question, quoique posée sur un autre terrain, avait été en partie résolue par tout un ensemble de travaux dont l'intérêt est tel, qu'il nous paraît utile d'en résumer les principaux points dans le court paragraphe qui suit : c'est l'*histoire du trichophyton dans la classe animale.*

Nous empruntons à l'intéressant travail de M. Raillet la plupart des documents qui vont suivre et qu'il a su fort habilement réunir et présenter (*Annales de dermat.*, 1886). Signalée d'abord par les vétérinaires, qui, cela va sans dire, étaient les premiers appelés à constater l'affection, il semble que ce soit Ernst, vétérinaire suisse, qui ait publié la première observation relative à une jeune fille qui, trayant une vache porteuse de dartres du flanc, contracta la maladie sous forme d'herpès tonsurant; il n'est que juste d'ajouter que les paysans connaissaient déjà le caractère nettement contagieux de la maladie désignée sous le nom de *dartre croûteuse*, de *brillants*, *anders*, etc. C'est d'abord sur l'espèce bovine que le trichophyton se montre, aussi est-il ordinaire de voir les bouviers, les filles de ferme, fournir le contingent principal des inoculés. Depuis lors des faits assez nombreux ont été publiés. Il me suffira de rappeler ceux de Grognier, Houley, Kollreuter, Fehr, Epple, Rademacher, Horing, Macorps, Chaboux, etc.

Mais le trichophyton n'est pas l'apanage de la race bovine, le cheval en est lui-même souvent affecté et sa transmission à l'homme fréquente. Depuis le mémoire classique de Reynal le fait est connu, mais il est bon de le rappeler.

« Un cheval de remonte, récemment arrivé de Normandie à la gendarmerie de la Seine, communique à son voisin une affection cutanée dont il est atteint, puis à sept chevaux de la même écurie. Bouley et Reynal, appelés pour visiter les chevaux, reconnaissent la dartre tonsurante. Un des gendarmes ayant contracté la maladie se présenta à l'hôpital Saint-Louis, à la consultation de

Bazin, qui de son côté reconnut l'herpès circiné, remonta à l'origine du mal et signala le fait dans son livre de 1853 » (Feulard, *loc. cit.*).

Depuis lors les médecins des régiments de cavalerie ont enregistré et publié de semblables cas : Dieu (1876), Larger (1881), Longuet (1882).

S'il faut, d'autre part, en croire Perroncito, un bœuf aurait contagionné un agneau, et, d'après Tuckwell, Lancereaux et Michelson, la contagion du chat à l'homme ne ferait pas doute; il est juste d'ailleurs de dire que le contrôle clinique et expérimental a été pratiqué, et que l'inoculation, dans les mains de Gerlach, de Horand et Vincens, a donné des résultats positifs.

Le premier de ces auteurs a démontré la contagion de la maladie des bêtes bovines aux bêtes bovines, des bêtes bovines au chien, cette dernière plus difficile à réaliser. L'inoculation tentée du bœuf au mouton et au porc a été infructueuse.

La teigne tonsurante de ces différentes espèces animales est-elle identique ? Les dimensions variables des spores correspondent-elles à des variétés? C'est là l'opinion de Mégnin, qui considère le trichophyton du cheval comme *tonsurans*, tandis que celui du veau serait *depilans;* mais c'est là une opinion particulière à l'auteur que nous citons, vivement combattue par beaucoup de vétérinaires, et qui, en effet, ne paraît pas tenir un compte suffisant de la différence des terrains de culture sur lesquels germe le trichophyton.

L'histoire de la trichophytie des animaux se peut donc résumer en quelques courtes propositions, à savoir : qu'elle s'observe surtout chez le bœuf et le cheval, et que c'est en particulier par l'intermédiaire de ce dernier qu'elle se fait à l'homme, soit par contact direct, soit par l'usage de pièces et d'objets contaminés, tels que les couvertures, ainsi que Mégnin en a rapporté un bel exemple en 1881.

Avant de décrire les éruptions que détermine le trichophyton lorsqu'il germe sur l'homme ou les altérations microscopiques qu'il fait subir aux cheveux qu'il attaque, il nous paraît nécessaire d'étudier maintenant le trichophyton tel qu'il se présente à nous quotidiennement. Cette anatomie pathologique connue, la tâche nous sera singulièrement facilitée pour décrire les symptômes auxquels sa présence donne lieu. Je ne crois pouvoir faire mieux pour l'exposer que de décrire très-brièvement la technique qui donne toujours les meilleurs résultats.

Anatomie microscopique du trichophyton. a. *Cheveux.* Si l'on prend sur une plaque trichophytique un des nombreux *fragments* de cheveux qui lui donnent cet aspect si particulier qui l'a fait comparer à une tonsure, il vient à la pince un *très-petit* fragment de poil ; on aura la certitude avant tout examen histologique qu'on a pris un cheveu malade, s'il est *court, tuméfié,* si l'on peut ainsi parler, c'est-à-dire plus gros que d'habitude, et si enfin il s'écrase et s'effrite sous les mors de la pince. Un pareil cheveu étant extrait, on le porte dans une cupule renfermant un peu d'éther ou d'ammoniaque au choix, et on le roule, on le baigne dans le liquide pour le débarrasser des corps gras qu'on a pu appliquer antérieurement ou de la matière onctueuse qui, si fréquemment, lubrifie le cheveu et qui gênerait tout examen microscopique. Au bout d'une à deux minutes, déposez sur une lamelle le cheveu et faites tomber sur lui une goutte ou deux d'une solution de potasse à 30 ou 40 pour 100 récemment bouillie, la potasse étant un excellent terrain de culture pour une foule d'organismes inférieurs. Recouvrez d'une lamelle porte-objet et avec un grossissement de 250 à 300 diamètres, voici ce que l'on constate : dans presque sa totalité le cheveu est infiltré, *bourré* de spores tassées les unes contre les autres, à ce point qu'au premier moment elle paraissent faire un tout compacte absolument comme les laitances de certains poissons, mais il suffit d'appuyer légèrement sur la préparation pour qu'elle s'éclaircisse et pour qu'on puisse étudier ces spores. La situation de ces spores est dans la généralité des cas la suivante. Non-seulement elles occupent l'intérieur ou l'épaisseur des cheveux, ce dont on s'assure en faisant varier la mise au point, mais encore la surface. Elles prédominent à la partie supérieure et moyenne du cheveu et se font plus rares, plus discrètes, quand on se rapproche de la racine.

La *grosseur* de ces spores est très-variable, et c'est un détail qui ne me paraît pas avoir été mis suffisamment en lumière. Ces différences sont-elles dues à un âge différent du parasite, au terrain spécial sur lequel ils germent, au mode de contagion première, ce sont là autant de points obscurs qu'il ne m'appartient pas de lever, mais le fait est hors de doute. Sur un nombre considérable d'enfants que j'ai examinés à ce point de vue et qui n'est certainement pas moindre de 600, j'ai constaté très-nettement une vingtaine de fois environ cette grosseur inaccoutumée des spores, grosseur telle qu'elle était double au moins de la dimension ordinaire, aussi proposerais-je volontiers, avec MM. Besnier et Balzer, le nom de *trichophyton géant* pour ces cas.

Les spores *ordinaires* se présentent sous forme de corpuscules ronds, incolores, réfractant fortement la lumière, de telle sorte qu'elles sont brillantes au centre et obscures sur les bords. Elles ne possèdent pas de noyaux et sont lisses, sans granulations, leur volume est de 3 à 4 μ de diamètre, et les grosses auxquelles je faisais allusion atteignent bien probablement un diamètre de 1 centième de millimètre. Ces spores sont assez difficiles à colorer, cependant l'éosine en particulier et le violet de méthylaniline finissent par être fixés, mais toujours d'une manière assez irrégulière; j'en dirai autant du procédé recommandé par Arnozan, qui a préconisé le nitrate d'argent. Lorsqu'on veut faire de ces préparations non plus seulement un examen extemporané, mais une préparation persistante, il va sans dire qu'il faut chasser toute la potasse en excès et monter dans la glycérine ou le baume.

Si le cheveu est recouvert d'une gaîne épidermique, on a grand'chance de rencontrer l'autre élément du trichophyton, je veux parler du mycélium. Des tubes flexueux, simples en général, quelquefois ramifiés, parallèles à l'axe du poil, le constituent. Le diamètre de ces tubes est sensiblement égal à celui des spores, mais je dois ajouter que même dans les cas de trichophyton géant qu'il m'a été donné d'observer je n'ai pas remarqué que le mycélium fût d'apparence semblable. Il convient d'ajouter que Balzer, au contraire, a trouvé des tubes très-longs, ramifiés à de longs intervalles, réguliers et peu flexueux; le mycélium est composé d'articles placés bout à bout, constitués par une enveloppe homogène, à double contour, et un noyau plus ou moins granuleux et dont la segmentation s'effectue graduellement. Les tubes de mycélium sont en général fort longs, et il n'est pas très-rare, lorsqu'on a manié avec dextérité le cheveu malade, d'observer quelques-uns des tubes mycéliens qui parcourent le fragment du cheveu dans toute sa longueur. La description que Mahaux a donné d'eux me paraît à l'heure actuelle encore assez précise pour que je la reproduise :

« Les tubes de mycélium constituent le plus souvent des bandes longues et étroites qui courent suivant l'axe longitudinal du poil et parallèlement les unes aux autres; les bords en sont foncés, obscurs, et le centre clair, très-brillant, ce qui leur donne un aspect très-caractéristique et provient de la grande puissance de réfraction dont ils sont doués. Leur diamètre est uniforme dans toute leur longueur et ils sont interrompus de distance en distance par des étranglements ou des séparations complètes ».

Les éléments anatomiques dont se compose le trichophyton sont donc les spores et le mycélium; très-souvent on les trouve réunis, mais il s'en faut que cette règle soit absolue. Quel est de ces deux éléments le premier en date? Bien vraisemblablement le mycélium, et la démonstration nous paraît péremptoire, lorsqu'au lieu de faire porter l'examen sur le poil c'est à la peau qu'on s'adresse.

b. *Trichophyton cutané.* Ici ce qui domine, c'est le mycélium, non pas en quantité considérable, ainsi que le disent à tort Mahaux et après lui bien des auteurs; mais la rareté *relative* des spores dans l'herpès dit circiné fait que par comparaison le mycélium semble abondant. De même que j'ai cru devoir fournir le *modus faciendi* pour la recherche du parasite dans le poil, de même je dirai ici celui qu'il convient d'employer pour déceler le trichophyton dans la peau. On racle avec une petite curette la *périphérie* de la plaque et, s'armant d'une loupe, on essaie d'entraîner dans le raclage quelques follets. On dégraisse les lamelles épidermiques par un bain d'éther ou d'ammoniaque, puis on les colore avec une goutte d'éosine à l'alcool et on plonge le tout une minute ou deux dans la solution de potasse, on examine avec le grossissement précité. Deux fois sur trois, je ne crains pas de l'affirmer malgré l'enseignement courant, on ne trouve rien, ni mycélium, ni spores, et il faut bien savoir que ce résultat négatif ne doit pas être considéré comme permettant d'affirmer la non-existence du parasite. C'est une difficulté très-réelle, très-considérable, sur laquelle les auteurs gardent le silence, et qu'il me paraît bon d'indiquer, parce que d'une part elle est l'expression de la vérité et parce que d'autre part le micrographe non prévenu peut porter un diagnostic faux. Lorsqu'on a eu la bonne fortune de réussir une préparation, on voit alors quelques tubes de mycéliums ramifiés parcourir les différentes lamelles épidermiques, et dans les follets du voisinage *quelques spores toujours petites et rares.* Le caractère fondamental et différentiel de l'examen histologique de la trichophytie cutanée et de la trichophytie pilaire me semble donc pouvoir être résumé ainsi : trichophytie de la peau rareté des spores, présence et quelquefois abondance du mycélium; trichophytie des poils spores innombrables rareté du mycélium. C'est en se fondant sur ces différences qu'il est permis cliniquement de préjuger de l'âge différent de chacun de ces éléments. Il est à présumer que le parasite déposé à la surface de l'épiderme le pénètre d'abord, puisqu'il envahit les follets et les poils; enfin, lorsque la végétation a distendu le poil au point de le briser, il arrive souvent que l'inflammation s'empare du follicule pileux, que la suppuration survient, et que dans ces cas la prolifération parasitaire subit un arrêt. Voilà très-résumé l'aspect le plus habituel du trichophyton au point de vue histologique, et les médecins ne sauraient assez se familiariser avec sa technique et sa morphologie, car c'est de cette ignorance que dépendent les erreurs de diagnostic quotidiennes qu'on relève avec facilité dès qu'on sait le reconnaître, et j'ajoute qu'ainsi on empêche cette maladie éminemment contagieuse de se transmettre, en isolant les enfants ou en traitant directement les individus atteints. S'il est utile, voire même nécessaire, que le médecin connaisse à fond l'histologie du trichophyton, il n'est pas moins impérieux pour lui d'en connaître les allures cliniques.

Symptomatologie. *Trichophytie du cuir chevelu. Ringworm of the Scalp* (anglais) ; *porrigo scutulata* (Bateman) ; *teigne tondante* (Mahon) ; *herpès tonsurant* (Cazenave). Il me paraît opportun de commencer cet exposé par l'énoncé d'un fait absolument inexplicable encore, mais si souvent constaté et si particulier à cette maladie, qu'il a depuis longtemps frappé tous les observateurs : je veux parler de l'*immunité absolue* dont jouit l'adulte ayant dépassé vingt ans. Aucun dermatologiste n'a publié un cas certain de teigne tonsurante passé cet âge, et cependant nulle affection n'est plus commune, plus rebelle au traitement, que la trichophytie du cuir chevelu à Paris !

Le premier symptôme en date, au dire de Bazin, de Lailler et autres auteurs, serait une démangeaison ; je dois à la vérité de déclarer que ce signe est rarement indiqué par les enfants. Le premier signe vraiment clinique et qui frappe les mères soigneuses de leurs enfants, c'est un aspect sale, noirâtre, crasseux, de quelques points du cuir chevelu, points qui ont presque toujours la forme de plaques rondes ou ovales. A ce niveau les cheveux sont comme feutrés, broussailleux et légèrement ternes ; bientôt un grand nombre d'entre eux se cassent soit spontanément, soit lors des soins de toilette. Si alors on s'arme d'une loupe, il est facile de distinguer les particularités suivantes : sur la plaque, on voit des cheveux cassés presque au niveau de la peau, et qui donnent à la partie malade l'aspect d'une barbe rasée ou vieille de deux ou trois jours. Examine-t-on, *in situ*, ces courts cheveux, on voit qu'ils sont plus gros, tuméfiés, et à mesure que la maladie va progressant le nombre de ces cheveux cassés va augmentant, jusqu'au moment où la plaque revêt l'apparence de la tonsure des ecclésiastiques, apparence produite par la saillie de l'orifice pilaire qui livre passage à ce cheveu, court, tuméfié. Dans ces cas, on voit souvent une gaîne blanchâtre entourer les restes du cheveu en partie ou totalement, donnant ainsi l'aspect d'une branchette d'arbre recouverte de givre. Enfin Behrems a constaté que ces poils légèrement humectés avec du chloroforme, prenaient, une fois le chloroforme évaporé, une teinte blanche crayeuse, lorsqu'ils étaient envahis par les parasites, et que les poils qui ne présentaient pas cette transformation ne contenaient pas de champignons. L'aspect de tonsure est vraiment presque pathognomonique et ne s'observe jamais mieux que chez les enfants aux cheveux noirs, car chez les blonds il faut une attention souvent très-soutenue pour découvrir une lésion déjà fort avancée.

Il ne faut cependant pas croire que cet aspect si particulier se rencontre toujours ; comme l'a bien indiqué Lailler dans le passage suivant, les choses se présentent assez fréquemment sous un autre aspect : « Parfois, au lieu d'une plaque circonscrite, on trouve au cuir chevelu une apparence squameuse diffuse, des cheveux un peu ternes, puis, après une recherche longue et attentive, çà et là un cheveu cassé, non encore engaîné, ou quelques cheveux longs, mais pliés à angles obtus, ayant perdu leur élasticité et se cassant quand on cherche à les arracher à la pince ».

Mais, que la maladie se présente sous forme de tonsures nettes ou de taches simplement squameuses et mal limitées, si l'art n'intervient pas, il arrive que peu à peu la presque totalité du cuir chevelu est envahie. On voit alors une série de plaques plus ou moins annulaires qui convergent quelquefois et forment ainsi des figures bizarres ; au niveau de chacune d'elles existent les caractères que nous citions plus haut et que nous résumons : cassure du cheveu lorsqu'on veut l'extraire à la pince, et ce fragment extrait montre un poil boursouflé, éclatant sous la pression des spores qui l'infiltrent. Ce cheveu préparé et vu au microscope a l'aspect fendillé au niveau de sa cassure; il ressemble à un petit balai, et tout l'intérieur est bourré de spores tassées, pressées ou réunies en chapelet; enfin, quoique ce soit un signe négatif, rareté du mycélium.

C'est ici le moment de parler, je pense, des éruptions secondaires qui surviennent dans le cours et sous l'influence de la trichophytie. Autant de malades, autant de particularités, pourrait-on dire : tel possède un trichophyton silencieux, tel autre au contraire semble au suprême degré irritant, presque caustique; ce sont ces derniers qui ont conjointement aux plaques de « tonsure » des éruptions secondaires, d'eczéma, d'impétigo, d'ecthyma. C'est ainsi que T. Fox a décrit sous le nom d'*impetigo contagiosa* une forme de trichophytie; il est caractérisé par le même parasite, la localisation seule est différente et les vésicules plus volumineuses. Mais, au résumé, les vésicules qui accompagneraient l'évolution du trichophyton sont rares, et c'est un nouvel argument pour montrer combien est vicieux ce terme d'*herpès* tonsurant.

Trichophytie de la barbe. Admirablement décrite par Bazin, cette localisation du trichophyton nous arrêtera quelques instants. Son siége de prédilection est la région du maxillaire inférieur, il est tout à fait exceptionnel qu'elle atteigne le maxillaire supérieur. Ce que nous disions il y a quelques instants de la *tolérance* de certains enfants vis-à-vis du trichophyton du cuir chevelu pourrait être répété en ce qui concerne l'adulte dont la barbe est le siége de l'affection parasitaire. Quelques-uns ont quelques plaques rouges qui s'accompagnent d'une petite desquamation farineuse blanchâtre (*pityriasis alba*) avec ou sans démangeaison. Chez un grand nombre de malades, et cela en dehors de toute thérapeutique intempestive, comme il arrive si souvent, la maladie s'accompagne d'une très-vive irritation cutanée, et il se montre dans la barbe de grands cercles qui le plus souvent descendent jusqu'au niveau du cou et mériteraient le nom de trichophyties cutanéo-pilaires; enfin, assez souvent, l'inflammation dépassant ces limites modérées, la trichophytie revêt cette allure qui dès longtemps l'a fait nommer sycosis (σῦκον, figue) ou mentagre. « Les variétés de sycosis, dit Besnier dans ses savantes annotations au traité de Kaposi, sont constituées par la dissémination ou la confluence, le nombre et l'activité initiative des péri-adénites pilaires que la présence du parasite détermine, et que les applications irritantes, sous prétexte d'être antiparasitaires, exaspèrent souvent à un haut degré. »

Examinons rapidement ces variétés. Lorsque la trichophytie se borne à l'érythème, il se fait en général une desquamation abondante, à ce point que la peau paraît couverte d'une poudre blanche (*pityriasis alba*); c'est surtout là où émerge le poil que ce pityriasis est le plus abondant, et c'est là aussi que le trichophyton germe le plus énergiquement, engaînant souvent les poils. En ces mêmes endroits de nombreux poils sont cassés et leurs débris gros, tuméfiés. Cette gaîne est de haute importance, car, si l'on tient compte de son aspect blanchâtre, poussiéreux, on peut la dire pathognomonique; inutile d'ajouter que le microscope permet de déceler dans ces petits manchons épidermiques les spores caractéristiques.

Lorsque le derme s'enflamme et que l'état sycosique est constitué, quand, en un mot, le follicule pileux suppure, alors les poils viennent à la moindre traction, sans casser, expulsés qu'ils sont par le travail suppuratif sous-jacent. Ces différents états peuvent s'observer sur un seul malade qui, porteur de cercles tricophytiques érythémateux, possède du *pityriasis alba* et quelques points durs, sycosiques. Fréquemment aussi dans ces mêmes circonstances on remarque au dos des mains, à la main droite en particulier, des cercles trichophytiques; le malade s'est inoculé directement la maladie en se grattant. Le trichophyton ne se développe pas seulement au cuir chevelu ou à la barbe, toutes les régions pilaires peuvent lui fournir un terrain de culture, mais c'est un fait bien intéressant, quoique la raison nous en échappe, que les autres parties du système pileux ne semblent pas favorables à sa germination. C'est ainsi que les sourcils sont *très-exceptionnellement* atteints. Sur plusieurs centaines de faits je n'ai souvenance que d'avoir observé *une seule fois*, avec la plus grande netteté, il est vrai, la présence du trichophyton dans le poil du sourcil, et cela chez des adultes dont toute la face était couverte de trichophyton, chez des enfants dont la presque totalité du cuir chevelu était envahi de tondante. Les organes génitaux, mont de Vénus, pubis, sont quelquefois pris; j'ai observé quelques-uns de ces faits, qui n'ont rien de particulier, si ce n'est le siége anormal de la maladie.

La *marche* de la trichophytie du cuir chevelu est fort irrégulière, chez certains enfants, car il ne s'agit jamais que d'eux, je le répète on voit en quelques semaines la presque totalité des cheveux subir les altérations décrites ci-dessus, envahis qu'ils sont par le parasite; évidemment ce dernier trouve chez ces sujets un terrain convenable à sa germination, mais quelle en est la raison? Nous l'ignorons. Il est permis de penser que ces individus se comportent comme ces terrains d'alluvions où la moindre graine prend son essor, les bas-fonds étant riches d'un fertile limon; à l'encontre de ces malades, il en est d'autres, terrains secs et rocheux, pour continuer notre figure, chez lesquels la végétation s'épuise après avoir jeté de grêles racines en deux ou trois endroits, et dont toute la maladie se borne à un ou deux cercles de « tondante. » Il est permis d'avancer que le jour où les conditions biologiques de la germination du trichophyton nous seront connues, ce jour-là, disons-nous, le traitement et la prophylaxie par contre-coup de la teigne tondante seront choses résolues. Quoi qu'il en soit, une fois déclarée, la teigne tondante reste une maladie d'une durée très-longue. Vouloir donner une limite exacte est chose impossible. Il est certain qu'une trichophytie très-limitée a chance, convenablement traitée, de guérir en quelques mois, mais ce qui reste vrai, c'est que la durée de l'affection est presque toujours indéterminée et se compte par mois, quand ce n'est pas par années. A l'heure où j'écris ces lignes, j'observe un fait semblable : une jeune enfant de neuf ans, traitée activement, épilée depuis quatre années, n'a pas encore la guérison *histologique;* je connais un cas encore plus malheureux, qui m'est commun avec mon maître Besnier, relatif à une enfant que sept années de soins consécutifs n'ont pu débarrasser de ce tenace parasite. Cela laisse à penser la créance qu'il faut faire de ces guérisons obtenues en quelques semaines par l'emploi de tel ou tel antiparasiticide ou du crayon de croton. Ces derniers faits visent les affirmations de Ladreit de la Charrière, et je puis appuyer ma critique de faits convaincants tels que les suivants : durant mon passage au laboratoire de l'hôpital Saint-Louis j'ai pu constater et faire voir aux assistants de nombreux enfants *guéris* par cette méthode et sur la tête desquels je faisais une abondante récolte de trichophyton, ainsi que le démontrait l'examen histologique.

Si la durée de la trichophytie du cuir chevelu est trop souvent longue, en revanche sa terminaison est *toujours favorable*, lorsqu'on s'abstient de médications intempestives. La guérison spontanée s'opère et les cheveux repoussent sans laisser aucune trace de la maladie antérieure. D'abord les premiers sont grêles, décolorés, puis peu à peu ils reprennent leur souplesse et leur caractère physiologique : je crois donc que l'opinion de quelques dermatologistes, et de Hardy en particulier, est erronée, lorsqu'ils accusent la trichophytie de déterminer quelquefois une alopécie *irrémédiable ;* ce n'est pas la maladie dans ces cas qu'il faut incriminer, mais bien la médication.

Trichophytie de la peau. Vesicular Ringworm, Ringworm the Body des Anglais. Herpès circiné (Willan), olophlyctide miliaire (Alibert). Je ne saurais mieux faire, pour commencer cette description, que de reproduire la protestation de mon maître Besnier, car elle me dispensera d'y revenir en ce qui touche les dénominations d'herpès : « Les altérations déterminées sur les parties glabres de la peau par le trichophyton ne méritent pas le nom d'*herpès :* ce sont des lésions de l'ordre érythémateux, papuleuses, discoïdes, circinées, simples, squameuses ou vésiculeuses. La dénomination d'herpès doit être absolument abandonnée, même pour l'érythème trichophytique vésiculeux, lequel ne cesse pas plus d'être un érythème parasitaire dans ses formes diverses que l'érythème multiforme ne cesse d'être un érythème dans ses multiformités. Le moment est venu de faire cesser ces incorrections de la nomenclature médicale, ce désordre de mots qui entraîne un inévitable désordre de choses. L'herpès véritable peut être annulaire, et c'est à lui que revient véritablement la dénomination d'*herpès circiné.* Quant aux affections que le trichophyton détermine sur la peau, elles sont assez souvent vésiculeuses et circinées dans certaines régions, les membres supérieurs, par exemple, mais elles sont dans un grand nombre de cas simplement érythémateuses, affectant les types papuleux, discoïde, annulaire, centrifuge, avec desquamation simple. Le terme de *tonsurant* appliqué à la trichophytie des parties glabres n'est pas plus acceptable que le mot d'herpès ; il n'est plus question en effet de tonsure, et nous cherchons toujours en vain les raisons qui pourraient faire conserver une dénomination aussi complétement impropre à tous égards. »

Nous ne pouvons que souscrire à ces raisons si parfaitement topiques et si remarquablement déduites ; le terme d'herpès doit être rayé complétement de cette maladie, dont la description peut maintenant être fort écourtée. La trichophytie cutanée se présente *au début* sous forme d'une petite tache rouge, accompagné d'un sentiment de cuisson légère et d'une petite desquamation vers le deuxième jour. En quinze ou vingt jours, le cercle s'agrandit au point de mesurer 20 centimètres et plus, concurremment à cette marche extensive et excentrique, le centre de la tache pâlit, et vers la fin du mois qui a marqué le début il existe un cercle rouge, bordé de fines squames blanches, légèrement saillant et dont le centre décoloré est sain. Les choses vont ainsi progressant, le cercle s'agrandissant toujours par sa périphérie. Le travail inflammatoire est-il un peu plus violent, on voit se développer sur la tache rouge des vésicules ou des vésico-pustules qui durent très-peu et, une fois rompues, laissent des squames, rarement des croûtelles. A mesure que le cercle tend à s'agrandir, ces éruptions se font de plus en plus discrètes et rares ; enfin, dans certains cas la guérison spontanée de la partie centrale de l'anneau trichophytique ne s'opère pas, et l'on a ainsi une série d'anneaux concentriques qui par leurs couleurs différentes donnent lieu à cette variété qu'on a décrite sous le nom d'*herpès iris*, érythème en cocarde, quoique, pour le dire tout de suite, ces variétés se rencontrent bien plus souvent dans l'érythème polymorphe. Rarement la trichophytie circinée cutanée se traduit par une seule plaque; il en existe ordinairement plusieurs de grandeur différente voisines ou éloignées. Les lieux d'élection de cette localisation du trichophyton sont les parties découvertes : cou, nuque, face, face dorsale des poignets, etc. Chez l'enfant, il arrive fréquemment que la trichophytie cutanée coïncide avec celle des cheveux, et c'est là un élément de diagnostic très-précieux.

Faut-il, à l'exemple de Kobner, Pick et Hébra, décrire comme une des localisations du trichophyton sur la peau l'affection connue sous le nom d'*eczéma marginé?* Je ne le pense pas. J'ai pour ma part examiné histologiquement un malade semblant atteint de cette maladie et je n'ai pas rencontré chez lui les éléments caractéristiques du champignon pathogène. Hardy est de cet avis, et E. Besnier s'exprime ainsi : « Je ne suis pas éloigné de penser qu'il ne s'agit pas ici de trichophyton, mais d'un parasite intermédiaire. » La *marche* de la trichophytie cutanée est extensive et continue, et à ce point de vue l'observation d'une plaque est particulièrement démonstrative, car, tandis que le parasite disparaît au centre, on le retrouve vivace et abondant dans la périphérie qui va sans cesse s'accroissant : aussi est-il certain que, lorsque l'intervention thérapeutique est insuffisamment énergique ou mieux n'est pas tentée, l'affection dure des mois ou plus encore. Enfin il est un petit fait pratique qu'il est utile de rappeler, c'est que, dans des conditions dont quelques-unes nous sont ignorées, la trichophytie cutanée *semble* guérir spontanément, puis au bout de quelques semaines de nouveaux cercles se montrent; il en va de même lorsque le traitement local est insuffisant; souvent les cercles s'effacent, la rougeur s'éteint, et le médecin non prévenu peut déclarer guéri tel ou tel malade qui se présentera de nouveau à son observation quelques semaines après porteur de cercles trichophytiques; il est logique de présumer que quelques spores ont échappé à l'action du liquide antiparasiticide et se sont développées après un laps de temps plus ou moins long.

Le *diagnostic* de la trichophytie est en général assez facile, il atteint une rigueur scientifique de premier ordre, dès l'instant que l'examen micrographique est pratique, je ne saurais trop insister sur ce dernier point, j'en ai trop fréquemment établi la nécessité durant les cinq années que j'ai passées à l'hôpital Saint-Louis; grâce à ce précieux moyen, il m'a été possible d'affirmer la trichophytie dans des cas où les médecins les plus familiers avec la maladie hésitaient, niaient même en se fondant sur les caractères cliniques; inutile d'ajouter que plus souvent encore j'ai pu déclarer non trichophytiques une foule d'enfants atteints de soi-disant « teignes tondantes » : l'intervention du microscope reste donc un moyen de premier ordre et, si ce moyen est inutile dans la généralité des cas au médecin adonné à la dermatologie, il est indispensable au praticien appelé à porter un diagnostic sans que ses études préalables l'aient initié à ces difficultés.

Donnons rapidement les caractères cliniques sur lesquels on peut se baser pour formuler un diagnostic exact.

La trichophytie cutanée est circinée, c'est-à-dire arrondie; son extension est centrifuge et, lorsqu'on l'observe chez l'enfant, elle coïncide souvent avec des altérations semblables du cuir chevelu, et chez l'adulte avec celles de la barbe.

L'*érythème marginé* est d'une couleur plus foncée, mais ne desquame pas : enfin les plaques ne s'étendent pas excentriquement.

Le *psoriasis* revêt souvent la forme circinée, mais ici la desquamation est toujours considérable, et bien mise en évidence par le grattage.

Le *pityriasis rubra* a des ressemblances plus grandes avec la trichophytie circinée, mais dans la première de ces deux maladies les plaques sont toujours très-nombreuses, leur siége est également différent ; c'est surtout au tronc, sur les membres supérieurs, qu'on les rencontre, enfin elles conservent leurs dimensions premières.

L'*eczéma* revêt souvent la forme circinée ou arrondie, mais cependant cette forme circulaire est toujours beaucoup moins régulière que dans la trichophytie. Souvent on y peut voir les vésicules eczémateuses, enfin, quand la desquamation a lieu, elle est plus abondante, mais je répète qu'assez souvent les difficultés sont considérables et ne peuvent être levées que par un examen histologique.

Certaines *syphilides* qui révêtent la forme annulaire pourraient faire errer le jugement du médecin ; voici les éléments *principaux* de ce diagnostic.

Les syphilides annulaires sont nombreuses, leur coloration est terne, elles ne sont pas prurigineuses, enfin, c'est une série de disques, de croissants, exceptionnellement l'anneau presque parfait que forme le trichophyton.

Au début de son développement le *favus*, lorsqu'il germe sur le cou ou dans d'autres régions dépourvues de poils, forme aussi des cercles ressemblant à ceux de la trichophytie circinée de la peau, mais l'extension n'en est généralement pas aussi rapide.

Si le diagnostic des affections cutanées déterminées par le trichophyton est relativement facile, il n'en est pas de même dans quelques cas, lorsque le parasite siége au cuir chevelu. Si cependant le médecin se souvient que la tondante forme des plaques nettement arrondies, à la surface desquelles se voient des cheveux brisés, engaînés d'une poussière blanchâtre, il lui sera facile de distinguer la trichophytie du pityriasis, de l'eczéma et du psoriasis de la tête. Aucune de ces affections ne présente ces limites nettes, elles sont diffuses, éparses, ne présentent pas cette ligne de démarcation tranchée entre les parties malades et saines ; l'alopécie que ces affections entraînent à leur suite est, elle aussi, diffuse ; enfin, les squames du psoriasis sont toujours plus épaisses que celles du trichophyton, et les cheveux sont simplement plus secs que d'habitude, mais non pas tuméfiés, brisés.

Le *favus* a pour caractère principal son godet jaune d'or ; de plus, le cheveu favique est terne, mais ne casse pas, et, lorsqu'on l'extrait à la pince, il vient avec une petite gaîne visqueuse, située à la racine du poil, et non pas avec cette gaîne amiantacée du trichophyton. Enfin, pour peu qu'il ait duré, il y a des plaques alopéciques rouges, il dégage une odeur de souris, caractères qu'on ne rencontre pas dans la tondante. Cependant il convient d'ajouter que, dans quelques cas très-rares, ce diagnostic présente d'énormes difficultés, et qu'ici encore le microscope doit intervenir ; il permettra alors de reconnaître dans l'intérieur du cheveu favique les longs tubes mycéliens dont les spores articulées sont plus longues que celles du trichophyton ; ces dernières étant rondes, les premières rectangulaires non-seulement donc le microscope « pourra aider au diagnostic », comme dit le professeur Hardy, mais encore, ajouterai-je, imposera le diagnostic. Reste une dernière affection qui, par ses caractères cliniques, simule souvent à s'y méprendre la tondante : je veux parler des *pelades à cheveux fragiles* qui par leur aspect rappellent ces *tonsures* données comme caractéristiques de la trichophytie; dans ces cas encore l'examen histologique, en faisant constater l'absence des spores, permettra de lever les doutes.

Les détails dans lesquels je viens d'entrer me permettront d'être bref en ce qui touche la trichophytie de la barbe, car la plupart des signes indiqués comme éléments de jugement, à propos de la localisation de la maladie au cuir chevelu, s'appliquent en grande partie à cette localisation à la face. C'est ainsi que dans l'*eczéma* on recherchera au niveau du cou, des oreilles, quelques vésicules caratéristiques; on remarquera que dans l'*acné* l'affection siége dans les follicules sébacés et occupe les parties glabres de la face, qu'elle ne s'accompagne pas de gonflement sous-cutané, qu'elle est exempte de croûtes, de douleurs et de démangeaisons, tous signes habituels à la trichophytie de la barbe. Le diagnostic le plus difficile et qui comporte cependant une grande utilité est celui qui consiste à différencier le sycosis simple inflammatoire du sycosis parasitaire; en dehors de l'examen histologique dont la valeur n'a plus besoin d'être rappelée, on notera que dans la folliculite souple, le sycosis non parasitaire, l'*adéno-trichie*, suivant l'expression de Hardy, les pustules sont plus petites, et que les nodosités sous-cutanées sont rares, enfin que les poils résistent à la traction.

Certaines *syphilides tuberculeuses* pourraient simuler la trichophytie de la barbe; ici encore poils indemnes, mais surtout nodosités dures, indolentes, de couleur fauve, enfin les commémoratifs et l'examen histologique en dernier ressort.

« Le *chancre induré* de la face, dit Lailler, peut quelquefois tenir le jugement en suspens, surtout si ce chancre siége au menton ou à la joue; dans le cas de chancre, l'induration est plus marquée qu'elle ne l'est même dans les mentagres profondes, les poils persistent, et, viendraient-ils à tomber, qu'ils tomberaient sans aucune altération; enfin le ganglion satellite, l'évolution du chancre, pour les accidents secondaires, seraient des éléments complémentaires d'un bon diagnostic. »

Pronostic. La trichophytie n'est jamais une maladie qui présente un retentissement fâcheux sur l'économie générale, et, à cet égard, il faut s'inscrire en faux contre tout ce qui a été dit ou écrit sur ce sujet; mais en revanche c'est une affection beaucoup plus sérieuse que bien des auteurs ne l'enseignent en ce qui concerne quelques-unes de ses manifestations. Autant la trichophytie des parties glabres peut être déclarée une maladie bénigne, son siége superficiel la rendant facilement justiciable de moyens simples, autant, disons-nous, la trichophytie qui s'attaque aux poils (cheveux ou barbe) est grave. Grave par sa longue durée, car, nous ne saurions assez le répéter, il ne faut ajouter qu'une bien minime créance, sinon les nier, aux guérisons obtenues en quelques semaines de *tonsurantes* diffuses, graves plus encore par le danger incessant de contagion. A ce sujet aucune maladie parasitaire n'est comparable à elle et, lorsque un cas de tricophytie éclate dans un pensionnat, il ne s'écoule guère de semaines avant que de nombreux enfants soient atteints : ténacité, contagiosité, tels sont les deux caractères pronostiques de cette maladie. Ce n'est pas seulement à la trichophytie du cuir chevelu qui dévaste tant d'écoles que s'appliquent ces considérations, mais bien aussi à celle de la barbe; le rasoir d'un barbier est bien souvent le point de départ d'une petite épidémie. Cette contagion directe est la plus commune, cela va sans dire, mais, si l'on en croit certains auteurs, il serait possible que la contagion pût se faire par le transport à travers l'atmosphère de poussière contenant des champignons. Lemaire l'a explicitement signalé pour le favus.

Au résumé, le trichophytie pilaire est grave par sa longue durée et l'on voit, sans qu'il soit besoin de s'attarder à en exposer les motifs, l'entrave, la gêne qu'elle apporte à l'éducation des enfants atteints de *tondante* qui sont exclus de tous les pensionnats, on soupçonne aussi la gravité de la trichophytie de la barbe éminemment contagieuse et qui se transmet avec une si déplorable facilité.

Étiologie. La trichophytie de la peau paraît un peu plus fréquente chez les jeunes sujets que chez les adultes, et d'autre part nous répétons que c'est exclusivement chez les premiers qu'on l'observe au cuir chevelu. Le tempérament scrofuleux ne paraît pas présenter des conditions plus favorables à la germination du parasite que chez ceux qui jouissent des attributs d'une belle santé. La seule cause qu'il y ait lieu d'invoquer est la *contagion*. La façon dont elle s'opère est, je l'ai dit, médiate ou immédiate ; la première, un peu moins fréquente, s'exerce surtout chez les enfants qui pour jouer prennent si souvent les coiffures ou chapeaux les uns des autres, par l'intermédiaire des objets de toilette, peignes, brosses. L'une quelconque des manifestations du trichophyton peut engendrer la même variété, une trichophytie circinée donner naissance à une plaque semblable ou bien au contraire une autre variété. « On voit souvent dans la même famille, dit Hardy, le père atteint d'un sycosis de la barbe, la mère présentant des cercles d'herpès circiné dans une région quelconque, et l'enfant affecté au cuir chevelu d'une ou plusieurs plaques d'herpès tonsurant. » Il rappelle sans y insister que la maladie peut se transmettre des animaux à l'homme, et je renvoie pour de plus amples détails au paragraphe où j'ai déjà traité cette importante question.

Traitement. C'est là un des nombreux *desiderata* de la dermatologie contemporaine, car, si les règles en sont précises, les succès n'en sont pas plus nombreux.

Le motif en peut être déduit facilement, comme le dit avec raison Besnier; dans la trichophytie du cuir chevelu, le médecin est privé dans une assez grande mesure de l'agent essentiel du traitement, l'épilation, car les cheveux trichophytiques cassent ou sont cassés par la pince. Quoi qu'il en soit, voici les règles qui doivent présider à la conduite d'un traitement sagement conduit.

Si le médecin veut bien se souvenir que la trichophytie respectée ne laisse jamais l'alopécie, il s'abstiendra d'appliquer des substances irritantes qui en dépassant leurs limites d'action peuvent amener la destruction du follicule pileux par suppuration et entraîner ainsi une alopécie irrémédiable ; ce fait n'est pas si exceptionnel qu'on l'imagine, je l'ai souvent observé chez des enfants traités par le *croton tiglium* suivant la méthode de Ladreit de la Charrière.

La tonte des cheveux est absolument obligatoire, puis, cela fait, il faut circonscrire les plaques trichophytiques par une large bordure, zone de surveillance, suivant l'expression de Besnier, circonscription de la maladie qu'on obtient par l'épilation. Voilà les règles générales ; quant à l'application des parasiticides ou des substances prônées comme telles, je me plais à citer les paroles empreintes d'un jugement si haut que prononçait mon cher maître Besnier dans une occasion récente : « Essayer de tuer le parasite au moyen d'une substance parasiticide proprement dite, comme on détruit à la surface de la peau les parasites animaux, est une conception chimérique qui risque même d'être dangereuse. Le parasite végétal vit de la cellule vivante qu'il a envahie et présente une vitalité supérieure à celle de la cellule elle-même; employer une substance à doses suffisantes pour tuer le parasite, c'est risquer de tuer du même coup la cellule dont il vit; on dépasse le but cherché et on produit des lésions plus funestes dans leurs conséquences que celles qu'eût produites le parasite lui-même. »

Je n'ai pas besoin de dire combien je souscris à ces paroles autorisées, et mon adhésion se fait plus énergique encore, à mesure que tout ce qui touche le trichophyton nous devient plus familier, on en jugera par ce qui suit. Tout dernièrement le docteur Em. Verujski (*Annales de l'Institut Pasteur*, août 1887) publiait une série de recherches sur la morphologie et la biologie du *trichophyton tonsurans* et étudiait les moyens d'empêcher le développement de ce parasite ou de l'arrêter lorsqu'il est commencé. Or rien n'est plus simple dans une expérience de laboratoire, car voici la conclusion de ces recherches patientes. L'essence de térébenthine, le chloroforme, l'acide acétique, l'ammoniaque sous forme de vapeurs, arrêtent les cultures, de même la teinture d'iode, l'essence de Wintergreen, le sublimé à la dose de 1/5000, l'acide phénique, le nitrate d'argent, le sulfate de cuivre, le borax aux doses de 1/2000. Donc il est certain que ce n'est pas le champignon qui est difficile à tuer, ce qui est la pierre d'achoppement, c'est de l'atteindre dans la gaîne du poil sans détruire ce dernier. D'ailleurs au moment où j'écris ces lignes des expériences sont tentées non plus *in vitro*, mais sur des malades de l'hôpital Saint-Louis.

Les difficultés comme les règles sur le compte desquels je viens de m'étendre longuement sont applicables au traitement de la trichophytie de la barbe. Quant à la trichophytie de la peau, ici tous les moyens son bons! il suffit de faire pénétrer la substance assez profondément pour bien détruire le champignon, c'est à quoi on arrive facilement, avec le savon mou, le goudron, la teinture d'iode; c'est qu'ici la vie de la cellule épidermique peut être compromise sans danger, puisque sa rénovation comme sa caducité sont choses physiologiques: aussi la guérison se fait-elle prompte et sûre. Il ne faut donc jamais négliger de l'entreprendre et de la mener à bien le plus vite possible, puisque cette maladie si bénigne, si superficielle, épidermique en quelque sorte, est capable d'enfanter une de ces trichophyties pilaires si rebelles à tous nos agents thérapeutiques.

ED. JUHEL-RÉNOY.

BIBLIOGRAPHIE. — BATEMAN. *Traduction française de Bertrand*, in-8°, 2° édit., 1820. — SAMUEL PLUMBE. *A Practical Treatise of the Diseases of the Skin*, 1824. — MAHON (jeune). *Recherches sur le siége et la nature des teignes*. Paris, 1829, Baillière. — GRUBY. *Comptes rendus de l'Acad. des sc.*, 1844, t. XVIII, p. 583. — CAZENAVE. *Ann. des mal. de la peau*, 1843-1844, p. 37-44. — ROBIN (Ch.). Thèse inaug. de Paris, 1847. — MALMSTEN. *Arch. für Anat. u. Phys. von J. Müller*, 1848, p. 1. — MALHERBE et LETENNEUR. *Réflexions sur l'herpès tonsurant*. Nantes, 1852. — REQUIN. *Éléments de pathologie générale*, t. III, p. 156. Paris, 1852. — BAZIN (E.). *Recherches sur la nature et le traitement des teignes*, 1853. — DU MÊME. *Considérations sur la mentagre et les teignes de la face*, in-8°, 1854. — BÆRENSPRUNG (V.). *Annalen des Charité-Krankenhauses*. Berlin, décembre 1855. — DEFFIS. *Réfutation du livre de M. Devergie*, 1857. — REYNAL. *Bulletin de l'Académie imp. de médecine*, t. XXIII. Paris, 1857.

Trichophytie animale. — ERNST. *Arch. f. Thierheilkunde von der Gesellschaft schweiz. Thierärzte*, 1820 (cité d'après Gerlach). — GROGNIER. *Recherches sur le bétail de la Haute-Auvergne*, 1831. — KOLLREUTER. *Med. Correspondenzblatt*, 1836, n° 26 (cité d'après Hering). — LAVERGNE. *De la transmission de quelques maladies des animaux à l'homme*. In *Journ. des vétér. du Midi*, I, 1838, p. 62. — LAVERGNE, CARRÈRE, GIROU, SOULÉ. *Observations de veaux et de chiens dartreux*. In *Ibidem*, 1838, p. 237. — HERING. *Flechten gehen von Rindvieh auf den Menschen und von diesen wieder auf Rindvieh über*. In *Repert. der Thierheil-*

kunde, p. 139, Stutgard, 1840. — GELLÉ. *Pathologie Bornie*, in-8°, t. III, p. 349. Paris, 1841. — VERHEYEN. *Transmission de quelques maladies des animaux à l'homme*. In *Journ. agricole de Belgique*, t. I, p. 321, 1842. — LAFORE. *Traité des maladies particulières aux grands Ruminants*, in-8°, p. 319. Paris, 1845. — RADEMACHER. *Wahrscheinliche Uebertragung der Räudekrankheit vom Rindvieh auf Menschen*. Anal. in *Magazin f. die gesammte Thierheilkunde*, p. 112. Berlin, 1844. — HOULEZ (de Sowrége). *De la dartre de l'espèce bovine et de sa contagion de l'animal à l'homme*. In *Revue méd.*, 31 août 1858. — HORING. *Medic. Correspond.-Bl. des würtemb. Ærzte-Vereins*, 1846, n° 19 (cité d'après Gerlach). — CAZENAVE. *Ann. des malad. de la peau*, 14 mai 1851. — MALHERBE et LETENNEUR. *Br.*, in-8°. Nantes, 1852. — BAZIN. *Herpès tonsurant du cheval et contagion à l'homme*. In *Nature et traitement des teignes*. Paris, 1853. — MAHIEUX. *Herpès parasitaire*. In *Mém. des hôpitaux*, p. 1174, 1855 (transmission par une génisse). — CRAMSISCY. Thèse de Paris, 1856. — CHANDELEY. *Maladie cutanée de nature dartreuse transmise du bœuf à l'homme*. In *Gaz. hebd. de méd. et de chir.*, n° 28, 1856. — GERLACH. *Die Flechte des Rindes*. In *Magazin f. d. ges. Thierheilkunde*, p. 292. Berlin, 1857. — REYNAL. *Dartre tonsurante du cheval*. In *Bull. de l'Acad. de méd.*, t. XXII, p. 223, 1858. — LEMAISTRE (de Limoges). *Transmission de l'anders du bœuf à l'homme*. In *Union médicale*, n° 10, p. 38, 1858. — GALLICO. *Osservazioni de erpete circinato communicato del cavallo all uomo*. In *Gaz. med. ital.* Sand, 1858. — MACORPS. *Affection dartreuse épizootique*. In *Ann. de méd. vétérin. Bruxelles*, t. VIII, p. 1, 1859. (*Obs. de vaches et de chevaux dartreux*). — LAFOSSE. *Traité de path. vétérin.*, t. II, p. 228. Toulouse, 1861. — FRAZER. *Remarks on a Common Herpetic Epizootic Affection and on its alleged Frequent Transmission to the Human Subject*. In *Dublin Quarterly Journ.*, vol. XXXIX, p. 294, 1865 (*obs. de chat teigneux*). — MÉGNIN. *Dermatologie hippique*. Paris, Dumaine, 1868. — ASCHE. *Obs. de chat teigneux*. Anal. in *Schmidt's Jahrbücher*, Bd. CXXX, p. 338, 1866. — TUCKWELL. *On the Ringworm of Cattle*. In *Saint-Barth. Hosp. Report*, VII, 1871. — TILBURY FOX. *Dartre du cheval*. Commun. to Clinical Soc. of London; in *the Lancet*, t. I, p. 412, 1855. — FLEMING. *The Veterinaire*, p. 287, mai 1872. — PERRONCITO. *Il trichophyton tonsurans vegetante sopria un ovino*, etc., *de Torino*, 1872. — HORAND. *Comptes rendus de la Soc. des sc. méd.*, p. 190. Lyon, 1873. — DU MÊME. *Ibidem*, p. 89. Lyon, 1874. — DU MÊME. Thèse de Vincens. — VINCENS. *Recherches expérimentales pour servir à l'histoire de l'herpès tonsurant chez les animaux*. Thèse de Paris, 1874. — LANCEREAUX. *Transmission de l'herpès circiné du chat à l'homme*. In *Bull. de la Soc. méd. des hôp.*, 2e s., t. XI, p. 126. Paris, 1874. — MICHELSON. *Transmission à l'homme d'herpès tonsurant par un chat à la fois atteint d'herpès et de gale*. In *Berl. klin. Wochenschrift*, 1874. — FLEMING. *A Manual of Veterinary*, vol. II. London, 1875. — ZUNDEL. Art. PARASITES. In *Dict. vét. du Dr Arboval*, nouv. édition. Paris, 1875. — HORAND. *Considérations sur les teignes*. In *Arch. vét. d'Alfort*, p. 355, 1876 — DREU. *Épidémie dans un régiment de cavalerie*. In *Gazette des hôpit.*, p. 307. Paris, 1er avril 1876. — WILLIAMS. *The Principles and Practice of Veterinary Surgery*, 3rb Edit., p. 710. Edimbourgh, 1879. — CHABOUX. *Obs. de transmission par un jeune veau*. In *Unio méd. de la Seine-Inf.*, n° 61, 1880. — RAILLET. *De la teigne tonsurante chez les animaux*. In *Ann. de dermat. et syphilis*, p. 232. Paris, 1880 (excellent travail). — LARGER. *Épidémie dans un régiment d'artillerie*. In *Revue mil. de méd. et chir.*, mai 1881. — MÉGNIN. *Comm. à la Soc. de méd. publ.* Comptes rendus in *Revue d'hygiène*, p. 54. Paris, 1881. — LONGUET. *De la trichophytie par contagion animale et en particulier chez les cavaliers*. In *Rec. de mém. de méd. mil.*, p. 48-75. Paris, 1882. — HARDY. *Leçons sur les maladies de la peau*, 1858-1859. — DU MÊME. Art. TRICHOPHYTIE. In *Dictionnaire de médecine et de chirurgie pratiques*. — BARTEAU. *De la teigne tonsurante*. Thèse inaug., 1856. — KŒBNER. *Mycosis tonsurans*. Erlangen, 1864. — WARION. *Du sycosis*. Thèse de Strasbourg, 1861. — MAHAUX. *Recherches sur le tricophyton tonsurant et les affections cutanées qu'il détermine*. Thèse d'agrégat. Bruxelles, 1869. — LAILLER (C.). *Leçons cliniques sur les teignes*. Paris, 1878. — ROUQUAYROL. *Prophylaxie et traitement de la teigne tondante*. Thèse inaug., 1879. — STARTIN (James). *Parasitic Diseases of the Skin*. London, 1881. — BALZER. *Arch. de phys.*, t. I, p. 171, 1883. — BEHREND (G.). *Vierteljahresschrift f. Dermatologie und Syphilis*, 1884. — FOX (T.). *Or Impetigo vel Porrigo Contagiosa.* London, 1884. — VENEGAS Y CANIZAVES. *Contribution à l'étude du traitement des teignes*. Thèse inaug. de Paris, 1885. — JUHEL-RÉNOY. *Teignes, nature et traitement*. In *Arch. gén. de médecine*, juillet 1887. — VERUJSKI. *Recherches sur la morphologie et la biologie du trichophyton tonsurant*. In *Ann. de l'institut Pasteur*, août 1887.

Consultez en outre les traités spéciaux de dermatologie, tant français qu'étrangers, en particulier ceux de Hébra, Kaposi (annoté par E. Besnier et Doyon), et le *Traité des maladies de la peau*, de Hardy. Baillière, 1886.

TRICHOPTÈRES. *Voy.* NÉVROPTÈRES.

TRICHOSANTHES (L.). Genre de Cucurbitacées, qui forme un petit groupe à part parmi les Courges, et qui est caractérisé par des fleurs monoïques ou dioïques, à réceptacle mâle cylindrique, avec des sépales entiers, dentés ou laciniés, des pétales fimbriés ou prolongés en vrilles, et des étamines triadelphes, à anthères flexueuses, insérées vers la gorge du réceptacle. Le fruit est charnu, souvent globuleux, à graines nombreuses, comprimées ou anguleuses. Elles sont plus grosses et en nombre plus réduit (souvent une douzaine, dont la moitié stériles) dans le *Trichosanthes macrocarpa* (type d'une section *Hodgsonia*), dont le fruit est déprimé et porte douze sillons. Les *Trichosanthes* sont des plantes herbacées ou frutescentes, parfois gigantesques, des régions chaudes de l'Asie et de l'Océanie, à feuilles entières, lobées ou composées-digitées. On a observé accidentellement (H. Bn, in *Bull. Soc. Linn. Par.*) des *Trichosanthes* à fleurs hermaphrodites. Le *T. amara* L. doit ce nom à la saveur de son fruit qui purge comme la Coloquinte (*Citrullus Colocynthis*) et l'*Elaterium*. C'est (Robinson) un poison qui sert à détruire les rats. Aux îles Mascareignes et dans l'Inde on mange, comme des concombres, les fruits verts du *T. anguina* L. Le *T. cucumerina* L. est un évacuant violent. C'est, d'après Rheede, le meilleur stomachique de l'Inde. Aux Antilles, on l'emploie contre les helminthes. D'après Descourtils (*Fl. médic. Ant.*, I, 207), ses semences caustiques produisent le tétanos. Ainslie (*Mat. med. ind.*, II, 391) rapporte que le *T. incisa* Rottl. guérit les ulcères douloureux; on en emploie la racine. Les Tamouls recherchent comme stomachique, laxatif, etc., le *T. laciniosa* Kl.; ils en emploient les feuilles et les fruits. Au Coromandel, on prépare avec les fruits du *T. palmata* Roxb. et de l'huile chaude de Coco un onguent vanté contre l'ozène et les otites ulcéreuses. Dans l'Inde, le *T. nervifolia* L. est vanté contre l'épilepsie. Le *T. trifoliotata* Bl. passe à Java pour un remède des affections céphaliques et pulmonaires. H. Bn.

Bibliographie. — L., *Gen.*, n. 1089. — Ser. in *DC. Prodr.*, III, 313. — Endl., *Gen.*, n. 5140. — Lindl., *Fl. medic.*, 87, 633. — Mér. et de L., *Dict. Mat. méd.*, VI, 767. — Cogn., *Cucurb.*, 351. — Spach, *Suit. à Buffon*, VI, 192. — J. *Gen.*, 396. — Rosenth., *Syn. pl. diaphor.*, 683. — H. Bn, *Tr. Bot. méd. phanér.*, 1158; *Hist. des pl.*, VIII, 409, 425, 446. H. Bn.

TRICHOSOME. Genre de la famille des Trichotrachélides (*voy.* ce mot) créé par Rudolphi en 1810. Il comprend des Nématodes peu distincts à l'œil nu, bien que leur corps ait fréquemment une longueur de 30 à 40 millimètres; la minceur est extrême, l'animal est fin comme un cheveu. La partie postérieure du corps renferme l'intestin et les organes génitaux; elle s'épaissit légèrement chez la femelle. Le long des lignes médianes et des faces latérales la peau est traversée dans toute son épaisseur par des bâtonnets dont l'extrémité externe marque sa surface de petits points ronds. Les champs latéraux semblent ne jamais manquer.

L'extrémité postérieure du mâle est toujours ornée d'une bourse copulatrice qui entoure l'orifice cloacal et qui se développe très-inégalement d'une espèce à l'autre : chez quelques-unes, comme *Trichosoma exiguum*, elle est de très-grande taille; chez d'autres, telles que *Tr. aërophilum*, elle est très-réduite; elle est toujours dépourvue de papilles. La gaîne de l'unique spicule fait saillie au dehors en même temps que celui-ci; sa face interne, qui devient externe lors de l'évagination, est lisse ou garnie de fines épines ou encore ornée de petits replis transversaux.

La parenté des Trichosomes avec les autres Trichotrachélides est démontrée par la structure de l'œsophage, du testicule et de l'ovaire, ainsi que par l'origine et le mode de formation des spermatozoïdes et des œufs.

Le genre *Trichosoma* renferme environ 70 espèces, que Dujardin et Eberth ont tenté de répartir entre plusieurs genres; ce démembrement n'a pas été adopté. Voici de quelle manière Dujardin proposait de l'établir :

Gaine du spicule.	inerme..	non striée		*Trichosoma* Rud.
		striée en travers ou tout à la fois en travers et obliquement. Corps.	égal.	*Calodium* Duj.
			épaissi en avant.. . .	*Liniscus* Duj.
	ornée d'épines. Extrémité de la queue.		dilatée, lobée.	*Thominx* Duj.
			non dilatée, non lobée.	*Eucoleus* Duj.

Les Trichosomes vivent en parasites chez les Vertébrés; on les rencontre surtout chez les Mammifères et les Oiseaux. Nous en citerons quelques-uns :

MAMMIFÈRES. Chiroptères. *Trichosoma speciosum* van Beneden, 1873, dans l'intestin de *Vesperugo noctula* et dans l'estomac de *V. serotinus*.

Insectivores. *Tr. exiguum* Dey., dans l'œsophage, l'estomac et l'intestin du Hérisson; *Tr. incrassatum* Diesing, 1850, dans les tuniques du testicule de *Sorex tetragonurus; Tr. splenaceum* Dujardin, 1845, dans l'intestin, l'estomac et la rate de *S. araneus; Tr. talpæ* von Siebold, 1850, dans la rate de la Taupe.

Carnassiers. *Tr. alatum* Molin, 1858, dans l'intestin du Putois; *Tr. entomelàs* Dujardin, dans l'intestin de la Fouine, du Putois et de la Belette; *Tr. felis cati* Bellingham, dans la vessie du Chat; *Tr. mucronatum* Molin, dans celle de la Fouine; *Tr. pachykeramotum* Wedl, 1856, dans l'intestin du Guépard (*Cynailurus guttatus*); *Tr. plica* Rudolphi, dans la vessie du Chien, du Renard et du Loup; *Tr. aërophilum* Creplin, dans la trachée du Renard.

Rongeurs. *Tr. annulosum* Duj., dans l'intestin grêle du Surmulot et du Rat noir; *Tr. bacillatum* Eberth, 1863, dans l'œsophage de la Souris; *Tr. lemmi* Retzius, 1841, dans l'intestin du Rat d'eau; *Tr. leporis* Duj., dans les bronches du Lièvre; *Tr. muris musculi* Creplin, 1849, dans l'intestin grêle de la Souris; *Tr. muris sylvatici* Duj., dans celui du Mulot; *Tr. myoxi nitelæ* Duj., dans celui du Lérot; *Tr. papillosum* Polonio, 1860 (nec Wedl, 1856), et *Tr. Schmidti* von Linstow, 1874, dans la vessie du Surmulot; enfin *Tr. crassicauda* Bellingham, dans l'appareil urinaire du Surmulot. D'après les observations de Leuckart, confirmées par Bütschli, le mâle de cette dernière espèce est six à sept fois plus petit que la femelle et est logé dans l'utérus de celle-ci. Son tube digestif est incomplet; on trouve parfois jusqu'à cinq mâles dans une même femelle; celle-ci est ovovivipare.

Ruminants. *Tr. papillosum* Wedl, dans l'intestin du Mouton. Nous en connaissons également une espèce encore inédite du duodénum du Chamois.

Cétacés. Une espèce non dénommée a été vue par P. Gervais dans le poumon du Dauphin.

OISEAUX. Rapaces. *Tr. cylindricum* Eberth, dans l'œsophage de la Buse; *Tr. dispar* Duj., dans celui de la Buse et du Faucon hobereau; *Tr. falconum* Rud., dans l'intestin de la Buse, du Busard Saint-Martin, du Pygargue, de l'Épervier et du Milan; *Tr. obtusum* Rud., dans le cæcum du Grand-Duc, de l'Effraie, de la Surnie chevêchette et de quelques autres Rapaces nocturnes.

GRIMPEURS. *Tr. picorum* Duj., dans l'intestin de *Picus major*, de *P. canus*, de *P. collaris* et de *P. viridis;* une espèce non dénommée a été vue par Walter en 1866 dans l'estomac d'un Perroquet vert de l'Amazone.

PIGEONS. *Tr. tenuissimum* Dies., dans le gros intestin du Pigeon domestique et du Biset.

PASSEREAUX. *Tr. alaudæ* Dies., dans le gros intestin de l'Alouette; *Tr. angustum* Duj. et *Tr. manica* Duj., dans l'intestin du Pinson; *Tr. curvicauda* Duj., dans celui du Martinet et de l'Hirondelle; *Tr. exile* Duj., dans celui du Merle noir; *Tr. ovopunctatum* von Linstow, 1873, dans celui de l'Étourneau; *Tr. resectum* Duj., dans l'intestin du Freux, du Choucas, du Casse-noix, du Geai, de la Pie; *Tr. tridens* Duj., dans celui du Rossignol.

GALLINACÉS. *Tr. annulatum* Molin, 1858, et *Tr. collare* von Linstow, dans l'intestin de la Poule; *Tr. crypturi* Rud., dans celui du Tinamou; *Tr. longicolle* Rud., dans le gros intestin et le cæcum des Coqs de Bruyère, des Faisans commun et doré, de la Perdrix grise et de la Poule.

ÉCHASSIERS. *Tr. breve* von Linstow, 1877, dans l'intestin du Chevalier; *Tr. charadrii* Rud., dans les tuniques de l'estomac de l'Échasse (*Himantopus melanopterus*) et du Pluvier (*Charadrius fluviatilis*); *Tr. obtusiusculum* Rud., dans le gros intestin et les tuniques de l'estomac de la Grue cendrée; *Tr. protractum* Duj., dans l'intestin du Vanneau huppé; *Tr. trilobum* von Linstow, 1875, dans les tuniques de l'estomac du même animal; *Tr. totani* von Linstow, dans les cæcums de la Guignette; *Tr. contortum* Creplin, 1839, dans l'œsophage du Combattant, de l'Avocette, du Vanneau, du Pluvier. Cette dernière espèce, l'une des plus répandues, s'observe encore chez des Rapaces tels que la Buse; chez des Passereaux tels que l'Étourneau, la Corneille, le Freux, le Choucas; chez des Palmipèdes tels que la Sarcelle, le Goëland rieur et le Goëland cendré.

PALMIPÈDES. *Tr. brevicolle* Rud., dans le cæcum de l'Oie, de la Sarcelle, de la Macreuse brune, du Harle (*Mergus serrator*) et dans l'intestin de *Mergus merganser; Tr. pachyderma* von Linstow, 1877, dans l'œsophage du petit Grèbe.

REPTILES. *Tr. recurvum* Solger, 1877, sous la peau d'un jeune Crocodile, probablement *Crocodilus acutus; Tr. crotali* Rud., dans l'intestin d'*Urocrotalon Catesbyanum.*

BATRACIENS. *Tr. tritonis cristati* Krabbe, dans le foie et l'intestin du Triton crêté; *Tr. tritonis punctati* Duj., dans l'intestin du Triton ponctué.

POISSONS OSSEUX. *Tr. brevispiculum* von Linstow, 1873, dans l'intestin de *Blicca bjoerkna; Tr. gracile* Bellingham, dans celui de *Merlucius vulgaris;* enfin *Tr. tomentosum* Duj., dans l'intestin de *Scardinius erythrophthalmus*, d'*Idus melanotus* et d'un Cyprin d'espèce indéterminée.

RAPHAËL BLANCHARD.

TRICHOSPORÉS. Nom donné par Léveillé à un groupe de Champignons, caractérisé par le réceptacle filamenteux, à filaments groupés ou isolés, et à spores extérieures fixées sur toute sa surface ou sur plusieurs points seulement (*Voy.* CHAMPIGNONS). ED. LEF.

TRICHOTRACHÉLIDES. Les Trichotrachélides constituent une importante famille de Nématodes, qui comprend, entre autres, les genres Trichine, Trichocéphale et Trichosome (*voy.* ces mots). Cette famille a été établie par Eberth et par Pagenstecher; les naturalistes antérieurs n'avaient pas suffisamment reconnu l'étroite parenté qu'ont entre eux les Vers qui la composent et les avaient distribués d'une façon dont la classification suivante, adoptée par Diesing en 1860, dans sa *Révision des Nématodes*, pourra donner une idée :

Famille TRICHOTRACHELIDEA.

Genre *Trichocephalus* Göze, 1782.
Genre *Sclerotrichum* Rudolphi, 1819.
Genre ? *Oncophora* Diesing, 1851.

Famille TRICHOSOMIDEA.

Genre *Calodium* Dujardin, 1845.
Genre *Thominx* Dujardin, 1845.
Genre *Trichosoma* Rudolphi, 1810.
Genre *Eucoleus* Dujardin, 1845.

Famille TRICHINIDEA.

Genre *Trichina* Owen, 1835.

La proposition de réunir en une seule et même famille naturelle tous les genres répartis par Diesing dans les trois familles précédentes a été adoptée universellement. Il n'est pas douteux, en effet, que les genres *Trichocephalus* et *Trichosoma*, déjà réunis par Dujardin dans une même section, présentent la plus grande ressemblance au point de vue de la structure, mais Ant. Schneider a contesté les affinités du genre *Trichina* avec les deux autres. Ces affinités sont pourtant si évidentes qu'elles ne sauraient être méconnues : la forme du corps, la structure de l'œsophage et des organes génitaux, le mode de formation des ovules et des spermatozoïdes, la grande ressemblance des embryons, tout démontre les relations de la Trichine avec le Trichocéphale; d'autre part, les deux lobes caudaux du mâle se retrouvent chez les Trichosomes. Ajoutons que tous ces animaux ne semblent subir de mue à aucune époque de leur développement.

Les Trichotrachélides sont des Vers de moyenne taille, au corps très-effilé, dont l'extrémité antérieure est percée d'une bouche punctiforme et dépourvue de papilles; l'anus est plus ou moins exactement terminal. Le spicule fait défaut chez la Trichine et on voit alors le cloaque s'évaginer pour aider à la copulation. Dans les autres genres, le spicule est toujours simple et ordinairement d'une grande longueur : il est entouré d'une gaîne chitineuse, cylindrique ou conique, lisse ou hérissée de pointes. Les organes femelles sont également simples; la vulve est reportée en avant. Certaines espèces, comme la Trichine, l'Oncophore, le Sclérotriche, sont ovovivipares; la plupart pondent des œufs ovales, dont la coque solide et brune est percée à chacun de ses pôles d'un trou qu'obture un bouchon albumineux. Au moment de la ponte, ces œufs ont d'ordinaire encore leur vitellus intact; le développement ne se fait qu'après un séjour plus ou moins prolongé dans l'eau ou dans la terre.

Les helminthes dont il s'agit sont parasites des Vertébrés; le plus grand nombre s'observe chez les animaux à sang chaud, notamment chez les herbivores. Ils se tiennent de préférence dans le tube digestif, depuis l'œsophage jusqu'au gros intestin, mais quelques-uns se rencontrent dans la vessie urinaire, la trachée, le foie, la rate. Il est exceptionnel que, comme la Trichine, l'animal passe son état larvaire chez un premier hôte et arrive à l'état adulte dans le tube digestif d'un second ; le plus souvent le développement est direct, sans l'intermédiaire de migrations, et l'infestation se fait au moyen des aliments ou des boissons, qui amènent avec eux soit l'œuf renfermant un embryon, soit la jeune larve libre.

Les trois genres Trichine, Trichocéphale et Trichosome, sont étudiés chacun à son ordre alphabétique; nous n'y reviendrons pas. Rappelons seulement que les deux premiers renferment des parasites de l'Homme.

Le genre *Sclerotrichum* ne comprend que l'espèce *S. echinatum*, trouvée par Pallas dans l'estomac d'un Saurien, *Pseudopus Pallasi*. Le corps est subcylindrique et assez épais; le cou est très-long et capillaire; la tête, discoïde et dentelée sur son bord, est percée en son centre d'un orifice buccal. La femelle longue de plus de 40 millimètres, dont plus de 24 occupés par le cou, est ovovivipare; le mâle est inconnu.

Le genre *Oncophora*, aussi peu solidement établi que le précédent, ne comprend que l'espèce *O. neglecta* Diesing (= *Trichocephalus gibbosus* Rudolphi), découverte dans la vésicule biliaire d'un Poisson osseux, *Thynnus vulgaris*. Le mâle est encore ignoré ; la femelle, longue de 70 millimètres, dont 50 occupés par le cou, est incurvée, d'un jaune verdâtre, renflée en avant et terminée par une pointe en arrière; la vulve s'ouvre au niveau du renflement antérieur.

Les genres *Calodium*, *Thominx* et *Eucoleus*, ont été réunis au genre *Trichosoma*, dont Dujardin les avait distraits. Il en est de même du genre *Trichodes*, qui avait été créé pour la curieuse espèce *Trichosoma crassicauda*, qui vit dans l'appareil urinaire du Surmulot. RAPHAËL BLANCHARD.

TRICOSANE. $C^{23}H^{48}$. Hydrocarbure obtenu au moyen de la *laurone*, $C^{23}H^{46}O$; on la transforme en chlorure, $C^{23}H^{46}Cl^2$, par le perchlorure de phosphore, puis on traite par l'acide iodhydrique et le phosphore rouge, qui provoquent la transformation en tricosane. Celle-ci fond à 47°,7, bout à 234 degrés sous 15 millimètres, et a pour densité à l'état liquide 0,7785 à 47°,7. L. HN.

TRICYANHYDRINE. $C^6H^5Az^3$. Corps obtenu par réaction du cyanure de potassium sur la trichlorhydrine; c'est en réalité le *nitrile carballylique*, décomposable par les alcalis avec formation d'acide carballyque, $C^6H^8O^6$. L. HN.

TRICYANHYDRIQUE (ACIDE). $C^3H^3Az^3$. Polymère de l'acide cyanhydrique, obtenu en chauffant dans un tube scellé de 40 à 60 degrés pendant quinze jours de l'épichlorhydrine et de l'acide cyanhydrique anhydre. La matière noire qui reste dans le tube est traitée par l'éther et le produit de l'évaporation de l'éther repris par l'eau bouillante qui, par refroidissement dans la glace, abandonne l'acide en cristaux. L'acide tricyanhydrique noircit à 146 degrés, fond à 180 degrés, puis se décompose subitement en dégageant de l'acide cyanhydrique et laissant un résidu solide, noir, brillant. Chauffé avec une solution de baryte, il donne de l'ammoniaque, du carbonate de baryum et du glycocolle; le même dédoublement se produit sous l'influence de l'acide chlorydrique et de l'acide iodhydrique. Ce corps peut donc être envisagé comme le nitrile de l'acide amido-malonique. L. HN.

TRIDACNE (*Tridacna* Brug.). Genre de Mollusques-Lamellibranches, du groupe des Siphoniens et type de la famille des Tridacnides.

Les Tridacnes ont la coquille épaisse, régulière, équivalve et transverse, avec une charnière à deux dents comprimées, inégales, et un ligament marginal extérieur; cette coquille est ornée de côtes rayonnantes ou couverte de grandes écailles disposées comme les tuiles d'un toit. Le bord postérieur présente une large ouverture pour le passage du byssus.

L'espèce la plus remarquable est le *Tr. gigas* (*Chama gigas* L.), qui se rencontre dans l'océan Indien. Elle atteint souvent de très-grandes dimensions. Sa chair, quoique coriace et peu agréable au goût, sert cependant de nourriture aux Indiens. Les bénitiers de l'église de Saint-Sulpice, à Paris, sont formés avec les valves de sa coquille. Ed. Lef.

TRIDÉCANE. $C^{13}H^{28}$. Hydrocarbure obtenu par Kraffe en faisant agir l'iodure de phosphore en présence du phosphore sur le dérivé résultant de l'action du perchlorure de phosphore sur la laurylméthylacétone, $C^{18}H^{23},CO,CH^3$. Il se forme encore par réduction de l'acide tridécylique.

Le tridécane fond à —6°,2 et bout à 234 degrés; il a pour densité 0,7571 à 20 degrés. L. Hn.

TRIDÉCYLE (Hydrure de). $C^{13}H^{28}$. L'hydrure de tridécyle ou *de cocynile* est un hydrocarbure saturé découvert par Pelouze et Cahours dans les pétroles d'Amérique. Il forme une liqueur incolore, d'une légère odeur térébenthinée, bouillant de 218 à 220 degrés, de densité 0,796 à 20 degrés. Sa densité de vapeur est égale à 6,569. Il a des réactions semblables à celles de ses homologues inférieurs. Par l'action du chlore, il donne du *chlore de tridécyle*, bouillant de 258 à 260 degrés. L. Hn.

TRIDÉCYLIQUE (Acide). $C^{13}H^{26}O^2$. Produit de l'oxydation de l'acétone tridécylméthylique. Cet acide fond à 40°,5 et bout à 236 degrés sous 100 millimètres. Le sel de baryum, distillé avec de l'acétate de baryum, fournit l'acétone dodécylméthylique. L. Hn.

TRIENCÉPHALES. *Voy.* Anomencéphales.

TRIER (Seligmann-Meyer). Clinicien danois distingué, né à Copenhague, le 7 juin 1800, remplit de 1842 à 1860 les fonctions de médecin en chef de l'hôpital Frédéric et acquit une grande célébrité. Il mourut le 20 décembre 1863, laissant des articles dans *Bibl. f. Läger*, *Hospitals-Meddelelser*, dont il fut l'un des rédacteurs de 1848 à 1853, et une monographie sur l'examen physique du thorax : *Anvisning til at kjende Lunge og Hjertesygdomme ved Percussion og middelbar Auscultation*. Kjöbenh., 1830. L. Hn.

TRIÉTHÉNYLBUTYRIQUE (Acide). $C^{10}H^{14}O^2$. Se forme en même temps que les acides butyrique normal, diéthylacétique et mésitylénique, lorsqu'on chauffe un mélange d'acétate de sodium fondu et d'éthylate de sodium sec dans un courant d'acide carbonique à 205 degrés. On reprend par l'eau, on neutralise le sodium par l'acide sulfurique, on épuise par l'éther, enfin on fractionne au thermomètre. L'acide triéthénylbutyrique passe vers 260 degrés. Ce serait de l'acide butyrique dont 3 atomes d'hydrogène se trouveraient remplacés par

3 radicaux monovalents *éthényle* $(CH^2.CH)'$. La formule rationnelle serait dès lors $C^3H^4(C^2H^3)^3.CO^2H$. L. Hn.

TRIÉTHYLAMINE. *Voy.* Éthylamine.

TRIÉTHYLARSINE. $(C^2H^5)^3Az$. Se produit lorsqu'on chauffe de l'arséniure de sodium avec de l'iodure d'éthyle dans un appareil rempli d'acide carbonique. On distille avec précaution l'huile résultant de la réaction.

La triéthylarsine est un liquide incolore, très-réfringent, d'une odeur repoussante, de densité 1,151 à 16°,7 ; elle bout à 140 degrés, répand des vapeurs à l'air et s'enflamme lorsqu'on la chauffe. Elle se combine à l'oxygène pour donner l'*oxyde de triéthylarsine*, $(C^2H^5)^3AzO$, liquide huileux, incolore, donne avec le soufre du *sulfure de triéthylarsine*, $(C^2H^5)^2AzS$, cristallisable, se combine avec l'iodure d'éthyle en fournissant l'*iodure d'arsenic-éthyle* $(C^2H^5)^4AzI$, et ce dernier traité par l'oxyde d'argent engendre l'*oxyde-hydrate d'arsenic-éthyle*, $(C^2A^5)^4Az.OH$, masse blanche déliquescente, alcaline. L. Hn.

TRIÉTHYLBENZINE. $C^{12}H^{18}C^6H^3(C^2H^5)^2$. Cet hydrocarbure se forme en petite quantité dans l'action de l'acide sulfurique sur la méthyléthylacétone ; son mode de production est analogue à celui du mésitylène.

La triéthylbenzine est liquide, incolore, bout à 217-220 degrés, est transformée par l'acide chromique en *acide trimésique*, $C^6H^3(CO^2H)^3$. L. Hn.

TRIÉTHYLBISMUTHINE. $(C^2H^5)^3Bi$. S'obtient au moyen du bismuth-potassium et de l'iodure d'éthyle. C'est un liquide lourd, non volatil, d'une odeur très-désagréable ; elle répand des fumées à l'air et s'enflamme spontanément. Elle se comporte comme la *triéthylstilbine* (*voy.* ce mot), mais ses combinaisons sont moins stables. L. Hn.

TRIÉTHYLBORINE ou **BORÉTHYLE.** $(C^2H^5)^3Bo$. Prend naissance par l'action de l'éther borique sur le zinc-éthyle. C'est un liquide incolore, très-mobile, de densité 0,6961 à 23 degrés, bouillant à 95 ; ses vapeurs provoquent le larmoiement. L. Hn.

TRIÉTHYLCARBINOL. $C^7H^{16}O$. Cet alcool heptylique tertiaire s'obtient par l'action du zinc-éthyle sur le chlorure de propionyle. On abandonne le mélange à lui-même pendant vingt-deux jours et on chauffe à 100 degrés, enfin on ajoute de l'eau. L'alcool qui se sépare est desséché sur la baryte, puis rectifié.

C'est un liquide d'odeur camphrée, bouillant à 140-142 degrés, ne se solidifiant pas à 20 degrés, de poids spécifique 0,8593 à 8 degrés, peu soluble dans l'eau. Par oxydation, il donne de l'acide acétique et de l'acide propionique. L. Hn.

TRIÉTHYLGLYCOCOLLE. *Voy.* Glycocolle, p. 370.

TRIÉTHYLINE. *Voy.* Glycérides, p. 317.

TRIÉTHYLMÉLAMINE. $C^3H^3Az^6(C^2H^5)^3$. Prend naissance en évaporant au bain-marie la solution aqueuse de l'éthylcyanamide. Elle est en cristaux incolores, aisément solubles, à réaction fortement alcaline, décomposés par l'ébullition avec l'acide chlorhydrique. La triéthylmélamine se convertit d'abord en *triéthylamméline*, $C^3H^2(C^2H^5)^3Az^5O$, qui, par une digestion plus prolongée, passe à l'état d'isocyanurate d'éthyle. L. Hn.

TRIÉTHYLMÉTHANE. *Voy.* Heptanes.

TRIÉTHYLPHOSPHINE. *Voy.* Éthylphosphine.

TRIÉTHYLROSANILINE. $C^{20}H^{16}(C^2A^5)^3Az^3$. Les sels de cette base s'obtiennent en chauffant la rosaniline ou ses sels avec l'iodure d'éthyle et l'alcool; ils se dissolvent en un beau bleu violet (*violet d'aniline, violet d'Hofmann*). Le chlorhydrate, qui se trouve le plus communément dans le commerce, constitue une masse semi-cristalline, jaune d'or et brillante. L. Hn.

TRIÉTHYLSILICOL. $Si(C^2H^5)^3.OH$. Alcool silicique, obtenu par action de l'ammoniaque sur le chlorure de silicoheptyle, $Si(C^2H^5)^3Cl$. C'est un liquide visqueux, incolore, d'odeur camphrée forte, insoluble dans l'eau, soluble dans l'alcool et l'éther, bouillant à 154 degrés; ce corps se comporte comme l'alcool. L. Hn.

TRIÉTHYLSTIBINE ou **STIBÉTHYLE.** $(C^2H^5)^3,Sb$. Prend naissance par la distillation de l'antimoniure de potassium avec l'iodure d'éthyle. C'est un liquide incolore, très-mobile, doué d'une odeur d'oignons désagréable, de densité 1,324 à 16 degrés, bouillant à 158 degrés. Il répand des vapeurs à l'air et s'enflamme en brûlant avec une flamme blanche. L'action modérée de l'air le transforme en une masse visqueuse, soluble dans l'eau, l'*oxyde de triéthylstibine*, $(C^2H^5)^3SbO$, très-alcalin, formant des sels cristallisables que l'acide chlorhydrique précipite à l'état de *chlorure*, $(C^2H^5)^3SbCl^2$. Avec le soufre la triéthylstibine forme le *sulfure* $(C^2H^5)^3SbS$, en cristaux brillants; l'iodure d'éthyle se combine avec elle à 100 degrés. L. Hn.

TRIÉTHYLURÉE. *Voy.* Éthylurée.

TRIFOLIUM. *Voy.* Trèfle.

TRIGÉNIQUE (Acide). $C^4H^2Az^3O^2$. On a donné ce nom au produit de l'action de l'acide cyanique sur l'aldéhyde, parce qu'on peut le considérer comme formé d'acide cyanique, d'aldéhyde et d'ammoniaque.

Pour le préparer, on dirige les vapeurs d'acide cyanique dans l'aldéhyde refroidie; le dégagement d'acide carbonique dure plusieurs heures et le tout se prend en une masse visqueuse et bulleuse. On dissout par l'acide chlorhydrique et l'on chasse l'aldéhyde par l'ébullition. Par le refroidissement il se dépose des cristaux d'acide trigénique qu'on purifie par dissolution dans l'eau bouillante en présence du noir animal.

L'acide trigénique est en petits primes à peine solubles dans l'alcool, peu dans l'eau; il est fusible et se décompose en émettant des vapeurs alcalines qui sont probablement formées de *quinoléine*. A la distillation sèche il donne de l'ammoniaque, de l'acide carbonique et une base qui paraît être la *collidine* synthétique de Baeyer et Ador.

Chauffé à 150 degrés avec de la baryte hydratée, il fournit de l'ammoniaque, du gaz carbonique et de la pyridine. Sous l'influence de l'alcool et de l'iodure de méthyle, il engendre de l'iodure d'ammonium et de l'iodhydrate de méthylamine avec dégagement d'acide carbonique. Enfin l'acide nitrique à froid le convertit en acides carbonique et cyanurique.

Avec l'aldéhyde valérique traité par l'acide cyanique on obtient un composé analogue à l'acide trigénique, l'*acide valéryl-trigénique*, $C^{7}H^{13}Az^{3}O^{4}$; de même l'acroléine absorbe l'acide cyanique en donnant naissance à un corps cristallisable, peu soluble dans l'eau, qui serait l'*acide allyltrigénique*. L. Hn.

TRIGLES. *Voy.* Grondins.

TRIGLYCÉRINE ou **TRIGLYCÉRIQUE** (Alcool). *Voy.* Polyglycériques (*Alcools*).

TRIGLYCIDE. L'anhydride ou éther triglycérique. *Voy.* Polyglycériques (*Alcools*). L. Hn.

TRIGLYCOLAMIDIQUE (Acide) ou **TRIGLYCOLYLAMINE.** $C^{9}H^{9}AzO^{6}$ $= Az(CH^{2}.CO.OH)^{3}$. Cet acide se produit en même temps que le glycocolle, les acides diglycolamidique et glycolique, en faisant bouillir l'acide monochloracétique avec un excès d'ammoniaque. Il se forme encore par l'action de l'acide monochloracétique sur l'acide diglycolamidique.

Il est en petits prismes incolores, anhydres, inodores, de saveur légèrement acide; il perd sa transparence vers 190 degrés et fond en s'altérant à une température plus élevée. Très-peu soluble dans l'eau froide, il se dissout un peu mieux dans l'eau bouillante, mais est insoluble dans l'alcool et dans l'éther. Par la distillation sèche, l'acide triglycolamidique donne du carbonate d'ammoniaque, de l'oxyde de carbone, de la diméthylamine et probablement du formène; le sel barytique donne les mêmes produits, à l'acide carbonique près. A 200 degrés, l'acide chlorhydrique le dédouble en acide diglycolamidique et acide glycolique avec formation de glycocolle et d'ammoniaque en très-petite quantité. L'acide iodhydrique à 160 degrés le décompose en ammoniaque et en acide acétique. Enfin le zinc et l'acide sulfurique le convertissent en *acide éthyldiglycolamidique*.

L'acide triglycolamidique est un acide tribasique assez énergique et peut jouer en outre le rôle d'une base faible. Il se dissout dans l'acide sulfurique et dans l'acide chlorhydrique, mais est précipité par l'eau. Les sels de cet acide sont généralement cristallisables. Parmi ses éthers, citons le *triglycolamidate d'éthyle*, $C^{12}H^{21}AzO^{6}$, liquide oléagineux, d'une odeur de fruits. L. Hn.

TRIGONE CÉRÉBRAL. *Voy.* Cerveau.

TRIGONE VÉSICAL. *Voy.* Vessie.

TRIGONELLE (*Trigonella* L.). Genre de plantes, de la famille des Légumineuses-Papilionacées et du groupe des Trifoliées. Ce sont des herbes ordinairement annuelles, à feuilles pennées-trifoliées, accompagnées de petites stipules adnées au pétiole. Leurs fleurs, de couleur blanche, jaune ou bleue, sont tantôt solitaires, tantôt disposées en grappes ou en capitules ombelliformes. Elles ont un calice gamosépale, tubuleux, à cinq divisions, une corolle papilionacée, donc l'étendard et les ailes dépassent longuement la carène, et dix étamines diadelphes. Le fruit est une gousse linéaire ou oblongue, comprimée et plus ou moins courbée en faux.

Les Trigonelles, dont on connaît une cinquantaine d'espèces, habitent l'Europe, l'Asie orientale et le nord de l'Afrique. L'espèce la plus importante est le *Tr. fœnum græcum* L. ou *Fenu-Grec* (*voy.* ce mot). Ed. Lef.

TRIGONOCÉPHALE. Les Trigonocéphales ont l'apparence générale des Crotales, mais la queue, qui est pointue à l'extrémité, n'a pas de grelots; la tête est large, nettement séparée du cou; les écailles du dos et de la tête sont carénées. Ce genre, qui fait partie des Serpents solénoglyphes (*voy.* ce mot), se compose de 5 espèces; deux vivent dans le sud des Etats-Unis, deux au Japon. Une espèce, l'Halys, se trouve en Tartarie, dans le sud de la Sibérie, et s'avance jusque dans les steppes du Volga et du fleuve Oural; c'est le seul Crotalidé que nous ayons en Europe; la blessure de ce serpent est fort redoutée des Kirghis. H.-E. Sauvage.

Bibliographie. — Pallas. *Zoograph. Russo-Asiatica*, t. III, 1771. — Daudin. *Hist. Rept.*, 1803. — Schlegel. *Physion. des Serpents*, 1837. — Duméril et Bibron. *Erpétologie générale*, t. VII, 1854. — Jan. *Iconographie générale des Ophidiens*. E. S.

TRIGONOPHIS. Ce genre a été établi par Kaup pour des Sauriens très-dégradés qui font, en quelque sorte, passage aux Serpents (*voy.* ce mot), et qui appartiennent à la famille des Amphisbéniens.

Les Reptiles qui composent cette famille ont le corps allongé, vermiforme, dépourvu de membres; la queue est généralement très-courte; la peau, plus ou moins transparente chez les animaux vivants, est revêtue d'une série de verticilles circulaires, chaque anneau étant subdivisé en petits compartiments. Les vertèbres précaudales, à l'exception de deux ou trois, sont pourvues de côtes; il n'existe pas de sacrum et généralement pas de sternum; les os de la face sont intimement unis entre eux et avec les pièces du crâne; il n'existe pas de columelle; les préfrontaux font défaut; le squamosal et l'os carré sont fort réduits; les deux mandibules sont soudées; les yeux, dépourvus de paupières, sont très-peu développés; la membrane du tympan n'est pas visible.

Le seul Amphisbénidé qui vive en Europe est le Blanus (*Blanus cinereus*), que l'on trouve dans la partie sud de la péninsule ibérique et dans les îles de la Grèce. Le Trigonophis (*T. Wiegmanni*) habite l'Algérie, la Tunisie, le Maroc; ce genre se distingue de tous les autres en ce que les dents, au lieu d'être appliquées contre le bord interne des mâchoires, sont fixées sur le bord des maxillaires. H.-E. Sauvage.

Bibliographie. — Duméril et Bibron. *Erpétologie générale*, t. V. — Strauch (A.). *Bemerkungen über die Eidechsenfamilie der Amphisbæniden*. In *Bull. de l'Acad. des sc. de Saint-Pétersbourg*, t. XI, 1881. E. S.

TRIHYDROCARBOXYLIQUE. $C^{10}H^{10}O^{10}$. C'est l'un des produits d'oxyda- du carboxyde de potassium. Il cristallise en aiguilles blanches, soyeuses, acides, plus solubles dans l'eau que dans l'alcool; à 100 degrés, à l'air humide, il se transforme en *acide bihydrocarboxylique*, $C^{10}H^{8}O^{10}$, cristallisable, trichroïque.

L. HN.

TRIJUMEAU (NERF). § I. **Anatomie.** Le trijumeau, appelé encore nerf trifacial, nerf de la cinquième paire, est après le nerf optique le plus volumineux de tous les nerfs crâniens. C'est un nerf à la fois sensitif et moteur, tenant sous sa dépendance la sensibilité de la face et les contractions des muscles masticateurs.

ORIGINE APPARENTE. Le trijumeau émerge des centres encéphaliques sur le côté externe de la face inférieure de la protubérance annulaire, au moment où cette dernière se confond avec les pédoncules cérébelleux moyens: c'est, en effet, immédiatement en dehors de ce nerf que passe le plan fictif établissant la limite respective de la protubérance et du pédoncule. Cette limite est purement conventionnelle; les éléments du pédoncule se poursuivent jusqu'à la ligne médiane, ce qui a fait dire à bon nombre d'anatomistes, Schwalbe entre autres (*Lehrbuch der Neurologie*, p. 822), que le trijumeau émerge des pédoncules cérébelleux moyens.

Cette origine du trijumeau se fait par deux racines distinctes, une grosse et une petite:

1° La *grosse racine* (synonymes: *racine ganglionnaire, racine sensitive, grande portion, racine postérieure, inférieure, longue, grande*), remarquable par son volume, se compose de 40 à 60 faisceaux nerveux non-seulement accolés, mais reliés entre eux par de nombreuses anastomoses. Elle est fortement étranglée à sa base et laisse après elle, quand on l'arrache, une espèce de saillie mamelonnée que Bichat (*Anat. descript.*, t. III, p. 187) considérait à tort comme une surface d'implantation des fibres nerveuses.

2° La *petite racine* (synonymes: *racine non ganglionnaire, racine motrice, petite portion, racine antérieure, supérieure, grêle*) est située en avant et en dedans de la précédente; beaucoup moins volumineuse qu'elle, elle ne comprend dans sa constitution que 5, 6 ou 7 faisceaux nerveux, 10 au plus. Quoique reliée à la grosse racine par du tissu conjonctif, la petite racine du trijumeau en est toujours distincte, même à son origine. Il est même assez fréquent de les voir séparées l'une de l'autre, au niveau de leur émergence, par un tout petit faisceau de fibres protubérantielles, connu depuis longtemps sous le nom de languette de Wrisberg (*lingula Wrisbergii*). Comme il sera dit plus tard (*voy.* MAXILLAIRE INFÉRIEUR), la petite racine du trijumeau va se distribuer, en suivant le nerf maxillaire inférieur, au muscle mylo-hyoïdien, au ventre antérieur du digastrique et à tous les muscles masticateurs, d'où le nom de *nerf masticateur* sous lequel le désignent de préférence les physiologistes.

ORIGINE RÉELLE. La petite et la grosse racine du trijumeau possèdent chacune un mode d'origine spécial, ce que pouvait nous faire prévoir, du reste, leur nature si différente, la première étant motrice (conducteur centrifuge ou kinésodique), la seconde étant sensitive (conducteur centripète ou œsthésodique).

1° *Racine motrice.* La *racine motrice* ou *nerf masticateur* traverse la protubérance d'avant en arrière, de haut en bas et de dehors en dedans, et vient se terminer dans un noyau de substance grise (noyau masticateur) qui est situé de chaque côté de la ligne médiane, à 3 millimètres environ au-dessous du plancher du quatrième ventricule. Ce noyau nous est parfaitement connu depuis les recherches de MM. Sappey et Duval. Il est placé sur le prolongement des cornes antérieures de la moelle et se trouve constitué histologiquement, comme tous les noyaux moteurs, par de grosses cellules multipolaires. Il est sphérique ou tout au plus ovoïde à grand axe vertical (Duval) et, si quelques auteurs, après Clarcke et Stilling, l'ont considéré et décrit comme allongé de bas en haut et formé par plusieurs étages de substance grise, c'est que ces auteurs ont rattaché par erreur au noyau moteur du trijumeau le noyau inférieur du facial, qui doit en être nettement séparé.

2° *Racine sensitive.* Le mode d'origine de la racine sensitive est beaucoup plus complexe, et, si parmi les faits qui ont été énoncés relativement à cette origine un bon nombre nous paraissent définitivement acquis, il en reste quelques-uns qui ne sont pas encore très-nettement élucidés et qui demandent de nouvelles recherches.

Comme la petite racine, la racine sensitive du trijumeau pénètre dans l'épaisseur de la protubérance : mais, tandis que la première reste compacte et se rend tout entière à un noyau unique, la racine sensitive se divise en plusieurs faisceaux qui divergent et vont chercher leur origine dans des noyaux distincts. La grosse racine possède donc des noyaux d'origine multiples et souvent fort éloignés, comme on pourra s'en convaincre dans la description sommaire qui va suivre. Avec Meynert, dont l'opinion sur ce point a été adoptée par Huguenin, nous admettrons pour la portion sensitive du trijumeau, quatre racines secondaires que nous appellerons, d'après leur provenance, *racine protubérantielle, racine bulbaire, racine cérébelleuse, racine ventriculaire.*

a. Les *racines protubérantielles* proviennent d'un noyau situé dans la protubérance, à quelques millimètres seulement du point d'émergence du trijumeau. Voici la description qu'en donne Huguenin : « Il est constitué par une colonne de cellules qui s'étend vers le haut jusqu'auprès du noyau moteur du trijumeau et qui se subdivise souvent en un petit nombre de noyaux secondaires. La hauteur de la colonne est d'environ 5 ou 6 millimètres. Les groupes isolés du noyau sont séparés les uns des autres par des travées de fibres nerveuses qui se déversent dans le tronc commun. Les cellules que renferme le noyau sont tout à fait différentes de celles que l'on rencontre dans les noyaux de l'oculo-moteur et du pathétique ; elles sont trois ou quatre fois plus petites et n'offrent que des prolongements rares et peu distincts ». Ce noyau protubérantiel n'est que l'extrémité supérieure de la colonne grise, qui est formée par la substance gélatineuse de Rolando et qui est le point de départ de la racine suivante.

b. La *racine bulbaire*, signalée depuis bien longtemps déjà par Gall et Spurzheim (*Rech. sur le syst. nerveux.* Paris, 1809), par Longet (*Anat. et phys. du syst. nerveux.* Paris, 1842), par Vulpian (thèse inaug. Paris, 1853), par Gratiolet (*Anat. comparée du système nerveux*, Paris, 1859), a été particulièrement bien étudiée dans ces dernières années (1877) par M. Duval dans ses belles recherches sur l'*origine des nerfs crâniens.* Son existence et aussi son mode d'origine et son trajet sont certainement aujourd'hui un des points les mieux établis de l'histoire des nerfs crâniens. Cette racine est représentée par un volumineux paquet de fibres nerveuses qui se séparent du tronc du trijumeau, presque immédiatement après leur entrée dans la protubérance, pour s'infléchir en bas et en arrière et descendre dans les parties latérales du bulbe, jusqu'à la hauteur du tubercule cendré de Rolando ; c'est là, dans la grande majorité des cas, sa limite inférieure. On la désigne encore indistinctement sous les noms de *racine ascendante* ou de *racine descendante*, suivant qu'on la suit de son origine vers son émergence, ou *vice versâ* de son émergence vers son origine.

La racine bulbaire apparaît sur des coupes transversales du bulbe sous la forme d'un croissant dont la concavité, dirigée en dedans, coiffe la substance gélatineuse de Rolando. C'est, en définitive, dans les cellules de cette substance gélatineuse, prolongement des cornes postérieures de la moelle, que prennent successivement naissance toutes les fibres constitutives de la racine.

La physiologie expérimentale, entre les mains de MM. Duval et Laborde, est venue corroborer sur ce point, d'une façon aussi nette qu'ingénieuse, les données de l'histologie. Ces deux expérimentateurs, en effet, en sectionnant la racine en question dans le bulbe lui-même, sur des chiens et sur des lapins, ont constaté du côté de la face et notamment sur le globe oculaire l'ensemble des troubles sensitifs et trophiques qui suivent la section du trijumeau, pratiquée entre le ganglion de Gasser et son émergence. Nul doute alors que le faisceau intra-bulbaire sectionné soit l'une des principales racines de la cinquième paire.

c. La *racine ventriculaire* provient de cette région du quatrième ventricule appelée *locus cœruleus*. Les fibres qui la constituent y naissent de grosses cellules arrondies et fortement infiltrées d'une substance pigmentaire noire ou brune (*substantia ferruginea* de quelques auteurs). De là elles se portent en dehors et un peu en avant et ne tardent pas à rejoindre le faisceau qui remonte du bulbe. Meynert avait émis l'opinion que ces fibres d'origine du *locus cœruleus* s'entre-croisaient sur la ligne médiane, c'est-à-dire que celles qui appartenaient au trijumeau du côté droit provenaient du côté gauche du bulbe et inversement. Mais il est à craindre qu'une telle conception ne soit qu'une vue de l'esprit : Huguenin, en effet, n'a jamais pu voir dans ses préparations la décussation admise par Meynert ; Duval, de son côté, nous déclare (*Journ. de l'anatomie*, 1877, p. 580) que « l'examen le plus attentif ne lui a rien révélé de semblable ».

Aux fibres d'origine ventriculaire il convient d'ajouter un nouveau faisceau qui descend des tubercules quadrijumeaux jusque vers l'émergence protubérantielle du trijumeau. Ce faisceau croise le nerf pathétique au niveau des tubercules quadrijumeaux postérieurs et présente avec ce dernier nerf des rapports intimes. Ces rapports, toutefois, se bornent à une simple continuité des deux faisceaux nerveux, qui ne doivent pas être plus confondus au point de vue anatomique qu'au point de vue physiologique.

d. La *racine cérébelleuse* est formée par de nombreuses fibres que l'on voit remonter dans le pédoncule cérébelleux supérieur et qui se rendent vraisemblablement dans la substance grise du cervelet. Huguenin signale, en outre, l'existence fréquente d'un deuxième faisceau qui contourne en dehors ce même pédoncule cérébelleux supérieur, mais dont le trajet ultérieur, son lieu d'origine par conséquent, lui est totalement inconnu.

TRAJET INTRA-CRANIEN. Sortie de la protubérance, la *grosse racine* du trijumeau prend la forme d'un cordon légèrement aplati dans le sens vertical et se dirige obliquement en haut, en avant et en dehors, vers la partie interne du rocher. Là, elle s'engage dans un orifice spécial que lui forment à la fois le bord supérieur du rocher et la dure-mère sus-jacente. Cet orifice de forme oblongue, situé immédiatement en dehors et un peu en arrière de l'apophyse clinoïde postérieure, conduit notre racine dans une loge fibreuse qui est formée par un dédoublement de la dure-mère et connue sous le nom de cavité de Meckel (*cavum Meckelii*). Cette cavité, qui loge en même temps le ganglion de Gasser, occupe la partie la plus interne de la face antérieure du rocher. En y pénétrant la grosse racine du trijumeau s'aplatit de plus en plus; en même temps ses faisceaux constitutifs, jusque-là réunis en un cordon compacte, s'écartent les uns des autres à la manière d'un éventail, s'envoient mutuellement de nombreuses anastomoses de toute grosseur et dirigées dans tous les sens, forment, en somme, un véritable plexus qui, en raison de sa configuration, a reçu le nom de *plexus triangulaire* (*plexus triangularis nervi trigemini*). Au milieu des fibres nerveuses ainsi entre-croisées se trouvent disséminées de nombreuses cellules ganglionnaires. Finalement la grosse racine du trijumeau se perd dans le bord concave d'un volumineux ganglion, le *ganglion de Gasser*, que nous étudierons dans un instant.

Quant à la *petite racine*, elle se dirige également vers le ganglion de Gasser en traversant le même orifice. Accolée à la grosse racine dans toute l'étendue de son parcours, elle est située d'abord en dedans d'elle, puis elle la contourne pour gagner sa face postérieure. En atteignant le ganglion de Gasser elle passe au-dessous et glisse entre la masse ganglionnaire et la face antérieure du rocher, sans prendre la moindre part à la constitution anatomique du ganglion. Elle ne fait que s'accoler à lui, comme elle s'est accolée à sa racine; elle s'en dégage le plus tôt possible en obliquant en bas et en dehors et vient se jeter dans la plus externe des trois branches qui émanent du ganglion de Gasser, le nerf maxillaire inférieur. Suivant Valentin (*Névrologie*, p. 300), la petite racine du trijumeau, avant de se fusionner avec le nerf précité, enverrait un petit rameau anastomotique au nerf maxillaire supérieur. Si l'existence de cette anastomose était constante et si le sens assigné à sa direction par Valentin était confirmé, le nerf maxillaire supérieur emporterait en dehors du crâne à la fois des fibres sensitives et des fibres motrices; il serait un nerf mixte au même titre que le maxillaire inférieur.

Dans leur trajet intra-crânien, de la protubérance au ganglion de Gasser, les deux racines du trijumeau cheminent tout d'abord entre la pie-mère et l'arachnoïde. Dans le voisinage du rocher elles reçoivent de cette dernière membrane une gaîne commune qui les accompagne jusqu'au ganglion.

GANGLION DE GASSER. Le ganglion de Gasser (synonymes : *ganglion semi-lunaire*, *intumescentia semi-lunaris* de Wrisberg, *plexus ganglioformis* de Vieussens, *ganglion intervertebrale capitis*, *plexus restiformis* de Santorini, *tænia nervosa* de Haller, *aggerlunatus* de Neubauer, *armilla* de Malacarne) est une masse d'un gris jaunâtre ou rougeâtre, couchée sur la partie interne de la face antérieure du rocher qui se creuse à ce niveau d'une dépression spéciale pour la recevoir. Il affecte la forme d'un croissant (*Halbmondförmiger*) ou plutôt d'un haricot aplati dont le hile serait tourné en haut et en arrière, le bord convexe en bas et en avant. Il présente ainsi, en anatomie purement descriptive, deux faces, deux bords et deux extrémités ou cornes :

a. Sa face antérieure ou plutôt antéro-externe répond à la dure-mère, qui lui adhère assez intimement pour en rendre la dissection difficile. Il est parfois impossible d'enlever la membrane fibreuse sans enlever en même temps quelques éléments du ganglion;

b. Sa face postérieure ou postéro-interne répond au rocher, dont elle est séparée par le grand nerf pétreux superficiel et par le périoste renforcé à ce niveau par une mince lamelle fibreuse dépendant de la dure-mère. Le ganglion de Gasser se trouve ainsi contenu dans une loge fibreuse résultant, comme nous l'avons dit plus haut, d'un dédoublement de la dure-mère. Mais il s'en faut de beaucoup que la masse ganglionnaire présente avec son enveloppe fibreuse des rapports partout identiques. Tandis que sa face antérieure adhère intimement à cette enveloppe, la face postérieure lui est unie seulement par une nappe de tissu conjonctif lâche;

c. Son bord supérieur, concave, reçoit l'extrémité externe de la grosse racine étalée en un plexus de forme triangulaire;

d. De son bord inférieur, convexe, se détachent trois grosses branches nerveuses, dites branches terminales du trijumeau;

e. Son extrémité externe, dirigée en dehors et un peu en arrière est en rapport avec la dure-mère qui revêt la face antérieure du rocher;

f. Son extrémité interne, enfin, répond à la carotide interne, dont elle n'est séparée que par la paroi externe du sinus caverneux.

Considéré au point de vue de sa structure, le ganglion de Gasser présente les plus grandes analogies avec les ganglions spinaux: il est essentiellement constitué par des amas irréguliers de cellules nerveuses que traversent des fibres nerveuses entre-croisées dans tous les sens (*voy.* GANGLIONS). Y a-t-il, dans le ganglion de Gasser, une multiplication des fibres nerveuses? En d'autres termes, le nombre des fibres efférentes est-il plus considérable que celui des fibres afférentes? Il serait bien difficile pour le moment de répondre à cette question d'une façon précise. Tout ce qu'on peut dire, c'est que, en totalisant les surfaces de section des trois troncs nerveux qui s'échappent du ganglion de Gasser (*branches efférentes*), on arrive à un chiffre supérieur à celui qui représente la surface de section de la grosse racine (*branche afférente*).

Il n'est pas extrêmement rare de rencontrer le long du bord concave du ganglion de Gasser un ou deux petits *ganglions accessoires*, reliés soit au ganglion, soit au plexus triangulaire, par des filets nerveux fort minces. Il est tout naturel de rappeler à ce sujet, car la disposition est absolument analogue, ces ganglions accessoires ou aberrants que l'on rencontre parfois sur le trajet des racines postérieures des nerfs spinaux, entre la moelle et le ganglion normal, et qui ont été étudiés tout récemment par Davida (*Sitzungsb. d. Acad. der Wissensch.*, Budapest, 1880) et par Rattone (*Intern. Monatsschr. f. Anatomie und Histologie*, 1884).

DISTRIBUTION. Le ganglion de Gasser reçoit sur son côté interne un ou plusieurs petits filets anastomotiques qui lui viennent du plexus caverneux. En même temps il émet sur son côté externe et sur sa face postérieure quelques filets excessivement ténus et fort variables en nombre, qui se distribuent à la dure-mère de la région sphéno-temporale. Valentin a signalé, en outre, plusieurs ramuscules efférents qui se détachent de la face postérieure du ganglion et « se dirigent en arrière et en dehors vers le sinus pétreux inférieur et les parties avoisinantes de la dure-mère ».

Ces filets sensitifs destinés à la dure-mère méritent d'être signalés, mais ils sont bien peu importants, si on les compare aux *trois branches terminales* du trijumeau, qui s'échappent, ainsi que nous l'avons dit plus haut, du bord inférieur ou convexe du ganglion, et divergent immédiatement à la manière d'une patte d'oie. Ce sont, en allant de dedans en dehors :

1° Le *nerf ophthalmique* (1re branche), qui pénètre dans l'orbite à travers la fente sphénoïdale ;

2° Le *nerf maxillaire supérieur* (2e branche), qui sort du crâne par le trou grand rond ;

3° Le *nerf maxillaire inférieur* (3e branche), qui traverse le trou ovale.

Chacun de ces trois nerfs, y compris le ganglion qui lui est annexé, fait l'objet d'un article spécial auquel nous renvoyons le lecteur (*voy.* OPHTHALMIQUE, MAXILLAIRE SUPÉRIEUR, MAXILLAIRE INFÉRIEUR [*Nerfs*]). L. TESTUT.

§ II. **Physiologie.** I. HISTORIQUE. On peut le diviser en quatre périodes : 1° période d'incertitude et d'hésitation au sujet des fonctions respectives des nerfs de la face; 2° période d'expérimentation sur le trijumeau et des sections intra-crâniennes de ce nerf; 3° période d'interprétation des résultats expérimentaux; 4° période d'étude des courants sympathiques annexés au trijumeau.

Première période. Jusqu'en 1818 personne ne s'était inquiété de savoir si les deux nerfs de la face, le trijumeau et le facial, différaient par leurs propriétés et leurs fonctions. Avant cette époque, on était d'accord sur ce point que la sensibilité et le mouvement de la face relevaient à la fois de l'un et de l'autre.

Bellingeri eut le mérite d'émettre le premier l'idée de la différence des attributions réservées à la 5e et à la 7e paire des nerfs crâniens. Mais en même temps il exposait une série d'erreurs : la sensibilité tactile était pour lui sous le domaine du facial, tandis que la portion ganglionnaire du trijumeau faisait contracter *involontairement* les muscles pour exprimer les diverses émotions de l'âme : joie, tristesse, amour, crainte, et présidait aussi aux mouvements involontaires de l'iris, de la luette, du voile du palais et de la partie supérieure du pharynx.

A Ch. Bell revient la gloire d'avoir démontré, en 1821, le rôle sensitif du trijumeau. Cependant il erra en avançant que les muscles des lèvres étaient mis en mouvement par des nerfs différents suivant qu'ils servaient à l'expression de la face ou à la mastication : c'était le facial qui entrait en fonctions dans le premier cas, et le trijumeau dans le second. Il n'eut pas de peine à confesser qu'il s'était trompé, après que Schaw eut coupé chez l'âne la 7e paire des deux côtés. Les sections de Ch. Bell qui lui avaient montré la fonction sensitive du trijumeau avaient porté sur les branches du nerf au delà de leur émergence à la face.

Deuxième période. Fodéra le premier, en 1822, fit la section intra-crânienne du trifacial à l'aide d'un procédé qui sera décrit plus loin. Herbert Mayo publia la même année un mémoire sur ce sujet; il coupait sur des pigeons vivants la 5e paire dans le crâne et observait la perte du sentiment dans le département du nerf. Il pratiqua aussi les sections de Ch. Bell sur les nerfs sus et sous-orbitaires, et ne constata que l'abolition de la sensibilité. On lui doit la relation d'une observation de lésion du trijumeau où l'anesthésie d'une moitié de la face fut accompagnée d'inflammation oculaire et d'ulcération cornéenne superficielle.

Magendie reproduisit, en 1824, l'expérience de Fodéra par un procédé spécial et, mieux que ce physiologiste, put conserver la vie aux animaux un temps suffisant pour constater à la fois l'anesthésie faciale et des lésions nutritives du globe oculaire. Il signale l'influence fâcheuse de la section sur l'odorat, le goût et même l'ouïe, et fixe l'attention sur les troubles de la nutrition de l'œil, des fosses nasales, de l'oreille, et sur les désordres fonctionnels des sens. Magendie voit, quarante-huit heures après une section faite en *avant* du ganglion de Gasser, une opacité cornéenne qui augmente ensuite, la conjonctivite, les fausses membranes sur l'iris, l'ulcération et la chute de la cornée, l'évacuation des milieux de l'œil. Il remarque que les lésions sont moins graves lorsque la solution de continuité a porté en *arrière* du ganglion. Celles-ci ne commencent que le septième jour, la cornée ne s'opacifie que sur une petite étendue et à la partie supérieure seulement; il n'y a pas de fausses membranes dans l'œil. Dans le système de ce physiologiste, les rameaux nasaux de la 5e paire sont les nerfs de l'olfaction, du moins pour les odeurs fortes; leur section amène l'abolition de perception des vapeurs d'ammoniaque, de l'acide acétique, etc. Si l'on coupe le nerf olfactif en laissant intacts les nerfs nasaux, le contraire a lieu. L'olfactif présiderait à la sensibilité spéciale en rapport avec les corps odorants, mais aurait besoin pour agir du concours de la 5e paire. Enfin Magendie signale une légère paralysie des muscles de la face après la section du trijumeau et pense que le facial est dans une certaine mesure sous la dépendance du nerf précédent.

Il faut rattacher à cette période les travaux de Eschricht, Schœpfs, Baker, qui établissent définitivement les fonctions respectives des deux nerfs de la face.

Troisième période. En 1840, Longet refait les expériences de Magendie et rectifie les conclusions de ce physiologiste relatives à l'influence de la 5e paire sur les organes des sens. Il démontre le premier que la grosse racine du trijumeau est sensitive et sa petite racine motrice.

Cl. Bernard, à l'aide d'un procédé de section qui lui est propre, contribue à établir les fonctions du trijumeau au triple point de vue de la sensibilité, du mouvement et de la nutrition.

La fameuse question des nerfs trophiques de Samuel se rattache à l'étude de ce nerf. Aussi surgissent une foule de recherches sur le mécanisme des troubles nutritifs de l'œil consécutifs à sa section, dues à Snellen, Büttner, Schiff, Cl. Bernard, Sinitzin, Eckhnart, Eberth, Meissner, Merkel, Ranvier, Duval et Laborde, Poncet (de Cluny).

Quatrième période. On a découvert récemment des filets sympathiques qui sont annexés au trijumeau, et c'est le rôle de ces conducteurs d'emprunt qui a occupé les physiologistes.

Les expériences de Dastre et Morat sur le grand sympathique cervical d'un côté, celles de Jolyet et Laffont sur les branches du trijumeau, de Duval et Laborde sur les origines de ce nerf, de l'autre, démontrent au milieu des fibres propres de celui-ci la présence de filets vaso-moteurs, constricteurs et dilatateurs, qui viennent de la même source vraisemblablement, par des voies différentes. Des filets irido-dilatateurs sont poursuivis par François-Franck dans une anastomose du grand sympathique cervical et du ganglion de Gasser, pendant que Vulpian prouve qu'il en vient aussi de la protubérance. Enfin Luchsinger et Nawrocki mettent en évidence les filets sudoraux que le trijumeau reçoit du grand sympathique.

Les travaux des physiologistes qui se rapportent aux filets apportés au trijumeau par le sympathique seront exposés dans le chapitre VII, où il sera traité de la constitution physiologique du trifacial qui, on le prévoit, doit être des plus compliquées.

II. Procédés d'expérimentation. Les moyens employés par les expérimentateurs pour étudier les fonctions du trijumeau sont ceux-là mêmes qu'ils mettent en usage à l'égard de tous les nerfs. Ils ont fait des *sections* et des *excitations*, à l'aide de méthodes spéciales qui vont être décrites.

A. Sections. Il y a 5 principaux procédés :

1° Fodéra, le premier, parvint à pratiquer la section de la 5e paire sans tuer l'animal. Il put « détruire une portion du pariétal droit, introduire un scalpel mince en lui faisant côtoyer la paroi osseuse du crâne, afin de blesser le moins possible le cerveau, et, une fois parvenu au delà du bord supérieur du rocher, couper de haut en bas et de dedans en dehors cet angle de l'os pierreux. »

2° Magendie, pour éviter la blessure du sinus caverneux et de l'artère carotide interne à laquelle expose la section dans la fosse temporale, cherche à couper le nerf avant son passage sur le rocher, non loin de son émergence; il y parvient chez le lapin en introduisant son instrument par la cavité du crâne et en glissant en avant et en dedans de manière à atteindre la face postérieure du rocher (*Journ. de physiol.*, 1824, t. IV, p. 303). Il put ainsi conserver la vie à l'animal un temps assez long pour observer les troubles trophiques.

2° *Procédé de Cl. Bernard.* Magendie se servait pour couper le nerf d'une sorte de crochet cunéiforme; Cl. Bernard emploie une espèce de canif. Il faut sentir le tubercule placé au devant de l'oreille et qui n'est autre que le condyle de la mâchoire inférieure, piquer immédiatement en arrière du bord supérieur de celui-ci, la pointe dirigée en avant, pour pénétrer dans la fosse temporale moyenne. Lorsqu'on est dans le crâne, on dirige en bas et en arrière l'instrument dont le dos appuie contre la face antérieure du rocher, on suit en pressant le bord inférieur de cet os qui résiste; plus profondément, la résistance cesse, l'animal pousse des cris, on est sur la 5e paire qui pourra être tranchée, à la condition de maintenir vigoureusement la tête de l'animal et de diriger en arrière et en bas le tranchant de l'instrument. Celui-ci sera retiré par sa voie d'entrée. Il ne faut être ni trop en dedans, ni trop en avant, sous peine de s'exposer à la blessure de l'artère carotide interne et du sinus caverneux.

4° *Procédé de Duval et Laborde pour la section intra-crânienne.* Il consiste essentiellement à pénétrer dans le crâne par la base et non par la fosse temporale moyenne, comme le faisaient Magendie et Cl. Bernard. « On prend pour point de repère chez le lapin, qui est habituellement le sujet de ces expériences, le condyle du maxillaire inférieur, et la pointe de l'instrument approprié est dirigée obliquement de dehors en dedans et d'arrière en avant, du côté de la fosse ptérygo-maxillaire, de manière à pénétrer dans la cavité temporale antérieure et à côtoyer exactement avec la pointe et le tranchant de l'instrument la paroi osseuse interne de la cavité crânienne en question. En portant alors un peu en arrière et en bas la pointe tranchante vers l'émergence du trijumeau, non loin et en avant du ganglion de Gasser, on opère la section plus ou moins complète de ce nerf. »

5° *Procédé de Duval et Laborde pour la section de la racine ascendante du trijumeau dans le bulbe.* Il faut percer la membrane occipito-atloïdienne, faire suivre à l'instrument la face latérale et supérieure du bulbe, du côté du corps restiforme, que l'on incise transversalement à l'union de son tiers moyen et de son tiers supérieur.

Ainsi, à l'aide de ces divers procédés, on a pu atteindre le nerf de la 5e paire dans les différents points de son parcours, depuis ses origines jusqu'à ses branches de division. Relativement à leur siége, les sections sont au nombre de quatre principales, que l'on peut appeler, en descendant le nerf à partir de ses origines, *centrales*, *supra-ganglionnaires*, *transganglionnaires*, *infra-ganglionnaires*.

B. Excitations. Elles ont porté sur le tronc du nerf, sur son ganglion, sur ses branches.

1° Plusieurs auteurs ont excité le tronc du trijumeau. Longet, Hippel et Grünhagen, Vulpian, Laborde, etc., ont ainsi résolu divers problèmes ; 2° Samuel a piqué deux aiguilles dans le ganglion de Gasser et fait passer pendant quelque temps un courant d'induction ; 3° l'excitation des trois branches du trijumeau a été faite entre autres par Jolyet et Laffont, Dastre et Morat, etc. Nous verrons plus tard les résultats acquis par cette méthode d'expérimentation.

III. Difficultés inhérentes a l'étude expérimentale du trijumeau. 1° Il est presque impossible d'aller sectionner dans le crâne le nerf au point voulu ; l'autopsie seule montre si la solution de continuité a été faite au-dessus ou au-dessous du ganglion de Gasser ; 2° cette opération intéresse toujours les organes voisins du nerf et accumule autour de la lésion principale que l'on cherche une série de désordres collatéraux qui ne sont pas sans compliquer les résultats et gêner l'interprétation. Ainsi Duval et Laborde, dans leur procédé de section intra-crânienne, coupent le moteur oculaire commun. Il est vrai que cet accident est voulu et cherché par ces auteurs, mais, s'il n'apporte aucune obscurité au physiologiste, il n'en est peut-être pas de même de la blessure des méninges, du cerveau, du bulbe et des autres nerfs crâniens ; 3° on ne sait pas, d'autre part, les désordres que produit sur le nerf visé l'instrument tranchant plongé dans la cavité crânienne. S'il fait souvent de véritables sections, il contusionne quelquefois, fait tantôt une piqûre, tantôt un écrasement. Or, si les symptômes primitifs et consécutifs des différents traumatismes des nerfs sont à peu près de même nature, la variété de leur lésion n'est pas sans influencer l'intensité, la durée, l'étendue, l'acuïté, le moment d'apparition des signes de leurs blessures. Et même Cl. Bernard dit avoir remarqué qu'il n'y avait pas de troubles trophiques dans les cas où il avait contusionné le trijumeau ; 4° quand on sectionne ou que l'on excite le nerf, on excite ou sectionne en même temps des filets nerveux d'origine sympathique, contenus dans l'épaisseur du nerf de la 5e paire, et auxquels celui-ci sert de substratum ; 5° de plus, ces filets sympathiques d'emprunt arrivent au trijumeau par trois voies différentes, dont une ou deux pourront être en dehors de l'action de la section et de l'excitation faites sur le trifacial. La première voie, celle du plexus de l'artère carotide interne, fournit au ganglion de Gasser et à la branche ophthalmique, à l'exclusion des nerfs maxillaires supérieur et inférieur, d'après Sappey. La deuxième, découverte par François-Franck, se détache de la chaîne cervicale vers la base du crâne, se dirige vers le trou déchiré postérieur et aborde ensuite la partie postérieure du ganglion de Gasser. Enfin il existe une troisième source que l'anatomie n'a pas encore trouvée, mais qui nous paraît avoir été décelée par la physiologie ; elle est intra-bulbaire, se dégage des origines médullaires du grand sympathique et s'annexe au trijumeau en passant par sa racine ascendante ; 6° enfin, chacun de ces courants annexes n'apporte pas les mêmes fibres fonctionnelles ; les fibres vaso-constrictives, vaso-dilatatrices, sudorales, ne sont pas indifféremment réparties dans chacune de ces voies sympathiques. Nous aurons au contraire à démontrer par l'analyse et l'interprétation des nombreuses expériences relatives à ce sujet que, si le courant antérieur ou du sinus caverneux fournit des fibres vaso-motrices et sudorales, les fibres irido-dilatatrices n'y sont pas contenues, mais passent par la voie de Franck, c'est-à-dire du trou déchiré postérieur et par la voie bulbo-protubérantielle, et que cette dernière voie apporte exclusivement, jusqu'à plus ample informé, des fibres irido-dilatatrices, vaso-constrictives et vaso-dilatatrices (*voy.* paragr. VII).

IV. ASSIMILATION DU TRIJUMEAU A UNE PAIRE RACHIDIENNE. La 5e paire des nerfs crâniens est construite sur le modèle des nerfs rachidiens. Une grosse racine, née dans les colonnes grises qui représentent les cornes postérieures de la moelle, et pourvue d'un ganglion, est l'homologue de la racine postérieure d'une paire rachidienne; une petite racine issue d'un amas gris qui prolonge dans la protubérance la corne antérieure, sans ganglion, a la signification d'une racine antérieure. Une seule différence sépare ce nerf crânien de la paire rachidienne, c'est que la petite racine ne se mêle pas aux trois branches qui prolongent la grosse racine au delà du ganglion de Gasser, mais qu'elle se perd exclusivement dans l'une d'elles, le nerf maxillaire inférieur. Malgré cela, l'analogie est évidente et il n'est pas étonnant que la physiologie l'ait confirmée. Longet, après avoir enlevé les lobes cérébraux à des chiens et à des chevaux, et séparé le trijumeau de la protubérance, faisait passer un courant électrique dans ce nerf; lorsqu'il isolait les deux racines l'une de l'autre par l'interposition d'une lame de verre, le courant localisé dans la grosse racine ne provoquait aucun mouvement; la face, la langue, l'œil, la mâchoire inférieure, restaient immobiles; s'il enlevait la lame de verre, le courant diffusant dans la petite racine faisait brusquement rapprocher les mâchoires. L'électrisation partielle des branches du trijumeau, des nerfs sus et sous-orbitaires et des nerfs mentonniers, n'a jamais provoqué de contractions musculaires. Ainsi la grosse racine et ses trois branches de division sont sensibles, mais l'une d'elles, le nerf maxillaire inférieur, est en même temps motrice par l'annexion de la petite racine.

L'analogie du trijumeau et de la paire rachidienne ressort encore du fait de l'adjonction à l'un comme à l'autre des filets sympathiques. Ils viennent au nerf rachidien, d'une part des origines médullaires sympathiques par les racines antérieure et postérieure, de l'autre des ganglions de la chaîne prévertébrale. De même le trijumeau sert de support à une foule de filets sympathiques qui lui viennent des trois sources décrites plus haut, antérieure, moyenne et centrale, dont les deux premières représentent les anastomoses issues des ganglions de la chaîne sympathique dans le système rachidien.

V. INFLUENCE DU GANGLION DE GASSER. Ce ganglion exerce une véritable influence sur la nutrition du trijumeau et a paru en outre régler la nutrition des tissus et des organes placés dans la sphère de ce nerf.

1° L'influence du ganglion sur la nutrition des tubes nerveux est en accord avec ce que l'on sait de l'action des ganglions intervertébraux sur les nerfs rachidiens. L'examen microscopique du trijumeau après sa section, fait par Ranvier, est conforme aux lois wallériennes; les fibres des trois branches ne dégénèrent pas après les sections supra-ganglionnaires. Une expérience de

Cl. Bernard, la section supra-ganglionnaire faite pour démontrer le rôle de centre réflexe rempli par le ganglion sous-maxillaire, met bien en relief l'influence trophique du ganglion de Gasser. Il sectionnait le lingual en deux endroits, au-dessus du point où il reçoit la corde du tympan et au niveau de sa terminaison dans la langue; en excitant ce nerf, il observait une sécrétion de la glande sous-maxillaire qui ne pouvait tenir qu'à la transmission de l'excitation du lingual à la corde, au niveau du ganglion sous-maxillaire. Cette influence cesse bientôt, parce que le lingual séparé de son centre trophique dégénère. Mais si, au lieu d'opérer comme plus haut, Cl. Bernard sectionne le lingual seulement vers sa terminaison inférieure, et coupe le trijumeau au-dessus du ganglion de Gasser, l'expérience peut réussir indéfiniment et l'excitation du lingual qui a conservé ses relations ganglionnaires amènera la salivation pendant un temps indéterminé par le mécanisme précédent.

2° L'influence trophique, oculaire surtout, du ganglion de Gasser, avait été remarquée par Magendie, qui avait signalé, comme nous l'avons dit plus haut, (chap. *Historique*), la différence des effets de la section supra-ganglionnaire et de la section infra-ganglionnaire. Pour lui les troubles trophiques consécutifs étaient d'intensité moindre et plus tardifs lorsque le nerf restait en relation avec son ganglion, c'est-à-dire dans le cas de solution de continuité supra-ganglionnaire. Cl. Bernard confirme la même idée, il tend à rattacher les lésions oculaires à une blessure du ganglion et dit avoir remarqué l'absence de troubles nutritifs de l'œil dans un cas où la section avait siégé entre le renflement ganglionnaire et la protubérance.

Cependant il s'en faut que l'influence du ganglion de Gasser sur la nutrition du territoire commandé par le trijumeau soit évidente. Les expériences de Duval et Laborde paraissent au contraire le dépouiller d'un pareil rôle. Laborde, faisant la section infra-ganglionnaire, principalement celle de la branche ophthalmique (*Bullet. de l'Acad. de méd.*, 1880), et la section intro-bulbaire de la racine ascendante (travaux du laborat. de physiol. de la Faculté de Paris, 1885), compare les résultats dans les deux cas; il observe l'identité des troubles trophiques, mais aussi la différence dans la rapidité de leur apparition. Or, tandis que les lésions oculaires mettent à se produire quatre, cinq, six, sept jours dans les sections infra-ganglionnaires, elles se manifestent dès le premier jour qui suit la section intra-bulbaire. « Plus rapides sont les altérations à la suite de la lésion expérimentale du noyau sensitif bulbaire, non pas seulement à cause des complications opératoires qui interviennent presque inévitablement en ce cas, mais encore et bien probablement parce que la fonction est plus directement et plus complétement atteinte à sa source organique. »

(Pour les ganglions ophthalmique, sphéno-palatin et otique, *voy.* NERFS OPHTHALMIQUE, MAXILLAIRE SUPÉRIEUR, MAXILLAIRE INFÉRIEUR.)

VI. FONCTIONS DU TRIJUMEAU. Si l'on fait la section du tronc de ce nerf chez le lapin, la cornée, les lèvres, les joues, la face du côté opéré, perdent immédiatement leur sensibilité. Le côté opposé reste parfaitement sensible. La langue peut être saisie, pincée dans la moitié correspondant à la section, sans que l'animal réagisse. L'oreille conserve sa sensibilité parce qu'elle reçoit aussi des nerfs du plexus cervical et même du pneumogastrique.

Si la section a atteint le nerf masticateur, il y a paralysie des mouvements de la mâchoire et l'animal meurt de faim lorsqu'on coupe le nerf des deux côtés

Outre ces effets immédiats, il en est d'autres qui surviennent plus tard et qui constituent les lésions consécutives de nutrition que Magendie a découvertes. Après un certain nombre de jours qui varient de un à six ou sept jours, suivant le siége de la section, l'œil devient rouge, la conjonctive s'injecte, la cornée perd sa transparence par le dépôt de fines granulations de carbonate de chaux, d'après Vulpian, par l'infiltration de pus, pour d'autres, devient plus convexe, offre une tache, en même temps que l'iris se ternit et se chagrine. Plus tard il y a cécité. Cette cécité n'est pas primitive, ainsi que l'avait cru Magendie, qui pensait que le nerf optique n'était impressionnable à la lumière qu'autant que la sensibilité générale oculaire était intacte. Quelques jours après, l'opacification, l'engorgement, le chémosis, augmentent, il se produit du pus ; la cornée s'ulcère, se perfore, l'œil se vide et devient phthisique ; le nez et la bouche laissent suinter un écoulement muqueux ; le bout de la langue offre des ulcérations. Les glandes salivaires et lacrymales sécrètent moins. L'animal succombe au bout de quinze jours, trois semaines au maximum.

Il a présenté pendant la vie des troubles sensitifs moteurs, nutritifs et sécrétoires ; ce qui prouve que le trijumeau commande à la sensibilité, au mouvement, à la nutrition et à la sécrétion de son territoire.

Il faut ajouter au tableau précédent de la section d'autres symptômes que nous avons intentionnellement détachés et reportés ici : à savoir le myosis et la vaso-dilatation de la conjonctive, du nez, de la face. Mais cette action sur la pupille et les vaisseaux n'appartient pas en propre au trijumeau, elle est due à la blessure des fibres irido-dilatatrices et vaso-motrices sympathiques qui lui sont annexées, comme on le verra au chapitre VII. On a encore signalé comme phénomène postopératoire un certain degré d'exophthalmie : la saillie de l'œil ne peut s'expliquer que par l'excitation réflexe des fibres du cordon sympathique cervical qui innervent le muscle lisse orbitaire interne. Nous venons de dire qu'il y avait vaso-dilatation immédiate après la section : c'est, en effet, l'opinion de Duval et Laborde. Mais Cl. Bernard signale au contraire la vaso-constriction, et nous verrons même plus tard qu'il fait du resserrement des vaisseaux la cause de l'inflammation oculaire (*Leçons sur la chaleur animale*, p. 238). Dès l'apparition des troubles trophiques, tous les auteurs décrivent la rougeur oculaire et par suite admettent implicitement la vaso-dilatation. Il y a peut-être bien en réalité vaso-constriction d'abord, puis vaso-dilatation consécutive. Cette succession des phénomènes serait en accord avec ce que l'on sait de l'action de la section qui excite avant de paralyser le bout périphérique des nerfs (Dastre et Morat, *Arch. de physiol.*, 1879, p. 452), mais cette irritation se prolongerait au delà de la durée ordinaire, si l'on admet la vaso-constriction persistante de Cl. Bernard. L'influence irritante de la section se fait encore sentir sur le bout central du trijumeau, ainsi que le prouvent l'exophthalmie et la dilatation des vaisseaux rétiniens que Poncet (de Cluny) n'hésite pas à rattacher à l'excitation réflexe de leurs fibres vaso-dilatatrices contenues dans le sympathique cervical. Nous n'avons à nous occuper maintenant que des fonctions des *fibres propres* du trijumeau et nous passerons successivement en revue son rôle sensitif, moteur, sécrétoire et nutritif.

1° *Rôle sensitif.* Presque toutes les parties constituantes de la tête reçoivent leur sensibilité du trijumeau. Le tégument externe sauf celui de la partie latéro-postérieure du cuir chevelu qui dépend des nerfs cervicaux, rentre dans son domaine. La frontière postérieure est limitée par une ligne qui part d'un point situé un peu en arrière du vertex et coupe verticalement l'oreille à l'union de son tiers antérieur et de son tiers moyen. Toutes les muqueuses, sauf celles du tiers postérieur de la langue, des piliers du voile du palais et d'une partie de celui-ci, des portions moyenne et inférieure du pharynx et peut-être celle du tympan, reçoivent leur innervation de la cinquième paire. Les glandes, les méninges, les organes des sens, les os et la pulpe dentaire, sont sous sa dépendance. Chacune de ses branches, l'ophthalmique de Willis, le maxillaire supérieur, le maxillaire inférieur, a un département spécial et bien limité (*voy.* OPHTHALMIQUE, MAXILLAIRES SUPÉRIEUR ET INFÉRIEUR).

Un point curieux de la sensibilité de ce nerf, c'est sa persistance exceptionnelle dans les anesthésies artificielles. Ainsi chez l'homme comme chez les animaux dans la chloroformisation, les piqûres sont perçues au front et à la tempe, pendant que le reste de la peau est insensible. Au moment de l'agonie, c'est encore la sensibilité du trijumeau qui meurt la dernière.

Il n'est pas moins intéressant d'étudier comparativement la sensibilité de la conjonctive, qui reçoit ses nerfs directement du trijumeau, et celle de la cornée, qui emprunte la plupart des siens au même nerf, mais par la voie détournée du ganglion ophthalmique. Cl. Bernard a montré que dans l'empoisonnement par la strychnine la conjonctive reste sensible, alors que la cornée ne l'est plus et que le phénomène inverse se produit après la section du bulbe. Une explication satisfaisante de ces faits n'a pas encore été fournie.

Le trijumeau donne la sensibilité musculaire aux muscles moteurs de l'œil, à ceux de la face, et prend une certaine part à l'expression de la physionomie, au flairement, à la préhension des objets, à la mastication et même à l'audition, en réagissant sur les nerfs moteurs par ses fibres sensitives. L'expérience de Filehne, par laquelle cet auteur démontre que la position dressée du pavillon de l'oreille chez le lapin est due à une contraction tonique entretenue par un réflexe dont le point de départ est dans les filets sensitifs du trijumeau, est applicable non-seulement aux muscles moteurs du pavillon de l'oreille, mais aussi à tous les muscles innervés par le facial. Filehne a vu que la position dressée de l'oreille cesse après la section du trijumeau, sans qu'aucun muscle ait été coupé. Si le nerf est intact, le chatouillement de la peau de la joue provoque un mouvement de redressement du pavillon.

Outre qu'il entretient l'état tonique des muscles de la face, le trijumeau commande encore un certain nombre de réflexes, lorsqu'il est vivement excité. L'éternument, le clignement et le spasme des paupières, sont l'effet de l'irritation de ses filets nasaux et conjonctivaux. L'excitation du nerf lacrymal d'un côté amène la sécrétion lacrymale du côté opposé. Dans un autre domaine enfin, le trijumeau réagit sur la circulation et la respiration. François-Franck a montré (*Trav. du laborat. de Marey*, 1876) qu'en faisant passer une éponge imprégnée de chloroforme ou d'acide acétique sous le nez d'un chien il obtenait le ralentissement ou l'arrêt du cœur en diastole et la suspension de la respiration.

Quand au rôle du trijumeau dans la gustation, il n'en saurait être question ici et nous devons renvoyer à l'article GUSTATION.

2° *Rôle moteur.* Les muscles temporal, masséter, ptérygoïdien interne, ptérygoïdien externe, péristaphylin externe, mylo-hyoïdien, et le ventre antérieur du digastrique, dépendent du trijumeau. Aussi ce nerf préside-t-il à la mastication, en produisant les mouvements d'abaissement, d'élévation et de diduction de la mâchoire inférieure. Il intervient encore dans la déglutition par le mylo-hyoïdien, qui projette le bol alimentaire dans le pharynx. D'après Politzer, le muscle interne du marteau en recevrait aussi sa mobilité, c'est ainsi que le dosage de l'impression auditive serait sous son influence et que serait expliqué un fait sur lequel M. Lannois a attiré l'attention (*Lyon médical*, 12 juin 1887), à savoir : la diminution ou même l'abolition de l'acuïté auditive chez quelques personnes pendant la mastication et la contraction des mâchoires. Le courant nerveux parcourant à ce moment toutes les branches du nerf maxillaire inférieur ferait contracter les muscles masticateurs comme le muscle interne du marteau qui projette la chaîne des osselets et augmente la tension labyrinthique.

Le rameau dento-lingual, que Sappey a poursuivi depuis le mylo-hyoïdien jusque dans les fibres musculaires lisses situées sous la muqueuse de la langue, servirait, d'après Zlobikowski, à agiter les papilles dans le liquide sapide et favoriserait ainsi le développement de l'impression gustative.

En 1863, Philippeaux et Vulpian ont montré que le lingual, nerf sensitif peut arriver à suppléer un nerf moteur et à produire la motilité. Le grand hypoglosse étant arraché depuis plusieurs mois chez un chien, la pression du lingual entre les mors d'une pince a déterminé des mouvements très-nets de la langue. Il faut expliquer cet effet par la transmission de l'ébranlement du réseau périphérique du lingual aux ramifications de l'hypoglosse qui aboutissent aux plaques motrices des muscles de la langue, à l'aide de l'anastomose bien connue de ces deux nerfs.

3° *Rôle sécrétoire.* On a vu qu'après la section les glandes salivaires et la glande lacrymale sécrètent moins. En revanche, les grappes de Meibomius manifestent une vive hypersécrétion. Le ralentissement de la sécrétion lacrymale ne s'explique pas seulement par ce fait que la conjonctive, devenue insensible, n'apporte plus un stimulant réflexe au travail sécrétoire ; le trijumeau renferme des nerfs sécréteurs que la section a détruits. Certaines expériences tendent à démontrer que la sécrétion se produit dans la glande lacrymale comme dans les glandes salivaires. Herzenstein, Wolforz, Reich, Demstchenko, ont vu l'excitation du nerf lacrymal aussi bien que celle du sympathique provoquer la sécrétion des larmes. Mais, comme pour la glande sous-maxillaire, le liquide produit par l'irritation du sympathique est trouble, celui qui succède à l'excitation du lacrymal, clair et aqueux. La quantité comparative du liquide dans les deux cas n'est pas exactement connue.

La suspension de la sécrétion salivaire après la section du trijumeau n'est pas explicable par l'interruption de filets sécréteurs. Ces nerfs, excito-sécrétoires de Vulpian, aquipares de Heidenhain, viennent pour les glandes sous-maxillaire et sublinguale de la corde du tympan, pour la parotide du petit pétreux superficiel ou du rameau de Jacobson, par l'intermédiaire du ganglion otique et de l'auriculo-temporal ; c'est ici qu'il faut admettre comme cause suspensive de la sécrétion l'abolition de l'excitant réflexe.

Le trijumeau paraît présenter aussi des nerfs sécréteurs pour l'œil. Hippel et Grunhagen, ayant fait la section du grand sympathique, après curarisation de l'animal, irritèrent le tronc de la 5ᵉ paire à son origine dans le crâne. La colonne du manomètre introduit dans la chambre antérieure de l'œil s'éleva subitement de 30 millimètres à 200. Les sources de l'humeur aqueuse paraissent être dans le corps ciliaire et la face postérieure de l'iris. Schwalbe se demande si les cellules cylindroïdes de la partie ciliaire de la rétine, qui rappellent à plus d'un titre l'épithélium de certaines glandes, n'interviendraient pas ici d'une manière active. Il ne faut pas oublier cependant que l'excitation du trijumeau dans l'expérience de Hippel et Grunhagen retentit sur des fibres vaso-dilatatrices que nous découvrirons plus tard et que l'augmentation de tension oculaire par hypersécrétion de l'humeur aqueuse peut être un phénomène vasculaire, ainsi que l'admettent plusieurs auteurs.

4° *Rôle nutritif.* Le tableau de l'inflammation neuro-paralytique oculaire consécutive à la section du trijumeau a été tracé plus haut, cette opération produit encore des altérations remarquables de la pituitaire, qui devient spongieuse, gonflée, et saigne au moindre attouchement : c'est ainsi d'ailleurs que l'exercice de l'olfaction se trouve compromis. La persistance du ganglion de Mœckel n'empêche pas l'apparition de ces lésions. La muqueuse des lèvres est rouge et gonflée, celle de la langue présente dès le lendemain de la section des lésions qui paraissent relever des morsures et altèrent le goût. Gellé a vu aussi la muqueuse de la membrane du tympan altérée; il est vrai que quelques auteurs, et en particulier Hagen, ont nié l'action nutritive du trijumeau sur cette muqueuse : cependant les expériences mêmes de ce physiologiste confirmeraient plutôt qu'elles ne renverseraient les idées de Gellé : ainsi, sur 15 chiens opérés par Hagen, 4 ont eu de l'injection et 2 de l'exsudation inflammatoire dans la membrane tympanique.

Pour expliquer les troubles trophiques produits par la suspension de l'influence du trijumeau, dans l'organe de la vision, les théories n'ont pas manqué. On peut les ranger sous quatre chefs, suivant qu'elles incriminent : 1° l'anesthésie favorisant le traumatisme; 2° la blessure des nerfs vaso-moteurs; 3° l'infection extérieure; 4° la lésion de nerfs trophiques véritables.

1° *Anesthésie.* Snellen rapporta les troubles trophiques de l'œil à l'abolition de la sensibilité de la conjonctive et de la cornée. Le contact des corps vulnérants n'est plus perçu et le traumatisme amène bientôt les altérations dont il s'agit. Ce n'est pas en effet la sécheresse de l'œil consécutive à la diminution des larmes qui saurait être incriminée, car, si elle est le résultat de la logophthalmie dans la paralysie faciale périphérique, les altérations nutritives n'accompagnent pas cette maladie. Ce qui prouve encore que le dessèchement de la surface oculaire est ici sans importance, c'est que la suture des paupières après la section du trijumeau ne peut empêcher leur apparition. Il est vrai que, dans cette expérience, l'œil reste en contact *médiat* avec l'extérieur et que les paupières devenues insensibles ne sauraient avertir l'individu des chocs ambiants. Pour montrer l'influence de la sensibilité, Snellen ramène l'oreille (qui, on le sait, reste sensible après la section de la 5e paire) devant l'œil, et les troubles trophiques ne se produisent pas. Ainsi l'anesthésie livre l'animal au traumatisme, mais seule, sans l'effet traumatique, l'abolition de la sensibilité ne saurait s'accompagner de troubles de la nutrition; un œil devenu insensible, mais protégé contre les agents extérieurs, ne dégénérera pas; Buttner l'a, au contraire, conservé intact en le recouvrant d'une plaque de cuir épais.

2° *Troubles de la circulation.* Longet, frappé de la différence signalée par Magendie dans l'intensité et la rapidité des altérations nutritives suivant le point où portait la section, voulut l'expliquer par ce fait que la section infra-ganglionnaire coupe les filets du grand sympathique (plexus caverneux). L'auteur cite, à l'appui de son opinion, les expériences de Pourfour du Petit et de Molinelli, dans lesquelles la section du sympathique cervical amena, chez le chien, des troubles de la nutrition. Malheureusement, les idées des physiologistes sur les fonctions nutritives du sympathique sont loin de se ressembler. Il est un fait admis par Cl. Bernard, que l'arrachement du ganglion cervical supérieur n'est le plus souvent suivi d'aucune lésion, et même Cl. Bernard signale l'ablation de ce ganglion comme cause préservatrice des désordres trophiques. « Ce fait, dit-il, est intéressant parce que nous savons que l'ablation du ganglion active les phénomènes circulatoires des parties auxquelles s'étend son influence ; ces parties paraissent avoir une vitalité plus grande, ce qui leur permettrait par là une plus grande résistance aux causes de désorganisation qui tiennent à l'opération. » Aussi, logique avec lui-même, Cl. Bernard explique les troubles trophiques par la paralysie des fibres vaso-dilatatrices et l'action sans contre-poids des vaso-constricteurs. Pour que cette théorie fût vraie, il faudrait que la section du trijumeau fût suivie de vaso-constriction, de pâleur de la conjonctive et des autres muqueuses : au contraire, les expérimentateurs, excepté Cl. Bernard, signalent la vaso-dilatation postopératoire.

Sinitzin a cherché à confirmer les idées du grand physiologiste ; l'introduction de fils de verre dans la cornée d'un lapin qui a subi l'extirpation du ganglion cervical supérieur ne donne presque rien ; du côté opposé, cette opération amène de la conjonctivite, de l'infiltration purulente de la cornée, des ulcérations et la panophthalmie. Les lésions consécutives à la section du trijumeau ne se produiraient pas après l'extirpation du ganglion cervical supérieur et même les phénomènes névro-paralytiques auraient disparu très-vite après cette ablation.

Mais les expériences de Sinitzin ont été contredites par Eckhardt et Senftleben, qui ont obtenu des résultats opposés.

On voit donc que tout n'est que contradiction dans cette théorie : tandis que les uns, Pourfour du Petit, Molinelli, Longet et Schiff, rattachent les troubles trophiques à la section, c'est-à-dire à la paralysie du sympathique, d'autres, Cl. Bernard, Sinitzin, font de cette paralysie une condition de résistance nutritive, et de l'excitation ou de l'action sans contre-poids du sympathique la cause de lésions.

3° *Infection.* Eberth attribue la principale influence à la pullulation des micrococcus de l'atmosphère sur la cornée. Il est vrai que le simple dépôt de microbes à la surface d'un œil sain et non traumatisé paraît actuellement incapable d'amener des désordres sérieux. Ainsi, l'œil qui reste largement ouvert à la suite d'une paralysie faciale périphérique, sans jamais être essuyé et nettoyé par les paupières qui sont inertes, ne s'ulcère, ne suppure jamais. Nous verrons cependant qu'il n'en est pas de même lorsque le traumatisme a ouvert aux agents extérieurs une porte d'entrée dans cet organe.

4° *Lésions des nerfs trophiques.* Cette hypothèse est basée sur l'existence de filets nerveux qui seraient chargés de conduire exclusivement l'influence trophique des centres aux éléments anatomiques, comme d'autres sont préposés à la sensibilité, d'autres encore à la sécrétion.

Quelques expériences ont semblé d'abord lui donner un certain crédit. Meissner, en sectionnant la partie interne du trijumeau, amène des troubles trophiques qui manquent lorsqu'on coupe la partie externe de ce nerf et laisse intacte la sensibilité cornéenne. Schiff confirme ces effets des sections incomplètes sur les troubles trophiques par des expériences sur des chiens et des lapins. Il cite des observations où des lésions partielles du trijumeau chez l'homme ont déterminé l'inflammation de l'œil sans abolir la sensibilité, et conclut que ni les fibres sensitives ni les fibres vaso-motrices n'ont été coupées dans ces expériences. Merkel appuie aussi les conclusions de Meissner et regarde une des racines du trijumeau comme formée de fibres trophiques, une autre comme composée de fibres sensitives, en faisant la section de la première il obtient des troubles de la nutrition.

Cependant pour quelques expérimentateurs, et entre autres pour Samuel, le plus fameux représentant de la théorie des nerfs trophiques, ce ne serait pas la paralysie des fibres trophiques qu'il faudrait incriminer dans cette pathogénie, mais bien plutôt leur *irritation*.

En effet, Samuel enfonce deux aiguilles dans le ganglion de Gasser et fait passer un courant d'induction pendant quelques minutes. Il produit le myosis, l'injection conjonctivale, la sécrétion lacrymale, l'hyperesthésie des paupières, de la conjonctive, de la cornée. Après vingt-quatre heures l'inflammation de la conjonctive arrive, augmente jusqu'au troisième jour, puis diminue. La cornée s'opacifie, s'exulcère. Une fois du pus s'est formé dans la chambre antérieure.

Mais, ainsi que le fait remarquer Vulpian, cette expérience est complexe, difficile à interpréter, et il est impossible de faire la part de ce qui revient dans cette irritation, soit au trijumeau, soit à la protubérance. Répétée par Tobias, John Simon, Otto Weber, sur des nerfs faciles à atteindre, elle n'a donné aucune lésion.

Pour se rendre compte de la valeur de l'hypothèse émise par Meissner et Samuel, Ranvier fait l'expérience suivante : il sectionne les nerfs de la cornée à sa périphérie par une incision circulaire. Comme ces nerfs pénètrent dans les deux tiers antérieurs de cette membrane et qu'il est possible de les couper tous, on est certain d'avoir une cornée insensible. Mais la conjonctive, les paupières et les poils, conservent leur sensibilité, qui met l'animal en garde contre les traumatismes : or la cornée reste transparente. Ranvier refait aussi l'expérience de Snellen, section du trijumeau, suture de l'oreille devant l'œil, et conserve celui-ci intact. Il conclut dans le sens de Snellen et nie les nerfs trophiques. Cependant les partisans de ces nerfs spéciaux pourraient objecter à la première expérience de Ranvier que l'absence de désordres à la suite de sa section nerveuse péricornéenne n'a rien qui doive surprendre, car ce ne sont pas seulement les filets conjonctivaux coupés par cet auteur qui innervent la cornée transparente, mais la plupart des nerfs de cette membrane lui viennent des parties profondes, principalement des nerfs ciliaires (Kœnigstein), et ceux-ci suffisent à en assurer la nutrition. C'est même précisément cette subordination de la nutrition cornéenne à la nutrition profonde intra-oculaire qu'ont mise en relief Duval et Laborde : ces auteurs ont suivi pas à pas les altérations de l'œil après la section de la racine ascendante; ils les voient évoluer des parties profondes aux parties superficielles, de la chambre antérieure à la cornée. Du pus s'épanche dans cette cavité, comme il s'en forme dans la plèvre à la suite de l'extirpation du ganglion cervical inférieur, d'après Cl. Bernard. C'est la pleurésie purulente de la chambre antérieure. Mais l'opinion de Duval et Laborde est en désaccord avec celle de Poncet (de Cluny), qui a vu la kératite consécutive à la lésion du trijumeau, produite par l'action répétée de petits traumatismes non perçus, marcher de la superficie à la profondeur et être due à la diapédèse des leucocytes venus des vaisseaux de la conjonctive.

La théorie des nerfs trophiques a perdu beaucoup de terrain depuis le jour où Duchenne s'écriait que, s'ils n'existaient pas, il faudrait les inventer. S'il est incontestable que les centres nerveux aient une action trophique, il n'est rien moins que démontré qu'ils agissent sur les tissus à l'aide de conducteurs différenciés et adaptés à cette seule fonction. C'est par les filets sensitifs et moteurs et par ceux qui dirigent la circulation que les nerfs gouvernent la nutrition de leur territoire.

Il est nécessaire de nous résumer et de chercher parmi les théories celle qui nous paraît le mieux convenir à l'état actuel de nos connaissances. Nous venons de combattre l'hypothèse de la lésion des nerfs trophiques. La pathologie nous permet aussi de rejeter par comparaison les troubles circulatoires, qu'ils soient de vaso-dilatation ou de vaso-constriction comme causes pathogènes : on a vu l'hyperémie neuro-paralytique persister longtemps à la face ou ailleurs sans qu'il s'en soit jamais suivi aucun trouble de la nutrition, et les hystériques ont des ischémies prononcées et persistantes sans la moindre altération trophique.

Les lésions oculaires après la section du trijumeau diffèrent, au début, avant que la suppuration ait envahi l'organe en totalité, suivant qu'on examine les parties profondes, la rétine et les portions superficielles, la cornée et la chambre antérieure. Dans la rétine, les altérations relèvent des troubles circulatoires : il existe un œdème des couches les plus internes, caractérisé par un épanchement séreux dans la couche des fibres du nerf optique, par une hypertrophie du protoplasma et des noyaux des cellules ganglionnaires de ce nerf et par la même altération de la couche interne des grains (Poncet). Du côté de la cornée, les désordres sont analogues aux troubles trophiques de la peau des régions dont les nerfs sont altérés. On y trouve des ulcérations qui se forment primitivement comme dans le mal plantaire perforant à la faveur d'une contusion ou d'une compression, d'autres qui sont consécutives à la rupture de vésicules plus ou moins analogues au zona et aux éruptions pemphigoïdes. Le pus les suit de près avec le cortége de l'inflammation neuro-paralytique. C'est dire que les microbes sont intervenus à l'aide de la solution de continuité. Les agents pyogènes, si fréquents dans les culs-de-sac palpébraux, s'installent dans la place, commencent leurs ravages, produisent l'infiltrat, l'abcès, la nécrose consécutive. Ils ont agi de dehors en dedans, des parties superficielles aux parties profondes de l'œil, comme dans les cas étudiés par Poncet.

Les faits de suppuration primitive de la chambre antérieure, précédant celle de la cornée, rapportés par Laborde, paraissent rentrer dans la catégorie précédente. Il y a pus, par conséquent infection ; les microbes ont pu pénétrer à travers la cornée grâce à une légère écorchure. Les phagocytes, c'est-à-dire les leucocytes qui ont englobé les coques, ont perforé la membrane de Descemet, puis déposé leur contenu dans la chambre antérieure. La porte d'entrée est assez petite pour ne pas être remarquée et les désordres cornéens primitifs sont d'abord de faible intensité, comme dans certaines kératites à hypopyon. Les cas véritables de suppuration primitive de la chambre antérieure et des lames cornéennes, survenue sans qu'il y ait infection par une ulcération, ne peuvent s'expliquer que par la localisation intra-oculaire, résultant du traumatisme, de microbes préexistant à l'état latent dans le milieu intérieur de l'individu, analogue à celle qui engendre les phlegmons des régions ou des viscères contusionnés, et la tuberculose de l'articulation que Schüller traumatise. Si Snellen et Büttner ont pu éviter la suppuration de l'œil, c'est parce que l'oreille ou la plaque de cuir ont joué le rôle d'agent protecteur et de pansement occlusif.

Nous avons donc deux phases dans le processus ordinaire des lésions oculaires consécutives à la section du trijumeau : la première se traduit par les altérations qui surviennent d'ordinaire dans le territoire cutané d'un nerf contus, irrité ou sectionné, et aboutit à l'ulcération. La deuxième, caractérisée par le tableau de l'inflammation neuro-paralytique, est due à l'infection qui s'est faite par l'ulcère et qui évolue à l'aise sur un terrain mal irrigué et mal nourri.

Pour la muqueuse nasale, la vaso-dilatation, qui peut devenir énorme grâce à son système érectile, et les ulcérations s'expliquent de la même façon que les lésions correspondantes de l'œil.

Quant aux écorchures de la langue, le traumatisme prend la part principale à leur production, et tout le monde admet aujourd'hui, avec Cl. Bernard, l'influence des morsures à cet égard.

VII. Complexité physiologique du trijumeau. Fibres fonctionnelles des trois courants sympathiques annexes. Dissection physiologique. Dans le tronc et les branches du trijumeau, les fibres *propres* de ce nerf, qui sont sensitives, motrices, sécrétoires, cheminent accolées à de nombreuses fibres *sympathiques* : il en résulte un mélange compliqué de conducteurs nerveux.

Nous avons déjà signalé les trois courants sympathiques qui se jettent dans le trifacial : le plexus caverneux, l'anastomose de Franck et le courant intra-bulbaire. Le plexus caverneux fournit des rameaux anastomotiques, à la branche ophthalmique, par deux ou trois divisions déliées ; au ganglion ophthalmique par un filet constant qui se dirige d'arrière en avant entre les nerfs de la troisième et de la sixième paire, pénètre dans l'orbite avec le nerf nasal, et se jette soit dans la partie postérieure du ganglion, soit dans sa racine longue et grêle ; au ganglion de Gasser, par un et quelquefois plusieurs filets courts et grêles qui abordent la partie supérieure et interne. C'est probablement par cette dernière anastomose que le plexus caverneux envoie ses branches aux nerfs maxillaires supérieur et inférieur, puisque les rameaux directs décrits par quelques anatomistes entre ce plexus et ces nerfs n'existeraient pas, d'après Sappey.

Mais, pour pénétrer dans le territoire du trijumeau, le sympathique cervical n'a pas besoin d'emprunter toujours la voie du tronc et des branches de ce nerf; une autre route lui est ouverte : c'est celle des différents vaisseaux qu'il entoure de ses ramifications ; par elles il peut arriver dans la profondeur des tissus et des organes. Aussi est-il nécessaire de faire la dissociation des fibres sympathiques d'après leur nature, et de montrer quels sont ceux des filets vaso-moteurs, sécrétoires, irido-dilatateurs, sudoraux, qui passent par telle ou telle voie. On ne sera pas étonné de voir l'expérimentation déceler des filets vaso-moteurs dans le trijumeau, puisque l'anatomie a montré que les artères de l'extrémité céphalique reçoivent leurs nerfs non-seulement du grand sympathique, mais aussi d'un ou de plusieurs nerfs crâniens (F.-Franck, *Recherches sur les nerfs vasculaires de la tête*, thèse de Paris, 1875).

Nombreuses sont les expériences qui ont mis en évidence les fibres annexes de la cinquième paire ; nous voulons simplement exposer ici les résultats que nous a donnés leur interprétation rigoureuse.

A. Étudions d'abord les filets apportés par le *courant antérieur*, le *plexus caverneux*.

Poncet (de Cluny [*Arch. d'ophthalmologie*, t. I, p. 407]), en excitant le sympathique cervical, produit la vaso-dilatation dans la rétine. Cette expérience, si elle démontre la présence de vaso-dilatateurs rétiniens dans le sympathique cervical, n'indique pas le trajet qu'ils suivent pour arriver dans la membrane sensible de l'œil. En rapprochant cette expérience de celle par laquelle Jolyet et Laffont montrent l'effet vaso-dilatateur de l'excitation de la branche ophthalmique seule, on serait tenté d'admettre que les filets vaso-dilatateurs découverts par Poncet s'engagent dans cette branche. Mais ils sont nombreux, les filets qui maintiennent le courant nerveux entre le sympathique et l'œil. Pour conclure ainsi de l'expérience de Poncet, il aurait fallu que seule la branche ophthalmique fût restée en relation avec le grand sympathique, et qu'on eût sectionné le rameau de Franck ainsi que la racine sympathique du ganglion ophthalmique. Celle-ci, née du plexus caverneux, reste intacte lorsque l'animal survit aux sections, car, si elle était coupée, la carotide interne le serait aussi, et une mort rapide suivrait la section de ce filet nerveux.

Les fibres suivantes émanées du plexus caverneux passent par l'anastomose qui va de celui-ci au ganglion de Gasser, et c'est par l'intermédiaire du ganglion qu'elles arrivent dans les branches du trijumeau.

Dans cette catégorie se trouvent : 1° les *filets vaso-dilatateurs de la région bucco-faciale*. Dastre et Morat pensent qu'une très-grande partie des éléments dilatateurs que le sympathique fournit aux vaisseaux de la face gagnent ceux-ci par la voie du trijumeau. S'il en est qui rejoignent le nerf par la voie des vaisseaux, ou sur un point voisin de sa périphérie, le plus grand nombre de ces fibres qui sont contenues dans le sympathique cervical passent par le plexus caverneux qui les conduit au ganglion de Gasser et de là dans le nerf maxillaire supérieur (*Arch. de physiol.*, t. I, 1882).

2° Les *filets vaso-dilatateurs pour l'oreille externe*. En effet, la section du trijumeau, au niveau même du ganglion de Gasser, fait perdre à l'auriculo-temporal sa propriété dilatatrice pour les vaisseaux de l'oreille. Mais cette propriété persiste lorsqu'on coupe le trijumeau entre le ganglion et la protubérance. Comme le grand sympathique cervical contient des vaso-dilatateurs de l'oreille, Dastre et Morat concluent que le nerf auriculo-temporal reçoit ceux qui ne se sont pas épuisés dans les ganglions de la chaîne cervicale, par l'anastomose étendue de celle-ci au ganglion de Gasser (Dastre et Morat, *Vaso-dilatateurs de l'oreille externe*. In *Arch. de physiol.*, 1882, t. II, p. 334).

3° Les *filets sudoraux de la face*. Ils sont contenus dans le trijumeau, ainsi que cela résulte des expériences de Luchsinger et de Nawrocki, et en particulier de l'excitation du bout périphérique du nerf sous-orbitaire sectionné. Mais il est aussi établi par les recherches mêmes de ces auteurs qu'une partie des nerfs sudoraux contenus dans le trifacial lui vient précisément du sympathique cervical par le plexus caverneux.

Quant aux filets sécréteurs salivaires et lacrymaux du sympathique cervical, rien n'a encore démontré leur passage dans le nerf de la cinquième paire, et il est probable qu'ils suivent, pour arriver à destination, la voie vasculaire.

B. Le *courant sympathique moyen, du trou décliné postérieur ou de Franck*, semble n'annexer au trijumeau que des fibres irido-dilatatrices qui s'engagent dans la branche ophthalmique. L'excitation de cette anastomose sympathique, après la section du plexus caverneux, ne produit que la dilatation pupillaire sans modifications circulatoires, et cette expérience fournit à François-Franck une preuve de l'indépendance de la mydriase et de la constriction vasculaire (F.-Franck, *Mémoire* de 1878, Société de biologie, et article GRAND SYMPATHIQUE du *Dictionnaire des sciences médicales*, p. 64 et suivantes). Les expériences de Donders confirment les données précédentes. Il pratiquait la section du trijumeau et électrisait le sympathique cervical; 7 fois sur 11 la pupille se dilata. L'absence de dilatation pupillaire dans quelques-unes des observations de Donders s'explique par la différence de niveau où ce physiologiste faisait la section du nerf : il faut admettre que, lorsque la pupille ne s'est pas dilatée, la solution de continuité avait porté en avant du ganglion de Gasser en interrompant la voie de Franck, et que celle-ci avait été respectée, c'est-à-dire que la section avait été supra-ganglionnaire dans les cas où la mydriase s'est produite.

C. Le *troisième courant sympathique* nous paraît s'annexer aux origines du trijumeau, on peut l'appeler : *courant postérieur* ou *intra-bulbaire*. Il faut l'admettre d'après la présence dans le tronc du trijumeau de fibres qui, dans la conception actuelle du système nerveux (qui n'est qu'un retour aux idées de Bordeu et de Bichat), ne sauraient être regardées comme propres au nerf de la cinquième paire, mais doivent être rattachées au sympathique. Tels sont les filets vaso-moteurs, irido-dilatateurs, sudoraux, que nous allons démontrer bientôt dans le trifacial. Ceux-ci viennent vraisemblablement des origines centrales du sympathique. Le centre sympathique médullaire, c'est-à-dire le *tractus intermedio-lateralis*, a été suivi dans la moelle allongée où le professeur Pierret, en 1882, l'a vu s'incurver en dehors de l'entre-croisement des pyramides; on en a poursuivi le trajet dans le bulbe et il y a été retrouvé avec sa situation intermédiaire. Après s'être continué avec les noyaux d'origine du pneumo-spinal et du glosso-pharyngien, il arrive dans le faisceau solitaire de Stilling, en donnant naissance aux vaso-moteurs du facial et de l'intermédiaire de Wisberg. Il est bien probable que c'est à ce niveau que la racine ascendante du trijumeau reçoit le courant central sympathique. Celui-ci lui amène : 1° des *fibres vaso-motrices*; 2° des *fibres irido-dilatatrices*; 3° *probablement des fibres sudorales*.

Les *fibres vaso-motrices* sont accolées à la racine ascendante du trijumeau : l'expérience de la section intra-crânienne de cette racine par le procédé de Duval et Laborde ne provoque-t-elle pas la vaso-dilatation immédiate et persistante de la face et de la conjonctive et n'indique-t-elle pas que l'on a coupé des fibres vaso-constrictives? Les *filets vaso-constricteurs* sont d'ailleurs démontrés dans le tronc du nerf par la vaso-constriction que Laborde a vue succéder à sa piqûre (Soc. de biologie, 1879) et par la vaso-dilatation qui suit la section supra-ganglionnaire.

Mais, si le *tractus intermedio-lateralis* détache des fibres vaso-constrictives dans le trijumeau, il y envoie aussi des *fibres vaso-dilatatrices*. Vulpian (*Comptes rendus de l'Acad. des sciences*, 16 novembre 1885) a montré que le tronc du nerf contient des fibres de cette catégorie dès son origine. La faradisation du nerf entre le ganglion et la protubérance, à l'aide d'un courant assez faible, provoque constamment une rougeur évidente de la conjonctive oculaire, des muqueuses des lèvres, de la joue, des gencives : la narine, la muqueuse des fosses nasales, sont plus rouges et plus chaudes. Cette vaso-dilatation se produit du côté du nerf excité et s'arrête sur la ligne médiane. Vulpian démontre en outre qu'elle dépend du trijumeau et ne peut être produite par l'excitation du glosso-pharyngien, du pneumogastrique, du spinal. Dans ces expériences, la langue, le plancher buccal, le voile du palais, ne subissent aucun changement de coloration. Ces fibres vaso-dilatatrices contenues dans le trijumeau avaient été étudiées par Jolyet et Laffont (*Bulletins de la Société de bio-*

logie, 1879, p. 356). L'excitation du nerf et l'excitation de ses trois branches après sa section avaient donné entre leurs mains la vaso-dilatation qu'a décrite Vulpian.

Dastre et Morat avaient vu aussi qu'après avoir coupé le sympathique cervical et laissé dégénérer celui-ci pendant une période de huit jours à deux mois, jusqu'à ce que toutes les fibres du sympathique cervical contenues dans le nerf fussent désorganisées, l'excitation du trijumeau produisait encore la vaso-dilatation. Ce sont ces fibres vaso-dilatatrices, satellites du trijumeau, indépendantes des vaso-dilatateurs bucco-faciaux, démontrées par Dastre et Morat dans le sympathique cervical, que Jolyet et Laffont ont décelées dans la branche ophthalmique et dans les nerfs maxillaires supérieur et inférieur de différents animaux : chien, varan du désert, lapin, etc. Les vaso-dilatateurs contenus dans le trijumeau et ses branches lui viennent donc d'une même source, le sympathique, mais par deux courants distincts : le sympathique cervical, d'un côté; le *tractus intermedio-lateralis* et les racines du trijumeau, de l'autre.

Les considérations précédentes sont applicables aux fibres irido-dilatatrices et sudorales, de provenance encéphalique.

Les *fibres irido-dilatatrices* qui s'échappent de l'encéphale avec le trijumeau sont démontrées par la persistance de la dilatation pupillaire réflexe chez les animaux qui ont subi l'ablation du ganglion cervical supérieur et que l'on excite par l'irritation d'un nerf sensitif. Vulpian (*Comptes rendus de l'Acad. des sc.*, 10 juillet 1878) a conclu de cette expérience à l'existence de fibres irido-dilatatrices indépendantes du système inférieur, qui passe par la voie de Franck. L'expérimentation les a poursuivies dans leurs diverses étapes. Duval et Laborde, en pratiquant l'hémisection de la moelle cervicale pour atteindre la racine ascendante du trijumeau, observent le myosis et démontrent ainsi le trajet intra-bulbaire du système irido-dilatateur supérieur. Jolyet et Laffont, après avoir sectionné le trijumeau et excité son bout périphérique, remarquaient la mydriase et prouvaient la présence de ce système dans le tronc du nerf. Enfin les expériences de Magendie et de Cl. Bernard, les sections du trijumeau supra-ganglionnaires, s'accompagnent de myosis : celui-ci est, il est vrai, moins accusé que dans les sections infra-ganglionnaires (Cl. Bernard, Franck), parce que ces dernières coupent en outre le système irido-dilatateur de Franck.

Quant aux *fibres sudorales* incluses dans le tronc du trijumeau, aucune expérience ne les a encore directement démontrées. Il est cependant vraisemblable qu'elles existent, et il est rationnel de les admettre. Il y aurait analogie entre les nerfs sudoraux de la tête et ceux des membres, qui viennent non-seulement de la chaîne sympathique, mais aussi des racines des nerfs rachidiens. Les fibres sudorales seraient faites sur le type des fibres irido-dilatatrices. C'est aussi l'opinion qu'émet F.-Franck dans son article SUEUR du *Dictionnaire des sciences médicales*.

Essayons, maintenant que nous connaissons les fibres propres et les fibres annexes du trijumeau, de faire la *dissection physiologique* de ce nerf en ses différentes parties : branches, tronc, racines. Pour mettre de l'ordre, remontons de la périphérie au centre.

La branche ophthalmique comprend :

1° Des fibres *propres :* qui sont sensitives, sécrétoires;

2° Des fibres *d'emprunt :* apportées par les trois courants sympathiques.

a. Fibres vaso-motrices : courant postérieur, courant antérieur. *b*. Fibres irido-dilatatrices : courant de Franck, courant postérieur. *c*. Fibres sudorales : courant antérieur, courant postérieur?

Le nerf maxillaire supérieur est formé :

1° De fibres *propres :* sensitives, sécrétoires;

2° De fibres *d'emprunt :* venues du courant antérieur et du courant postérieur. *a*. Fibres vaso-motrices : courant antérieur, courant postérieur. *b*. Fibres sudorales : courant antérieur, courant postérieur?

Dans le nerf maxillaire inférieur on trouve :

1° Des fibres *propres :* sensitives, sécrétoires, motrices;

2° Des fibres *d'emprunt :* émanées du courant antérieur et du courant postérieur. *a*. Fibres vaso-motrices : courant antérieur, courant postérieur. *b*. Fibres sudorales : courant antérieur, courant postérieur?

Au niveau du ganglion de Gasser s'accolent les fibres propres du trijumeau et les fibres des trois courants, excepté celles du courant antérieur, qui sont destinées à la branche ophthalmique et qui ne passent pas comme les autres par l'anastomose du plexus caverneux et du ganglion.

La grosse racine du trijumeau comprise entre le ganglion et la protubérance est formée :

1° Des fibres *propres :* sensitives, sécrétoires;

2° Des fibres *d'emprunt :* issues du courant sympathique intra-bulbaire. Fibres vaso-motrices : constrictives, dilatatrices, Irido-dilatatrices, Sudorales?

La constitution de la petite racine n'a pas beaucoup occupé les physiologistes. On ne sait pas s'il existe dans son épaisseur d'autres conducteurs fonctionnels que ceux qui sont préposés aux mouvements.

Enfin, parmi les quatre racines réelles que le trijumeau pousse dans la protubérance et le bulbe, il n'en est qu'une seule, la racine ascendante ou trophique, sur laquelle nous ayons quelque renseignement au point de vue de sa constitution physiologique.

Elle contient :

1° Des fibres *propres :* sensitives, sécrétoires;

2° Des fibres *d'emprunt :* venues du *tractus intermedio-lateralis :* Vasomotrices, constrictives, dilatatrices, Irido-dilatatrices, Sudorales?

Toutefois les expériences de Duval et Laborde qui nous ont renseigné sur le rôle de cette racine laissent subsister quelques *desiderata*. La section, disent Duval et Laborde, produit l'*hémianesthésie totale de la face* et des *troubles trophiques localisés à l'œil, et en outre au bec chez les Oiseaux*. Les altérations nutritives semblent donc se cantonner dans le territoire de la branche ophthalmique de Willis, comme si cette division du trijumeau était la prolongation de la racine ascendante, ou le conducteur de l'action trophique du centre placé à l'origine de cette racine. L'anesthésie, au contraire, est généralisée dans toute la sphère sensitive du trijumeau, comme si toutes les fibres sensitives étaient réunies, dans cette même racine, et si les deux autres racines de la cinquième paire reconnues sensitives ne jouaient aucun rôle dans la transmission des impressions reçues à la périphérie. Il est évident qu'il se produit dans cette expérience des lésions encore inconnues qui surchargent le tableau de la section isolée de la racine ascendante.

Il est maintenant facile de comprendre les effets des sections et des excitations pratiquées sur l'un des quatre points principaux du trijumeau, racine bulbaire, tronc, ganglion, branches émergentes. Il suffit de se rappeler le schéma physiologique que nous venons de construire. M. JABOULAY.

BIBLIOGRAPHIE. — BELLINGERI. *De nervis faciei, quinti et septimi nervorum paris functiones.* Anal. in *Journal des progrès des sciences médicales*, p. 24, 1827. — BELL (Ch.). *Journal de physiol. expér.*, t. I, p. 384. — DU MÊME. *Manual for Student of Anatomy, by John Schaw.* London, 1821. — *On Partial Paralysis.* In *Transactions Med.-Chir.*, t. XII. — FODÉRA. *Journ. de physiol. expér.*, t. III, p. 207. — MAYO (Herbert). *Journ. de physiol. expérim.*, t. III, p. 346. — DU MÊME. *Anatomical and Physiological Commentaries*, n° 1. London, 1822. — MAGENDIE. *Journ. de phys. expér.*, t. IV, p. 169 et 306. — SERRES. *Anatomie comparée du cerveau*, 1826, t. II, p. 67. — ABERCROMBIE. *Maladies de l'encéphale et du système nerveux*, 1835. — CARRE. *Arch. gén. de méd.*, t. V, 2e série, p. 234. — BÉRARD. *Gaz. médic.*, t. VIII, p. 490. — JAMES. *Observat. de paralysie complète de la cinquième paire, suivie de considérations théoriques et pratiques.* Thèse de Paris, 7 décembre 1840. — LONGET. *Anatomie du système nerveux*, 1842. In *Traité de physiol. du système nerveux*, 1842, p. 151 et suivantes. — ROMBERG. *Traité des maladies du système nerveux*, 1851. — ESCHRICHT. *De functionibus septimi et quinti paris nervorum in facie propriis.* In *Journ. de physiologie expérim.*, p. 228. Copenhague, 1825. — SNELLEN (H.). *Arch. f. die Holl. Beiträge zur nat. Heilkunde*, Bd. I, 1857, p. 206-229. — SCHIFF. *Untersuchungen zur Physiologie des Nervensystems.* Frankfurt am Main, 1855. In *Canstatt's Jahresb.*, 1857, t. I, p. 121. — SINITZIN. *Zur Frage über den Einfluss des Nervus sympathicus auf das Gesichtsorgan.* In *Centralbl.*, 1871, p. 161. — ECKHARD (C.). *Bemerkungen zu dem Aufsatz des Herrn Sinitzin.* In *Centralblatt*, 1873, p. 548-550, et *Revue des sciences méd.*, 1873, t. II, p. 561. — MEISSNER. *Ueber die nach der Durchschneidung der Trigeminus am Auge des Kaninchens eintretenden Ernährungsstörung.* In *Henle's und Pfeuffer's Zeitschrift*, XXIX, 96-104, *Centralblatt*, 1867, p. 265, et *Gaz. hebd.*, 1867, p. 634. — SCHIFF. *Henle's Zeitschrift*, XXIX, p. 217-229; *Centralblatt*, 1867, p. 655, et *Gaz. hebd.*, 1867, p. 634. — MERKEL (J.). *Die trophische Wurzel des Trigeminus.* Anal. in *Centralblatt*, 1874, p. 902. — PIERRET. *Sur les relations du système vaso-moteur du bulbe avec celui de la moelle chez l'homme, et sur les altérations de ces deux systèmes dans le cours des tubes sensitifs.* In *Comptes rendus de l'Acad. des sciences*, 1882. — DU MÊME. *Comptes rendus du Congrès international de Londres.* — PUTNAM. *Recherches sur les troubles fonctionnels des nerfs vaso-moteurs dans l'évolution du tube sensitif.* — HIPPEL et GRÜNHAGEN. *Ueber den Einfluss der Nerven auf die Höhe des intraoc. Druckes.* In *Arch. f. Ophth.*, vol. XIV, 3, p. 219-258; vol. XV, 1, p. 265, 1869; vol. XVI, 1, p. 27-48, 1870. — SCHŒPFS. *Meckel's Arch.*, 1827, p. 409. — BACKER. *Commentatio ad questionem physiologicam.* Utrecht, 1830. — BERNARD (Cl.). *Leçons sur le système nerveux. Leçons sur la chaleur animale. Comptes rendus de la Soc. de biol.*, 1874, p. 150. — VULPIAN. *Leçons sur les vaso-moteurs.* In *Comptes rendus de l'Acad. des sciences*, 1878-1885. — CHARCOT. *Leçons sur les maladies du système nerveux.* — POINCARRÉ. *Leçons sur le système nerveux périphérique.* — FRANCK (F.-). *Mém. de la Soc. de biologie*, 1878. — DU MÊME. Article SYMPATHIQUE. In *Dict. des sciences méd.* — GELLÉ. *Gaz. méd.*, 1878, t. I. — DASTRE et MORAT. *Arch. de physiol.*, 1879, 1882, 1883. *Revue scientif.*, 1884. — HAGEN. *Arch. f. exper. Pathol. und Pharmakol.*, Bd. XI, Heft I et II, p. 59, 1879. — RANVIER. *Mém. de la Soc. de biol.*, et *Gaz. méd.*, 22 mars 1879. — LAFFONT. *Mém. de la Soc. de biol.*, et *Gaz. méd. de Paris*, 1880. *Revue de Hayem*, p. 423, t. XVII. — DU MÊME. *Mém. de la Soc. de biol.*, 1880, t. II, p. 26 et 240; 1881, t. III, p. 126. *Comptes rendus de l'Acad. des sciences*, 1885, p. 1286. — JOLYET et LAFFONT. *Mém. de la Soc. de biol.*, 1879, p. 356, I, 7e série. — PONCET (de Cluny). *Arch. d'ophthalmol.*, t. I, p. 400, 1880-1881. — DU MÊME. *Mém. de la Soc. de biol.*, 1885. — LABORDE. *Bull. de l'Acad. de méd.*, 1880. — DUVAL et LABORDE. *Travaux du laboratoire de physiol. de la Faculté de Paris*, 1885. — JEGOROW. *Arch. f. Anat. und Physiol.*, 1886. — FILEHNE. *Arch. f. Physiol.*, p. 432, 1886. LANNOIS. *Lyon médical*, 12 juin 1887. M. J.

§ III. **Anatomie et physiologie pathologiques.** CONSIDÉRATIONS GÉNÉRALES. Parmi les nombreuses lésions qui peuvent intéresser le trijumeau, les unes agissent à la façon des excitations dirigées sur ce nerf, les autres comme des sections, d'autres enfin commencent par en exalter les fonctions avant de les abolir. Nous assistons dans l'évolution des processus pathologiques à la répétition des troubles fonctionnels consécutifs aux procédés employés par la physiologie. L'excitation morbide du nerf se révèle par ce cortége symptomatique que l'on désigne sous le nom de névralgie du trijumeau, la suppression du trifacial par le type clinique appelé anesthésie de ce nerf. La névralgie, l'anesthésie faciale, ne représentent d'ailleurs souvent que deux étapes successives de la même affection. C'est ainsi que les tumeurs de la base du crâne, les traumatismes variés qui atteignent la 5ᵉ paire, par exemple, peuvent produire d'abord les symptômes de l'irritation, et plus tard tous ceux de la suppression de ce conducteur, comme la section physiologique qui excite avant de paralyser. Là encore la pathologie copie l'expérimentation.

Nous avons vu, dans l'article précédent, que les méthodes expérimentales pouvaient être divisées, d'après le siége de leur application et en raison de la diversité des phénomènes qui en résultaient, en centrales, supra-ganglionnaires. transganglionnaires, infra-ganglionnaires. Nous pouvons calquer sur ce plan des lésions physiologiques, le plan des lésions pathologiques qui intéressent le trijumeau, et distinguer celles qui agissent à la périphérie, sur le trajet, à l'origine du nerf ou dans l'épaisseur même de l'encéphale.

La *portion périphérique* du trifacial peut être intéressée par les corps étrangers, les traumatismes, les altérations et les opérations dentaires, par le froid, les maladies des os de la face, et subir le contre-coup de certaines irritations développées dans son domaine, tels que le coryza, le glaucome, l'herpès oculaire, etc., ou nées à distance (Anstie, *Vers intestinaux, maladies des organes génitaux*). C'est encore cette portion périphérique, branche ophthalmique, nerfs maxillaires supérieur et inférieur et leurs rameaux, qui est détruite par la section et l'élongation thérapeutiques mises à la mode contre les névralgies, les accidents glaucomateux, les douleurs ciliaires et le tic douloureux de la face.

Mais c'est surtout la partie du trijumeau que l'on appelle son *trajet intra-crânien*, comprenant le tronc, le ganglion et les trois branches de division jusqu'à leur émergence exocrânienne, qui est le plus souvent atteinte, à cause même de la fréquence des lésions des nombreux organes de voisinage, sans compter les altérations propres et primitivement intrinsèques de ce nerf. La névrite spontanée de la 5ᵉ paire, si elle n'a pas encore été démontrée, semble exister et avoir produit une foule de névralgies. Plusieurs fois l'autopsie a révélé des désordres primitifs du trijumeau. Abercrombie a vu le nerf ramolli et réduit à son névrilemme à partir de la protubérance. Herbert Margo l'a trouvé mou et jaunâtre. Serres a rapporté le fait d'un trijumeau gélatiniforme, Feuger a relaté un cas où le ganglion de Gasser était gros comme une noisette, d'une dureté considérable, et les trois branches émergentes également hypertrophiées traversaient les parties ambiantes restées normales. Dixon a découvert chez deux syphilitiques une série de petites masses jaunes ou rouges, dures, peut-être des gommes appendues à ce nerf. L'hypertrophie d'origine syphilitique a été constatée par Esmarck. Enfin Berger a décrit chez le poulet de petites tumeurs du type du gliome.

Le trijumeau est surtout envahi par les dégénérescences. Serres voit un ganglion de Gasser atteint par une tumeur cancéreuse qui respecte la petite racine. Une masse squirrheuse dans un cas de Stamm, développée aux dépens de la grande aile du sphénoïde, se propage au ganglion. Fiouppe le trouve comprimé par un cancer de la dure-mère. Il est encore englobé par des tumeurs de nature diverse dans les faits de Montant, Stanley, Gama, Carré, Dechambre, Oppenheim (*Charité Annalen*, 1886, p. 426), etc.

Les relations anatomiques du rocher et du trijumeau expliquent le facile retentissement des coups et des traumatismes qui fracturent ou ébranlent l'os (thèse Legrand. Paris, 1875). A la suite d'une plaie par arme à feu, Meyer observa chez une femme un ramollissement inflammatoire du ganglion et des trois branches. La balle s'était cependant arrêtée sur la face antérieure du rocher en respectant le nerf. Le ganglion était aussi ramolli dans le cas de cet homme rapporté par Bérard, qui s'était tiré à bout portant un coup de pistolet dans l'oreille et s'était fracturé le temporal. La fracture du rocher n'est pas indispensable pour que le ramollissement du nerf se manifeste ; dans le premier cas, en effet, il n'y avait pas de fracture, et il faut peut-être tenir compte de la commotion du nerf causée par l'ébranlement osseux et la transmission des vibrations dans la trame nerveuse, d'autant plus que par sa disposition le rocher est un des points de concentration des oscillations développées par le traumatisme. Telle est peut-être l'explication de la paralysie totale du trijumeau consécutive à une chute sur le côté gauche, sans fracture du rocher, dans le fait signalé par Rigler; mais il faut aussi dans les plaies par armes à feu tenir compte de l'inflammation développée par le projectile et qui en s'irradiant englobe le nerf dans sa zone d'extension.

Par ses rapports avec les méninges le trijumeau est soumis à une cause d'altérations qui sont indépendantes des tumeurs et résultent de la propagation au tronc nerveux des dépôts inflammatoires. Les exsudats de la méningite simple ou tuberculeuse expliquent par la compression du nerf les anesthésies de la face au cours de ces maladies. Mais la syphilis produit des méningites plus lentes et qui ont le temps de laisser les effets atrophiques de la compression nerveuse se produire : c'est la constatation qu'a faite Tood sur une malade atteinte de syphilis constitutionnelle.

A son *origine*, au niveau de *ses racines réelles*, le trijumeau est souvent envahi par le travail d'irritation et de sclérose de l'ataxie locomotrice. Les quelques considérations que nous avons émises dans l'article PHYSIOLOGIE, au sujet des rapports de la racine ascendante ou bulbaire et du tractus intermédiolateralis, doivent être complétées ici. Le professeur Pierret a démontré que le faisceau bulbaire, appelé faisceau solitaire de Stilling, cordon grêle de Clarke, représente la continuation dans cette portion de l'encéphale de la colonne sensitivo-vaso-motrice de la moelle. Or cette colonne est adjacente à la racine ascendante du trijumeau, et la physiologie nous a montré qu'elle lui envoie des conducteurs sympathiques, tels que des filets vaso-moteurs, irido-dilatateurs et probablement sudoraux. L'anatomie pathologique et la clinique, ainsi que nous le verrons plus tard, démontrent aussi cette annexion de fibres sensitivo-vasomotrices et la transmission de l'inflammation du faisceau solitaire au trijumeau. Les préparations de M. Pierret ne laissent aucun doute à cet égard. Aussi est-il facile de comprendre comment l'ataxie locomotrice qui amène la sclérose de la colonne grêle se propage au trijumeau en l'altérant dans sa structure et ses fonctions, comme s'il n'était qu'un simple prolongement de cette colonne. Putnam (thèse de Paris, 1882) a relaté des cas d'ataxie locomotrice dans lesquels, après avoir constaté pendant la vie des troubles sensitifs et vaso-moteurs de la face, M. Pierret trouva la sclérose concomitante de la colonne de Clarke et de la racine intra-bulbaire de la 5e paire.

Les diverses lésions du mésocéphale peuvent abolir les fonctions du nerf en sectionnant les conducteurs qui relient les noyaux d'origine inférieurs aux centres corticaux des hémisphères. De même agissent les altérations de la capsule interne.

Les manifestations symptomatiques de ces diverses causes pathologiques consisteront dans l'excitation ou la suppression, selon leur nature et leur période d'évolution, des différents conducteurs qui composent le trijumeau. Comme le nerf contient des fibres propres qui sont sensitives, sécrétoires et motrices, et des fibres annexes d'origine sympathique, qui sont vaso-motrices, irido-dilatatrices et sudorales, on assistera à des troubles combinés ou dissociés (suivant les hasards de la localisation pathologique), *a.* de la sensibilité, de la sécrétion de la glande lacrymale et des muqueuses, du mouvement, et aussi, *b.* de la circulation, de la dilatation pupillaire et de la sécrétion sudorale, sans compter les troubles trophiques.

Si l'on fait abstraction pour un instant des données cliniques, et que l'on ne se reporte qu'à la texture physiologique du trijumeau que nous avons disséqué plus haut dans ses différents segments : branches terminales, tronc, racines, on devra observer *à priori* les symptômes suivants :

Une lésion isolée de la branche ophthalmique doit produire dans la sphère de ce nerf : front, tempe, paupière supérieure et œil, des perturbations de la sensibilité, de la sécrétion lacrymale, de la nutrition oculaire, par action sur les fibres propres du nerf, et des modifications de la circulation, de la dilatation pupillaire et de la sécrétion sudorale, en influençant les fibres sympathiques qu'elle contient.

Ces désordres dans le fonctionnement de la branche ophthalmique seront d'ordre irritatif et consisteront alors dans l'hyperesthésie, l'hypersécrétion lacrymale, l'ophthalmie? la dilatation pupillaire et la sudation, si la cause morbide agit comme une épine. Il y aura, au contraire, anesthésie, acrinie lacrymale, inflammation trophique oculaire, resserrement pupillaire et diminution de la sueur, si la maladie a détruit le nerf comme une section. Quant aux troubles vasculaires, ils pourront être de nature vaso-constrictive ou vaso-dilatatrice, cela dépendra de la localisation de l'affection sur l'un ou l'autre groupe des filets vaso-moteurs antagonistes représentés tous deux dans cette branche du trijumeau, ainsi que le démontrent les excitations de Jolyet et Laffont (vaso-dilatation par excitation du nerf) et les sections de Duval et Laborde (vaso-dilatation par section des fibres vaso-constrictives).

De même, tout travail morbide du nerf maxillaire supérieur doit amener des perturbations excitatrices ou suspensives de la sensibilité, de la sécrétion des muqueuses, de la nutrition, et en même temps des modifications circulatoires et sudorales dans le territoire qu'il commande : paupière inférieure, nez, joue, lèvre supérieure, gencives supérieures, dents correspondantes, narines.

Retentissement dans les maladies du nerf maxillaire inférieur sur ses fibres propres et sur ses fibres annexes, c'est-à-dire troubles de la sensibilité, de la sécrétion des muqueuses, du mouvement, de la nutrition, de la circulation et de la sueur dans son département : tempe, joue, muqueuse bucco-palatine, gencives, lèvres, dents inférieures, menton, langue.

Si la grosse racine est prise, il y aura dans le territoire entier du trijumeau altération de la sensibilité, de la sécrétion des larmes, des muqueuses et de la sueur, des troubles trophiques et des modifications circulatoires et pupillaires. Mêmes troubles fonctionnels dans le cas de lésion du ganglion de Gasser et de la racine ascendante du trijumeau.

Interrogeons maintenant la clinique et voyons si les symptômes qu'elle fournit présentent des particularités imprévues, ou s'ils sont conformes à ceux que la physiologie fait pressentir.

Nous les diviserons en deux grandes classes : 1° *Troubles dans les fonctions des fibres propres; 2° troubles dans les fonctions des fibres d'emprunt.*

A. *Troubles dans les fonctions des fibres propres.* 1° *Troubles de la sensibilité tactile.* Ils consistent en anesthésie et hyperesthésie. Le trijumeau est plus fréquemment exalté, c'est-à-dire hyperesthésié, que paralysé et anesthésié (pour le détail de la description, *voy.* article FACE [*Hyperesthésie, Anesthésie du trijumeau*]).

L'hyperesthésie est causée par les lésions qui agissent à sa périphérie sur son trajet et aussi vers ses origines réelles (ataxie locomotrice); elle s'accompagne souvent de contractions réflexes qui envahissent les muscles de la face (tic douloureux) et peuvent passer aux muscles du cou, du tronc et parfois des membres supérieurs; le travail de la dentition provoque parfois des convulsions générales.

L'anesthésie, lorsqu'elle est consécutive à des altérations du mésocéphale ou de l'hémisphère cérébral, est croisée; elle est directe dans toutes les autres circonstances agissant sur le nerf à partir de son émergence. Brown-Séquard a trouvé dans un cas de lésion de la protubérance l'anesthésie de la langue du côté opposé à celui de l'anesthésie faciale, ce qui semble indiquer que les fibres du lingual ne s'entre-croisent pas au même niveau que les autres fibres du trijumeau. Le nerf dentaire paraît échapper aux causes d'anesthésies, aussi bien à celles qui sont d'origine centrale qu'à celles qui sont périphériques. L'anesthésie produite par la syphilis n'est pas complète et offre quelques particularités; elle s'accompagne, la nuit surtout, de fourmillements, d'engourdissement, de sensation de toile d'araignée. Souvent l'anesthésie est précédée d'hyperesthésie : c'est lorsque le nerf est irrité avant d'être détruit. Elle peut coïncider avec des douleurs vives spontanées et constituer l'anesthésie douloureuse. Un des symptômes les plus remarquables de l'anesthésie consiste dans ce fait que les objets placés entre les lèvres semblent formés d'une seule moitié, la moitié qui repose sur la muqueuse anesthésiée passant inaperçue. La mastication est gênée même dans le cas d'intégrité du nerf masticateur, et le jeu de la physionomie est imparfait; cette parésie est en accord avec les expériences de Filehne démontrant la nécessité de l'association du nerf sensitif et du nerf moteur dans l'expression de la face.

2° *Troubles de la sensibilité gustative.* Il y a longtemps que Trizani, après avoir réséqué le nerf lingual dans un cas de névralgie violente, constata l'abolition de la sensibilité générale et gustative dans les 2/3 antérieurs de la moitié correspondante de la langue. Serres avait remarqué la perte du goût chez un individu dont le ganglion de Gasser était dégénéré. Ce fait et plusieurs autres, comme celui de Senator (*Arch. f. Psychol.*, XIII, 3. Anal. in *Arch. neurol.*, IX, 63), où l'anesthésie du trijumeau sans paralysie du facial ni du glossopharyngien s'accompagne de perte de la sensibilité aux saveurs, semblent indiquer que les fibres gustatives appartiennent au trijumeau. Cependant, à côté de faits favorables à cette opinion, il en est d'autres qui sont contradictoires. Renzi a vu un malade anesthésié de la face et de la langue et qui percevait encore la saveur. Les cas de lésions du trijumeau qui se sont accompagnés de perte du goût sont relatifs, ceux du moins qui ont été suivis d'autopsie. à des tumeurs de la base du crâne qui avaient englobé avec le trijumeau les nerfs voisins : tel le cas d'Oppenheim cité plus haut. Il avait noté de l'anesthésie faciale, de la perte du goût, dans la moitié gauche de la langue, du ptosis gauche, la paralysie des muscles des yeux, du masséter et du temporal gauche ; il trouva à l'autopsie un carcinome de la fosse temporale gauche, ayant envahi le ganglion de Gasser et des trois branches émergentes, le nerf optique, la 3e et la 6e paire, et le nerf trochléateur.

3° *Troubles de la sécrétion.* La névralgie du trijumeau, suivant la branche qu'elle occupe, donne lieu à un écoulement de larmes, de mucus nasal ou de salive. Cette action sécrétoire est explicable par nos connaissances sur les nerfs sécréteurs. Toutefois l'hypersécrétion salivaire doit être rapportée à un réflexe du lingual sur la corde du tympan. L'hyperémie lacrymale est fréquente dans les névralgies localisées au nerf maxillaire supérieur ; elle est due à l'excitation du rameau lacrymo-palpébral qui appartient à ce nerf. Gubler a vu des névralgies s'accompagnant d'une siccité très-marquée des gencives et des joues ; ces faits ne s'expliquent que par la suspension d'action des fibres sécrétoires. La clinique reproduit donc les deux influences physiologiques sur les nerfs sécréteurs, l'excitation dans les cas d'hypersécrétion, la section dans l'acrinie. Uhtoff (Société de psychiatrie et de maladies nerveuses de Berlin, 9 novembre 1885. Anal. in *Arch. neurol.*, t. XII, p. 118, 1886) relate un fait de ce dernier genre. Il s'agit d'un malade qui, après avoir présenté les signes d'une névrite du trijumeau droit, spécialement de la branche ophthalmique et du maxillaire supérieur, avec propagation au nerf lacrymal, a conservé de l'acrinie lacrymale persistante. Plus difficile à interpréter est l'histoire du malade cité par Oppenheim dans la même séance : cet individu, affecté d'une paralysie du trijumeau droit d'origine syphilitique, ne pouvait plus pleurer qu'avec l'œil gauche, mais, en dehors des émotions, l'œil gauche sain demeurait sec, alors que l'œil droit était en permanence lubrifié. Cette lubréfaction de l'œil droit était peut-être due à l'hypersécrétion des glandes de Meibomius semblable à celle qui se produit chez le lapin après la section du trijumeau. Du côté de l'œil on ne peut refuser toute influence à la névralgie de ce nerf dans la pathogénie du glaucome, depuis surtout que Hippel et Grunhagen ont démontré que l'irritation du trijumeau rendait l'œil dur et tendu. Les vives douleurs du glaucome qui s'irradient dans ses ramifications semblent de leur côté indiquer une certaine participation de ce nerf à ce syndrome complexe.

4° *Troubles de la motilité.* Si le trijumeau réagit sur le nerf moteur lorsqu'il est irrité, il subit aussi avec facilité dans sa racine motrice le contre-coup des surexcitations nerveuses. N'est-ce pas le trismus qui annonce le tétanos ? La syphilis, d'après Schützenberger, Watten, causerait souvent un tremblement de la mâchoire. Lorsque la petite racine est détruite, on note la flaccidité du masséter, l'impossibilité de rapprocher les dents et de serrer un objet, la déviation du menton vers le côté sain, la paralysie de tous les muscles innervés par le nerf masticateur.

5° *Troubles de la nutrition.* a. *Dans les névralgies.* L'éruption d'herpès, le zona céphalique, est loin d'être rare dans la névralgie du trijumeau ; elle siége ordinairement dans la région de la branche ophthalmique ou du nerf maxillaire inférieur. L'éruption dans le territoire du maxillaire supérieur serait très-rare. Cependant, pour Ollivier, cette forme d'angine dite herpétique représenterait le zona du nerf maxillaire supérieur ; ce qui le prouve, c'est que souvent elle se localise sur une seule amygdale et qu'elle s'accompagne de vésicules sur la face interne de la joue, sur la lèvre supérieure, dans les fosses nasales et dans la trompe d'Eustache, tous points innervés par le nerf en question. On a signalé des éruptions de pustules, de vésicules, d'acné, de traînées érysipélateuses au cours de certaines névralgies; les cheveux dans quelques cas seraient devenus épais et rugueux et seraient tombés; les dents se sont parfois altérées, le périoste alvéolo-dentaire s'est enflammé. De véritables hyperplasies du tissu cellulaire ont défiguré des visages. — b. *Anesthésie.* Si le nerf, au lieu d'être excité, comme dans les cas de névralgie, est au contraire paralysé comme il arrive dans les sections thérapeutiques, on observe souvent, sinon toujours, des altérations analogues à celles que créent les sections expérimentales; la congestion oculaire est intense, les paupières se gonflent et s'œdématient, la conjonctive suppure, la cornée s'opacifie, s'ulcère et se rompt. Les gencives s'altèrent, les dents s'ébranlent et tombent. A la suite d'une élongation du nerf sous-orbitaire, Czerny a vu survenir une kératite ulcéreuse.

Beaucoup d'auteurs n'ont pas hésité à rattacher à une affection du trijumeau la trophonévrose faciale. Plusieurs raisons militent en faveur de cette opinion : la maladie est unilatérale, elle occupe la zone d'une ou de plusieurs branches du trijumeau, envahit souvent le voile du palais et la langue, est précédée de douleurs névralgiques avec hyperesthésie. Souvent cependant il n'y a pas de névralgie, ni même de douleurs vagues, mais au contraire la sensibilité est diminuée, de sorte que, si la trophonévrose dépend du trijumeau, elle résulte plutôt de la dépression que de l'excitation de ce nerf.

B. *Troubles dans les fonctions des filets d'emprunt.* 1° *Troubles de la circulation.* Une dilatation considérable des artères de la face et de la tête accompagne l'excitation névralgique et exaspère la douleur par les battements artériels. L'injection vasculaire se généralise dans le territoire névralgie et produit la rougeur et la tuméfaction des téguments. Faut-il admettre pour expliquer cette vaso-dilatation l'ébranlement réflexe des centres vaso-moteurs parti des nerfs sensitifs? N'est-il pas plus simple de penser que la même cause qui irrite les fibres de la sensibilité exalte aussi les fibres sympathiques qui cheminent accolées aux premières dans l'épaisseur du trijumeau? Toutefois cet effet direct sur les fibres vaso-motrices incluses dans ce nerf peut être accompagné d'une action réflexe et celle-ci existe bien réellement lorsque l'injection vasculaire dépasse l'aire névralgiée. Cette association morbide des deux ordres de fibres sensitives et vaso-motrices permet de comprendre certains symptômes de la névrose douloureuse que l'on appelle la migraine. Au début de l'accès les téguments sont pâles, anémiés, à cause du resserrement vasculaire; plus tard, survient la rougeur, la congestion par paralysie des vaisseaux. Deux autres symptômes sur lesquels nous reviendrons plus tard, la dilatation pupillaire concomitante de la pâleur, le resserrement de la pupille arrivant avec la dilatation vasculaire, autorisent à rattacher les perturbations de la circulation aux désordres des fonctions des filets sympathiques contenus dans le trijumeau, et à faire de la migraine une névrose du trijumeau, car une névrose de ce nerf peut seule rendre compte de la simultanéité des trois phénomènes : douleurs, troubles vasculaires, modifications pupillaires.

L'ataxie locomotrice nous montre la participation des fibres vaso-motrices annexées à la 5e paire par les origines centrales du sympathique au travail d'irritation que cette affection apporte dans la racine bulbaire de ce nerf. Les troubles sympathiques, d'origine tabétique, ne peuvent être expliqués que par l'influence de la maladie exercée sur les centres sympathiques médullaires et bulbaires, et non par une action sur la portion périphérique du sympathique. Arthur Edward (thèse de Paris, 1865) signale chez un ataxique la rougeur de la face, la cuisson dans les yeux, la démangeaison du visage. En 1864, Duchenne publie dans la *Gazette hebdomadaire* deux observations où l'augmentation de la calorification et de la vascularisation oculaires avec resserrement de la pupille existe dans les moments d'accalmie, pour faire place à un resserrement vasculaire et à la dilatation pupillaire pendant les crises douloureuses.

Vulpian, dans ses *Leçons sur les maladies du système nerveux*, cite un exemple de tabétique qui était pris d'une injection conjonctivale intense lorsqu'il regardait une fenêtre un peu vivement éclairée; « la congestion ne cessait pas dès que la cause cessait d'agir; il y avait toujours persistance pendant quelques jours d'une sorte de conjonctivite catarrhale. »

M. Pierret rapporte dans la thèse de Putnam une observation d'un ataxique dont l'oreille gauche devenait par moments rouge, chaude, hyperesthésiée, si bien que le malade croyait avoir un érysipèle. Cette crise de la circulation survenait au moment des douleurs fulgurantes de l'oreille et disparaissait spontanément. Dans ce travail on trouve aussi une observation de M. Vinay, relative à un ataxique qui présentait des taches rouges arrondies, de 2 ou 3 centimètres de diamètre sur la face, le bord droit de la mâchoire inférieure, le bord interne de l'orbite droite et la face gauche du nez, ainsi que sur le reste du corps.

Un autre malade, dit Vulpian (*Revue de médecine*, 1882), était sujet à des congestions de la face et des oreilles qui se reproduisaient par accès le soir et s'accompagnaient d'une sorte d'étonnement cérébral.

Friedreich, dans son ouvrage sur l'*Ataxie locomotrice*, relate un cas de troubles vaso-moteurs multiples, se manifestant par des bouffées de chaleur à la face et l'apparition d'érythèmes fugaces.

Buch a publié un fait remarquable d'extravasation sanguine dans la muqueuse de la bouche, au cours d'une ataxie locomotrice. Des bulles sanguinolentes apparaissaient par moments. Un jour, l'auteur put assister à la formation de l'une d'elles; il l'incisa et vit sortir du sang noir. Au dire du malade, l'apparition de ces bulles coïncidait avec le retour des douleurs fulgurantes.

Dans tous ces cas où l'ataxie locomotrice s'est accompagnée de troubles circulatoires et de crises douloureuses à travers le domaine du trijumeau, il est légitime de penser à l'excitation simultanée des fibres sensitives et vaso-motrices contenues dans la racine ascendante, qui subit si naturellement l'influence de l'irritation de la colonne grêle.

2° *Troubles pupillaires.* Les modifications du diamètre pupillaire ne sont pas notées dans les observations de névralgie et d'anesthésie du trijumeau. Elles semblent cependant *à priori* devoir exister. Nous avons signalé plus haut la mydriase du début, le myosis de la fin de l'accès de migraine. Rapprochés de la vaso-constriction initiale et de la vaso-dilatation consécutive, ces symptômes indiquent la succession des phénomènes suivants dans cette névrose : au début, il y a excitation en masse du trijumeau, de ses fibres propres, qui réagissent par la douleur, de ses fibres d'emprunt vaso-motrices, qui resserrent les vaisseaux, et irido-dilatatrices, qui dilatent la pupille. Dans une seconde période les fibres sympathiques ont épuisé leur action; la vaso-dilatation résulte de la paralysie des fibres vaso-constrictives, et le resserrement pupillaire de celle des fibres irido-dilatatrices. Il est de règle d'observer le myosis dans le tabes. Lorsque la maladie est avancée, la mydriase arrive. Mais le fait important à noter est le suivant : chez les tabétiques qui présentent du myosis, on voit habituellement les pupilles se dilater pendant les crises douloureuses et, lorsque celles-ci n'affectent qu'un côté du corps, c'est presque toujours la pupille du côté correspondant qui seule se dilate (Raymond, art. Tabes). Ici se manifeste donc d'une façon nette l'influence irritative de la sclérose du faisceau solitaire sur les fibres irido-dilatatrices qu'il envoie dans la racine ascendante du trijumeau.

3° *Troubles sudoraux*. Les auteurs sont brefs sur ce symptôme. Il est simplement dit dans les classiques que, pendant une crise de névralgie du trijumeau, on peut observer, concomitamment avec les troubles vasculaires, une sécrétion sudorale plus abondante que du côté opposé. Les anomalies de la sudation sont fréquentes chez les ataxiques. Ollivier, Raymond, ont publié (*Arch. de méd.*, 1884) des cas de sécrétion exagérée de la sueur des extrémités et la séborrhée du cuir chevelu. L'hyperhidrose n'est pas rare dans cette maladie, mais il y a aussi de nombreux faits de sécheresse de la peau et de suppression complète de la transpiration cutanée. Pour ce qui regarde les modifications de la sudation du côté de la face, les observations ne sont pas explicites.

D'après le bref énoncé des principaux symptômes présentés par les affections du trifacial il est facile de voir que le tableau de la physiologie pathologique de ce nerf ressemble en tous points à celui que trace l'expérimentation. Mêmes troubles dans les fonctions des fibres propres du nerf, mêmes modifications dans celles des fibres d'emprunt. Nulle part il n'y a divergence. A peine peut-on regretter le peu d'importance et d'attention apportées à l'exploration clinique des signes qui traduisent une lésion des fibres annexes, en particulier des fibres irido-dilatatrices et des fibres sudorales, dans les maladies primitives et secondaires du trijumeau. M. Jaboulay.

Bibliographie. — Pour les renseignements bibliographiques, consultez les articles : Face, Hyperesthésie, Anesthésie, Tic douloureux, de ce Dictionnaire et des classiques. Les principales publications postérieures à ces articles ont été indiquées ici chemin faisant. J.

TRILAURINE. $C^3H^5(O.C^{12}H^{23}O)^3$. On la rencontre dans les baies du *Laurus nobilis*, dans le beurre de coco et dans les fèves de Pichurine; elle cristallise en prismes blancs, brillants, inodores, insipides, insolubles dans l'eau et les alcalis, solubles dans l'alcool et l'éther, fusibles vers 45 degrés, volatils sans décomposition.

On en retire, par saponification, de l'*acide laurique* ou *laurostéarique*, $C^{12}H^{24}O^2$, en aiguilles brillantes, fusibles à 43°,6, insolubles dans l'eau, solubles dans l'alcool et l'éther, volatiles avec la vapeur d'eau. L. Hn.

TRILITHE. *Voy.* Celtes, p. 735, et Dolmens.

TRILLER (Daniel-Wilhelm). Célèbre médecin allemand, né à Erfurt, le 10 février 1695, reçu docteur à Halle en 1718, fit des cours particuliers à Leipzig, puis en 1720 devint médecin pensionné à Mersebourg, accompagna, en 1730, en qualité de premier médecin, le prince de Nassau dans un voyage en Suisse, en Hollande et en Lorraine, fut successivement médecin de plusieurs princes et en 1749 fut appelé à occuper une chaire de médecine à l'Université de

Wittemberg, où il mourut le 22 mai 1782. Il n'a guère publié que des opuscules académiques dont un grand nombre sont réunis sous ce titre : *Opuscula medica ac medico-philologica in unum collecta... cur. C. C. Krause*. Francof. et Lipsiæ, 1766-1772, 3 vol. in-4°. L. Hn.

Trillium (*Trillium* L.). Genre de plantes Monocotylédones, de la famille des Liliacées et du groupe des Asparagées. Ce sont des herbes à feuilles sessiles, verticillées, à tige simple, terminée par une seule fleur. Celle-ci a un périanthe à six divisions étalées ou réfléchies, dont trois extérieures calycoïdes, et trois intérieures plus grandes et pétaloïdes. Les étamines, au nombre de six et insérées à la base des divisions du périanthe, ont leurs anthères brièvement dépassées par le connectif. L'ovaire, triloculaire, est surmonté d'un style à trois branches stigmatiques libres ou cohérentes à la base. Le fruit est une baie à trois loges, renfermant chacune de nombreuses graines pourvues d'un albumen charnu abondant.

Les *Trillium* sont surtout répandus dans les régions tempérées de l'Amérique du Nord. Les espèces les plus importantes au point de vue médical sont le *Tr. erectum* L. et le *Tr. latifolium* L., dont les rhizomes astringents sont préconisés, aux États-Unis, contre la métrorrhagie, à la dose de 4 grammes de poudre trois fois par jour. On les emploie également, à l'extérieur, contre certaines affections cutanées. Ils renferment une huile volatile, du tannin et une substance âcre, le *Trillin*, analogue à la *Sénégine* et à la *Saponine*. Ed. Lef.

Trillo ou bains de Charles III (Eaux minérales de). *Protothermales ou hypothermales, chlorurées sodiques moyennes, azotées fortes ou sulfureuses faibles*. En Espagne, dans la province et à 40 kilomètres de Guadalajara, dans la juridiction d'Alcarria, est un village peuplé de 750 habitants, bâti sur le penchant d'une colline, au confluent et sur la rive droite du Tage et de la rivière de Cifuentes (chemin de fer de Bayonne, Pampelune et Tudela, d'où une voiture publique conduit à Trillo). On trouve des hôtelleries et des maisons particulières où les étrangers se logent. Les vivres sont d'assez bonne qualité et à des prix très-modiques ; seulement, les appartements destinés aux baigneurs sont modestes, et ceux qui sont logés chez les habitants doivent apporter avec eux le linge dont ils ont besoin pour les lits et la table. La station de Trillo, dont les eaux appartiennent à l'État, est visitée tous les ans par plus de 3000 baigneurs. Des promenades intéressantes autour du bourg et des bains de Trillo occupent le temps laissé libre par le traitement minéral. Les rives du Tage, très-sinueux en cet endroit et bordé de rochers, les belles allées du parc qui entoure l'établissement, et les bois voisins, si grands et si fournis qu'ils pourraient donner à Madrid tout le bois de charpente et tout le combustible dont cette capitale aurait besoin pendant de nombreuses années, forment les buts principaux d'excursion, ainsi que les deux villages de Gargolès, celui d'Abajo (d'en bas) et d'Arriba (d'en haut), qui produisent le meilleur miel de la contrée. La saison commence au milieu de juin et finit avec le mois de septembre. Neuf sources émergent à Trillo, elles sont connues depuis le commencement du dix-septième siècle, mais elles sont surtout fréquentées depuis 1836. Elles traversent un terrain de transport, de formations tertiaire, secondaire et de transition, composé de roches siliceuses, alumineuses, magnésiennes et calciques. Elles se nomment *Princesa* (princesse), *Rey* (roi), *Fuente del rey* (fontaine du roi),

Reina (reine), *Principe* (prince), *Condessa* (comtesse), *Piscina* (piscine), *Director* (directeur) et *Santa Teresa* (sainte Thérèse). Les eaux de toutes les sources de Trillo sont limpides, inodores, sauf celle qui est hépatique, d'une saveur, soit ferrugineuse ou légèrement terreuse, soit même sulfureuse ou onctueuse. Elles sont traversées par des bulles de gaz et laissent déposer, au contac de l'air, des incrustations d'une couleur différente. Leur température varie : l'eau de Princesse a 30 degrés centigrade, celles de Rey, de Fuente del rey, de Reina, de Condessa, de Santa Teresa, 28°,7 centigrade; celle de Principe, 27°,5 centigrade; celle de Piscina, 26°,2 centigrade, et celle de Director, 23°,7 centigrade. Le débit en vingt-quatre heures est assez variable. Celui de Santa Teresa, le plus abondant, est de 2321 hectolitres; le débit de Rey est de 1267 hectolitres; celui de Fuente del Rey est de 360 hectolitres; celui de Condessa de 810 hectolitres; celui de Piscina de 633 hectolitres; celui de Principe de 512 hectolitres, et celui de Director de 108 hectolitres. La densité de toutes les sources de Trillo est un peu moindre que celle de l'eau distillée; elle augmente lorsque les gaz sont dégagés ou qu'on élève artificiellement la température de l'eau minérale. Nous donnons, d'après D. Mariano José Gonzalès y Crespo, l'analyse qu'il a faite en 1844 et 1847 des sources de Condessa et de Piscina; il a trouvé dans 1000 grammes d'eau les principes suivants :

		CONDESSA.	PISCINA.
	Chlorure de sodium	1,5842	0,4991
	Bicarbonate de chaux	0,6401	»
	— fer	0,2170	»
	Sulfate de chaux	0,6184	»
	— magnésie	0,4991	0,7486
	Hydrosulfate de chaux	»	1,2695
	TOTAL DES MATIÈRES FIXES	3,5588	2,5172
Gaz.	Azote	1lit,429	1lit,851
	Oxygène	0lit,205	0lit,289
	Acide carbonique	0lit,175	0lit,066
	— sulfhydrique	»	0lit,217
	TOTAL DES GAZ	1lit,809	2lit,405

ÉTABLISSEMENT. L'établissement de Trillo, ou bains de Charles III, est situé à 2 kilomètres du bourg, sur la rive gauche du Tage, dans un beau vallon et au pied d'une colline plantée de chênes. Il se compose de sept bâtiments contenant vingt cabinets ayant chacun leur baignoire de pierre, et de soixante-dix chambres réservées aux malades. Les salles de bains sont grandes et bien aménagées. Le bâtiment nommé la maison de bains de l'évêque renferme deux piscines où quatre malades peuvent se baigner à la fois. Il est réservé aux militaires et aux pauvres. Le bâtiment dit de Charles III est le premier qui, en Espagne, ait été pourvu des moyens balnéaires connus dans les autres parties de l'Europe.

MODE D'ADMINISTRATION ET DOSES. Les eaux des sources de Trillo s'emploient en boisson, en bains de baignoires ou de piscines, en douches, en étuves, en lotions et en gargarismes. La quantité qui est ingérée chaque matin de quart d'heure en quart d'heure ou de demi-heure en demi-heure varie suivant les sources et surtout suivant les affections. On peut dire en général que les eaux sulfureuses de la piscine se prennent en moins grande abondance que celles de la Princessa, du Rey et de quelques autres, qui sont administrées dans les maladies où il convient d'augmenter la proportion des urines et de désobstruer les reins et leurs annexes. Dans ce dernier cas, l'eau de Trillo s'ordonne à la dose de six à dix verres. La durée des bains de baignoires isolées dans l'eau élevée à la mésothermalité est le plus souvent de trois quarts d'heure et d'une heure ; celle des bains de piscine est d'une demi-heure à trois quarts d'heure. Les douches d'eau ayant de 35 à 36 degrés centigrade sont de dix minutes à un quart d'heure. Le séjour dans les étuves humides ne dépasse pas en général vingt minutes. Les lotions se prolongent d'une manière presque indéfinie, et les malades s'en rapportent trop souvent à leurs caprices et à leurs idées préconçues. Les gargarismes s'emploient en général pendant environ dix minutes.

Effets physiologiques et thérapeutiques. L'eau des diverses sources de Trillo a une action variable suivant sa température et sa composition élémentaire. Toutes les sources modifient l'hématose et sont reconstituantes. Elles sont aussi modérément excitantes, et elles agissent sur les voies digestives et urinaires en déterminant une révulsion notable, que les bains d'eau courante produisent sur la peau. Celles qui contiennent du soufre et du fer ont les propriétés spécifiques particulières à ces substances et à leurs composés. Les eaux de Trillo ont leurs indications principales dans les affections rhumatiques, arthritiques, quelles que soient leur forme et leur intensité. Elles conviennent aussi dans la diathèse urique et goutteuse, surtout quand ses manifestations portent sur les voies urinaires où se forment des sables, des graviers ou de petits calculs, et c'est alors l'eau hydrosulfatée calcique moyenne de la *Piscine* à l'intérieur qui doit être préférée. Mais, dans le lymphatisme et la scrofule confirmés, accompagnés surtout d'engorgements ganglionnaires, le plus souvent cervicaux, les eaux chlorurées sodiques, probablement bromo-iodurées, de la Condessa, conviennent avant toutes les autres.

La *durée de la cure* est de neuf jours, comme dans la plupart des stations espagnoles, où buveurs et baigneurs s'arrêtent au bout de cinq jours de boisson et de bains, et se reposent pendant trois ou cinq jours pour recommencer pendant quatre nouvelles journées. Nous avons dit plusieurs fois déjà que ces saisons sont trop courtes et ne peuvent produire tous les effets qu'on pourrait en attendre.

On n'*exporte* pas l'eau des sources de Trillo. A. Rotureau.

TRILOCULINE. *Voy.* Foraminifères.

TRIMARGARINE. L'acide margarique, autrement appelé l'acide palmitique, fournit avec la glycérine (alcool triatomique) trois composés neutres :

La *monomargarine*, $C^6H^2(H^2O^2)(H^2O^2)(C^{32}H^{32}O^4)$ (en équivalents), qui fond à 58 degrés et se solidifie à 45 degrés ;

La *dimargarine*, $C^6H^2(H^2O^2)(C^{32}H^{32}H^4)^2$, qui fond à 59 degrés et se solidifie à 45 degrés ;

La *trimargarine*, $C^6H^2(C^{32}H^{32}O^4)^3$, qui fond à 61 degrés et se solidifie à 46 degrés.

La trimargarine ou tripalmitine existe dans la plupart des corps gras neutres naturels.

On l'extrait ordinairement de l'huile de palme en traitant ce produit à plusieurs reprises par l'alcool bouillant et en recueillant la partie insoluble qu'on fait cristalliser plusieurs fois dans l'éther. La trimargarine est à peine soluble dans l'alcool et surtout dans l'éther. Riche.

TRIMELLIQUE (Acide). $C^9H^6O^6 = C^6H^3(CO^2H)^3$. Prend naissance, en même temps que de l'anhydride isophtalique et de l'anhydride pyromellique; lorsqu'on chauffe l'acide hydropyromellique avec l'acide sulfurique concentré. Il se produit encore assez abondamment en oxydant la colophane au moyen de l'acide nitrique; dans ce dernier cas il se forme en même temps de l'acide isophtalique; enfin on l'obtient encore par oxydation à l'aide du permanganate de potassium de l'acide xylidique, dérivé du pseudocumol.

L'acide trimellique pur est en cristaux jaunâtres, mal définis, réunis sous forme de verrues, assez solubles dans l'eau et l'éther, fusibles à 216-218 degrés. Chauffé avec précaution, il peut être sublimé, mais il subit toujours une décomposition partielle en eau et en un anhydride, ou cristallisable et fusible à 157 degrés; celui-ci se dissout dans la potasse en régénérant le trimellate de potassium. Fondu avec de la soude, l'acide trimellique donne de la benzine, du styrol et du diphényle.

Le *trimellate d'argent* forme un précipité blanc, peu soluble dans l'eau. Le *trimellate de baryum*, $(C^9H^3O^6)^2Ba^3,H^2O$, cristallise en mamelons durs verruqueux, peu solubles. L. Hn.

TRIMÉRÉSURE. Les Trimérésures sont des Serpents d'Australie (voy. *Serpents*) au corps long et cylindrique, recouvert sur le dos d'écailles lisses, entuilées, toutes semblables entre elles, à la tête recouverte de grandes plaques; les écailles qui revêtent le dessous de la queue sont en double rangée à la base de celle-ci, puis simples, et enfin de nouveau en double rangée; la mâchoire supérieure est garnie de crochets simples en arrière de la dent venimeuse.

Le Trimérésure porphyré (*Trimeresurus porphyreus*), connu sous le nom de Vipère noire par les colons australiens, est extrêmement redouté, bien que la blessure soit rarement mortelle pour l'homme; cette blessure produit principalement un état de somnolence extrême. H.-E. Sauvage.

Bibliographie. — Duméril et Bibron. *Erpétologie générale*, t. VII, 1854. — Jan. *Elenco sistematico degli Ofidi*, 1863. E. S.

TRIMÉSIQUE (Acide). $C^9H^6O^6 = C^6H^3(CO.OH)^3$. Se forme en oxydant l'acide mésitylénique et l'acide urétique au moyen du chromate de potassium et de l'acide sulfurique aqueux, ou encore en chauffant au bain d'huile l'acide mellique avec de la glycérine jusqu'à ce que la masse soit devenue solide et commence à noircir. Il est en prismes courts, incolores, peu solubles dans l'eau froide, aisément solubles dans l'eau bouillante, l'alcool et l'éther, fusibles au-dessus de 300 degrés et sublimables. Chauffé avec de la chaux en excès, il se dédouble en benzine et en acide carbonique. C'est un isomère de l'acide trimellique. L. Hn.

TRIMÉTHYLACÉTIQUE (Acide). *Voy.* Valérianique (*Acide*), p. 370.

TRIMÉTHYLAMINE. *Voy.* Méthylamine, p. 369.

TRIMÉTHYLARSINE. $(CH^3)^3As$. Se forme en même temps que le cacodyle dans l'action de l'arsénium de sodium sur l'iodure de méthyle. C'est un liquide bouillant au-dessous de 100 degrés. L. Hn.

TRIMÉTHYLBENZINE. On connaît aujourd'hui les trois triméthylbenzines prévues par la théorie : le *pseudocumène* et le *mésitylène* (*voy.* CUMÈNE et MÉSITYLÈNE), enfin la *triméthylbenzine* ou *hémellistrol*, obtenue en distillant le sel de calcium de l'acide α-isodurylique avec de la chaux ou en chauffant à 200 degrés sa sulfanite avec de l'acide chlorhydrique. Ce carbure bout de 168-170 degrés et ne se solidifie pas à — 15 degrés. Il donne divers dérivés de substitution.

L. HN.

TRIMÉTHYLCARBINOL. $C^4H^{10}O$. Synonymes : *Alcool méthylique triméthylé, alcool butylique tertiaire.* Le triméthylcarbinol est le premier alcool tertiaire qui ait été isolé; on l'obtient en faisant tomber très-lentement 1 volume de chlorure d'acétyle sur 4 volumes de zinc-méthyle refroidi à 0 degré et en excès. Il se sépare de gros prismes rhombiques qui ont pour composition : $C^2H^3OCl + 2[(CH^3)^2Zn]$; ce corps est immédiatement décomposé par l'eau en oxyde de zinc, chlorure de zinc, formène et alcool pseudo-butylique.

Ce dernier est en longs prismes rhombiques ou tables, fusibles à 29 degrés, de densité 0,1788 à 30 degrés, bouillant de 83-84 degrés; il absorbe l'humidité de l'air et forme un liquide épais; il se mêle à l'eau en toutes proportions; enfin il donne avec une petite quantité d'eau un hydrate $C^4H^{10}O + 1/2\,H^2O$, bouillant à 80 degrés; liquide à 0 degré, susceptible de se solidifier dans un mélange réfrigérant en aiguilles fines et soyeuses. Les oxydants le convertissent en acétone, acide carbonique, acide acétique et acide isobutyrique. L. HN.

TRIMÉTHYLÈNE. C^3H^6. Hydrocarbure isomérique avec le propylène, n'est connu qu'à l'état de bromure $C^3H^2Br^2$ et de chlorure $C^3H^6Cl^2$, tous deux liquides.

On en connaît un assez grand nombre de dérivés, entre autres :

L'*acide triméthylène-carbonique*, $C^4H^6O^2 = (CH^2)^2(CH)(CO^2H)$, liquide incolore, peu soluble dans l'eau, bouillant à 188-190 degrés, obtenu en chauffant au bain d'huile à 210 degrés l'acide triméthylène-α-dicarbonique.

La *triméthylène-diamine* $(CH^2)^3(AzH^2)^2$, base obtenue en abandonnant pendant quelques jours un mélange de bromure de triméthylène avec 8 ou 9 fois son poids d'une solution alcoolique d'ammoniaque saturée à 0 degré; liquide incolore, mobile, bouillant de 135-156 degrés, soluble en toutes proportions dans l'alcool, l'éther, la benzine et le chloroforme, s'émulsionnant avec l'eau en petite quantité.

Les *acides triméthylène-dicarboniques*, $C^3H^4(CO^2H)^2$, deux isomères, cristallisables, fusibles, la variété α à 140-141 degrés, la variété β à 173 degrés; tous deux très-solubles dans l'eau et l'éther.

L'*acide triméthylène tétracarbonique*, $C^3H^2(CO^2H)^4$, cristallin, fusible avec décomposition de 95-100 degrés; très-soluble dans l'eau, l'alcool, l'éther, peu dans la benzine.

Les *acides triméthylène-tricarboniques*, $C^3H^3(CO^2H)^3$, deux isomères, cristallisables, fusibles, l'un avec décomposition à 184 degrés, l'autre de 145-150, ce dernier très-soluble dans l'eau et l'alcool.

Le *triméthylène-glycol*, qui n'est autre que l'*amylglycol*. L. HN.

TRIMÉTHYLÉTHYLÈNE. Synonyme d'*amylène* (*voy.* ce mot).

TRIMÉTHYLÉTHYLMÉTHANE. $C^6H^{14} = C(CH^3)^3(C^2H^5)$. Hydrure d'hexyle obtenu par l'action du zinc-éthyle sur l'iodure de butyle tertiaire; c'est un liquide incolore, bouillant entre 43 et 48 degrés, dont la densité de vapeur est égale à 2,917. L. Hn.

TRIMÉTHYLGLYCOCOLLE ou **BÉTAINE**. *Voy.* Glycocolle.

TRIMÉTHYLMÉLAMINE. $C^3H^3Az^6(CH^3)^3$. Se forme par évaporation au bain-marie de la méthylcyanamide. Elle est en cristaux incolores, très-solubles, à réaction alcaline, décomposés à l'ébullition par l'acide chlorhydrique. L. Hn.

TRIMÉTHYLMÉTHANE ou **PSEUDOBUTANE**. $C^4H^{10} = CH(CH^3)^3$. S'obtient en mélangeant l'iodure de l'alcool butylique tertiaire avec du zinc et de l'eau. C'est un gaz incolore, condensable à — 17 degrés. Le brome l'attaque et fournit des produits de substitution bromés supérieurs. Mélangé avec 9/10 de son volume de chlore, il se liquéfie dans l'obscurité et donne naissance à du chlorure de butyle tertiaire. L. Hn.

TRIMÉTHYLPHOSPHINE. Les méthylphosphines sont au nombre de trois :

1° La *monométhylphosphine*, $CH^3.PhH^2$, s'obtient en chauffant dans un tube scellé un mélange d'iodure de méthyle, d'iodure de phosphonium et d'oxyde de zinc; il se forme en même temps de la diméthylphosphine.

La méthylphosphine est un gaz incolore possédant une odeur très-repoussante. Condensable dans un mélange réfrigérant. Point d'ébullition — 14 degrés. Insoluble dans l'eau. La méthylphosphine s'enflamme au contact de l'air, à une douce chaleur. Elle se combine avec l'acide iodhydrique et l'acide chlorhydrique secs pour former des sels bien cristallisés qui sont aussitôt décomposés par l'eau en base et acide. L'acide nitrique l'oxyde en acide *méthylphosphinique*, $CH.PO(OH^2)$, acide dibasique, solide et très-stable. Point de fusion 105 degrés.

2° La diméthylphosphine, $(CH^3)^2PhH$, est un liquide incolore, plus léger que l'eau. Point d'ébullition, 25 degrés. Elle s'enflamme à l'air instantanément, se combine aux acides pour former des sels qui ne sont pas décomposés par l'eau. L'acide nitrique la transforme en acide *diméthylphosphinique*, $(CH^{32}PO — OH$, acide monobasique qui se présente sous la forme d'une masse blanche ressemblant à la paraffine et fondant à 76 degrés.

3° La triméthylphosphine, $(CH^3)^3Ph$, s'obtient en traitant par le chlorure de phosphore une solution éthérée de zinc-éthyle. C'est un liquide incolore bouillant à 40 degrés. Se combine avec l'iodure de méthyle, pour former l'iodure de *tétraméthylphosphonium*, $(CH^3)^4Ph.I$. L. Hn.

TRIMÉTHYLPYRROL. $C^4H^{11}Az = C^4H(CH^3)^3AzH$. Corps contenu dans la portion de l'huile animale de Dippel qui bout de 170-200 degrés. Sans l'isoler, on fait bouillir cette portion avec de la potasse pour détruire les nitriles, puis on distille et on recueille ce qui passe entre 180 et 205 degrés. On chauffe le produit avec le potassium, puis on lave à l'éther et on décompose par l'eau. On obtient ainsi un liquide qui brunit à l'air et à la lumière et bout entre 180 et 195 degrés; il est peu soluble dans l'eau, très-soluble dans les acides, réduit à froid le chlorure de platine. L. Hn

TRIMÉTHYLSTIBINE. $(CH^3)^3Sb$. S'obtient en distillant l'antimoniure de potassium avec l'iodure de méthyle dans un courant d'acide carbonique. Ce corps, encore appelé *antimoniure de méthyle*, est un liquide incolore, bouillant à 86 degrés. L. HN.

TRINAPHTYLCARBINOL. $C(OH)(C^{12}H^7)^3$. Se forme dans l'action du chlorure d'aluminium sur un mélange de naphtaline et de chloropicrine. C'est un précipité gris-jaunâtre, peu soluble dans l'éther et dans l'acétone, soluble dans le chloroforme et le sulfure de carbone, insoluble dans l'alcool et la ligroïne. Sa solution acétonique laisse déposer par évaporation une poudre cristalline jaune-brun. Il se ramollit à 180 degrés, fond à 278 degrés. L. HN.

TRINCAVELLA (VITTORE). Médecin et philologue distingué, l'un des restaurateurs de la médecine grecque, né à Venise en 1496, étudia à Padoue et à Bologne, prit le degré de docteur à Padoue, fut nommé en 1551 professeur de médecine dans cette ville et conserva ces fonctions jusqu'en 1568; il remit en honneur Hippocrate et les Grecs. Il mourut à Venise le 21 août 1568. Trincavella était l'un des médecins les plus célèbres de son époque.

Il a publié, outre ses *Consilia medica*, Basileæ, 1587, in-fol., et de nombreuses éditions de classiques grecs, de commentaires, etc. :

I. *Controversiarum medicinalium practicarum libri IV*. Francofurti, 1617, in-4°. — II. *Quaestiones tres de reactione juxta doctrinam Aristotelis et Averrhois*. Ticini, 1556, in-8°. — III. *De usu et compositione medicamentorum libri IV*. Weimar, 1571, in-4°; Basileae, 1571, in-8°. — IV. *Praelectiones de ratione curandi omnes corporis humani affectus in XII libros distinctae*. Venetiis, 1575, in-fol., etc. — V. Ses *Opera omnia* parurent à Lyon, 1586, 1592, in-4°, et à Venise, 1599, in-4°. L. HN.

TRINITRINE ou **TRINITROGLYCÉRINE**. *Voy*. NITROGLYCÉRINE.

TRINITROPHÉNIQUE (ACIDE). *Voy*. PICRIQUE (*Acide*).

TRINITRORÉSORCINE. *Voy*. OXYPICRIQUE (*Acide*).

TRIOCÉPHALE. *Voy*. ANOMENCÉPHALE.

TRIOCTYLAMIDE. $(C^8H^{17})^3Az$. Base engendrée dans l'action de l'alcool octylique à chaud sur le chlorure double de zinc et d'ammoniaque. Liquide incolore, bouillant de 365-367 degrés, très-soluble dans l'éther et l'alcool absolu, cristallise difficilement. L. HN.

TRIODON. Le genre Triodon, dont on ne connaît qu'une seule espèce (*Triodon bursarius*), de l'océan Indien, se distingue parmi les Poissons plectognathes (*voy*. ce mot), en ce que la mâchoire supérieure est divisée par une suture médiane, tandis que la mandibule est simple. La queue est longue; l'abdomen est représenté par un large sac comprimé, soutenu par une longue épine dépendant du pelvis. H.-E. SAUVAGE.

BIBLIOGRAPHIE. — GÜNTHER (A.). *An Introduction to the Study of Fishes*, 1880. E. S.

TRIOLÉINE. M. Chevreul a constaté la présence de cette substance dans les huiles. On appelle *oléine* naturelle la portion liquide de l'huile d'olives, séparée après le refroidissement. L'acide oléique forme avec la glycérine, en raison de sa triatomicité alcoolique, trois éthers neutres qui ont été préparés synthétiquement par M. Berthelot. Ce sont :

La *monoléine*, $C^6H^2(H^2O^2)(H^2O^2)(C^{36}H^{34}O^4)$, liquide neutre, jaunâtre, huileux, se solidifiant entre 15 et 20 degrés.

La *dioléine*, $C^6H^2(H^2O^2)(C^{36}H^{34}O^4)^2$, liquide neutre, cristallisant entre 10 et 15 degrés.

La *trioléine*, $C^6H^2(C^{36}H^{34}O^4)^3$, corps neutre, demeurant liquide au-dessous de 10 degrés, insoluble dans l'eau, peu soluble dans l'alcool, se mêlant au sulfure de carbone et à l'éther.

L'oléine s'oxyde et s'acétifie à l'air en prenant une odeur rance. L'acide oléique qui se sépare a la propriété de favoriser les oxydations : il se forme alors de l'acide carbonique et d'autres produits d'oxydation.

L'oléine traitée par les vapeurs nitreuses ou un corps susceptible d'en dégager, comme le nitrate acide de mercure, se transforme en un isomère cristallisé, fusible à 32 degrés seulement, étudié par Poutet et Boudet, qui est un éther glycérique de l'acide élaïdique, composé cristallin, isomère lui-même de l'acide oléique.

RICHE.

TRIONYCHIDÉES. Les Trionychidées ou Tortues molles (*voy.* TORTUES) comprennent des animaux essentiellement aquatiques, chez lesquels la carapace, très-élargie, est presque plate en dessus; le bouclier est formé d'une peau continue, flexible comme du cuir, soutenue par ces disques osseux, à surface rugueuse; tantôt le plastron, qui est plus développé en arrière, est immobile, ainsi qu'on le voit chez les Trionyx proprement dits (*voy.* ce mot), tantôt peut se rabattre de manière à protéger les membres postérieurs, comme chez les Cyclodermes. Les membres sont robustes, terminés par trois doigts garnis d'ongles forts et réunis par de larges membranes natatoires. La tête est allongée; les narines se trouvent à l'extrémité d'une petite trompe; les mâchoires sont tranchantes, garnies de replis de la peau; le cou, qui est long, est directement rétractile sous la carapace et peut être projeté au loin; le tympan est caché sous la peau. Le corps est déprimé, allongé à l'arrière; la dernière vertèbre cervicale s'unit à la première dorsale, non par le corps, ainsi qu'on le voit chez toutes les autres Tortues, mais exclusivement par les apophyses, de telle sorte que dans les mouvements de flexion du cou les corps vertébraux sont immédiatement appliqués l'un contre l'autre.

On connaît une trentaine d'espèces de Trionychidées; elles habitent les parties chaudes de l'Afrique, de l'Amérique et surtout de l'Asie; elles sont essentiellement aquatiques; leur chair est appréciée en beaucoup d'endroits.

H.-E. SAUVAGE.

BIBLIOGRAPHIE. — DUMÉRIL et BIBRON. *Erpétologie générale*, t. II. — E. VAILLANT. *Mém. sur la disposition des vertèbres cervicales chez les Chéloniens. Ann. sc. nat.*, 6 sér., t. X. E. S.

TRIONYX. Sous ce nom Geoffroy Saint-Hilaire désigne les Tortues de fleuve (*voy.* TORTUES, TRIONYCHIDÉES et POTAMITES), chez lesquelles le plastron est étroit et ne peut se rabattre en arrière, de telle sorte que les pattes ne sont pas protégées. L'espèce du genre le plus connu est le Trionyx féroce de la partie sud des États-Unis ; la chair en est fort délicate. H.-E. SAUVAGE.

Bibliographie. — Geoffroy St-Hilaire. *Ann. Mus.*, t. XIV. — Duméril et Bibron. *Erpétol. générale*, t. II, 1835. — Gray. *Proc. Zool. Soc. London*, 1864, 1865. E. S.

TRIOXINDOL. *Voy.* Isatique (*Acide*).

TRIOXYADIPIQUE (Acide). Se forme par l'action de la baryte ou de l'oxyde d'argent sur l'acide tribromo-adipique. Masse sirupeuse, cristallisant lentement. Le sel de baryum renferme : $C^6H^8O^7.Ba + 1/2 H^2O$. L. Hn.

TRIOXYANTHRACÈNES. Synonymes d'*oxyanthroquinones* (*voy.* ce mot).

TRIOXYANTHROQUINONE. $C^{14}H^8O^5$. On connaît quatre isomères qui sont la *purpurine*, l'*anthrapurpurine*, la *flavopurpurine* et l'*oxychrysazine* (*voy.* Purpurine et Oxychrysazine). L. Hn.

TRIOXYBENZOL. $C^6H^3(OH)^3$. Il existe deux isomères, le *pyrogallol* et la *phloroglucine* (*voy.* ces mots). L. Hn.

TRIOXYINDOL. *Voy.* Isatique (*Acide*).

TRIOXYISOXYLÈNE. $C^6H(CH^3)^2(OH)^3$. Ce corps se forme par la réduction de l'*oxyisoxyloquinone*, $C^6HO^2(CH^3)^2(OH)$; cette quinone est humectée d'un peu d'eau et soumise à l'action du gaz sulfureux.

Le trioxyisoxylène est en lamelles clinorhombiques, incolores ou à peine jaunâtres, renfermant une molécule d'eau, fusibles à 88-90 degrés. Après dessiccation, elle ne fond plus qu'à 121-122 degrés. Il est peu soluble dans l'eau froide, très-soluble dans l'eau chaude. Par oxydation, il est transformé en oxyisoxyloquinone; par réduction au moyen du zinc à une haute température, il se convertit presque entièrement en isoxylène. L. Hn.

TRIOXYMÉTHYLANTHRAQUINONE. $C^{15}H^{10}O^5$. Principe d'origine végétale, encore appelé *émodine*, extrait de l'écorce de bourdaine et de la racine de rhubarbe où il se trouve en petite quantité à côté de l'acide chrysophanique. Dans ce dernier cas, on le sépare de cet acide par cristallisation dans la benzine bouillante, qui dissout à peine l'émodine. Ce corps est en longs prismes friables, rouge orangé, fusibles à 245-250 degrés, partiellement sublimables sans altération. Il se dissout mieux que l'acide chrysophanique dans l'alcool et l'acide acétique. L. Hn.

TRIOXYMÉTHYLÈNE. $(CH^2O)^3$. Se forme dans l'électrolyse des solutions acidulées de glycol, de glycérine, de mannite et de glycose. Il s'isole aisément grâce à son insolubilité. La trioxyméthylène, encore appelé *paraldéhyde méthylique*, est un polymère de l'aldéhyde méthylique, CH^2O. Il cristallise, fond à 152 degrés, mais se sublime déjà à 100 degrés.

L'hydrogène sulfuré le transforme en *paraldéhyde sulfométhylique* ou *trisulfométhylène*, $(C^2H^2S^2)^3$, composé qui prend en outre naissance en traitant le sulfure de carbone par l'hydrogène naissant. L. Hn.

TRIOXYNAPHTOQUINONE. *Voy.* Oxynaphtoquinone.

TRIOXYPROTÉINE ou **TRIOXYDE DE PROTÉINE**. *Voy.* PROTÉINE.

TRIPALMITINE. Synonyme de *trimargarine* (*voy.* ce mot).

TRIPHASIA. Genre de plantes de la famille des Aurantiacées, établi par Loureiro pour le *Limonia trifoliata* de Linné. C'est un arbuste de la Chine, dont les rameaux alternes, tortueux, armés d'épines droites, axillaires, très-aiguës, portent des feuilles alternes, composées de trois petites folioles ovales, échancrées au sommet, glabres, d'un vert foncé et odorantes. Les fleurs, solitaires à l'aisselle des feuilles, sont de couleur blanche. Elles sont trimères, avec l'ovaire supère, surmonté d'un style épais que termine un stigmate obtus et trigone. Le fruit, comestible, est une petite baie ovale, de couleur rouge, dont le péricarpe est rempli d'une pulpe visqueuse, inodore, d'une saveur douce très-agréable. ED. LEF.

BIBLIOGRAPHIE. — LINNÉ. *Mantiss.*, 237. — LOUREIRO. *Fl. cochinch.*, éd. Willd., p. 189. — DE CANDOLLE. *Prodr.*, I, 535. — ENDLICHER. *Gen.*, n° 5500. — ROSENTHAL. *Syn. pl. diaph.*, p. 756. — BAILLON (H.). *Hist. des pl.*, IV, p. 399. ED. LEF.

TRIPHÉNOLMÉTHANE. $CH(C^6H^4.OH)^3$. Phénol encore appelé *leucaurine* et *trioxytriphénylméthane*, dérivé du triphénylméthane par substitution de $(OH)^3$ à H^3. Se produit en traitant par le zinc pulvérisé, en présence de la soude caustique ou de l'acide acétique, l'aurine, qui constitue un éther dérivé par déshydratation du triphénylcarbinol. Il cristallise dans l'acide acétique en prismes incolores, peu solubles dans l'eau, mieux dans l'alcool; il se colore à l'air. L. HN.

TRIPHÉNYLACÉTIQUE (ACIDE). $C^{20}H^{16}O^2(C^6H^5)^3.C^2O^2H$. Le chlorotriphénylméthane, chauffé de 150-170 degrés avec un excès de cyanure de mercure, fournit le nitrile de l'acide triphénylacétique $(C^6H^5)^3.C^2Az$; celui-ci, chauffé pendant quelques heures de 200-220 degrés avec de l'acide acétique et de l'acide chlorhydrique fumant, donne l'acide lui-même.

L'acide triphénylacétique est en lamelles ou en prismes qui se ramollissent à 230 degrés et fondent à 260 en se décomposant en anhydride carbonique et en triphénylméthane. L. HN.

TRIPHÉNYLAMINE. $(C^6H^5)^3Az$. Prend naissance, en même temps que la diphénylamine, en chauffant une solution de potassium dans l'aniline avec du benzol monobromé; on l'obtient aussi de la même manière au moyen de la diphénylamine.

La triphénylamine forme de grands cristaux tabulaires, quadratiques, fondant à 127 degrés et distillables sans décomposition. Elle ne se combine pas aux acides, se dissout dans l'acide sulfurique concentré en violet passant insensiblement en bleu.

Quant à la *diphénylamine* $(C^6H^5)^2AzH$, on l'obtient le mieux en chauffant l'aniline avec le chlorhydrate d'aniline ou par la distillation du bleu d'aniline. Il cristallise, fond à 54 degrés et distille à 310 degrés, est peu soluble dans l'eau, aisément dans l'alcool et l'éther, se colore en bleu intense par l'acide nitrique. C'est une base faible. L. HN.

TRIPHÉNYLBENZINE. $C^{24}H^{18}C^6H^3(C^6H^5)^3$. Se forme en chauffant l'acétophénone avec l'anhydride phosphorique ou mieux en laissant reposer pendant plusieurs jours de l'acétophénone saturé de gaz chlorhydrique. Elle est en gros cristaux rhombiques, fusibles à 169 degrés, distillables sans altération au-dessus de 360 degrés, aisément solubles dans l'alcool absolu et la benzine. L. HN.

TRIPHÉNYLCARBINOL. $(C^6H^5)^3.COH$. Alcool tertiaire, se forme dans l'oxydation du triphénylméthane ou en faisant agir l'eau sur le triphénylméthane bromé, lequel joue le rôle d'éther bromhydrique du triphénylcarbinol.

Il est en prisme rhomboïdaux, fusibles à 159 degrés, distille sans altération, se dissout dans l'alcool, l'éther et la benzine; c'est un corps très-stable. Les éthers le saponifient aisément.

En oxydant le triphénylméthane trinitré par l'acide chromique on obtient le *triphénylcarbinol trinitré*, $C^{38}H^{11}(AzO^4)^3(H^2O^2)$, cristallisable, fusible à 171 degrés, soluble dans la benzine et l'acide acétique cristallisable. Les réducteurs le convertissent en une triamine, la *pararosaniline*. L. HN.

TRIPHÉNYLÈNE ou **ISOCRHYSÈNE.** $C^{18}H^{12}$. Ce corps se forme lorsqu'on fait agir le sodium sur la bromobenzine en présence du diphényle. En préparant le diphénylène par voie pyrogénée, au moyen de la vapeur de benzine, Schmidt et Schultz ont obtenu un hydrocarbure qu'ils considèrent comme identique avec celui-ci. Il cristallise dans l'alcool en longues aiguilles fusibles à 196 degrés. L. HN.

TRIPHÉNYLGUANIDINE. *Voy.* PHÉNYLGUANIDINE.

TRIPHÉNYLMÉLAMINE. $C^3H^6Az^3(C^6H^5)^3$. Polymère de la cyananilide. (*voy.* PHÉNYLCYANAMIDE). L. HN.

TRIPHÉNYLMÉTHANE. $CH(C^6H^5)^3$. Corps très-important à cause de ses nombreux dérivés colorés. On l'obtient en faisant agir le chloroforme sur la benzine en présence du chlorure d'aluminium, ou bien en faisant agir le chlorure d'acétyle sur la benzophénone en présence du zinc en poudre et traitant ensuite par la potasse alcoolique, enfin en traitant la benzine par le phénylchloroforme en présence d'un chlorure métallique. Pour la préparation en grand on s'adresse au premier procédé.

Le triphénylméthane cristallise dans l'alcool en lames minces et brillantes, fusibles à 92 degrés; il bout à 360 degrés, se dissout difficilement dans l'alcool froid et l'acide acétique cristallisable, même dans l'alcool chaud, l'éther et le chloroforme. Dans la benzine il se dépose en gros cristaux transparents et fusibles à 76 degrés, contenant 1 molécule de benzine combinée à la manière de l'eau de cristallisation, $C^{19}H^{16}C^6H^6$, qui s'effleurissent à l'air. L'acide sulfurique fumant transforme le triphénylméthane en dérivés sulfonés. Le brome en présence de l'eau, ainsi que l'acide chromique, le transforment en tryphénylcarbinol, $(C^6H^5)^3COH$. Il peut être transformé par réduction de son dérivé nitré en pararosaniline, homologue inférieur de la rosaniline.

La plupart des dérivés du triphénylméthane sont employés dans l'industrie; nous ne pouvons en parler ici. L. HN.

TRIPHÉNYLROSANILINE. $C^{20}H^{16}(C^6H^5)^3Az^3$. Les sels de cette base prennent naisance à 180 degrés, les sels de rosaniline avec un excès d'aniline. La base libre forme une masse amorphe, blanchâtre, se colorant en bleu à l'air.

Le *chlorhydrate de triphénylrosaniline*, $C^{20}H^{16}(C^6H^5)^3Az^3.HCl$, constitue le bleu d'aniline; c'est une poudre brun bleuâtre, insoluble dans l'eau et l'éther, peu soluble dans l'alcool qu'il colore en bleu pur intense; par sa dissolution dans l'acide sulfurique il dégage de l'acide chlorhydrique et forme des acides sulfoconjugués dont les sels sodiques constituent le *bleu d'aniline soluble* du commerce. L. Hn.

TRIPHÉNYLURÉE. $CO.(AzH.C^6H^5)\ (Az.[C^6H^5]^2)$. Le chlorure de diphénylurée traité par l'ammoniaque alcoolique donne naissance à la diphénylurée asymétrique; celle-ci à son tour, chauffée avec l'aniline, fournit la triphénylurée, en aiguilles incolores, fusibles à 136 degrés. L. Hn.

TRIPHOCÉNINE. Synonyme de *trivalérine* (*voy.* Valérines).

TRIPLES (Monstres). Les monstres résultant de l'association de trois individus, généralement inégaux, sont très-rares; Haller, puis Chaussier, révoquaient leur existence en doute; Isidore Geoffroy-Saint-Hilaire le premier en a réuni quelques cas dont l'authenticité paraît certaine. Ces cas se rapportent à des monstres simples dans la région pelvienne et triples dans la région céphalique, et réalisent plus ou moins exactement les conditions des genres *Dérodyme*, *Atlodyme*, *Iniodyme*, *Opodyme*, de sorte qu'on peut les désigner sous les noms de *Tridérodymes*, *Triatlodymes*, *Triiniodymes*, *Triopodymes*. Malheureusement les observations, même les plus authentiques, sont encore incomplètes et dépourvues d'une rigueur scientifique absolue. L. Hn.

TRIPLOGENÈSE. *Voy.* Génération.

TRIPOLIUM. Sous le nom de τριπόλιον Dioscoride désignait le *Plumbago europœa* L. (*voy.* Dentelaire). D'un autre côté, Nees (*Aster*, 152) a appelé *Tripolium vulgare* l'*Aster tripolium* de Linné, plante de la famille des Composées, qui croît en France dans les lieux humides du littoral de l'Océan et de la Méditerranée et qui se retrouve dans les marais salants de la Lorraine. C'est une herbe bisannuelle, dont la racine, comme celle de l'*Aster amellus* L. ou *Œil de Christ*, est réputée résolutive et vulnéraire. Ed. Lef.

TRISTÉARINE. On l'appelle en général simplement *stéarine* (*voy.* ce mot). L. Hn.

TRISTOME (*Tristoma* Cuv.). Genre de Vers, de l'ordre des Trématodes-Polystomiens, famille des Tristomides, caractérisés principalement par leur ventouse postérieure, unique, abdominale, rayonnée et petite, et par leurs deux ventouses buccales de dimensions plus grandes. Les œufs des Tristomes sont munis de plusieurs appendices.

Les principales espèces sont : le *Tristoma molæ* Blanch. et le *Tristoma coccineum* Cuv., parasite sur le *Xiphias gladius*. L. Hn.

TRISULFOBENZOLIQUE (Acide). $C^6H^3(SO^2.OH)^3$. Se forme en chauffant de 280 à 290 degrés en tubes scellés un mélange de 10 parties de benzine, 70 parties d'acide sulfurique fumant et 40 parties d'anhydride phosphorique. On met l'acide en liberté en traitant son sel de plomb par l'hydrogène sulfuré. Il cristallise en longues aiguilles contenant 3 molécules d'eau. L. Hn.

TRISULFOCARBONIQUE (Acide). $CH^2S^3 = CS(SH)^2$. C'est l'acide dont le *sulfure de carbone* est l'anhydride; on l'appelle encore *acide sulfocarbonique*. Le sulfure de carbone se dissout dans les sulfures alcalins avec formation de sels alcalins de l'acide sulfocarbonique; on peut isoler l'acide en traitant ces sels par l'acide chlorhydrique, puis ajoutant rapidement de l'eau. C'est un liquide huileux, rouge brun. Le *sel de sodium* $CS(SNa)^2$ est précipité par l'alcool d'une solution concentrée de monosulfure de sodium additionnée de sulfure de carbone; il forme un liquide rouge, visqueux, soluble dans l'eau. Le *sel de baryum* CS^3Ba se précipite en poudre cristalline jaune-serin lorsqu'on agite une solution de sulfure de baryum avec du sulfure de carbone. L. Hn.

TRISULFOMÉTHYLÈNE. *Voy.* Trioxyméthylène.

TRISULFOPHÉNIQUE (Acide). $C^6H^2(OH)(SO^2.OH)^3$. Se forme en chauffant à 180 degrés un mélange de 2 parties de phénol, de 10 parties d'acide sulfurique et de 3 parties d'anhydrique phosphorique. On sépare l'acide de son sel de plomb par l'hydrogène sulfuré.

Il cristallise en prismes épais et courts ou en aiguilles radiées, retient 3 molécules 1/2 d'eau à 100 degrés, se décompose à une température supérieure.

Le même composé ou un isomère se forme en même temps que l'acide disulfophénique lorsqu'on chauffe de 180 à 190 degrés pendant plusieurs heures l'oxysulfobenzide avec 3 parties d'acide sulfurique fumant. L. Hn.

TRITHIONIQUE. *Voy.* Thionique.

TRITICINE. $C^{24}H^{22}O^{22}$ (équiv.), $C^{12}H^{22}O^{11}$ (atom.). Ce composé non cristallisé existe dans la racine de chiendent (*Triticum repens*). On épuise à chaud par de l'alcool dilué à 25 ou 30 degrés centigrades les racines découpées. On traite la liqueur par le sous-acétate de plomb, on filtre, on enlève le plomb par l'hydrogène sulfuré, on évapore et l'on reprend le résidu par l'alcool fort. La partie non dissoute est reprise comme ci-dessus tant que la liqueur ne précipite plus les sels de plomb. Le liquide est finalement décoloré au noir et dialysé. Ce composé constitue une matière hygroscopique gommeuse, neutre, très-soluble dans l'eau, précipitable en grande partie de sa solution aqueuse par l'alcool, insoluble dans l'éther, lévogyre. La diastase, les acides étendus sous pression, fixent de l'eau sur ce composé et le transforment en lévulose. Riche.

TRITICUM. *Voy.* Blé.

TRITOMEGAS. Le genre *Tritomegas, Megabatrachus* ou *Sieboldia,* qui fait partie de l'ordre des Batraciens urodèles (*voy.* ce mot) et de la famille des Amphiumidées, est caractérisé par la présence de quatre doigts aux membres antérieurs, de cinq doigts aux membres postérieurs et l'absence de fente branchiale sur les côtés du cou. Ce genre ne renferme qu'une seule espèce, le *Sieboldia maxima* ou *Tritomegas Sieboldii*, qui a le corps lourd, la tête grande, très-déprimée, large en arrière, le museau obtus, la queue comprimée latéralement, de manière à former une large nageoire ; les pattes sont lourdes et robustes ; les doigts sont courts ; les yeux sont fort petits ; tout le corps est parsemé de verrues. La langue recouvre tout le plancher de la bouche ; de petites dents garnissent les mâchoires ; entre les ouvertures postérieures des fosses nasales se trouvent de fortes dents qui sont insérées suivant une série parallèle à celle de la mâchoire supérieure. Les vertèbres sont creusées en avant et en arrière par une cavité de forme conique remplie d'une substance fibro-cartilagineuse comme chez les Poissons. La taille dépasse souvent 1 mètre.

La grande Salamandre se trouve dans les provinces du centre du Japon situées entre 34 et 36 degrés de latitude septentrionale ; elle existe également dans certaines parties de la Chine.

Cet animal a fourni de tout temps aux médecins japonais des remèdes contre les maladies contagieuses ; il passe en Chine pour avoir des vertus thérapeutiques. H.-E. SAUVAGE.

BIBLIOGRAPHIE. — SCHLEGEL. *Fauna Japonica.* — DUMÉRIL et BIBRON. *Erpétologie générale*, t. IX. — VAN DER HŒVEN. *Proc. Zool. Soc.*, 1838, et *Tijdschr. v. Nat. Gesch. en Physiol.*, t. IV. — BLANCHARD. *Comptes rend. de l'Acad. des sc.*, 1871. — BOULENGER (G.-A.). *Cat. of the Batrachia gradientia in the Coll. of the British Museum*, 1882. E. S.

TRITON. Le nom de Triton a été donné par Laurenti à des Batraciens urodèles (*voy.* ce mot) chez lesquels la langue est charnue, libre seulement sur ses bords ; les dents palatines forment deux séries parallèles et presque rapprochées. Le corps est allongé ; la queue est toujours comprimée lorsque l'animal se trouve à l'eau ; le nombre des doigts est de cinq aux membres postérieurs.

Les Tritons ou Molge, au nombre de 18 espèces, se trouvent dans la région européo-asiatique ou paléarctique et dans la région nord américaine ; on les trouve en Europe, dans l'Asie Mineure, dans les parties tempérées de la Chine et du Japon, dans l'ouest des États-Unis ; on peut dire du genre Triton qu'il est plus particulièrement européen ; nous en avons 7 espèces en France.

Le venin des Tritons est laiteux, assez épais, et devient rapidement visqueux au contact de l'air ; son odeur est forte, vireuse, désagréable. D'après les recherches de Vulpian, ce venin semble plutôt stupéfiant qu'excitant ; comme par l'empoisonnement du Crapaud, les troubles du côté du cœur sont surtout les phénomènes prédominants. H.-E. SAUVAGE.

BIBLIOGRAPHIE. — LAURENTI. *Syn. Rept.* — DUMÉRIL et BIBRON. *Erpét. générale*, t. IX. — VULPIAN. Soc. de biologie, 1856. — BOULENGER (G.-A.). *Cat. of the Batrachia gradientia of the British Museum*, 1882. E. S.

TRITYLÈNE. Synonyme de *propylène* (*voy.* ce mot).

TRITYLIQUE (ALCOOL). C'est l'alcool *propylique* (*voy.* ce mot).

TRIVALÉRINE. *Voy.* VALÉRINE.

TRNKA VON KRZOWITZ (WENZEL). Médecin tchèque, né à Tabor, le 16 octobre 1739, reçu docteur à Vienne en 1770, fut nommé la même année professeur d'anatomie à Tysnau, en 1777 à Ofen, en 1784 à Pest, et échangea sa chaire contre celle de pathologie. Il mourut à Pest le 12 mai 1791.

Trnka a publié, sur un grand nombre de maladies, des relations plutôt théoriques que pratiques, mais très-utiles à consulter : telles sont ses monographies *Sur les fièvres intermittentes* (Vienne, 1775, in-8°), *Sur le tétanos* (*ibid.*, 1777, in-8°), *Sur l'amaurose* (*ibid.*, 1781, 2 vol. in-8°), *Sur la leucorrhée* (*ibid.*, 1783), *Sur la fièvre hectique* (*ibid.*, 1783), *Sur l'ophthalmie* (*ibid.*, 1783), *Sur la cardialgie* (*ibid.*, 1785), *Sur la tympanite* (*ibid.*, 1787), *Sur le rachitisme* (*ibid.*, 1787), *Sur les hémorrhoïdes* (*ibid.*, 1794-1795, 3 vol. in-8°), etc. Ces monographies, écrites en latin, ont été la plupart traduites en allemand. On a encore de lui une foule d'articles publiés dans les journaux. L. Hn.

TROCART ou **TROIS-QUARTS.** Instrument de formes, de volume et de dimensions très-variables, destiné à pratiquer une ponction dans une cavité renfermant du liquide ou dans une tumeur supposée telle. Le plus ordinaire, depuis J.-L. Petit, est composé d'une tige métallique ronde, droite ou courbe, appelée *poinçon*, dont une des extrémités est taillée en pyramide triangulaire à pointe très-aiguë et à arêtes tranchantes, et dont l'autre est implantée dans un manche en bois solide, arrondi ou aplati pour être bien en main. Cette tige est renfermée dans un étui métallique ou *canule*, le plus souvent en argent, qui, ouvert à ses deux extrémités, recouvre toute la tige depuis la base de la pyramide, qui doit toujours rester à découvert, jusqu'au manche. En ce dernier point, la canule présente une surface élargie en bec de cuiller : c'est le *pavillon* de la canule, destiné à faciliter l'écoulement des liquides.

Depuis le trocart le plus petit, ou trocart explorateur, jusqu'au plus grand, ou trocart à drainage de Chassaignac, il en existe de nombreuses variétés. Le trocart explorateur a environ 10 centimètres de long et sa tige 1 millimètre de surface de section; le manche est constitué par une sorte de bouton conique dont l'extrémité est soudée à la tige, et la base, plate, crénelée sur les bords, sert de point d'appui pour enfoncer le trocart; l'extrémité de la canule, en rapport avec le manche, est élargie en forme d'entonnoir, dans l'étendue de 2 ou 3 centimètres. Cet entonnoir a remplacé même, dans les trocarts construits par Charrière, l'ancien pavillon; de cette façon on peut y adapter l'extrémité d'une seringue à aspiration ou à injection.

Les trocarts explorateurs sont de plusieurs dimensions, pour pouvoir à l'occasion servir d'évacuateurs; Mathieu les a modifiés afin d'en rendre l'adaptation plus facile à une trousse de poche ; il a rendu creux chacun des poinçons, de manière à les faire entrer l'un dans l'autre, depuis le plus petit jusqu'au plus gros; un seul manche sert à tous et protége la pointe du plus gros trocart, qui engaîne les autres.

Le grand trocart à drainage de Chassaignac a environ 22 centimètres de long; la tige, droite ou courbe, est garnie près de sa pointe d'une encoche qui sert à accrocher le tube à drainage et à l'attirer dans la canule à la suite de la tige à mesure qu'on retire celle-ci. Cette tige n'est pas fixée à demeure avec le manche; elle est mobile, de façon qu'on puisse changer, suivant le cas, l'extrémité qu'on enfonce dans les tissus; elle est rendue fixe à l'aide d'une vis adaptée sur le manche.

L'extrémité mousse est employée de préférence dans le drainage des grandes collections purulentes; on incise d'abord la collection à l'extrémité de l'un de ses diamètres, on introduit le trocart par son extrémité mousse dans la cavité morbide, on la pousse jusqu'à l'autre extrémité du même diamètre, et on fait une seconde incision qui laisse passer le trocart ; enfin on y attache le drain, qui traverse ainsi la cavité de part en part.

Ce principe de la mobilité du poinçon a été appliqué par Mathieu père à la construction de tous les trocarts; de cette façon, quand on ne se sert pas de l'instrument, on retourne la pointe dans l'intérieur du manche, ce qui le préserve de toute altération. On peut encore mettre la pointe du trocart à l'abri de ces altérations en la recouvrant d'une espèce de petit couvercle d'argent assez profond pour que la pointe ne puisse pénétrer jusqu'au fond et se fausser; ce petit couvercle entre à frottement dans l'extrémité de la canule; il est attaché par un fil au pavillon de la canule, pour ne pouvoir se perdre.

On a encore inventé d'autres trocarts dans un but spécial; tels sont : le *trocart à double courant* de Barth, pour pouvoir opérer simultanément l'évacuation d'un épanchement contenu dans une cavité et l'injection d'un liquide détersif; les trocarts de Nélaton et de Panas, pour pratiquer la ponction des kystes de l'ovaire dans l'opération de l'ovariotomie sans que le liquide puisse tomber dans le péritoine, etc. (Jamain et Terrier, *Manuel de petite chirurgie*, 6e édition, 1880).

L.-H. Petit.

TROCHANTER. *Voy.* Fémur.

TROCHETTE. *Voy.* Hirudinées.

TROCHISQUES. Les *trochisques* sont de petites masses médicamenteuses auxquelles on donne, pendant qu'elles sont encore molles, des formes particulières, celles de pyramides triangulaires, de cubes, de pains de sucre, de grains d'avoine, de trépieds, de cônes, etc.

Ils se rapprochent des pastilles, dont ils ne diffèrent souvent que par la forme.

On peut également les rapprocher des pilules. Toutefois ils s'en distinguent non-seulement par leurs formes, mais aussi parce que l'on n'emploie point de miel ou de sirops pour les confectionner; on se sert d'excipients qui peuvent se dessécher complétement, comme des sucs et des mucilages.

Aujourd'hui on façonne sous forme de trochisques des poudres fines, que l'on peut sans inconvénient traiter par l'eau, comme le sous-nitrate de bismuth, le phosphate de chaux. A cet effet on amène la poudre à l'état de pâte molle, on la place dans un entonnoir en fer-blanc ou en verre, dont le col s'applique sur l'ouverture annulaire d'une lame de bois munie d'un petit pied; on frappe légèrement avec ce dernier sur une table recouverte de papier blanc; à chaque choc une petite portion de la masse se détache du bec et prend sur la feuille de papier la forme d'un petit cône; on opère ensuite la dessiccation dans une étuve modérément chauffée. Soit, comme exemple, la préparation des trochisques de corail.

On pile le corail dans un mortier de fer, on le passe au tamis de crin; après plusieurs lavages à l'eau bouillante, on broie la poudre encore humide sur un porphyre, en ajoutant au besoin un peu d'eau; on délaie ensuite la pâte dans l'eau, afin de séparer par décantation les parties les plus fines des particules les plus grossières; celles-ci sont de nouveau traitées par broyage, dilution et décantation, jusqu'à ce que l'on obtienne une poudre impalpable que l'on transforme en trochisques.

Ce procédé s'applique aux yeux d'écrevisse, aux huîtres et aux coquilles d'œuf. Ici la porphyrisation doit être non-seulement précédée d'une contusion, mais encore d'un lavage à l'eau bouillante, pour entraîner une matière organique qui communiquerait à la poudre une odeur et une saveur désagréables.

Les trochisques médicamenteux, autrefois fort usités, sont beaucoup moins employés maintenant. On les divisait en trois sections :

1° Les *trochisques altérants*, comme ceux de *scille*, de *cypheos*, d'*hédicroon*, de *karabé*, de *myrrhe*, d'*alkékenge*, de *blanc-rhasis*, les *trochisques hystériques*, les *trochisques au cachou*, aromatisés à la réglisse, à la violette, à la fleur d'oranger, etc.

2° Les *trochisques purgatifs*, à l'agaric, à la coloquinte, etc.

3° Les *trochisques escharotiques*, au sublimé, au sulfure d'arsenic, etc.

Beaucoup de ces préparations sont tombées dans l'oubli, notamment les trochisques altérants. Ceux de scille, d'hédicroon, de vipères, faisaient partie de la thériaque seulement; ceux de cachou ont été remplacés par les *grains* de cachou; ceux de cubèbes, par des capsules ou des opiats, etc. On n'emploie plus guère que les trochisques pour usage externe, dont voici quelques exemples :

TROCHISQUES AU SUBLIMÉ

Sublimé corrosif	8
Amidon	16
Mucilage de gomme adragante	Q. S.

On fait des trochisques du poids de 15 centigrammes, auxquels on donne la forme de grains d'avoine.

Pour s'en servir, on les humecte avec un peu d'eau et on les applique sur les parties que l'on veut détruire.

TROCHISQUES AU MINIUM

Sublimé corrosif	8
Minium	4
Mie de pain	32
Eau de rose	Q. S.

Pour une pâte homogène que l'on divise, comme la précédente, en grains d'avoine du poids de 15 centigrammes.

TROCHISQUES DES ARABES (BLANC-RHASIS)

Carbonate de plomb pulvérisé	10 grammes.
Sarcocolle en poudre	12 —
Gomme arabique — adragante	4 —
Camphre	2 —
Eau de rose	Q. S.

On pulvérise les substances, à l'exception du camphre, que l'on divise avec un peu d'alcool; on fait ensuite une masse homogène avec l'eau de rose et on divise en trochisques comme précédemment; remède célèbre employé par les Arabes dans les ophthalmies.

TROCHISQUES RÉSINO-IODÉS DE ROUMIER

Charbon léger	0,05
Benjoin	0,25
Iode	0,10
Baume de tolu	0,05
Azotate de potasse	0,10
Mucilage de gomme adragante	Q. S.

our un trochisque fumigatoire, que l'on brûle à la manière des clous fumants.

CLOUS FUMANTS

(*Trochisques odorants. — Pastilles du sérail.*)

Benjoin	80
Baume de tolu	20
Santal citrin	20
Charbon léger	500
Azotate de potasse	40
Mucilage de gomme adragante	Q. S.

On fait une masse homogène que l'on trochisque en petits cônes de 3 centimètres de hauteur, en donnant à la base la forme d'un trépied.

En les allumant par la pointe, ils continuent à brûler en répandant une odeur très-aromatique. EDME BOURGOIN.

TROCHLÉE. *Voy.* FÉMUR et HUMÉRUS.

TROCHOCÉPHALES. *Voy.* BRACHYCÉPHALES et CRÂNE, p. 486.

TROÈNE (*Ligustrum* Tourn.). Genre de plantes de la famille des Oléacées, composé d'arbustes et d'arbrisseaux à feuilles opposées, pétiolées, ovales, oblongues ou lancéolées, très-entières. Les fleurs, hermaphrodites, disposées en panicules terminales, ont un calice gamosépale court, découpé sur ses bords en quatre dents peu saillantes, une corolle gamopétale hypogyne, subinfundibuliforme, à limbe partagé en quatre lobes alternes avec les dents du calice, deux étamines et un ovaire libre, à deux loges biovulées. Le fruit est une baie globuleuse à deux loges dispermes ou monospermes par avortement.

Les Troènes habitent les régions tempérées de l'Europe et de l'Asie orientale. L'espèce type, *L. vulgare* L., appelée *Troène*, *Pruène*, *Bois noir*, est un arbrisseau à écorce grisâtre dont les rameaux flexibles, ordinairement opposés, portent des feuilles brièvement pétiolées, oblongues ou oblongues-lancéolées, un peu coriaces. Ses fleurs, de couleur blanche, sont disposées en panicules pyramidales à l'extrémité des rameaux. Ses baies noires, environ de la grosseur d'un pois, persistent pendant l'hiver.

Le *L. vulgare* L. se rencontre communément en Europe dans les haies, les buissons, sur la lisière des bois. On le plante souvent dans les jardins et les parcs. Ses feuilles et son écorce, d'une saveur âcre et amère, ont été employées en décoction, comme astringentes, contre les aphthes et les ulcérations de la bouche. Polex en a retiré une matière jaunâtre, qu'il a nommée *Ligustrine*, insoluble dans l'alcool absolu et l'éther, soluble dans l'acide sulfurique qu'elle teint en bleu indigo, et identique, d'après Kromayer, à la *Syringine*. Ses baies, d'une amertume insupportable, sont fortement purgatives ; elles peuvent, à haute dose, provoquer des inflammations intestinales très-graves. Elles fournissent par expression une couleur bleuâtre employée quelquefois dans la teinture. ED. LEF.

TROGLODYTE. En zoologie le nom de Troglodyte a été appliqué à des animaux bien différents, aux Chimpanzés (*Troglodytes* Geoff.), dont il est question dans d'autres parties du Dictionnaire (*voy.* les mots CHIMPANZÉ et SINGES), et à de petits Passereaux (*Troglodytes* Cuv.) que l'on désigne souvent, mais à tort, sous le nom de Roitelets, et dont nous avons à dire quelques mots.

Les vrais Roitelets, qui paraissent avoir des affinités d'une part avec les Fauvettes, de l'autre avec les Mésanges (*voy.* ce mot et le mot DÉODACTYLES), sont des mignons Passereaux, au bec grêle, court et très-aigu, aux ailes légèrement arrondies, à la queue courte et légèrement échancrée, à la livrée verdâtre, blanche et jaune, retroussée sur la tête par une huppe ou des bandeaux d'un jaune vif ou d'un rouge orangé. Ils se réunissent en hiver en petites bandes et parcourent les vergers et les taillis en se suspendant aux branches à la manière des Mésanges. Dans notre pays ils sont représentés par deux espèces, savoir, le Roitelet huppé (*Regulus cristatus* Ch.) et le Roitelet triple bandeau (*Regulus ignicapillus* Brehm). Au contraire les Troglodytes, dont il n'y a en France qu'une seule espèce, le Troglodyte mignon ou Troglodyte d'hiver (*Troglodytes parvulus* Koch.), paraissent avoir des liens de parenté avec des Passereaux exotiques que l'on désigne sous le nom de Timéliidés. Ils ont le bec grêle, mais plus allongé que celui des Roitelets et légèrement arqué, les ailes courtes et fortement concaves, la queue très-réduite et susceptible de se renverser du côté du dos, les pattes longues et fortes et le plumage fortement nuancé de brun, surtout sur les parties supérieures du corps où l'on observe de nombreuses raies transversales noirâtres.

Le Troglodyte mignon se tient pendant l'été dans les bois et à l'approche de l'hiver se rapproche des habitations, pénètre même dans les cours et dans les hangars et se glisse au milieu des fagots et des piles de bois pour y chercher les menus insectes, les araignées et les chrysalides dont il fait sa nourriture. Même pendant la mauvaise saison le mâle fait entendre son chant qui est des plus agréables et singulièrement puissant pour un si petit oiseau. Le nid de cette espèce est très volumineux et construit en forme de bourse et de sabot; il est placé au milieu des herbes, entre les racines d'un arbre, sous un toit de chaume, voire même dans une chambre aux provisions dont la fenêtre reste constamment ouverte et renferme de six à huit œufs blancs, finement piquetés de brun roussâtre.

D'autres espèces du genre Troglodyte habitent le nouveau monde.

E. OUSTALET.

BIBLIOGRAPHIE. — DEGLAND et GERBE. *Ornithologie européenne*, 2ᵉ édit. 1867, t. I, pp. 539 et 553. — DRESSER (H.-E.). *A History of the Birds of Europe*, 1874, part. XXIII. — SHARPE (R.-B.). *Cat. B. Brit. Mus.*, 1881, t. VI, pp. 246 et 269 (*Troglodytes* et *Anorthura*). E. O.

TROIS (FRANCESCO-ENRICO). Médecin italien, né à Venise le 28 septembre 1780, reçu docteur à Padoue en 1801, médecin de l'hôpital des Incurables de Venise, puis directeur de l'hôpital général, mort le 28 avril 1854. Il a publié dans les journaux de l'époque un grand nombre d'articles sur les épidémies de fièvre puerpérale, de typhus, de scarlatine, de fièvre miliaire, etc. L. HN.

TROJA (MICHELE). Médecin italien, né à Andria le 23 juin 1747, fut médecin à l'hôpital des Espagnols à Naples, puis chirurgien en chef de l'hospice des Incurables et professeur d'ophthalmologie et de maladies des voies urinaires, enfin en 1781 devint le médecin du roi et à ce titre habita la Sicile de 1799 à 1812. En 1815 il revint à Naples avec le titre de premier chirurgien de plusieurs hôpitaux et mourut le 12 avril 1827. Ce savant médecin et chirurgien a publié entre autres des *Expériences sur la régénération des os* (Paris, 1785; Naples, 1814), des *Leçons sur les maladies des yeux* (Naples, 1780), des *Leçons sur les maladies des voies urinaires* (Naples, 1785-1788, 2 vol.), etc. L. Hn.

TROLLE (*Trollius* L.). Genre de Renonculacées, de la série des Aquilégicés, qui est fort peu caractérisé et fort peu distinct des Hellébores. Seulement, parmi les folioles du périanthe on y distingue mieux un calice pétaloïde et ce qu'on appelle des nectaires, épais, canaliculés en dedans, munis à la base de leur face interne d'une anfractuosité glanduleuse et nectarifère. Les carpelles sont en nombre indéfini et multiovulés. Pour nous, les nectaires sont des staminodes. Le *T. europæus* L. est suspect. Un savant distingué, Kalm, a rendu cette plante célèbre en rapportant qu'elle avait guéri un scorbutique abandonné des médecins. D'après Willemet, les Russes emploient cette plante « dans les maladies obscures ». Aujourd'hui cette donnée elle-même doit paraître « obscure. » Il est probable que les *Trollius* ont les propriétés des Hellébores d'une part, et d'autre part des *Eranthis*, tels que le *vernalis*. Dans l'Asie septentrionale, le *T. asiaticus* L. est employé aux mêmes usages que les Aconits. Dans la pharmacopée allemande, on se servait jadis des racines du *T. europæus*, et les *Flores Trollii* se prescrivaient comme antiscorbutiques. Rappelons ici que pour nous les *Caltha* sont des *Trollius* sans staminodes, c'est-à-dire à étamines toutes fertiles. H. Bn.

Bibliographie. — L., *Gen.*, n. 700. — Mér. et de L., *Dict. Mat. méd.*, VI, 778. — Rosenth., *Synops. pl. diaphor.*, 610. — H. Bn, *Hist. des plantes*, I, 21, 85, fig. 37; *Tr. Bot. méd. phanér.*, 471. H. Bn.

TROLLIÈRE (LA) (Eau minérale de). *Voy.* La Trollière.

TROLLIET (L.-F.). Médecin français, reçu docteur à Paris en 1806, fut professeur de clinique médicale, médecin de l'Hôtel-Dieu et professeur d'anatomie de l'École des beaux-arts à Lyon. Il publia plusieurs ouvrages *Sur la rage* (Lyon, 1818; *ibid.*, 1820; *Journal de Sédillot*, t. LXXIII; *Dict. des sc. méd*, 1820), *Sur la fièvre jaune* (Lyon, 1838), *Sur le choléra* (Lyon, 1832), etc., enfin une *Statistique médicale de la province d'Alger* (Lyon, 1844). L. Hn.

TROMBIDIENS, TROMBIDIÉS ou **TROMBIDIDES**. Noms d'un groupe ou famille d'Acariens, très-nombreuse en genres et en espèces, et fort intéressante par son organisation et ses mœurs. La grande majorité des Trombidiens est parasite des végétaux; d'autres sont errants, vagabonds; un petit nombre seulement est parasite des animaux et de l'homme.

Les caractères zoologiques des Trombidiés sont les suivants : corps mou, velu, à squelette composé seulement d'épimères. Rostre en suçoir conique renfermant deux mandibules styliformes à onglet crochu, mobile, ou chéliformes; palpes plus ou moins volumineux, le pénultième article, parfois le dernier seul, onguiculé. Souvent des yeux visibles. Pattes de cinq ou de six articles terminés par des ongles crochus, avec cirrhe ou caroncule étroite. Appareil respiratoire trachéen, ouvert à l'extérieur par une ou plusieurs paires de stigmates.

Ces Acariens sont subdivisés actuellement en un grand nombre de familles distinctes : Cheylétides, Tétranycides, Rhyncholophides, Raphygnatides, Tydides, Geckobides, Trombidides vrais, Érythréides, Mégamérides, Pachygnatides, Bdellides.

Les Cheylétides ont pour type l'ancien genre *Cheyletus* de Latreille, établi sur l'*Acarus eruditus* Schranck. Cet acarien, bien étudié par Fumouze et Ch. Robin (in *Journal de l'anatomie et de la physiologie*, 1867, avec figures), est commun dans les vieux livres, les vieux linges, les fourrages altérés, les poussières des appartements mal tenus. Une deuxième espèce est le *Cheyletus venustissimus* Koch. Une autre est le *Cheyletus* (*Tyroglyphus*) *Mericourti* Laboulbène, découverte à Terre-Neuve, chez un homme atteint d'otite, et sur laquelle Moquin-Tandon avait fondé à tort le genre Acaropse (*voy.* ACARIENS, ACAROPSE, TYROGLYPHUS). Je signalerai encore le *Cheyletus flabelliger* Michael et les *Cheyletus parasitivorax*, *C. heteropalpus* et *C. macronychus*, tous les trois décrits par P. Mégnin et se trouvant le premier sur les lapins où il attaque d'autres parasites, les autres vivant au fond du plumage des oiseaux de la famille des Colombidés ou de petits passereaux indigènes et exotiques.

Les *Harpirhynchus*, *Picobia* et *Myobia*, sont encore des genres très-intéressants de la famille des Cheylétides (*voy.* P. Mégnin, *Les parasites et les maladies parasitaires*, etc., p. 239-252, pl. XXII, XXIII, XXIV, 1880).

Les Trombidides comprennent le genre *Trombidium* Latreille et le genre *Ottonia* Kramer, qui diffèrent en ce que le premier a des yeux pédonculés, avec le tégument recouvert par des soies courtes à pointe épaisse et barbelée, tandis que le second genre est caractérisé par des yeux sessiles, situés sur la partie antérieure du thorax, entre deux longues soies, et par la vestiture du corps formée de soies lisses.

Le genre *Trombidium* renferme des espèces à larves carnassières et parasites; l'une d'elles porte le nom de Rouget, de Lepte automnal, de Bête d'Août ou Aouta ; elle sera décrite au mot *Trombidium* (*voy.* LEPTUS, ACARIENS.)

A. LABOULBÈNE.

TROMBIDIUM. Les *Trombidium* sont des Acariens munis d'yeux pédonculés, ayant des mandibules terminées par un crochet mobile de haut en bas, des palpes de cinq articles, le dernier en forme de massue, et toutes les pattes munies d'un cirrhe très-velu, placé entre les deux ongles.

Les *Trombidium*, qui ont huit pattes à l'état de perfectose ou sexué, ont des larves hexapodes connues et figurées sous différents noms : Trombidion du Faucheux, T. du Puceron, T. parasite, T. de la Libellule, T. du Cousin, Ocypète rouge, Rouget, Lepte automnal, Bête d'Août, Aouta, etc. Tous ces prétendus Trombidiens à six pattes ne sont que les larves de deux ou trois espèces réelles, qui représentent ensemble le genre *Trombidium*.

Le Trombidion du Faucheux est la larve du *Trombidium fuliginosum* Hermann; c'est la larve hexapode connue sous le nom de Rouget, de Bête d'Août, de Lepte automnal, Vendangeur, etc., qui arrivée à l'état adulte constitue le *Trombidium holosericeum* Hermann, dont le corps est d'un beau rouge-orangé, velouté. Cette dernière larve étant la seule qui s'attache à l'homme et aux Mammifères, principalement au chien, mérite une description détaillée.

Le Rouget, ou larve hexapode du Trombidion soyeux, est de couleur orangée ou rouge. Le corps orbiculaire, à l'état ordinaire, non gorgé de sang, est long de $0^{mm},23$ et large de $0^{mm},19$ de millimètre. En arrière de la dernière paire de pattes est un sillon circulaire divisant le corps en deux parties presque égales, l'antérieure représentant le céphalothorax, la postérieure répondant à l'abdomen. Le céphalothorax offre dans son milieu en dessus un plastron ou écusson en demi-cercle, portant deux stigmates arrondis, symétriques, à bords saillants munis de poils protecteurs, et en dehors un œil simple, ou stemmate, placé de chaque côté, de couleur noire. La face inférieure du céphalothorax présente les épimères des pattes, ceux de la première paire ayant de grands stigmates circulaires, à rebord saillant, ce qui porte à quatre le nombre des stigmates du Rouget. Les parois de l'abdomen, ainsi que les parties du céphalo-thorax non recouvertes par l'écusson et les épimères, sont formées par un tégument souple, extensible, résistant, finement strié en travers avec de rares poils courts. L'anus consiste en une fente médiane au milieu de la face inférieure abdominale.

Le rostre est fortement armé. Les pattes cylindriques, effilées, ont six articles comme chez l'adulte, mais sont comparativement bien plus longues; elles se terminent par trois crochets, le médian le plus long, sans adjonction de cirrhe ou de caroncule.

Le Rouget attend sur les végétaux l'occasion d'arriver sur un hôte et il se fixe par l'implantation des mandibules dans la peau. C'est principalement la base des poils qu'il recherche. Par suite de la succion du sang, l'abdomen du Rouget acquiert, en se développant, des dimensions quadruples ou quintuples de celles qu'il avait d'abord (*voy.* P. Mégnin, *Les parasites et les maladies parasitaires*, p. 253, et atlas, pl. XXV, 1880).

Les personnes à peau fine et délicate sont plus facilement atteintes par les Rougets; ils se portent de préférence aux jambes, à la partie interne des cuisses, aux bras, à la poitrine. Dans les terrains herbeux, dans les parcs, on est exposé aux attaques de cette petite Arachnide; il est dangereux de se coucher sur l'herbe, et j'ai remarqué que le *Polygonum avicularia* en est souvent très-pourvu. Les Rougets courent assez vite et, quand ils sont arrêtés par les jarretières ou la ceinture, ils se fixent de préférence à l'endroit de l'obstacle, recherchant la base des cheveux et des poils follets du corps. Duméril signale qu'il a vu à la base d'un cheveu, chez un jeune enfant, plus de douze Rougets agglomérés. Gruby avait constaté que les Rougets insinuent leur rostre dans les canalicules sébacés ainsi que dans les conduits sudoripares, j'ai vérifié cette remarque.

Les démangeaisons que font éprouver les larves hexapodes de Trombidion sont vives, brûlantes, s'exaspérant le soir; elles deviennent insupportables et empêchent de dormir. Latreille les compare à celle de la gale; elle sont dues à la salive irritante insinuée dans la plaie par l'Acarien. La peau est rouge et même violacée au point piqué par le Rouget, dans un espace ayant parfois 1/2 centimètre et plus de diamètre, avec un point central marqué. Ce n'est pas un simple érythème, il y a aussi extravasat sanguin.

Les atteintes des Rougets ne sont jamais assez fortes pour mériter un traitement général. Au début, on peut avec la pointe d'une épingle ou d'une aiguille extraire le parasite; plus tard, une application d'essence de térébenthine ou de benzine aux points piqués suffit pour les tuer. Des lotions vinaigrées, et mieux les bains, calment l'irritation cutanée causée par ces incommodes parasites. A. Laboulbène.

TROMMSDORFF (Les deux).

Trommsdorff (Wilhelm). Né à Erfurt en 1738, mort dans cette ville le 6 mai 1781, professeur ordinaire de médecine à l'Université de cette ville, n'a guère laissé que des ouvrages de chimie. L. Hn.

Trommsdorff (Johann-Bartholomeus). Chimiste et pharmacien, né à Erfurt le 8 mai 1770, mort le 8 mars 1837, professeur de chimie à l'Université de sa ville natale, s'est fait connaître par une foule d'ouvrages très-estimés sur la pharmacie et la chimie et par plusieurs découvertes, et a dirigé plusieurs recueils de pharmacie et de chimie. L. Hn.

TROMPE D'EUSTACHE. *Voy.* Oreille.

TROMPE UTÉRINE. *Voy.* Utérus.

TRONCHIN (Théodore). Né à Genève, en 1789, étudia à Leyde sous Boerhaave, puis se fixa à Amsterdam, devint inspecteur du collége des médecins, propagea la pratique de l'inoculation et acquit, comme inoculateur, une célébrité européenne. Il devint le premier médecin du duc d'Orléans en 1766 et vécut à Paris jusqu'à sa mort arrivée le 30 novembre 1781. Ce fut un homme de bien dans toute la force du terme. Son unique ouvrage a pour titre : *De colica pictonum*. Genève, 1757, in-8°. L. Hn.

TROPÆOLIQUE. *Voy.* Tropœolique.

TROPÆOLUM. *Voy.* Capucine.

TROPÉINES. *Voy.* Tropine.

TROPHIQUES (Nerfs). Les nerfs trophiques (τρόφη, nutrition, nourriture) ou nutritifs sont des nerfs *centrifuges* influençant directement et sans intermédiaire la nutrition intime des éléments constituants de notre corps. Leur influence étant *directe*, il faut supposer une continuité anatomique entre les fibres nerveuses en question et les éléments dont elles influencent la nutrition intime. — Il serait plus exact de parler de fibres nerveuses trophiques, et non pas de nerfs trophiques, car nous ne connaissons aucun nerf exclusivement trophique.

On est loin de s'accorder sur la nature de cette influence trophique et sur le plus ou moins de généralité de son existence. Essayons donc de prendre *ab ovo* la notion des nerfs trophiques.

La fonction fondamentale de tous les éléments anatomiques vivants, c'est la nutrition, et son corollaire, la dénutrition. En vertu de la nutrition, les éléments s'accroissent et, arrivés au terme de leur croissance, ils continuent à être le siége d'un mouvement chimique interne incessant. Les réactions chimiques qui constituent la nutrition intime sont d'une part des réactions exothermiques, et d'autre part des réactions endothermiques. Les premières, de loin les plus importantes dans le corps animal, mettent de l'énergie en liberté; les secondes au contraire rendent latente l'énergie actuelle. Les réactions exothermiques transforment en matières de déchet des principes constituants de notre corps, déchets qui doivent être éliminés; les réactions endothermiques accaparent des principes constitutifs du sang et de la lymphe, au profit des éléments de notre corps. Dans les réactions exothermiques, l'énergie mise en liberté devient manifeste sous forme de chaleur, de mouvement mécanique, d'électricité et même de lumière. Il dépend de la constitution de l'élément cellulaire, c'est-à-dire de la mécanique intra-cellulaire, qu'ici ce soit surtout la chaleur, là plutôt le mouvement mécanique, etc., qui prédomine. Dans les réactions endothermiques, c'est surtout le produit chimique que nous envisageons, soit sous forme d'accroissement, soit sous celle de sécrétion. Les deux espèces de réactions coexistent dans les éléments cellulaires; tantôt l'un, tantôt l'autre semble prédominer, ou plutôt frappe davantage notre attention.

Les mouvements chimiques intimes de la nutrition existent dans les êtres animaux unicellulaires, et même chez des pluricellulaires où il ne peut pas être question de système nerveux. Il en est de même des plantes, êtres parfaitement vivants, quoique dépourvus de système nerveux, et certainement des globules sanguins et des cellules migratrices de notre corps, tous éléments n'affectant aucun rapport de continuité avec le système nerveux. Nous pouvons donc poser dès maintenant comme acquis au procès que la *nutrition de bon nombre* d'éléments anatomiques de notre corps *n'est pas influencée directement par le système nerveux.*

La nutrition est incessante dans les éléments anatomiques vivants; il est à supposer que sa cessation complète correspondrait à la destruction, à la mort (même chez les animaux hibernants et ressuscitants). Nous la voyons cependant s'activer singulièrement sous l'influence de beaucoup d'agents extérieurs, dits *excitants* ou *stimulants*. Ces agents sont excitants parce qu'ils communiquent un mouvement quelconque à l'élément anatomique. Le stimulant le plus remarquable chez les animaux supérieurs, c'est le système nerveux; le mouvement, l'énergie qu'il communique aux éléments anatomiques lors de son excitation, inconnu dans son essence, est désigné du nom d'influx nerveux. Les éléments anatomiques de nombreux tissus de nos organes sont en rapport de continuité avec les extrémités périphériques de fibres nerveuses qui, lorsqu'elles fonctionnent, lorsqu'on les irrite, accélèrent dans ces éléments le mouvement chimique intime, augmentent la quantité d'énergie mise en liberté, ainsi que les matériaux de déchets; dans certaines circonstances, les réactions endothermiques paraissent être augmentées également sous l'influence *trophique* de ces fibres; la croissance normale de ces éléments ne semble pas pouvoir s'effectuer sans les influences nerveuses trophiques en question.

Si l'influence trophique du système nerveux est hors de doute pour certains tissus, notamment pour les tissus musculaire, glandulaire et nerveux, elle est loin d'être prouvée pour tous les tissus, bien que certains auteurs aient poussé leur généralisation jusque-là. Ce sont surtout les cliniciens qui penchent à admettre des fibres nerveuses trophiques pour tous les éléments anatomique fixes de notre corps. Nous sommes d'avis que dans toutes les questions biologiques susceptibles d'être soumises à l'expérimentation le dernier mot doit être laissé à celle-ci. Cela est d'autant plus logique que les influences nerveuses trophiques actuellement bien établies ne l'ont été que grâce aux efforts de la seule physiologie expérimentale.

Nous admettons parfaitement comme *possible* qu'une influence trophique soit exercée par le système nerveux sur *tous* les éléments anatomiques fixes de notre corps. Mais nous sommes d'avis qu'il est grandement temps d'exercer une critique sévère à l'égard des faits pathologiques, et surtout des expériences physiologiques alléguées comme preuves de l'existence de nombreux nerfs trophiques. Un fait scientifique n'est pas démontré, s'il l'est à l'aide de preuves insuffisantes. Les démonstrations incomplètes ont même constitué, dans maintes circonstances, un obstacle sérieux à la production ou à la reconnaissance de la preuve réelle.

Nous allons, dans les pages suivantes, énumérer les faits démontrant à l'évidence l'existence de nerfs trophiques dans certains cas déterminés. Nous acquerrons, chemin faisant, quelques notions sur la nature de cette influence, notions qui nous serviront à exercer une critique sérieuse à propos de certaines expériences physiologiques et de certaines observations cliniques qu'on a souvent citées, à tort selon nous, comme étant des preuves démonstratives en faveur du pouvoir nutritif de certains nerfs.

A. Influence trophique des nerfs moteurs. Un des tissus les plus manifestement influencés dans sa nutrition intime par le système nerveux, c'est le tissu musculaire strié des muscles ordinaires. Les nerfs moteurs sont des nerfs trophiques par excellence; leurs fibres semblent provoquer dans les éléments contractiles, de préférence, si pas exclusivement, des réactions exothermiques; l'énergie devient manifeste surtout sous forme de mouvement mécanique et de chaleur. Les organes électriques de certains poissons sont des muscles transformés, l'électricité y est la forme de l'énergie de loin la plus prédominante. La fibre nerveuse motrice se met du reste en communication directe avec la fibre contractile par l'intermédiaire de sa plaque terminale.

Lors de chaque excitation du nerf moteur il se produit une véritable explosion dans le muscle. Du glycogène notamment disparaît, et il se forme de l'anhydride carbonique; de l'énergie devient manifeste en quantité notable sous forme de mouvement mécanique, de chaleur, et sous celle d'électricité en moindre quantité. Voilà évidemment une influence trophique bien caractérisée.

L'influence trophique du nerf moteur sur le muscle semble être continue et ne pas cesser même dans le prétendu état de repos du nerf moteur. En d'autres mots, les fibres motrices influenceraient la nutrition intime des fibres musculaires sans y provoquer de contraction. Cela semble ressortir d'une observation de Cl. Bernard, d'après laquelle le sang traversant un muscle dont le nerf moteur est coupé serait moins veineux qu'en traversant le même muscle simplement au repos. Une observation de Rœhrig et Zuntz parle dans le même sens; la calorification serait moindre dans un muscle anervé par le curare que dans le muscle non curarisé et au repos. — Le nerf musculaire stimule donc la nutrition intime du muscle même lorsque nous le disons au repos. En réalité, le muscle vivant et en rapport avec un nerf et le système nerveux central n'est jamais au repos : témoin le tonus musculaire, dont l'existence continue ressort avec évidence de l'expérience bien connue qui suit : A une grenouille décapitée on coupe un nerf sciatique; en tenant alors l'animal de manière que les extrémités postérieures pendent, on remarque que celle dont le nerf sciatique est coupé pend tout à fait flasque, l'autre est légèrement attirée et fléchie. La section des racines nerveuses postérieures se rendant dans la patte produit le même effet que la section du nerf sciatique. Ce tonus musculaire est donc de nature réflexe; on suppose qu'un certain allongement du muscle excite des fibres nerveuses centripètes qui vont innerver les fibres motrices correspondantes. Le tonus en question étant permanent, même à l'état de repos le plus absolu, nous concluons que les nerfs moteurs excitent toujours la nutrition intime des fibres musculaires.

Des faits invoqués à l'appui d'une influence trophique exercée par le système nerveux sur le tissu musculaire sont les *atrophies* et les *dégénérescences* musculaires qui résultent toujours d'une *section* ou d'une paralysie complète des *nerfs musculaires* correspondants, que la section ou la paralysie soient produites expérimentalement ou qu'elles soient le résultat d'une maladie chez l'homme. A la suite d'une telle section chez un Mammifère le muscle se relâche tout à fait (disparition de son tonus) et, après un jour déjà, il rougit notablement (paralysie du système vasomoteur?). Après trois à quatre semaines, le muscle diminue de volume; il finit par se réduire à une espèce de membrane ou tendon. Vers la fin de la première semaine, on observe une multiplication des noyaux du sarcolemme, et un peu plus tard le tissu conjonctif du périmisium interne prolifère dans une très-large mesure. Entre-temps, déjà dès la seconde semaine (Hayem), le contenu du sarcolemme s'atrophie, des granulations, tantôt albuminoïdes, tantôt graisseuses, y apparaissent; la substance contractile finit par se résorber. Finalement, après une et même deux années, le muscle est un simple faisceau de tissu conjonctif. Pendant que ces altérations de structure évoluent, et déjà vers la fin de la première semaine, l'excitabilité et la contractilité musculaire diminuent et finissent par disparaître.

Comment expliquer ces transformations musculaires après anervation? Cette anervation est complète, attendu qu'après cinq à six jours le bout périphérique du nerf musculaire, y compris les plaques terminales, est dégénéré, ainsi que nous le verrons plus loin. La section nerveuse supprime non-seulement l'excitation musculaire intermittente et violente connue sous le nom de contraction musculaire, elle abolit de plus l'innervation continue et moins intense qui produit notamment le tonus musculaire et un certain degré de calorification. Il y a donc suppression d'influences trophiques très-énergiques. A cela il faut ajouter la paralysie des nerfs vaso-moteurs, car le nerf moteur renferme les fibres vaso-dilatatrices et vaso-constrictives du muscle : aussi le muscle se congestionne-t-il, à peu près comme l'oreille du lapin après section du grand sympathique. La conséquence en est un trouble circulatoire dans le muscle. De plus, en vertu de l'immobilité absolue de la masse musculaire, la lymphe interstitielle du muscle, qui en temps normal circule surtout en vertu des contractions musculaires, stagne; d'une part, les nouveaux matériaux n'arrivent que difficilement au muscle et, d'autre part, les déchets de la nutrition ne sont éliminés que difficilement. Ainsi, non-seulement les stimulations normales font défaut au muscle, mais encore sa nutrition intime, l'apport de matériaux nutritifs et l'enlèvement des matériaux usés, sont profondément altérés. Il nous semble que ce sont là des causes suffisantes pour expliquer les altérations musculaires aboutissant à l'atrophie complète de l'élément contractile, bien que nous ne puissions encore décrire l'évolution du processus avec tous ses enchaînements.

On a voulu pénétrer plus avant dans la nature ou dans le mécanisme des altérations musculaires. On a notamment beaucoup discuté sur le point de savoir si l'altération musculaire est de nature atrophique ou irritative. On considère généralement l'atrophie de la substance contractile et l'apparition de granulations dans le couteau du sarcolemme comme étant des processus simplement atrophiques, consécutifs à un manque de nutrition; la pullulation des noyaux du sarcolemme et l'hypertrophie du périmisium, au contraire, sont classés généralement dans les processus irritatifs, inflammatoires. Hayem notamment, en faisant observer que les dernières altérations apparaissent avant les premières, a cru devoir, à la suite de Friedreich, relever la nature irritative du processus, à l'encontre d'autres auteurs qui n'y voient qu'une simple dégénérescence atrophique. Nous inclinons vers l'opinion exprimée par Hayem, en reconnaissant la nature inflammatoire d'une grande partie du phénomène. L'irritation chronique qui en est la cause, nous la recherchons dans l'insuffisance de la nutrition résultant de la section du nerf moteur. La stagnation des déchets nutritifs semble pouvoir être invoquée comme cause d'irritation. — Les phénomènes d'atrophie pourraient parfaitement coexister avec ceux d'irritation; comme ces derniers, ils reconnaîtraient pour cause la nutrition défectueuse.

Le nerf moteur est donc bien le nerf trophique du muscle; sa paralysie occasionne dans ce dernier les altérations que nous venons de décrire. Cependant ce n'est pas de cette manière que les partisans à outrance des fibres nerveuses trophiques comprennent l'influence trophique. Avant d'aborder l'exposé de cette théorie très-répandue sur les nerfs trophiques, signalons encore quelques explications qu'on a données des altérations musculaires consécutives à la section nerveuse. Nous ne saurions admettre que les facteurs pathogéniques mis en avant dans ces hypothèses suffisent pour expliquer la dégénérescence musculaire. Peut-être cependant contribuent-ils à la produire, au moins dans des cas particuliers.

Brown-Séquard, Charcot et d'autres auteurs, admettent que la lésion nerveuse produit une irritation permanente qui se transmet au muscle et y provoque les altérations connues. Pour autant que nous puissions en juger, la section d'un nerf le paralyse; elle l'excite passagèrement au moment de la section.

L'opinion de Friedreich relative à la pathogénie des altérations musculaires mérite certainement une attention spéciale. Nous verrons que le nerf sectionné subit dans son bout périphérique une dégénération plus ou moins inflammatoire. Friedreich suppose que ce processus inflammatoire, né à l'endroit de la blessure nerveuse, émigrerait le long du nerf et se communiquerait au muscle.

On a cru aussi que la paralysie vaso-motrice résultant de la section nerveuse suffirait pour expliquer la dégénération musculaire, même dans ses phénomènes d'excitation, d'inflammation. L'opinion à peu près unanime est aujourd'hui que nulle part la simple paralysie vaso-motrice ne suffit pour provoquer une inflammation. Elle contribue à préparer le terrain pour l'éclosion d'une inflammation sous l'influence d'une autre cause.

Nous en venons à la théorie des nerfs trophiques qu'on a ordinairement en vue lorsqu'on parle de ces nerfs, celle qui est défendue plus ou moins explicitement par Samuel, Erb, et une foule d'autres auteurs. Ces auteurs ne font du reste qu'étendre au système musculaire l'hypothèse qu'ils se forment sur les influences trophiques dans d'autres parties du corps. D'après cette hypothèse, le système nerveux central enverrait aux muscles des innervations nutritives, trophiques, qui se borneraient à régler la nutrition intime des fibres musculaires, indépendamment de l'innervation motrice. Nous avons plus haut admis une influence de ce genre. Seulement, dans l'hypothèse dite des nerfs trophiques, les influences trophiques seraient conduites aux fibres musculaires par des éléments fibrillaires distincts de ceux qui conduisent l'innervation motrice. On le voit, les auteurs en question font de l'innervation trophique quelque chose d'essentiellement distinct de l'innervation motrice, au lieu que nous ne voyons entre les deux tout au plus qu'une différence de degré. Des parties spéciales des cornes antérieures (de la moelle), provisoirement indéterminées, mais bien distinctes des parties motrices, enverraient aux muscles les innervations trophiques, soit par une fibre nerveuse distincte de la fibre motrice, soit aussi à travers la même fibre qui conduit les innervations motrices. Dans cette dernière hypothèse, on invoque la structure fibrillaire du cylindre axile, décrite par Max Schultze, et on donne à chaque fibrille la signification fonctionnelle d'une fibre nerveuse à part (isolée pour ce qui regarde la conductibilité nerveuse), sortie d'une cellule spéciale des cornes antérieures de la moelle. Un groupe à part de ces cellules serait moteur, un autre trophique pour le muscle, un autre serait même exclusivement trophique pour la fibre nerveuse périphérique. Cette dernière serait donc constituée par la réunion de trois espèces de fibrilles.

Dans cette hypothèse, développée surtout par Erb, on est donc forcé de faire une foule de suppositions gratuites, les unes sur l'anatomie, les autres sur la physiologie du système nerveux. Elle a été inventée surtout pour expliquer les observations pathologiques suivantes : d'abord celle d'une atrophie musculaire très-avancée, par cause médullaire, sans qu'il y ait une atrophie aussi prononcée des nerfs correspondants ; en second lieu, celle d'une paralysie musculaire avec dégénérescence très-apparente du nerf, sans altération équivalente du muscle.

Tout d'abord, ce doit être dans bon nombre de cas très-difficile de dire que le nerf est proportionnellement plus atrophié que le muscle, ou *vice versâ*. Où est le critérium capable de mettre à l'abri de l'arbitraire? En second lieu, les cas de l'espèce s'expliquent tout aussi bien en faisant l'une ou l'autre hypothèse tout aussi plausible et même plus simple que celles nécessitées par la théorie des fibres nerveuses trophiques distinctes des fibres motrices. Les observations pathologiques dont il s'agit ont été surtout fournies par les amyotrophies spinales, notamment par l'atrophie musculaire progressive (une affection typique des cornes antérieures), la paralysie infantile (également une affection systématique des cornes antérieures), puis d'autres affections médullaires (accompagnées à l'ordinaire d'une atrophie musculaire plus ou moins prononcée), telles que les ont fournies les observations dont il est question. Ainsi donc les amyotrophies par cause spinale se caractérisent en ce que l'affection spinale envahit les cornes antérieures. Or une destruction des cellules motrices en cet endroit, ou bien même la seule interruption physiologique entre ces cellules et les fibres périphériques, doit avoir pour ces dernières les mêmes conséquences dégénératives que la section du nerf. Du reste, Brown-Séquard, à la suite de ses nombreuses expériences sur la moelle épinière, est arrivé à la conclusion que les blessures de cet organe ne sont suivies d'atrophie musculaire que si elles sont suivies de myélite destructive de la moelle. La simple section de la moelle, pas plus qu'une simple paralysie volontaire par cause spinale (sans destruction de la moelle), n'entraîne ni une atrophie nerveuse ni une atrophie musculaire. Tout cela se comprend sans avoir recours à l'hypothèse d'une influence trophique distincte de l'innervation motrice. Les unes de ces affections spinales équivalent à une section du nerf périphérique; l'explication est la même que dans ce dernier cas. — Quant aux simples paralysies des mouvements volontaires (par cause spinale) et à la simple section transversale, elles ne donnent pas lieu à l'atrophie, parce que dans ces circonstances les innervations réflexes dont dépendent le tonus musculaire et une partie notable de la calorification continuent à arriver aux muscles.

Pour ce qui est des cas exceptionnels d'atrophie musculaire très-prononcée sans atrophie équivalente des nerfs, diverses hypothèses sont possibles; nous ne voulons énoncer que la suivante. Il faut admettre la possibilité que les cellules motrices de la moelle puissent être, à la suite d'un processus médullaire, non détruites, mais séparées physiologiquement du reste de la moelle. Toute innervation réflexe des fibres nerveuses motrices serait abolie. Pour le muscle, cela équivaudrait à peu près à une section nerveuse; il pourrait s'atrophier, alors que les fibres nerveuses seraient préservées de l'atrophie (*voy.* plus loin) par leur continuité persistante avec les cellules motrices de la moelle.

Des arguments en faveur de l'existence de fibres musculaires trophiques, tout à fait distinctes des fibres motrices, ont été tirés, notamment par Tuerck, de certaines observations pathologiques faites sur le larynx. Certains muscles du larynx peuvent ne pas être atrophiés dans des cas où le nerf qui (d'après les idées dominantes relatives à l'innervation du larynx) l'anime est atrophié. D'après les recherches d'Exner et contrairement aux idées admises généralement, bon nombre des muscles du larynx sont animés par deux nerfs différents (tous provenant du nerf vague). Enfin d'autres observateurs admettent que dans le larynx des fibres motrices peuvent passer la ligne médiane et animer des muscles du côté opposé. Somme toute, ces observations sont loin de nous forcer à avoir recours à des fibres nerveuses trophiques distinctes des fibres motrices.

Nous expliquons donc la dégénérescence musculaire consécutive à la névrotomie par la suppression de toute innervation venant du nerf moteur, et nous reprochons à l'hypothèse des nerfs trophiques musculaires distincts des nerfs moteurs d'introduire inutilement une grande complication dans l'innervation des muscles.

Divers auteurs ont voulu expérimenter directement sur le bien fondé de cette manière de voir, en essayant de supprimer tout influx moteur sans couper les nerfs, ou bien de suppléer à cet influx après la névrotomie. — Reid et Brown-Séquard essayèrent d'empêcher la production de l'atrophie musculaire consécutive à la section nerveuse, en galvanisant tous les jours les muscles paralysés. L'atrophie put ainsi être différée pendant deux mois, mais elle arriva finalement malgré la galvanisation. L'inaction, l'absence de stimulus externe, dit-on souvent, ne peuvent-être invoquées ici pour expliquer l'atrophie : il faut donc admettre que le nerf coupé exerce sur le muscle une influence trophique indépendante de l'action motrice. Certes, il n'y a aucune comparaison à faire entre la galvanisation journalière du muscle et les innervations réflexes qui incessamment arrivent au muscle, même en repos, mieux vaudrait dire même en repos mécanique. Les premières ne peuvent pas remplacer les dernières.

On a fait quelque bruit autour des expériences suivantes. Après excision d'une partie d'un nerf sciatique, H. Joseph et H. Schultz immobilisèrent des grenouilles et des pigeons en les enfermant dans du plâtre. En supposant qu'il y ait des influences nerveuses purement trophiques pour les muscles, ceux du côté opéré auraient dû s'atrophier, et s'atrophier seuls. Or après dix, vingt jours d'inclusion de grenouilles dans du plâtre, ni l'un ni l'autre membre postérieur n'offraient des signes de dégénération musculaire. A notre avis, les expériences en question ne prouvent rien, ni pour ni contre les influences purement trophiques, attendu que chez la grenouille l'atrophie musculaire se montre très-tardivement après la section nerveuse. Les pigeons traités de même ne peuvent être tenus en vie que pendant quelques jours.

Nous concluons donc que *les nerfs moteurs sont les seuls nerfs trophiques des muscles*, et qu'ils excitent la nutrition intime des muscles même lorsque ceux-ci sont à l'état dit de repos. Cette dernière influence trophique est de nature réflexe; la partie des centres nerveux qui lance cette innervation dans les nerfs musculaires est constituée par les cornes antérieures de la moelle. C'est en ce sens que les cellules en question peuvent être regardées comme constituant un centre trophique pour les muscles.

D'après ce qui précède, les nerfs trophiques des muscles provoquent dans ceux-ci des processus chimiques exothermiques, une espèce de destruction de la substance musculaire, avec mise en liberté d'énergie. Mais il se passe dans le muscle aussi des réactions chimiques endothermiques dont le résultat, de nature synthétique, est de reconstruire la substance musculaire détruite. Les partisans des nerfs trophiques spéciaux ont en vue surtout ces réactions synthétiques.

En ce qui regarde le muscle, les fibres nerveuses dites motrices exciteraient les processus musculaires de destruction, tandis que les fibres trophiques exciteraient les processus de reconstruction, de nutrition proprement dite, de croissance et même de multiplication. Jusqu'ici l'hypothèse des fibres nerveuses qui provoqueraient dans les muscles des processus chimiques synthétiques ne repose guère sur des observations positives. Nous pouvons cependant signaler ici une assertion récente de Gaskell (*voy.* l'article Pneumogastrique [*Nerf*]), d'après laquelle l'excitation du nerf vague produirait dans le muscle cardiaque une variation électrique opposée à celle qu'on observe dans les muscles striés lors de chaque excitation. Le nerf vague semblerait donc être le nerf trophique synthétique du muscle cardiaque. On a aussi annoncé (Biedermann) que l'excitation d'un nerf moteur chez l'animal empoisonné par certaines substances provoque dans le muscle une variation électrique positive, c'est-à-dire opposée à celle observée sans l'empoisonnement. Ces assertions récentes méritent de plus amples informations avant qu'il soit permis d'asseoir sur elles des hypothèses à portée aussi grande que celle des nerfs trophiques spéciaux pour les muscles.

Une seconde *influence trophique* mise en évidence par la physiologie expérimentale est celle que *les nerfs dits sécréteurs exercent sur certaines glandes.* L'action exercée par la corde du tympan sur la glande sous-maxillaire (Ludwig) est bien le prototype des actions de ce genre (*voy.* l'article Sécrétion). La glande sous-maxillaire reçoit des filets nerveux de la corde du tympan et du grand sympathique. D'après les assertions de Pflüger, contestées par la presque totalité des auteurs, des fibrilles nerveuses se termineraient dans le protoplasma même des cellules sécrétantes. Si l'on excite le bout périphérique, soit de la corde du tympan dans la caisse du tympan, soit du nerf lingual, soit des filets nerveux que le nerf lingual envoie à la glande sous-maxillaire, on voit un flot de sécrétion sortir du canal de Wharton.

L'hypersécrétion n'est pas une conséquence d'une vaso-dilatation produite par l'excitation de la corde du tympan (Cl. Bernard), mais bien le résultat d'une suractivité des cellules glandulaires provoquée par les fibres de la corde du tympan (Ludwig). Ces fibres, dites sécrétoires, agissent directement sur le protoplasma cellulaire, dont elles provoquent l'activité, qui est de nature chimique, puisque des principes nouveaux, tels que la ptyaline, se forment. Le nerf sécréteur en question est donc un nerf trophique bien caractérisé.

Les preuves que l'hypersécrétion résulte d'une suractivité des cellules glandulaires, et non d'une exagération de la circulation (exagération qui est également une conséquence de l'excitation de la corde du tympan), sont les suivantes. La sécrétion se produit encore dans la glande soustraite à la circulation. Elle ne se produit plus dans la glande empoisonnée par l'atropine, bien que ce poison ne supprime pas l'influence exercée par la corde du tympan sur les niveaux glandulaires (Heidenhain). Enfin Ludwig a trouvé que dans certaines circonstances la sécrétion sort de la glande sous une pression plus forte que celle du sang artériel qui y pénètre; si la sécrétion était simplement poussée, exprimée de la glande par la pression sanguine, la pression du liquide sécrété pourrait tout au plus égaler celle du sang artériel.

L'excitation du grand sympathique au cou provoque également la sécrétion de la glande sous-maxillaire. Seulement, comme elle rétrécit les vaisseaux glandulaires au lieu de les dilater, la sécrétion est épaisse, peu abondante, à peu près comme dans le cas où l'on excite la corde du tympan d'une glande dont la circulation est interrompue.

Les nerfs vaso-dilatateurs sont donc nécessaires à la sécrétion en tant qu'ils fournissent les matériaux nécessaires à celle-ci, mais les nerfs sécréteurs excitent directement l'activité des épithéliums sécrétoires : *ce sont de véritables nerfs trophiques.*

A la suite de la section de la corde du tympan on voit survenir au bout d'une à deux semaines une atrophie très-prononcée de la glande sous-maxillaire, consistant en une disparition des cellules glandulaires accompagnée de prolifération du tissu conjonctif interstitiel. Cette atrophie, plus ou moins analogue à celle des muscles, prête aux mêmes considérations que celle-ci. Nous ignorons surtout comment la suppression de l'influx nerveux produit des symptômes d'irritation dans la glande. Nous insistons de plus sur ce fait que ce n'est pas cette dégénérescence qui nous a fait admettre des nerfs trophiques dans les glandes, car elle admet encore plusieurs autres explications, toutes hypothétiques, il est vrai, mais certainement aussi légitimes que celle de l'hypothèse des nerfs trophiques. L'influence trophique, qu'on suppose pour l'expliquer, serait aussi d'une tout autre nature que celle qui ressort des effets de l'excitation de la corde du tympan.

Dans les glandes aussi il faut admettre la coexistence de processus chimiques endothermiques à côté d'autres exothermiques. Le phénomène de la sécrétion paraît comprendre les deux espèces, car, si d'une part de l'énergie devient manifeste dans la glande active, les épithéliums glandulaires forment d'autre part de la ptyaline, peut-être par une réaction de nature endothermique. Dans tous les cas, on disjoint les deux phénomènes encore plus difficilement que dans les muscles, et il ne saurait être question d'invoquer deux espèces d'innervations glandulaires, dont l'une, celle que nous connaissons, correspondrait à l'innervation motrice des muscles, et dont l'autre, hypothétique, serait purement trophique. Heidenhain a récemment employé le nom de nerfs glandulaires trophiques en opposition avec les nerfs sécrétoires, mais c'est dans une tout autre acception. En effet, cet auteur nomme « sécrétoire » la corde du tympan, parce que d'après lui elle exciterait le passage de l'eau à travers la glande, et il nomme « trophiques » les filets sympathiques de la glande sous-maxillaire, parce que selon lui ils exciteraient dans celle-ci la formation des principes chimiques spéciaux à cette sécrétion.

On connaît aujourd'hui des nerfs sécrétoires pour les glandes suivantes. Pour la glande sublinguale, c'est la corde du tympan; pour la glande parotide, c'est le nerf auriculaire du trijumeau, grâce à des fibres qu'il paraît avoir empruntées à la corde du tympan à la base du crâne; pour la glande lacrymale, c'est le nerf trijumeau, grâce à des fibres qu'il paraît avoir empruntées au grand sympathique cervical.

Quant aux autres glandes, leurs nerfs sécrétoires sont inconnus, bien que le système nerveux ait manifestement une influence sur la sécrétion de plusieurs d'entre elles. Il est cependant parfaitement possible que certaines glandes soient dépourvues de nerfs sécrétoires proprement dits. La périodicité de la sécrétion n'est pas même un indice certain de l'existence de tels nerfs. Il est en effet possible qu'une vaso-dilatation ou la présence passagère dans le sang de certains principes chimiques suffise à en exciter la sécrétion. La section des nerfs rénaux augmente la sécrétion urinaire, non parce qu'elle excite l'activité sécrétoire de certaines cellules, mais parce qu'elle dilate les artères rénales et augmente ainsi la pression à l'intérieur des glomérules de Malpighi. Du reste, vers le bas de l'échelle animale, et surtout dans le règne végétal, il y a certainement des sécrétions dans des glandes dépourvues de nerfs.

Les *influences trophiques* sont encore très-manifestes *dans le système nerveux central et périphérique*.

Tout d'abord, si nous admettons que l'activité fonctionnelle de tous les éléments est, en dernière analyse, de nature chimique, hypothèse très-plausible, il faut de toute évidence qu'une partie du système nerveux exerce sur l'autre une influence trophique, puisque l'une sollicite le fonctionnement de l'autre. Le fonctionnement d'une fibre nerveuse centripète provoque le fonctionnement de parties centrales, notamment des cellules motrices des cornes antérieures, et celles-ci à leur tour mettent en activité des fibres nerveuses motrices. Ce n'est pas cependant des considérations de cet ordre qu'on tire les preuves ordinaires de l'influence trophique exercée par une partie du système nerveux sur l'autre, mais bien en se basant sur les dégénérescences qui surviennent dans les fibres nerveuses à la suite de certaines sections ou destruction des nerfs périphériques et de centres nerveux. Les observations les mieux connues sont celles faites sur les nerfs périphériques.

Lorsque l'on coupe un nerf, mixte ou non, les fibres du bout périphérique subissent chez les Mammifères, dans l'espace d'une à deux semaines, une dégénérescence jusqu'à l'extrémité la plus périphérique. Cette dégénération paraît se produire même s'il intervient un processus régénérateur (Vanlair).

Une première altération consécutive à la section nerveuse s'observe dans les deux extrémités tout contre la section; elle n'a rien à voir dans la question qui nous occupe : la section blesse évidemment dans chaque fibre un segment interannulaire; il se produit immédiatement dans les deux bouts une *dégénération traumatique* (Engelmann) qui s'arrête au premier anneau constricteur de Ranvier.

A partir de la fin du premier jour déjà chez les Mammifères le bout périphérique subit dans toute son étendue les altérations suivantes, connues sous le nom de *dégénération wallérienne*, du nom de l'auteur (Waller) qui l'a le premier bien décrite et en a tiré une foule de conclusions très-intéressantes, notamment pour ce qui regarde le parcours périphérique de certaines fibres. Les noyaux des segments interannulaires se gonflent; le protoplasma qui les entoure augmente de masse, puis les noyaux prolifèrent. La myéline entretemps se désagrége, elle se divise en fragments irréguliers qui subissent la métamorphose graisseuse et sont résorbés (après 1 et 3 mois). Le cylindre axile résiste plus longtemps, mais finit par disparaître également; avec lui disparaissent les propriétés physiologiques du nerf. Non-seulement des cellules pullulent dans la gaine de Schwann, mais encore le tissu conjonctif interstitiel prolifère au point qu'on a pu comparer le processus à une espèce de cirrhose. La dégénération s'étend du reste jusqu'à l'extrémité périphérique des nerfs, y compris les plaques terminales des nerfs moteurs et les extrémités interépithéliales des nerfs cornéens, par exemple.

Nous n'avons pas à envisager ici la question de la régénération nerveuse, ni les conditions dans lesquelles elle se produit. D'après les dernières recherches, ce serait une espèce de néoformation pour le contenu de la gaîne de Schwann; les cylindres axiles du bout central bourgeonneraient au point d'étendre leurs bourgeons à travers tout le bout périphérique, jusqu'à son extrémité terminale (Ranvier, Vanlair).

Si, au lieu de couper un nerf spinal périphérique, on coupe les racines correspondantes, la racine motrice subit la dégénérescence wallérienne jusqu'à la périphérie; la racine postérieure, au contraire, ne la subit que dans son bout central.

Ainsi le bout du nerf centripète qui reste en rapport avec le ganglion inter vertébral ne dégénère pas. Le ganglion intervertébral préserve les fibres de la dégénérescence; on dit qu'il exerce sur ces dernières une influence trophique. — Les fibres motrices, centrifuges, au contraire, dégénèrent dans le bout périphérique, qu'on les coupe à la périphérie ou dans la racine spinale. Au point de vue du développement, les cellules motrices des cornes antérieures de la moelle jouent à l'égard des fibres centrifuges le même rôle que les cellules des ganglions intervertébraux. Elles leur sont encore assimilables au point de vue de l'influence trophique dont nous parlons : on remarquera que le bout de la fibre nerveuse qui reste en rapport de continuité avec les cellules des cornes antérieures ne dégénère pas. Ces cellules elles aussi préservent de la dégénérescence les fibres qui en partent; elles exercent à leur égard une influence trophique, comme on dit.

Quelle est la cause pathogénique de cette dégénérescence consécutive à la section nerveuse? Les nombreuses discussions auxquelles on s'est livré sur la raison de la dégénérescence wallérienne n'ont pas abouti, et aujourd'hui on en est encore à constater simplement l'influence trophique exercée par les cellules des ganglions intervertébraux et par celles des cornes antérieures sur les fibres nerveuses avec lesquelles elles affectent un rapport de continuité, mais on est aussi éloigné que jamais de pouvoir l'expliquer.

Tout d'abord, il y a lieu de relever les phénomènes réactionnels, d'irritation, dans le nerf, précédant ceux de simple atrophie. Sous ce rapport il y a ici analogie avec la dégénération musculaire consécutive à la section nerveuse.

Cependant on s'accorde généralement à ne pas admettre que le nerf dégénère pour une cause analogue à celle que nous avons supposée à la dégénérescence musculaire. L'inertie fonctionnelle des nerfs pourrait être invoquée pour expliquer la dégénération des fibres centrifuges; elle ne semble pas pouvoir l'être dans la dégénérescence des fibres centripètes. L'hypothèse de l'inertie fonctionnelle, défendue par Jaccoud notamment, a été arrangée par Perls de manière à la faire ressembler à celle que nous avons défendue pour les muscles; cet auteur invoque la stagnation des sucs nutritifs résultant de l'inaction du membre. A cela il faut objecter que les parties qui environnent bon nombre de troncs nerveux (le nerf vague, par exemple) ne sont pas du tout anormalement immobilisées par une section nerveuse.

Il y a une dégénérescence nerveuse, d'un caractère atrophique plus prononcé que la précédente, qu'on met souvent, avec quelque vraisemblance, sur le compte de l'inertie fonctionnelle. Nous voulons parler de celle qu'on observe des années après des amputations, par exemple, dans le bout central des nerfs, et même jusque dans la moelle épinière. Elle se distingue de la dégénération wallérienne par son apparition beaucoup plus tardive, puis en ce que les phénomènes purement atrophiques semblent y prédominer sur les phénomènes réactionnels. Elle semble survenir dans les nerfs centrifuges aussi bien que dans les nerfs centripètes. Est-ce que l'innervation motrice non suivie d'un effet périphérique finirait par ne plus se produire?! La question de cette dernière dégénération demande du reste impérieusement de nouvelles recherches, surtout pour élucider les liens qu'elle pourrait avoir avec la dégénérescence wallérienne.

L'opinion de Friedreich, partagée par Rumpf, d'après laquelle la dégénération nerveuse serait une espèce de névrite wallérienne descendante de nature traumatique, s'appuie surtout sur la nature inflammatoire de la réaction. Elle aurait l'avantage d'expliquer assez plausiblement, non-seulement la dégénération musculaire, mais encore toutes sortes d'autres lésions périphériques consécutives à des lésions nerveuses. Ce qui parle contre elle, c'est qu'elle n'explique pas du tout pourquoi le bout central du nerf ne dégénère pas. Il resterait donc toujours à expliquer pourquoi la continuité avec les cellules nerveuses empêche la névrite de se produire. — Nous croyons cependant que l'hypothèse de la névrite est loin d'avoir dit son dernier mot, et que l'élucidation de la circulation des sucs nutritifs dans le tronc nerveux portera quelque lumière dans la question.

Quant aux troubles vaso-moteurs, ils ne pourront certainement pas être invoqués pour expliquer la dégénérescence. Les lésions des seuls vaso-moteurs n'entraînent jamais des altérations nerveuses.

Somme toute, malgré tous les essais tentés pour expliquer la naissance de la dégénérescence wallérienne, nous ne sommes pas plus avancés que Waller lui-même, c'est-à-dire que nous en sommes réduits à constater l'influence conservatrice qu'en cas de blessure nerveuse les cellules ganglionnaires exercent sur les fibres nerveuses avec lesquelles elles affectent un rapport de continuité. Il n'y a pas d'objection à ce qu'on désigne cette influence du nom de « trophique ». Toutefois, dire que les ganglions intervertébraux sont les centres trophiques pour les racines postérieures, les cellules des cornes antérieures, les centres trophiques pour les racines antérieures, cela revient déjà à énoncer sur la nature de cette influence une hypothèse dépassant notablement le domaine des faits. Par la qualification de centre trophique on accepte implicitement l'opinion, très-répandue du reste, de ceux qui admettent qu'à l'état le plus physiologique les ganglions intervertébraux exercent toujours sur les fibres centripètes une influence régulatrice de la nutrition dont la seule suppression suffirait pour produire les troubles nutritifs constituant la dégénération wallérienne. Nous sommes loin de vouloir rejeter *à priori* cette manière de voir, mais on nous accordera qu'elle est loin d'être passée à l'état de chose démontrée. Si la circulation de la lymphe dans les nerfs périphériques nous était mieux connue, nous verrions peut-être que le traumatisme nerveux en lui-même produit des circonstances nouvelles qui occasionnent la dégénérescence en question. Il n'y a pas jusqu'à l'hypothèse de la réaction traumatique, que nous n'avons pas pu admettre, qui n'ait autant de raison d'être que celle des centres trophiques. On remarquera que, pour étayer l'hypothèse de l'action trophique exercée sur les nerfs par des centres dits trophiques, on invoque les faits de dégénération wallérienne, dégénération analogue à celle des muscles. Or la dégénérescence musculaire, suite de la section nerveuse, est à notre avis loin de démontrer l'existence de nerfs trophiques musculaires; et, si nous avons admis de tels nerfs, c'est en nous basant sur de tout autres arguments; de plus, nous attribuons à ces nerfs moteurs de tout autres propriétés que si nous les avions admises sur la foi de la dégénérescence musculaire consécutive à la névrotomie.

L'action trophique exercée normalement sur les fibres nerveuses par les cellules ganglionnaires n'étant donc rien autre chose qu'une simple hypothèse généralement admise, nous n'avons pas besoin d'insister longuement sur la nature de cette influence. On discute notamment sur le point de savoir si l'influence trophique est de nature stimulante ou modératrice. Les phénomènes résultant de sa suppression devant avoir le caractère opposé, on pourrait conclure de la nature inflammatoire de la dégénérescence wallérienne que l'influence trophique exercée par les ganglions intervertébraux est de nature modératrice. Waller et Vulpian inclinent vers l'hypothèse opposée. Les partisans à outrance des nerfs trophiques parlent d'une double influence, l'une excitante, l'autre modératrice, que les centres trophiques exerceraient sur les éléments anatomiques. A l'instar de feu la force vitale, les centres trophiques, tantôt exciteraient, tantôt modéreraient la nutrition intime du tissu nerveux, et en général de tous les tissus; bref, ils la maintiendraient dans les limites tracées par une espèce d'archée, si on va au fond des opinions en cause. Certains auteurs (Erb, etc.) n'hésitent pas même à supposer des fibres trophiques spéciales pour les troncs nerveux aussi bien que pour les autres tissus; ils ne sont pas même éloignés d'admettre deux espèces de fibres trophiques dans les nerfs, les unes excitantes, les autres modératrices! Inutile de dire que nous sommes là en plein dans le domaine de la fantaisie.

A propos de la dégénérescence wallérienne, nous voyons donc s'affirmer clairement l'hypothèse d'après laquelle il y aurait des nerfs trophiques agissant sur la nutrition des éléments anatomiques indépendamment de toute fonction spécifique, telle que la contraction musculaire et la sécrétion. L'existence de tels nerfs étant une fois admise, il était tout naturel de les admettre pour les autres tissus notamment pour le tissu musculaire et le tissu glandulaire. Nous avons cependant vu plus haut qu'aucun fait positif ne parle en faveur de nerfs purement nutritifs dans les glandes et dans les muscles. Nous insistons même à nouveau sur ce point que la démonstration des nerfs trophiques musculaires et glandulaires, tels que nous les avons entendus plus haut, ne prouve rien en faveur d'une influence trophique spéciale et mystérieuse, exercée sur les fibres nerveuses par de prétendus centres trophiques.

Cependant il faut admettre que les éléments nerveux exercent les uns sur les autres une action trophique. En effet, le fonctionnement d'une cellule nerveuse provoque le fonctionnement de la fibre nerveuse qui en part, et *vice versâ*. Et l'état fonctionnel du système nerveux étant, selon toutes les apparences, de nature chimique (pour les cellules nerveuses cela paraît assez bien démontré), il est clair que le fonctionnement d'une cellule nerveuse sollicite la nutrition intime de la fibre nerveuse qui en part, et *vice versâ*. Cette influence trophique, analogue à celle exercée sur les cellules glandulaires et sur les fibres musculaires, est bien à distinguer de celle qu'on suppose pour expliquer la dégénérescence wallérienne. C'est en vertu d'elle probablement qu'on voit survenir après des années une atrophie du bout central d'un nerf sectionné, atrophie qui remonte même dans les cordons de la moelle. L'enlèvement des muscles finit à la longue par produire (après des années) une atrophie du nerf moteur et même des parties motrices de la moelle épinière. Un fait du même genre est qu'après extirpation des yeux chez l'animal nouveau-né on constate après des mois une atrophie, ou plutôt un non-développement des fibres nerveuses et des territoires de substance grise, même corticale, où ces fibres aboutissent. C'est toujours au même motif qu'est due l'atrophie, ou plutôt le non-développement des nerfs moteurs et des muscles lorsque congénitalement certaines parties du système nerveux n'existent pas.

Nous constatons ainsi l'intervention d'une influence qui semble être nécessaire pour le développement normal du système nerveux, tant central que périphérique, et pour sa conservation dans des conditions normales. On peut très-bien lui donner la qualification de trophique. Les dégénérescences qui résultent de sa suppression sont dues très-probablement à l'inertie fonctionnelle absolue, de sorte que l'influence trophique en question se rapproche singulièrement de celle qu'exerce le nerf moteur sur le muscle non contracté.

En vertu de cette influence trophique nous constatons une réaction réciproque, non-seulement entre diverses parties du système nerveux, mais encore entre les muscles et l'appareil nerveux glandulaire. En vertu de ces réactions, qu'on peut parfaitement qualifier de « trophiques », les appareils moteur, musculaire et nerveux, constituent une unité nutritive, de même que l'appareil glandulaire et le système nerveux (Meyer). L'enlèvement d'une partie quelconque d'une telle unité trouble la nutrition des autres, est préjudiciable à leur conservation normale. Les atrophies ressortant d'ici, et qui sont les plus faciles à comprendre, sont celles de parties des centres nerveux consécutives à la section de nerfs centripètes ou à l'enlèvement de leurs terminaisons périphériques, celles du bout périphérique du nerf moteur et celles des muscles et des glandes après section de leurs nerfs. L'inertie fonctionnelle absolue semble être ici le facteur unique ou prédominant qui provoque ces altérations. Nous concevons plus difficilement l'atrophie du bout central d'un nerf moteur après enlèvement des muscles. Il semble cependant résulter des faits que le muscle exerce une influence trophique sur son appareil nerveux central. Est-ce qu'à la longue les innervations motrices non suivies d'un effet périphérique finissent par ne plus se produire?

On observe dans le domaine des centres nerveux, dans la moelle épinière et dans le cerveau, les *deux espèces de dégénérations* que nous avons distinguées dans les nerfs périphériques : l'une, dite « wallérienne », se montre au plus tard quelques semaines ou un mois après une lésion; l'autre survient seulement après des années. La première s'accompagne de phénomènes d'inflammation chronique, la seconde est plutôt une atrophie pure. Ces dégénérescences et ces atrophies ne donnant pas lieu à des considérations nouvelles au point de vue des influences trophiques, nous nous bornerons à signaler les plus importantes.

La lésion de certains faisceaux fibrillaires des centres nerveux ne provoque de dégénérescence wallérienne ni dans le bout périphérique ni dans le bout central (central étant entendu par rapport à l'écorce cérébrale) ; la lésion d'autres faisceaux provoque une dégénérescence dans le seul bout central, et celle d'autres faisceaux fait dégénérer le seul bout central. Jamais les deux bouts ne subissent la dégénérescence wallérienne. On suppose, pour les fibres des centres nerveux, un état de choses analogue à ce qui existe pour les nerfs périphériques; on admet que la continuité avec une cellule nerveuse préserve de la dégénération la fibre nerveuse sectionnée. Celle dont aucun bout ne dégénère serait en rapport à ses deux extrémités avec des cellules nerveuses; celle dont le bout central dégénère ne serait pas en rapport de ce côté avec une cellule nerveuse, ou la cellule serait trop éloignée pour qu'elle puisse exercer son influence préservatrice jusque contre la section. De même que beaucoup d'auteurs regardent les ganglions intervertébraux et les cornes antérieures de la moelle comme des centres trophiques, de même aussi on parle des centres trophiques de certains faisceaux médullaires centraux. On remarquera que de cette manière on étaye une hypothèse sur une autre.

C'est ainsi que des lésions des parties antérieures de la capsule interne sont suivies de dégénérescence wallérienne des faisceaux lésés jusque dans la moelle épinière; on suppose à ces fibres un centre trophique dans l'écorce cérébrale. Les faisceaux pyramidaux de la moelle dégénèrent en sens centrifuge; les faisceaux cérébelleux en sens centripète. Dans le même ordre d'idées, on suppose que les faisceaux médullaires qui ne subissent aucune dégénérescence (après section) relient deux étages de la moelle épinière, et on les nomme faisceaux commissuraux.

On parle aussi des *fibres nerveuses trophiques* des épithéliums, du tissu conjonctif, du tissu osseux, etc. Les faits ici se bornent à certaines observations pathologiques que nous énumérerons plus loin, et qui consistent en des atrophies ou altérations du derme et de l'épiderme dans le domaine où se distribue l'un ou l'autre nerf. C'est à propos du tissu conjonctif surtout qu'on admet l'existence de fibres trophiques, et même de fibres trophiques de deux espèces, dont les unes exciteraient la nutrition et dont les autres la modéreraient. On verra plus loin que les faits pathologiques invoqués sont des plus complexes, et que ceux que l'analyse expérimentale a pu entamer ne nous imposent nullement l'hypothèse des nerfs trophiques spéciaux.

On a poursuivi des fibres nerveuses jusque dans l'épiderme et dans les épithéliums les plus divers. Il ne semble pas cependant que ces fibres se terminent dans les cellules épidermiques, ce qui devrait être, si elles avaient la signification des fibres trophiques pour l'épiderme. Pour ce qui est du tissu conjonctif, on a souvent décrit des terminaisons nerveuses dans ses cellules, notamment dans les cellules fixes de la cornée. Aussi admettons-nous la possibilité que des fibres nerveuses se terminent dans beaucoup de cellules de tissu conjonctif. Un fait physiologique parle même sérieusement dans ce sens. Ce sont les mouvements dans les cellules (conjonctives) pigmentées du derme de beaucoup de Poissons et de Reptiles, mouvements qu'on provoque en excitant les nerfs de la peau, et qu'on paralyse en sectionnant les mêmes nerfs. Mais, encore une fois, à ne consulter que ces dernières observations, nous serions là en présence d'une influence trophique analogue à celle exercée sur les muscles et sur les glandes par les nerfs correspondants, et non pas d'une influence trophique spéciale, mystérieuse, telle enfin que l'ont en vue les partisans des « nerfs trophiques. »

Nous en arrivons à une des pièces à conviction les plus discutées dans le procès des nerfs trophiques, aux *altérations* de divers organes, notamment de *l'œil* et de la muqueuse buccale, *à la suite de la section du nerf trijumeau* dans le crâne.

Nous devons à Magendie un procédé permettant de sectionner le trijumeau à l'intérieur du crâne sans léser notablement les parties avoisinantes du cerveau, de manière à conserver l'animal en vie. « Quand le tronc de la cinquième paire, dit Magendie, est coupé dans le crâne, un peu après son passage sur le rocher, vingt-quatre heures après la section la cornée devient trouble à sa surface; il s'y forme une large taie. Après quarante-huit ou soixante heures, cette partie est complétement opaque, la conjonctive s'enflamme ainsi que l'iris... Huit jours après la section du nerf la cornée se détache de la sclérotique et les humeurs de l'œil qui sont restées liquides s'échappent par l'ouverture, etc., etc. » Magendie a vu dans cette ophthalmie la preuve que le nerf trijumeau est le nerf trophique de l'œil, d'où aussi le nom de « kératite neuroparalytique » qu'on donne à l'ophthalmie à son début.

Depuis Magendie, l'affection oculaire consécutive à la section du trijumeau a formé l'objet de beaucoup de recherches (Schiff, Cl. Bernard, Snellen, Senftleben, Feuer, etc., etc.), qui ont mieux déterminé les différents éléments du phénomène. A la suite de la section du nerf trijumeau, la conjonctive se congestionne et la pupille se rétrécit. L'œil étant devenu insensible, les yeux restent largement ouverts, le clignotement n'a plus lieu. La cornée se dessèche par places et se trouble déjà à partir du jour de l'opération, attendu que le voile palpébral ne vient plus étaler les larmes à sa surface : l'épithélium se dessèche et se mortifie. Il se forme de véritables séquestres nécrosés de substance cornéenne (Senftleben). Des micro-organismes s'y développent en quantité (Eberth), et il survient une véritable inflammation purulente de la cornée, qui s'étend à la chambre antérieure, à l'iris, et même quelquefois à toutes les parties de l'œil. La cornée peut s'éliminer totalement par la nécrose et par la suppuration. Dans tous les cas la fonction visuelle est abolie, soit que l'œil s'atrophie complétement, soit que la cornée devienne tout à fait opaque. Il n'est pas très-rare d'observer une ophthalmie analogue chez l'homme, dans des cas où soit un point du nerf trijumeau, soit le ganglion de Gasser, avaient été détruits par des processus pathologiques.

L'ophthalmie ou la kératite, par suite de la section ou de la paralysie du trijumeau, a de tout temps constitué et constitue encore aux yeux de beaucoup d'écrivains une preuve que le trijumeau est le nerf trophique de l'œil, que le trijumeau renferme des fibres dont le rôle spécial et même exclusif est de régler la nutrition de l'œil; souvent, en envisageant la nature inflammatoire de l'ophthalmie en question, on dit que ces nerfs exercent une influence modératrice sur la nutrition de l'œil.

Des observations d'après lesquelles une blessure partielle du nerf trijumeau, tantôt a suffi, tantôt était insuffisante pour provoquer les troubles oculaires en question, semblaient être particulièrement démonstratives en faveur de l'existence de nerfs trophiques : dans le premier cas, on aurait par hasard intéressé les fibres nutritives, dans le second ces fibres avaient échappé à la section. Dans des cas isolés, l'œil était même resté sensible, et cependant la kératite s'était produite. Il devrait donc bien y avoir des fibres spéciales présidant à la nutrition de l'œil.

Avant de passer à la critique des faits expérimentaux, faisons remarquer que l'hypothèse des nerfs trophiques fait ici un saut énorme. On ne se borne plus à parler de nerfs trophiques de tel ou de tel tissu, mais on suppose des nerfs trophiques pour un organe dans son ensemble, pour un organe dans la composition duquel entrent les tissus les plus divers. Un faible pas de plus, et nous aurions une influence trophique unique pour tout le corps! L'influence nutritive unique qu'on suppose pour tout l'organe visuel se complique donc et se rapproche singulièrement de la notion de la force vitale. Ne dirait-on pas que celle-ci, nouveau phénix, renaît réellement de ses cendres?

Les expériences que Snellen institua pour élucider le mécanisme d'après lequel se produit la kératite dite neuro-paralytique sont toujours encore classiques, et l'explication qu'il donne de ce mécanisme continue à être, à peu de chose près, celle qui semble devoir être admise aujourd'hui. D'après Snellen, la véritable cause de l'ophthalmie réside dans l'anesthésie de l'œil, en vertu de laquelle l'animal se heurte aux objets environnants et n'empêche plus par le clignotement la pénétration de poussières et de toutes sortes de corps étrangers dans l'œil. On ne protége pas suffisamment l'œil contre les traumatismes en cousant ensemble les deux paupières, puisque celles-ci sont insensibles elles aussi. Le fait est que, à la suite de cette dernière opération, les ophthalmies sont moins fréquentes et moins intenses, mais enfin elles constituent encore la règle.

La kératite se produit également, mais moins rapidement, si on place le lapin opéré sur une table sur laquelle il ne peut heurter son œil à aucun corps résistant. Mais on réussit à empêcher à peu près complétement l'ophthalmie en cousant au devant de l'œil l'oreille (du lapin), qui, elle, n'est pas insensible, avertit l'animal de la présence d'un corps étranger et le met à même d'éviter les chocs. On préserve l'œil dans une mesure à peu près analogue en affermissant au devant de lui un verre de montre. Ces résultats expérimentaux ont été confirmés par la généralité des auteurs qui se sont occupés de la question. Feuer a récemment insisté sur la dessiccation de l'épithélium cornéen à la suite de la suppression du clignotement, dessiccation qui est destructive de l'épithélium en question; la dessiccation explique notamment la kératite chez le lapin opéré et placé sur une table. Les recherches microscopiques, faites par Senftleben, Eberth et d'autres auteurs, ont montré qu'il s'agit là d'une kératite purulente pouvant aller à la nécrose partielle ou générale de la membrane, et dans la propagation de laquelle les micro-organismes jouent un rôle important. La cornée s'infiltre peu à peu de microbes pyogènes, et, d'après une de nos expériences, il suffit d'inoculer la sécrétion de la surface oculaire dans un œil sain pour y provoquer une kératite purulente.

Nous croyons donc que Snellen est dans le vrai lorsqu'il prétend que l'insensibilité de l'œil est le facteur unique ou au moins prédominant dans la production de l'ophthalmie neuro-paralytique. Cette insensibilité entraîne à sa suite plusieurs circonstances dont chacune est à elle seule capable de provoquer une kératite violente plus ou moins purulente. Ces circonstances sont : les traumatismes et la pénétration de poussières dans l'œil (Snellen), ensuite la dessiccation de la cornée (Feuer).

On a objecté que, si la théorie précédente était vraie, la paralysie du facial et l'ablation de la glande lacrymale devraient suffire pour produire la kératite.

Pour ce qui est de la paralysie du facial, le fait est qu'on l'a vue, dans des cas exceptionnels, causer une kératite purulente. La grande rareté des kératites consécutives à la paralysie du facial tient à ce que cette paralysie, tout en immobilisant le muscle orbiculaire des paupières, est loin de découvrir l'œil au même point que la paralysie du trijumeau. L'œil continue à se mouvoir, et il supplée au clignotement en allant se cacher, s'essuyer et s'humecter derrière le voile plus ou moins immobile de la paupière supérieure. — Il y a d'autres circonstances qui, mieux que la paralysie du facial, réalisent les conditions existantes dans la paralysie du trijumeau, et dans ces circonstances on observe très-souvent, si pas régulièrement, une kératite purulente. Nous avons en premier lieu les brûlures superficielles autour de l'œil. Ces brûlures immobilisent les paupières, les attirent vers la périphérie et même les renversent en dehors. L'œil n'est plus couvert, même pendant le sommeil : aussi est-il de règle de voir survenir dans ces circonstances une kératite purulente, d'abord manifestement bornée à la partie de la cornée qui reste toujours à découvert, qui se dessèche, sur laquelle pénètrent toutes sortes de poussières de l'air, sur laquelle stagnent des sécrétions provenant de la peau environnante, etc. Dans la petite vérole, on voit souvent survenir dans le stade de dessiccation, principalement à la partie inférieure (continuellement à nu) de la cornée, des troubles qui tendent à devenir purulents. On les a souvent considérés à tort comme étant des éruptions de petite vérole sur la cornée. Ce qui aurait dû prévenir contre une telle interprétation, c'est que ces kératites se produisent à peu près exclusivement dans le stade de dessiccation de la variole; en y regardant de près, on verra que dans le cas de l'espèce les paupières sont retirées vers la périphérie, et à peu près immobiles, absolument comme dans le cas des brûlures. Les abcès cornéens à la suite de toutes sortes de maladies dites typhoïdes, et notamment dans la fièvre typhoïde, s'expliquent au même point de vue. Le typhisé reste là avec les yeux ouverts, sans clignoter; ses yeux sont à peu près dans le cas de ceux du lapin auquel on a sectionné les deux nerfs trijumeaux. L'insensibilité oculaire presque complète fait partie de l'image clinique d'un violent typhus.

L'extirpation de la glande lacrymale, s'est-on dit, desséchera l'œil et devrait donc produire la kératite, en supposant vraies les idées de Snellen, modifiées par Feuer. Or cette extirpation ne donne pas lieu à l'ophthalmie (Schiff), ce que du reste les ophthalmologistes savaient depuis longtemps. Le fait est que la conjonctive normale sécrète une humeur dans toute son étendue. Les larmes sont même en temps normal composées exclusivement de cette sécrétion. La glande lacrymale ne sécrète que dans des circonstances spéciales, notamment quand nous « pleurons ».

Divers auteurs, à la suite de Meissner, ont cru devoir interpréter dans le sens des fibres nerveuses trophiques spéciales le fait que la section incomplète du nerf trijumeau (des seules fibres internes, d'après Meissner) suffit à produire une kératite. Nous ferons observer que dans bon nombre de ces observations il n'est pas dit expressément si l'œil était tout à fait insensible ou non. Dans tous les cas, pour qu'une telle observation pût être prise en considération à l'actif des fibres trophiques, il faudrait pouvoir exclure l'insensibilité de l'œil, ou même l'insensibilité de la seule cornée transparente ou de la seule conjonctive palpébrale.

Les partisans à outrance des fibres trophiques font partir celles-ci des ganglions intervertébraux, c'est-à-dire du ganglion de Gasser, en tant qu'elles sont contenues dans le nerf trijumeau. Ils relèvent donc avec ostentation une assertion de Longet et de Cl. Bernard, qui parle dans le sens de leur hypothèse; et cependant Bernard lui-même est depuis revenu de cette idée. Longet et Bernard croyaient avoir observé que la section du trijumeau entre le ganglion de Gasser et la protubérance n'est pas suivie de kératite. Schiff et d'autres auteurs ont observé des kératites après avoir coupé le trijumeau en deçà du ganglion de Gasser.

C'est probablement à la suite de cette observation de Longet et de Cl. Bernard que Samuel a institué l'expérience suivante. Il enfonce deux aiguilles jusque sur le ganglion de Gasser, puis il y fait passer un courant d'induction. Vingt-quatre heures plus tard, il se déclare une conjonctivite qui peut aller jusqu'à la blennorrhée. La conjonctive est anesthésiée ou même hyperesthésiée. Nous citons cette expérience de Samuel, le défenseur le plus ardent des nerfs trophiques, pour montrer comment les expériences de ce genre ne doivent pas être faites. Evidemment elle est trop grossière pour qu'on puisse en tirer une conclusion. Et puis remarquons que, si nous la prenions au sérieux, l'excitation des nerfs trophiques produirait en somme le même effet que leur paralysie!

Citons pour mémoire l'assertion de Cl. Bernard, contestée par beaucoup d'auteurs, d'après laquelle la section du trijumeau ne produirait plus la kératite, si préalablement on a enlevé le ganglion cervical supérieur.

On a songé aussi à faire intervenir dans la production de la kératite une paralysie des nerfs vaso-moteurs, résultant de la section du trijumeau (Cl. Bernard et autres). On discute encore sur le point de savoir dans quelle mesure la section du trijumeau intéresse les vaso-moteurs ou les vaso-dilatateurs de l'œil. Ce qui paraît évident, c'est que cette section supprime la voie centripète de beaucoup de réflexes vaso-moteurs. Et un organe privé de ses réflexes vaso-moteurs est un terrain propice pour l'éclosion des processus inflammatoires. Nous avons déjà dit que la paralysie des fibres vaso-motrices d'un organe ne suffit pas pour y provoquer une inflammation.

La section complète du nerf trijumeau est suivie de troubles nutritifs dans d'autres organes encore que l'œil. Dans la bouche, on observe des ulcérations des deux côtés, plus prononcées du côté opéré, en regard des dents. Des partisans convaincus des nerfs *trophiques* n'osent pas les invoquer ici, car la cause productrice, purement mécanique, est par trop apparente. Après section d'un trijumeau chez le lapin, la mâchoire inférieure est déviée vers le côté non opéré, — le nerf trijumeau étant le nerf masticateur. — Les dents des deux côtés proéminent anormalement vers les lèvres et les joues, qu'elles blessent. Les ulcérations correspondent exactement aux dents. Elles apparaissent un peu plus tôt du côté opéré, insensible et privé de ses réflexes protecteurs; les aliments notamment s'y arrêtent et se putréfient entre les gencives et les joues.

Enfin, l'épithélium de la muqueuse pituitaire s'altère, l'odorat disparaît. Nous ne voyons pas cependant que l'abolition de certains réflexes protecteurs, notamment de l'éternument, ne suffise pas pour expliquer ces altérations de la muqueuse.

Une critique sérieuse de faits ne nous mène donc pas à l'hypothèse des fibres nerveuses trophiques pour l'œil, renfermées dans le nerf trijumeau. Les troubles nutritifs s'expliquent amplement par la suppression de la sensibilité, et il serait contraire à la logique de supposer une complication inutile au système nerveux.

L'ophthalmie dite neuro-paralytique ne nous a pas appris à connaître des fibres trophiques nouvelles. Tout ce que nous pouvons accorder, c'est qu'en fait de fibres oculaires trophiques il y a les fibres motrices des muscles intra-oculaires; *peut-être* des fibres sécrétoires pour l'épithélium qui recouvre les procès ciliaires, et enfin *peut-être* des fibres trophiques pour les cellules fixes de la cornée, s'il venait à être confirmé que des fibres nerveuses s'y terminent. Mais dans tout ce que nous venons de dire il ne reste pas place pour des fibres trophiques de l'œil, telles qu'on les définit ordinairement.

Il y a lieu de rapprocher de la kératite neuro-paralytique l'affection connue sous le nom de *herpès zona de l'œil*, qu'on observe dans certaines affections du nerf trijumeau, ordinairement de nature névralgique; dans ces cas, les sensations de contact sont ordinairement abolies dans le voisinage de l'œil. Rarement le nerf est complétement anesthésié. Dans tous les cas, une anesthésie tactile peut parfaitement coexister avec une névralgie très-douloureuse. L'éruption consiste en des ulcérations de la cornée, accompagnées ou non d'efflorescences herpétiques dans la peau environnant l'œil. — Dans certains cas de l'espèce, on a constaté à l'autopsie soit un ramollissement du ganglion de Gasser, soit une affection du nerf lui-même.

Nous avouons que pour nous les affections herpétiques constituent en faveur de l'existence de fibres trophiques spéciales une présomption beaucoup plus sérieuse que la plupart des expériences citées pour en démontrer l'existence. Nous ne croyons pas cependant que ce fait pathologique à lui seul suffise pour faire une hypothèse à portée aussi grande que celle des nerfs trophiques, et cela pour la raison que l'éclosion d'une éruption aux environs de l'extrémité nerveuse admet encore d'autres explications, notamment celle du transport d'une matière phlogogène et la propagation d'une inflammation. Il y a lieu de relever aussi le caractère névralgique de l'affection nerveuse, en opposition avec la paralysie totale qui produit la kératite purulente. Le mécanisme de la production des affections connues sous le nom d'herpès zona ne nous paraît pas suffisamment élucidé pour baser sur elles une hypothèse aussi importante que celle des nerfs trophiques.

Une question au moins aussi discutée que celle de l'ophthalmie par suite de la paralysie du trijumeau, toujours au point de vue des nerfs trophiques, est celle des *altérations pulmonaires et cardiaques qui résultent de la section des deux nerfs pneumogastriques.* — Le lieu d'élection pour la vagotomie est au milieu du cou, en un endroit où ce nerf a déjà émis le laryngé supérieur. La section paralyse donc le nerf récurrent, les filets œsophagiens, pulmonaires, cardiaques (au moins la plupart) et abdominaux, du nerf vague. A l'article Pneumogastrique (*Nerf*), il est dit que la double vagotomie est, chez les jeunes animaux, immédiatement mortelle (asphyxie aiguë); que les animaux adultes meurent au bout de trois à cinq jours, et qu'à leur autopsie on trouve une double pneumonie, ainsi que souvent une dégénérescence graisseuse du cœur. Les altérations nutritives en question passent encore aux yeux de beaucoup d'auteurs comme des preuves convaincantes démontrant que le nerf vague renferme des fibres nerveuses exclusivement trophiques pour le poumon et pour le cœur. — Remarquons que de nouveau il s'agit de nerfs trophiques pour des organes compliqués, sans qu'on spécifie le point d'attaque de ces fibres trophiques.

A l'article Pneumogastrique se trouvent expliquées les modifications profondes qu'une double vagotomie imprime à la circulation et à la respiration des Mammifères. Il y a d'abord l'accélération notable du cœur (par paralysie des fibres d'arrêt du cœur), qui augmente considérablement la pression sanguine générale. Il y a d'autre part le ralentissement de la respiration, l'inspiration et l'expiration étant rendus beaucoup plus excursives. Après la double vagotomie, les animaux dénotent un haut degré de *soif d'air*. « Il est difficile de comprendre, dit R. Boddaert, en assistant aux suites de cette opération, comment certains auteurs ont pu soutenir que ce besoin était aboli et que la respiration continuait seulement par un effet de l'habitude. Assez souvent des symptômes passagers d'asphyxie se manifestent, avec plus de gravité quand l'animal est en digestion : le système veineux se congestionne, les jugulaires se gonflent dans la plaie du cou, la moindre hémorrhagie veineuse devient difficile à arrêter, les muqueuses de la bouche et du nez prennent une teinte bleuâtre, le sang a une couleur noirâtre dans les carotides. Immédiatement après l'opération, les animaux se livrent parfois à des mouvements violents et désordonnés ; fixés encore sur la table à vivisections, ils projettent la tête de tous côtés, soulèvent le tronc avec force et exécutent une suite de respirations très-rapides et comme convulsives. Mais dans la plupart des cas ils ne sont pas en proie à une aussi grande agitation : redevenus libres, ils ne quittent guère l'endroit où on les a déposés ; immobiles et comme étrangers à toute impression extérieure, ils semblent concentrer toute leur activité musculaire dans l'acte de la respiration. Elle se fait péniblement : le cou se tend, la tête reste relevée ou bien se relève brusquement à chaque inspiration, les naseaux et la bouche s'ouvrent largement, l'ensemble des muscles inspirateurs entre en action, quelquefois un tremblement convulsif occupe une grande partie du système musculaire de l'animal..... Au bout d'un temps variable, les symptômes les plus inquiétants perdent de leur intensité, chez les chiens surtout : la respiration, quoique très-lente, semble moins gênée, l'animal se couche et paraît se remettre des suites de l'opération, jusqu'à ce que les changements anatomiques qu'éprouvent les poumons développent de nouveau la dyspnée et l'augmentent graduellement jusqu'à la mort. Dans certains cas, cette terminaison fatale se déclare presque subitement et s'accompagne de mouvements cloniques convulsifs et comme tétaniques, d'autres fois les animaux épuisés succombent après une longue agonie..... A l'état adulte, les lapins survivent d'un à deux jours, les chiens de quatre à cinq jours, ils vont quelquefois jusqu'au douzième jour, et par exception jusqu'à la fin du premier mois » (Sédillot).

Nous avons tenu à mettre sous les yeux l'image clinique qui suit une double vagotomie, pour faire entrevoir la gravité des altérations fonctionnelles qui résultent de la paralysie du nerf pneumogastrique. Nous allons voir que ces altérations anatomiques, constatées à l'autopsie, s'expliquent aisément sans qu'on ait recours à l'hypothèse de fibres nerveuses trophiques spéciales que le nerf vague amènerait au poumon et au cœur.

La pneumonie, après une double vagotomie, avait été remarquée déjà par Valsalva et Morgagni. Legallois (1812) s'en est occupé tout spécialement, et a reconnu le premier que c'est elle qui occasionne la mort chez les animaux opérés. Cette pneumonie mortelle était généralement expliquée par l'hypothèse de fibres trophiques spéciales que le nerf vague amènerait au poumon ; la suppression de leur influence serait la cause des altérations inflammatoires du poumon : normalement elles exerceraient donc une action modératrice sur la nutrition du poumon. Cette opinion était dominante jusqu'à l'apparition des recherches de Traube. Cet auteur attribua l'éclosion de la pneumonie à la pénétration de corps étrangers dans les poumons, pénétration qui a lieu grâce à la paralysie du larynx et à l'insensibilité de la trachée et des bronches. Les auteurs plus récents (Boddaert, Frey, Einbrodt, Zander, etc.) ont relevé encore diverses autres altérations fonctionnelles, conséquences de la double vagotomie, qui contribuent plus ou moins directement soit à produire la pneumonie, soit à occasionner la mort. Il résulte cependant de toutes ces recherches que le facteur principal dans la production de la pneumonie est la pénétration de corps étrangers dans les bronches, et que c'est surtout la double pneumonie qui est cause de la mort.

L'affection pulmonaire qui, d'après la généralité des auteurs, est la cause principale de la mort, consiste en une double bronchopneumonie, plus ou moins intense, plus ou moins étendue, selon les cas. La muqueuse de l'arbre bronchique est fortement hyperémiée, le parenchyme pulmonaire est hépatisé, il se produit des endroits emphysémateux à côté d'autres atélectasiés; on constate des hémorrhagies dans le tissu pulmonaire, une pullulation de jeunes cellules, etc., etc. Dans les bronches, on trouve toujours des corps étrangers venus des voies digestives, soit de la salive (liquide muqueux renfermant des épithéliums de la bouche), soit des parcelles d'aliments ingérés, de poils avalés, etc., le tout étant farci de micro-organismes divers, notamment de ceux de la putréfaction.

Pour apprécier l'importance relative des facteurs en cause, il y a lieu de passer en revue les diverses fonctions du tube digestif (*voy.* l'article Pneumogastrique [*Nerf*]).

A. Dans le *tube digestif*, la double vagotomie au cou produit la paralysie de l'œsophage et ferme spasmodiquement le cardia. Il en résulte d'abord que les matières avalées, mucus, boissons et aliments, poils, etc., stagnent dans l'œsophage, le dilatent et finissent par déborder plus ou moins dans le larynx, qui lui aussi présente des troubles fonctionnels favorisant l'introduction de corps étrangers dans l'arbre aérien. En second lieu, les aliments n'arrivant plus dans l'estomac qu'en quantités insuffisantes, la nutrition générale doit en souffrir. Il est cependant peu probable que ce facteur entre pour une part sérieuse dans la production des altérations pathologiques si rapidement mortelles. Cette observation s'applique également aux troubles digestifs qui résultent de la paralysie de l'estomac et des fibres circulaires de l'intestin grêle (conséquences de la section des pneumogastriques), paralysie qui empêche les rares aliments pénétrés au delà du cardia d'être convenablement malaxés avec les sucs digestifs de l'estomac et de l'intestin.

On a pu tenir en vie pendant des mois et même une année des animaux à sang froid, tels que le crocodile (Gaskell) et la grenouille (Bidder), auxquels on a pu couper les nerfs vagues après l'émission des nerfs laryngés, et même en dessous de l'émission des nerfs pulmonaires. Les animaux finissent après des mois par amaigrir, probablement à cause de ces troubles digestifs.

B. Dans l'*arbre respiratoire*, la double vagotomie entraîne des troubles de la plus haute importance (*voy.* l'article Pneumogastrique [*Nerf*]). Les corps étrangers, matières avalées, révèlent bien leur présence à l'entrée de la glotte, restée sensible, mais le réflexe protecteur de l'occlusion de la glotte est impossible, puisque les muscles du larynx sont à peu près tous paralysés. Lors des mouvements de déglutition, ces corps pénètrent donc à travers la glotte, et cela d'autant plus facilement que l'œsophage en est rempli et distendu. Pénétrés dans la trachée et surtout dans les grosses bronches, les corps étrangers n'en sont plus chassés par la toux, parce que la muqueuse de ces parties est insensible, ou a au moins perdu de sa sensibilité (*voy.* l'article Pneumogastrique). Les matières pénétrées dans les grosses bronches y stagnent donc, se décomposent, les bactéries de la putréfaction s'y développent; elles finissent probablement par être entraînées mécaniquement dans les petites bronches, grâce au courant d'air d'inspiration. La présence dans les bronches de ces matières en décomposition est une source d'inflammation amplement suffisante pour expliquer tous les troubles nutritifs signalés plus haut, et cela d'autant plus que des troubles fonctionnels de divers ordres ont préparé en quelque sorte le terrain, en altérant profondément la circulation pulmonaire et la nutrition générale. Ces causes adjuvantes résident pour une large part dans le système circulatoire; il y en a cependant d'importantes dans l'arbre respiratoire lui-même.

Nos connaissances touchant la fonction des muscles des bronches ne sont pas assez avancées pour que nous puissions déterminer la part qui revient à leur paralysie dans la production des altérations pulmonaires. Probablement que leur paralysie rend plus difficile l'expectoration.

Il est au moins douteux que la section des nerfs vagues au cou intéresse les vasomoteurs du poumon, et qu'à ce titre cette section congestionne les poumons. Mais un trouble très-profond de la circulation pulmonaire résulte certainement de l'altération du rhythme respiratoire. Les mouvements respiratoires deviennent plus lents, et l'inspiration surtout devient beaucoup plus excursive (*voy.* l'article Pneumogastrique). Il en résulte d'abord un tiraillement du tissu pulmonaire allant jusqu'à produire des déchirures et des ecchymoses interstitielles. Ce facteur n'est sans doute pas sans importance dans la production des altérations pulmonaires. En second lieu, une force motrice importante de la circulation dans les artères et dans les veines pulmonaires est donnée dans les mouvements d'expansion et d'affaissement du poumon. Tout trouble dans ces mouvements doit évidemment altérer la circulation pulmonaire. Le fait est qu'il se produit très-rapidement une forte congestion pulmonaire, mais on ne sait dans quelle mesure elle est la conséquence de l'altération du rhythme respiratoire et dans quelle mesure elle résulte des troubles importants de la circulation cardiaque dont nous allons parler.

La section des deux nerfs vagues paralyse les deux nerfs d'arrêt du cœur, qui, chez les Mammifères, modèrent constamment l'activité cardiaque. Il en résulte une accélération notable des pulsations qui augmente la pression sanguine générale dans une mesure très-notable. Même si le nerf dépresseur du sang est intact, il ne sait plus sortir son effet réflexe (de ralentissement) sur le cœur, puisque la voie centrifuge de ce réflexe est interrompue. Il en résulte à coup sûr un certain degré de congestion pulmonaire. Quant à la vénosité du sang artériel, signalée plus haut, elle est due peut-être en partie à la modification du rhythme cardiaque, et pour une plus large part aux modifications du rhythme respiratoire, puis surtout à la difficulté de l'inspiration qui résulte de la paralysie du larynx. Tous ces troubles circulatoires ne sauraient provoquer une inflammation du poumon, mais ils lui préparent le terrain en troublant la circulation pulmonaire.

Somme toute, le facteur prédominant dans la production de la pneumonie est la paralysie des muscles de la glotte et l'insensibilité de la trachée et des bronches. En vertu de la première, toutes sortes de corps avalés pénètrent dans la trachée ; en vertu de la seconde, ces corps étrangers ne sont plus rejetés par la toux. Ces matières étrangères agissent comme cause phlogogène.

Depuis Traube, on a institué toutes sortes d'expériences pour prouver encore plus directement la vérité de la proposition précédente.

a. Traube injecta dans les bronches la sécrétion qui s'écoule de l'œsophage paralysé, et provoqua ainsi la pneumonie. Cet auteur considéra du reste les liquides de la bouche comme les substances phlogogènes principales, et cela après avoir observé que la pneumonie se produit encore chez l'animal auquel on ne donne rien à manger. La section transversale de l'œsophage donne une issue facile au contenu du tube : aussi la pneumonie se montre-t-elle tardivement dans ces circonstances.

b. Il ne suffit pas, pour empêcher la pneumonie, de munir d'une canule l'extrémité supérieure de la trachée, car la seule présence de la canule suffit pour provoquer une pneumonie, notamment chez le lapin.

c. Chez les Oiseaux, la section du pneumogastrique à la partie moyenne du cou n'intéresse pas les nerfs du larynx supérieur, ni même le nerf moteur du larynx inférieur (innervé par l'hypoglosse, d'après R. Boddaert) : aussi cette opération pratiquée des deux côtés ne produit-elle pas d'altérations pulmonaires. Mais Boddaert a observé une véritable pneumonie, terminée partiellement par gangrène, en sectionnant les pneumogastriques après les laryngés supérieurs. Dans ces circonstances, il survient des vomissements qui chassent les matières vomies dans les voies aériennes.

d. La section des deux nerfs laryngés inférieurs est suivie chez le lapin — pas chez le chien — de pneumonie, bien qu'un peu plus rarement que la section des deux nerfs vagues. Chauveau a démontré que chez le chien le nerf récurrent ne fournit que peu ou point de filets œsophagiens. On suppose donc que la contractilité persistante de l'œsophage empêche les matières avalées d'entrer dans le larynx. On a observé la même pneumonie dans quelques cas où chez le lapin on avait arraché les nerfs spinaux. L'affection pulmonaire se produit dans ces circonstances immanquablement, si on lie l'œsophage (Traube, Frey). Dans des cas isolés, la section des deux nerfs laryngés supérieurs a suffi pour produire la pneumonie. Celle-ci est la conséquence obligée de la section des quatre nerfs laryngés.

Il résulte de ce qui précède que la section des filets pulmonaires du nerf vague n'est pas nécessaire pour la naissance de la pneumonie. Cela parle certainement contre l'hypothèse d'après laquelle les altérations pulmonaires seraient la conséquence de la section de fibres pulmonaires trophiques contenues dans le nerf vague. Nous sommes forcés de mettre ces altérations sur le compte de la pénétration, dans les voies aériennes, de corps étrangers avalés; elle ne prouve donc nullement en faveur de fibres nerveuses trophiques du poumon. Les fibres motrices des fibres contractiles dans les petites bronches sont certainement des fibres trophiques. Nous admettons même la possibilité que des recherches ultérieures démontreront l'existence de fibres trophiques terminées dans les cellules du tissu conjonctif et dans les épithéliums pulmonaires. Mais ce que nous pouvons affirmer dès à présent, c'est que la pneumonie consécutive à une double vagotomie ne résulte pas du tout de la section de ces fibres trophiques, pas plus que l'ophthalmie dite neuro-paralytique ne résulte de la paralysie de fibres nerveuses trophiques de l'œil.

Quant aux causes de la mort de l'animal, certainement que la pneumonie y est pour la plus large part. Cependant les troubles nutritifs (inanition) et surtout les troubles circulatoires semblent y entrer pour une part sérieuse. Cette question est du reste étrangère à l'objet de notre étude. Toutefois les altérations circulatoires nous intéressent directement en tant que par l'organe d'Eichhorst elles ont fourni des arguments aux partisans des fibres trophiques spéciales.

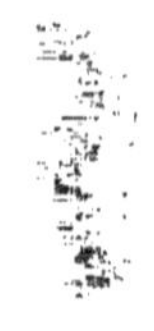

A l'autopsie d'animaux morts à la suite d'une double vagotomie Eichhorst a constaté une dégénérescence graisseuse des fibres contractiles du cœur. La même dégénérescence s'observe chez les Oiseaux, où la double vagotomie ne produit pas de pneumonie. Chez ces animaux l'altération cardiaque serait même la cause principale de la mort. Eichhorst suppose que la section des deux pneumogastriques paralyse des fibres trophiques du cœur. — Nous ne saurions admettre cette dernière conclusion. En effet, la dégénérescence graisseuse du cœur s'explique tout aussi bien par la suractivité à laquelle le cœur est livré. La même dégénérescence s'observe chez l'homme chaque fois que le cœur est incapable de produire le travail qui lui incombe. On ne saurait du reste identifier la dégénérescence en question avec celle qui survient dans les muscles à la suite de la section des nerfs moteurs, d'abord parce que celle-ci arrive beaucoup plus tardivement, et puis parce que le nerf vague n'est pas du tout le nerf moteur du cœur.

En résumé donc, les altérations pulmonaires et les altérations de l'œil, consécutives à la section des nerfs vague et trijumeau, sont plus loin encore de démontrer l'existence de fibres nerveuses trophiques que la dégénérescence wallérienne et celle des muscles après la section du nerf moteur. Et, si nous avons été amené à admettre que le système nerveux exerce une influence trophique sur certains éléments anatomiques, c'est en nous basant sur des considérations d'un tout autre ordre. Nous avons donc été conduit à nier l'existence de fibres nerveuses trophiques spéciales, dont la seule fonction serait de maintenir la nutrition des tissus et même d'organes entiers dans des limites voulues, tantôt en l'excitant, tantôt en la modérant, de présider à l'accroissement et à la multiplication des éléments cellulaires, tout cela indépendamment des innervations spéciales que le système nerveux exerce sur les éléments cellulaires, telles que celles des nerfs moteurs et des nerfs sécréteurs. Nous ne voulons pas nier la possibilité qu'on finisse par découvrir que le système nerveux exerce une influence directe sur des éléments auxquels nous refusons des fonctions tout à fait spécialisées, tels que les cellules du tissu conjonctif, les cellules épithéliales. Cette influence se rapprocherait davantage de l'idée que certains auteurs se font des influences trophiques. Seulement, l'existence de tels nerfs est loin d'être prouvée ; elle paraît même souverainement improbable pour les tissus glandulaires, musculaires et nerveux. Les arguments qui parlent en faveur de notre manière de voir sont renfermés dans ce qui précède ; ils résultent d'une discussion des faits que les partisans des fibres nerveuses spécialement trophiques font continuellement valoir en faveur de leur hypothèse.

Nous croyons pouvoir nous dispenser de suivre certains auteurs lorsqu'ils parlent des fibres nerveuses trophiques centripètes. Ils entendent par là des fibres centripètes qui provoqueraient par acte réflexe les fibres nerveuses trophiques, centrifuges, hypothétiques elles-mêmes. Elles ne méritent pas plus le nom de *trophiques* qu'une fibre sensible ne mérite celui de *motrice* lorsque son excitation provoque par acte réflexe une innervation motrice.

Il reste à signaler brièvement un certain nombre de faits, les uns expérimentaux, les autres d'observation pathologique, qu'on cite à l'appui de l'hypothèse des nerfs trophiques. Il s'agit en somme de diverses altérations anatomiques qu'on observe à la suite de lésions ou d'affections nerveuses, et dans la production desquelles les nerfs entrent certainement pour une part sérieuse. Dans certains de ces cas on pourrait avec au moins autant d'invraisemblance invoquer l'inertie fonctionnelle, dans d'autres la propagation d'une inflammation le long du nerf jusqu'à la périphérie. Les troubles vaso-moteurs semblent quelquefois jouer le rôle principal, surtout dans certaines atrophies et dans certaines hypertrophies; le rôle des troubles vaso-moteurs dans la production de certaines altérations, inflammatoires ou non, n'est du reste pas encore tout à fait élucidé. Dans bon nombre de ces observations les altérations anatomiques sont certainement le résultat de l'anesthésie, au même titre que la kératite dite neuro-paralytique. On est forcé d'invoquer dans d'autres, par exemple, dans le décubitus des typhisés, outre l'anesthésie, une dépression de la nutrition de tous les tissus; quelques auteurs parlent d'une dépression des innervations trophiques; d'autres invoquent une dépression de l'énergie vitale; les deux expressions sont également claires, ou plutôt également obscures.

Enfin, dans d'autres cas, l'altération a beaucoup d'analogie avec la dégénérescence wallérienne et avec celle des muscles après névrotomie. Il va sans dire qu'ils ne prouvent pas plus que ces dégénérescences en faveur de nerfs trophiques spéciaux. Les cas de l'espèce admettent une hypothèse que nous avons faite à propos de la dégénérescence wallérienne, c'est-à-dire que des lésions nerveuses mettent des conditions anormales de nutrition, qui produisent les altérations que nous avons en vue, à peu près au même titre que la section d'une artère provoque une hémorrhagie dans le seul bout central, mais sans que nous puissions encore préciser en quoi consistent ces conditions. Invoquer, comme on le fait souvent, à propos d'un chacun de ces cas, l'intervention ou plutôt des troubles de nerfs trophiques, c'est généralement jeter un masque sur notre ignorance. Les seuls nerfs trophiques dont l'existence soit clairement démontrée sont incapables de produire des lésions dans le genre de celles dont il s'agit ici. Indépendamment de certaines atrophies musculaires, signalées plus haut, nous avons à énumérer surtout les faits suivants :

1° La section du nerf sciatique a souvent pour conséquence des ulcérations à l'extrémité;

2° La section de tous les nerfs se rendant à un membre a pour résultat une atrophie particulière des os, altérations étudiées par Schiff, Vulpian, etc.;

3° Le testicule s'atrophie après section des nerfs spermatiques (Obolensky);

4° La crête du coq s'atrophie après extirpation du ganglion cervical supérieur (Legros) ou des nerfs qui s'y rendent (Schiff);

5° Le cerveau du cobaye s'atrophie après section du sympathique cervical du même côté (Brown-Séquard);

6° Du côté où l'on a sectionné le grand sympathique (Schiff) chez le lapin, les poils de l'oreille croissent plus rapidement que de l'autre côté;

7° Dans les affections neuralgiques, accompagnées ou non d'un degré plus ou moins prononcé d'anesthésie tactile, on observe des changements dans la couleur et le volume des poils, dans la croissance des ongles; la peau et le pannicule adipeux s'atrophient; il survient des éruptions érythémateuses et surtout herpétiques (herpès zona);

8° On signale dans le même ordre d'idées le décubitus dans les affections médullaires et dans les maladies typhoïdes;

9° Les arthropathies dans certaines affections de la moelle épinière (Charcot);

10° Les hémorrhagies dans l'estomac et dans les poumons consécutives à des lésions de la couche optique surtout (Schiff, Brown-Séquard);

11° Les hémiatrophies faciales sont citées souvent comme preuves de l'existence de nerfs trophiques, même pour le tissu conjonctif et le tissu épidermique. L'atrophie suit en effet de la manière la plus exacte la distribution périphérique du nerf trijumeau. Il n'y a cependant pas lieu de s'y arrêter davantage, attendu que l'autopsie n'a encore pu être faite dans aucun de ces cas. NUEL.

BIBLIOGRAPHIE. — MORGAGNI. *Epistolæ anatomicæ*, XIII, c. 30, 1740. — BLAINVILLE. *Propositions extraites d'un essai sur la respiration. Dissertation de la Faculté de médecine de Paris*, 1808. — LEGALLOIS. *Expériences sur le principe de la vie*. Paris, 1812. — MAGENDIE. *Précis élémentaire de physiologie*, t. II, 1825. — LEGALLOIS. *Œuvres complètes*, avec notes de Pariset. Paris, 1830. — REID. *Edinb. Medical and Surg. Journal*, for 1838 and 1839. — LONGET. *Comptes rendus*, 1842. — MENDELSSOHN. *Der Mechanismus der Respiration und der Circulation, oder das Wesen der Lungenhyperämien*. Berlin, 1845. — TRAUBE. *Die Ursachen und die Beschaffenheit derjenigen Veränderungen, welche das Lungenparenchym nach Durchschneidung des Nerv vagi erleidet. Berlin*, 1845. Voy. aussi *Gesammelte Beiträge*, I, p. 1, 1871. — SCHIFF. *Die Ursache der Lungenveränderung nach Durchschneidung der pneumog. Nerven*. In *Archiv für physiolog. Heilk.*, p. 691, 1847. — DU MÊME. *Ueber den Einfluss der Vagusdurchschneidung auf das Lungengewebe*. In *Arch. f. physiol. Heilk.*, p. 624, 1850. — BILLROTH. *De natura et causa pulmon. affection. quæ utroque vago dissecto exoritur. Diss.* Berlin, 1852. — SCHIFF. *Comptes rendus*, p. 1050, 1854. — VULPIAN. *Leçons sur l'appareil vasomoteur*. Paris, 1855. — WUNDT. *Versuche über den Einfluss der Durchschneidung der Lungennerven*, etc. In *Müller's Archiv*, 1855. — SCHIFF. *Untersuchungen zur Physiologie des Nervensystems*, etc. Frankfurt a. M., 1855. — ARNSPERGER. *Bemerkungen über das Wesen*, etc., *der Lungenveränderung*. In *Arch. für path. Anatomie*, 1856. — SNELLEN. *De invloed der zenuwen op de ontsteking prœfondervindlijk getœtst*. Utrecht, 1857. — BERNARD (Cl.). *Leçons sur la physiologie du système nerveux*, t. II, p. 99, 1858. — SCHIFF. *Lehrbuch der Physiologie des Menschen*, t. I, 1859. — LANDSBERG (M.). *De ophthalmiæ neuro-paralyticæ natura et causis*. Berolini, 1859. — EINBRODT. *Arch. f. Anatomie u. Physiologie*, p. 439, 1859. — SAMUEL. *Die trophischen Nerven*. Leipzig, 1860. — TOBIAS (W.). *Bericht einer Controlle von drei Versuchen des Herrn Samuel zur Constatirung trophischer Nerven*. In *Arch. für path. Anat.*, t. XXIV, p. 579, 1862. — BÜTTNER (C.). *Ueber die nach der Durchschneidung des Trigeminus auftretenden Ernährungsstörungen am Auge*, etc. In *Zeitschrift f. rat. Med.*, p. 254, 1862. — BODDAERT (R.). *Recherches expérim. sur les lésions pulmonaires consécutives à la section des nerfs pneumogastriques*. Gand, 1862. In *Journal de physiologie*, t. VI, p. 442 et 523, 1863. — CHAUVEAU. *Sur le rôle du pneumogastrique dans la déglutition*. In *Comptes rendus*, 24 mars 1862. — RÜGENBERG. *Ueber den angeblichen Einfluss der Nervi vagi auf die Lungen*. In *Stud. des physiol. Laboratoriums zu Breslau*, p. 47, 1863. — TOBIAS (G.). *De nervis trophicis*. Berolini, in-8°, 1863. — WEBER (C.-O.). *Ueber den problematischen Einfluss der Nerven bei der Entstehung von Entzündungen*, etc. In *Verhandlungen des naturhistorischen Vereins der Rheinlande*, p. 27, t. XXI, 1864. — BERNARD (Cl.). *Journal de l'anatomie et de la physiologie*, I, p. 507, 1864. — ROLLET. *Ulcères dans la bouche après la section du trijumeau*. In *Wiener Sitzungsber.*, p. 513, 1865. — ROUET. *Infl. du système nerveux sur les phénomènes physico-chim.* Thèse de Paris, 1865. — BERT (P.). *Recherches expérimentales pour servir à l'histoire de la vitalité propre des tissus animaux*. Paris, 1866. — MANTEGAZZA. *Gazz. Lombard.*, 33, 1866. — BOUCHARD. *Des dégénérations secondaires de la moelle épinière*. In *Arch. générales de méd.*, t. I, p. 441, 1866. — OGLE. *Remarks on Changes in Nutrition dependent on altered Nerve-Influence*. In *Med. Times and Gaz.*, novembre 1866. — SCHIFF. *Leçons sur la physiologie de la digestion*, II, p. 539. Florence et Turin, 1867. — OBOLENSKY. *Centralbl. für die med. Wissensch.*, p. 497, 1867. — BIDDER. *Archiv für Anatomie und Physiologie*, p. 25, 1867. — MEISSNER. *Ueber die nach der Durchschneidung des Trigeminus am Auge des Kaninchens eintretende Ernährungsstörung*. In *Zeitschrift für rat. Medicin*, t. XXIX, p. 96, 1867. — MOUGEOT (J.-B.-A.). *Recherches sur quelques troubles de nutrition consécutifs aux affections des nerfs*. Paris, 1867. — ROBIN (Ch.). *Sur les nerfs dits nutritifs ou trophiques*. In *Journal de l'anatomie et de la physiologie*, t. IV, p. 276, 1867. — HANDFIELD (Jones). *Are there special trophic Nerves?* In *St.-George's Hosp. Rep.*, III, p. 89, 1868. — HEIDENHEIN. *Studien des physiol. Instituts zu Breslau*, IV, 77, 1868. — ERB. *Deutsches Archiv für klin. Med.*, t. IV, p. 555, et t. V, p. 42, 1868. — LONGET. *Traité de physiol.*, 3e éd., 1869. — VULPIAN. *Altération graisseuse des artérioles du bout périphérique des nerfs coupés*, etc. In *Arch. de physiol. normale et pathol.*, p. 179, 1870. — COUYBA. *Des troubles trophiques consécutifs aux lésions traumat. de la moelle épin.* Paris, 1871. — SINITZIN. *Centralblatt für die med. Wissenschaften*, p. 161, 1871. — JOSEPH (H.). *Ueber den Einfluss der Nerven auf Ernährung*, etc. In *Arch. für Anatomie und Physiologie*, p. 206, 1872. — WEIR MITCHELL. *Injuries of Nerves and their Consequences.* Philadelphia, 1872. — BROWN-SÉQUARD. *Bull. de la Soc. de biologie*, p. 194, 1872. — EBERTH. *Centralblatt für die med. Wissenschaften*, p. 502, 1873. — PORSON. *Étude sur les troubles trophiques, consécutifs aux lésions traumat. des nerfs.* Paris, 1873. — SCHULZ (H.). *Centralblatt für die med. Wissenschaften*, p. 708, 1873. — GENZMER. *Gründe für die pathol. Veränderung der Lungen nach doppelseitiger Vagusdurchschneidung.* In *Arch. für die ges. Physiol.*, VIII, p. 101, 1873. — FRIEDREICH. *Ueber progressive Muskelatrophie*, etc. Berlin, 1873. — LEGROS. *Des nerfs vasomoteurs.* Paris, 1873. — BERNARD (Cl.). *Gaz. méd. de Paris*, 1874. — MERKEL. *Die trophische Wurzel der Trigeminus.* In *Untersuch. aus dem anat. Institut zu Rostock*, 1874. — CHARCOT. *Leçons sur les maladies du système nerveux.* Paris, 2e édit., t. I, 1875. — DECKER. *Contribution à l'étude de la kératite neuro-paralytique. Diss.* Genève, 1876. — FEUER. *Ueber Keratitis xerotica. Wiener Sitzungsber.*, LXXIV, p. 63, 1876. — COUTY. *Quelques expériences sur le rôle trophique des racines médull. post.* In *Gaz. méd.*, n° 22, 1876. — HAYEM. *Recherches sur l'anat. path. des atrophies musculaires.* Paris, 1877. — FREY (O.). *Die pathol. Lungenveränderungen nach Lähmung der Nervi vagi.* Leipzig, 1877. — SENFTLEBEN. *Arch. für path. Anatomie*, t. LXV, p. 69, et t. XXII, p. 278, 1878. — RANVIER. *Leçons sur l'histologie du système nerveux*, t. I, p. 281 et suiv. 1878. — EICHHORST. *Die troph. Beziehungen der Nervi vagi zum Herzmuskel.* Berlin, 1879. — MAYER (Sigm.). Les articles NERF VAGUE, NERF TRIJUMEAU et NERFS TROPHIQUES dans le *Handbuch der Physiologie von Hermann*, t. II, 1re partie, 1879. — RUMPF. *Zur Function der grauen Vordersäulen des Rückenmarkes.* In *Arch. für Psysch. und Nervenkrankh.*, t. X, p. 120, 1879. — WASSILIEW. *Zur Frage über des trophischen Einfluss des Nerv. vagi auf die Herzmuskeln.* In *Petersburger med. Wochenschrift*, n° 7, 1879. — BROWN-SÉQUARD. *Recherches sur une influence spéciale du système nerveux sur les vaisseaux.* In *Comptes rendus*, t. XCIV, n° 8, 1882. — LAHOUSSE. *Nature de l'influence de l'innervation sur la nutrition des tissus.* In *Mém. de l'Acad. de méd. de Belgique*, 1884. — GASKELL. *On the Structure, Distr. and Function of the Nerves which innervate the Visceral and Vascular Systems.* In *the Journ. of Physiol.*, t. VIII, n° 1, 1886. N.

TROPHONÉVROSE. *Voy.* FACE.

TROPIDINE. $C^8H^{13}Az$. Ce n'est autre chose que de la tropine, $C^8H^{15}AzO$; moins de l'eau. On l'obtient en chauffant la tropine à 180 degrés avec l'acide chlorhydrique fumant et l'acide acétique; ou bien, comme la tropine est elle-même un dérivé de l'atropine, on chauffe celle-ci à 180 degrés avec l'acide acétique glacial et l'acide chlorhydrique. Le produit de la réaction, sursaturé par un alcali, est extrait avec de l'éther qu'on chasse ensuite par distillation. La matière huileuse qui reste, séchée sur de la potasse caustique, bout à 162-163 degrés et constitue la tropidine pure.

La tropidine a une densité de 0,966 à 0 degré; elle possède une odeur enivrante, analogue à celle de la conicine. Elle se dissout dans le double de son volume d'eau; une plus grande quantité d'eau la précipite; elle est plus soluble à froid qu'à chaud. La tropidine fournit des sels cristallisables et divers dérivés. L. HN.

TROPIDONOTE. Les Tropidonotes sont des couleuvres (*voy.* ce mot) qui font partie de la famille des Potamophilidées et qui ont la tête nettement séparée du cou, le corps revêtu d'écailles fortement carénées; les dents de la mâchoire supérieure forment une série non interrompue. Le genre comprend

36 espèces principalement d'Europe et surtout des États-Unis; quelques espèces se trouvent aux Seychelles, en Chine, dans le sud de l'Asie et la Nouvelle-Guinée.

Les deux espèces les plus connues sont la couleuvre à collier (*Tropidonotus natrix*) et la Vipérine (*Tropidonotus viperinus*).

La première de ces espèces est caractérisée par la présence de deux taches triangulaires de couleur noire placées derrière un collier de couleur claire; sur le dos et sur le haut des flancs, qui sont généralement d'un vert roussâtre, se voient des séries longitudinales de taches brunes de forme irrégulière. Les écailles sus-labiales sont au nombre de 17; on compte 19 rangées d'écailles dans une série transversale; les scutelles temporales sont disposées suivant une seule file. La couleuvre à collier, qui habite l'Europe tempérée, recherche généralement les lieux humides et se rapproche assez fréquemment des habitations; lorsqu'on la saisit, il est rare qu'elle cherche à mordre, se contentant, le plus souvent, de rejeter par l'anus un mélange d'urine et d'une liqueur à odeur repoussante.

La vipérine ressemble tellement par sa robe à la vipère aspic que des méprises peuvent avoir lieu; il est possible cependant de distinguer la couleuvre à sa forme plus svelte, aux grandes plaques qui garnissent la tête, aux taches en damier qui ornent le ventre; de plus, tandis que la vipère aspic se tient dans les endroits secs et arides, la vipérine habite les endroits humides et marécageux. On ne saurait cependant trop recommander de ne s'emparer de la vipérine qu'avec la plus grande précaution, bien que cette espèce soit absolument inoffensive, à cause de sa plus grande ressemblance avec la vipère. La vipérine habite l'Europe tempérée, l'Europe méridionale, le pourtour de la Méditerranée.

Un Tropidonote des États-Unis, le Tropidonote fascié, ressemble également à une espèce vénéneuse, le mocassin (*voy.* TRIGONOCÉPHALE).

H.-E. SAUVAGE.

BIBLIOGRAPHIE. — DUMÉRIL et BIBRON. *Erpétologie générale*, t. VII. — JAN. *Elenco sistematico degli Ofidi*, 1863. E. S.

TROPIGÉNINE. $C^7H^{13}AzO$. Produit de l'oxydation de la tropine sous l'influence d'une solution alcaline de permanganate de potasse; on extrait cette base par l'éther ou le chloroforme, on fait sécher et sublimer.

La tropigénine est en aiguilles dures, incolores, sublimables, fusibles à 161 degrés, très-solubles dans l'eau et l'alcool, peu dans l'éther. Elle absorbe rapidement l'acide carbonique de l'air et forme des sels cristallisables. L. HN.

TROPILÈNE. $C^7H^{10}O$. Produit de la décomposition de l'iodure de méthyltropine sous l'influence de l'oxyde d'argent. Il se forme un hydrate instable que la chaleur décompose en triméthylamine, tropilidène, C^7H^8, et tropilène.

Le tropilène forme un liquide presque insoluble dans l'eau, dont l'odeur rappelle à la fois l'acétone et l'essence d'amandes amères; il bout à 181-182 degrés, a pour densité 1,01 à 0 degré, enfin fournit par oxydation ménagée avec l'acide nitrique concentré un acide adipique, $C^6H^{10}O^4$. L. HN.

TROPILIDÈNE. C^7H^8. Hydrocarbure obtenu en même temps que le tropilène dans l'action de l'oxyde d'argent sur l'iodure de méthyltropine à chaud; il se forme encore dans la distillation de la tropine avec la chaux sodée.

Le tropilidène bout à 113-115 degrés, a pour densité 0,91 à 0 degré; son odeur rappelle celle du toluène. L. Hn.

TROPINE. $C^8H^{15}AzO$. Comme on le sait, l'atropine dérive de la substitution des éléments de l'eau dans un acide-alcool, l'acide tropique, par une base plus simple, la *tropine*. Ladenburg, en partant de ces produits de dédoublement de l'atropine, a réussi effectivement à reproduire l'atropine, qui n'est donc autre chose que du *tropate de tropine*, moins les éléments de l'eau.

On obtient la tropine en chauffant l'atropine ou l'hyosciamine avec de l'acide chlorhydrique. Elle est en cristaux aciculaires ou tabulaires, solubles dans l'eau, l'alcool et l'éther; elle fond à 61°,2, bout à 229 degrés, répand une odeur particulière quand on la chauffe. Elle est déliquescente et forme des sels cristallisables.

Chauffée à 180 degrés avec un mélange d'acide chlorhydrique fumant et d'acide acétique cristallisable, la tropine perd H^2O et se transforme en *tropidine* (*voy.* ce mot).

La tropine, de même qu'elle s'unit à l'acide tropique, avec élimination d'eau, pour fournir de l'atropine, peut s'unir d'une manière analogue à d'autres acides et donner ainsi naissance à une série de composés qui ont reçu le nom de *tropéines* (Ladenburg). Pour préparer ces alcaloïdes, on chauffe certains sels organiques de tropine, avec de l'acide chlorhydrique étendu, au bain-marie; le sel alcaloïdique perd 1 molécule d'eau. Nous n'insisterons pas sur l'histoire de ces composés. L. Hn.

TROPIQUE (Acide). { Équivalent : $C^{18}H^{10}O^6$. Poids atomique : $C^9H^{10}O^3$. } Ce composé est rangé par M. Berthelot dans la cinquième famille des acides, $C^{2n}H^{2n-8}O^6$. Il a été découvert par Lossen. C'est un produit de dédoublement de l'atropine, et on peut le considérer comme l'acide *phényl-hydracrylique*. Pour le préparer on chauffe en tubes scellés, vers 130 degrés, l'atropine et l'acide chlorhydrique concentré :

$$C^{34}H^{23}AzO^6 + H^2O^2 = C^{18}H^{10}O^6 + C^{16}H^{15}AzO^2.$$

Le dernier de ces corps est un alcaloïde cristallisé nommé la *tropine*.

Il existe un acide, nommé l'acide *atropique*, $C^{18}H^8O^4$, qui a été obtenu par M. Ladenburg en fixant les éléments de l'oxyde de carbone sur l'*acétophénone :*

$$C^{16}H^8O^2 + C^2O^2 = C^{18}H^8O^4.$$

Ce dernier acide peut être transformé en acide tropique par l'action de l'acide hypochloreux qui le change d'abord en acide *chlorotropique*, lequel fournit par l'amalgame de sodium l'acide tropique obtenu ainsi par synthèse :

$$C^{18}H^8O^4 + ClOHO = C^{18}H^9O^6Cl,$$

$$C^{18}H^9O^6Cl + H^2 = C^{18}H^{10}O^6 + HCl.$$

L'acide tropique se présente en cristaux déliés, fusibles à 118 degrés, incolores, donnant des sels cristallisables. Par l'action prolongée de la baryte ou de l'acide chlorhydrique il se transforme en deux isomères de l'acide cinnamique, l'acide *atropique* et l'acide *isatropique*. Riche.

TROPŒLIQUE (ACIDE). Les feuilles et les graines du *Tropœlum majus* fourniraient (Müller, *Ann. der Chem. u. Pharm.*) un acide cristallisable, soluble dans l'eau, l'alcool et l'éther. Payr (*Wien. Acad. Ber.*, t. XXIV, p. 41) conteste l'existence de ce composé. RICHE.

TROQUE (*Trochus* Rond.). Genre de Mollusques-Gastéropodes-Prosobranches, qui a donné son nom à la famille des Trochidés.

Les Troques sont des animaux essentiellement marins, qui vivent à peu de distance des rivages dans les anfractuosités des rochers, surtout dans les endroits où croissent les Laminaires. On les désigne également sous le nom vulgaire de *Toupies*. Leur coquille, épaisse, nacrée à l'intérieur, est tantôt conique, tantôt pyramidale, ou bien turbinée ou héliciforme, avec une ouverture entière, tétragonale ou arrondie, et un opercule corné, présentant, à l'extérieur, un tracé régulièrement spiralé. L'animal porte sur la tête deux tentacules coniques, à la base desquels sont situés deux yeux subpédonculés, et entre lesquels sont placés deux appendices (*palmettes*) simples ou digités, tantôt séparés, tantôt réunis et formant alors une sorte de voile frontal. Le pied est court et pourvu sur ses bords de cirrhes allongés.

Parmi les espèces assez nombreuses de ce genre nous mentionnerons comme principales : les *Tr.* (*Calliostoma*) *zizyphinum* L., commun dans les mers de l'Europe, les *Tr.* (*Gibbula*) *striatus* L., *Tr.* (*Gibbula*) *magnus* L., *Tr. exasperatus* Penn., *Tr. granulatus* Born., des côtes de l'Océan et de la Méditerranée, et le *Tr. conchyliophorus* L., de la mer des Antilles, remarquable par la faculté qu'il possède d'agglutiner à la surface de sa coquille des corps étrangers souvent très-gros. ED. LEF.

TROTTER (THOMAS). Médecin anglais, né en 1761 à Melrose, servit dans la marine anglaise et publia, comme fruit de ses premières observations, un ouvrage important *Sur le scorbut* (Édimbourg et Londres, 1786; 2e édit., 1792). Il fut reçu docteur à Édimbourg en 1758 et publia peu après un projet de réorganisation du service de santé maritime (Londres, 1790), puis en 1787 reprit du service sur la flotte. En 1794, il devint médecin en chef de la flotte sous les ordres de Howe et se distingua dans les épidémies de typhus, de scorbut et de variole qui la ravagèrent; le premier, en 1801, il introduisit la pratique jennérienne de la vaccination dans la marine anglaise. Depuis 1802, il exerça à Newcastle-upon-Tyne et y mourut, après un séjour de deux ans à Édimbourg, le 5 septembre 1832, laissant un grand ouvrage : *Medicina nautica. An Essay on the Diseases of Seamen*, etc. London, 1797-1802, 3 vol.; nouv. éd., *ibid.*, 1803, et plusieurs autres travaux sur les tempéraments (1807), sur la destruction des gaz explosifs des mines (1805, 1806), sur les effets de l'alcoolisme (1804; 4e édit., 1812; 1820), etc. L. HN.

TROTTOIRS. *Voy.* VILLES.

TROTULA DE RUGGIERO. Cette femme célèbre vivait à Salerne, et, comme le prouvent des documents irrécusables, sous le dernier prince lombard, et dès lors avant l'arrivée de Constantin l'Africain. Nous possédons sous son nom un livre sur les maladies des femmes, mais qui a été écrit par un médecin venu après elle et qui manifestement vivait au commencement du treizième siècle. Du reste, il avoue avoir extrait son ouvrage de celui de la Trotula qu'il proclame : *quali Magistra operis*. Dans un manuscrit découvert à Breslau et renfermant une compilation faite d'après les leçons des professeurs qui enseignaient à Salerne dans la seconde moitié du onzième siècle, on trouve plusieurs articles appartenant à la Trotula. Il est donc évident qu'elle ne vivait plus à l'époque où furent faits ces extraits de ses œuvres; ajoutons qu'elle ne cite aucun auteur arabe et pas même Constantin, auquel elle est, par conséquent, antérieure. Suivant Renzi, c'est d'elle que veut parler Orderic Vital, quand il raconte que Rodolphe Malacorona ne put trouver à Salerne, en 1059, personne qui pût entrer en comparaison avec lui, *præter quamdam sapientem matronam*. Or, dit Renzi, il ne peut être question que de la Trotula, dont les ouvrages avaient paru depuis peu.

On a attribué à Eros, affranchi d'Auguste et médecin de Julie, le *Traité des maladies des femmes*, mais il faut n'avoir pas jeté les yeux sur ce livre pour admettre une pareille idée; outre le style, la citation de médecins postérieurs de plusieurs siècles au temps d'Auguste, et notamment de Cophon et d'un certain médecin *e regione Franciæ*, la mention des dames de Salerne à propos des cosmétiques, tout démontre qu'il appartient au onzième siècle.

Le consentement unanime des historiens, et en particulier des contemporains, constate l'existence de Trotula, appartenant à l'illustre famille de Ruggiero, et aujourd'hui même la tradition a conservé parmi les sages-femmes de Naples plusieurs pratiques provenant de cette femme-médecin.

Renzi croit pouvoir supposer que la Trotula était la femme de Jean Platearius l'ancien, le premier, selon Renzi, d'une dynastie de médecins illustres qui furent la gloire de l'école de Salerne pendant deux siècles. Ainsi elle aurait été la mère de Jean Platearius II et de Mathieu, qui cite sa mère, tandis que Jean cite son père. L'auteur du *Circa instans* dit que la mère de Jean Platearius guérit une femme noble d'une suffocation de matrice à l'aide d'un procédé qu'il rapporte. Il est donc bien certain que la mère de Jean Platearius exerçait la médecine, et d'après ce passage et quelques autres on voit qu'elle était citée comme une autorité. Or elle exerçait la médecine précisément à l'époque où devait fleurir la Trotula. Y aurait-il donc eu en même temps deux femmes-médecins jouissant d'une grande réputation? N'est-il pas beaucoup plus probable qu'il n'y en avait qu'une seule, la Trotula, mère de Jean Platearius? Ajoutons que la méthode attribuée à celle-ci est précisément celle que recommande Trotula, et enfin qu'à l'époque où Rodolphe Malacorona visita Salerne il y trouva une seule femme célèbre et non deux.

Les deux fragments qui nous restent des œuvres de Trotula faisaient probablement partie d'un grand ouvrage qui traite magistralement des différentes branches de la médecine pratique. La portion la plus considérable, celle qui a été publiée, est relative aux maladies des femmes; l'autre, retrouvée dans le manuscrit de Breslau, est constituée par des articles compris dans le livre *De œgritudinum curatione* du *Compendium* de Salerne.

Le livre des *Maladies des femmes*, tel que nous le possédons aujourd'hui, est une compilation faite par un médecin de Salerne postérieur à l'époque de Trotula et vivant, suivant toute probabilité, au commencement du treizième siècle. Il y a là toute la substance de l'ouvrage primitif modifié çà et là par des additions provenant du compilateur, qui du reste a loyalement fait connaître l'auteur auquel il avait emprunté le fond de son livre, et il raconte qu'il a voulu réduire en préceptes la doctrine de la Trotula, qui avait dû étudier avec le plus grand soin les maladies de son sexe. Le texte primitif se retrouve en partie dans le manuscrit de Breslau, mais les chapitres ne sont pas distribués comme dans la compilation; le style est bien celui des écrivains du temps, et l'auteur, à part certains préjugés bien pardonnables au milieu des ténèbres du onzième siècle, montre une connaissance très-suffisante de son sujet et donne un bon nombre d'excellents préceptes.

On possède un autre fragment de la Trotula, très-mutilé, mais pur d'additions et d'interpolations. Il est formé d'articles compris dans le livre *De ægritudinum curatione* du *Compendium* de Salerne. Ces articles se réduisent à quatorze, mais la diversité des sujets dont il est traité là montre qu'ils sont extraits d'un ouvrage fort étendu comprenant toute la pathologie, avec une longue exposition du traitement approprié. Ces articles sont : 1° *De epilepsia;* 2° *Contra ictum oculorum;* 3° *De rubedine oculorum;* 4° *De oculis;* 5° *De oculis lacrymosis;* 6° *De dolore aurium;* 7° *De gingivis;* 8° *De dolore dentium;* 9° *De pleuresi;* 10° *Ad excitandum vomitum;* 11° *De dolore intestinorum;* 12° *De tortione ventris;* 13° *De ventris solutione;* 14° *De lapide in renibus.* Rien dans les recettes qui sente la superstition ou la futilité, partout se révèle le praticien expérimenté; c'est bien l'œuvre de la *sapiens matrona* dont parle Orderic Vital.

Le livre *de Passionibus mulierum* a été imprimé plusieurs fois. Argentorati, 1544, in-fol.; Lipsiæ, 1778, in-8°; dans le *Gynécée* de Wolff (Basileæ, 1566, in-4°). L. Hn.

TROU. Solution de continuité d'un tissu, souvent orifice d'un canal. Nous énumérerons les trous principaux étudiés en anatomie :

Trou anonyme. Orifice externe de l'aqueduc de Fallope, plus souvent désigné sous le nom de *trou stylo-mastoïdien* (*voy.* Crane, p. 404).

Trous auditifs. *Voy.* Crane, p. 401, 402, 404, 405.

Trou borgne. *Voy.* Crane, p. 395.

Trou de Botal. *Voy.* Cœur.

Trous carotidiens. *Voy.* Crane, p. 405.

Trous condyliens. *Voy.* Crane, p. 381.

Trous de conjugaison. Formés par la réunion deux à deux des échancrures des apophyses transverses des vertèbres; ces trous donnent passage aux nerfs spinaux.

Trous déchirés. *Voy.* Crane, p. 417.

Trou épineux. Désigne soit le *trou borgne*, soit le *trou sphéno-épineux.*

Trou de Ferrein. Le trou stylo-mastoïdien (*voy.* Crane, p. 404).

Trou fronto-ethmoïdal. Nom donné par Chaussier au *trou borgne.*

Trou mastoïdien. *Voy.* Crane, p. 402.

Trou mentonnier. Orifice externe du canal dentaire inférieur (*voy.* Face. p. 34).

Trou de Monro. *Voy.* Cerveau, p. 171.

Trous nourriciers. *Voy.* Os.

Trou obturateur. *Voy.* Bassin.

Trou occipital. *Voy.* Crane, p. 381.

Trou optique. *Voy.* Crane, p. 386, et Orbite.

Trous orbitaires. *Voy.* Orbite.

TROU OVALAIRE OU OVALE. *Voy.* CŒUR, CRANE, p. 388; on désigne encore ainsi le trou sous-pubien de l'os iliaque.

TROU PARIÉTAL. *Voy.* CRANE, p. 399.

TROU PETIT-ROND. *Voy.* CRANE, p. 388.

TROUS RACHIDIENS. *Voy.* RACHIS.

TROUS SACRÉS. *Voy.* RACHIS, p. 412.

TROU SPHÉNO-ÉPINEUX. *Voy.* CRANE, p. 388.

TROU SOURCILIER OU SUS-ORBITAIRE. *Voy.* CRANE, p. 396.

TROU SOUS-ORBITAIRE. *Voy.* MAXILLAIRE (*Os*), p. 266.

TROU SPHÉNO-ÉPINEUX. *Voy.* CRANE, p. 388.

TROU STYLO-MASTOÏDIEN. *Voy.* CRANE, p. 404.

TROU VERTÉBRAL. *Voy.* RACHIS et VERTÈBRES. L. HN.

TROUSSEAU (ARMAND). Célèbre clinicien, né à Tours, le 14 octobre 1801, fit ses premières études dans sa ville natale sous la direction de Bretonneau, puis vint à Paris où il fut reçu docteur en 1825, agrégé en 1826, puis en 1828 fut chargé par le gouvernement d'étudier les épidémies et les endémies du Midi et prit part aux travaux de la commission de la fièvre jaune. Il publia, avec Chervin et Louis, à ce sujet : *Documents recueillis par la commission française envoyée à Gibraltar pour observer la fièvre jaune qui a régné dans cette place*, Paris, 1830, 2 vol. in-8. En 1831, il fut nommé au concours médecin des hôpitaux et suppléa Récamier à l'Hôtel-Dieu. En 1837, l'Académie de médecine lui décerna son grand prix pour le *Traité pratique de la phthisie laryngée, de la laryngite chronique et des maladies de la voix*, Paris, in-8°; cet ouvrage fut traduit en allemand et en anglais. En 1839, il passa à l'hôpital Saint-Antoine, puis obtint après un brillant concours la chaire de thérapeutique à la Faculté de médecine; il devint, en 1850, professeur de clinique médicale et médecin à l'Hôtel-Dieu, en 1856 membre de l'Académie de médecine. Il mourut le 25 juin 1867.

Trousseau avait conquis la première des réputations médicales de notre temps; il jouissait d'une notoriété extraordinaire et bien méritée; ce n'était, ce ne pouvait être un chef d'école, c'était avant tout un praticien; il préférait l'action à la méditation. Il a laissé des ouvrages importants; nous ne citerons que les principaux : *Traité élémentaire de thérapeutique et de matière médicale* (avec H. Pidoux). Paris, 1835-1839, 2 vol. gr. in-8°; 8e édit., *ibid.*, 1868-1870, 2 vol. in-8°; trad. en anglais, italien et espagnol. Le premier à Paris il a pratiqué la trachéotomie dans le croup et a publié entre autres sur ce sujet : *Nouv. rech. sur la trachéotomie pratiquée dans le croup*. Paris, 1851, in-8° (extr. de l'*Union méd.*), et *Du tubage de la glotte et de la trachéotomie* (Paris, 1851, in-8°). Puis son chef d'œuvre : *Clinique médicale de l'Hôtel-Dieu de Paris* (Paris, 1861, 2 vol. in-8°; le 3e vol. fut publié après sa mort; il renferme un chapitre sur le *Vertige stomacal*, bien décrit par lui pour la première fois). Mentionnons encore, à côté d'une foule d'articles publiés dans les *Archives gén. de médecine* et autres journaux, une excellente monographie : *Sur la fièvre typhoïde* (Paris, 1856, in-8°). En 1834, il fonda, avec Gouraud et Lebaudy, le journal des *Connaissances médico-chirurgicales*. Enfin n'oublions pas qu'en 1848 Trousseau a joué un important rôle politique et a été membre du corps législatif. L. HN.

TROUSSEL-DELVINCOURT. (Jean-Fréd.-Alf.), né à Rouen, en 1797, a fait ses études médicales à Paris, où il fut reçu docteur en 1819. Il a été médecin du bureau de bienfaisance pendant trente ans, médecin de la garde nationale, etc. Nous citerons seulement de lui :

I. *Mémoire sur le mal de gorge des enfants connu sous le nom de croup.* Paris, 1820 ; 2e édit., 1821, in-8°. — II. *Des premiers secours à administrer dans les maladies et accidents qui menacent promptement la vie.* Paris, 1823, in-8°. — III. *Tumeur développée dans les parois de l'utérus.* Paris, 1840, in-8°. A. D.

TROUSSET (M.-E.). Né à Grenoble en 1770, reçu docteur en médecine à Montpellier en 1796, s'est fixé dans sa ville natale et devint successivement professeur de physique et de chimie à l'école centrale du département, inspecteur des eaux minérales, médecin de l'hospice civil. Il est l'auteur d'un excellent travail pour le temps : *Histoire de la fièvre qui a régné épidémiquement à Grenoble pendant les mois de vendémiaire, brumaire, frimaire et nivôse de la présente année* (Grenoble, an VIII, in-8°), et il est mort à Grenoble le 12 février 1807. A. D.

TROUVÉ (Jacques-Athanase). Médecin français, né à Caen en 1779, commença ses études à l'Hôtel-Dieu de cette ville, sous Hersan, puis vint se perfectionner à Paris. De retour à Caen, il fut nommé en 1821 médecin en chef de l'Hôtel-Dieu et vers la même époque médecin de l'asile d'aliénés du Bon-Sauveur. Trouvé était membre correspondant de l'Académie de médecine. Il mourut le 26 mars 1837, laissant :

I. *Mémoire sur la topographie médicale de l'Hôtel-Dieu de Caen.* Caen, 1826 ; se trouve en outre inséré dans *Mém. de l'Académie de Caen,* 1829, et *Annuaire normand,* 1826. — II. *Notes sur la population du département du Calvados.* In *Rec. de la Soc. linnéenne,* 1828. L. Hn.

TROUVILLE (Station marine de). Dans le département du Calvados, dans l'arrondissement et à 11 kilomètres de Pont-Lévêque (chemin de fer de l'Ouest par Lisieux ou par le Havre). Trouville est un petit port sur la Manche, à l'embouchure de la Toucques, peuplé d'environ 6000 habitants, dont la population, qui vivait autrefois à peu près exclusivement de la pêche, s'occupe aujourd'hui principalement des baigneurs nombreux amenés par la mode. La plage de Trouville est d'ailleurs découverte et agréable ; les galets ne sont pas redoutables et la grève est plus unie que dans beaucoup des villes de bains de mer de cette partie de la côte normande. Nous appelons l'attention sur un service complet et bien installé des bains d'eau de mer chauffée, que l'on prend dans un établissement spécial. Les plaisirs mondains du casino, bâti au bord de la mer, sont appréciés de tous les hôtes accidentels de Trouville. Les promenades sont nombreuses et agréables, et les baigneurs visitent avec intérêt la route accidentée des Roches-Noires, Deauville ou même, par le chemin de fer, des points plus éloignés, Villers, Villerville, Cabourg, Dives, etc. Un service de bateaux à vapeur met d'ailleurs en communication journalière Trouville avec le Havre. A. R.

TROXLER (Ignaz-Paul-Vitalis). Né à Bero-Münster (canton de Lucerne), le 17 août 1780, étudia la médecine à Iéna, à Gottingue et à Vienne, et en 1806 se fixa à Lucerne ; en 1814, il accepta des missions politiques à Berlin et à Vienne, exerça ensuite successivement à Aarau (1816), à Bero-Münster (1817), fut nommé en 1820 professeur de philosophie et d'histoire, mais perdit sa chaire par l'influence des jésuites, fonda une maison d'éducation à Aarau en 1823, enseigna ensuite à l'Université de Bâle (1830), devint en 1832 membre du grand Conseil, en 1834 professeur de philosophie à l'Université de Berne. Il mourut le 6 mars 1866. Ses premiers ouvrages, de 1803 à 1808, sont fortement imprégnés de philosophie de la nature. En 1812, il publia : *Blicke in das Wesen der Menschen*. Aarau, puis, en 1830, *Ueber Philosophie, Princip*, etc. Basel; *Der Cretinismus und seine Formen*, etc. Zürich, 1836, in-4°; *Der Kretinismus in der Wissenschaft*, etc. Zürich, 1844. Depuis 1816, il publiait: *Archiv f. Med. u. Chir.* L. Hn.

TRUESTEDT (Friedrich-Lebrecht). Médecin allemand, né à Berlin, le 1er février 1791, servit dans l'armée, fut reçu docteur en 1816 (*De extensionis in solvendis herniis cruralibus incarceratis prae incisione praestantia*. Berolini), puis devint, en 1818, médecin en chef de l'Institut médico-chirurgical Frédéric-Guillaume, en 1820 assesseur du Collége médical de la province de Saxe et directeur de l'École des sages-femmes à Magdebourg, en 1827 directeur de l'Institut médico-chirurgical de cette ville. En 1831, il fut attaché au Ministère de l'instruction publique à Berlin, nommé en 1833 professeur extraordinaire de médecine à l'Université, puis directeur de la policlinique de l'Université, en 1835 conseiller intime, enfin en 1849 se retira à Halberstadt où il mourut le 19 novembre 1855. Son ouvrage le plus important a pour titre : *Histor. Beiträge zur Reform der Medicin. Verfassung in Preussen*. Berlin, 1846. L. Hn.

TRUFFES ET TUBÉRACÉS. § I. **Botanique.** Les Truffes sont des Champignons-Ascomycètes qui forment, dans l'ordre des Pyrénomycètes, le groupe des Tubéracés. Elles se développent dans la terre à des profondeurs variant de 15 à 20 centimètres. Leurs réceptacles fructifères, entièrement clos, sont d'abord enveloppés d'un mycélium byssoïde, dont les filaments forment autour d'eux un feutre blanc très-dense, de 1 à 3 millimètres d'épaisseur. Plus tard, ces réceptacles, débarrassés du mycélium, se présentent sous forme de masses globuleuses ou polygonales-sphériques, plus ou moins régulières, ordinairement couvertes de rugosités arrondies ou d'aspérités pyramidales. Leur grosseur, très-variable, ne dépasse guère celle d'une pomme ou d'une orange ordinaires. Elles sont composées de gros filaments onduleux et anastomosés formant, au niveau de la périphérie, une sorte d'écorce assez épaisse, désignée sous le nom de *péridium*. Ces gros filaments séparent, comme des cloisons, de nombreux compartiments étroits, irrégulièrement distribués et ramifiés, remplis d'un tissu très-dense, de couleur claire, constitué par d'autres filaments très-fins (*Hyphas*), qui portent, à l'extrémité de leurs ramifications, des *thèques* ou *asques*, tantôt sphériques, tantôt ellipsoïdales ou obovées. Dans ces asques se développent de quatre à six, quelquefois seulement de une à trois spores, de couleur brune ou d'un gris cendré. Celles-ci ne deviennent libres qu'après la décomposition du péridium et de sa gléba ; elles sont de forme ellipsoïdale, tantôt scrobiculeuses-réticulées, tantôt couvertes de piquants raides et aigus.

Micheli (*Gen.*, pl. 102) est le premier auteur qui ait entrevenu l'organisation des Truffes, que Linné plaçait parmi les *Lycoperdon*, et ce fut d'après ses observations qu'Adanson caractérisa son genre *Tuber*, lequel correspondait à peu près au groupe actuel des Tubéracés. Après lui Link, Fries, Turpin, Vittadini (*Monographia Tubeacearum*, 1831), puis Léveillé et enfin MM. Tulasne, dans leur beau travail sur les Champignons hypogés (*Fungi hypogæi*, 1851), ont fait connaître en détails la structure interne et les organes de reproduction de ces Cryptogames. En découvrant notamment que les Truffes proviennent d'un mycélium filamenteux et byssoïde, comme tous les autres champignons, MM. Tulasne ont réfuté d'une manière péremptoire l'erreur, tout au moins singulière, qui a fait attribuer la production de ces Ascomycètes à l'influence de certains Insectes. Cette erreur est venue de ce que depuis longtemps on s'était aperçu que des mouches voltigeaient, parfois en grand nombre, au-dessus des terrains où ces champignons se développaient. Garidel, dès 1715, le comte de Borch, en 1780, Bosc, en 1824, et d'autres observateurs, ont signalé ce fait, qui est incontestable. Mais il ne faut pas en déduire, comme l'ont avancé d'abord M. Robert (*Comptes rendus de l'Acad. des sc.*, t. XXIV, p. 66), puis M. Ravel (*De la culture de la Truffe*, 1er mémoire, p. 7) et M. Valserres (*Ann. de l'agriculture française*, t. XXI, 1863, p. 184), que ces mouches peuvent provoquer le développement des Truffes comme celui des galles végétales. Car aucun des Insectes (Coléoptères ou Diptères) vivant dans l'intérieur des Truffes n'est gallicole. Ces insectes sont d'ailleurs aujourd'hui bien connus, grâce aux travaux de savants entomologistes, comme Réaumur, Goureau, Léon Dufour, Perrès, Laboulbène, et, s'ils recherchent les Truffes, c'est uniquement pour se nourrir de leur substance ou pour y déposer leurs œufs (*voy.* A. Laboulbène, *Observations sur les Insectes tubérivores*, in *Ann. de la Soc. entom. de France*, 1864, p. 69 et suiv.).

Tel qu'il est délimité, le groupe des Tubéracés renferme une trentaine de genres, dont trois nous intéressent plus particulièrement : ce sont les genres *Balsamia* Vittad., *Terfezia* Tul. et *Tuber* Mich.

Dans les *Balsamia* le réceptacle fructifère, de forme polygonale-sphérique, est rempli intérieurement de petites cavités arrondies, très-irrégulières, qui ne correspondent pas entre elles. Les spores sont allongées, cylindriques, hyalines et complétement lisses. L'espèce type, *B. vulgaris* Vittad., répand une odeur épicée très-forte. Elle est cependant comestible. On la trouve en hiver dans les terrains argileux dénudés. Son péridium bosselé, rugueux, garni de papilles molles, de couleur brun rougeâtre, atteint parfois le volume d'une pomme.

Les *Terfezia* ont les réceptacles fructifères sphériques, tuberculeux, souvent lobés ou laciniés. Leur chair, d'abord farineuse et de couleur pâle, est divisée en régions arrondies de couleur brune, entourées de veines blanchâtres. Le genre a pour espèce type le *T. Leonis* Tul., qu'on trouve communément en Algérie, dans les terrains sablonneux et les forêts clairsemées. C'est la *Truffe blanche* ou *Tuber niveum* de Desfontaines (*Fl. Atlant.*, p. 436), le *Terfez Africanorum* de Léon d'Afrique (liv. IX), le *Terfex* ou *Fécule de terre* des Arabes. Sa grosseur varie entre celle d'une noix et celle d'une orange. Elle est très-recherchée comme aliment dans tout le nord de l'Afrique, à cause de sa saveur délicate. On la mange généralement cuite dans de l'eau ou du lait.

Plus nombreux en espèces que les précédents, le genre *Tuber* Mich. renferme les *Truffes proprement dites* et notamment la *Truffe du Périgord*, si recherchée pour son odeur pénétrante et parfumée. Ces truffes ont le péridium plus ou moins rugueux ou verruqueux. Leur chair, jamais farineuse, est marbrée de veines claires et de veines plus foncées, contournées en labyrinthe. Les asques, sphériques ou obovées, contiennent le plus ordinairement quatre spores ellipsoïdales, tantôt réticulées, tantôt garnies de piquants. Des vingt espèces environ qui ont été décrites de ce genre les plus importantes au point de vue de l'alimentation sont *T. melanosporum* Vittad., *T. brumale* Vittad., *T. æstivum* Vittad., *T. mesentericum* Vittad. et *T. magnatum* Pico.

Les *T. melanosporum* et *T. brumale* étaient confondus jadis en une seule et même espèce sous les noms de *Lycoperdon tuber* L., *Lycoperdon gulosorum* Scop., *Tuber cibarium* Bulliard et *Tuber brumale* Mich. Ils sont vendus indistinctement sur nos marchés et font l'objet d'un commerce assez considérable. Le *T. melanosporum* est toutefois l'espèce la plus recherchée; c'est la véritable *Truffe du Périgord* ou *Truffe violette*, que l'on récolte en abondance dans le midi de la France et en Italie. Elle se reconnaît à sa chair noire ou violacée, traversée par de nombreuses veines blanchâtres, luisantes et bordées de rouge, à son odeur forte, aromatique, à sa saveur agréable. Dans le *T. brumale*, au contraire, la chair est grise ou bistrée, marbrée de veines moins nombreuses et d'un blanc mat. Son odeur est forte, aromatique, mais légèrement alliacée. Cette truffe, très-commune en France et en Italie, fait l'objet d'un commerce important, bien qu'elle soit moins estimée que le *T. melanosporum*. C'est la *Truffe punaise* ou *fourmi* des environs de Turin, la *Truffe puante* ou *pudento* des Condomois et du midi de la France. Quand elle est jeune, elle est d'une couleur rouge ferrugineuse; elle porte alors, en Provence, le nom vulgaire de *Rougeotte*.

Le *T. æstivum* ou *Truffe d'été* se reconnaît tout de suite à sa chair de couleur pâle, d'un jaune d'argile ou bistre clair, entre-mêlée de veines brunâtres et blanchâtres, courtes et tordues. Elle est surtout commune en Allemagne, dans les terrains argilo-calcaires. On la trouve en France, dans le Poitou, où on l'appelle *Truffe de la Saint-Jean*, aux environs de Paris, notamment au pied des bouleaux sur les bords de la Marne, puis en Normandie, où elle se développe aux mois de juillet et août, dans les forêts de chênes, ordinairement rassemblée en grand nombre d'individus et parfois très-près de terre. Elle exhale une odeur aromatique agréable, mais elle est relativement peu estimée. Il en est de même du *T. mesentericum*, espèce assez commune, en automne et en hiver, aux environs de Paris, où on la nomme vulgairement *Truffe grosse fouine* ou *petite fouine*. On la rencontre également dans les forêts montagneuses de chênes du nord de l'Italie, ainsi que dans le nord de l'Europe. C'est à elle qu'il faut rapporter la majeure partie des truffes comestibles de l'Angleterre, de la Bohême et de l'Allemagne centrale et septentrionale.

Quant au *T. magnatum* ou *Truffe blanche* des Piémontais, c'est une espèce italienne que l'on trouve parfois dans le sud-est de la France, notamment aux environs de Tarascon. Elle est surtout abondante dans le nord de l'Italie, où elle croît solitaire, rarement en groupes, près des chênes, des peupliers, des saules, parfois dans les champs cultivés. On la reconnaît facilement à son péridium polygonal-sphérique, presque lisse, d'un jaune blanchâtre, à sa chair molle, veinée-réticulée, spongieuse, d'abord blanche, puis jaunâtre ou d'un rouge brunâtre. Son odeur est forte, alliacée, sa saveur peu agréable lorsqu'elle est crue : aussi n'est-elle pas très-goûtée des amateurs. Elle devient cependant très-bonne quand elle a été cuite dans de l'eau ou du lait.

Comme nous l'avons dit au début de cet article, les truffes se développent dans la terre à des profondeurs variant de 15 à 20 centimètres. On les trouve ordinairement dans les terrains argilo-calcaires, arides et pierreux, dans les forêts de chênes, de châtaigniers, là où ne viennent que difficilement d'autres végétaux. Les lieux où elles croissent s'appellent des *truffières* et les ouvriers qui les récoltent des *truffiers* ou *truffleurs*. Toutefois, en Provence, où les truffes sont appelées vulgairement *rabassos*, les ouvriers truffiers sont désignés sous le nom de *rabassiers* ou *rabassaïres*, et par suite on appelle *mouscous des rabassos* les Diptères qui voltigent, souvent en grand nombre, au-dessus des truffières.

Le Périgord, le Languedoc, le Vaucluse et la Provence, sont principalement la patrie des truffes françaises, mais c'est sans contredit la région comprise entre la chaîne des Alpines, les Basses-Alpes, le Rhône et le mont Ventoux, qui est la plus renommée pour la production de ces champignons. La ville d'Apt, notamment, qu'on appelle la *Place aux truffes*, présente chaque année, vers la mi-novembre, une animation particulière, surtout le samedi, jour où les rabassiers y apportent leur récolte de la semaine. Le marché ne s'ouvre guère avant dix ou onze heures du matin. Les paysans y arrivent avec leurs truffes soigneusement entassées dans des sacs ou dans des mouchoirs bien fermés, rarement dans des paniers. Les acheteurs en gros viennent particulièrement de Carpentras, font leurs achats dans l'après-midi, et c'est sur une voiture spéciale que les récoltes de la région d'Apt prennent la route de Carpentras, centre de l'industrie des conserves et de l'expédition au dehors. Le triage, quant à la grosseur, se fait à la main pour les petits lots et au crible pour les parties plus considérables, que l'on fait passer à travers les mailles plus ou moins larges d'une claie d'osier. En automne et en hiver, les truffes se consomment en nature, c'est-à-dire sans préparation. Plus tard, la consommation à l'intérieur diminue; c'est alors que commence l'approvisionnement en conserve pour les mois d'été et l'exportation à l'étranger. Le département de Vaucluse est le plus grand centre de production truffière et le marché d'Apt, en partie alimenté par les départements voisins, est de tous le plus important. Le chiffre des truffes vendues dans ce département s'est élevé, en 1885, à 3800000 francs, tandis qu'il a atteint 3000000 de francs dans chacun des départements des Basses-Alpes et du Lot, et seulement 1200000 francs dans la Dordogne.

On emploie, pour la récolte des truffes, des porcs et des chiens dressés à cet effet. En Provence, cependant, on préfère le porc parce que, avec son groin, il fouille profondément le sol, même le plus dur, et fait aux trois quarts la tâche du déterreur. Le chien se fatigue plus vite, s'endolorit les pattes en grattant les terrains compacts et rocailleux et laisse parfois beaucoup à faire à son maître. ED. LEF.

§ II. **Bromatologie.** La truffe, *truffle* (des Anglais), *Trüffel* (des Allemands), *tartufonero* ou *tubero* (des Italiens) et *criadilla de tierra* (des Espagnols), a été longtemps, nul ne l'ignore, une énigme pour les botanistes. Elle est encore un problème pour les hygiénistes, les uns la déclarant inoffensive au même titre que d'autres champignons comestibles, les autres redoutant sa faible digestibilité. Quant aux thérapeutistes, à tort ou à raison ils n'ont pas cherché à s'entendre sur les propriétés aphrodisiaques qu'on lui attribue, ni sur la valeur des témoignages enthousiastes de Brillat-Savarin.

On fait usage dans l'alimentation de plusieurs variétés de truffes qui, de par leur titre de condiment, occupent un rang plus ou moins élevé dans l'estime des gourmets, en raison même de leur arome.

1° COMPOSITION CHIMIQUE. Riegel et J. Lefort ont soumis la truffe à l'analyse chimique et y ont trouvé les principes qui existent dans les champignons de couche, à savoir : de l'eau (70 pour 100, d'après Lefort), de la cellulose, un principe odorant, probablement une huile volatile, de l'albumine végétale, de la mannite, une résine âcre (Riegel), des acides fungique, bolétique, citrique et malique, de la pectine et des sels : chlorures, phosphates alcalins et calcaires, de l'oxyde de fer et de la silice.

De plus, dans ses analyses, Ludwig aurait isolé une substance analogue à l'inuline. D'apparence gommeuse, ce corps est dextrogyre et a reçu de ce chimiste le nom de *mykinuline*.

Cette composition doit au reste varier suivant l'âge et l'époque de la récolte de la truffe. On sait, en effet, que son développement est lent; qu'au printemps elle a le volume tout au plus d'une petite cerise, d'une consistance molle, de couleur blanchâtre et de faible saveur. En été, son tissu devient plus ferme, se sillonne de veines grisâtres et possède plus de parfum. Son volume est alors d'une petite noix et l'aspect de son parenchyme lui a fait donner le nom de truffe blanche.

Plus tard, en novembre et décembre, elle devient noire, atteint tout son volume et possède le parfum qui la fait rechercher. Vers la fin de l'hiver, elle perd ses qualités, se ramollit, puis se décompose; elle a perdu dès lors toute valeur commerciale et alimentaire.

2° ALTÉRATION ET FALSIFICATION. La chaleur et la gelée altèrent cet aliment, et, lui faisant perdre son arome et sa consistance, ils en déterminent la décomposition et la putréfaction. Les truffes ainsi altérées exhalent une odeur ammoniacale, due vraisemblablement en partie, d'après Baudrimont, à la triméthylamine.

Les falsifications des truffes sont nombreuses. Les unes consistent à en augmenter le poids avec des corps inertes, les autres à les imiter de toutes pièces.

On les enduit de terre pour en cacher les anfractuosités et les faire paraître plus volumineuses. MM. Chevallier et Baudrimont signalent une autre fraude qui consiste à fabriquer les grosses truffes au moyen des petites « qu'on soude entre elles avec des épines ou des épingles », ou à mélanger les truffes noires avec des truffes de qualité secondaire.

Les truffes gelées sont l'objet d'une autre fraude exercée par les *rabastins* ou *caveurs de truffes*. D'après les auteurs et d'après M. Chatin, qui a écrit en 1869 un savant mémoire sur ce champignon, cette fraude consiste à faire dégeler les truffes et à les parer à l'aide d'un enduit de terre.

On en augmente encore le poids en introduisant des lingots de plomb ou des cailloux dans leur épaisseur. Ainsi falsifiées, ces truffes mériteraient le nom de truffes fourrées.

Mais l'ingéniosité des falsifications a été plus loin encore : on en a fabriqué tantôt au moyen de débris ou d'épluchures de truffes, mélangés avec de la terre et moulées; tantôt, d'après M. Voisieux, en découpant des pommes de terre avariées en forme de truffes et en les recouvrant de terre venue de truffières. Enfin, une autre fraude consiste, d'après L. Puel, à vendre sous le nom de truffes des lycoperdons (vesses de loup) roulés dans cette terre. Ce sont là des fraudes grossières et faciles à reconnaître.

3° VALEUR ALIMENTAIRE. Les hygiénistes sont loin de s'entendre sur la valeur des truffes comme aliment. Les uns les déclarent indigestes et notent le passage à travers les voies digestifs de fragments non digérés du précieux tubercule. D'autres, plus nombreux d'ailleurs, font observer que la truffe présente la composition chimique des autres champignons, qu'elle est riche en matières azotées et qu'elle a droit de prendre place à côté des morilles et des champignons de couche. A titre de condiment, introduction d'une faible quantité de truffes dans les aliments ne saurait sérieusement en modifier la digestibilité.

En tout cas, on peut dire que la valeur alimentaire des truffes est réelle, mais que leur digestibilité varie avec les individus, les tempéraments et les états morbides. C'est ainsi que dans le régime des arthritiques et des goutteux on recommande avec raison d'user modérément de cet aliment, même à titre d'assaisonnement. Ajoutons que les Anciens, Pline, Juvénal et autres, en appréciaient la valeur; tel est aussi l'avis de M. Gauthier dans son livre sur les *Champignons*.

4° Propriétés thérapeutiques. Nous n'y insistons pas. L'opinion considère la truffe noire comme aphrodisiaque. En Allemagne, on attribue les mêmes propriétés à la Truffe des cerfs, qui d'ailleurs n'est pas comestible. Néanmoins rappelons, avec le traité de matière médicale de Fonssagrives, que Devergie en fit usage pendant l'épidémie cholérique de 1849, à titre d'antidiarrhéique et pour combattre les vomissements. Il prescrivait :

1° La *décoction de truffes*, dont il n'a pas fait connaître la préparation ;

2° L'*eau distillée de truffes*, qu'il administrait à la dose quotidienne de 125 grammes ;

3° La *poudre de truffes*, qu'il faisait ingérer par doses de 4 à 6 grammes, à titre de stimulant.

Ch. Éloy.

TRUFFES DE CERF ou **FAUSSES TRUFFES.** *Voy.* Élaphomycètes.

TRUIE. *Voy.* Porcins.

TRUITE. On admet généralement la distinction des Saumons (*voy.* ce mot) en Saumons proprement dits et en Truites ; cette distinction ne peut être admise que pour les espèces de nos pays ; chez les Saumons on trouve des dents seulement sur le chevron du vomer, tandis que chez les Truites des dents existent sur le chevron et sur le corps de cet os. Trois espèces vivent en France, la truite de mer, la truite commune et la truite de Baillon.

La truite commune (*Trutta fario*) se trouve dans toute l'Europe et dans l'Asie Mineure; elle a 10 à 12 rayons branchiostéges; la longueur de la tête est comprise moins de cinq fois dans la longueur totale; suivant la nature des eaux qu'elle habite, cette espèce varie, du reste, beaucoup dans ses proportions et dans sa coloration; l'animal commence à frayer dès le mois d'octobre et la ponte peut avoir lieu jusque vers la fin de janvier ; la durée de l'incubation dure de quarante à soixante jours suivant la température.

La truite de Baillon (*Trutta Bailloni*), qui n'a encore été pêchée que dans la Somme, paraît provenir du Nord ; elle ressemble beaucoup à un jeune saumon; le corps est légèrement fusiforme; il n'existe que 9 rayons branchiostéges; le dos est de couleur plombée à reflets violacés, avec des taches pourprées.

Par l'ensemble de ses formes, la truite de mer (*Trutta marina*) se rapproche également beaucoup du saumon; le corps est assez allongé, épais; le dos est gris-verdâtre, le ventre argenté; les flancs sont gris blanchâtres; des taches noires sont irrégulièrement semées le long du dos sur la première dorsale, sur l'anale et parfois sur la caudale. Cette espèce, qui a les habitudes du saumon, vit alternativement dans les eaux salées et dans les eaux douces, remontant les fleuves pour frayer.

La chair des truites est très-recherchée dans l'alimentation. H.-E. Sauvage.

Bibliographie. — Cuvier et Valenciennes. *Hist. des Poissons*, t. XXI. — Blanchard. *Les Poissons des eaux douces de la France*, 1866. — Moreau (E.). *Hist. nat. des Poissons de la France*, t. III, 1881. E. S.

TRYGON. Les Pastenagues ou Trygons sont des animaux voisins des Raies (*voy.* ce mot) qui ont la queue aussi longue et même plus longue que le disque, très-grêle, armée d'un ou de plusieurs aiguillons, tantôt nue, tantôt pourvue d'un pli cutané; les mâchoires sont garnies de dents assez petites, disposées par séries régulières.

Le genre Trygon est le type de la famille des Trygonidées, qui comprend environ 60 espèces, plus particulièrement abondantes dans les mers chaudes; deux espèces se trouvent sur les côtes d'Europe, la pastenague (*Trygon pastinaca*) et la pastenague violette (*Trygon violacea*).

Lorsqu'elles sont attaquées, les pastenagues peuvent occasionner des blessures terribles à l'aide des aiguillons de la queue; de tout temps la pastenague de la Méditerranée, désignée par les Anciens sous le nom de *Turtur*, a été redoutée. H.-E. Sauvage.

Bibliographie. — Salviani. *Aquatilium animalium historia*, 1854-1858. — Müller et Henle. *Syst. Beschr. der Plagiostomen*, 1841. — Günther (A.). *Cat. Fishes British Museum*, t. VIII, 1870. — Moreau (A.). *Hist. nat. des Poissons de la France*, t. I, 1881. — Sauvage (H.-E.). *La grande pêche; les poissons*, 1883. E. S.

TSCHALLENER (Johann). Médecin aliéniste, né à Prenner (Tyrol) le 15 janvier 1783, après avoir exercé dans diverses localités obtint en 1834 la direction de l'asile de Hall. Il fit disparaître bien des abus, améliora la situation des malades, fit des inventions utiles. Il mourut le 14 mai 1855, laissant entre autres :

I. *Die Krankenbettstatt*. Innsbrück, 1841, 1 pl. — II. *Beschreibung der k. k. Prov. Irrenanstalt zu Hall in Tyrol*, etc. Innsbrück, 1842, 1 pl. L. Hn.

TSCHOUDES. *Voy.* Finnois et Russie, p. 754.

TSCHUGAZZIS. *Voy.* Esquimaux.

TSESMÉ (Eaux minérales de). En Asie Mineure, entre Tsesmé et Erythrées. Les principales sources sont celles de Mamitie (température 55 degrés), de Phatmé (température 49 degrés) et de Chassan-Aga (température 50 degrés). En dehors de ces sources il y en a encore d'autres, dont les eaux sont recueillies dans un bassin où elles présentent une température de 55 degrés. La vase abondante de ce bassin passe pour être d'une efficacité thérapeutique supérieure à celle des sources mêmes. Les eaux des sources de Tsesmé sont employées efficacement contre les affections rhumatismales, le lymphatisme, la scrofulose, diverses paralysies, les dyspepsies, les syphilides, le paludisme chronique, les catarrhes chroniques de l'utérus et de la vessie, etc. Un établissement régulier fait défaut.

STÉPHANOS.

TSÉ-TSÉ. Nom vulgaire de plusieurs Mouches de l'Afrique centrale et faisant partie du genre *Glossina* Wiedemann, dont les caractères sont : une trompe fort longue, avec des palpes de la même longueur, engaînants; antennes à 3e article quadruple du second, style fortement plumeux en dessus.

La plus célèbre des Tsé-Tsé est la *Glossina morsitans* Westwood, qui est un peu plus grande que notre Mouche domestique. Sa couleur est d'un jaune châtain, avec la trompe grêle, deux fois plus longue que la tête, le thorax rayé de quatre bandes noirâtres, longitudinales, l'abdomen d'un blanc jaunâtre, avec cinq segments dont les derniers ont des taches noires interrompues au milieu. Les ailes sont un peu enfumées.

On connaît d'autres espèces de Glossines. Westwood en avait publié déjà quelques-unes (*Observations on the destructive Species of Dipterous Insects known in Africa under the Name of the Tsé-tsé, Zimb, and Tsaltsalya, and on their supposed the fourth Plague of Egypt.* In *Proceedings of the Zoological Society of the London* t. XVIII, p. 258-270, 1850). J. Bigot en a donné une Monographie récente (*Genre Glossina* [six espèces] in *Annales de la Société entomologique de France*, 6e série, t. VI, p. 121-124, 1885).

La Tsé-Tsé se rencontre à peu près dans toute l'Afrique médiane; on la trouve surtout entre 18 et 25 degrés de latitude sud et 22 à 28 degrés de longitude; elle est regardée comme un des fléaux et des dangers dans les explorations de l'Afrique tropicale. Elle remonte vers le nord en certaines saisons. Agatarchides et Bruce l'ont jadis indiquée en Abyssinie et Westwood suppose que, dépassant ses limites ordinaires, elle causa la quatrième plaie d'Égypte : « Une multitude de Mouches très-dangereuses vint dans les maisons de Pharaon, de ses serviteurs et par toute l'Égypte » (*Exode*, chap. VIII, v. 24). La cinquième plaie, celle des bêtes, devient alors la conséquence de la quatrième.

La *Glossina morsitans* se tient de préférence au bord des endroits marécageux, dans les herbes, les roseaux, sur les buissons; son bourdonnement a un timbre élevé. Beaucoup de voyageurs, et plus particulièrement Livingstone et Oswald, ont décrit les ravages de la Tsé-Tsé sur les animaux de la zone torride africaine, mais leurs récits ont certainement besoin d'être contrôlés, ils sont au moins exagérés. La Mouche attaque l'homme et surtout les animaux, fondant sur eux comme une flèche, les piquant aux endroits découverts du corps, et pour les animaux aux cuisses et sous le ventre. Les animaux sauvages, tels que les Zèbres, les Buffles, les Antilopes, la Chèvre domestique, n'éprouveraient rien de ses piqûres, l'homme serait rarement affecté, mais le Cheval, l'Ane, le Bœuf, le Mouton, le Chameau et le Chien, seraient fatalement atteints et succomberaient, soit très-rapidement, d'une manière soudaine, soit au bout de quelques semaines ou plusieurs mois. Des Européens ont perdu ainsi, en peu de temps, soixante à cent bœufs ; les lésions trouvées à l'autopsie soulèvent les plus grandes contradictions, ainsi que d'autres particularités bizarres et même invraisemblables signalées par les explorateurs, au sujet des piqûres de la Tsé-Tsé.

Je serais d'avis que les Mouches du genre Glossine, que la ou les Tsé-Tsé, pas plus que les Stomoxes et les Simulies (*voy.* STOMOXE et SIMULIE), n'ont d'action vénéneuse spéciale, mais que les effets de leur piqûre peuvent être redoutables, à divers degrés, suivant l'inoculation, tantôt de produits septicémiques, tantôt de produits virulents puisés sur des animaux ou des cadavres et souillant alors la longue trompe. On ne peut que faire des conjectures sur la maladie ou les maladies inoculées. Le charbon ordinaire ne paraît pas probable dans la majorité des cas. Railliet et Nocard ont inoculé sans succès à un Mouton la tête entière d'une Tsé-Tsé rapportée du Zanguebar.

Les peuplades des deux rives du Zambèse ne peuvent avoir d'autres animaux domestiques que la Chèvre. Si des troupeaux doivent traverser les parages à Tsé-Tsé, on choisit les clairs de lune de la saison la moins chaude, où la Mouche est plus engourdie et pique moins facilement. On enduit la peau des bœufs de fiente mêlée de lait, qui répugne à la Tsé-Tsé. Il est possible que ces Mouches diminuent ou disparaissent, avec les animaux sauvages, devant l'extension de la colonisation et l'emploi des armes à feu, le sang de ces animaux paraissant la seule nourriture de la Tsé-Tsé et lui fournissant parfois des agents septicémiques ou des virus spéciaux redoutables (*voy.* DIPTÈRES). A. LABOULBÈNE.

TSIGANES. *Voy.* BOHÉMIENS et FRANCE.

TUBER. *Voy.* TRUFFE.

TUBER CINEREUM. *Voy.* CERVEAU et VENTRICULES DU CERVEAU.

TUBÉRACÉS. Groupe de Champignons-Ascomycètes, dont les représentants sont désignés indistinctivement sous le nom de Truffes (*voy.* ce mot). ED. LEF.

TUBERCULES MAMILLAIRES. *Voy.* CERVEAU et VENTRICULES DU CERVEAU.

TUBERCULES QUADRIJUMEAUX. *Voy.* CERVEAU et ISTHME.

TUBERCULOSE. *Voy.* PHTHISIE.

TUBIPORE (*Tubipora* L.). Genre d'animaux Cœlentérés, du groupe des Cténocères. Ses représentants, connus indistinctement sous le nom d'*Orgues* de mer, constituent des colonies formées de tubes calcaires cylindriques, verticaux, disposés parallèlement et unis entre eux, de distance en distance, par des lamelles horizontales que traversent de nombreux canaux simples ou bifurqués. Les deux espèces les plus connues sont *T. musica* L. et *T. purpurea* Dan., qui se rencontrent dans la Méditerranée. ED. LEF.

TUBULAIRES. Groupe d'animaux Cœlentérés, de la classe des Méduses, dont les représentants sont connus également sous le nom de *Gymnoblastes* (*voy.* ce mot). ED. LEF.

TUEFFERD (GEORGES-FREDÉRIC). Médecin français né à Montbéliard en 1779, reçu docteur à Paris en 1807, se fixa dans sa ville natale et y exerça la médecine jusqu'à sa mort arrivée le 19 août 1865. Il était inspecteur des épidémies, des fabriques, etc. Il a beaucoup contribué à répandre dans l'Est la pratique de la vaccination. En 1846, l'Institut lui accorda une mention pour son mémoire : *De la contagion de la fièvre typhoïde*. Il a laissé encore, outre un ouvrage philosophique inachevé, le suivant : *Mém. sur l'épidémie de choléra et de suette qui* *a régné dans l'arrondissement de Montbéliard depuis...* 1854. Montbéliard, 1856.

L. Hn.

TÜFFER (Eaux minérales et boues de). *Hyperthermales, amétallites, carboniques faibles.* En Autriche, en Styrie, dans le cercle de Marburg, dans la vallée de Steiermark, à 24 kilomètres de Cilli, sur les hauteurs boisées du Senosék, au bas desquelles coule un ruisseau nommé le Sannfluss, à 252 mètres au-dessus du niveau de la mer Adriatique (chemin de fer du sud de l'Autriche ou ligne de Trieste). La saison commence le 1er mai et finit le 30 septembre. Le climat de Tüffer mérite de fixer l'attention : il diffère en effet de celui des stations dont les eaux sont presque analogues. Ainsi il est beaucoup moins excitant et moins froid que celui de Gastein, dont l'altitude est plus marquée; il est à peu près comparable à celui de Wildbad (Wurtemberg) et de Schlangenbad (Rheingau), quoique ces postes thermaux soient encore sensiblement plus élevés. L'air que l'on respire sur les hauteurs du Senosék est doux, tonique, favorable par conséquent aux affections nerveuses que l'on y traite. Trois sources émergent à Tuffer d'un terrain dolomitique; elles se nomment *Römerquelle* (source Romaine), *Fürstenquelle* (source des Princes), *Mittlerequelle* (source Moyenne). Les caractères physiques et chimiques de l'eau de ces trois sources sont à peu près les mêmes, c'est-à-dire que l'eau de Tüffer est claire, transparente, limpide, quoiqu'elle laisse déposer une couche notable de boue, inodore, d'une couleur bleuâtre, de goût terreux et un peu salé; elle se trouble quand l'atmosphère éprouve des changements marqués et subits. La température de la Römerquelle est de 37°,4 centigrade, celle de la Fürstenquelle, de 37°,5 centigrade, celle de la Mittlerequelle, de 37°,2 centigrade. Leur débit est de 804 000 litres en vingt-quatre heures. La composition élémentaire de ces sources est à peu près semblable. Nous nous contentons de donner, d'après Hruschauer, l'analyse de la source Romaine qui contient, dans 1000 grammes, les principes suivants :

Bicarbonate de chaux	0,019
— manganèse	0,004
— fer	traces.
Sulfate de soude	0,016
— chaux	0,007
Chlorure de sodium	0,034
— magnésium	0,023
Silice	0,052
Total des matières fixes	0,155
Gaz acide carbonique libre	0gr.237

La boue de Tüffer n'a pas été complétement analysée, on sait seulement qu'elle contient surtout une portion considérable de silice, du sulfate de chaux et de fer, et une petite quantité de carbonate de chaux.

Établissements. Les deux principales sources ont donné leurs noms aux deux établissements de la station, le Römerbad et le Fürstenbad. Les dispositions intérieures de chacun de ces deux bains ont été modifiées, mais les murs du bain romain sont de l'époque primitive. Chacun de ces établissements renferme une grande et belle piscine, alimentée par une eau qui se renouvelle sans cesse, et pourtant la boue thermo-minérale qui s'y dépose nécessite que les bains en commun soient nettoyés deux fois par jour. La piscine du Römerbad a 150 mètres carrés, et sa profondeur est de 1m,50. Des salles spéciales sont réservées pour l'administration des bains isolés, dont l'eau constamment renouvelée est à la température primitive des sources. Des cabinets sont aussi destinés à l'application de douches de toutes formes et de cataplasmes de boue.

Mode d'administration et doses. Les eaux de Tüffer, comme les autres hyperthermales amétallites, s'emploient rarement en boisson : aussi nous n'avons constaté l'existence de buvette à aucun établissement. On trouve au Römerbad et au Fürstenbad une division complète de bains en commun et séparés, qui sont le moyen principal de traitement. Tous les médecins qui ont pratiqué et qui pratiquent à cette station ont accepté comme la plus favorable la méthode suivante : les bains de piscines et de baignoires doivent durer, à de rares exceptions près, le premier jour, une demi-heure le matin et autant le soir; le second jour, une heure le matin et une demi-heure le soir; le troisième jour, une heure le matin et une heure l'après-midi; le quatrième jour, une heure et demie le matin et une heure le soir. On doit continuer d'augmenter le séjour dans l'eau d'une demi-heure le matin et d'une demi-heure le soir jusqu'au quinzième jour. A ce moment, on diminue la longueur des bains dans la même proportion, jusqu'à ce qu'on soit revenu à une demi-heure par jour. Les douches d'eau s'administrent en général sur tout le corps, à moins d'indications spéciales. Elles doivent être d'un quart d'heure à une demi-heure, quels que soient le calibre et le mode d'écoulement qu'on veuille leur donner. L'application générale de la boue est exceptionnelle ; on se contente dans quelques cas, mais assez peu communs, de cataplasmes sur des points locaux et douloureux.

Effets physiologiques et thérapeutiques. Ils sont à peu près identiques à ceux des eaux de Gastein, de Schlangenbad, de Wildbad, de Tœplitz et de Schönau, en Allemagne; de Pfäffers et de Hofragaz, en Suisse; de Néris, d'Évaux, de Luxeuil, de Bagnères-de-Bigorre, etc., en France, c'est-à-dire que les eaux de Tüffer conviennent dans le rhumatisme accompagné d'accidents nerveux, dans les anémies avec névroses accidentées, dans l'hystérie à tous ses degrés. Il est une indication qui semble la caractéristique des eaux de Tüffer à l'extérieur, c'est leur efficacité incontestable dans tous les exsudats résultant d'accidents traumatiques et surtout d'inflammation d'organes profondément situés, notamment de la matrice et de ses annexes, ayant, par exemple, déterminé une péri-typhlite accompagnée même d'abcès du petit bassin. Nous insistons à dessein sur les résultats favorables des eaux de Tüffer administrées à l'extérieur ; elles ont alors une spécialisation plus marquée que celles avec lesquelles nous venons de les composer.

La *durée de la cure* varie de vingt-cinq à trente jours.

On *n'exporte* l'eau d'aucune des sources de Tüffer. A. Rotureau.

TUFNELL (Thomas-Jolliffe). Médecin irlandais, né en 1819 à Chippenham (Wiltshire), étudia à Londres, servit dans les Indes et, à son retour à Dublin en 1845, fit des leçons sur la médecine militaire. En 1850, il fut nommé chirurgien de l'hôpital de la Cité; il prit part à la campagne de Crimée, et à son retour fut nommé professeur de chirurgie d'armée au Collége royal des chirurgiens d'Irlande. Il mourut en 1875. Tufnell est surtout connu pour ses travaux sur le traitement des anévrysmes (Dublin, 1851; *Med. Chir. Trans.*, t. LVII; Dublin, 1875; 1879), sans compter un grand nombre de mémoires insérés dans les recueils périodiques de Dublin. L. Hn.

TULIPE (*Tulipa*). Genre de Liliacées voisin des *Lilium*, dont il se distingue surtout par la forme de son périanthe, connue de tout le monde. Lémery croit les bulbes de *T. Gesneriana*, la belle espèce de nos jardins, stimulants et résolutifs. En Italie, on les mange cuits, d'après la *Matière médicale* de Ferrein. Notre espèce indigène, le *T. sylvestris* L., remarquable par la légère concavité de son réceptacle floral, a des bulbes vomitifs, d'après Gmelin (MÉR. et DE L., *Dict. Mat. méd.*, VI, 788). Cependant ces bulbes sont quelquefois mangés, mais après cuisson; il en est de même, chez les Kalmouks, de ceux du *T. Marschalliana* SCHULT. (ROSENTH., *Syn. pl. diaphor.*, 86). Le nom d'*Arbres à tulipes* a été donné au Tulipier et à plusieurs *Magnolia*. H. BN.

TULIPIER (*Liriodendron* L.). Genre de Magnoliacées-Magnoliées, voisin des *Magnolia*, et qui en a l'organisation florale, avec cette différence que les anthères y sont nettement extrorses, et que les fruits deviennent des samares qui se détachent de l'axe commun à la maturité. L'aile de ces samares est formée par un épaississement du style, persistant, comprimé et durci. La seule espèce du genre, le *L. Tulipifera* L., est un bel arbre de l'Amérique du Nord, à feuilles en forme de lyre, à stipules latérales très-développées et se rapprochant pour former un sac aplati qui enveloppe toute la partie du rameau supérieure à la feuille dont dépendent ces stipules. On assure que l'écorce du Tulipier sert à aromatiser certaines liqueurs des Antilles; elle est très-odorante, tonique, fébrifuge, antirhumatismale, antiputride et antihystérique (voy. *Nouv. remèd.* [1886], 485). H. BN.

BIBLIOGRAPHIE. — L., *Gen.*, n. 689. — GÆRTN., *Fruct.*, II, t. 158. — LAMK, *Illustr.*, t. 491. — DC., *Prodr.*, I, 82. — A. GRAY, *Gen. ill.*, t. 24 — MÉR. et DE L., *Dict. Mat. méd.*, IV, 150. — SPACH, *Suit. à Buff.*, VII, 486. — ENDL., *Gen.*, n. 4740. — GUIB., *Drog. simpl.*, éd. 7, III, 746. — ROSENTH., *Syn. pl. diaph.*. 597. — H. BN., in *Adansonia*, VI, 66; *Hist. des plant.*, I, 145, 182, 188, fig. 175-178; *Tr. Bot. méd. phanér.*, 497. H. BN.

TULP (NICOLAAS), encore appelé CLAES PIETERZOON et NICOLAUS PETREUS. Ce savant médecin naquit à Amsterdam en 1593, étudia à Leyde sous Pauw, Bontius, Heurnius et Vorstius, fut reçu docteur en 1614 (*Diss. de cholera humida*), se fixa à Amsterdam, devint en 1622 membre de la municipalité, en 1626 « prélecteur » d'anatomie du « Chirurgijns-Gild »; c'est dans l'exercice de ces fonctions que Rembrandt le représenta démontrant les muscles du bras. Il conserva ces fonctions jusqu'en 1653, devint en 1654 bourgmestre d'Amsterdam et mourut à La Haye en 1674. « On le vit à l'âge de soixante-dix-huit ans, animé du plus ardent patriotisme, réchauffer le courage de ses concitoyens prêts à céder aux armes victorieuses de Louis XIV, les pousser aux derniers efforts de la résistance et sauver sa patrie » (Dezeimeris).

Tulp jouissait d'une grande réputation comme praticien; il s'est fait connaître comme anatomiste par la première description qui ait été faite de la valvule iléo-cæcale découverte par Bauhin et par la découverte chez l'homme des chylifères vus en 1622 par Aselli chez le chien; cette découverte remonte à 1639. Le premier, Tulp a décrit l'anatomie du chimpanzé. En 1636 parut la première *Pharmacopœa Amstelodamensis*, probablement entièrement rédigée par Tulp. On cite encore de lui : *Observationum medicarum libri III*, Amstelodami, 1641, 1652 (libro quarto auctior); 1672, 1685, in-12; Lugduni Batav., 1716, 1739, in-12, en hollandais. Amsterdam, 1650; Leyde, 1740. A la 5e édition, de 1672, sont annexés 74 *Monita medica*. Tulp a encore écrit : *Epistola de calculis*, insérée dans Beverwijck, *Exerc. in Hippocratis aph. de calculo.* L. HN.

TUMEURS. *Tumor, de tumere*, enfler; ὄγκος, φῦμα; all. *Geschwulst;* angl. *Tumour, Swelling;* ital. *tumore;* esp. *tumor*.

I. Synonymie. Délimitation du groupe des tumeurs. Définition. Le mot *tumeur* ne porte pas en lui d'autre signification que celle d'une augmentation de volume bien définie d'une partie du corps. Par là il se distingue du mot *tuméfaction*, qui désigne un gonflement diffus et sans limites précises. Toute augmentation de volume bien circonscrite d'un organe ou d'une région, qu'elle qu'en soit la nature, peut donc être appelée *tumeur*. C'est ainsi, du reste, que l'ont compris les anciens chirurgiens. Sous la dénomination de tumeurs J.-L. Petit traite successivement des tumeurs appelées parotides; de la ranule ou grenouillette, des abcès de la voûte et du voile du palais, des abcès qui se forment derrière l'oreille, des goîtres et des loupes; de l'extirpation du cancer et de quelques tumeurs variqueuses, des tumeurs formées par la bile retenue dans la vésicule du fiel. Si nous ouvrons Boyer, nous y lisons : « On appelle *tumeur* toute éminence contre nature qui se forme dans une partie quelconque du corps. » Sous ce titre, il étudie : l'érysipèle, le phlegmon, le furoncle, l'anthrax, la pustule maligne, les anévrysmes, les varices, le squirrhe, le cancer, l'œdème, les loupes. Dans la pathologie des tumeurs de Virchow nous trouvons décrites les productions morbides les plus variées, par exemple, les hématomes, l'hydrocèle, l'éléphantiasis, le tubercule, la morve et la syphilis, à côté des tumeurs proprement dites, comme le lipome, le fibrome, le chondrome. Aujourd'hui encore, au point de vue clinique, le mot *tumeur* est pris dans un sens très-général et sert à désigner la tête d'un os déplacée dans une luxation, l'intestin contenu dans une hernie, l'hydrocèle de la tunique vaginale, aussi bien qu'un cancer, un lipome, un fibrome. Que cette manière d'envisager la question présente un avantage réel, lorsqu'il s'agit de passer en revue toutes les éminences anormales qui peuvent se montrer en un point donné et d'établir un diagnostic différentiel, cela n'est pas contestable. Mais, lorsqu'il s'agit d'étudier, au point de vue nosologique, les productions accidentelles auxquelles on réserve plus spécialement le nom de *tumeurs*, une pareille manière d'envisager la question est sans avantage; bien plus, elle est illogique et aboutit nécessairement à la plus déplorable confusion. La remarque en a déjà été faite par Abernethy : « On ne devrait, dit-il, regarder comme tumeurs proprement dites que les maladies avec tuméfaction formée par le développement de productions accidentelles ayant ou non leur analogue dans les différents tissus de l'économie et, dans tous les cas, étrangères aux organes où elles se développent. »

Ainsi donc, bon au point de vue clinique, le mot *tumeurs* cesse de l'être au point de vue pathologique, parce qu'il est applicable à un trop grand nombre de saillies ou éminences de nature essentiellement différente. Il y aurait avantage à le remplacer par un autre d'un sens plus précis. La tentative a été faite depuis longtemps : c'est ainsi qu'on a employé successivement les mots *productions accidentelles* (*Compendium de chirurgie*), *pseudoplasmes*, *néoplasmes*. Follin se sert de l'expression *productions organisées de formation morbide*. Sans nous arrêter ici à faire la critique de chacune des expressions précédentes, nous dirons que nous préférons le mot de *néoplasmes*, dont l'usage a été surtout vulgarisé en France par le professeur Verneuil. Non que ce terme s'applique exclusivement aux productions morbides vulgairement appelées *tumeurs;* il est applicable également aux productions nouvelles de nature inflammatoire. Mais, les tumeurs étant essentiellement caractérisées par leur tendance à la permanence, tandis que les autres productions pathologiques n'ont souvent qu'une existence passagère, on peut dire qu'elles constituent par excellence des néoplasmes, c'est-à-dire des tissus de nouvelle formation.

S'il est difficile de trouver un terme qui convienne bien à désigner les néoplasmes ou tumeurs, il n'est pas moins ardu d'en donner une bonne définition. « On aurait beau mettre quelqu'un à la question, dit Virchow, pour lui faire dire ce que sont en réalité les tumeurs, je ne crois pas que l'on puisse trouver un seul homme qui soit en mesure de le dire. Il est donc très-important d'établir dès le principe que les tumeurs ne forment pas un groupe bien délimité par leur nature et leur essence, mais qu'on leur assigne des limites basées sur les besoins de la pratique et sur l'utilité que leur reconnaît la science de l'époque. Il s'ensuit que chacun est libre de reconnaître ou non telle ou telle chose comme tumeur. » C'est là un aveu complet d'impuissance.

M. Terrier, dans sa dernière édition du *Manuel de pathologie de Jamain*, signale aussi la difficulté de trouver une bonne définition des néoplasmes : « Une définition précise du mot *tumeur*, dit-il, n'est pas chose facile et nous paraît encore à trouver, malgré les efforts faits par les anatomo-pathologistes et les cliniciens. » Le *Compendium de chirurgie*, Broca, Follin, Lücke (*in* Pitha et Billroth), ne donnent pas non plus de définition précise. MM. Cornil et Ranvier, dans leur *Manuel d'histologie pathologique*, appellent *tumeur* toute masse constituée par un tissu de nouvelle formation ayant de la tendance à persister ou à s'accroître. Bonne au point de vue anatomo-pathologique, cette définition laisse à désirer au point de vue clinique. En effet, elle ne caractérise pas suffisamment les phénomènes intimes dont les néoplasmes sont le siége, et leurs rapports avec l'organisme. Dans la dernière édition de leur *Traité de pathologie générale*, Billroth et Winiwarter définissent les tumeurs « des formations nouvelles qui reconnaissent d'autres causes que la néoplasie inflammatoire et prennent un accroissement qui, en général, n'aboutit pas à une fin typique, mais qui se prolonge pour ainsi dire à l'infini; en outre, les tumeurs sont composées ordinairement d'un tissu qui possède une organisation supérieure à celle de la néoplasie inflammatoire. » Ce n'est pas là, à proprement parler, une définition des tumeurs, mais plutôt une analyse de leurs principaux caractères, au premier rang desquels se place la tendance à l'accroissement indéfini et à la permanence. Peu satisfaits des définitions données jusqu'à ce jour, nous avons essayé, dans un article publié en commun avec le professeur Verneuil dans la *Revue de chirurgie* de 1884, de fournir une définition nouvelle, et nous avons dit : « Le néoplasme est un organe accidentel, définitif, superflu et nuisible, constitué par l'hypergenèse d'éléments anatomiques et de tissus altérés morphologiquement et chimiquement sans doute, siége d'une nutrition pervertie et désordonnée, enfin, manifestation locale d'une diathèse particulière dérivant de la dyscrasie arthritique. » Si l'on trouvait la définition précédente un peu longue, on pourrait, sacrifiant ce qui a trait à la nature des éléments anatomiques et à l'étiologie, dire plus simplement : Le néoplasme est un organe accidentel, siége d'une nutrition pervertie et désordonnée, avec tendance à un développement continu et à la permanence.

Les caractères précédents peuvent nous servir à déterminer les productions morbides que nous devons faire rentrer dans la catégorie des néoplasmes et celles qui ne sauraient y être rattachées. Faisons en effet leur application à des tumeurs, telles que le carcinome, le fibrome, le chondrome. Ce sont là bien manifestement des organes nouveaux, accidentels, qui n'entraient pas dans le plan primitif de l'organisme, qui, comme tous nos organes, vivent aux dépens du sang artériel et versent dans le torrent circulatoire les produits de leur nutrition. Leur développement, tantôt lent, tantôt rapide et même presque foudroyant, montre bien que leur nutrition est pervertie et désordonnée; quant à leur fâcheuse tendance à l'accroissement continu et à la permanence, elle est trop connue pour que nous ayons besoin d'y insister. On n'en saurait dire autant de certaines néoplasies, par exemple, les néoplasies tuberculeuse et syphilitique, qui ont été quelquefois indûment rangées dans les néoplasmes. Bien loin de tendre à un accroissement continu et à une existence permanente, elles ont le plus souvent tendance à la destruction, soit par caséification, soit par suppuration; elles peuvent guérir, soit spontanément, soit à l'aide d'un traitement approprié. Elles doivent, en un mot, être rangées, non parmi les néoplasmes vrais, mais bien parmi les inflammations, dont elles présentent tous les caractères, mais, hâtons-nous d'ajouter : parmi les inflammations spécifiques. De même encore il est bien évident que la tumeur constituée par le goître n'a point sa place dans le groupe des néoplasmes, tel que nous le comprenons. Il s'agit en effet d'une hypertrophie des éléments du corps thyroïde, comparable à l'hypertrophie de la rate et du foie, à l'hypertrophie de la prostate, etc., et non d'un organe accidentel, surajouté à nos tissus. Une discussion doit être ouverte à propos des kystes; sans doute, ceux d'entre eux qui sont constitués par la simple dilatation des conduits excréteurs oblitérés ne sauraient être regardés comme des néoplasmes vrais; mais, ainsi que le fait observer Broca, c'est là un cas tout à fait exceptionnel, et dans l'immense majorité des productions kystiques il s'agit bien manifestement d'organes de nouvelle formation : aussi nous semble-t-il plus logique de ne pas scinder le groupe des kystes et de le conserver tout entier dans la classe des néoplasmes ou tumeurs.

II. Étiologie. C'est là bien certainement un des points les plus obscurs dans l'histoire des néoplasmes. Dans bon nombre de cas il est impossible d'assigner une cause quelconque à leur développement. D'autres fois on rencontre certaines causes accidentelles, mais qui ne sauraient jouer d'autre rôle que celui de causes secondaires agissant chez des sujets prédisposés. C'est ainsi qu'agissent les divers traumatismes qu'on rencontre si souvent dans les antécédents des malades affectés de néoplasmes. Sans doute il faut faire la part de l'exagération et de l'imagination des malades, mais il n'en est pas moins vrai que souvent le développement d'un néoplasme est précédé par un traumatisme quelconque, contusion plus ou moins violente, plus ou moins répétée. Dans le cancer du sein, souvent les malades ont reçu un coup sur la région qui est le siége de la tumeur. On a pu incriminer également les inflammations antérieures de la glande, telles que les abcès d'origine puerpérale. A ce sujet nous pouvons déclarer que les recherches que nous avons faites dans ce sens sont restées tout à fait négatives; bon nombre de malades atteintes de tumeurs du sein n'avaient jamais eu d'inflammation antérieure de la mamelle; quelques-unes avaient présenté des abcès puerpéraux dans le sein du côté opposé à celui qui portait la tumeur. Dans certaines formes de tumeurs, comme l'enchondrome, tous les auteurs s'accordent à reconnaître l'importance étiologique du traumatisme. Plus souvent encore qu'un traumatisme important, mais unique, on trouve dans les antécédents une série d'irritations fréquemment renouvelées ou longtemps prolongées. D'après la statistique de Wolff, basée sur les tumeurs observées à la clinique chirurgicale de Berlin entre 1864 et 1873, sur 344 cas de carcinome, un traumatisme est invoqué comme cause 42 fois, et, sur 100 cas de sarcome, 20 fois. John Hall, qui cite ces chiffres, ajoute que le sarcome suit habituellement un seul traumatisme, et le carcinome une irritation longtemps continuée. Cependant, ajoute-t-il, l'inverse se voit quelquefois. C'est ainsi que Weil cite deux cas de sarcome attribués à une irritation répétée. Le docteur Weir a rapporté un cas de squirrhe du pénis suivant une contusion reçue quatre mois auparavant et il cite un cas semblable rapporté par Holmes Coote. Hulke rapporte un cas observé sur un homme de soixante-huit ans chez lequel une petite plaie du palais faite par un tuyau de pipe enfoncé dans la bouche fut suivie au bout d'un mois de la formation d'une petite tumeur, qui crut rapidement, récidiva six mois après l'extirpation, s'étendit en peu de temps et causa la mort du patient. L'examen microscopique prouva qu'il s'agissait d'un épithélioma. En opposition avec ces faits de traumatisme unique, et comme exemple d'irritation longtemps prolongée, nous pouvons citer l'existence du phimosis auquel on a fait jouer un rôle dans le développement du cancer de la verge; nous devons rappeler également la fréquence des néoplasmes au niveau des divers orifices du corps, et, en particulier, des orifices du tube digestif, lèvres, cardia, pylore, extrémité inférieure du rectum. On comprend, en effet, que ces points soient plus exposés aux lésions traumatiques. Chacun connaît la fréquence particulière du développement des néoplasmes dans les testicules retenus au niveau de l'anneau inguinal externe. Ils y sont en effet beaucoup plus exposés aux froissements continuels que les testicules retenus dans la cavité abdominale ou contenus dans les bourses comme à l'état normal. Comme exemple de l'influence exercée par une irritation prolongée sur le développement des tumeurs, nous pouvons citer encore ce qui se passe dans certains foyers de nécrose, où la présence d'un séquestre dans un trajet fistuleux ancien a pu déterminer parfois le développement d'un épithélioma. De même encore certaines fistules urinaires anciennes, quelques fistules à l'anus, sont devenues le point de départ de dégénérescences épithéliales. Est-il besoin de rappeler les épithéliomas développés sur certaines cicatrices fréquemment ulcérées, telles que les cicatrices de brûlure, et le cancer de la langue à la suite d'irritation de cet organe par un chicot, à la suite des plaques de psoriasis buccal? On voit aussi des points du tégument externe qui sont le siége d'une inflammation antérieure, par exemple, d'un eczéma, d'un lupus, d'un psoriasis, être envahis par le cancer. Cette année même, nous avons eu l'occasion d'enlever, chez une femme, à la partie supérieure et externe de la jambe, un épithélioma développé sur une plaque de psoriasis. Ce sont quelquefois aussi des points qui étaient le siége de manifestations syphilitiques qui deviennent la proie du cancer; il en résulte des tumeurs, des ulcérations qui présentent souvent des caractères mixtes, rappelant à la fois ceux du cancer et des affections syphilitiques. C'est à ces faits que M. Verneuil a donné le nom d'hybridité morbide. Ils sont fort importants à connaître au double point de vue du diagnostic et du traitement.

Mais, quelle que soit l'importance des différentes causes locales que nous venons d'énumérer, traumatisme plus ou moins grave, ou bien irritations continuelles et longtemps prolongées, il est bien évident qu'elles ne sauraient avoir d'importance que chez des sujets prédisposés par leur état général. En effet, combien de personnes sont soumises aux mêmes traumatismes, aux mêmes causes d'irritations continuelles, et chez lesquelles on ne voit point se développer de tumeurs? Or, quel est cet état général prédisposant les malades au développement des néoplasmes, et auquel on pourrait donner le nom de *diathèse néoplasique?* C'est là, il faut bien le dire, une question à laquelle il est difficile de faire une réponse précise, ayant un caractère scientifique rigoureux; nous pouvons du moins exposer les dispositions particulières que présentent habituellement les sujets porteurs de néoplasmes. Il est à remarquer tout d'abord que l'immense majorité des malades atteints de néoplasmes divers présentent tous les caractères d'une santé robuste et d'une vigoureuse constitution. Interrogés sur leurs antécédents, beaucoup d'entre eux nous répondent qu'ils n'ont jamais fait de maladie sérieuse, et qu'ils ont toujours joui d'une excellente santé. Il n'est pas rare de rencontrer chez les ascendants des exemples de longévité remarquable. Les familles sont souvent composées de nombreux enfants, et l'on n'y rencontre pas ces décès fréquents si souvent notés dans le bas âge au sein des familles tuberculeuses. Il est extrêmement rare de voir se développer des néoplasmes vrais chez des sujets qui ont eu précédemment ou qui sont encore actuellement porteurs de manifestations scrofuleuses, abcès froids, lésions osseuses, engorgements ganglionnaires. Nous ne voulons pas dire que le fait ne puisse être observé, mais, du moins, pouvons-nous affirmer, d'après un très-grand nombre d'observations prises à ce point de vue, que la coïncidence entre les néoplasmes vrais et les manifestations scrofuleuses est excessivement rare. Souvent, au contraire, on trouve dans les antécédents des accidents qui doivent être mis sur le compte des diathèses rhumatismale et arthritique. Ce n'est pas le rhumatisme articulaire aigu qu'accusent habituellement les malades atteints de néoplasmes, mais bien le rhumatisme chronique, douleurs erratiques dans les muscles et dans les articulations, arthrite séche, attaques de goutte, névralgies, migraines, en un mot cet ensemble symptomatique auquel on donne habituellement le nom d'arthritisme. Cette donnée étiologique ne nous fait pas connaître d'une façon exacte en quoi consiste la diathèse néoplasique, mais elle nous révèle les liaisons intimes qui existent entre cette diathèse et l'arthritisme. C'est là une circonstance qui présente au point de vue nosologique, aussi bien qu'au point de vue de la pratique chirurgicale, le plus haut intérêt. En effet, c'est surtout chez les malades porteurs de tumeurs qu'on trouve les altérations viscérales auxquelles donne souvent naissance l'arthritisme, affections calculeuses du foie et des reins, diabète, albuminurie. Aussi doit-on, chez ces malades, plus soigneusement encore que dans toute autre circonstance, pratiquer l'examen des viscères, faire l'analyse des urines, avant de procéder à une opération. Il y a là, en effet, des circonstances qui sont de nature à modifier profondément le pronostic et les indications thérapeutiques.

Les idées précédentes, émises par M. Verneuil, ont été défendues par lui dans une conférence faite au Congrès international des sciences médicales de Copenhague, en 1884. Elles ne sont pas, du reste, complétement nouvelles, et M. Verneuil lui-même a pris soin de rappeler qu'il avait été précédé dans cette voie par Bazin et Hardy. Comme confirmation de cette doctrine, nous pouvons citer la statistique suivante que nous avons établie d'après l'ensemble de nos observations. En effet, sur 108 observations de tumeurs de toute sorte, nous ne trouvons qu'une seule fois une malade qui, avec des traces manifestes de scrofule (ganglions suppurés du cou), portait en même temps un cancer de l'utérus. Au contraire, de ces 108 observations, 29, c'est-à-dire plus du quart, mentionnent chez les malades des symptômes évidents d'arthritisme (rhumatisme, goutte, migraine, névralgies). Encore faut-il faire observer que cette statistique n'a qu'une valeur restreinte, les observations n'ayant pas toujours mentionné avec un soin suffisant les antécédents des malades.

Mais quelle est en elle-même cette diathèse néoplasique dont nous avons parlé? M. Verneuil a essayé de la définir, en englobant dans une seule et même famille tous les néoplasmes, quel que soit leur point de départ, leur constitution anatomique et leur évolution clinique. Sans doute c'est là une tentative hardie, et qui demande encore le contrôle des faits pour être définitivement établie. Il est toutefois un certain nombre de circonstances qui peuvent être invoquées à l'appui de cette manière de voir. Parmi elles, l'une des plus importantes, c'est la pluralité des néoplasmes chez un même malade et dans une même famille. Il n'est pas rare, en effet, de voir une personne portant simultanément un nombre plus ou moins considérable de tumeurs. Si celles-ci sont de même nature, ce qui arrive assez fréquemment dans les cas de lipomes, de névromes, de fibromes, on n'en saurait tirer aucune conclusion, car la cause qui a prédisposé à leur développement doit être évidemment la même pour chacune d'elles. Mais il arrive assez souvent que l'on constate l'existence simultanée chez un même sujet de tumeurs de nature différente, par exemple, un kyste de l'ovaire coïncidant avec un myome utérin (le cas n'est pas rare, on le sait), un lipome coïncidant avec un fibrome, avec un myome, un papillome, etc. Faisant à ce cas l'application du raisonnement que nous tenions dans le cas précédent, nous pouvons admettre une même cause étiologique présidant à l'éclosion de ces tumeurs anatomiquement différentes; par là même se trouve constitué un lien qui les relie entre elles et en forme un groupe unique. Mais ce sont là, dira-t-on, des exemples de tumeurs qui, n'entraînant pas d'altérations dans la santé générale, sont dites tumeurs bénignes. Rien d'étonnant dès lors que les mêmes considérations étiologiques s'appliquent à des tumeurs qui ont la même marche clinique. Il est plus difficile d'admettre qu'une même cause produise les tumeurs bénignes et celles qui, déterminant des troubles généraux graves, portent le nom de tumeurs malignes, de façon à établir un lien commun entre ces deux ordres de néoplasmes si différents. Et cependant les faits montrent le développement successif ou simultané chez un même sujet de ces deux grandes variétés de tumeur. Chez une malade de l'hôpital Saint-Louis nous avons pu constater à la fois un carcinome du sein et un myome de l'utérus. Une dame que nous avions opérée d'un polype fibreux de l'utérus a présenté, quelques années après, un cancer du même organe. On a pu noter aussi la coïncidence du cancer et du lipome, du cancer avec les myomes utérins, les kystes de l'ovaire, etc. M. Verneuil cite l'exemple d'une dame atteinte en 1878 d'un adénome sudoripare, en 1881 d'un polype de la matrice, et en 1884 d'un cancer de la mamelle. « Faut-il, ajoute l'auteur, dans un cas pareil croire que cette dame a été successivement en puissance des trois diathèses engendrant l'adénome, le fibrome et le carcinome, et n'est-il pas plus logique de penser qu'une diathèse unique, la disposant à produire des néoplasmes, a fait naître en se fixant sur les glandes de la peau un adénome, sur l'utérus un myofibrome, et sur la mamelle un cancer? »

L'hérédité parle dans le même sens; pour le cancer, elle est suffisamment démontrée pour que nous n'ayons pas besoin d'y insister. Tout le monde connaît les faits de Broca et de Walshe. Sir James Paget cite le cas suivant : « Une dame succomba à un cancer de l'estomac, et ses deux filles moururent, l'une d'un cancer de l'estomac, l'autre d'un cancer du sein ; parmi les petits-enfants de cette dame, deux moururent de cancer du sein, deux de cancer de l'utérus, un d'un cancer des ganglions axillaires, et un autre d'un cancer du rectum. » Nous-même nous pouvons citer le cas d'une malade que nous avons opérée d'une récidive de cancer du sein, et qui a succombé plus tard à une tumeur cancéreuse de l'abdomen. La mère de cette malade était morte d'une tumeur vésicale ; deux filles de celle-ci, sœurs de notre malade, avaient succombé à la suite d'hydropisie et de tumeur abdominale. Mais, chose intéressante au point de vue où nous sommes placés actuellement, ce n'est pas toujours la même forme anatomique qui est transmise. Un père atteint de carcinome peut avoir un fils affecté de sarcome ou d'épithélioma. Sans doute le cancer est de toutes les variétés de tumeurs celle dans laquelle l'hérédité joue le plus grand rôle, mais on peut la rencontrer aussi dans l'étude des tumeurs bénignes. C'est quelquefois la disposition aux néoplasmes, c'est-à-dire la diathèse néoplasique, qui est seule transmise, de sorte que des parents atteints de carcinome ont pu avoir des enfants porteurs de lipomes, de fibromes, etc. M. Verneuil parle d'une dame qui portait un cancer du sein, et dont la mère avait eu un kyste de l'ovaire. Une autre dame avait eu un épulis ; son oncle présentait un cancroïde de la verge, et sa mère un lipome de la cuisse. C'est là encore un argument en faveur de l'unité de la diathèse néoplasique, puisqu'on peut voir dans une même famille se transmettre alternativement et pour ainsi dire d'une manière indifférente des tumeurs bénignes et malignes. Ces idées, qui sont celles de M. Verneuil, ont été présentées dans la thèse de son élève, M. Ricard, en 1885. A l'appui de l'unité de la diathèse néoplasique on peut citer encore les tumeurs mixtes, qui renferment dans leur intérieur un grand nombre de tissus, adénome, myxome, sarcome ; de pareilles tumeurs se rencontrent fréquemment dans certaines régions, telles que le testicule et la parotide. Or il est bien naturel d'admettre que c'est une même disposition pathologique qui provoque la prolifération simultanée de plusieurs tissus. Même raisonnement s'applique aux cas dans lesquels, après avoir évolué pendant un certain temps sous une forme anatomique, une tumeur prend tout à coup une marche et une structure différentes. Ici encore il est permis de dire que c'est une même disposition pathologique qui a présidé au développement des éléments qui se sont succédé dans la constitution de la tumeur, de façon à faire, par exemple, d'un adénome du sein un carcinome ou un sarcome.

III. Pathogénie. *Origine microbienne des tumeurs.* Savoir que les néoplasmes forment un grand groupe pathologique dépendant de l'arthritisme, c'est là sans doute une donnée théorique et pratique du plus haut intérêt. Mais ne pouvons-nous pas pénétrer plus profondément dans l'étiologie des tumeurs, et déterminer par quel mécanisme elles se forment chez les sujets que leur tempérament et les circonstances accidentelles y prédisposent ? Quelle est, en un mot, leur pathogénie ? Le traité de J. Müller (*Ueber feineren Bau der Krankhaften Geschwulste.* Berlin, 1838) marque une date importante dans l'étude de la question. L'auteur y pose en effet en principe que le tissu constituant une tumeur a son type dans un tissu de l'organisme à l'état embryonnaire ou à l'état de développement complet. Par là disparaissait la théorie du parasitisme, qui avait cours jusque-là dans la science et qui faisait des tumeurs de véritables produits étrangers à l'organisme sur lequel ils végétaient. Dès lors les néoplasmes étaient étroitement rattachés par leur origine aux tissus normaux ; ils devaient être regardés comme des anomalies, de véritables monstruosités du développement cellulaire. Mais comment naissent ces éléments anatomiques nouveaux dont la réunion va constituer la tumeur? Robin admet qu'ils se forment de toutes pièces au sein d'un blastème « dont les matériaux se réunissent molécule à molécule et font ainsi apparaître un corps solide ou demi-solide, de forme, de volume et de structure déterminés. Ce sont, dit-il, des éléments nouveaux qui apparaissent. » La théorie du blastème est admise également par Broca. Il cite comme preuve à l'appui les fines granulations tuberculeuses de l'arachnoïde qui, dit-il, paraissent amorphes sous le microscope, et dans lesquelles des corpuscules ne se développent que plus tard. Mais, ainsi que le fait remarquer M. Cornil dans l'article Carcinome de ce Dictionnaire, c'est là une erreur, car le tissu tuberculeux et les plus petites granulations des méninges et des autres organes ne sont point amorphes, mais bien, dès l'origine, composés de petites cellules embryonnaires. D'ailleurs, un seul blastème ne saurait donner naissance aux éléments anatomiques si variés qui entrent dans la composition des tumeurs. Aussi Broca est-il obligé d'admettre des blastèmes spéciaux pour chaque genre et chaque variété de tumeurs. Cette hypothèse, il faut bien l'avouer, n'explique pas grand'chose. Admettre la sécrétion d'un blastème particulier pour chaque variété de tumeurs, c'est seulement donner un corps à cette disposition ou diathèse que nous sommes obligés d'admettre comme préexistant chez tout sujet porteur d'un néoplasme. D'ailleurs, la théorie des blastèmes, aussi bien en histologie normale qu'en anatomie pathologique, est aujourd'hui complétement abandonnée. Une théorie qui a eu un grand retentissement, c'est celle de Virchow, ou théorie cellulaire, dans laquelle l'auteur rattache à des modifications survenues dans la nutrition des éléments cellulaires toutes les inflammations, aussi bien que tous les néoplasmes. Et même, d'après Virchow, ce serait le tissu conjonctif qui serait le point de départ de toute tumeur. C'est là une exagération certaine, car les épithéliums, les endothéliums, peuvent être également l'origine de produits néoplasiques. D'ailleurs, la théorie cellulaire de Virchow a elle-même été battue en brèche par les recherches de son élève Cohnheim, qui, en démontrant la participation des globules blancs du sang dans les phénomènes de l'inflammation, a beaucoup diminué la part qui revient à la multiplication des éléments cellulaires des tissus. En ce qui concerne les néoplasmes, Cohnheim a émis une théorie nouvelle. Il suppose que, dans l'épaisseur des tissus, sont contenus des éléments embryonnaires qui peuvent sommeiller là pendant de longues années, et qui, sous l'influence d'une irritation convenable, sont capables, à un moment donné, de se développer et de proliférer pour donner naissance à divers néoplasmes. Léopold, élève de Cohnheim, a entrepris des recherches expérimentales dans le but de vérifier la théorie de son maître. Il a essayé de produire expérimentalement des tumeurs en implantant dans les organes d'animaux des portions de tissu embryonnaire. Il s'est servi comme milieux d'implantation, tantôt de la chambre antérieure de l'œil, tantôt de la cavité abdominale des lapins. D'après ses recherches, le cartilage adulte ne prolifère pas, tandis que le cartilage fœtal prolifère et augmente considérablement de volume : il peut ainsi donner naissance à de volumineuses tumeurs cartilagineuses. Dans quelques cas même,

Léopold a pu constater la présence d'embolies cartilagineuses qui devinrent le point de départ de productions cartilagineuses nouvelles.

Des recherches de même ordre ont été entreprises par le docteur E. Kaufmann, qui rappelle les diverses tentatives d'implantation faites avant lui par Zahn, Léopold, Reverdin, Boll, etc. Il décrit son procédé personnel sous le nom d'*enkatarrhaphie* de la façon suivante : Il fait sur la peau d'un animal une incision elliptique. Le lambeau, ainsi séparé de la peau avoisinante, reste adhérent par sa face profonde au tissu conjonctif sous-jacent. Kaufmann prend alors les deux extrémités du lambeau ovalaire, les rapproche l'une de l'autre et les suture; la réunion a lieu par première intention. Par cette sorte d'inclusion d'épithélium au-dessous des téguments il réalise les conditions existant dans les kystes dermoïdes. C'est surtout sur la crête du coq que cette opération réussit. Il a fait un grand nombre de ces enkatarrhaphies et, examinant les résultats de l'expérience à des dates déterminées, il a pu suivre l'évolution des phénomènes jusqu'au deux cent dixième jour. Il se forme un véritable kyste dermoïde qui augmente un peu pendant le premier mois, puis reste stationnaire et ne présente aucun caractère de malignité. L'auteur n'a pu réussir à créer de la sorte un épithélioma. Ces expériences rappellent celles qui ont été faites par le professeur Masse (de Bordeaux), et communiquées par lui, en 1885, au Congrès français de chirurgie. On sait que cet auteur a pu produire des kystes dermoïdes en greffant des éléments épithéliaux sur le péritoine de jeunes rats. Il s'en faut de beaucoup que la théorie de Cohnheim explique tous les faits et soit universellement adoptée. Elle est rejetée par Butlin; d'autres auteurs, tel que Billroth et Winiwarter, Formad et Hall, font remarquer que cette théorie n'est applicable qu'à certains faits. Il faut en effet distinguer entre les tumeurs qui se développent dans l'âge adulte et dans la vieillesse et celles qui, se montrant au moment même de la naissance, ou peu après, peuvent être dites d'origine congénitale. Pour ces dernières la théorie de Cohnheim admettant l'existence d'éléments embryonnaires enfouis dans les tissus, et qui deviennent le point de départ d'un développement anormal, peut être invoquée avec toute apparence de raison. Les tumeurs congénitales et des tout jeunes enfants n'ont en effet ni le même siége, ni la même composition anatomique, ni la même marche clinique que celles des adultes. Suivant l'expression du docteur Formad, ces tumeurs congénitales devraient être en réalité rejetées de la classe des néoplasmes et considérées comme des anomalies de développement, des malformations, au même titre qu'un doigt supplémentaire. C'est là une distinction étiologique utile à établir : elle nous permet en effet de comprendre le développement de tumeurs aux deux âges extrêmes de la vie. Dans ces dernières années, le docteur Formad (de Philadelphie), rejetant toutes les autres hypothèses sur la pathogénie des tumeurs chez l'adulte, a cherché à établir que toute tumeur, en dehors des tumeurs congénitales, est le produit direct d'un processus inflammatoire. D'après lui, l'inflammation n'agirait pas seulement comme cause excitante sur un terrain prédisposé, c'est elle qui crée la prédisposition. C'est là une opinion très-certainement erronée, car les divers processus inflammatoires que nous voyons évoluer en clinique n'aboutissent pas à la formation de tumeurs. Si l'inflammation joue parfois un rôle dans l'évolution et la marche des néoplasmes, on ne la retrouve guère dans leur période de début. Force est donc d'admettre pour expliquer la pathogénie des tumeurs une cause spécifique qui reste encore à déterminer.

Nous avons déjà dit qu'avant l'intervention de la théorie cellulaire les anciens auteurs, tels que Bayle et Laennec, voyaient dans les néoplasmes ou tumeurs de véritables parasites qui, se nourrissant et s'accroissant aux dépens de l'organisme qui en est porteur, le minent peu à peu et le conduisent tôt ou tard à la destruction. A l'heure actuelle, sous l'influence des théories microbiennes, on a tendance à revenir à la doctrine parasitaire des tumeurs, et nombre d'auteurs se demandent si ces produits pathologiques ne sont pas le résultat de la pénétration dans l'organisme d'un ou plusieurs microbes particuliers. En Angleterre, Butlin a développé cette manière de voir, soit dans un article du *British Med. Journal*, soit dans l'*Encyclopédie internationale de chirurgie*. A l'appui de son opinion il cite l'actinomycose, dont la nature parasitaire ne fait plus question aujourd'hui, et aussi les lympho-sarcomes des poumons chez les hommes qui travaillent aux mines de cobalt, de Schneeberg (Hesse, *Arch. für Heilk.*, Band XIX, S. 160), productions qui sont certainement de véritables néoplasmes, ne se rencontrant que parmi les mineurs qui travaillent au cobalt, amènent la mort de tous les hommes qui travaillent dans ces mines depuis un certain nombre d'années, et n'atteignent nullement les habitants du voisinage qui ne se livrent pas aux mêmes travaux. D'après Butlin, la distribution géographique du cancer, telle que l'a montrée le docteur Havilland, peut mener à la même conclusion. Ses recherches statistiques lui ont appris que, tandis que les habitants des pays élevés et secs étaient peu sujets au cancer, au contraire, ceux qui habitent le long des grandes rivières, sujettes à des débordements périodiques, se trouvent dans de véritables foyers d'infection (Havilland, *Journal of the Society of Arts*, vol. XXVII, n° 1367). Dans une conférence faite l'année dernière (1886) au Collége des chirurgiens, le docteur Bland Sutton a émis cette idée que beaucoup de sarcomes embryonnaires ne sont autre chose que des néoformations produites par l'action irritante de certains micro-organismes. Dans les *Annals of Surgery* de 1885, Lewis Pilcher, à propos de deux cas de lymphome malin rapportés par lui, émet l'hypothèse qu'on doit regarder comme cause de ces tumeurs un micro-organisme infectant et spécifique dont la pullulation amène l'altération du sang et l'hypertrophie ganglionaire. Parmi les partisans de l'origine microbienne des tumeurs, nous pouvons citer encore le docteur John Hall, qui, dans un article des *Annals of Surgery* (décembre 1885), consacré à l'étiologie des tumeurs malignes, étudie la question. Il dit avoir trouvé des bacilles dans un cas de sarcome. La même manière de voir a été défendue en 1885 dans les *Archives de médecine* par le docteur Ledoux-Lebard, qui rappelle les travaux antérieurs de Harrisson Cripps et de Nedopil, partisans de l'origine microbienne du cancer, sans toutefois apporter de preuves nouvelles à l'appui de cette opinion. Tout dernièrement enfin le docteur Rappin adressait à l'Académie de médecine un travail consacré à la défense des mêmes idées; l'auteur dit avoir constaté dans les tumeurs la présence de diplocoques. Il joint même à son mémoire une figure qui montre, sur une coupe de carcinome de la mamelle, les cellules carcinomateuses remplies de microcoques. Mais, pour qu'un microbe soit véritablement considéré comme pathogène, il faut de toute nécessité que les cultures de ce microbe inoculées à l'état de pureté reproduisent la maladie primitive. Or les tentatives faites dans ce sens par M. Rappin sont demeurées sans résultat. S'il faut en croire les recherches du docteur Scheuerlen (de Berlin), dont les journaux de médecine nous apportent en ce moment même l'écho (*Semaine médicale*, 30 novembre 1887), ce dernier auteur aurait été plus heureux que ses prédécesseurs. Il aurait réussi, non-seulement à rencontrer un bacille spécial dans toutes les préparations de cancer, mais encore à produire des tumeurs cancéreuses chez les animaux par l'inoculation de cultures pures de ce bacille. En conséquence, il conclut à une relation de cause à effet entre le cancer et le bacille qu'il a découvert. Mais, quand on se reporte au détail des expériences, on voit que l'auteur a constaté chez les animaux inoculés de petites tumeurs, et dans celles-ci « des cellules agrandies, fortement granulées, dont quelques-unes étaient certainement des cellules épithéliales. A côté de celles-ci il y avait des cellules en voie de dégénérescence graisseuse. » Il y a loin de cette analyse rapide et incomplète à des caractères histologiques précis permettant de conclure avec certitude à l'existence de carcinome chez les animaux inoculés. Aussi faisons-nous, touchant les conclusions du docteur Scheuerlen, les réserves les plus absolues. Quant aux travaux de Manfredi et de Belleli, ils nous paraissent ne pas avoir une grande valeur démonstrative. Manfredi a trouvé dans des exsudats de pneumonie croupale un diplocoque spécial qu'il a inoculé à divers animaux, chiens, lapins, cobayes, etc. Les animaux inoculés sont morts en sept à douze jours avec un énorme gonflement des viscères, portant surtout sur la rate et les ganglions lymphatiques. Ces derniers présentaient de petits noyaux gris ou jaune grisâtre, formés d'un tissu de granulations avec tendance à la dégénérescence caséeuse, et renfermant dans leur intérieur le microbe spécifique. Il est bien évident qu'une maladie inoculée traduisant son existence par un gonflement des viscères et des ganglions lymphatiques, avec tendance à la caséification, présente tous les caractères d'une maladie infectieuse, et non ceux que nous sommes habitués à rencontrer dans les néoplasmes. Les recherches de M. Belleli nous paraissent plus éloignées encore du sujet qui nous occupe. L'auteur décrit certaines tumeurs rectales présentant les caractères de fibro-adénomes, et qui sont produites en Égypte par les œufs du *Distomum hœmatobium*. Ces faits nous semblent à rapprocher des exemples de tumeurs sarcomateuses produites par le champignon de l'actinomycose. Mais il y a une grande différence, au point de vue des dimensions et de la morphologie, entre ces espèces parfaitement déterminées et les organismes inférieurs ou microbes auxquels on attribue aujourd'hui la plupart des maladies infectieuses.

Il est du reste une circonstance qui paraît peu favorable à l'origine parasitaire des tumeurs, c'est que jusqu'ici on n'a pas prouvé leur transmission par contage d'un sujet à un autre, on n'a pas réussi leur inoculation. Et cependant les expériences n'ont pas manqué. A propos d'un travail du même genre entrepris par lui, M. Jeannel (de Toulouse) dit avoir analysé 63 expériences d'inoculation, d'injection intra-veineuse ou d'ingestion, qui ont été faites jusqu'à lui. Un certain nombre de ces faits ont été analysés dans le mémoire de M. Ledoux-Lebard. D'autres sont cités dans le travail de Hall, par exemple, celui de Meissner, dans lequel un malade invoqua comme cause de sa tumeur l'inoculation du sarcome mélanique d'un cheval. Dans la discussion sur le travail du docteur Formad, Gross (de Philadelphie) cita le cas d'un sarcome ulcéré inoculé d'un bœuf à la main d'une femme. On peut dire qu'aucun de ces faits n'est absolument démonstratif. M. Jeannel n'a pas été plus heureux que ses prédécesseurs, bien qu'il ait pris soin d'expérimenter sur des animaux de même espèce, inoculant le carcinome de chien à chien. A propos de la note de M. Jeannel, Paul Bert a rappelé dans la *Gazette hebdomadaire* de 1885 des expériences de même ordre faites autrefois par lui, en 1863, à propos de sa thèse sur la *Greffe animale*. Il a opéré, lui aussi, sur des animaux de même espèce, de chien sur chien, de chat sur chat, faisant plus de 20 expériences, opérant sur la plèvre, sur le péritoine, sur le tissu cellulaire sous-cutané, injectant le suc cancéreux dans le bout périphérique des artères. Malgré tous ses efforts, ses expériences sont constamment demeurées négatives.

On ne connaît pas davantage d'exemple de transmission d'un sujet à un autre. C'est ainsi que jamais on n'a cité de cas d'un chirurgien s'étant inoculé un néoplasme pendant une opération, et pourtant les opérations chirurgicales pratiquées chez les cancéreux sont chose bien fréquente. Sans doute, le docteur Hall rapporte, à l'appui de sa manière de voir sur la nature infectieuse des tumeurs, 5 observations dans lesquelles le mari et la femme ont été atteints l'un après l'autre de néoplasmes, mais ces observations ne nous paraissent pas de grande valeur, car il s'est souvent écoulé un temps très-long entre l'apparition du néoplasme chez les deux époux, et, de plus, la nature de la tumeur chez chacun d'eux n'a pas toujours été la même. C'est surtout dans les cas où l'on entrevoit nettement le mode de transmission, comme dans les cancers de la verge et de l'utérus, que l'on peut penser à la contagion, mais ces faits sont absolument exceptionnels. Dans une analyse de 134 cas de cancer du pénis, Demarquay en a trouvé un seul où la contagion locale était alléguée; d'après le docteur Welch, Langenbeck aurait vu 3 ou 4 cas causés par ce même processus. Gaillard Thomas dit avoir rencontré un seul fait de cancer du pénis dans lequel la contagion semblait probable. Czerny nous a dit avoir observé l'existence simultanée chez le mari et chez la femme d'un cancer de la verge et de l'utérus. Mais, en somme, il ne s'agit là que de quelques faits isolés; si l'on réfléchit à la grande fréquence du cancer utérin, à la facilité avec laquelle des inoculations pourraient se faire sur la verge pendant les rapports conjugaux, à la faveur de quelque écorchure du pénis, on sera disposé à voir là des cas curieux de coïncidence du cancer chez deux époux, plutôt que des exemples probants de contagion.

En résumé donc, on peut dire que la preuve de la transmission du cancer par inoculation ou par contage n'est pas faite encore à l'heure actuelle. En effet, il ne faudrait pas prendre pour des exemples d'inoculations réussies ces faits dans lesquels un traumatisme accidentel ou chirurgical a déterminé l'apparition d'une tumeur secondaire chez un sujet déjà porteur d'un néoplasme. Dans des cas semblables, on ne peut croire à une nouvelle inoculation chez un malade qui était déjà en possession de la maladie; ce qu'on a déterminé, c'est seulement une nouvelle manifestation locale de l'affection. Ces faits sont utiles à connaître pour nous expliquer la généralisation des néoplasmes et la formation des tumeurs secondaires. C'est seulement à propos de cette question que nous en donnerons l'analyse.

Quant à la nature microbienne des néoplasmes, à l'heure actuelle aucun fait probant n'a encore été publié. On sait en effet que, pour attribuer à un microbe une valeur pathogène, il ne suffit pas de reconnaître sa présence dans un tissu; il faut encore l'isoler, le cultiver à l'état de pureté, puis, par son inoculation, reproduire la maladie primitive. Aucun des termes du problème n'a encore été résolu, en ce qui concerne les néoplasmes. On peut même dire que cette manière de voir n'a pour elle qu'une faible probabilité. La marche clinique de la maladie, les modifications cellulaires observées au sein des néoplasmes, si différentes de celles qui sont produites par les microbes, rendent cette hypothèse bien peu vraisemblable. Dans une revue critique publiée en 1885 dans les *Archives de médecine*, M. Brault a exposé toutes les raisons qui militent contre l'origine microbienne des tumeurs. Toutefois il est sage de faire des réserves. Il est possible qu'à l'avenir, mieux éclairés sur la pathologie des néoplasmes, nous arrivions à établir des distinctions dans ce groupe si vaste et qui comprend de si nombreuses variétés ; il est possible, disons-nous, que, parmi les tumeurs, nous en reconnaissions qui soient dues à la présence de microbes, tandis que les autres représenteraient seulement des altérations de nutrition, de véritables monstruosités du développement cellulaire. Ainsi, par exemple, en ce qui concerne les tumeurs mélaniques, il est possible que ces productions morbides doivent être distraites des autres néoplasmes. Déjà les inoculations faites par Goujon en 1866 peuvent être invoquées à l'appui de cette opinion, car on a vu parfois la matière mélanique se multiplier dans l'organisme des animaux inoculés avec la plus grande rapidité. Dans un article du *Lyon médical* de 1885, le docteur Bard a émis l'idée de la nature parasitaire de la mélanose et de certaines tumeurs mélaniques. Il pense que ces productions doivent être séparées des tumeurs, il fait remarquer que le foyer primitif est habituellement extérieur, souvent au niveau du gros orteil ; la formation de tumeurs secondaires est très-rapide et très-multipliée ; la mélanose est très-fréquente chez le cheval où les tumeurs sont fort rares. Toutefois il convient de rappeler que jusqu'ici aucun micro-organisme n'a été décrit dans l'intérieur de ces masses mélaniques, et leur inoculation n'a pu être faite avec succès.

IV. Anatomie et physiologie pathologiques. Sous ce titre nous ne voulons pas décrire la structure propre à chacun des néoplasmes ; ce serait en effet rentrer dans la description particulière des tumeurs. Nous nous proposons seulement d'étudier les faits qui s'appliquent à la composition et au développement des néoplasmes en général, et surtout les modifications qui peuvent se produire dans leur intérieur et les divers mécanismes par lesquels ils se diffusent ou se généralisent dans l'économie.

Les néoplasmes, comme les tissus normaux, présentent généralement dans leur épaisseur plusieurs éléments anatomiques qui ne jouent pas le même rôle ; les uns constituent le tissu propre de la tumeur, celui qui lui donne des caractères particuliers ; les autres jouent seulement le rôle de tissu accessoire. Ainsi, dans le carcinome, l'élément fondamental, essentiel, est représenté par les cellules de type épithélial qui remplissent les alvéoles ; le tissu fibreux qui forme ces derniers ne joue qu'un rôle secondaire, un rôle de soutien ; c'est pour ainsi dire le squelette de la tumeur. De même, dans le lipome, ce sont les cellules graisseuses qui donnent à la tumeur des caractères particuliers ; le tissu fibreux séparant les alvéoles du lipome joue seulement le rôle de moyen d'union et de soutien. Dans un grand nombre de néoplasmes, le tissu fondamental est représenté par un seul élément anatomique, cartilage, os, fibres musculaires ; c'est là ce que Virchow appelle les tumeurs *histioïdes*. Mais bon nombre de tumeurs également ont une structure complexe et renferment dans les divers points de leur épaisseur des tissus différents : c'est ainsi qu'on rencontre, dans une même tumeur, du fibrome à côté du sarcome, du myxome coïncidant avec de l'adénome, avec de l'enchondrome. etc. Dans certains organes, tels que la parotide, le testicule, l'existence de ces tumeurs mixtes est d'une telle fréquence qu'elle peut être envisagée comme la règle. Ces néoplasmes dans lesquels se trouvent plusieurs éléments anatomiques combinés sont appelés tumeurs *organoïdes* par Virchow. Enfin les tumeurs encore plus complexes dans lesquelles on trouve des parties plus élevées en organisation, de la peau, des épithéliums, poils, glandes sudoripares, os, dents, telles que les tumeurs congénitales ou inclusions fœtales, sont dénommées par Virchow tumeurs *tératoïdes*. La notion des tumeurs mixtes, renfermant plusieurs éléments anatomiques combinés, est très-intéressante au point de vue de la clinique. Elle nous permet en effet de nous rendre compte des modifications qui peuvent se produire dans l'intérieur des néoplasmes, de façon à faire varier leurs caractères extérieurs, leur marche et leur pronostic. Nous faisons ici allusion aux phénomènes qui ont été décrits autrefois sous le nom de dégénérescence des tumeurs. On comprend en effet que des éléments anatomiques restés jusqu'alors silencieux viennent tout à coup à prendre un grand développement et impriment un caractère nouveau à la maladie. C'est ainsi que la prolifération embryonnaire des cellules conjonctives fait prendre à une tumeur précédemment considérée comme un fibrome tous les caractères d'un sarcome ; c'est ainsi que les cellules épithéliales d'un adénome se développant en dehors des culs-de-sac glandulaires donnent naissance à un carcinome ou à un épithélioma. La notion que nous avons de l'existence simultanée de plusieurs éléments dans une même tumeur, les connaissances que nous possédons sur l'évolution des éléments anatomiques, nous permettent de comprendre cette question de la dégénérescence des tumeurs si souvent débattue, et tour à tour admise ou rejetée. Lücke donne la figure d'un cas appartenant à Demme, dans lequel un lipome est devenu le point de départ d'un sarcome par suite de la prolifération du tissu conjonctif de la tumeur. Pour comprendre la dégénérescence, il n'est pas même nécessaire d'admettre la présence de plusieurs éléments anatomiques dans son intérieur ; l'histologie nous rend compte des modifications que peut présenter un même tissu, par exemple, le tissu conjonctif qui, en passant du type adulte à l'état embryonnaire, peut faire d'un fibrome un sarcome; le tissu épithélial qui peut en évoluant prendre les caractères du carcinome ou de l'épithélioma. Sous ce rapport, comme à bien d'autres points de vue, le microscope a donc rendu à la clinique un important service. Grâce aux modifications que la vie cellulaire peut imprimer à la structure des tumeurs, nous comprenons comment de simples papillomes peuvent donner naissance à des épithéliomas, comment des nævi pigmentaires sont parfois le point de départ de sarcomes, etc.

Autrefois, lorsqu'on regardait les tumeurs comme constituant des masses parasitaires au sein de l'organisme, on pensait qu'elles possédaient leurs vaisseaux propres. Il n'en est rien; nous savons aujourd'hui que les vaisseaux des néoplasmes sont une émanation de ceux des vaisseaux normaux de l'organisme dont ils dérivent par bourgeonnement. Il peut se faire également que le sang pénètre dans des cavités préexistantes, ou se crée un chemin aux dépens de certaines cellules dont l'existence a été particulièrement signalée dans les sarcomes par M. Malassez et Monod : de là le nom de sarcome angioplastique employé par ces auteurs. Ces vaisseaux de nouvelle formation ont toujours des parois très-minces et très-friables : aussi observe-t-on parfois leur rupture, donnant naissance à des épanchements sanguins au sein de la masse néoplasique. Pareil accident n'est pas rare dans l'épaisseur des sarcomes embryonnaires. Le développement vasculaire anormal porte surtout sur le système veineux : aussi voit-on souvent des veines volumineuses se dessinant à la surface de la tumeur.

Schrœder van der Kolk le premier a parlé des lymphatiques dans les néoplasmes. Ses recherches, ainsi que celles de Krause, en ont démontré l'existence dans le carcinome. L'innervation est peu connue; on tend à admettre comme preuve de l'existence de nerfs les douleurs observées dans le cancer. Cependant, dans une étude sur ce sujet, M. Verneuil a fait remarquer que pendant longtemps les néoplasmes pouvaient rester indolents; il rappelle à ce sujet les recherches faites par M. Nepveu, qui n'a jamais constaté dans le carcinome la présence de filets nerveux. Dans un cas de myome utérin, le docteur Hertz a décrit des nerfs et des terminaisons nerveuses. Quoi qu'il en soit, nos connaissances à cet égard sont encore bien insuffisantes, et la question de l'innervation dans les néoplasmes appelle certainement de nouvelles recherches. Rappelons cependant le travail de M. Ch. Monod, qui, dans certains cas d'angiomes sous-cutanés douloureux, a pu expliquer la production de la douleur par l'existence de filets nerveux dans l'intérieur du néoplasme.

Quel est le processus intime du développement des tumeurs? C'est là une question à laquelle il est assez difficile de répondre, car les néoplasmes que nous étudions histologiquement ont déjà acquis un volume plus ou moins considérable. Il est tout à fait exceptionnel que nous assistions aux phases initiales du développement des tumeurs. Mais ce que nous pouvons souvent observer, ce sont des tumeurs en voie de prolifération; et, d'après ce que nous voyons dans les points où la tumeur est en train de s'accroître, nous pouvons conclure que les choses se passent d'une façon semblable à la période de début du néoplasme. Des éléments embryonnaires se rassemblent en grand nombre, et c'est leur évolution qui donnera naissance aux éléments caractéristiques de la tumeur. Une fois qu'elle a fait son apparition, la tumeur augmente de volume par deux mécanismes différents, soit en absorbant dans son sein les éléments des tissus voisins, soit par multiplication cellulaire des éléments qui entrent dans sa composition. On a pu, dans les tumeurs, observer les différents modes de division cellulaire, et, en particulier, la division indirecte ou karyokinèse dont on s'est beaucoup occupé depuis ces dernières années. Dès 1879, Julius Arnold a signalé le processus karyokinétique dans les sarcomes et dans les carcinomes; ses observations ont été vérifiées par beaucoup d'auteurs, et l'année dernière encore (juillet 1886) M. Cornil signalait à l'Académie des sciences un mode de division indirecte des cellules par trois dans les tumeurs. Il a pu l'observer sur un épithélioma papillaire du sinus maxillaire et sur un épithéliome kystique du sein. « Le filament nucléaire coloré, dit l'auteur, montre souvent une disposition trilobée. C'est là le premier stade de la division d'une cellule qui aboutira à la constitution de trois cellules nouvelles ».

Nous avons déjà noté, dans la définition des néoplasmes, que leur nutrition est déréglée, comme permettent de le supposer l'absence de nerfs et l'irrégularité de leur vascularisation. Il en résulte que l'on peut observer dans leur intérieur un grand nombre de transformations ou de dégénérescences tenant à la déchéance des éléments anatomiques. Déjà nous avons signalé la production d'épanchements sanguins interstitiels; on peut observer aussi les diverses sortes de dégénérescences, graisseuse, muqueuse, colloïde ; la dégénérescence calcaire, l'ossification, la dégénérescence hyaline, sur laquelle insiste beaucoup Lücke (dans Pitha et Billroth) et dont il donne de nombreuses figures. Les néoplasmes n'échappent pas non plus aux divers processus qui peuvent se montrer sur les tissus normaux de l'économie, tels que le ramollissement allant jusqu'à l'ulcération, l'inflammation et la gangrène. Ce serait une erreur de croire que l'ulcération soit une complication propre aux tumeurs envahissantes, dites tumeurs malignes. Sans doute elle se rencontre avec une prédilection marquée dans cette classe de tumeurs, et elle peut s'y développer par deux mécanismes différents. Tantôt la prolifération cellulaire est tellement abondante qu'il en résulte une expansion énorme du néoplasme sous forme de bosselures molles, fluctuantes, au devant desquelles la peau amincie, violacée, finit par se rompre; tantôt le tissu cellulaire et la peau elle-même sont englobés dans les éléments néoplasiques, et c'est la prolifération du néoplasme dans l'épaisseur même du derme qui conduit à la formation d'une ulcération. Mais on peut voir également se produire des ulcères au niveau des tumeurs non envahissantes ou tumeurs bénignes, soit comme conséquence de leur augmentation de volume et de l'amincissement progressif du derme, soit comme conséquence de frottements ou d'irritations prolongées. Il n'est pas impossible d'observer la cicatrisation des ulcérations accidentelles développées au devant des néoplasmes. Mais, s'il s'agit de tumeurs malignes, de pareilles cicatrisations ne sauraient conduire à la guérison, car, en même temps que la tumeur disparaît en un point, elle se montre et s'accroît dans les points voisins. Les néoplasmes n'échappent pas non plus au processus inflammatoire. Nous avons mentionné, à propos de la pathogénie, l'opinion des auteurs, qui, comme le docteur Formad, voient dans l'inflammation le mode de développement des tumeurs. C'est là bien certainement une exagération, mais il n'en est pas moins vrai qu'à un moment donné des phénomènes inflammatoires peuvent se manifester pendant l'évolution des néoplasmes. C'est ainsi qu'il est certaines tumeurs cancéreuses du sein qui se montrent avec tous les appareils symptomatiques de l'inflammation, œdème cutané, rougeur, chaleur, au point que des chirurgiens très-instruits ont pu croire avoir affaire à une mammite pure et simple. J'ai été témoin de cette erreur. L'inflammation au sein des néoplasmes détermine parfois l'engorgement des ganglions lymphatiques correspondants. Et cet engorgement inflammatoire des ganglions doit être distingué de l'engorgement spécifique tenant à la production d'un dépôt cancéreux secondaire dans l'intérieur des ganglions. Chaque jour nous voyons intervenir l'inflammation dans l'inflammation de ces ganglions épithéliomateux qui se montrent consécutivement aux épithéliomas de la langue et de la lèvre inférieure. Ils forment des bosselures rouges et fluctuantes, qui augmentent rapidement de volume et s'ouvrent en livrant passage à une sanie purulente mêlée de grumeaux d'épithélium. Enfin la suppuration peut se montrer au sein même des tumeurs. Broca en cite des exemples survenus sur des adénomes, des lipomes, des tumeurs érectiles, des cancers. Dans ces dernières années nous avons présenté à la Société anatomique un exemple très-net d'un abcès développé dans l'épaisseur d'un cancer du sein. Le processus inflammatoire dans les néoplasmes peut aboutir aussi au développement de la gangrène. Elle peut tenir au mauvais état général du malade, et aussi à l'abondance exagérée de la prolifération cellulaire qui n'est plus en rapport avec la vascularisation de la tumeur, et qui aboutit à la mortification. La gangrène peut être partielle ou totale. Dans les tumeurs cancéreuses ulcérées, la gangrène partielle n'est point rare. Il est beaucoup plus exceptionnel d'observer une gangrène totale. Et encore dans ces cas le plus souvent il reste dans le fond de la plaie des éléments cancéreux qui ne tardent pas à proliférer et à amener la repullulation de la tumeur. Broca cite le fait de Rigal de Gaillac, le père, qui inocula la gangrène dans une volumineuse tumeur du sein en y faisant une petite incision qu'il recouvrit de charpie imbibée de sanie gangréneuse. La guérison suivit la destruction de la tumeur. Mais de pareils résultats sont tout à fait exceptionnels, et souvent au contraire la gangrène détermine une issue funeste.

En même temps que les néoplasmes s'accroissent par prolifération et par division des éléments anatomiques qui les composent, ils peuvent aussi augmenter de volume en englobant dans leur épaisseur les tissus voisins. Cette question des rapports des tumeurs avec les parties environnantes est une de celles qui présentent pour le chirurgien le plus grand intérêt. Deux cas peuvent se présenter : ou bien la tumeur n'a avec les tissus qui l'avoisinent d'autres rapports que des rapports de contiguïté; ou bien, elle se continue et se fusionne intimement avec eux au point qu'il est difficile, quelquefois même tout à fait impossible, de préciser par un simple examen à l'œil nu où commence et où finit la tumeur. Dans le premier cas, le néoplasme est quelquefois complétement enveloppé par une gaîne de tissu cellulaire qui l'isole de toutes parts des tissus voisins : on dit alors que la tumeur est enkystée. L'extraction en totalité d'une pareille tumeur est alors extrêmement facile. Il n'en est pas moins vrai que, par sa situation et par son volume, une pareille tumeur peut donner naissance à des phénomènes très-fâcheux de compression. Ainsi, des corps fibreux de l'utérus peuvent, en comprimant les veines du bassin et les branches d'origine du plexus sacré, déterminer une gêne considérable de la circulation et des douleurs violentes dans les membres inférieurs. Les désordres sont beaucoup plus graves dans les cas où la tumeur se fusionne intimement avec les tissus voisins. Ici les troncs veineux ne sont plus seulement comprimés : ils peuvent même être perforés par le néoplasme qui pénètre dans leur intérieur. Les artères sont moins facilement lésées. Cependant Lücke a vu plusieurs fois l'oblitération de la carotide comprise dans une masse cancéreuse. Les nerfs résistent pendant très-longtemps à l'invasion néoplasique.

Une question plus importante encore que celle des rapports des tumeurs avec les tissus voisins, c'est celle de l'influence exercée par les néoplasmes sur l'état général du malade qui en est porteur. Il est un grand nombre de tumeurs qui peuvent exister pendant longtemps sans exercer aucune influence fâcheuse sur l'organisme; cette circonstance leur a fait donner le nom de tumeurs bénignes. Cependant ces tumeurs elles-mêmes, par leur volume, par quelque accident dont elles sont le point de départ, hémorrhagie, ulcération, gangrène, peuvent menacer l'état général. En opposition avec les tumeurs précédentes, il faut citer celles auxquelles on donne le nom de tumeurs malignes et qui, indépendamment de leur volume, indépendamment de toute complication locale, déterminent une grave perturbation de la santé générale par les modifications qu'elles amènent dans la nutrition. C'est à l'ensemble de ces troubles nutritifs encore mal connus, et indéterminés dans leur essence, qu'on donne le nom de cachexie cancéreuse. Nul doute que les douleurs violentes ressenties par les malades jouent un rôle dans cet épuisement de l'économie. Mais il faut faire jouer un rôle plus grand encore à un véritable empoisonnement de l'organisme par les produits de la nutrition de la tumeur. Dans certains cas, la mort est la conséquence de cette cachexie cancéreuse, sans qu'on observe de productions secondaires. Dans d'autres faits il y a transport par les voies lymphatiques des produits morbides jusque dans les ganglions qui sont les aboutissants de la région envahie. Mais cette zone secondaire n'est pas dépassée : c'est ainsi que nous voyons journellement succomber des malades atteints d'épithéliomas de la langue et de la face avec de volumineuses tumeurs secondaires développées dans les ganglions du cou. Dans d'autres cas enfin la zone secondaire représentée par les ganglions lymphatiques est dépassée, et l'on observe une infection générale de l'individu, et la production de noyaux métastatiques dans les points les plus éloignés de l'économie. Cette question de la généralisation des tumeurs aboutissant à l'infection de tout l'organisme est un des points les plus intéressants de leur étude. Un des processus les plus habituels de cette généralisation, c'est le mécanisme embolique par la voie veineuse ou lymphatique. Acker, s'occupant de cette question, cite plusieurs observations inédites, dans la plupart desquelles on a constaté la présence du tissu morbide dans les veines qui entouraient la tumeur primitive, et l'oblitération d'un certain nombre de branches de la veine porte ou de l'artère pulmonaire par des embolies dans lesquelles on a pu reconnaître les éléments du néoplasme initial. Plusieurs fois aussi on a trouvé au milieu des caillots contenus dans le cœur droit des cellules émanées d'un cancer ou d'un enchondrome éloigné. Dans un cas, on a pu vérifier que les tumeurs secondaires contenues dans le poumon étaient toutes en rapport avec un petit vaisseau. Mais comment se forment les dépôts secondaires eux-mêmes aux dépens des masses emboliques? C'est ce qu'envisagent Cohnheim et Maas dans un mémoire consacré à l'étude de cette question. Deux hypothèses, disent ces auteurs, peuvent être discutées : ou bien la prolifération des cellules des tissus voisins donne naissance à la tumeur, ce qui est admissible pour le carcinome et le sarcome; ou bien, hypothèse plus probable, l'embole continue à vivre par lui-même, par suite de la multiplication de ses éléments. L'expérience faite pour la vérification de ces deux hypothèses a consisté à introduire dans la veine jugulaire de petits lambeaux de périoste, qu'on a trouvés du dixième au seizième jour, vivants dans le poumon. Donc, des parcelles détachées des tissus peuvent continuer à vivre, et cette conclusion est applicable aux embolies néoplasiques. Mais, si l'on attend plus longtemps, au vingt-cinquième jour, par exemple, l'embolus est résorbé. Ce qui constitue la malignité, ce n'est donc pas la structure spéciale de la tumeur ; mais, du côté de l'organisme, l'absence du travail nécessaire pour aboutir à la résorption. A l'appui de cette manière de voir, on peut citer ce cas de goître simple généralisé dont l'étude a été faite par Cohnheim, et tous les cas observés de généralisations de tumeurs qui restent habituellement bénignes. Cette théorie peut être également invoquée pour expliquer les cas de généralisation limitée à un seul système anatomique, par exemple, les cas de tumeurs du sein exclusivement généralisées au système osseux. En pareil cas il faut admettre que les emboles partis de la tumeur se détruisent partout, sauf dans le tissu osseux. Cette question de la généralisation des néoplasmes par les veines et les lymphatiques a été également étudiée par Nepveu. Cet auteur établit qu'à côté de la perforation des grosses veines par les masses néoplasiques, il faut admettre celle des veinules, et même une véritable prolifération épithéliale de l'épithélium vasculaire à distance du cancer primitif. De même, les lymphatiques souvent très-développés dans les tumeurs peuvent devenir le point de départ d'une véritable prolifération épithéliale.

A côté de la généralisation des tumeurs par le processus embolique il faut citer encore la généralisation par inoculation accidentelle ou par contact. A propos de l'étiologie des tumeurs, nous avons dit qu'on n'avait pas réussi à les inoculer chez des sujets sains, mais chez ceux qui déjà sont en possession d'une première tumeur il en est tout autrement. Il peut arriver, et il arrive quelquefois, en effet, qu'un traumatisme accidentel ou chirurgical devient l'occasion d'une véritable inoculation donnant naissance à une tumeur secondaire. Waldeyer a rapporté un fait de tumeur secondaire développée dans le trajet d'une ponction pratiquée dans un cas de cancer de l'abdomen. Nicaise a observé un cas analogue. Chez une malade atteinte de sarcome du corps de l'utérus, une paracentèse de l'abdomen donna naissance à une greffe cancéreuse dans le trajet de la piqûre. Hyvert public dans sa thèse une observation qui lui a été communiquée par Tessier, et dans laquelle un épithélioma de la langue aurait été inoculé à la joue droite qu'on avait fendue pour faciliter l'opération. Dans d'autres cas, c'est un contact prolongé contre la tumeur et des parties saines qui donne naissance à un néoplasme secondaire. Par exemple, Nedopil rapporte le fait emprunté à Lücke d'un cancer ulcéré du bord de la langue avec inoculation à la muqueuse de la joue du même côté. On cite également le cas de Kaufmann dans lequel une femme portait en même temps un cancer du dos de la main droite et de la conjonctive de l'œil droit. Le cancer de la main avait précédé de trois années celui de l'œil, et la maladie paraît avoir été transmise d'un organe à l'autre par le frottement. Dans les cas de Ahlfeld, Hégar et Spiegelberg, on a noté l'inoculation directe de l'utérus au vagin; l'inoculation d'un cancer de la langue à l'estomac, dans le cas de Klebs. Dans un travail sur cette question, H. Beck cite entre autres faits celui d'un cancer ulcéré de l'œsophage, ouvert dans la bronche gauche. Sur la paroi antérieure de l'extrémité inférieure de l'œsophage et dans l'estomac, à 1 centimètre 1/2 au-dessous du cardia, se trouvait un noyau libre, de la grosseur d'une lentille, de même structure que la tumeur primitive de l'œsophage, c'est-à-dire constitué par de l'épithélioma pavimenteux. Dans un cas appartenant à Ebse, on notait, en même temps que la perforation de la trachée par un carcinome de l'œsophage, des tumeurs secondaires dans le lobe inférieur du poumon. Aux faits précédents Kraske ajoute deux observations : toutes deux ont trait au cancer de l'extrémité supérieure du rectum. Dans un cas, il s'agissait d'une femme de cinquante-deux ans, chez laquelle, trois semaines après l'extirpation du cancer, il trouva deux nodules du volume d'une lentille dans la muqueuse rectale, immédiatement au-dessus du sphincter. Kraske admet qu'ils devaient exister au moment de l'opération; ils étaient séparés de la tumeur supérieure par 10 centimètres au moins de tissu sain. Ils furent excisés, et montrèrent exactement la même structure que le cancer primitif. Dans le second cas, il s'agissait également d'une femme de quarante-trois ans. Ici les tumeurs primitive et secondaire furent enlevées dans une même séance. Elles étaient séparées par une distance de 10 centimètres, et la plus inférieure des deux siégeait immédiatement au-dessus du sphincter. Ces faits, comme ceux de Virchow, qui parle des petites tumeurs secondaires développées sur le péritoine dans le cas de cancer de l'estomac, sont, on le comprend, bien différents des précédents, et leur interprétation est très-discutable. Rien ne prouve qu'il s'agisse ici d'infection par contact plutôt que par un transport de matériaux emboliques.

Dans son article de l'*Encyclopédie internationale de chirurgie*, Butlin se montre également favorable au développement de tumeurs secondaires par le contact fréquent ou continuel d'une surface saine avec une surface cancéreuse. A ce propos, le traducteur de l'article, M. Malherbe, fait observer qu'on ne voit pas la lèvre supérieure être infectée secondairement dans le cancer de la lèvre inférieure. Quelque exceptionnel que soit le fait, nous pouvons cependant en citer un exemple, celui d'un vieillard que nous avons opéré en 1881 à l'hôpital Saint-Antoine, et qui portait, du côté gauche, deux épithéliomas siégeant l'un à la lèvre supérieure, l'autre à la lèvre inférieure, et se correspondant exactement par leur forme et par la situation.

Poursuivant la comparaison entre les néoplasmes et les maladies infectieuses, et, en particulier, la tuberculose, certains auteurs, tels que Gerster (de New-York), pensent que les opérations chirurgicales peuvent avoir pour effet de disséminer le cancer dans toute l'économie et d'en déterminer la marche foudroyante. Il faut avouer qu'à voir la rapidité de certaines récidives, et surtout la rapidité avec laquelle se forment quelquefois les dépôts secondaires à la suite des opérations, on ne peut se défendre de l'idée que l'acte opératoire a exercé une influence fâcheuse, sans que d'ailleurs ces faits malheureux puissent en rien nous éclairer sur la nature de l'agent infectieux.

Nous avons indiqué comme causes de la généralisation l'inoculation par un traumatisme accidentel ou par contact, et aussi le transport de matériaux emboliques. Mais ce sont là, il faut le dire, des faits exceptionnels; dans l'immense majorité des cas, le mécanisme de l'infection générale est autre. On voit se produire les tumeurs secondaires après qu'il y a eu gonflement des ganglions lymphatiques de la région. Sont-ce des particules solides détachées de la tumeur qui vont se déposer dans les ganglions, ou bien l'infection se fait-elle par la pénétration de sucs liquides? Nous ne sommes pas fixés sur cette question. Broca rejette l'idée du transport de parties solides, pour admettre l'infection par un blastème. Gussenbauer pense que la matière qui va infecter les ganglions est constituée par de petites molécules très-réfringentes. Il a observé un grand nombre de ces molécules dans les voies lymphatiques et dans toutes les parties du ganglion malade. M. Malherbe (de Nantes), dans une étude générale sur les tumeurs, émet aussi l'opinion que la généralisation se fait grâce à la diffusion des granulations qu'on rencontre en si grande abondance dans l'intérieur des néoplasmes. Une fois la matière infectante, particules solides ou suc liquide, introduite dans le système lymphatique, on comprend sans peine sa pénétration dans le torrent circulatoire, et l'infection générale de l'économie donnant naissance à des tumeurs secondaires.

Non-seulement certaines tumeurs se généralisent, mais elles sont capables de récidiver, c'est-à-dire de se montrer de nouveau, après qu'elles ont été extirpées. Dans bon nombre de cas, ce n'est pas une tumeur nouvelle qui fait son apparition, mais des éléments pathologiques sont restés inaperçus dans le fond de la plaie et se mettent tout d'un coup à proliférer. C'est à cette variété qu'on donne le nom de récidive par continuation. Ou bien encore les ganglions lymphatiques qui paraissaient sains au moment de l'opération se tuméfient et deviennent le point de départ d'une nouvelle tumeur. Il est bien évident que, dans les cas de cette nature, la matière néoplasique avait pénétré avant l'opération dans le système lymphatique, mais elle n'avait traduit sa présence par aucun symptôme appréciable à l'examen clinique. Cette forme de récidive ganglionnaire est extrêmement fréquente ; dans certains cas même, comme ceux des cancers de la langue et de la face, elle est habituelle. Bien différents sont les cas dans lesquels, la cicatrice opératoire restant intacte, les ganglions n'étant point envahis, la récidive se montre sous la forme de dépôts secondaires, soit dans les viscères, soit dans le système osseux. C'est à ces faits que s'applique l'opinion déjà citée du docteur Gerster, qui croit que l'opération a pu avoir pour effet de produire une inoculation et une infection générale de l'organisme. Toutefois, ici encore, il faut être bien circonspect avant d'adopter une semblable théorie, car, suivant la remarque de M. Verneuil, souvent, au moment de l'opération, il existe déjà dans les viscères de petits noyaux secondaires qui, à cause de leur petit volume et de leur dissémination, échappent à l'examen clinique le plus attentif, et prolifèrent activement sous l'influence du traumatisme opératoire. On ne saurait parler en pareil cas d'inoculation produite par la main du chirurgien. Dans d'autres cas, enfin, la récidive se produit, non plus sous la forme de tumeurs disséminées, mais sous la forme d'une tumeur unique, siégeant au niveau de la cicatrice opératoire ou dans un point éloigné. Cette récidive se produit quelquefois longtemps, dix ou vingt ans, après l'ablation du néoplasme initial. Est-il nécessaire dans ces cas d'admettre que des éléments néoplasiques soient ainsi restés pendant longtemps silencieux dans l'organisme, pour devenir tout d'un coup le point de départ d'une prolifération active? Nous ne le pensons pas. La production de la seconde tumeur peut fort bien être comme la première une manifestation locale de la diathèse néoplasique qui, dans l'intervalle d'apparition des deux tumeurs, ne s'est pas modifiée chez le sujet qui en est porteur. En un mot, il n'existerait en pareil cas d'autre lien entre les deux néoplasmes que la cause générale qui les fait éclore. Un des exemples les plus curieux que nous ayons observés dans cet ordre d'idées, c'est celui d'une femme à laquelle nous avons pratiqué en 1882 l'ablation d'un squirrhe du sein gauche. La cicatrice est restée parfaitement intacte, les ganglions n'ont point été envahis, mais une tumeur cancéreuse s'est manifestée dans la diaphyse de l'humérus droit, donnant naissance à une fracture spontanée de l'os. Les douleurs ressenties par la malade étaient si violentes que je consentis en avril 1886 à pratiquer chez elle la désarticulation de l'épaule. Elle succomba quelques mois après à un érysipèle parti d'un trajet fistuleux de sa plaie. Or, à l'autopsie, nous ne trouvâmes nulle part, ni dans les ganglions, ni dans les viscères, aucune trace de matière cancéreuse.

Les mêmes circonstances accidentelles, traumatisme, irritations répétées, dont l'influence est manifeste sur la localisation et le développement des tumeurs primitives, exercent aussi leur action sur l'apparition des tumeurs secondaires. C'est ainsi que les parties qui sont soumises à des irritations répétées sont souvent celles dans lesquelles se font les dépôts secondaires des néoplasmes. Comme exemple de ce fait, nous pouvons citer les dépôts métastatiques qu'on a notés plus d'une fois dans l'épaisseur de l'épiploon faisant partie d'une hernie

V. Symptômes et marche. Il est assez difficile de faire une description générale de la symptomatologie des néoplasmes, tant sont variables les caractères qu'ils peuvent présenter. La forme est sujette à toutes sortes de modifications. Les kystes ont généralement une forme arrondie; beaucoup de tumeurs solides ont au contraire une forme plus ou moins irrégulière et offrent souvent des bosselures. Le volume n'est pas moins variable que la forme; tout ce qu'on peut en dire, c'est que ce caractère n'a aucun rapport avec la gravité de la tumeur; certains kystes ovariques, des fibromes utérins, des lipomes, peuvent atteindre un volume énorme compatible avec la conservation de la santé générale, tandis que des carcinomes et des épithéliomas du plus petit volume peuvent entraîner la mort à bref délai. La consistance n'est pas moins variable. Entre la fluctuation des kystes et la dureté osseuse des ostéomes on peut observer tous les intermédiaires. Souvent, dans une même tumeur, la consistance est très-variable, suivant le point que l'on considère; nulle part ce caractère n'est plus marqué que dans les tumeurs cancéreuses où, à côté de points extrêmement durs, on rencontre des masses ramollies et des bosselures fluctuantes. Déjà nous avons signalé la vascularisation anormale et les veines volumineuses qui rampent sous la peau. Quelquefois le système vasculaire est tellement développé qu'il en résulte des pulsations et un bruit de souffle comme dans les tumeurs anévrysmales. C'est surtout dans les néoplasmes osseux qu'on rencontre ces formes particulières auxquelles on donne le nom de sarcomes télangiectasiques, cancers hématodes des anciens chirurgiens. Au cas où il existe une ulcération, les caractères de l'ulcère reposant sur un fond induré, les fongosités saignantes qui font saillie à sa surface sont des symptômes qu'on attribue généralement aux tumeurs malignes et qui permettent de les différencier des ulcérations simples, mais ce qu'il importe surtout de noter, ce sont les rapports de la tumeur avec les parties voisines. Tantôt elle est parfaitement mobile sur la peau et sur les parties profondes, tantôt au contraire elle adhère intimement à tous les tissus du voisinage. Quelques tumeurs ne sont reliées au reste de l'organisme que par un mince pédicule; ce sont ces néoplasmes qui sont désignés sous le terme général de polypes. Quant aux troubles fonctionnels, ils sont extrêmement variables suivant le siége de la tumeur, et beaucoup trop multipliés pour que nous puissions en faire ici l'énumération. Déjà nous avons signalé les phénomènes de compression du côté des veines donnant quelquefois naissance à des œdèmes considérables, la compression des filets nerveux qui se traduit par des névralgies extrêmement pénibles. Du reste, rien n'est plus variable que la douleur dans les néoplasmes, suivant la période à laquelle on les considère, et suivant le sujet qui en est porteur. Telle tumeur qui était restée jusque-là indolente devient tout d'un coup le siége de douleurs aiguës. Chez certaines personnes, généralement des femmes, des hystériques, des tempéraments nerveux, toutes les tumeurs, quelle que soit leur composition anatomique, peuvent prendre le caractère douloureux. C'est à de semblables néoplasmes qu'on donne le nom de tumeurs irritables, mais, comme le fait observer avec juste raison Broca, c'est moins la tumeur elle-même que le sujet qui est irritable.

Les néoplasmes, n'ayant point une origine inflammatoire, ne devraient modifier ni la température locale, ni la température générale. Cependant il est à cette règle des exceptions. Certaines tumeurs à marche très-rapide, telles que des sarcomes, des carcinomes, peuvent amener une augmentation de la température locale et même générale. En 1877, Estlander a attiré l'attention sur l'augmentation de température locale qu'on peut observer dans certains sarcomes. L'année suivante, M. Cauchois (de Rouen) a publié dans la *Revue de médecine et de chirurgie* un cas de sarcome du bras, ayant déterminé à son niveau une augmentation de température de 2 degrés. De son côté, M. Verneuil a signalé la fièvre qu'on peut observer au cours de l'évolution des néoplasmes. Nous nous souvenons du malade qui a été le point de départ de ces recherches. Il s'agissait d'un sarcome périostique de la cuisse gauche, si mou, si fluctuant par places, qu'on aurait pu croire à un abcès; l'existence de la fièvre était bien de nature à augmenter les doutes.

Quant aux symptômes généraux, il peuvent être tout à fait nuls; c'est ce qui arrive dans certaines tumeurs dites bénignes, tels que les lipomes, les fibromes, les kystes. Dans d'autres cas, la tumeur, par son volume, par son accroissement rapide, par la gêne fonctionnelle qu'elle détermine, entraîne à la longue une altération de la santé générale. Dans un autre groupe de tumeurs, enfin, dites tumeurs malignes, l'altération de la santé générale survient indépendamment de toute espèce de gêne fonctionnelle, et avec des néoplasmes d'un petit volume. C'est à cette altération particulière de l'état général qu'on donne le nom de cachexie cancéreuse. Sans doute, dans bon nombre de cas, l'altération de l'organisme est activée par des hémorrhagies, par des écoulements sanieux et purulents, mais elle peut se produire en dehors de ces conditions particulières, et elle est due à la spoliation exercée par le néoplasme et aussi aux déchets de sa nutrition qui pénètrent dans le torrent circulatoire. Si nous ignorons l'essence même de cette cachexie cancéreuse, nous la reconnaissons du moins à ses effets: amaigrissement, teinte jaune paille du sujet, privation du sommeil et de l'appétit, douleurs. Comme conséquence de cette perturbation dans la nutrition, on a noté la diminution du nombre des globules rouges et leur appauvrissement en hémoglobine (Quinquaud). On peut constater également de la leucocytose. Dernièrement un élève du professeur Hayem, M. Alexandre, a soutenu sa thèse sur la leucocytose dans les cancers (1887). Disons enfin que M. Rommelaëre (de Bruxelles) a donné comme signe des tumeurs malignes l'abaissement du chiffre de l'urée excrétée journellement. C'est là du reste une particularité sur laquelle nous reviendrons à propos du diagnostic.

La marche des néoplasmes n'est pas moins variable que les symptômes auxquels ils donnent lieu. A côté de tumeurs qui persistent pendant une grande partie de l'existence, et qui n'augmentent que lentement et insensiblement de volume, il en est d'autres qui se développent avec une extrême rapidité. Et ici encore ce serait une erreur de croire qu'il y ait sous ce rapport une différence tranchée entre les tumeurs bénignes et malignes. Il est des tumeurs bénignes, comme les myomes utérins, qui sont susceptibles d'acquérir en peu de temps un volume considérable, tandis que certains carcinomes du sein, certains épithéliomas de la face, peuvent persister pendant un très-grand nombre d'années. Les faits de cet ordre ne sont pas rares dans les hôpitaux de vieillards. Mais ce qu'il y a de plus général à dire sur l'évolution des néoplasmes, c'est que leur marche est des plus irrégulières. Telle tumeur qui était restée jusque-là silencieuse devient à un moment donné, et sans cause appréciable, le siége d'un développement rapide. Nous nous étonnons chaque jour en clinique de voir les malades attribuer à une tumeur très-volumineuse une date d'apparition extrêmement rapprochée. Nul doute que, dans bien des cas, le néoplasme ait préexisté à l'époque indiquée par le malade, mais jusque-là il était resté inaperçu à cause de son petit volume, à cause de l'absence complète de signes fonctionnels. La date qui est assignée à son début est seulement celle à laquelle il a commencé à devenir le point de départ d'une prolifération rapide et où il a traduit sa présence par des troubles fonctionnels. C'est là même une circonstance souvent fâcheuse pour les malades qui ne viennent présenter leur mal au chirurgien que lorsqu'il a atteint déjà un grand développement. Cette influence des irritations répétées, des traumatismes, que nous avons notée déjà à propos de l'apparition des tumeurs, à propos de la formation secondaire des noyaux de généralisation, nous la retrouvons encore bien marquée dans l'évolution et l'accroissement des néoplasmes. Souvent le malade portait une petite tumeur lorsqu'il a reçu un coup, fait un effort portant sur la région malade, et à partir de ce moment le néoplasme est devenu le point de départ d'une rapide extension. Nulle part cette intervention des traumatismes et des irritations répétées n'est plus manifeste que dans l'épithélioma de la face et des lèvres. Le malade portait un petit bouton qui, à partir du moment où il a été écorché ou souvent entamé par le rasoir, est devenu le point de départ d'un développement très-actif. Souvent encore ce sont des cautérisations intempestives qui ont produit le même résultat. Les ponctions exploratrices, les opérations incomplètes, peuvent exercer aussi sur la marche des néoplasmes une influence fâcheuse. Chez les jeunes gens, et au moment de la puberté, le développement des tumeurs devient plus rapide. On connaît aussi l'influence exercée sur quelques tumeurs chez la femme par la fonction menstruelle. Il est des adénomes du sein qui sont le siége d'une fluxion périodique au moment des règles. Certaines autres tumeurs, telles que les corps fibreux de l'utérus, subissent une diminution de volume après la ménopause. La grossesse exerce également une influence accélératrice sur la marche des néoplasmes. D'après Lücke, c'est surtout dans le sixième et le septième mois de la grossesse que l'apparition des tumeurs ou leur accroissement rapide semble avoir été le plus souvent observé. Cet auteur cite l'exemple d'une femme de trente-six ans, qui avait eu onze grossesses. Huit jours avant son neuvième accouchement, elle remarqua une tumeur dure, du volume d'un haricot, à l'angle interne de l'œil droit. Cette tumeur continua à grossir après l'accouchement, boucha la narine droite, et atteignit presque la grosseur d'une noix. Quand les règles reparurent, la tumeur commença à diminuer sans aucun usage de médicaments; bientôt on ne trouvait plus qu'un gonflement superficiel. En novembre 1858, pendant une nouvelle grossesse, survint une augmentation de la tumeur, surtout dans la seconde moitié de la grossesse, et particulièrement à la fin. La tumeur avait alors le volume d'un œuf de poule; elle oblitérait complétement la narine droite, la gauche en partie, et gênait l'odorat. Après l'accouchement, la tumeur diminua de nouveau, au point de ne plus laisser qu'un petit reliquat; l'odorat revint. Les choses allèrent ainsi jusqu'au commencement d'une nouvelle grossesse en mars 1860. Alors la tumeur commença à croître lentement; au septième mois, elle se mit à grossir rapidement et devint douloureuse. En novembre 1860, la malade accoucha, mais la tumeur ne diminua point; au contraire, elle grossit énormément, au point d'atteindre le volume d'une tête d'enfant, et de forcer la malade à se soumettre à une opération qui fut tentée par Langenbeck, mais l'ablation ne put être complète, car la tumeur avait déjà perforé le crâne; la malade guérit de l'opération, mais la récidive survint bientôt.

VI. Diagnostic. Pronostic. La grande division des tumeurs au point de vue clinique, c'est celle en tumeurs bénignes et tumeurs malignes. Ce qu'il importe en effet au plus haut point, c'est de savoir si on a sous les yeux un néoplasme qui restera limité au point où il s'est développé, ou bien une tumeur qui envahira les parties voisines, se généralisera dans l'économie et amènera une infection totale ou cachexie cancéreuse. Poussant plus loin l'analyse, le clinicien doit ensuite se demander, dans chacun de ces deux grands groupes, à quelle variété anatomique il a affaire. Si nous sommes en présence d'une tumeur maligne, est-ce un carcinome, un épithéliome, un sarcome? Au cas où la tumeur est bénigne, s'agit-il d'un fibrome, ou d'un lipome, ou d'un angiome? Ce sont là des questions qui n'ont pas un pur intérêt scientifique, mais bien une importance pratique réelle, car chacune de ces tumeurs a une marche et un pronostic qui lui sont propres. Nous avons à notre disposition un certain nombre de procédés diagnostiques qui peuvent nous permettre de résoudre les questions précédentes. Le cas le plus favorable est celui dans lequel les caractères seuls de la tumeur peuvent nous conduire à un diagnostic précis. Tel est, par exemple, le cas du lipome qui, par sa mobilité, sa consistance molle, sa fine lobulation, se laisse reconnaître aisément. Dans d'autres cas, nous faisons intervenir la marche de la maladie. C'est là un point très-important dans l'étude du diagnostic. Une tumeur qui s'est développée d'une façon lente et régulièrement progressive est une tumeur bénigne; au contraire, un néoplasme qui a suivi une marche saccadée, irrégulière, qui a pris en peu de temps un développement considérable, qui est devenu le point de départ de douleurs violentes, est habituellement de mauvaise nature. A côté des caractères propres à la tumeur et de son mode de développement, il faut faire jouer un très-grand rôle à la notion de la région envahie par le néoplasme. La pathologie nous a appris en effet que certaines variétés de tumeurs se développent avec une prédilection toute particulière en des points donnés. La plupart des tumeurs malignes qui se développent dans la langue, aux lèvres, sur le col de l'utérus, à l'extrémité inférieure du rectum, sont des épithéliomas. Les doigts sont le siége de prédilection de l'enchondrome. Les volumineuses tumeurs qui se développent au voisinage des extrémités épiphysaires des os longs sont des sarcomes. La région du sein est au contraire le siége de prédilection du carcinome. Enfin certains organes, tels que la parotide, le testicule, présentent fréquemment des tumeurs mixtes, de structure extrêmement complexe. L'âge des malades doit aussi entrer en ligne de compte. L'épithélioma et le carcinome sont plutôt des néoplasmes de la vieillesse et de l'âge adulte; le sarcome est la forme anatomique que présentent surtout les tumeurs malignes dans l'enfance. Les volumineuses tumeurs du rein, du testicule, chez les jeunes enfants, sont habituellement des sarcomes. En présence d'une tumeur du fond de l'œil, on diagnostiquera chez l'enfant un gliome de la rétine, chez l'adulte, un sarcome de la choroïde. A l'extrémité inférieure du rectum, on soupçonnera plutôt un épithélioma chez l'adulte, un adénome formant polype chez un enfant. La notion de sexe n'est pas moins importante; l'épithélioma primitif du rectum est plus rare chez la femme que chez l'homme. Aux lèvres et à la langue, la rareté de l'épithélioma dans le sexe féminin est encore plus accusée. Enfin les fibromes nasopharyngiens chez la femme, si même il en existe des cas bien authentiques, constituent une infime exception. Les commémoratifs peuvent aussi venir en aide au diagnostic. Sous ce rapport, les notions étiologiques que nous avons exposées : hérédité cancéreuse, présence d'antécédents arthritiques, présence ou absence de scrofule, doivent être soigneusement analysés. Enfin, dans certains cas difficiles, on a eu beau appeler à son aide toutes les notions précédentes, le diagnostic reste hésitant. C'est dans ces cas exceptionnels que l'on peut faire intervenir l'expérimentation thérapeutique. Dans les tumeurs du testicule, par exemple, on essaiera le traitement antisyphilitique, et le résultat de ce traitement viendra fixer parfois le diagnostic. Dans certains cas même, on pourra exciser à l'aide du bistouri, ou bien au moyen d'une ponction faite avec un trocart spécial, une petite portion de la tumeur, pour la soumettre à un examen histologique. Mais il conviendra d'être toujours assez réservé dans l'emploi de ce dernier moyen, car la ponction peut jouer le rôle d'un véritable coup de fouet et activer le développement du néoplasme.

Il ne suffit pas de faire le diagnostic de la tumeur en elle-même ; il faut encore en préciser les rapports avec l'organisme en général pour poser les indications thérapeutiques ; il faut, en un mot, savoir s'il y a des traces de généralisation. Pour cela il conviendra tout d'abord d'examiner avec soin les régions ganglionnaires qui sont l'aboutissant de la tumeur. Ici, toutefois, il est un diagnostic souvent difficile à porter. Il peut se faire, en effet, et il arrive souvent que les ganglions sont secondairement envahis par le néoplasme. Mais dans d'autres cas la tuméfaction ganglionnaire est simplement inflammatoire. Cette dernière variété peut se reconnaître à ce qu'elle a précédé l'apparition de la tumeur, comme Broca en cite un exemple, à ce que les ganglions ont présenté des alternatives d'augmentation et de diminution, à l'amélioration produite par un traitement convenable. Tous les moyens que la clinique met à notre disposition doivent être également employés pour s'assurer de l'état des viscères. On aura recours à la percussion, à l'auscultation, à une palpation attentive. Encore est-il juste de faire remarquer, avec M. Verneuil, que l'examen le plus soigneux peut laisser inaperçus des dépôts secondaires dans les viscères, qui prennent après l'opération un grand développement. L'état de toutes les grandes fonctions doit être aussi soigneusement analysé, et l'examen des urines ne sera jamais négligé. Déjà nous avons dit que M. Rommelaëre (de Bruxelles) avait voulu faire de l'abaissement considérable du chiffre de l'urée un signe des tumeurs malignes. La question a été portée en 1885 et 1886 par M. Thiriar devant le Congrès de chirurgie. Les recherches auxquelles nous nous sommes livré nous ont permis de combattre ces conclusions. Déjà M. A. Robin était arrivé au même résultat que nous. Le chiffre de l'urée est en effet soumis à tant de conditions diverses qu'il est bien difficile d'en faire un signe ayant quelque valeur.

L'insuffisance de nos notions sur chacun des points de l'étude des tumeurs éclate encore à propos du pronostic. C'est peu de savoir que les tumeurs dites bénignes ont un pronostic habituellement favorable, tandis que les tumeurs malignes entraînent un pronostic d'une extrême gravité. Il est en effet un grand nombre de circonstances particulières qui peuvent modifier cette règle générale. Tout d'abord des tumeurs bénignes, c'est-à-dire n'étant pas susceptibles de généralisation, peuvent causer la mort par quelque complication spéciale. Ainsi, les myomes utérins peuvent déterminer des hémorrhagies formidables ; des tumeurs bénignes peuvent comprimer des organes essentiels à l'existence, ou donner naissance à des ulcérations et à des phénomènes inflammatoires mortels.

Les exceptions ne sont pas moins frappantes en ce qui concerne les tumeurs malignes. Il en est qui peuvent demeurer stationnaires pendant un temps fort long, d'autres même, une fois enlevées par une opération, ne récidivent point, et le malade reste définitivement guéri. Dans les cas mêmes où la marche est celle des tumeurs malignes en général, c'est-à-dire où il y a généralisation et infection de l'économie, que de différences dans l'évolution ! Telle tumeur très-volumineuse, déjà compliquée d'engorgement ganglionnaire au moment de l'opération, restera un temps très-long sans récidives, tandis qu'une petite tumeur enlevée tout à fait à son début, sans qu'il y eût aucune trace de dépôts secondaires, récidive à bref délai et avec la plus déplorable ténacité. Nous disons bien aux malades qu'il y a intérêt pour eux à être débarrassés le plus tôt possible de leur tumeur, mais, à ce prix même, nous ne pouvons leur garantir l'absence de la récidive, et il faut bien avouer que le pronostic des tumeurs en général est encore pour nous plein d'obscurité. De nouvelles études sur ce point particulier de l'histoire des néoplasmes sont absolument nécessaires. Nous savons cependant que chez les enfants et les jeunes sujets le pronostic est, toutes choses égales d'ailleurs, plus défavorable que chez les vieillards, où la marche des néoplasmes est souvent fort lente. Nous savons aussi que l'épithélioma des muqueuses est plus grave que l'épithélioma cutané; que l'enchondrome du testicule se généralise beaucoup plus fréquemment que celui de la parotide et des doigts, mais, à côté de cela, que d'inconnues! Aussi pouvons-nous dire sans exagération que, dans l'immense majorité des cas, il nous est impossible de porter le pronostic exact de chaque néoplasme en particulier.

VII. Traitement. Le traitement des tumeurs a été de la part de Broca l'objet d'une étude longue et intéressante dans laquelle chacun des moyens qui ont été proposés est signalé et apprécié à sa juste valeur. Nous ne pouvons mieux faire que de renvoyer le lecteur au livre de ce chirurgien (*Traité des tumeurs*, t. I, p. 387). Nous ferons remarquer avec Broca que le traitement opposé aux néoplasmes peut être médical ou chirurgical, qu'il est curatif ou palliatif, selon qu'on se propose de débarrasser complétement le malade de sa tumeur, ou seulement de diminuer ou de supprimer les inconvénients auxquels elle donne lieu, tels que les hémorrhagies, la fétidité, les douleurs.

a. *Traitement médical.* Un grand nombre de médicaments ont été tour à tour vantés dans le traitement des tumeurs, sans qu'aucun d'eux ait justifié la confiance des inventeurs. La ciguë vantée par Stork, et l'arsenic employé de tout temps dans le traitement du cancer, et particulièrement conseillé par Walshe, n'ont jamais réussi à guérir les tumeurs malignes. Cependant de temps en temps on voit surgir de nouvelles tentatives pour guérir les tumeurs malignes par ce dernier médicament. Depuis la généralisation de la méthode hypodermique, on a tenté de joindre à l'emploi des préparations arsenicales à l'intérieur celui de ce médicament administré en injections sous-cutanées. C'est surtout dans les tumeurs ganglionnaires du genre du lymphadénome que des succès ont été obtenus par cette méthode. Dans un récent travail, Köbel a fait connaître les résultats obtenus à la clinique de Tübingen dans le traitement des tumeurs malignes par l'arsenic localement et à l'intérieur. Les succès ont complétement fait défaut dans les tumeurs cancéreuses et dans les sarcomes à cellules rondes et fusiformes des ganglions lymphatiques. Au contraire, l'arsenic s'est montré utile dans un cas de *sarcomes multiples à marche rapide* (n'y a-t-il pas eu là quelque erreur de diagnostic?) et dans les lymphomes malins. Sur un ensemble de 59 cas de lymphomes rassemblés par Köbel, il en est 17 qui ont guéri, après un traitement de un à six mois. Mais chez 5 d'entre eux il y a eu récidive, traitée également avec succès par l'arsenic. Dans 14 cas on a obtenu un résultat partiel, 13 fois il y a eu des abcès. Köbel fait observer que le traitement doit être continué pendant un temps très-long. M. Verneuil a également conseillé dans le traitement du lymphadénome l'emploi du phosphore à l'intérieur, qui lui a donné quelques résultats avantageux. Mais ce sont là des faits exceptionnels, et l'on peut dire que nous ne connaissons à l'heure actuelle aucun médicament qui puisse être utile dans le traitement des tumeurs cancéreuses.

La question du traitement médical des néoplasmes peut d'ailleurs être envisagée sous un double aspect. On peut se proposer de faire disparaître le néoplasme lui-même, ou bien d'agir sur la diathèse néoplasique qui lui a donné naissance, de façon à empêcher la prolifération d'un nouveau tissu pathologique et par suite la production d'une récidive. La question est parfaitement posée par Broca dans son *Traité des tumeurs*, et elle est très-intéressante à examiner pour le chirurgien. On peut en effet supposer que, dans l'avenir, la thérapeutique médicale nous fournisse un ou plusieurs médicaments ayant la propriété de faire disparaître les néoplasmes, et par suite de procurer au malade une entière guérison. Ce serait là le triomphe complet de la thérapeutique, mais, si même ce résultat idéal ne devait jamais être atteint, on pourrait encore supposer la découverte d'un médicament s'adressant, non plus à la tumeur elle-même, mais bien à la diathèse néoplasique. En d'autres termes, l'intervention chirurgicale resterait toujours nécessaire pour supprimer un néoplasme existant, mais, par un traitement approprié, on pourrait soigner et guérir la diathèse néoplasique, de façon à empêcher la production de la récidive. Un pareil résultat ne laisserait pas que d'être encore fort satisfaisant. Nous devons donc faire tous nos efforts pour arriver à quelque découverte importante dans cette voie. C'est bien évidemment une connaissance complète de la diathèse néoplasique, dans ses manifestations diverses, dans son essence, dans ses liaisons avec les autres états pathologiques, qui pourra nous conduire à une solution. Aussi ne saurions-nous trop appeler l'attention des chirurgiens sur les études entreprises dans cet ordre d'idées par le professeur Verneuil, et qui l'ont conduit à faire dériver la diathèse néoplasique de l'arthritisme. A ce propos, il est intéressant de consigner ici une remarque faite par Broca : « De toutes les médications que j'ai essayées, nous dit-il, la seule qui m'ait *paru* retarder la marche des tumeurs cancéreuses inopérables est la médication alcaline (bicarbonate de soude ou de potasse, 2 à 4 grammes par jour). Mais je suis trop en garde contre les illusions thérapeutiques pour oser rien affirmer à cet égard ». Étant donné que le traitement alcalin est le plus puissant modificateur que nous puissions opposer à la diathèse arthritique, il y a lieu évidemment de continuer une pareille tentative, en y soumettant, non plus seulement, comme Broca, des malades inopérables, mais ceux qui ont subi une opération.

A part les cas spéciaux que nous avons notés précédemment, relatifs au traitement du lymphadénome par les arsenicaux et par le phosphore, il est permis de dire que le traitement médical s'adressant aux néoplasmes est purement palliatif. Dans les cas en effet où le mal échappe à une intervention chirurgicale, il y a lieu de chercher à pallier les inconvénients si graves qu'entraînent avec elles les tumeurs malignes, douleurs excessives, hémorrhagies, écoulements sanieux et fétides. Tous les médicaments que la thérapeutique nous offre pour combattre la douleur peuvent être mis en œuvre, opium, belladone, chloral, bromure de potassium, etc. Mais il est en outre certains procédés spéciaux qui ont été conseillés pour combattre la douleur dans les néoplasmes. De ce nombre est la réfrigération, qui a été surtout mise en œuvre par Arnott.

L'application de glace, de mélanges réfrigérants, a pu, pendant un temps variable, supprimer les douleurs. Broca dit en avoir tiré parfois un parti avantageux. En poussant même l'application du froid jusqu'à produire une congélation superficielle, Arnott pensait avoir découvert un nouveau procédé qui, sous le nom de congélation, pouvait être regardé comme une méthode de traitement du néoplasme lui-même. Mais c'est là une illusion thérapeutique, et la méthode de la réfrigération doit rester seulement au nombre des traitements palliatifs. On a conseillé encore les douches d'acide carbonique, qui ont été employées surtout pour combattre les douleurs du cancer du col utérin. Dans le même ordre d'idées, on peut avoir recours aux pulvérisations de chlorure de méthyle, dont l'usage a été introduit par M. Debove dans le traitement des névralgies. Enfin, pour supprimer les douleurs atroces liées à quelques cancers, on a conseillé de pratiquer la section de certaines branches nerveuses. C'est ainsi qu'on a sectionné le nerf lingual dans l'épithélioma de la langue. Les hémorrhagies constituent l'une des plus redoutables complications auxquelles donnent lieu les néoplasmes. Lorsqu'elles sont peu abondantes, des applications astringentes liées à un pansement légèrement compressif peuvent suffire à en triompher. L'eau de Pagliari constitue un bon topique qui combat à la fois le suintement sanguin et la fétidité de certaines tumeurs ulcérées. Les hémorrhagies sont-elles plus abondantes, il faut, si la chose est possible, saisir et lier les artères qui fournissent le sang. S'agit-il d'une hémorrhagie en nappe, on sera conduit le plus souvent à détruire par le fer rouge ou les caustiques potentiels les bourgeons charnus saignants. Enfin, si tous ces moyens demeurent insuffisants, il y a lieu de pratiquer la ligature de l'artère principale qui alimente la tumeur. Ceci nous conduit à parler d'une méthode qui, sous le nom de ligature des artères afférentes, a été employée par Mayor, Miraut (d'Angers) et d'autres chirurgiens, et que les recherches de Broca permettent de faire remonter jusqu'à l'illustre Harvey. On a lié notamment les artères linguales dans le cancer de la langue. Bien qu'on ait observé quelquefois une diminution de volume immédiate ou un arrêt d'accroissement de la tumeur, il n'y a pas là cependant une méthode curative, et la ligature des artères afférentes doit rester au nombre des traitements palliatifs applicables aux néoplasmes. Il y a lieu enfin pour le chirurgien de se préoccuper des écoulements sanieux et fétides auxquels donnent naissance l'ulcération et la gangrène des tumeurs. Nous sommes aujourd'hui bien mieux en mesure de les combattre qu'autrefois, grâce à l'une des nombreuses substances que la méthode antiseptique a mises à notre disposition, acide phénique, sublimé, iodoforme, etc. Nous en donnerons pour exemple ce qui se passe dans le cancer de l'utérus, où la suppression de l'écoulement sanieux caractéristique, grâce aux antiseptiques, rend pendant quelque temps aux malades toutes les apparences de la santé.

Avant d'en venir à une opération chirurgicale, il est encore certains procédés qui ont été donnés comme des moyens curatifs des néoplasmes. De ce nombre sont la compression et l'emploi de l'électricité. La compression a joué, à un moment donné, un grand rôle dans le traitement des néoplasmes, et l'on sait l'abus qui en a été fait par Récamier, notamment dans le traitement des cancers de l'utérus et de la mamelle. Aujourd'hui son emploi est singulièrement restreint. Malgré les succès de Boyer et de Roux, on ne l'emploie plus dans le traitement des tumeurs érectiles et, malgré le succès partiel obtenu par Broca dans un cas de squirrhe atrophique du sein, son usage est à peu près limité aux adénomes de la mamelle. Dans ce cas particulier, la compression pratiquée à l'aide de plaques d'amadou, à l'aide de l'ouate maintenue par un bandage, peut rendre et rend encore chaque jour aux chirurgiens d'excellents services. L'électricité, sous toutes ses formes, a été employée dans le traitement des néoplasmes. Mais c'est surtout la galvanopuncture qui leur est applicable; dans le traitement des tumeurs érectiles, elle est avantageuse pour obtenir la coagulation du sang. Elle est également employée dans le traitement des myomes utérins, soit pour combattre les hémorrhagies, soit même pour faire rétrocéder la tumeur. Dans ces dernières années le docteur Neftel (de New-York) a conseillé l'emploi de l'électrolyse, non plus pour obtenir la résorption des tumeurs malignes, mais comme procédé de destruction. D'après l'auteur, le point important est de détruire par la nécrose, non-seulement toute la tumeur, mais encore le tissu cellulaire ambiant, et cela complétement. Voici comment il décrit son procédé : Le malade étant endormi, une anode en platine est plongée perpendiculairement au centre de la tumeur jusqu'à sa base, et 3, 4 ou 5 cathodes à la périphérie. On ferme le courant qu'on porte rapidement à 45, 50 ou 60 éléments. Au bout de cinq à dix minutes, on enlève les cathodes qu'on replace plus loin, et ainsi de suite, jusqu'à ce qu'on ait fait tout le tour de la tumeur. Finalement on enlève les aiguilles. L'opération dure d'une demi-heure à une heure et demie. La tumeur présente un aspect livide, une coloration grisâtre, puis noire. Après l'opération, on constate une très-légère réaction générale et locale, suivie de l'élimination de la tumeur sphacélée. Nous avouons ne pas bien saisir les avantages d'une pareille manière de faire, qui a les inconvénients de nécessiter l'emploi du chloroforme et un temps fort long, qui laisse dans la plaie des parties sphacélées, et qui surtout constitue un procédé aveugle, pouvant laisser subsister des parties de tissu morbide. Ce dernier reproche est applicable d'ailleurs à tous les procédés de cautérisation. De plus, lorsque la cautérisation est pénétrante, comme dans le procédé des flèches caustiques de Maisonneuve, elle expose à de graves accidents, tels que la blessure de gros vaisseaux, l'ouverture de la cavité pleurale. La destruction des néoplasmes par les caustiques est donc un procédé dont les indications sont très-restreintes. On peut y avoir recours dans des cas de tumeurs très-limitées et surtout très-superficielles, comme les petits épithéliomas cutanés de la face, chez des malades très-pusillamines qui redoutent le bistouri, ou bien encore chez des malades trop affaiblis pour qu'on puisse les exposer aux conséquences d'une opération sanglante nécessitant la chloroformisation. A part ces cas, la cautérisation appartient plutôt, comme nous l'avons déjà dit, aux méthodes palliatives. Et cependant nous assistons encore aujourd'hui à des tentatives faites pour réhabiliter l'emploi des caustiques dans le traitement des tumeurs. Se fondant sur ses expériences, un auteur allemand, Haussmann, recommande une solution de potasse caustique à 1/1000, à une température de 18 à 19 degrés; la durée de l'application devrait être d'un quart d'heure à une demi-heure, et il faudrait avoir soin de préserver avec de l'ouate les tissus sains. Dans la pensée de l'auteur, l'emploi de cette solution serait indiqué : 1° après l'ablation des cancers, particulièrement des cancers riches en éléments cellulaires, lorsqu'il y a lieu de craindre qu'il ne soit resté au fond de la plaie quelques éléments de tissu morbide; 2° contre les cancers ulcérés, lorsqu'on doit craindre que l'ablation, même pratiquée dans le tissu sain, ne soit suivie de l'infection de ce tissu sain par le suc cancéreux pendant l'opération. Heine a rapporté trois cas de cancer où, suivant la méthode employée par Thiersch, Nussbaum, Lücke, il a injecté une solution étendue d'acide chlorhydrique; dans les trois cas, il y eut une fièvre intense, suivie d'une nécrose moléculaire avec résorption de la tumeur qui se rétracta. Dans un de ces cas mêmes les ganglions axillaires, engorgés auparavant, auraient disparu spontanément. De pareils cas ne sont faits ni pour nous inspirer confiance, ni pour nous engager à les imiter.

Restent maintenant un certain nombre de procédés qui sont ou tout à fait abandonnés, ou de moins en moins employés. De ce nombre sont l'écrasement et le broiement sous-cutanés. L'écrasement n'est plus resté dans la pratique chirurgicale que pour les petits kystes synoviaux auxquels on donne improprement le nom de ganglions. Quant au broiement sous-cutané du lipome par la méthode de Bonnet de Lyon, il n'appartient plus qu'à l'histoire de la chirurgie. La ligature en masse est devenue un procédé tout à fait exceptionnel. Son usage persiste grâce à l'emploi de la ligature élastique dans le traitement du pédicule après l'hystérectomie et dans quelques cas particuliers. En effet, ce procédé, qui laisse dans la plaie une masse de tissus destinés à se sphacéler, expose aux accidents septicémiques et présente de sérieux inconvénients. L'écraseur linéaire de Chassaignac lui-même, instrument si ingénieux, et qui présentait au moment de son apparition de si réels avantages, tend à être de plus en plus délaissé aujourd'hui. Il est à ce fait une explication générale. En effet, tous ces procédés que nous venons d'énumérer, cautérisation, ligature en masse, broiement sous-cutané, écrasement linéaire, avaient tous un but commun : éviter les complications des plaies, à une époque où ces accidents faisaient le désespoir des chirurgiens. Aujourd'hui l'expérience a prononcé, et il est permis de dire qu'aucun de ces procédés ne met d'une façon absolue à l'abri des complications. Celles-ci, en effet, sont dues à une cause générale, l'infection de la plaie par les micro-organismes venus du dehors, et apportés par l'air, par les instruments, les mains du chirurgien, les objets de pansement. Quel que soit le procédé chirurgical employé, si une stricte antisepsie ne met pas le malade à l'abri de l'inoculation microbienne, on verra éclater les accidents des plaies, lymphangite, érysipèle, infection purulente. Il serait puérile à l'heure actuelle d'insister sur un pareil sujet. D'autre part, les moyens d'hémostase plus perfectionnés, la forcipressure, la bande d'Esmarch, qui nous permettent de modérer singulièrement l'écoulement du sang, l'anesthésie locale et générale grâce à laquelle nous supprimons la douleur, sont venus élargir singulièrement le champ des méthodes sanglantes. Nous pouvons donc conclure comme Broca, et avec beaucoup plus de raisons encore qu'au moment où écrivait ce chirurgien, en disant : « La méthode sanglante continue à tenir la première place dans le traitement des tumeurs. Elle est la méthode générale; les autres sont des méthodes d'exceptions ».

Cela dit, nous n'avons pas à entrer ici dans le détail des manœuvres opératoires que comporte l'ablation des tumeurs. Dans bon nombre de cas il est nécessaire de s'ouvrir un chemin jusqu'au siége du néoplasme au moyen d'opérations préliminaires. Nous n'y insistons pas, nous avons fait dans notre thèse inaugurale, en 1879, l'étude générale de ces opérations. Elles ont été également étudiées dans ce Dictionnaire par M. Courty à l'article OPÉRATIONS. Dans d'autres cas, pour éviter la perte de sang, on est conduit à pratiquer la ligature préalable d'une grosse artère, l'extirpation du néoplasme est encore favorisée, suivant les cas, par la pédiculisation artificielle de la tumeur, par son morcellement. Ce sont là autant de manœuvres qui sont du ressort de la médecine opératoire, et sur lesquelles nous ne saurions insister. Il nous reste toutefois, pour terminer l'étude du traitement chirurgical des tumeurs, à examiner une grande question : c'est celle des indications et contre-indications opératoires.

Le même raisonnement ne saurait être applicable au traitement de chacun des néoplasmes. Parmi eux il en est un certain nombre qui, n'ayant aucune tendance à la généralisation et à l'infection, ne menaçant aucun organe, aucune fonction, peuvent être indéfiniment respectés par le chirurgien. D'autres, au contraire, sans avoir tendance à la généralisation, menacent l'existence en entravant telle ou telle fonction, en causant de vives douleurs ou des hémorrhagies. De ce nombre sont les kystes de l'ovaire, les myomes utérins. D'autres encore ont une tendance à une augmentation rapide, elles constituent pour les malades qui en sont porteurs une gêne ou une difformité réelle, on peut craindre pour certaines d'entre elles la dégénérescence cancéreuse. Dans tous ces cas, l'opération est de mise. Enfin elle s'impose dans tous les faits de tumeurs malignes, carcinomes, épithéliomes, sarcomes : mais, si désirable que soit l'intervention opératoire, elle a certaines limites, certaines contre-indications que le chirurgien doit respecter sous peine de s'exposer à de graves accidents. Ces contre-indications opératoires peuvent tenir au néoplasme lui-même ou à l'état général du malade. L'opération ayant pour but la guérison du malade, ou tout au moins la prolongation de son existence, en retardant la généralisation et l'infection, la première condition qu'elle doit remplir, c'est d'enlever le néoplasme en totalité. Si cette extirpation complète n'est pas possible, ou bien encore si elle ne peut être réalisée qu'en sacrifiant des organes essentiels, elle doit être laissée de côté. Nous n'ignorons pas que, sous l'influence des progrès de la chirurgie contemporaine, on s'attaque aujourd'hui à certains organes qui étaient jusqu'ici considérés comme devant être absolument respectés. On pénètre dans la cavité crânienne pour extirper certaines tumeurs de l'encéphale, la résection de l'estomac est entreprise pour l'extirpation des cancers du pylore, la cavité péritonéale est ouverte pour enlever des cancers de l'intestin, du rectum, de l'utérus. Mais, à côté de ces opérations graves, et dont le résultat définitif dans les cas de tumeurs malignes reste toujours très-aléatoire, il est un certain nombre d'opérations dites palliatives, qui ont pour but, non de supprimer le néoplasme, mais de faire cesser les graves inconvénients que cause sa présence. La lutte est ouverte à l'heure actuelle entre ce qu'on pourrait appeler l'extirpation à outrance des néoplasmes et les opérations purement palliatives. Elle se continue chaque jour sous nos yeux, et il est bien difficile de dire quel en sera l'issue définitive. Il est par suite bien difficile, impossible même, de tracer des limites à l'intervention chirurgicale, en se plaçant à un point de vue purement anatomique. Il en est tout autrement, si l'on envisage la question au point de vue de l'état général du malade. Il est bien évident que, si l'on reconnaît chez le malade des traces certaines de cachexie cancéreuse et de généralisation se traduisant par des dépôts secondaires dans les viscères, on doit renoncer à toute tentative opératoire. A un autre point de vue, l'état général du sujet peut encore arrêter la main du chirurgien. Quelquefois il arrive, en effet, que des complications graves, telles que diabète, albuminurie, altération organique du cœur, coïncident avec un néoplasme. De pareilles lésions seraient de nature à compromettre le résultat opératoire et nécessitent qu'on abandonne toute entreprise chirurgicale, ou que du moins on en diffère l'exécution jusqu'à un moment où le malade y aura été préparé par un traitement convenable. Compromettre la vie d'un malade par une opération intempestive s'adressant à une tumeur maligne est certainement chose très-fâcheuse. Mais combien n'est-il pas plus fâcheux encore de causer la mort d'un albuminurique, d'un diabétique, par l'enlèvement d'une tumeur bénigne, lipome, kyste sébacé, fibrome, qui lui permettait une survie de plusieurs années ! Et cependant la chose se voit de temps en temps; nous en citerons un exemple entre mille, celui d'un monsieur qui fut opéré d'un lipome de l'épaule, et qui succomba rapidement. La cause de la mort était un diabète qui avait été méconnu par le chirurgien. C'est donc par un examen minutieux des viscères et des grandes fonctions qu'on évitera ces insuccès opératoires qu'on a pu à juste titre appeler les calamités de la chirurgie.

Il nous reste à résoudre une dernière question : nous avons dit que l'impossibilité d'enlever en totalité un néoplasme, l'existence chez le malade de traces certaines de généralisation, devaient arrêter la main du chirurgien. Mais cette règle ne comporte-t-elle pas des exceptions? N'est-il pas des cas dans lesquels une extirpation incomplète peut être entreprise à titre d'opération purement palliative? Bien certainement il en existe : par exemple, lorsqu'il s'agit, en supprimant une partie ulcérée et fétide, de faire disparaître les hémorrhagies et l'infection septique qui contribuent à hâter la terminaison fatale. Mais nous touchons là une question de pratique bien délicate, car nous ouvrons la porte au charlatanisme, qui pratique des extirpations incomplètes de tumeurs dans un but purement lucratif. Il est impossible de poser en pareille matière des règles absolues. C'est au chirurgien instruit et honnête qu'il appartient, dans chaque cas particulier, de résoudre la question à l'aide de son sens clinique et de sa conscience. Quant à ces opérations palliatives qui ne s'adressent pas au néoplasme lui-même, et dont nous avons déjà dit un mot précédemment, anus artificiel dans le cancer de l'intestin, trachéotomie dans les tumeurs du larynx, elles sont non-seulement permises, mais elles constituent souvent pour le chirurgien un devoir absolu.

VIII. Classification des tumeurs. Rien n'est plus difficile que de présenter une classification acceptable des tumeurs. Cependant le nombre et la variété des néoplasmes est telle que, de tout temps, on s'est efforcé d'établir dans leur étude des divisions qui permissent de ranger dans les mêmes groupes les tumeurs que leurs affinités anatomiques, aussi bien que leur marche clinique, rapprochent les unes des autres. Malheureusement tous les efforts tentés dans cette voie sont loin d'avoir donné jusqu'ici des résultats complétement satisfaisants. La tendance à laquelle ont obéi les auteurs de classifications est double. Les uns se sont laissés guider uniquement par la clinique, et leurs classifications ont présenté un but essentiellement pratique ou utilitaire. Laissant de côté la structure des néoplasmes, ils se sont exclusivement préoccupés de leur marche et de leurs symptômes, et surtout de leurs rapports avec l'état général du sujet. Les autres, négligeant le point de vue clinique, ont pris pour base unique de leurs classifications la structure des néoplasmes et leurs relations avec les tissus normaux de l'économie. Entre ces deux tendances diverses, et souvent opposées l'une à l'autre, il y a place pour une troisième classification qui, tenant compte à la fois des caractères anatomiques et des caractères cliniques, peut être dite mixte.

Nous n'avons pas la prétention de réussir là où nos prédécesseurs ont plus ou moins complétement échoué, et de fournir une classification qui doive se substituer à toutes les autres. Nos vues sont beaucoup plus modestes. Nous désirons seulement présenter une étude des diverses classifications qui se sont successivement fait jour dans la science, et, par là, préparer le terrain à des recherches ultérieures. Nous nous réservons, chemin faisant, de faire connaître celle des classifications qui nous paraît mériter à l'heure actuelle la préférence.

Il était naturel que les classifications cliniques précédassent les classifications anatomiques. A une époque où l'on n'avait que des idées extrêmement imparfaites, et même tout à fait erronées, sur la structure des néoplasmes, il ne pouvait être question de prendre pour base de leur classification l'anatomie pathologique. Aussi ne tenait-on compte que de leur marche, et toute la division des tumeurs se bornait à les ranger en bénignes et malignes, suivant qu'elles demeuraient complétement locales, ou qu'elles se généralisaient en déterminant la ruine progressive de l'économie. Billroth a tenté de donner à cette classification clinique des tumeurs un plus grand caractère de précision et de rigueur scientifique, et, dans la première édition de son *Traité de pathologie chirurgicale générale*, il a rangé tous les néoplasmes en quatre groupes :

1° Tumeurs à croissance très-lente, qui peuvent exister pendant toute la vie, sans devenir infectieuses; elles sont guérissables par l'extirpation et peuvent être solitaires ou multiples, cependant cette dernière manifestation n'est pas fréquente; ce sont principalement ces tumeurs qu'on appelle *bénignes;*

2° Tumeurs dont la croissance se fait avec une rapidité très-variable; elles montrent une grande tendance à récidiver sur place, elles deviennent rarement infectieuses, mais se présentent souvent à l'état multiple : *sarcomes* et *adénomes;*

3° Tumeurs à croissance rapide, qui sont toujours infectieuses; non-seulement elles ont une grande tendance à revenir sur place, mais elles entraînent aussi très-souvent dans le mouvement morbide les ganglions lymphatiques les plus rapprochés; beaucoup de tumeurs de même nature se montrent peu à peu dans divers organes : *carcinomes;*

4° Tumeurs à croissance rapide et ayant des propriétés très-infectieuses; des tumeurs secondaires, toujours très-molles, se montrent souvent en grand nombre et simultanément dans les différentes parties du corps : *cancers médullaires.*

Sans doute on ne peut nier qu'au point de vue clinique il y ait lieu d'établir une échelle de gravité croissante des tumeurs, depuis celles qui restent constamment bénignes jusqu'à celles qui, repullulant sur place, engorgeant les ganglions, se généralisant à l'économie tout entière, présentent tous les caractères d'une absolue gravité. Sans doute le cancer mou ou médullaire est habituellement plus grave que le carcinome dur ou squirrheux; sans doute encore bon nombre de sarcomes présentent une gravité moindre que le carcinome ou l'épithélioma. Mais, en face de ces assertions d'une exactitude générale, les exceptions se pressent en grand nombre. N'est-il pas une foule de sarcomes, par exemple, les ostéosarcomes des membres, présentant une gravité plus grande que les pires carcinomes? En revanche, ne connaissons-nous pas des carcinomes qui persistent pendant de longues années, sans déterminer l'infection générale du sujet? Quelle différence au point de vue de la gravité entre l'épithélioma cutané qui reste pendant longtemps un mal tout à fait bénin et local, et certains épithéliomas, tels que ceux de la langue, de l'utérus et du rectum, qui entraînent la mort avec une terrible rapidité! Dans quelle classe, par exemple, rangerons-nous l'enchondrome, qui, aux doigts, a une marche presque complétement bénigne, tandis qu'à la parotide il affecte une gravité déjà plus grande, pour devenir dans le testicule une tumeur engorgeant rapidement les voies lymphatiques, se généralisant dans les viscères, à l'égal du plus redoutable cancer? Les exemples précédents suffisent pour démontrer le peu de valeur d'une classification des néoplasmes uniquement basée sur leur plus ou moins de gravité. En effet, la malignité d'une tumeur est un caractère tellement variable en clinique, soumis à un si grand nombre de conditions particulières, qu'il faudrait ouvrir un grand nombre de divisions et de subdivisions pour aboutir à une classification qui offre quelque valeur. Il serait nécessaire, pour chaque néoplasme particulier, de tenir compte de l'âge du sujet, de la nature de l'organe et du tissu au sein duquel il se développe, pour arriver à des résultats exacts. Encore une pareille classification se montrerait-elle souvent insuffisante dans la pratique, car, indépendamment des conditions de siége, d'âge et de sexe du sujet, il est encore dans l'évolution des tumeurs un certain nombre de facteurs dont le rôle et la nature même nous sont jusqu'à ce jour complétement inconnus. Voici, par exemple, deux malades opérées de cancer du sein dans les mêmes conditions d'âge, par le même chirurgien; le procédé opératoire employé a été le même dans les deux cas; le mal a été largement dépassé, les conditions locales et générales, en un mot, paraissent exactement les mêmes. Et cependant chez l'une la guérison persiste, tandis que l'autre ne tarde pas à présenter une récidive. Ces faits, sur lesquels nous avons déjà insisté à propos du pronostic général des tumeurs, sont bien de nature à démontrer la difficulté et l'insuffisance des classifications cliniques uniquement basées sur la marche des néoplasmes. Nous le répétons, de pareilles classifications étaient bonnes tout au plus à un moment où les progrès de l'anatomie pathologique ne nous avaient pas encore permis de pénétrer la structure intime des tumeurs. Aujourd'hui, elles ne sauraient présenter un caractère de rigueur scientifique suffisant. Que dirait-on, par exemple, d'un botaniste qui, dans une classification des végétaux, se préoccuperait uniquement de les classer d'après leurs propriétés nutritives ou thérapeutiques? Que dirait-on, pour emprunter une comparaison déjà faite par M. Verneuil, d'un auteur qui décomposerait la famille des Solanées, sous prétexte que les unes sont applicables à la thérapeutique, tandis que les autres conviennent seulement à l'alimentation? Nous devons donc, dans l'étude des tumeurs, comme du reste dans celle de toutes les maladies en général, nous inspirer autant que possible des principes qui font loi dans les classifications de l'histoire naturelle, et tenir compte avant tout de la structure et de la physiologie pathologique des néoplasmes. Rien ne nous empêche ensuite, quand nous avons groupé les tumeurs d'après les règles de la méthode naturelle, de nous rappeler que certains groupes ont plus habituellement telles ou telles propriétés. Ici encore nous suivrons l'exemple des botanistes qui, après avoir établi leurs familles naturelles, se rappellent que certaines d'entre elles conviennent plus spécialement à tel ou tel usage : par exemple, les Solanées renfermant des plantes anodines, les Crucifères des antiscrofuleux et antiscorbutiques, les Labiées des espèces mucilagineuses.

Mais tel est le désir de posséder une classification tenant compte des besoins de la pratique, qu'on a fait bon accueil à celles qui conciliaient à la fois les données de l'anatomie pathologique et de la clinique. Comme point de départ de ces classifications mixtes, cherchant à allier les intérêts de l'anatomie et de la clinique, nous devons citer celle qui a été donnée par Laennec. Elle comprend deux grands groupes : 1° les tissus accidentels qui ont des analogues parmi les tissus naturels de l'économie; 2° les tissus accidentels qui n'ont pas leur analogue dans l'économie. Le fait intéressant pour le clinicien dans cette classification, c'est que les tumeurs ayant leurs analogues dans les tissus normaux de l'économie sont des tumeurs bénignes, tandis que celles qui n'ont pas leur analogue dans l'économie constituent des tumeurs malignes. Les classifications de Cruveilhier et de Lebert présentent avec celle de Laennec la plus grande analogie. La découverte du suc cancéreux faite par Cruveilhier lui permit de ranger tous les néoplasmes en deux grands groupes : dans un premier groupe sont comprises les métamorphoses et productions organiques qui sont dépourvues de suc; l'autre comprend les dégénérations organiques, caractérisées par la présence dans leur tissu d'un suc particulier, spécifique, ou suc cancéreux. Les premières tumeurs, dépourvues de suc, sont analogues aux tissus normaux et prennent le nom de tumeurs homologues, tandis que les secondes, étrangères aux tissus normaux de l'économie, sont dites tumeurs hétérologues. La même idée préside à la classification adoptée par Lebert. Pour ce dernier auteur, la spécificité d'éléments particuliers dits par lui cellules cancéreuses remplaçait le suc cancéreux de Cruveilhier. Suivant la présence ou l'absence au sein des tumeurs de ces éléments spécifiques, il divise tous les néoplasmes en deux grands groupes : 1° les tumeurs homœomorphes, formées par le développement d'éléments qu'on retrouve à l'état normal dans les tissus; 2° les tumeurs hétéromorphes, formées par des éléments spécifiques qu'on ne retrouve pas dans l'organisme à l'état normal, ni comme éléments permanents, ni comme éléments embryonnaires transitoires, les cellules cancéreuses. Le côté séduisant de cette classification, c'est qu'à une division anatomique correspondait dans l'esprit de son auteur une division clinique. Les tumeurs homœomorphes étaient des tumeurs bénignes, tandis que les tumeurs hétéromorphes avaient les caractères de tumeurs malignes. Aussi la classification de Lebert fut-elle acceptée avec enthousiasme, et son influence s'est fait longtemps sentir dans l'étude des tumeurs. Les classifications de Robin, de Follin et de Broca, en sont des reflets. Comme Lebert, Robin divise tous les néoplasmes en homœomorphes et hétéromorphes. Il établit ensuite des subdivisions dans chacun de ces deux groupes, suivant que les tumeurs qui les composent sont solides ou liquides, suivant qu'elles sont formées par des parties constituantes, c'est-à-dire par des tissus fondamentaux essentiels à l'organisme, ou bien par des produits, ou parties accessoires. Follin, lui aussi, divise toute la grande famille des pseudoplasmes en homœomorphes et hétéromorphes. Les premiers comprennent les tumeurs bénignes; dans les secondes se rangent les tumeurs épithéliales, les tumeurs fibro-plastiques ou sarcomes, les tumeurs cancéreuses, en un mot, toutes les tumeurs malignes. Il fait même rentrer dans cette dernière classe le tubercule qui ne saurait plus, à l'heure actuelle, prendre place dans une classification des tumeurs. La division établie par Broca est plus compliquée. Il commence par rappeler la distinction qui existe entre la notion anatomique d'élément et celle de tissu. « Cela posé, dit-il, les tumeurs hétéromorphes sont composées d'éléments sans analogues dans l'économie : elles ne peuvent donc ressembler à aucun tissu normal; nous dirons que les tumeurs hétéromorphes sont en même temps hétérologues.

« Les tumeurs homœomorphes, au contraire, sont composées d'éléments microscopiques analogues à ceux qui font partie de l'organisme normal. Mais il n'en résulte pas que leur tissu soit nécessairement semblable à un tissu normal. Cette similitude n'existe que dans certains cas, et la tumeur alors est homologue; dans les autres cas, la production accidentelle, quoique homœomorphe, est en même temps hétérologue. » Partant de ces données, Broca arrive à la classification suivante :

1° Tumeurs hétéromorphes;
2° Tumeurs homœomorphes. . . . . . { *a*. hétérologues; *b*. homologues.

Il est bien entendu que toutes les tumeurs hétéromorphes sont hétérologues. Inversement, toutes les tumeurs homologues sont homœomorphes. Il existe enfin une troisième classe de tumeurs qui, tout en étant homœomorphes, sont en même temps hétérologues; Broca en donne comme exemple l'épithélioma.

Malheureusement ces classifications, tout ingénieuses qu'elles soient, n'ont pas pu tenir devant le progrès de l'histologie moderne. Les bases mêmes sur lesquelles elles reposaient ont été renversées. Force a été de reconnaître que la spécificité de la cellule cancéreuse de Lebert n'existait pas, et que tous les éléments anatomiques qui entrent dans la composition des tumeurs ont leurs analogues dans les éléments normaux de l'organisme à l'état adulte ou embryonnaire, ainsi, du reste, que l'avait établi, dès 1838, J. Müller, dans son *Étude sur la structure des tumeurs*. Ainsi tombent toutes les distinctions basées sur l'homologie des tumeurs, sur leur nature homœomorphe ou hétéromorphe. Cependant les travaux entrepris d'après les idées précédentes n'ont pas été sans introduire dans la science une donnée juste, à savoir que, plus une tumeur s'écarte par la forme et le groupement de ses éléments anatomiques des tissus normaux de l'économie, plus on voit en général augmenter ses caractères de gravité.

En présence de l'impossibilité d'établir une classification véritablement scientifique sur les seules données de la clinique, comme l'a tenté Billroth, ou bien alliant la clinique à l'anatomie pathologique, comme la classification de Lebert et ses dérivés, on s'est rejeté sur les classifications purement anatomiques, qui sont aujourd'hui exclusivement adoptées.

Comme exemple d'une classification purement anatomique, nous pouvons citer celle qui a été adoptée par Virchow dans sa *Pathologie des tumeurs*. Elle comprend quatre groupes : 1° tumeurs formées aux dépens des éléments du sang (hématomes); 2° tumeurs formées par la rétention de produits sécrétés et la dilatation des cavités sécrétantes (hydrocèle, spina-bifida, kystes glandulaires, etc.); 3° tumeurs résultant de la prolifération des éléments des anciens tissus de l'organisme; 4° tumeurs mixtes ou composées de la réunion de plusieurs des tumeurs précédentes. Il est inutile d'insister pour faire comprendre le défaut d'une pareille classification. La divergence entre Virchow et nous est complète, absolue. Il prend évidemment le mot tumeur au sens clinique : aussi décrit-il sous ce titre toutes les productions morbides qui font un relief apparent au sein des tissus. Il se trouve ainsi conduit à ranger parmi les tumeurs des affections telles que l'hydrocèle et le spina-bifida, qui en diffèrent essentiellement. Nous, au contraire, nous ne comprenons parmi les tumeurs que les néoplasmes vrais, résultant de la prolifération des éléments de l'organisme, en un mot, le troisième groupe des tumeurs de Virchow.

Les autres classifications qui nous restent à examiner ont une valeur bien plus grande, en ce qu'elles sont applicables aux néoplasmes ou tumeurs dans le sens où nous les comprenons.

MM. Cornil et Ranvier se sont inspirés de la loi de Müller, et leur classification est basée uniquement sur l'analogie des tumeurs avec les tissus normaux. Dans une première classe ils rangent les tumeurs constituées par un tissu analogue au tissu embryonnaire, ou sarcomes. Dans les classes suivantes sont rangées les diverses variétés de tumeurs suivant qu'elles sont constituées sur le type du tissu fibreux, du tissu cartilagineux, du tissu osseux, etc. Enfin un dernier groupe renferme les tumeurs mixtes qui présentent réunis dans leur intérieur un grand nombre de tissus. Dans leur classification, MM. Cornil et Ranvier rattachent encore le carcinome aux tumeurs d'origine conjonctive, d'après les idées de Virchow. La théorie de Thiersh et de Waldeyer sur l'origine épithéliale du cancer tend au contraire à être généralement adoptée à l'heure actuelle. En France, nous l'avons déjà dit, cette doctrine a toujours été enseignée par Robin, elle est aussi défendue par Lancereaux. Elle se retrouve dans toutes les classifications suivantes : c'est ainsi, par exemple, que, dans son article Tumeurs de l'*Encyclopédie internationale de chirurgie*, Butlin range tous les néoplasmes en deux grands groupes, suivant qu'ils sont de provenance conjonctive ou d'origine épithéliale. A ces dernières appartiennent l'endothéliome, le papillome, l'adénome, le carcinome. Dans les tumeurs d'origine conjonctive se trouvent comprises, à côté des différentes formes de sarcome, des tumeurs infiniment plus complexes dans leur structure, telles que les lymphomes, les myomes, les angiomes. Il en résulte nécessairement une certaine confusion. De là la nécessité d'établir de plus nombreuses catégories, dans lesquelles sont rangées les différentes tumeurs d'après le degré croissant de complexité que présente leur organisation. Déjà cette tendance se fait sentir dans la classification de Fœrster, qui divise toutes les tumeurs en trois groupes :

1° Les tumeurs formées par un tissu simple : fibromes, ostéomes;

2° Les tumeurs formées par un complexus organique ayant son analogue dans l'économie; papillomes, kystes;

3° Les tumeurs formées par des cellules ayant leurs analogues dans l'économie, mais ne montrant pas la disposition qu'elles affectent à l'état physiologique : sarcome, carcinome, épithéliome.

Cette même tendance au groupement des néoplasmes d'après le degré croissant de complexité que présente leur structure se retrouve dans la classification de Lücke et dans celles, plus récentes, qui ont été données par MM. Heurtaux, Poulet et Bousquet, Malherbe (de Nantes) et Bard (de Lyon).

Après avoir rangé dans une classe à part les kystes, Lücke divise les néoplasmes proprement dits en trois groupes : *a*, les néoplasmes du type conjonctif; *b*, les néoplasmes du type épithélial; *c*, les néoplasmes de types anatomiques plus élevés, comprenant les angiomes, les névromes vrais, les adénomes.

De même M. Heurtaux, dans l'article TUMEURS du *Dictionnaire* de Jaccoud, après avoir rangé dans deux groupes différents : 1° les tumeurs constituées par un tissu se rattachant à l'un des tissus de substances conjonctives; 2° les tumeurs constituées par la présence d'éléments épithéliaux, fait un certain nombre de groupes dans lesquels il place les tumeurs formées de vaisseaux sanguins, celles qui ont leurs analogues dans le système lymphatique, les tumeurs de tissu musculaire et nerveux. Enfin, dans un septième groupe, il range les tumeurs complexes, par addition d'éléments pigmentaires (mélanomes) ou par combinaison de deux ou plusieurs tissus, sarcome ossifiant, fibrome myxomateux, carcinome télangiectasique, etc.; dans un huitième et dernier groupe, il place les tumeurs congénitales ou tératoïdes.

Les classifications qui ont été données par MM. Malherbe et Bard présentent avec la précédente de très-grandes analogies. Dans une leçon publiée par la *Gazette médicale de Nantes*, en 1885, M. A. Malherbe (de Nantes) établit la classification suivante :

A. Tumeurs dues à l'hypertrophie de la substance conjonctive.

B. Tumeurs dues à l'hypertrophie des tissus épithéliaux.

C. Tumeurs dues à l'hypertrophie simultanée des substances conjonctive et épithéliale, et représentant un organule ou une tumeur complexe (papillome, adénome, angiome).

D. Tumeurs dues à l'hypertrophie des tissus musculaire et nerveux.

E. Tumeurs dues à la persistance d'anciens produits inflammatoires ou de parasites enkystés et formant un *caput mortuum*.

C'est à tort que M. Malherbe a fait entrer dans sa classification ce dernier groupe, car ni les néoplasmes inflammatoires ni les parasites enkystés ne doivent être compris dans la grande famille des néoplasmes.

Dans les *Archives de physiologie* de 1885, M. Bard (de Lyon) a publié une classification qui reproduit tous les traits fondamentaux des classifications précédentes.

Il commence par établir trois grandes classes de tumeurs.

A. Les tumeurs simples, dont le tissu dérive d'un seul type cellulaire primitif : enchondrome, ostéome, épithéliome.

B. Les tumeurs complexes, dont le tissu dérive de plusieurs types cellulaires distincts groupés systématiquement, par exemple, les angiomes, dans la composition desquels entrent le type cellulaire conjonctif, le type musculaire et le type endothélial.

C. Enfin les tumeurs composées, formées par le mélange plus ou moins discordant de tissus appartenant à des types différents.

Dans les tumeurs simples, M. Bard range les tumeurs du type conjonctif, du type épithélial, du type musculaire, du type nerveux et du type lymphatique. Parmi les tumeurs complexes il range les tumeurs du type vasculaire sanguin, angiomes, et les tumeurs du type vasculaire lymphatique ou lymphangiomes. Les tumeurs composées comprennent : celles qui sont composées de deux tissus, comme les odontomes (dents implantées sur des plaques osseuses), et celles qui sont composées de tous les tissus, rencontrées surtout chez les embryons ou les fœtus à terme.

Tels sont les traits principaux de cette classification dont on pourra lire les détails, soit dans le mémoire même de M. Bard, soit dans la thèse d'un de ses élèves, M. Guillabert, soutenue en 1885 devant la faculté de Lyon, et intitulée : *Étude critique des classifications des tumeurs*.

Toutes les classifications que nous venons de citer, s'inspirant de la loi de Müller, cherchent à établir un parallèle entre les divers néoplasmes et ceux des tissus normaux de l'organisme dont ils dérivent. Elles établissent aussi une échelle de progression croissante, depuis les tumeurs les plus simples jusqu'aux tumeurs les plus complexes.

A côté des principes précédents il est, dans la classification des néoplasmes, une notion nouvelle qui peut être introduite : c'est celle de leur origine aux dépens de tel ou tel des feuillets blastodermiques. Cette notion est un reflet de la théorie de Cohnheim sur l'origine embryonnaire des tumeurs. On sait en effet que, pour ce dernier auteur, tous les néoplasmes tirent leur origine d'éléments embryonnaires, soit pendant la vie intra-utérine, soit chez l'adulte, où ils se formeraient aux dépens d'inclusions des feuillets blastodermiques existant au sein des tissus normaux. Au commencement de cette année (1887), MM. Monod et Arthaud, à propos d'une étude sur la classification des tumeurs du testicule, ont publié dans la *Revue de chirurgie* une nouvelle classification générale des tumeurs, dans laquelle ils font intervenir l'origine de ces productions morbides aux dépens des différents feuillets de blastoderme. Ce n'est pas là d'ailleurs une tentative nouvelle. Déjà, dans sa classification des tumeurs, M. Lancereaux avait pris comme point de départ leur origine embryonnaire. Il divise, d'après cela, tous les néoplasmes en deux classes. La première comprend les néoplasmes qui sont nés au sein des tissus formés par le feuillet moyen du blastoderme. Dans cette classe sont comprises les néoplasies du tissu conjonctif, les néoplasies vasculaires, sanguines et lymphatiques, et les néoplasies musculaires ou myomes. La seconde classe est formée par les néoplasmes des tissus provenant des feuillets externe et interne du blastoderme. Elle comprend les néoplasies épithéliales et les néoplasies nerveuses ou névromes.

Nous donnerons intégralement la classification de MM. Monod et Arthaud, telle qu'elle a été publiée par eux dans la *Revue de chirurgie* du 10 mars 1883.

CLASSIFICATION DES TUMEURS (D'APRÈS MM. CH. MONOD ET ARTHAUD)

- **Ire CLASSE. — TÉRATOMES. — *Tumeurs développées aux dépens des 3 feuillets du blastoderme.***
  - Inclusions fœtales.
  - Kystes dermoïdes.

- **IIe CLASSE. — TUMEURS MIXTES. — *Tumeurs développées aux dépens de 2 feuillets ou de divers éléments d'un seul.***
  - Tumeurs ento ou ectomésodermiques.
    - Épithéliome mixte.
      - Chondromateux (chondrocarcinome).
      - Myxomateux.
      - Myomateux.
      - Sarcomateux (cystosarcome).
      - Lipomateux.
  - Tumeurs mésodermiques mixtes.
    - Endothéliome mixte.
      - Chondromateux (chondrosarcome).
      - Myxomateux (myxosarcome).
      - Myomateux (myosarcome).
      - Lipomateux.

- **IIe CLASSE. — TUMEURS PURES. — *Tumeurs développées aux dépens d'un seul feuillet du blastoderme.***
  - Tumeurs ectodermiques.
    - Type épithélial.
      - Adénome ou papillome.
        - Adénomes glandulaires, papillomes cornés.
      - Épithéliome typique.
        - Épithéliomes pavimenteux.
        - — lobulé.
        - — perlé
        - — papillaire.
        - — tubulé.
        - — glandulaire.
        - — kératinisé.
      - Épithéliome métatypique.
        - Carcinome encéphaloïde.
        - — squirrheux.
        - — hématode.
        - — réticulé.
    - Type adulte ou différencié.
      - Névromes.
        - Névromes myéliques.
        - — amyéliniques.
  - Tumeurs entodermiques.
    - Type épithélial.
      - Adénome ou papillome.
        - Adénomes ou papillomes de l'intestin ou de ses annexes.
      - Épithéliome typique.
        - Épithélioma cylindrique de l'intestin, de l'estomac, du foie, du rein, du testicule, de l'ovaire.
        - Épithéliome mucoïde.
      - Épithéliome métatypique.
        - Carcinome des mêmes organes.
  - Tumeurs mésodermiques.
    - Type endothélial.
      - Angiome ou papillome.
        - Angiomes ou lymphangiomes plexiformes.
        - Papillomes des séreuses.
      - Endothéliome typique.
        - Sarcomes angiolithiques.
        - Angiosarcomes.
        - Sarcome à myéloplaxes.
        - Lymphangiosarcomes.
        - Lymphadénomes.
        - Cylindromes.
        - Endothéliomes.
        - Sarcomes endothéliaux.
        - Sarcomes mélaniques de l'œil
      - Endothéliome métatypique.
        - Lymphosarcome.
        - Sarcomes mélaniques diffus.
        - Myxosarcomes
        - Gliomes.
    - Type adulte ou différencié.
      - Type conjonctif.
        - Chondromes.
        - Lipomes.
        - Myxomes.
        - Fibromes.
      - Type musculaire.
        - Rhabdomyomes.
        - Léiomyomes.

Cette classification nous semble la plus complète de toutes celles qui ont été publiées jusqu'à ce jour. Elle comprend en effet les très-nombreuses variétés de tumeurs qui ont été successivement distinguées et décrites dans ces dernières années, et les range dans un ordre de complexité croissante, depuis les tumeurs pures jusqu'aux tumeurs mixtes et aux tératomes, qui renferment les néoplasmes de structure la plus compliquée. Cette expression de *tumeurs pures* n'est peut-être pas très-heureuse; on pourrait objecter que les autres variétés de néoplasmes sont également des tumeurs pures, c'est-à-dire sans intervention d'un autre élément pathologique, inflammatoire, par exemple. Nous préférerions pour notre part dire *tumeurs simples*, ou développées aux dépens d'un seul feuillet blastodermique. Comme toutes les classifications modernes, celle de MM. Ch. Monod et Arthaud range le carcinome parmi les néoplasies du type épithélial, mais un point sur lequel elle s'écarte de toutes les classifications produites jusqu'ici, c'est la place assignée au sarcome. D'après des idées particulières sur les relations existant entre certaines variétés de sarcome et le système vasculaire, les auteurs rattachent les néoplasies sarcomateuses, non pas au tissu conjonctif, comme on l'avait fait jusqu'ici, mais bien au type endothélial. Ils font de toutes les productions endothéliales une série qui commence à l'angiome et au lymphangiome simple et qui va jusqu'au sarcome diffus en passant par les lympho-sarcomes et les angio-sarcomes. On pourrait, disent-ils, établir un parallélisme entre cette série endothéliale et la série des tumeurs épithéliales, où l'on peut aller de l'adénome au carcinome en passant par l'épithélioma vulgaire.

Poussant plus loin leur raisonnement, MM. Ch. Monod et Arthaud en arrivent à conclure que « le type endothélial est la souche commune des tumeurs dites conjonctives. » Il y a là les éléments d'une véritable révolution anatomo-pathologique, car le tissu conjonctif, qui avait été considéré par Virchow comme la source de tous les produits néoplasiques, arriverait ainsi à être complétement mis de côté dans la pathogénie des tumeurs. C'est à l'avenir seul qu'il appartiendra de consolider ou d'infirmer la théorie que nous venons d'exposer.

Nous arrêtons ici l'étude des diverses classifications des néoplasmes. Bien qu'un peu longue et fastidieuse, elle nous a cependant paru nécessaire, parce qu'elle montre bien les phases successives par lesquelles a passé cette grande question des néoplasmes. En face de l'inconstance des théories et des classifications qui en découlent, en face surtout de l'impossibilité pour les anatomo-pathologistes de fournir aux cliniciens une classification qui les satisfasse pleinement, qu'on ne vienne pas conclure à l'inanité des études histologiques, en ce qui concerne la description des tumeurs. Rien ne serait plus injuste. C'est, au contraire, l'histologie seule qui est venue mettre de l'ordre dans ce chaos des tumeurs où les cliniciens rangeaient les espèces les plus opposées d'après les seules considérations de forme et d'apparence extérieure. Sans doute il reste encore beaucoup à faire, mais il n'est pas douteux que, mieux nous connaîtrons la structure et le mode de développement des tumeurs, plus nous serons en mesure de les combattre efficacement. Nous le répétons, les chirurgiens doivent accepter des mains des anatomo-pathologistes la classification naturelle des tumeurs basée sur leur structure et leurs affinités pathologiques. C'est à eux qu'il appartient ensuite de fixer, par une minutieuse analyse clinique, les considérations pronostiques et thérapeutiques applicables à chaque variété.

E. Kirmisson.

Bibliographie. — Abernethy. *An Attempt to Form a Classif. of Tumours.* London, 1804. — Acker. *Zur Pathogenese der Geschwulst-Metastasen.* In *Deutsches Archiv f. klin. Med.*, vol. XI, 2e partie, 1872. — Ahlfeld. *Zur Casuistik der congenitalen Neoplasmen.* In *Arch.*

f. Gynäkol Berlin, 1880. — ALEXANDRE. *De la leucocytose dans les cancers.* Thèse de doct. de Paris, 1887. — BADIA (S.). *Séries de conférences sur les tumeurs en général.* Barcelone, 1880. — BARD. *Anatomie pathologique générale des tumeurs, leur nature et leur classification physiologique.* In *Arch. de physiologie,* 18 avril 1885. — DU MÊME. *De la nature parasitaire de la mélanose et de certaines tumeurs mélaniques.* In *Lyon médical,* 22 mars 1885. — BARROS BORGONO. *Du siége régional des tumeurs comme élément de diagnostic.* Thèse de doct. de Paris, n° 52, 1879. — BAYLE. *Anat. pathol. et Cancer.* In *Dict. en 60 vol.* — BECK. *Beiträge zur Geschwulstlehre.* In *Zeitschrift f. Heilkunde,* 1884, Bd. V, Heft VI. — BELLELI. *Rôle des parasites dans le développement de certaines tumeurs. Fibro-adénome du rectum produit par les œufs du « Distomum Hœmatobium ».* In *Progrès médical,* juillet 1885. — BERT (Paul). *Inoculation des néoplasmes cancéreux.* In *Gaz. hebdom.,* 5 juin 1885, p. 373. — BIANCHI (L.). *Contribuzione alla terapia di alcuni tumori con la elettrolisi; communicazione preventiva.* In *Movimento.* Naples, 1880. — BILLROTH et WINIWARTER. *Pathologie et thérapeutique chirurgicales générales,* 2e édit. franç. Paris, 1887. — BLAND SUTTON *Les tumeurs chez les animaux.* In *Journ. of Anat. and Phys.,* juillet 1885. — BONADEI. *Contribuzione alla cura dei tumori coll' electrolisi.* In *Rivista clin. di Bologna,* 1879, p. 274-278. — BONNET. *Introduction à l'étude des tumeurs.* Thèse de Lyon, 18 juin 1881. — BOURGUET. *Cautérisation dans les tumeurs récidivantes.* Thèse de doct. de Paris, 29 juill. 1885. — BOYLAND. *Diagnosis and Treatment of Benign Tumours.* In *Med. and Surg. Rep.,* p. 309-314. Philad., 1882. — BRAULT. *De l'origine non bactérienne du carcinome.* In *Arch. de médecine,* 1885, vol. II, p. 586. — BRYK. *Zur Casuistik der Geschwülste,* 1881, p. 99-120. — BRYK (A.). *Einiges über Gerauschen und Pulsationen in den Geschwülsten.* In *Wiener med. Wochenschr.,* 1880, p. 597-617. — BROCA (P.). *Traité des tumeurs,* t. I, 1866. — BUTLIN. *Des tumeurs.* In *Encycl. interne de chir.,* t. IV. — DU MÊME. *Tumeurs malignes et parasitisme.* In *British Med. Journ.,* janvier 1884, p. 45. — CASPARY. *De la résolution des tumeurs.* In *Deutsche med. Wochenschrift,* 1883, n° 27. — CAUCHOIS. *Note sur la température locale des néoplasmes.* In *Revue mens. de méd. et de chir.,* 1878, p. 763. — CERNÉ. *De la mort rapide par traumatisme chez les sujets atteints de néoplasmes profonds.* Thèse de doct. de Paris, 1881. — CHALOT. *Transformation « in situ » des dermatoses simples en néoplasmes malins.* In *Gaz. hebd. des sciences méd. de Montpellier,* 1879-1880, p. 149-151. — COHNHEIM et MAAS. *Zur Theorie der Geschwulst Metastasen.* In *Arch. f. pathol. Anat. u. Phys.,* t. LXX, p. 161. — COHNHEIM. *Einfacher Gallertkropf mit Metastasen.* In *Arch. für path. Anat. u. Phys.,* t. LXVIII, p. 547. — DU MÊME. *Vorlesungen über allgemeine Pathologie,* 2e édit. Berlin, 1882. — COOPER (S.). *Tumeurs.* In *Dict. de chir. prat.,* trad. franç., t. II. Paris, 1826. — CORNIL et RANVIER. *Manuel d'histol. path.,* 2e édit., 1881, t. I, p. 137. — CORNIL. *Sur un procédé de division indirecte des cellules par trois dans les tumeurs.* In *Bull. de l'Acad. des sciences,* 5 juillet 1886. — CRIPPS (Harrisson). *Med. Times and Gaz.,* 14 mai 1881. — CULLEN. *Clinical Lectures on Tumours.* In *Atlant. Journ. Med.,* p. 243-249. Richmond, 1883. — FERRARI. *Contribut. allo studio dei tumori congeniti.* In *Giorn. intern. des sc. med.,* p. 739-759. Napoli, 1882. — DU MÊME. *De la kariokynèse des tumeurs.* In *Gaz. di ospitali,* 1885, n° 59. — FOLLIN. *Des prod. organ. de formation morbide.* In *Traité élém. de path. externe,* t. I, p. 148, 1861. — FORHAD. *Étiologie des tumeurs.* In *Philadelphia Med. Times,* vol. XII, n° 368, p. 197, 31 décembre 1881. — GERSTER. *On the Surgical Dissemination of Cancer* In *Annals of Surgery,* August 1885, p. 98. — GOUJON *Exposé de quelques faits tendant à démontrer que les productions cancéreuses de l'homme sont susceptibles de se greffer sur les animaux.* Thèse de doct. de Paris, 1866. — DU MÊME. *Journal d'anat. et de phys.,* p. 321. Soc. de biol., *Gazette des hôpitaux,* n° 337, 1867. — GUILLABERT. *Classification des tumeurs.* Thèse de Lyon, 1885, n° 294. — GURLT. *Zur Statistik der Geschwülste.* In *Arch. für klin. Chir.* Berlin, 1880. — HALL. *Contribution à l'étude des tumeurs malignes.* In *Med. News,* 31 octobre 1885. — HARDIE. *Clinical Lecture on Congenital Tumours.* In *Lancet,* p. 785-787. London, 1885. — HAUSSMANN. *Versuche über die Wirkung der Aetzkali auf bösartige Geschwülste.* In *Zeitschrift f. Geburtshülfe u. Gynäkol.,* Band II, Heft II, p. 376. Stuttgard. — HEINE. *Ueber parenchymatose Injectionen zur Zertheilung von Geschwülsten.* In *Arch. f. klin. Chir.,* vol. XV, 1re livr., p. 80. — HÉNOCQUE. *De l'inoculation du cancer.* In *Gaz hebd.,* p. 705, 717, 1867, et p. 384, 1869. — DU MÊME Art. CARCINOME. In *Dict. encycl.,* t. XII, p. 369, 1871. — HESCHL. *Ueber Geschwülste.* In *Wien. medic. Wochenschrift,* 1880, p. 437-440. — HEURTAUX. Art. TUMEURS. In *Dict. de Jaccoud,* t. XXXVI, p 319. — HUTCHINSON. *Note sur la classification clinique des tumeurs.* In *Amer. Journ. of Med. Sc.,* janvier, avril, juillet 1886. — HYVERT. *De l'inoculation cancéreuse.* Montpellier, 1872. — JEANNEL. *Note pour servir de document aux recherches sur la production artificielle des néoplasmes.* In *Gaz. hebd.,* 22 mai, 1885, p. 342. — KAUFMANN. *Ueber Enkatarrhaphie von Epithel.* In *Arch. f. path. Anat. u. Phys.,* Band XCVII, Heft II, p. 236. — KIRMISSON et VERNEUIL. *Étude critique sur quelques points de l'histoire des néoplasmes.* In *Revue de chir.,* 1884, p. 766. — KÖBEL. *Ueber die Arsenbehandlung maligner Tumoren.*

In *Brun's Mittheilungen aus der chir. Klinik zu Tübingen*, Band II, Heft I, p. 99. — KRASKE. *Tumeurs secondaires produites par inoculation.* In *Centralblatt für Chir.*, 1884, n° 48. — LAENNEC. *Essai sur l'anat. path.* In *Journ. de Boyer, Corvisart*, etc., t. IX, p. 360, an XIII. — LANG. *De l'étiologie des tumeurs malignes.* In *Wiener med. Presse*, n° 16, 1879, p. 509. — LEBERT (H.). *Physiol. pathol.*, 2 vol. Paris, 1845, et *Traité d'anat. path. génér. et spéc.* Paris, 1855-1857. — LE CLERC. *Contusions et néoplasmes; de la prédisposition aux tumeurs.* Thèse de doct. de Paris, 1883. — LEDOUX-LEBARD. *Le cancer, maladie parasitaire.* In *Arch. de méd.*, 1885, vol. I, p. 413. — LEOPOLD. *Recherches expérimentales sur l'étiologie des tumeurs.* In *Arch. f. path. Anat.*, t. LXXXV, fasc. 2. — LONGUET. *Des néoplasmes, étiologie, pathogénie.* In *Union médic.*, 17 sept. 1885. — LÜCKE. *Die Lehre von den Geschwülsten.* In *Handbuch der allgem. und spec. Chirurgie von Pitha u. Billroth*, 1869. — MAAS. *Zur Ætiologie der Geschwülste.* In *Berl. klin. Wochenschrift*, 1880, p. 665-667. — MACKENZIE. *Hereditary multiple Tumours.* In *Trans. Clin. Soc.*, p. 331, London, 1885. — MACNAMARA. *De l'étiologie des tumeurs.* In *New-York County Med. Ass.*, 18 janvier 1886, et *Boston Med. and Surg. Journ.*, 4 févr. 1886. — MAGNIER. *De l'ulcération dans les tumeurs bénignes.* Thèse de doct. de Paris, 30 juillet 1885. — MALHERBE (A.). *Lois générales qui président au développement des tumeurs.* In *Gaz. méd. de Nantes*, 1885. — DU MÊME. *Tumeurs épithéliales multiples développées sur des cicatrices de brûlures.* In *Journ. de méd. de l'Ouest*, 1879, p. 135. — MANDL. *De la structure intime des tumeurs.* In *Arch. gén. de méd.*, 3e sér., t. VIII, p. 313, 1840. — MANFREDI. *Ueber einen neuen Mikrococcus als Pathogenes-Agent bei infectiösen Tumoren; seine Beziehungen zur Pneumonie, Fortschritte der Medecin*, Bd. IV, p. 713-732. — MASSE. *Formation de certaines tumeurs par transplantations organiques.* 1er congrès français de chirurgie, 1885. — MAZZONI. *Contribuzione allo studio anatomico e clinico dei neoplasmi.* In *Bull. del Accad. med. di Roma*, 1881, p. 252-261. — MONOD (Ch.) et ARTHAUD (G.). *Considérations sur la classification des tumeurs du testicule.* In *Revue de chir.*, 10 mars 1887, n° 3. — MORSE. *Treatment of Benign and Malignant Tumours.* In *Med. Bull.*, p. 175. Philad., 1887. — MUCCI. *Diagnost. dei tumori.* In *Gaz. di ospit.*, p. 346. Milano, 1884. — MÜLLER (J.). *Ueber feineren Bau der krankhaften Geschwülste.* Berlin, 1838. — NEDOPIL. *Carcinom und Infection.* In *Med. Jahrbücher*, 1883, Heft I. — NEFTEL. *Du traitement des tumeurs par l'électrolyse.* In *Arch. de Virchow*, t. LXXXVI, p. 67. — NEPVEU. *Contribution à l'étude de la généralisation des néoplasmes par les veines et les lymphatiques.* In *Ass. franç. pour l'avanc. des sciences.* Grenoble, 1885. — NICAISE. *De la greffe cancéreuse.* In *Revue de chir.*, 1883, p. 841. — NUSSBAUM. *Transformations des tumeurs malignes.* In *Annalen des Krank. zu München*, III, 1886. — PAGET. *Lectures on Tumours.* London, 1851. — PAGET (J.) et MOORE (C.-H.). *Tumours.* In *Holme's System of Surgery*, 2e édit., vol. I, p. 496. London, 1870. — PERA. *Brevi considerazioni al valore intrinseco delle classificazioni dei tumori in genere.* In *Imparziale*, p. 527-535. Firenze, 1883. — PICOT. *Des tumeurs malignes chez les enfants.* In *Revue méd. de la Suisse rom.*, III, p. 660, décembre 1883. — PILCHER. *Two Cases of Malignant Lymphoma, with Remarks.* In *Annals of Surg.*, p. 123, févr. 1885. — POLLOSSON. *Anomalies de développement et tumeurs.* In *Lyon médical*, 1884, p. 585. — PUIG. *De l'hérédité des tumeurs.* Thèse de Lyon, 1885, n° 275. — RABEJAC. *Traitement des tumeurs par la méthode désagrégative.* Thèse de doct. de Paris, 1883. — RAPPIN. *Recherches sur l'étiologie des tumeurs malignes.* Nantes, 1887. — RAYNAL. *De l'emploi du chlorure de zinc dans le traitement des tumeurs solides.* Thèse de doct. Paris, 1882. — RICARD. *De la pluralité des néoplasmes chez un même sujet et dans une même famille.* Thèse de doct. de Paris, 1885. — RINDFLEISCH. *Traité d'histol. pathol.*, tr. franç., p. 150. Paris, 1873. — SAUCE (Léon). *Étude sur la pluralité des néoplasmes.* Thèse de doct de Paris, 1880 — SAVORY. *Tumeurs malignes, des causes qui hâtent leur évolution.* In *the Lancet*, 1879, vol. I, p. 37. — SAVOURET. *Étude clinique et expérimentale de la propagation des tumeurs par voie veineuse.* Thèse de doct. de Nancy, 1879. — SCHUCHARDT. *Contribution à l'étude du développement du cancer aux dépens des inflammations de la peau et des muqueuses.* In *Volkmann's Samml. klin. Vorträge*, n° 257. — SCHUH. *Path. und Therapie der Pseudoplasmen.* Wien, 1854. — SERRE (Hubert). *Classification clinique des tumeurs.* Thèse d'agrégat. de Montpellier, 1872. — SZÉNASY (A.). *Die Diagnostik der Geschwülste.* In *Pest. med. chir. Presse.* Budapest, 1884. — TOUTANT. *Essai sur la classification des tumeurs.* Thèse de doct. de Paris, 1851, n° 151. — VARREN (J.-C.). *On Tumours.* Boston, 1837. — VERNEUIL. *Des opérations chez les sujets atteints de néoplasmes généralisés.* In *Assoc. franç. pour l'avanc. des sciences.* Paris, 1878. — DU MÊME. *Note sur la fièvre symptomatique des néoplasmes.* In *Revue mens. de méd. et de chir.*, 1878, p. 95. — DU MÊME. *Pluralité et diversité des néoplasmes chez le même sujet.* In *Semaine médic.*, p. 289. Paris, 1884. — DU MÊME. *Diathèse néoplasique, étude étiologique.* In *Rev. scient.*, p. 257-263. Paris, 1884. — DU MÊME. *Indolence et douleur dans les néoplasmes.* In *Assoc. franç. pour l'avanc. des sciences.* Nancy, 1886. — VINDEVOGEL. *Essai sur les tumeurs; historique et critique.* In *Org. confrat. méd.* Bruxelles, 1884. — VIRCHOW (R.). *Pathol. cellu-*

laire, trad. franç. Paris, 1851. — Du même. *Pathol. des tumeurs*, tr. franç., t. I, 1867. — Du même. *Ueber Metaplasie*. In *Arch. für path. Anatomie*, p. 410-430. Berlin, 1884. — Vogel (J.). *Icones histologicæ pathol.* Leipzig, 1843. — Du même. *Tumeurs* In *Traité d'anat. path. génér.*, t. IX de l'*Encycl. anatomique*, trad. par A. Jourdan, p. 182. Paris, 1847. — Vogt. *Traitement des néoplasies*. In *Arch. f. klin. Chir.*, t. XXV, 3, p. 695, 1880. — Walzberg u. Riedel. *Neoplasmen*. In *Deutsche Zeitschrift f. Chir.*, p. 444-464. Leipzig, 1881. — Wile (H.). *The Pathogenesis of Secundary Tumours* (inaug. thèses). In *Med. Times*. Philadelphie, 1881-1882. — Wœlker. *Cautérisation superficielle dans le traitement des tumeurs sous-cutanées*. In *Union méd.*, p. 847-849. Paris, 1883. — Zésas. *Des tumeurs traumatiques*. In *Wiener med. Wochenschrift*, n° 40, 1883. E. K.

TUMEURS BLANCHES. Définition. Nous définirons cette affection, comme le faisait il y a plus de vingt ans notre éminent maître M. Panas dans un article souvent cité : une arthrite fongueuse chronique. Cette dénomination de tumeur blanche répond à un type clinique bien tranché et qu'on doit, à notre avis, conserver. Sa caractéristique est la présence de fongosités dans l'article : les travaux contemporains, que nous passerons en revue plus loin, nous ont démontré qu'elle constituait une variété et la plus importante du groupe des arthrites tuberculeuses ; mais elle ne résume pas à elle seule toute la tuberculose articulaire. Que les formes se combinent ou se succèdent les unes aux autres, qu'une arthrite tuberculeuse avec épanchement simple conduise tôt ou tard à la tumeur blanche, c'est un fait indéniable, mais qu'on veuille, comme beaucoup ont tendance à le faire, appeler tumeur blanche toute arthrite tuberculeuse, et résumer sous ce titre, fort vicieux d'ailleurs, toute l'histoire de la tuberculose articulaire, la chose est inadmissible à mon sens : aussi n'envisagerai-je les diverses variétés d'arthrite tuberculeuse que comme des affections pouvant, sinon toujours, du moins dans un grand nombre de cas, conduire à la tumeur blanche, et étudierai-je surtout dans ce chapitre l'histoire de l'arthrite fongueuse.

Historique. Hippocrate a certainement entrevu les lésions de la tumeur blanche. Il parle vaguement de luxations spontanées avec abcès de longue durée, des plaies suppurantes, des os dénudés.

Rhazès parle de certaines arthropathies chroniques propres aux enfants qu'il désigne sous le nom de pédarthrocace.

Les arabistes sont muets et il faut venir jusqu'à Ambr. Paré pour voir l'attention des chirurgiens attirée par un nouveau symptôme, l'*apostème aqueuse*. Puis Reimar et Brambilla parlent du *fungus articulorum*. En 1676 Richard Wiseman trouve le nom de *white swelling* pour désigner les arthrites sans changement de couleur à la peau, expression que l'on eût plus logiquement traduite par le mot d'enflure blanche que par celui de tumeur blanche. L'entité morbide est alors constituée.

Mais nous allons bientôt voir une scission se produire. Rust en 1817 prétend que dans tous les cas la maladie débute par l'os et, modifiant le nom de Rhazès, il appelle la tumeur blanche arthrocace.

Ainsi après une période d'ignorance et de tâtonnements la maladie est définitivement reconnue comme une entité nosologique. Mais rien n'est fait encore au sujet de la nature.

Les immortels travaux de Laennec n'eurent que peu d'influence sur la pathogénie de la tumeur blanche, le poumon est considéré pour ainsi dire comme le siége exclusif de la tuberculose.

Il faut venir jusqu'aux travaux de Michel et de Nélaton sur la tuberculose osseuse pour faire admettre que certaines formes de tumeur blanche sont de nature tuberculeuse.

Nous allons voir en effet se produire pour la tumeur blanche ce que nous avons vu pour la tuberculose pulmonaire. On morcelle la maladie de Wiseman : avec les travaux de Larrey, de Velpeau, de Cruveilhier, de Malgaigne et de Bonnet, les tendances analytiques s'accentuent. On crée des divisions suivant l'élément articulaire que l'on suppose intéressé et Bonnet divise successivement la tumeur blanche en synovites fongueuses, en abcès froids articulaires et en arthropathies tuberculeuses.

Des tendances inverses caractérisent la période moderne; à l'analyse vont succéder la synthèse et la reconstitution de toutes les variétés de la tumeur blanche de de Wiseman sous le nom générique d'arthrite tuberculeuse.

Rokitansky avait soupçonné l'origine tuberculeuse de ces lésions. En 1844 le professeur Richet, notre excellent maître, étudie complétement le mode de formation des fongosités dans l'arthrite traumatique.

Mais la confusion entre la fongosité simple et la fongosité tuberculeuse existait encore. La notion de spécificité manquait d'une base sérieuse.

C'est à Koster que revient, en 1869, l'honneur d'avoir démontré l'existence du nodule tuberculeux.

En 1870 Cornil fait la même découverte, en 1876 Laveran nous montre la granulie des articulations. Les travaux de Brissaud, de Kiener et Poulet, ceux si remarquables du professeur Lannelongue, nous montrent constamment le follicule tuberculeux dans les tumeurs blanches.

A ce moment (1880) les travaux de H. Martin vinrent remettre tout en question prouvant que l'on faisait fausse route en considérant comme tuberculeux des produits d'après leur aspect histologique.

En effet, l'édification tuberculeuse était reproduite à volonté et de toute pièce par des injections de poudres variables (lycopode, cantharide, poivre de Cayenne).

Il fallait alors revenir à la méthode de Villemin, à l'inoculation, et montrer que, si dans le cas de tuberculose vraie et fausse l'image histologique était identique, la virulence n'était pas la même et que, à l'inverse du vrai tubercule, le tubercule de Martin manquait de virulence.

L'agent virulent fut enfin isolé par Koch et vint donner une consécration à la doctrine de la tuberculose articulaire.

Anatomie pathologique. D'après la définition que nous avons donnée la présence de fongosités virulentes dans une articulation constitue l'élément essentiel de la tumeur blanche; nous allons dans ce paragraphe passer successivement en revue : 1° la fongosité; 2° le mode de développement et d'envahissement de la fongosité et les troubles anatomiques et fonctionnels qui en sont le résultat.

Fongosités. Lannelongue (Soc. de chir., 1882) a exposé de main de maître ce qu'il fallait entendre par fongosités. Chaudelux a complété dans sa thèse d'agrégation (1883) les notions anatomiques que nous avions sur ce point.

Verneuil avait admis trois espèces de fongosités : 1° la fongosité rhumatismale bénigne; 2° les fongosités tuberculeuses ; 3° les fongosités symptomatiques d'une lésion osseuse ou inflammatoire.

Lannelongue n'en reconnaît que deux variétés : la fongosité simple et la fongosité tuberculeuse. Les premières sont de véritables bourgeons charnus dont le type se trouve réalisé dans les arthrites traumatiques, les autres offrent en outre des caractères spécifiques. Ce sont des bourgeons malades et plus ou moins farcis de tubercules.

Les auteurs qui croyaient que l'inflammation chronique de la synoviale qui engendre la fongosité est la cause exclusive des désordres de la tumeur blanche n'avaient donc saisi qu'un des côtés de la question. Ils n'avaient vu que le côté purement inflammatoire et laissé à part le point de vue spécifique.

Il y a en effet une grande différence entre les fongosités simples qui sont des bourgeons inflammatoires et les fongosités tuberculeuses.

Les premiers, que l'on rencontre dans les arthrites traumatiques simples ou autour d'un séquestre, ont le caractère d'un tissu temporaire à tendance réparatrice. Ils restent confinés *sans tendance envahissante* dans un territoire bien limité. Leur inoculation n'est *pas virulente*.

Au contraire, les fongosités tuberculeuses ont comme agent producteur un organisme virulent dont l'existence est aujourd'hui généralement admise, le bacille de Koch, et qui se traduit par la naissance de nodules tuberculeux.

Celui-ci *agit comme corps étranger* provoque une néoformation inflammatoire et, comme il est de plus virulent, il infecte par *inoculation successive* les territoires voisins.

Munis de ces notions prélimaires, nous allons pouvoir aborder l'étude des fongosités à l'œil nu et au microscope. Nous suivrons dans cette description l'ordre adopté par Chandelux dans son excellente thèse d'agrégation.

Lorsqu'on ouvre une articulation atteinte de tumeur blanche, on trouve baignant au milieu du pus et de détritus caséeux des végétations mollasses dont l'aspect est assez variable.

Panas en a donné une bonne description : « Les unes, peu vasculaires, sont blanchâtres, demi-transparentes, et ressemblent à de la chair d'anguille, tandis que d'autres très-vasculaires sont rouges, carminées couleur lie de vin, peuvent même offrir çà et là des dépôts noirâtres, véritables foyers apoplectiques résultant de la rupture des petits rameaux. Entre ces deux extrêmes existent naturellement tous les intermédiaires. »

Faisons maintenant une coupe franche intéressant la synoviale et les tissus circonvoisins, nous distinguerons trois couches :

1° La synoviale devenue fongueuse ;

2° La couche vasculaire sous-synoviale ;

3° Le tissu lardacé.

Étudions ces parties dans un ordre inverse.

a. Le *tissu lardacé* n'est que le tissu cellulaire épaissi et infiltré. Ce tissu crie à la coupe sous le scalpel. On y trouve des leucocytes, du tissu conjonctif proliféré. Nous verrons que plus tard des follicules tuberculeux peuvent s'y déposer et donner ainsi naissance à des abcès circonvoisins ou favoriser l'extension du processus tuberculeux.

b. Entre cette couche qui se sépare par une limite nettement festonnée et la synoviale existe une bande d'épaisseur variable concentrique à la précédente : c'est la *zone vasculaire sous-synoviale*. Elle présente à la coupe une piqueté analogue à celui de la substance cérébrale. Les vaisseaux sont donc multiplés dans cette couche, mais ils poussent sur la synoviale des prolongements vasculaires de nouvelle formation ; ce riche lacis vasculaire est entouré de cellules embryonnaires : ce sont les fongosités. On peut donc dire avec Chandelux que la zone vasculaire sous-synoviale est la zone de développement et d'accroissement de tissu fongoïde qui se porte soit vers l'extérieur, soit vers la cavité synoviale.

La *synoviale devenue fongueuse* offre un aspect festonné des plus variables, suivant d'ailleurs la forme de la fongosité.

Elles sont petites, *villiformes*, ou réunies en grandes masses mamelonnées, *mûriformes*, qui sont elles-mêmes hérissées de saillies plus petites, ou bien elles forment des nappes à peu près planes à la surface desquelles on voit se dessiner des traînées réticulaires. Dans l'intervalle des mailles du reticulum on voit de petites saillies arrondies transparentes sans relief.

Mais ces variétés *villiformes*, *mûriformes* ou *réticulaires*, peuvent prendre un grand développement. Elle deviennent alors *arborescentes*, ou bien la masse se décompose en séries foliées d'éléments lamelliformes.

Quelle que soit d'ailleurs leur forme, la surface libre des fongosités offre l'aspect d'un paquet de frai de poisson ou d'œufs d'écrevisse. La partie superficielle est criblée d'une innombrable quantité de petits points jaunes semblables à des grains de froment ou de millet translucide ou à centre jaunâtre. « Chacun d'eux répond aux grains tuberculeux en voie de destruction et d'élimination à la surface de la membrane fongueuse. »

Les fongosités offrent tantôt l'aspect vasculaire proprement dit; tantôt elles sont dites *hémorrhagiques* ou bien encore *purulentes*, lorsque après le lavage on les trouve striées de bandes puriformes.

Le liquide qu'on trouve dans l'article est constitué par un pus séreux granuleux renfermant des débris caséeux provenant de la désagrégation des fongosités. Rarement on trouve du vrai pus; dans tous les cas il est toujours mélangé de grumeaux.

Tels sont les caractères macroscopiques des fongosités. Nous allons maintenant passer à l'étude histologique de ces productions.

C'est Koster en 1869, Cornil en 1870, qui montrèrent que la fongosité synoviale est de nature tuberculeuse et qu'elle renferme le follicule tuberculeux ou granulation.

Rappelons sommairement les différents types de l'édification tuberculeuse : ce sont le nodule embryonnaire, le follicule de Koster, le nodule de Friedländer.

a. Le *nodule embryonnaire* est constitué par des amas de cellules embryonnaires en voie de dégénérescence au centre et de pullulation à la périphérie.

b. *Follicule de Koster*. Au centre se trouve une cellule géante à prolongement rameux, autour de laquelle se trouve une collerette de cellules épithélioïdes. A la périphérie de cette collerette se trouve une zone de tissu embryonnaire. Chaque follicule est séparé de son voisin par une zone de tissu qui est le siége d'une inflammation diffuse.

c. *Nodule de Friedländer*. Cette forme est constituée par les follicules tuberculeux précédemment décrits, mais ils sont assez séparés les uns des autres pour que leurs atmosphères inflammatoires de dégénération ne se rejoignent pas. Cette dernière forme est la plus torpide et la moins extensive de toutes, parce que les cellules embryonnaires sont irriguées par des vaisseaux perméables.

Chandelux décrit trois formes de synovites fongueuses :

1° Les synovites fongueuses à nodules embryonnaires;

2° Les synovites fongueuses à évolution fibro-caséeuse;

3° Les synovites fongueuses à éruption discrète et lente extension;

1° Les *synovites fongueuses à nodules embryonnaires* sont caractérisées par des fongosités nombreuses et exubérantes. Celles-ci sont constituées par des fusées vasculaires en forme de bouquets qui végètent dans du tissu embryonnaire ou du tissu muqueux. Les nodules typiques se montrent dans le tissu embryonnaire, appendus à la fusée vasculaire, à la façon des grains d'une grappe. Ils sont entourés d'une zone d'inflammation érituberculeuse ou intercalaire (Renaut). Dans le tissu embryonnaire les follicules ont l'aspect embryonnaire, dans le tissu muqueux c'est un follicule analogue à celui de Koster, mais plus petit, que l'on rencontre.

Dans tous les cas la bande d'insertion qui répond au pédicule ne renferme que du tissu conjonctif embryonnaire ou muqueux : c'est la *bande de végétation profonde.*

Au-dessus les vaisseaux s'arborisent et forment des anses capillaires dans l'intervalle desquels se montrent les nodules. C'est la *zone de formation tuberculeuse.* Enfin ces arborisations vasculaires sont étalées en bouquet par les nodules multipliés. C'est la *zone superficielle des grains tuberculeux* que l'on rencontre à la surface libre.

2° *Synovites fongueuses à évolution fibro-caséeuse.* Dans cette variété les édifications tuberculeuses que l'on rencontre sont de deux sortes. Ou bien on rencontre des *follicules de Koster* ayant la plus grande analogie morphologique avec un myéloplaxe rameux et entourés d'une collerette épithélioïde; ou bien ces mêmes follicules de Koster *s'agminent et deviennent extensifs* par formation dans la zone épithélioïde de plusieurs cellules géantes. Cette nouvelle édification est dans le résultat de l'extension rapide du follicule élémentaire par la marge.

Dans cette forme le stroma, au lieu d'être embryonnaire ou muqueux, est constitué par du tissu connectif déjà adulte dans le pédicule de la fongosité. Les vaisseaux de constitution adulte subissent, au fur et à mesure que l'on s'avance vers la cavité articulaire, les lésions de l'endartérite et de la périartérite. A ce niveau le tissu connectif est devenu embryonnaire.

Le nodule formé comme nous l'avons indiqué peut devenir énorme et il peut subir soit la nécrose de coagulation, soit la tendance fibro-formative; cette dernière peut se produire soit de dehors en dedans à la périphérie du nodule, soit de dedans en dehors du centre même du nodule.

Mais c'est ordinairement la tendance dégénérative qui l'emporte. La surface libre de la fongosité se dissocie alors par grains isolés.

3° *Synovites tuberculeuses à éruption discrète et à lente extension.* C'est ici que nous rencontrons le nodule de Friedländer. Les fongosités offrent une éruption discrète de nodules élémentaires ou de follicules organisés. Mais ils sont séparés par de larges bandes de cellules embryonnaires vivantes que n'atteint pas l'inflammation dégénérative. Si par le pinceau on chasse ces cellules, on trouve un tissu réticulé. Cela indique, d'après Chandelux, que les cellules embryonnaires de la marge du nodule ont été longtemps accumulées à son pourtour sans perdre de leur activité propre; elles ont édifié le tissu réticulé.

Dans cette forme la tendance fibro-formation domine : aussi les synovites de cette forme ont-elles une longue évolution à allure torpide. Elles restent purement à l'état d'accident local.

L'étude que nous venons de faire de la fongosité nous dispense d'insister davantage sur les lésions de la synoviale. Nous allons maintenant passer en revue les lésions du cartilage, des extrémités osseuses et des parties molles périphériques.

Lésions du cartilage. Ces lésions ont été bien étudiées par Kiener et Poulet. La chondrite étudiée par eux différérait peu de la chondrite inflammatoire et ne serait pas spécifique.

A sa partie superficielle le cartilage subit la transformation velvétique. La substance fondamentale se strie, se segmente en fibres conjonctives indépendantes et riches en cellules.

L'irritation transmise au tissu osseux y détermine une prolifération active; les vaisseaux de nouvelle formation pénètrent le cartilage. Il se forme alors des bourgeons charnus qui rongent le cartilage par sa face profonde, tandis qu'il se déchiquette et s'effiloche par sa face superficielle. Ainsi attaquée par ses deux faces la lame cartilagineuse diminue rapidement d'épaisseur. Puis elle est soulevée, renversée en dehors, et les bourgeons font leur apparition dans l'articulation, ou bien c'est à travers une véritable ulcération qu'ils se font jour. Une fois dans l'article les bourgeons venus de l'os se trouvent rapidement infectés par les germes articulaires et se transforment en fongosités virulentes.

Mais ce n'est pas seulement par sa profondeur que le cartilage est attaqué. A la périphérie les fongosités venues de la synoviale donnent des vaisseaux qui transforment les parties limitrophes du cartilage. Volkmann appelle cette lésion *chondrite panneuse*, par analogie avec ce qui se passe dans la kératite lorsque la cornée est envahie par des vaisseaux venus de la périphérie.

On voit qu'en somme le cartilage est détruit, mais qu'il échappe à l'envahissement tuberculeux, mais cette opinion est peut-être trop exclusive : en effet, Hayem en 1865 signale à la Société anatomique un exemple concluant de tuberculose des cartilages costaux. En 1866 Lediberder (*Bull. de la Soc. anat*,, p. 409, 1866) montre une cavité cartilagineuse du condyle interne du fémur remplie de matière concrète. Lannelongue a vu deux cas de tuberculose des cartilages costaux.

Lésions de l'os. L'histoire des lésions osseuses rentre dans celles de la tuberculose osseuse, bien décrites par Heydenreich dans un excellent article de ce Dictionnaire. Nous n'avons qu'à y renvoyer le lecteur et nous tenir dans ce chapitre à quelques notions sur les conséquences éloignées de ces lésions.

Les *lésions osseuses* sont d'autant plus accentuées que la maladie est plus ancienne. Les épiphyses sont plus ou moins envahies. On trouve dans l'article des fragments nécrosés, et l'extrémité de l'os, déformée par le processus ulcératif, est recouverte de fongosités. Quelquefois l'épiphyse offre une cavité centrale ouverte dans l'article ou communiquant avec lui par un pertuis ou un orifice de dimensions variables. Ces cavités autour desquelles les aréoles sont agrandies renferment tantôt de la sanie purulente, tantôt une moelle vascularisée par place, décolorée et gélatineuse dans d'autres points.

Lorsque la cavité renferme du pus, il est rarement légitime, ordinairement c'est une matière caséeuse sèche ou humide. Enfin des séquestres mobiles ou adhérents, petits ou gros, peuvent occuper ces cavités d'où, à un moment donné, ils tombent dans la jointure.

Les désordres s'étendent souvent aux diaphyses; le canal médullaire s'agrandit aux dépens de l'épaisseur du tissu compacte, si bien qu'à la coupe du côté malade et du côté sain on trouve deux anneaux osseux d'épaisseur bien différente; la moelle a une teinte d'un rouge vineux ou bien anémique ou huileux. Au voisinage de ces lésions et comme pour nous renseigner sur leur nature, on rencontre le plus souvent les lésions tuberculeuses de l'os à leur début, quelquefois même on peut suivre toutes les phases de l'évolution tuberculeuse jusqu'aux lésions ultimes que nous avons signalées. Dans certains cas, il n'existe du côté des os que des lésions de début, mais qui peuvent être diffuses et comporter au point de vue du pronostic une gravité plus grande que les lésions très-avancées que nous venons de signaler, lorsqu'elles sont limitées. Nous verrons plus loin que ces formes sont souvent difficiles à reconnaître en clinique. Enfin, ainsi que l'a si bien indiqué Lannelongue, tout peut se borner à un foyer très-limité qui, d'après lui, constitue le plus souvent le point de départ des formes dites synoviales.

Lésions de la capsule. Les fongosités, en s'étalant, comblent les vides de l'articulation. La capsule, les ligaments enflammés et ramollis, infiltrés de granulations, érodés, détruits sur certains points, se laissent traverser par les fongosités.

Lannelongue a signalé à propos de la hanche le reculement de l'insertion de la capsule et du ligament de Bertin. Les ligaments qui sont depuis longtemps ramollis et fongueux vont prendre leur attache au-dessus d'une cavité nouvelle d'origine ulcéreuse.

Quand les ligaments ainsi altérés ont perdu leur résistance, il se produit des luxations pathologiques sur lesquelles nous reviendrons plus loin.

Les tissus voisins, les aponévroses, les muscles, sont envahis par la néoplasie embryonnaire. Il y a là un travail de susbtitution et de destruction et dans le tissu embryonnaire apparaissent les follicules et les nodules tuberculeux.

Les aponévroses opposent bien pendant un certain temps de la résistance, mais bientôt elles sont envahies. Cet envahissement se fait de préférence par certains points faibles, tels que les ouvertures naturelles qui livrent passage aux vaisseaux.

Les interstices musculaires offrent à la coupe un aspect gélatineux. Ils ruissellent de sérosité. Le tissu musculaire, pâle, anémique, n'a pas seulement subi l'atrophie simple. Il est rétracté, ses fibres ont subi la dégénérescence graisseuse et ont disparu en grand nombre. De sorte que la fongosité trouve un terrain tout préparé à son envahissement.

Dans les interstices celluleux l'envahissement est plus facile. La peau à son tour est atteinte, perforée, et l'on voit un champignon blanchâtre vasculaire ou hémorrhagique saillir à travers un orifice bleuâtre livide dont les bords sont décollés. D'après Reclus, ces fongosités, qui fournissent une sérosité abondante, doivent être assimilés à de véritables bourgeons charnus œdémateux, car les recherches micrographiques n'ont permis d'y retrouver que très-rarement les follicules tuberculeux.

Les grosses artères restent assez souvent saines, mais quelquefois, ainsi que Lannelongue l'a observé à la hanche pour la fémorale, la paroi s'épaissit, se sclérose, et son calibre est diminué. Les veines peuvent être le siége de thromboses marastiques.

Les ganglions lymphatiques subissent des altérations de voisinage. Il n'y a parfois au début qu'une adénite simple, mais celle-ci ne tarde pas à prendre des caractères spécifiques.

Quant aux filets nerveux, Poulet y a rencontré une névrite interstitielle très-accusée.

En parlant des altérations ligamenteuses nous n'avons fait que signaler les luxations, afin de ne pas scinder notre description. D'ailleurs ce sujet offre une telle importance qu'il constitue presque un chapitre à part dans l'histoire de la tumeur blanche et qu'à ce titre il mérite une étude spéciale.

Les luxations pathologiques dans la tumeur blanche peuvent se produire dans deux circonstances absolument différentes : 1° il n'y a qu'une tumeur blanche sans altération osseuse ; 2° la tumeur blanche s'accompagne d'altérations osseuses.

1° Le premier groupe est bien moins important que le second.

Dans les synovites fongueuses articulaires pures l'inflammation et le *ramollissement des ligaments*, leur envahissement par des fongosités, préparent le relâchement de l'article.

L'*attitude fixe* commandée par certains groupes musculaires peut tirailler les ligaments, les allonger, et alors la luxation se produira tantôt progressivement par glissement des surfaces articulaires, tantôt brusquement sous l'influence de la moindre pression. Une manœuvre intempestive de redressement, le poids du membre, quelquefois même le décubitus, suffiront à motiver le déplacement : ainsi au genou, par exemple, le décubitus latéral produira la luxation en dehors, le décubitus dorsal la luxation en arrière.

Dans les énarthroses comme la hanche, dans quelques cas rares, une production énorme de fongosités a pu amener l'impulsion de la tête fémorale (Kœnig).

2° Dans le deuxième groupe, aux conditions pathogéniques précédemment énumérées vient s'ajouter un facteur de premier ordre : l'altération des surfaces articulaires. Nous disons des surfaces articulaires, car la lésion est rarement limitée à un seul os.

Étudions le mécanisme de cette altération. L'inflammation de l'articulation détermine d'abord une attitude fixe. Une région limitée de l'articulation subira donc pendant un temps parfois très-long une pression continue et parfois énergique.

Au niveau des points comprimés les cartilages déjà affaiblis et rongés par les fongosités ou les bourgeons partis de l'os disparaissent alors. Les deux surfaces osseuses sont alors en contact. Mais, comme leur résistance est amoindrie par l'ostéite raréfiante, elles s'affaissent, s'écrasent, s'usent progressivement. C'est à ce genre de lésion que Volkmann avait donné le nom assez impropre de *décubitus ulcéreux*, que Lannelongue a modifié plus heureusement en celui d'*ulcération compressive*.

Mais cette *ulcération compressive* qui est sous la dépendance exclusive de l'attitude changera de place, si l'attitude elle-même se modifie.

Si les os se détruisent en certains points, sur d'autres il y a une véritable ostéite productive. Ainsi pour la hanche, après la destruction du rebord cotyloïdien, l'ostéite productive peut amener la formation d'une nouvelle cavité dans laquelle se logera la tête plus ou moins déformée.

Mais la lésion la plus intéressante dans ce genre s'observe au genou, où, tandis que les condyles s'usent par leur partie postérieure, ils s'hypertrophient par leur partie antérieure. Cette lésion bien étudiée par Volkmann donne lieu à ce qu'on appelle la *luxation en levier*, qui se produit par des manœuvres de redressement (Nussbaum, Bonnet, Volkmann). En effet, le tibia vient buter contre les condyles hypertrophiés, il glisse alors en haut et en arrière et la luxation est produite.

La *capsule* altérée et ramollie se détruit plutôt qu'elle ne se déchire, parfois même ses insertions sont reportées plus loin, ainsi que Lannelongue l'a constaté pour la hanche. Ajoutons qu'il s'agit plutôt là d'une fusion de tissus altérés et fongueux que d'une véritable insertion.

Il est des articulations où par suite d'une localisation malheureuse de la lésion les insertions des ligaments sont rapidement détruites; c'est ce qui arrive pour le genou où la destruction des condyles détache les ligaments latéraux.

Maintenant que les différents facteurs de la luxation nous sont connus, examinons comment ils entrent en jeu pour amener le déplacement.

La luxation peut être lente et progressive, elle peut être brusque :

1° Dans le premier cas, elle est le résultat des déformations osseuses, usure en certains points, hypertrophie dans d'autres, effacement de la cavité des énarthroses par du tissu osseux de nouvelle formation ou des fongosités; destruction des rebords de cette cavité.

Le poids du membre qui n'est plus soutenu par les muscles atrophiés comme à l'épaule, l'influence du décubitus pour le sens des luxations du genou, doivent aussi entrer en ligne de compte.

2° Lorsque la luxation est brusque, un traumatisme est intervenu et, comme il s'agit là d'une articulation malade et prédisposée en *imminence de luxation*, le moindre prétexte traumatique agira.

Ainsi Larrey cité par Cocud rapporte un cas de tumeur blanche de l'épaule où un bandage trop serré amena la luxation.

Ce seront encore des tentatives d'explorations faites par un rebouteur ou un chirurgien maladroit. Enfin, dans d'autres cas, les efforts de réduction, surtout au genou, pourront amener la luxation par le mécanisme du levier indiqué plus haut.

Maintenant que les lésions anatomiques de la tumeur blanche nous sont connues, il nous reste à étudier ses origines.

Physiologie pathologique. Lannelongue (Soc. de chir., 1882) en a bien exposé le mécanisme. L'articulation étant un appareil complexe dont le fonctionnement comporte des éléments multiples, extrémités osseuses, cartilage de revêtement, synoviale, nous allons successivement examiner quelle part chacun de ces éléments peut prendre dans la genèse de la tumeur blanche.

a. *Cartilages.* Dire que les cartilages articulaires échappent à l'envahissement primitif ou secondaire du tubercule serait peut-être trop exclusif. Nous avons déjà dit, en parlant des lésions du cartilage, qu'Hayem et Lannelongue avaient vu des cas de tuberculose des cartilages costaux et qu'en 1866 Lediberder avait montré à la Société anatomique une cavité cartilagineuse du condyle interne du fémur pleine de matière tuberculeuse.

On peut néanmoins affirmer que la tumeur blanche est rarement d'origine cartilagineuse.

b. *Synoviale.* Les faits relatifs à ce mode de début sont absolument concluants. Si nous laissons de côté les faits de granulie de la synoviale dus à Cornil, à Laveran, nous aurons d'abord l'hydarthrose tuberculeuse (*hydrops tuberculosus* de Kœnig), dont Kœnig et Poulet ont observé des faits bien nets. Dans un cas de ce dernier auteur, une tuberculose miliaire apyrétique et discrète ne se révélait que par les signes d'une hydarthrose.

Le plus souvent l'édification tuberculeuse se montre dans le tissu cellulaire sous-synovial qu'elle infiltre dans une étendue plus ou moins considérable. L'envahissement de l'article se fait par le processus déjà indiqué.

Signalons enfin les cas où des fongosités parties des gaînes synoviales voisines finissent par envahir et détruire les différents plans fibreux qui les séparent de la cavité articulaire.

Extrémités osseuses. Pour Lannelongue le début par la synoviale est rare et presque exceptionnel. Pour lui au début l'affection est presque toujours une ostéite d'origine tuberculeuse.

Nous n'avons pas à décrire les différentes variétés d'ostéite tuberculeuse. Mais il nous faut premièrement examiner la marche de l'ostéite, l'envahissement de la jointure et l'arthrite réactionnelle qui en est la conséquence.

La lésion tuberculeuse quand elle est circonscrite siége dans l'épiphyse tantôt au centre, tantôt à la périphérie. Elle est alors sous-périostée. Elle peut se rencontrer non-seulement sous le cartilage diarthrodial, mais encore près du cartilage épiphysaire. La lésion peut amener la disjonction de l'épiphyse.

La forme *diffuse* est moins fréquente. On voit alors une portion considérable d'une épiphyse, la totalité d'un métacarpien, d'une phalange, envahie par l'infiltration tuberculeuse. La caséification est plus rapide, la formation des séquestres plus prompte.

Le foyer osseux peut rester longtemps latent, cela dépend exclusivement de la réaction qu'il exerce sur les parties voisines. Le danger se mesure donc à l'irritation que produit le séquestre et au désordre de l'abcès.

La transformation fibreuse du néoplasme est rare; cela n'a rien qui doive surprendre, étant donné sa virulence.

Pour Volkmann, les cas les plus favorables sont ceux où la matière caséeuse conserve sa sécheresse et reste cohérente. Les cas les plus dangereux sont ceux où un séquestre se sépare en s'entourant d'une couche de pus, car celui-ci est rempli de produits infectieux dus au ramollissement.

Il est des cas où un foyer tuberculenx peut persister longtemps sans amener de changement dans les parties voisines. A la limite du séquestre il n'existe ni réaction ni ostéite de démarcation.

L'infection a toujours pour cause le contact des tissus avec le liquide tuberculeux.

Le contact a-t-il lieu à la surface de l'os, il se forme un empâtement des parties molles qui est une première étape vers l'abcès. L'abcès ainsi formé est tuberculeux d'origine et de constitution. Ses rapports avec la lésion primitive de l'os sont directs.

L'arrivée des éléments infectieux sur la synoviale aux points où elle se réfléchit autour des épiphyses produit une inoculation de cette membrane. La séreuse se vascularise : une infiltration plastique envahit la couche celluleuse sous-synoviale, puis le *nodule* apparaît.

On comprend dès lors facilement pourquoi l'épaississement de la synoviale débute dans la tumeur blanche par la périphérie des os et comme le processus est lent, on le voit longtemps limité aux régions limitrophes du foyer. La synoviale subit alors la transformation fongueuse.

L'envahissement de l'articulation se fait de manières très-différentes.

1° *Brusquement* il se fait dans l'articulation un épanchement de pus et de matière tuberculeuse. Cette entrée du pus dans l'article s'effectue le plus souvent à travers une destruction du cartilage d'encroûtement. S'il existe un séquestre, il tombe dans la cavité où on en retrouve les débris.

C'est parfois à travers une ulcération de la capsule que la même irruption se produit lorsque le tubercule a une origine péri-articulaire.

2° L'ulcération du cartilage s'opère au moyen des fongosités par un mécanisme analogue à celui que nous avons indiqué à l'anatomie pathologique. Celles-ci pénètrent comme un bouchon à travers la perforation et donnent naissance à une arthrite spécifique.

3° Enfin Lannelongue admet comme possible un troisième mode d'envahissement : ce serait la pénétration dans l'article des liquides infectieux au moyen des lymphatiques.

Dans tous les cas, quel que soit le mode de pénétration, la conséquence immédiate est une *arthrite*.

Celle-ci peut être aiguë, suraiguë et promptement suppurée. Quelquefois au contraire elle a une allure plus modérée.

Rappelons d'abord que l'épanchement peut se faire dans une articulation déjà enflammée par un voisinage irritant. Mais alors la synovite n'est nullement spécifique.

Dans tous les cas l'arthrite produite par le déversement dans l'articulation de produits tuberculeux est, au point de vue étiologique, une *arthrite de réaction*. C'est une *arthrite plastique*, *exsudative* ou *purulente*, si l'on ne tient compte que des lésions anatomiques, mais n'oublions pas que plus tard la synoviale devient à son tour l'objet d'inoculation tuberculeuse, car les liquides infectieux sont loin d'avoir perdu leurs propriétés virulentes. Alors l'*arthrite réactionnelle* devient une arthrite spécifique.

Mais là ne se bornent pas les dégâts. Le mal occupait une épiphyse, il vient d'envahir la synoviale, il va maintenant attaquer la deuxième épiphyse. Les lésions de celle-ci seront plus étendues, car son tissu est attaqué de toute part et il y a là des causes multiples d'irritation.

Les organes placés en dehors de l'article sont ensuite envahis consécutivement. On voit alors se produire les abcès extra-articulaires sessiles ou par congestion.

L'enchaînement des lésions n'est pas toujours aussi fatal que nous venons de le dire. Quelquefois le mal s'arrête, et alors il y a de grands efforts de réparation. Le produit est expulsé ou résorbé. Parfois, d'après Grancher, il y a une prédominance de la formation fibreuse : des adhérences comblent les vides, puis on voit se produire des néoformations osseuses et des ankyloses.

A. *Symptômes locaux.* SYMPTOMATOLOGIE. *Période de début.* Comme beaucoup d'autres affections tuberculeuses la tumeur blanche peut débuter de deux façons absolument différentes :

1° Tantôt, et c'est le cas le plus rare, elle affecte une forme véritablement aiguë, et il devient alors très-difficile de se rendre compte de la nature de la maladie. Celle-ci peut alors être primitive ou secondaire. Quand elle est primitive, la poussée tuberculeuse se fait parfois simultanément sur la synoviale et d'autres organes. On peut alors croire à un rhumatisme articulaire.

Elle est secondaire lorsque l'ouverture de foyers caséeux se fait brusquement dans l'article. Dans ce cas la méprise est moins facile, car le malade souffre déjà depuis quelque temps de foyers tuberculeux de l'épiphyse : ces formes ne doivent pas rentrer dans la tumeur blanche telle que nous l'avons envisagée.

2° Tantôt, c'est la variété la plus ordinaire, c'est insidieusement et sournoisement que la tumeur blanche s'installe. L'affection ne paraît guère menaçante.

Succédant ordinairement à un traumatisme banal et fort léger, quelquefois même apparaissant sans cause connue, elle se trahit alors par les symptômes suivants :

Peu ou pas de douleur; il semble que le membre soit plus lourd. Il y a parfois une sensation de tension, de plénitude dans la jointure. Puis sous l'influence de la fatigue apparaissent de véritables douleurs sourdes, profondes, d'abord intermittentes et disparaissant avec le repos; quelquefois au contraire les douleurs plus vives au moment du lever s'atténuent par l'exercice. La jointure « s'échauffe », comme disent les malades.

Quoi qu'il en soit, cette douleur ne tarde pas à s'installer d'une façon permanente.

Ce n'est pas seulement dans la jointure malade qu'elle se montre : c'est parfois dans l'articulation sous-jacente. De nombreuses explications ont été données pour ce phénomène que l'on observe surtout dans la coxalgie. Sympathie, phénomène réflexe, transmission par l'os malade, ostéite bipolaire, irritation du périoste, névralgie, tension des muscles. Nous n'avons pas l'intention de discuter ici, car ce serait sortir de notre cadre, la valeur de ces différentes explications. Nous ferons seulement remarquer avec Chandelux que chez les adultes, où la tumeur blanche débute souvent par la synoviale, la douleur existe, ce qui rend très-problématique la théorie osseuse de la douleur. Le professeur Lannelongue se rattache d'ailleurs à la théorie nerveuse. Peut-être s'agit-il là en effet d'une névrite propagée ayant pris naissance dans les filets nerveux de la capsule. Si la douleur n'est pas spontanée, elle peut être provoquée par la pression, le heurt des deux têtes articulaires, les mouvements. Mais ce qui importe surtout, c'est de la rechercher par une exploration méthodique et minutieuse de l'articulation. La constatation de points douloureux spéciaux à chaque articulation et que nous ne pouvons indiquer ici est de la plus haute importance.

Il convient de dire en terminant, ce qui a trait à la douleur, que, si cette dernière existe dans la très-grande majorité des cas, il n'en est pas moins vrai qu'elle peut manquer quelquefois dans les formes indolentes de la tumeur blanche. Jusque dans ces dernières années ces formes indolentes étaient systématiquement rejetées du cadre qui nous occupe, mais les progrès de l'histologie pathologique ont permis de les y faire rentrer en démontrant la nature tuberculeuse de lésions que l'on considérait jusqu'alors comme des arthrites chroniques simples ou rhumatismales.

Les mouvements sont difficiles, la *contracture* des muscles péri-articulaires est un phénomène quelquefois précoce dans la tumeur blanche et qui préside aux attitudes vicieuses. A l'épaule le malade immobilise son bras le long du tronc. Dans la tumeur blanche des vertèbres du cou, on voit naître un torticolis symptomatique à la hanche, la tumeur blanche donne d'abord au sujet cette démarche traînante, particulière au maquignon (Panas), puis la claudication se montre franchement. Ce symptôme manque absolument dans les formes indolentes.

Le *gonflement* apparaît en même temps que la douleur. Inutile de faire remarquer qu'il est surtout sensible au niveau des points où il existe peu de parties molles entre la synoviale et la peau. Plus tard la distension devient uniforme. Procédant lentement ou par poussées successives, elle n'est pas encore le résultat de la production des fongosités articulaires. Elle tient plutôt soit à un épanchement séreux de la synoviale, soit à une fluxion péri-articulaire (Reclus). Plus tard apparaissent les fongosités.

La peau devient alors blanche, tendue, luisante, elle glisse pourtant encore sur les tissus sous-jacents. Mais la palpation révèle un empâtement non-seulement de la peau, mais encore de la synoviale. Dans les points primitivement distendus par le liquide, c'est-à-dire où la séreuse est recouverte de peu de parties molles, on a deux sensations différentes : une sensation nette de fluctuation véritable, puis dans d'autres points une sensation de mollesse spéciale due aux fongosités : c'est la *fausse fluctuation*. Cette dernière ne se transmet pas comme l'autre d'un des bords articulaires au bord opposé, quelquefois cependant la confusion est possible, tant est grande la diffluence des fongosités.

L'apparition des fongosités fait disparaître la sensation de frottement et de crépitation du début.

Un des meilleurs signes de la tumeur blanche, quand il existe, c'est l'*attitude vicieuse*, qui est commandée, comme nous l'avons vu plus haut, par la contracture de certains groupes musculaires.

Ce serait sortir de notre cadre que de décrire toutes ces variétés d'attitudes dont l'étude appartient à la tumeur blanche de chaque articulation en particulier. Abduction, adduction, flexion, extension, rotation en dedans, en dehors, allongement, raccourcissement, tous ces genres d'attitude peuvent se combiner, se succéder d'une façon très-variable.

Attribuée autrefois à la douleur, à la sympathie, aux actes réflexes auxquels on a toujours recours lorsqu'on veut masquer son ignorance, son mécanisme est aujourd'hui élucidé, ainsi que nous l'avons laissé pressentir.

Bonnet, en injectant du liquide dans les articulations et en les distendant au maximum, les voyait prendre certaines attitudes fixes. Il était dès lors rationnel de penser que le pus ou les fongosités, en distendant la cavité synoviale, commandaient à ces déviations.

Bell vient à son tour dire que les malades relâchaient instinctivement leur articulation et la mettaient dans la situation où elle offrait un maximum de capacité. Mais alors comment expliquer la cessation des douleurs par le redressement ?

Or aujourd'hui on admet plus volontiers une *contracture musculaire* provoquée par une névrite interstitielle (Poulet) des nerfs de la capsule. Pour chaque articulation certains groupes sont d'abord contracturés. L'atrophie et la rétraction s'en emparent ultérieurement ; ce sont d'abord les muscles les plus vigoureux, comme les fléchisseurs du membre inférieur, par exemple, qui sont les premiers pris. Plus tard, à la suite de l'atrophie, le groupe antagoniste peut devenir prépondérant, d'où modification de l'attitude vicieuse.

Période d'état. Les signes précédents sont forcément modifiés dans la période qui suit.

La *douleur* est un peu moins vive qu'au début, à moins qu'on ne vienne à imprimer des mouvements à l'article ou à heurter l'une contre l'autre les têtes articulaires. Mais les phénomènes douloureux à distance et en particulier dans la jointure sous-jacente ont disparu à peu près complétement.

Certaines conditions exaspèrent les douleurs : ce sont les poussées rapides de fongosités synoviales. Nous ne pouvons d'ailleurs donner ici que des notions générales, car la douleur présente dans chaque articulation une physionomie souvent très-différente. Disons enfin qu'elle peut aussi bien manquer que dans la période de début.

L'empâtement observé au début s'accuse davantage ou plutôt se transforme. Cédant à la pression des fongosités, les points les moins résistants ou les moins recouverts de parties molles se soulèvent et donnent naissance à des *bosselures* ou à de larges saillies dont la forme, la situation et l'étendue, varient avec chaque jointure. La palpation y révèle cette fausse fluctuation qui est le propre de ces néoformations. Enfin il peut exister des mouvements anormaux qui attestent le ramollissement des ligaments et dont l'importance est grande au point de vue du diagnostic.

La *peau*, qui n'avait subi dans la période précédente aucune modification, est pâle, amincie, sèche, recouverte d'écailles. Elle laisse transparaître à travers sa trame un réseau veineux plus ou moins abondant et qui est l'indice d'une gêne circulatoire profonde.

La main qui explore le tégument y constate une *élévation locale de la température* assez sensible. Mais ce phénomène n'est pas constant.

Il n'en est pas de même de l'*atrophie musculaire* rapide. Bien étudiée la première fois par Valtat sous l'inspiration du professeur Le Fort, cette lésion a été diversement interprétée au point de vue pathogénique. Les uns ont voulu y voir la conséquence de l'immobilisation de la jointure, mais nulle part l'atrophie ne se montre aussi rapidement.

Vulpian et plus récemment Charcot ont invoqué une action réflexe spéciale, par l'intermédiaire des nerfs irrités, sur les grosses cellules des cornes antérieures de la moelle (centre trophique des muscles).

Hayem depuis longtemps a invoqué la théorie de la névrite ascendante dont Poulet a donné une récente confirmation. Quoi qu'il en soit de ces théories, la production de l'atrophie est le plus souvent rapide et nullement en rapport avec l'immobilisation.

Période de terminaison (*suppuration* ou *réparation*). Les fongosités, surtout lorsque l'éruption tuberculeuse est confluente, subissent rapidement la désintégration moléculaire et la transformation purulente. Le pus tuberculeux ainsi formé peut se collecter soit dans l'intérieur même de la cavité de l'article (abcès intra-articulaire), soit à l'extérieur (abcès extra-articulaire).

L'origine des abcès para-articulaires n'est pas toujours identique, et deux processus absolument différents peuvent leur donner naissance : tantôt ce sont des fongosités parties du tissu cellulaire sous-synovial et qui, se dirigeant en dehors de la jointure, vont former dans les parties molles de véritables abcès tuberculeux; tantôt au contraire une production trop rapide de fongosité amène une irritation qui se traduit par un *abcès de réaction*. Enfin des périostites tuberculeuses de voisinage peuvent aussi produire des abcès.

Quoi qu'il en soit de leur origine, les abcès ainsi formés ne tardent pas à amener une ulcération de la peau amincie et atrophiée. Une fistule s'établit alors. Leur œuvre de destruction est aidée par l'action des fongosités qui envahissent les tissus, les dissocient et en amènent l'ulcération.

On voit alors la peau rougir et se soulever en un point limité, la rupture a lieu, il sort un peu de pus. Un stylet introduit arrive soit dans la cavité d'un abcès, soit sur des os dénudés et atteints d'ostéite tuberculeuse. L'orifice bleuâtre, livide, aminci, laisse sortir des fongosités bourgeonnantes et mollasses.

Mais ce n'est pas seulement du côté des téguments que s'effectue la perte de substance. Tous les éléments de la jointure, les gaînes tendineuses voisines, sont envahis à leur tour. La perte de l'articulation est alors complète. Les mouvements anormaux sont considérables.

A ce moment on voit alors se produire les différentes luxations sur le mécanisme desquelles nous avons déjà insisté.

Mais les fongosités ne suppurent pas toujours, soit que l'irruption tuberculeuse ait été plus discrète ou qu'il se soit produit une décroissance dans le nombre de follicules, soit que la tendance fibro-formative l'ait emporté sur la tendance dégénérative et que d'ailleurs il se soit produit, ainsi que l'a montré M. Pollosson, un grand nombre de fongosités inflammatoires; le nodule évolue vers le tissu fibreux et s'organise en faisceaux conjonctifs. Les fongosités disparaissent alors, étouffées par la rétraction du tissu de nouvelle formation.

Cette disparition des fongosités se montre à des périodes variables. Si elle s'opère alors qu'un grand nombre de fongosités sont déjà développées, les tractus fibreux cicatriciels qui unissent les deux surfaces articulaires gênent beaucoup l'amplitude des mouvements et l'on assiste à la naissance d'une ankylose plus ou moins complète.

Si au contraire l'évolution fibro-formative survient au début, la rareté des lésions antérieures permettra d'espérer la restitution *ad integrum*. Mais celle-ci n'est jamais complète. Le membre reste amaigri. Les muscles sont grêles et flasques, la peau offre parfois des troubles trophiques.

L'articulation privée de moyens actifs est alors exposée à subir des traumatismes plus fréquents qui sur un membre sain seraient sans influence. Les entorses s'y rencontrent fréquemment et, s'il existe encore dans l'épiphyse, comme le montrent certaines pièces de Lannelongue, des foyers tuberculeux enkystés, le traumatisme peut leur rendre une nouvelle activité; de là des alternatives de guérison et de rechute.

Ajoutons pour terminer que, lorsque la transformation fibreuse se développe sur une articulation envahie par de nombreuses fongosités, l'ankylose devient alors presque totale. Du reste, on ne tarde pas à voir le tissu fibreux envahi par l'ossification, de sorte que la soudure des extrémités osseuses est parfaite; ce mode de guérison, lorsqu'il s'effectue dans une bonne position, est certainement le meilleur, car il empêche les rechutes.

B. *Symptômes généraux.* La *fièvre* est rare au début. Si elle survient plus tard, elle offre alors deux types différents.

Si elle n'est que transitoire, elle n'indique que la présence d'une lésion transitoire comme elle, soit la formation d'un abcès, soit le développement d'un érysipèle, si fréquent autrefois à la suite de l'exploration non antiseptique d'un trajet.

Si au contraire la fièvre est continue, persistante, elle pourra indiquer des lésions concomitantes du poumon.

Marche. Durée. Terminaison. En général la marche est lente et plusieurs années sont nécessaires avant que la troisième période soit atteinte. D'ailleurs cette marche est essentiellement variable; chez certains sujets la tumeur blanche désorganise promptement la jointure; chez d'autres, au contraire, elle évolue avec lenteur.

La marche s'effectue vers la guérison ou la mort.

Quand la guérison survient de bonne heure, les mouvements sont plus ou moins conservés, car la production de fongosités n'a pas été assez intense pour que la production fibreuse ait réuni les extrémités articulaires.

Plus tard la guérison ne survient qu'au prix d'une ankylose, et encore, si le malade a été mal ou tardivement soigné, l'ankylose est-elle accompagnée d'une attitude vicieuse due à la contraction musculaire ou à la luxation.

Enfin, si la mort survient, c'est tantôt par la production de tuberculose viscérale amenant une péritonite tuberculeuse, une méningite de même nature, une cystite, une pyélo-néphrite, une ulcération tuberculeuse de l'intestin ou même d'autres tumeurs blanches.

Tantôt la mort succède à l'épuisement et au marasme produit par une longue suppuration. Alors on voit apparaître l'œdème des membres inférieurs, l'albuminurie, et, à défaut de tubercules, l'autopsie montre la dégénérescence amyloïde des organes (foie, reins, etc.).

Étiologie. La tumeur blanche est tantôt primitive, tantôt secondaire : dans le premier cas, la fongosité se développe d'abord sur la synoviale ; dans le second, elle procède à une ostéite tubereuleuse de l'épiphyse par un mécanisme que nous avons déjà indiqué. Ce mode de début, d'après Lannelongue, serait certainement le plus fréquent, mais cette opinion n'est vraie que pour les enfants, chez lesquels le travail qui s'effectue autour du cartilage de conjugaison imprime à l'os une activité nutritive que n'a pas la synoviale.

Pour Ollier, cette zone des proliférations physiologiques (cartilage conjugal) est aussi la zone d'élection des processus pathologiques. D'ailleurs, pour le même auteur, l'entorse juxta-épiphysaire, si fréquente à cet âge, constituerait un facteur puissant pour cette localisation : sous l'influence de divers traumatismes, il peut s'opérer dans le tissu juxta-épiphysaire des fractures trabéculaires et des décollements partiels du périoste qui peuvent devenir le point de départ d'inflammations variées, et nous indiquerons plus loin comment l'inflammation prend un caractère spécifique. En résumé, sans vouloir admettre l'opinion exclusive de Wolkmann sur l'origine osseuse de la tumeur blanche, on peut dire que plus le sujet est jeune, plus grande est la fréquence de l'origine ostéopathique de la lésion.

Chez l'adulte, au contraire, il n'en est pas de même ; les épiphyses une fois soudées, la nutrition de la synoviale est peut-être aussi active que celle des os. De là le mode de début plus fréquent par la synoviale chez ces derniers.

Au point de vue du *siége*, il n'est guère d'articulation qui échappe à la tumeur blanche, excepté les sutures du crâne. Mais ce sont partout les diarthroses qui ont le triste privilége de la tumeur blanche. Nélaton admet que l'affection siége par ordre de fréquence décroissante dans les jointures suivantes : genou, hanche, cou-de-pied, poignet, coude, épaule, carpe et tarse. Pour Crocq, c'est la hanche qui tient le premier rang.

On voit en somme que toutes les jointures, même les néarthroses, peuvent être atteintes de tumeur blanche.

Bien qu'on rencontre la tumeur blanche à tous les *âges*, puisqu'on l'a observée dans les articulations du fœtus ou chez le nouveau-né, néanmoins l'âge de prédilection est l'adolescence et l'enfance. Sur 140 cas d'arthrite fongueuse Crocq compte 50 enfants de dix ans (Chandelux). A partir de trente ans la fréquence diminue. Elles sont exceptionnelles après cinquante ans. Cependant Terrier, Verchère, Augagneur, ont cité des tumeurs blanches chez des individus âgés de soixante à soixante-cinq ans. Les chirurgiens militaires les observent assez fréquemment chez des vieux soldats, comme les gardes républicains qui ont dépassé la trentaine.

Si l'on fait la part de la plus grande fréquence du traumatisme chez les hommes, on verra que la tumeur blanche se rencontre aussi souvent chez les femmes que chez les individus du *sexe* masculin.

Quant à l'*hérédité*, dont Bonnet et Panas ont fourni quelques exemples, elle s'exerce surtout sur la constitution. Les malades héritent plutôt du terrain que de la graine, et toute cause débilitante chez les parents (syphilis, alcoolisme, tuberculose) pourra en retentissant sur la constitution favoriser le développement du germe tuberculeux.

La *constitution* joue donc un rôle important comme cause prédisposante. Toute constitution affaiblie, délabrée par l'alcoolisme, la masturbation, les pertes séminales, la grossesse, est un terrain tout préparé pour la tuberculose. Ces facteurs agissent donc, non pas, comme on le croyait autrefois, en créant la tuberculose, mais en lui préparant la place.

Nous n'avons plus aujourd'hui à discuter l'influence de la scrofule puisque la plupart des manifestations scrofuleuses sont des tuberculoses externes.

Nous admettrons donc que la constitution est un des éléments les plus importants et que toutes les causes qui la délabrent, telles qu'alimentation insuffisante, habitations humides et sombres, maladies générales amenant une déchéance organique profonde, comme les fièvres éruptives, doivent entrer en ligne de compte.

Nous venons de passer en revue les causes prédisposantes; examinons maintenant les causes déterminantes. Chandelux les a divisées en causes locales et en causes générales.

a. *Causes locales. Traumatisme.* L'influence du traumatisme (contusions, entorse, luxation) est aujourd'hui hors de doute, mais il faut pour cela que le terrain soit préparé. Chez un individu déjà en puissance de tuberculose, c'est-à-dire chez lequel les germes tuberculeux circulent silencieusement dans le sang, un traumatisme, en amenant une déchirure des tissus articulaires et une hémorrhagie, ensemencera la jointure, et nous verrons naître alors une tumeur blanche. Il y aura donc auto-inoculation. Les expériences bien connues de Max Schuller ont bien mis en lumière ce fait si intéressant. Avant cet expérimentateur on n'avait jamais provoqué par des violences exercées sur une articulation que des arthrites traumatiques non spécifiques; la fongosité observée était purement inflammatoire.

Max Schuller rend d'abord les animaux tuberculeux par inhalation ou injection dans le parenchyme pulmonaire, puis il exerce une violence quelconque sur l'une des articulations, et alors il voit naître et évoluer toutes les lésions de la tumeur blanche.

Il n'est pas de démonstration plus éclatante de l'influence de l'état général et des traumatismes locaux, comme l'entorse juxta-épiphysaire, dont nous avons parlé plus haut.

Les *inflammations de voisinage*, les arthrites infectieuses puerpérale, blennorrhagique, scarlatineuse, peuvent aussi amener la production de la tumeur blanche en créant dans la jointure un *locus minoris resistentiæ* (Reclus).

Causes générales. Mais ces conditions de moindre résistance peuvent se produire sur l'organisme tout entier. C'est ainsi que le froid humide pourrait amener une synoviale fongueuse. Malheureusement il est impossible de dire positivement si le rhumatisme a joué un rôle aussi important qu'on a bien voulu le dire. Certaines manifestations articulaires à allure rhumatismale n'étaient ni plus ni moins que des synoviales tuberculeuses à granulations disséminées sur toute la surface de la membrane : témoin les faits de Laveran et de Daniel Mollière, de sorte qu'on ne peut conclure de l'identité symptomatique à l'identité étiologique, car la tuberculose de la synoviale peut prendre le masque du rhumatisme articulaire.

Nous avons déjà, en parlant de la constitution, signalé l'influence des fièvres éruptives.

Diagnostic. Le diagnostic n'offre de difficultés qu'au début, alors que la fongosité n'a pas encore imprimé à l'arthropathie un caractère spécial.

La forme aiguë observée par Laveran et Pollosson est une forme plutôt médicale que chirurgicale de l'affection et son diagnostic est à établir avec le rhumatisme mono-articulaire aigu. Dans l'immense majorité des cas, en raison de la rareté de cette forme, il y aura méprise. Seule l'évolution ultérieure et l'examen approfondi de l'état général pourront éclairer le médecin.

C'est surtout avec les affections à marche chronique que la tumeur blanche a pu être confondue.

Le diagnostic avec l'*hydarthrose* est particulièrement difficile. Quand l'hydarthrose est récente, la fluctuation est nette, la paroi amincie, le choc rotulien évident. Lorsque l'hydarthrose présente ces caractères, lorsque surtout elle les conserve après une longue période de temps, le doute n'est pas permis. Mais, si l'épanchement est modéré, le choc rotulien et la fluctuation difficiles à constater, il faut craindre que l'hydarthrose ne soit symptomatique d'une arthrite tuberculeuse subaiguë susceptible de se transformer plus tard en arthrite fongueuse. Et qu'on ne vienne pas dire que dans l'arthrite tuberculeuse il existe des points douloureux et des attitudes vicieuses qui permettent toujours d'établir ce diagnostic. Ce matin même je pratiquais dans mon service à l'hôpital Laennec une arthrotomie pour une hydarthrose assez récente dont je pus établir la nature seulement d'après un certain degré d'épaississement de la synoviale et les antécédents de la malade. Il n'existait ni point douloureux osseux, ni attitude vicieuse, il y avait une fluctuation manifeste : or l'examen direct me démontra l'existence d'une mince couche de fongosités.

Quand l'hydarthrose est ancienne, elle peut s'accompagner d'un épaississement notable de la synoviale : dans le cas partout cité du professeur Panas, la synoviale mesurait trois travers de pouce d'épaisseur et guérit par une arthrotomie simple. Or, dans ces cas, le diagnostic est fort délicat, car, de même que précédemment, il faut compter avec les formes indolentes et ne pas trop s'attacher à la question des attitudes : il est clair que, lorsqu'elles existent, le diagnostic ne présente plus aucune difficulté. J'observe actuellement à l'hôpital Laennec un malade dont le genou très-tuméfié présente une fluctuation manifeste avec un épaississement notable de la synoviale. Indolence parfaite. Pas d'attitude vicieuse, mais l'augmentation de volume du tibia m'engagea à admettre une tumeur blanche, que confirma l'examen histologique de fongosités recueillies au cours d'une arthrotomie. En résumé, l'existence de formes indolentes dont le nombre se multiplie avec les examens histologiques, et aussi l'apparition de la tuberculose articulaire chez des sujets indemnes de toute tare organique, rendent ce diagnostic le plus souvent très-difficile. La connaissance de la tuberculose sénile, jointe aux circonstances précédentes, rend également quelquefois délicat le diagnostic avec le *rhumatisme chronique* et l'*arthrite sèche*, à moins que la multiplicité des lésions dans le premier cas, l'existence d'enchondroses dans le second, ne viennent dissiper les doutes de l'observateur.

C'est surtout avec les tumeurs malignes des épiphyses et particulièrement avec l'*ostéo-sarcome* que le diagnostic offre des difficultés quelquefois sérieuses. D'abord la constitution et les antécédents ne sauraient former aucun renseiguement, puisque l'ostéosarcome est susceptible d'atteindre tous les sujets jeunes, tuberculeux ou non.

L'hérédité à ce point de vue fournirait de meilleurs renseignements. L'existence de tumeurs chez les parents pourrait faire pencher la balance en faveur du néoplasme.

Les *signes fonctionnels* n'ont pas toute la valeur qu'on a voulu leur attribuer. Bien que Gillette ait dit que dans l'ostéosarcome les douleurs sont intenses, tenaces, et ne calment pas le repos, d'autres auteurs et Schwartz en particulier pensent avec raison qu'il n'y a rien là de constant.

La conservation des mouvements et l'intégrité des surfaces articulaires sont un meilleur signe, mais il n'y a rien là de bien certain. En effet on cite des cas, comme ceux de Volkmann, de Steudner, de Waldeyer, dans lesquels les cartilages articulaires, qui sont ordinairement respectés, avaient été détruits complétement par le néoplasme.

Depuis les faits se sont encore multipliés, de sorte qu'il est impossible de se fier à ce signe, du moins d'une façon absolue. Néanmoins, s'il existe des cas, comme ceux de Carrera et Pujo, rapportés par Schwartz, dans lesquels la tuméfaction offrait dans sa forme, son siége, sa consistance, des caractères analogues à ceux de la tumeur blanche, il n'en est pas moins vrai que dans un grand nombre de cas l'extension des lésions sur la diaphyse ou l'augmentation considérable de volume de l'épiphyse conduira au diagnostic.

La marche de l'affection offre des signes importants. On peut dire que toute affection articulaire qui dure depuis longtemps avec gonflement des extrémités osseuses même *sans suppuration* est une tumeur blanche, et inversement l'évolution rapide des lésions, surtout sur la diaphyse, rappellera le néoplasme.

C'est alors que la ponction ou l'incision des masses fluctuantes péri-articulaires offre un grand intérêt. Dans le cas de tumeur blanche l'ouverture donnera souvent issue à un pus caractéristique; s'il s'agit d'un néoplasme, on verra s'écouler du sang. Duret a présenté à la Société anatomique, en 1873, une pièce provenant d'une femme amputée par Duplay. Il s'agissait d'une femme scrofuleuse atteinte d'une affection du cou-de-pied diagnostiquée : tumeur blanche. L'affection ayant résisté à tous les traitements, M. Duplay pensa qu'il s'agissait d'une tumeur maligne. L'incision donna issue à du sang et montra les tissus environnants envahis par des masses blanches lardacées. C'était un sarcome central du calcanéum.

Les signes fournis par le traitement sont loin d'avoir la valeur que leur accordent quelques auteurs : on a dit que, contrairement à ce qui se produit pour la tumeur blanche, l'immobilisation et les autres moyens mis en œuvre dans cette affection restaient impuissants dans l'ostéo-sarcome. Or, si la deuxième proposition est vraie, la première est loin d'être absolue, car l'arthrite tuberculeuse, surtout dans les formes rapides, résiste à tous les traitements : il est vrai que dans ces conditions la formation rapide d'abcès environnants ne tarde pas à lever tous les doutes.

En résumé, dans la majorité des cas : 1° l'*absence de suppuration*; 2° l'*écoulement de sang* à travers le trocart explorateur, et encore faut-il que cet écoulement soit assez abondant; 3° l'extension rapide des lésions sur la diaphyse, les résultats négatifs obtenus par le traitement, doivent faire songer à l'ostéosarcome.

L'*ostéomyélite épiphysaire avec arthrite suppurée* ne pourrait présenter de difficultés qu'avec certaines arthrites tuberculeuses aiguës, mais dans l'immense majorité des cas le mode de début et l'évolution, les accidents généraux qui l'accompagnent, sont tellement caractéristiques, que l'erreur est impossible. La confusion ne saurait exister que dans les formes bâtardes de l'ostéomyélite.

Il est quelquefois délicat de distinguer la tumeur blanche des synovites tendineuses périarticulaires si fréquentes au poignet et au cou-de-pied. Le plus souvent le diagnostic de la synovite tendineuse est facile (tuméfaction allongée dans le sens du tendon, déplacement latéral possible, fixation au moment de la contraction du muscle intéressé). Mais le plus intéressant est de savoir si les deux lésions coexistent, circonstance fréquente, soit que la lésion articulaire soit primitive, soit qu'elle survienne secondairement à la lésion tendineuse. Le clinicien devra rechercher avec soin les caractères particuliers aux deux maladies. Quelquefois, quand les lésions articulaires sont peu marquées, elles peuvent être masquées par la synovite tendineuse, c'est alors que l'existence de mouvements anormaux dans la jointure malade conduira au diagnostic : cette recherche est précieuse et ne devra pas être négligée. Dans un cas récent une synovite tendineuse du cou-de-pied rendait difficile l'examen de la jointure dans ses parties latérales. Sur la partie antérieure il n'existait qu'un gonflement très-léger : mais l'existence de mouvements latéraux très-prononcés montra nettement le degré de participation de la jointure.

Les *arthropathies syphilitiques* ont ordinairement des caractères nets et tranchés qui les différencient de la tumeur blanche. Nous ne parlons pas des arthropathies secondaires qui se rapprochent bien plus de l'hydarthrose que de la tumeur blanche. L'arthropathie syphilitique tertiaire, bien étudiée autrefois par le professeur Richet et plus récemment par Fournier, Mericamp et Defontaine, qui en ont fixé les signes d'une façon précise, se reconnaîtra aux caractères suivants :

Dans une première forme caractérisée cliniquement par une *hydarthrose* on trouvera des dépôts scléro-gommeux péri-synoviaux et juxta-articulaires. L'affection est indolente, il existe au niveau de la synoviale des plaques dures, élastiques, ou bien de petites tumeurs circonscrites immobiles, douloureuses au niveau du point de réflexion de la synoviale sur l'os.

Dans une deuxième forme, on trouvera bien encore une hydarthrose, mais on constatera que l'*une des extrémités osseuses, l'une seulement*, est volumineuse, hyperostosée. Les tissus péri-articulaires sont normaux. L'articulation est indolente, à peine existe-t-il quelque craquement; dans aucun cas la synoviale n'est le siége de productions fongueuses.

Nous ne citons la *troisième forme* que pour mémoire. Elle est surtout déformante et n'a aucun trait de ressemblance avec la tumeur blanche.

Dans tous les cas, la coexistence possible de lésions syphilitiques tertiaires éclairera le chirurgien.

La tumeur blanche étant reconnue, il est nécessaire de déterminer le degré d'altération des parties constituantes de l'article.

L'*état des ligaments* se reconnaîtra aux signes suivants :

On sait qu'à l'état normal ceux-ci maintiennent les surfaces articulaires appliquées l'une contre l'autre. Une fois altérés ou détruits, leur rôle est bien diminué, et, si l'on saisit alors les deux segments de membre et qu'on cherche à leur imprimer des mouvements dans un sens où l'état physiologique n'en permet pas, on constate la possibilité de ces mouvements.

La *dénudation des surfaces osseuses* n'est pas toujours facile à constater. Souvent, lorsque les cartilages sont détruits, en mettant une main à plat sur la jointure malade, on trouvera de la crépitation due au frottement des épiphyses dénudées. Mais ce frottement peut être masqué par la présence de fongosités qui s'interposent. Il faut alors répéter son examen jusqu'à ce que les masses fongueuses déplacées permettent de sentir une crépitation plus ou moins marquée ; d'ailleurs cette constatation n'a qu'un intérêt relatif.

La palpation, l'inspection de la région, la présence ou l'absence de fistules rendront compte de l'état des parties molles voisines.

Ces renseignements sont de la plus haute importance. Eux seuls permettront de formuler le traitement avec précision.

On ne négligera pas non plus d'examiner tous les viscères et en particulier le poumon. La coexistence de lésion viscérale assombrira beaucoup le pronostic et restreindra l'intervention, comme nous le verrons plus loin.

Il ne sera pas toujours aisé de déterminer l'origine de la tumeur blanche. Lannelongue a démontré que chez les jeunes sujets elle est presque toujours d'origine osseuse.

Néanmoins, dans certains cas, on voit se produire d'abord une périostite tuberculeuse épiphysaire qui s'ouvre à l'intérieur et qui suppure, puis secondairement l'articulation se prend. Il est évident que dans des cas de ce genre on ne saurait hésiter. Malheureusement il n'en est pas toujours ainsi. On n'aura alors pour se guider que la douleur persistante au niveau d'une épiphyse ; presque toujours, d'ailleurs, une palpation méthodiquement faite révèlera un léger gonflement de l'extrémité osseuse.

Dans un cas récent que j'ai eu l'occasion d'observer à l'hôpital Laennec, rien ne pouvait déceler l'existence de lésions articulaires. La déformation était considérable, mais semblait produite exclusivement par les fongosités de la synoviale. Or, au cours de la résection que je pratiquai dans ce cas, je pus constater que l'épiphyse présentait des lésions peu avancées, mais diffuses, qui justifiaient la résection, mais qui m'obligèrent à sacrifier une partie étendue des surfaces articulaires.

Pronostic. Dans l'établissement du pronostic de la tumeur blanche, il importe de tenir compte de plusieurs éléments :

1° La nature tuberculeuse de la lésion lui imprime un haut caractère de gravité parce qu'elle expose à la généralisation dans d'autres organes, à la granulie, etc.

2° L'*âge* du malade est un facteur important. Avant dix ou douze ans, la maladie prise au début peut guérir par un traitement général approprié. Jusqu'à une douzaine d'années, dit Chandelux, le traitement chirurgical actif (résection) n'est point nécessaire. Dans la plupart des cas, la guérison est obtenue sans opération sanglante.

Mais après douze ans le pronostic est aggravé par l'impossibilité d'une guérison spontanée. L'intervention chirurgicale devient alors nécessaire.

3° Le *siège* de la tumeur blanche a aussi une grande importance. Toute chose égale d'ailleurs, la lésion a d'autant plus de gravité que l'articulation est plus étendue. La tumeur blanche du genou sera d'un pronostic beaucoup plus sombre que celle du coude. Mais ce n'est pas seulement l'étendue qui augmente la sévérité du pronostic : la complexité des articulations comme celles du poignet, du cou-de-pied et du tarse, est aussi un facteur de gravité considérable ;

4° L'*étendue des lésions* entre aussi en ligne de compte. Si la tumeur blanche a débuté par les os, si les surfaces articulaires érodées et détruites ont perdu leur cartilage, si les ligaments sont altérés ou disparus, si les parties molles sont envahies et sillonnées de nombreux trajets fistuleux, alors une intervention opératoire radicale s'impose.

Nous reviendrons longuement sur les indications à propos du traitement.

Enfin on a voulu attribuer une signification grave à la présence du bacille si difficile à trouver en dehors des lésions aiguës et dans des cas où cependant l'inoculation donne des résultats positifs. Or M. Ollier, ayant vu se rétablir des malades chez lesquels on avait constaté le bacille, fait justement observer qu'il faut être très-réservé sur sa valeur pronostique.

Traitement. Bien que nous ayons décrit dans cet article les diverses variétés de la tuberculose articulaire, nous aurons surtout en vue le traitement de la tumeur blanche proprement dite, c'est-à-dire de la variété d'arthrite tuberculeuse qui s'accompagne de la production de fongosités. Toutefois, dans le cours de cet exposé et à propos de certains modes d'intervention proposés pour la tumeur blanche, nous aurons à parler des autres variétés de la tuberculose articulaire, et nous résumerons à la fin de ce chapitre le traitement qui leur convient. D'autre part, et pour éviter des répétitions fastidieuses, nous nous bornerons au traitement de la tumeur blanche en général, évitant d'empiéter sur l'étude des conditions particulières aux tumeurs blanches en particulier.

Le traitement de l'arthrite tuberculeuse avec fongosité s'est profondément modifié depuis quelques années, et l'on doit attribuer cette importante révolution à l'antisepsie d'une part, et aussi à l'histologie pathologique et aux études bactériologiques qui nous ont permis de considérer l'affection qui nous occupe comme un des types les mieux établis du groupe des tuberculoses chirurgicales.

Si l'on se reporte à l'article si remarquable pour l'époque que mon excellent maître, M. le professeur Panas, a inséré dans le *Dictionnaire pratique*, la question du traitement s'y trouve résumée dans ces mots : expectation à outrance. Ce n'est, dit-il lui-même, que dans les cas extrêmes (suppurations intarissables, mise à nu des surfaces osseuses, amaigrissement, diarrhée, fièvre hectique), qu'une seule ressource s'offrait au chirurgien : résection ou amputation.

On comprend qu'à une époque où l'on ne soupçonnait pas la nature de la lésion rien ne poussait les chirurgiens à proposer aux malades des opérations dont ils savaient si bien, en cette période préaseptique, l'extrême léthalité. Si on ajoute à l'absence d'antisepsie l'état général grave dans lequel se trouvaient les malades, de plus, les mauvais résultats au point de vue orthopédique de résections pratiquées trop tard, quand déjà les lésions avaient envahi les diaphyses ou les articulations voisines pour le cou-de-pied et le poignet, on comprend le peu d'empressement des chirurgiens pour qui, sauf de rares exceptions, le traitement d'une semblable lésion se résumait en ces deux termes : expectation ou amputation.

La résection avec sa mortalité ou les mauvais résultats orthopédiques chèrement acquis au prix d'un séjour prolongé au lit et d'une suppuration rendue inévitable par l'absence d'antisepsie se trouvait presque toujours sacrifiée à l'expectation, mais surtout à l'amputation.

En conséquence, l'expectation jointe au traitement général constituait toute la méthode. L'intervention n'était qu'un pis-aller et, quand le malade survivait à l'opération, le mauvais état général et l'extension des lésions aux organes profonds ne lui permettait pas de bénéficier pendant longtemps des avantages de l'opération (suppression des douleurs de la suppuration, marche rendue possible par la suppression de l'article et le fait d'un appareil prothétique). Aujourd'hui les tendances se sont profondément modifiées. La résection n'est plus à craindre en temps qu'opération, et les chirurgiens n'hésitent plus à la proposer hâtivement pour éviter au malade les chances d'une infection secondaire de l'économie par le bacille tuberculeux. Ce sont ces deux considérations (antisepsie, doctrine infectieuse de la tuberculose) qui dominent complétement le traitement de la tuberculose articulaire en général, et de la tumeur blanche en particulier.

La résection n'est plus aujourd'hui un pis-aller, c'est une méthode thérapeutique opposée non plus à l'amputation, mais à l'expectation. Mais faut-il, assimilant le tubercule au cancer, pratiquer l'extirpation du mal, c'est-à-dire la résection dès le début de la lésion et aussitôt le diagnostic établi, sans chercher ailleurs ni dans le traitement local, ni dans le traitement général? C'est là une question à laquelle il est possible heureusement de répondre par deux ordres de faits :

1° Tout d'abord on peut se demander si la résection est bien une opération radicale dans le sens propre du mot, même faite dès le début de l'évolution; il est impossible d'affirmer que les ganglions profonds et inaccessibles soient indemnes, car ils peuvent avoir été envahis simultanément. De plus, sans vouloir aborder à fond ce point délicat de la doctrine des tubercules externes, ne peut-on légitimement rappeler que, si une tumeur blanche évolue sur un sujet, c'est qu'il présente plus ou moins un terrain favorable à l'évolution de la tuberculose.

Mais il y a plus : le chien chez lequel Max Schuller rend tuberculeuse une arthrite traumatique n'a-t-il pas subi au préalable une infection tuberculeuse, et l'homme chez lequel nous voyons se développer, comme première localisation de la tuberculose, une arthrite tuberculeuse, n'est-il pas lui-même sous l'influence d'une infection dont le point de départ est en vérité inconnu, mais qui n'en préexiste pas moins, bien qu'elle n'ait encore donné lieu à aucune manifestation, et qui pourra donner lieu ultérieurement, même après la suppression du premier, à la production de nouveaux foyers? Je tiens à faire remarquer que cette manière de voir ne saurait aller contre la doctrine des foyers primordiaux de tuberculose externe, doctrine très-bien établie et qui est une des plus belles conquêtes de l'époque actuelle. Cette opinion, d'ailleurs exprimée par Ollier, n'a d'autre intérêt que de nous conduire à une certaine réserve vis-à-vis des résections trop hâtives.

2° Ce n'est que par une fausse analogie, et en méconnaissant d'une façon absolue les données de l'anatomie pathologique, qu'on a pu assimiler le tubercule au cancer et conclure à la nécessité d'opérations hâtives. Les fongosités articulaires présentent en effet, comme nous l'avons vu, une double tendance évolutive, dont les rapports variables expliquent les multiples modalités cliniques de la tumeur blanche. Souvent le processus destructeur coexiste avec le processus fibro-formateur. Quelquefois c'est ce dernier qui l'emporte et la guérison peut en être la conséquence. La guérison spontanée est un fait que la clinique avait enregistrée depuis longtemps, et que l'histologie a eu le mérite de confirmer.

M. Ollier a eu raison d'énoncer, dans son *Traité des résections* (t. I, p. 147), la proposition suivante que tous les chirurgiens feront bien de méditer : « Toutes les localisations tuberculeuses peuvent être curables, soit *spontanément*, soit chirurgicalement. Il y a de très-grandes différences dans la marche de la tuberculose, *elle n'est pas fatale comme le cancer.* »

Il résulte de ce que nous venons de dire dans les pages précédentes deux faits importants : c'est que, d'une part, la résection ou, d'une façon générale et pour ne rien préjuger, l'intervention sanglante a pris une part prépondérante dans le traitement de la tumeur blanche, mais que, d'autre part, on ne doit pas d'emblée y recourir et que l'expectation armée, si je puis dire, doit conserver une place dans ce traitement.

Il me reste dès lors à formuler les indications de ces deux modes de traitement et à montrer les divers procédés de la méthode sanglante, en insistant sur leur valeur réciproque.

Expectation. Il reste entendu que, quel que soit le traitement local, le traitement général doit toujours être utilisé. Mais, lorsque le chirurgien se résout à l'expectation, la médication interne prend naturellement une importance considérable (voy. *Traitement de la tuberculose*).

Si l'action chirurgicale est différée ou ajournée, il n'en faut pas moins recourir localement à l'emploi des divers moyens dont l'ensemble constituait jadis l'unique ressource de la chirurgie.

Nous serons bref sur l'énumération de ces moyens, nous réservant d'insister sur les plus importants. L'expérience et le temps ont en effet fait justice de la plupart d'entre eux.

Le premier soin du chirurgien devra consister à immobiliser la jointure dans une bonne attitude, c'est-à-dire dans l'attitude qui permettra le fonctionnement du membre dans le cas où la tumeur blanche se terminerait par ankylose (extension pour le genou, demi-flexion jointe à la demi-pronation pour le membre supérieur, parallélisme des deux membres pour la hanche, position nécessitant la correction des trois attitudes vicieuses propres à la coxalgie. Ainsi donc, le redressement devra précéder l'immobilisation du membre, sauf dans certains cas que nous indiquerons plus loin. L'attitude nécessaire n'exige quelquefois aucune manœuvre, dans les cas plus fréquents qu'on ne le croit généralement où l'affection n'a provoqué aucune attitude vicieuse. M. Ollier, dans l'article ANKYLOSE de ce Dictionnaire, a déjà insisté sur les manœuvres employées dans le but d'obtenir le redressement. Sans revenir sur ce que le savant chirurgien de Lyon a si excellemment dit dans l'article en question, qu'il nous soit permis de résumer en quelques mots ce que la pratique de chaque jour nous apprend à ce sujet.

Ce redressement peut être brusque ou lent. Le *redressement brusque* s'effectue de la façon suivante : Le malade étant soumis à l'action du chloroforme, le chirurgien provoque, par des manœuvres *douces* et graduées de traction et de pression, le redressement, c'est-à-dire l'extension du membre, s'il s'agit du genou, par exemple.

J'ai dit manœuvres douces, car les pressions brusques peuvent avoir des inconvénients sur lesquels nous reviendrons, et la dénomination de redressement brusque est vicieuse et pourrait être avantageusement remplacée par redressement en une séance sous chloroforme.

Le *redressement lent* s'obtient à l'aide de l'extension continue semblable à celle qu'on applique aujourd'hui dans le traitement des fractures de la cuisse. On comprend que, si l'attitude vicieuse est provoquée par des contractions musculaires, l'emploi de ces moyens rend les plus grands services, mais il faut bien reconnaître qu'il ne saurait convenir qu'à ces cas.

Ces deux procédés ont leurs avantages et leurs inconvénients.

Avec le redressement brusque, la position à donner au membre est obtenue en une seule séance, et le malade peut être placé immédiatement dans l'appareil qui lui convient. Mais il faut savoir que ce procédé ne saurait être appliqué à tous les cas : il ne convient qu'à ceux où la lésion n'a pas envahi les ligaments de l'articulation. Il faut en effet des ligaments intacts, sous peine de voir se produire une luxation pathologique fâcheuse au point de vue des fonctions ultérieures du membre, souvent plus préjudiciable que l'attitude à corriger, et pouvant s'accompagner de lésions vasculaires sérieuses (rupture de la poplitée pour le genou). Ajoutons que le redressement brusque peut dans certains cas, par le traumatisme qu'il détermine, donner un coup de fouet au processus tuberculeux, d'où la production de suppurations plus ou moins graves pouvant entraîner la mort du malade. Broca, à la suite d'un redressement de la hanche, vit apparaître une suppuration diffuse qui entraîna une mort rapide.

Le redressement brusque ne peut convenir d'une façon générale qu'aux lésions récentes, mais, comme la tumeur blanche est susceptible de présenter une marche rapide, il est nécessaire au préalable de s'assurer dans tous les cas de l'absence de mouvements anormaux et de renoncer à ce mode de redressement, s'il en existe qui viennent attester l'existence d'une altération des ligaments.

Toutes les fois que l'article ne se trouvera pas dans ces conditions, il conviendra de recourir au redressement lent. Nous avons déjà dit que ce mode de redressement, excellent quand il s'agit de vaincre des contractures musculaires, échoue ordinairement dans d'autres conditions (rétractions musculaires, ankyloses partielles, etc.). Il est donc le plus souvent infidèle : ajoutons qu'il est douloureux et lent dans son action.

J'ai laissé pressentir plus haut que, dans certains cas, on pouvait se trouver amené à immobiliser la jointure dans une attitude vicieuse. Quand l'attitude tient en effet à une ankylose partielle, indice d'une tendance vers la guérison dans une articulation qui a été maintenue dans une attitude mauvaise par la négligence du malade ou du médecin, il est préférable de ne pas détruire le travail de réparation, surtout quand l'ankylose est avancée, et l'attitude vicieuse peu gênante pour la fonction. De plus, dans ces conditions, le traumatisme opératoire peut réveiller le processus tuberculeux et remettre tout en question.

L'interprétation des cas dans lesquels il faut s'abstenir de tout redressement est fort délicate, et ces cas ne sont pas rares dans la pratique, surtout à la hanche. Nous n'avons pas à étudier ici les moyens qui sont utilisés plus tard dans un but orthopédique contre l'ankylose qui est le résultat de la consolidation dans une mauvaise attitude (*voy.* Ollier, art. Ankylose de ce Dictionnaire) ; disons toutefois que la tendance actuelle est de respecter les ankyloses et de porter l'action chirurgicale sur un point éloigné (ostéotomie ou ostéoclasie).

Une fois le redressement du membre obtenu, il faut immobiliser la jointure à l'aide d'un des nombreux appareils usités en pareil cas et sur lesquels nous n'avons pas à insister (gouttières en fil de fer, gouttières platrées, etc.). Que convient-il de faire alors? Nombreux étaient les moyens recommandés autrefois par les chirurgiens; nous avons déjà dit que beaucoup d'entre eux étaient tombés dans un juste oubli. Parmi ceux qui ont survécu de nos jours, nous devons citer la compression ouatée, les révulsifs divers (cautérisation transcurrente et teinture d'iode). Mais, au premier rang, nous devons placer l'ignipuncture, procédé inventé par notre maître, le professeur Richet[1], et qu'on a souvent confondu avec d'autres procédés de cautérisation, et tout récemment encore avec le chauffage articulaire préconisé par Vincent (de Lyon), et qui n'a aucun rapport ni comme donnée théorique ni comme application pratique avec le procédé de notre éminent maître. Ce procédé bien étudié dans la thèse de Trapenard (1873) a été utilisé depuis avec succès par Julliard (de Genève [*Bull. de la Soc. méd. de la Suisse romande*, 1874]) et par Kolomnin (de Saint-Pétersbourg) qui, dans un travail récent (*Medètsinskoc Obozziencé*, 1882), publie 17 cas de tumeurs traitées avec succès à l'aide de ce procédé. Nous-même à la Charité, en 1882, dans le service de M. Berger, et plus récemment à l'Hôtel-Dieu, nous avons vu guérir des malades atteints de fongosités quelquefois considérables et dans un espace de temps variable, mais quelquefois relativement court (quelques semaines).

L'ignipuncture se pratique de la façon suivante[2]. Le cautère porté au rouge cerise est introduit rapidement dans les fongosités et retiré de même. Les parois de l'articulation doivent être traversées de part en part et l'extrémité de la tige doit pénétrer dans la cavité articulaire. Les extrémités spongieuses des os peuvent être avantageusement pénétrées par le cautère. Quatre à cinq pénétrations sont suffisantes par séance. Les séances peuvent être répétées tous les quinze jours ou toutes les trois semaines, lorsque la réaction inflammatoire a disparu. Comme on le voit, ce procédé diffère essentiellement de celui de Vincent : ce dernier ouvre la jointure et détruit les fongosités, c'est en somme une arthrotomie suivie d'une destruction semblable à celle qu'on peut obtenir par d'autres procédés. M. Richet, au contraire, évite l'ouverture de la jointure; il la pénètre sans l'ouvrir, ou du moins sans laisser persister de fistule consécutive, car son but est, non de détruire les tissus qu'il traverse, mais de les modifier en y déterminant une réaction inflammatoire légère qui exagère le processus curateur en y favorisant la production de tissu fibreux : aussi le cautère doit-il être fin et son contact très-rapide, sous peine de déterminer une eschare dont l'élimination entraînerait l'ouverture permanente de la jointure. Longtemps avant que l'anatomie pathologique nous eût appris le mécanisme de la guérison de la tumeur blanche par production progressive de tissu fibreux dans la jointure, M. Richet cherchait par l'ignipuncture à provoquer l'apparition du tissu fibreux, et admettait à cette époque l'action mécanique de ces travées sur la fongosité. Peut-être conviendrait-il aujourd'hui d'adopter une opinion en harmonie avec les idées actuellement reçues sur la constitution de la fongosité, opinion qu'en l'absence de document précis nous nous abstiendrons de formuler. Mais, quoi qu'il en soit, il est certain que l'ignipuncture a donné d'excellents résultats et qu'elle mérite d'être conservée au premier rang des moyens auxquels le chirurgien devra avoir recours, lorsqu'il ne croira pas devoir intervenir par la méthode sanglante.

Avant d'aller plus loin, il nous faut envisager les cas où cette méthode de l'expectation *armée* devra être employée.

[1] C'est en 1868 que M. Richet a proposé le mot *ignipuncture*.

[2] Le cautère à ignipuncture se compose d'une pointe de platine longue de 5 centimètres, de forme conique, dont le sommet se termine par une pointe légèrement émoussée et dont la base a un diamètre de 3 millimètres. Elle est supportée par une boule de fer pleine de 1 centimètre 1/2 de diamètre. Cette boule est elle-même placée à l'extrémité d'une tige de 20 centimètres de longueur environ supportée par un manche en bois.

Il n'existe malheureusement pas de règle absolue à cet égard et l'on peut dire que l'opportunité de l'expectation varie avec l'âge des sujets, la marche des lésions et le degré des altérations.

Pour ce qui est de l'âge, il faut savoir que d'une façon générale, si l'expectation réussit bien chez les enfants alors même que les lésions présentent un degré très-avancé, l'observation clinique nous montre la résorption possible d'abcès d'origine articulaire. Ollier en cite des exemples dans son article sur la résection de la hanche (*Revue de chirurgie*, 1881). Lannelongue invoque aussi contre la résection à cet âge la diffusion des manifestations osseuses, impossible à reconnaître à l'examen clinique et qui en tout cas nécessiterait un sacrifice incompatible avec le bon fonctionnement ultérieur du membre. En résumé, il faut du moins chez les très-jeunes sujets être conservateur à outrance.

La marche des lésions n'est pas moins importante à considérer.

En général toute tumeur blanche au début présentant une marche lente, sans abcès ni attitude vicieuse, devra être soumise à l'immobilisation. Si l'attitude vicieuse est facilement corrigeable, elle ne constitue naturellement pas une contre-indication : mais, si au contraire le redressement lent reste sans effet et si le redressement sous chloroforme est rendu périlleux en raison de l'existence de mouvements latéraux, mieux vaut renoncer tout de suite à l'expectation, à moins que la flexion, s'il s'agit du genou, ne soit légère.

Si la marche de la maladie a été rapide, si au bout de quelques semaines, comme j'ai eu l'occasion de le constater dans un cas à l'Hôtel-Dieu, les lésions sont avancées, et l'attitude vicieuse prononcée, ou bien encore si, après avoir présenté pendant un temps plus ou moins long une marche absolument insidieuse, l'affection présente tout d'un coup une exacerbation notable, il faut renoncer définitivement à une méthode qui ne peut que laisser aggraver les lésions dans une proportion préjudiciable au malade.

Les abcès circonvoisins constitueront presque toujours une contre-indication formelle au traitement en question, car, ainsi que le professeur Lannelongue l'a si bien démontré, ils sont, sauf de très-rares exceptions, toujours en communication avec les extrémités épiphysaires, et leur ouverture, ainsi que nous le verrons plus loin, doit conduire le chirurgien à la résection des surfaces articulaires. Peut-être l'existence d'un abcès isolé, stationnaire, et guérissant simplement sous l'influence d'une ponction simple ou suivie d'injection d'éther iodoformé, pourrait ne pas forcer la main au chirugien, mais d'une façon générale l'existence d'abcès, surtout lorsqu'ils se sont terminés par fistule, doit faire renoncer définitivement à l'expectation simple.

Cette question des abcès m'anène en terminant à dire quelques mots des formes osseuses de la tumeur blanche. Lorsqu'il existe des altérations étendues du squelette, l'expectation avec ou sans ignipuncture est le plus souvent impuissante, chez l'adulte du moins, puisque nous avons dit au contraire que chez les jeunes sujets les lésions les plus étendues pouvaient guérir spontanément. Chez l'adulte, les formes synoviales seules sont susceptibles de guérir spontanément : quand les lésions osseuses sont peu étendues, il n'est pas toujours facile de les reconnaître, et cependant elles nécessitent le plus souvent l'intervention sanglante et de plus ce sont les formes qui seules sont justiciables de la résection. Dans ces conditions, l'existence d'un trajet fistuleux unique permet de constater directement la lésion osseuse, et doit faire renoncer à toute expectation.

En dehors donc des conditions précitées relatives à la marche de l'affection, et quand il existe des lésions osseuses, il faut intervenir. Comment faut-il intervenir? Telle est l'importante question qu'il me reste à discuter.

Nous avons dit plus haut la place importante qu'avait prise depuis quelques années la résection dans le traitement de la tumeur blanche. Loin de constituer la dernière ressource du chirurgien, elle est devenue la méthode de choix.

Nous avons vu l'abus que certains chirurgiens avaient fait de la résection. Or, en thèse générale, la résection préventive, pratiquée dès le début de la lésion et pour prévenir la généralisation du foyer primitif, doit être rejetée.

Mais il ne faut pas, par une exagération contraire, invoquer la même doctrine pour rejeter à l'exemple d'Albert (de Vienne [*Wiener Klin.*, 1883]) comme irrationnelles toutes résections et leur préférer, au moins chez l'adulte, l'amputation dans tous les cas. Tous les chirurgiens, mais surtout Ollier, ont constaté la persistance de la guérison chez les tuberculeux après la résection, l'amélioration de l'état du poumon et le retour de la santé générale. Ollier déclare que tous bénificient de l'opération quand le chirurgien a su remplir les indications du cas particulier. Dans les cas opérés et suivis par ce chirurgien, la moyenne de la survie a été de treize ans, résultat qu'on peut opposer à l'opinion si absolue d'Albert. L'amputation, dit fort justement Ollier, ne saurait constituer une opération radicale, puisqu'il peut persister des ganglions profonds inaccessibles à l'action du chirurgien; on ne saurait dire que l'amputation mette plus à l'abri le malade contre l'infection secondaire, et nous savons, d'autre part, les succès que fournissent les résections.

Mais, si l'amputation ne peut entrer en parallèle avec la résection, il faut bien dire que dans certain cas c'est à elle seule qu'il conviendra d'avoir recours. Dans les formes graves de la tuberculose articulaire, l'amputation devient en effet la seule ressource; nous avons vu plus haut ce qu'il fallait entendre par formes graves de la tuberculose, et nous verrons plus loin en étudiant les contre-indications de la résection ce que sont les indications de l'amputation.

Nous ne saurions trop insister sur ce fait, indispensable pour justifier les développements qui vont suivre, que l'amputation ne saurait être considérée comme une opération radicale, ainsi que nous l'avons déjà soutenu plus haut, mais il n'en faut pas moins, quand on a recours à l'intervention, enlever avec le plus grand soin tous les foyers accessibles, sous peine de faire une opération incomplète et de laisser le malade exposé, sinon à l'infection secondaire, du moins à l'envahissement de proche en proche et par conséquent à la reproduction de l'affection primitive et à des suppurations persistantes. Cette considération domine de haut la question des résections atypiques et des opérations parcimonieuses dont nous aurons bientôt à nous occuper. Mais, au point de vue qui nous occupe en ce moment, nous devons dire que, faite incomplétement, la résection devient inférieure à l'amputation, et que c'est probablement l'examen de semblables cas qui a conduit Albert (de Vienne) à recourir d'emblée à l'amputation et à considérer la résection comme irrationnelle. Envisagée comme nous l'avons dit et pour les raisons déjà connues, la résection constitue une opération aussi efficace que l'amputation, qui assure tout aussi bien la guérison locale, ainsi que l'étude attentive des cas d'Ollier et des autres chirurgiens tend à le démontrer, et qui met le malade à l'abri de l'infection secondaire.

Quand doit-on pratiquer la résection de l'articulation?

Dès le début de ce chapitre nous avons indiqué les conditions que doit remplir une articulation pour être soumise au traitement expectant.

Il est évident que, lorsque ces conditions cesseront d'exister, la résection sera impérieusement indiquée.

Précisant davantage, nous dirons avec Ollier que l'opération se trouvera indiquée quand il s'est produit « des destructions de tissus irréparables, que du pus ou des masses caséeuses se sont déjà accumulées dans la synoviale ou dans un foyer ostéomyélitique, ou bien encore que l'articulation soit le siége de douleur que rien ne peut calmer. » C'est ce qui caractérise la résection hâtive pour l'éminent chirurgien de Lyon.

M. Ollier a également eu le mérite d'enlever à l'amputation les cas d'arthrites très-douloureuses, en montrant les ressources que présentaient les résections dans ces cas, et c'est évidemment grâce à la méthode antiseptique que les *résections de soulagement* ont dû d'entrer dans la pratique.

Mais le chirurgien n'est pas toujours appelé à cette période de la maladie : il peut donc être amené à pratiquer une résection tardive lorsque le processus destructeur a envahi et altéré profondément les parties constituantes de l'articulation.

C'est dans ces cas qu'autrefois le chirurgien pratiquait le plus l'amputation : or M. Ollier a eu le mérite de bien montrer les ressources que peut offrir la résection dans ces conditions : que le lecteur veuille bien se reporter quelques lignes plus haut. Mais il est alors nécessaire d'insister plus qu'il ne l'a fait peut-être dans son *Traité des résections* sur l'influence que doit exercer sur la détermination opératoire la marche des lésions. Or, quand le processus destructeur a été rapide, la résection doit évidemment laisser le pas à l'amputation et le cas doit rentrer dans les formes graves de la tuberculose.

Il faut donc bien spécifier avant d'agir que le travail de destruction a été lent à se produire, et que les lésions d'ailleurs ne sont pas trop étendues pour rendre la résection mauvaise au point de vue orthopédique.

Nous n'avons pas à revenir sur les conditions spéciales tirées de l'âge du sujet, de la marche de la lésion et du degré des lésions ; nous nous sommes suffisamment expliqué sur ce point à propos de la méthode d'expectation. Au point de vue local, en dehors des conditions précitées, il faudra également tenir compte de la fièvre que peuvent présenter les malades : à ce sujet M. Ollier a eu raison d'insister sur les avantages qu'il y a à intervenir avant l'ouverture des abcès, la résection antéfébrile étant pour lui moins dangereuse que la résection intrafébrile. Il est vrai de dire que cette considération toujours indiquée par les Anciens perd aujourd'hui beaucoup de sa valeur avec la méthode antiseptique, mais il faut que le malade ne soit pas épuisé par une fièvre de longue durée. On devra surtout étudier si la fièvre tient à une complication locale ou à des lésions internes ; dans se dernier cas, elle est toujours hors de proportion avec l'étendue des lésions locales et elle contre-indique toute intervention, comme nous allons le voir.

Toutes choses égales d'ailleurs, l'état général du malade reste à considérer attentivement avant de recourir à la résection.

Le degré atteint par les lésions internes et leur subordination aux lésions externes doivent guider le chirurgien.

Quand les lésions sont peu étendues, le chirurgien doit passer outre ; il en sera de même dans le cas de lésions plus étendues, mais en l'absence de fièvre et de lésions du foie ou des reins MM. Ollier et Verneuil ont justement insisté sur la subordination au moins clinique de l'état général aux lésions locales. Cette subordination se montre surtout quand la tumeur blanche et arrivée à la phase fistuleuse. On comprend en effet, en dehors de toute question doctrinale, que la brèche ainsi faite peut devenir le point de départ d'accidents septiques, et que dans tous les cas la suppuration prolongée exerce sur l'organisme une influence fâcheuse qui la laisse sans défense contre de nouvelles poussées tuberculeuses. D'ailleurs les faits sont là pour prouver la réalité de cette hypothèse. Ollier a vu nombre de malades se rétablir après l'opération et tous les chirurgiens pourraient citer des malades qui après la résection cessent de tousser et reprennent de l'embonpoint et voient ainsi s'améliorer leur état général souvent même après des atteintes graves (épanchements pleuraux, hémoptysies). Mais cette amélioration ne peut évidemment être que passagère ou tout au moins reste subordonnée à de nouvelles poussées tuberculeuses.

On voit l'importance de cette donnée clinique qui crée toute une classe de malades chez lesquels, en dépit de lésions pulmonaires souvent avancées, et pour arrêter la marche de ces lésions, il est permis d'intervenir par la résection. Mais il est évident que, plus les lésions viscérales augmentent, moins les chances de succès sont considérables, de telle sorte qu'il est alors indiqué de renoncer à la résection et de recourir à l'amputation. On comprend encore combien ces considérations sur les rapports de la lésion locale et générale ont agrandi le cadre des indications de la résection.

Dans certains cas cependant, toutes choses égales d'ailleurs, il peut être avantageux pour le malade d'être soustrait rapidement par l'amputation à diverses influences débilitantes. C'est ainsi que pour le membre inférieur et dans les milieux encombrés il est préférable de recourir d'emblée à l'amputation.

Mais, quoi qu'il en soit, que reste-t-il pour l'amputation? Et d'abord, les cas peu nombreux que la résection ne veut pas prendre à son actif; à côté d'eux nous devons placer les cas qui ne sont plus justiciables de la résection, en raison de l'âge, de la région malade, de l'étendue des lésions sur les os et les parties molles. Étudier ces contre-indications de la résection, qui constituent autant d'indications, serait d'abord sortir de notre cadre général, et étudier ces indications dans chaque région en particulier, ce serait également aborder en général le parallèle de la résection et de l'amputation, toutes considérations de tuberculose mises à part. Nous n'aborderons donc pas cette partie de la question, qui ne rentre pas dans le plan du sujet, renvoyant le lecteur à l'étude de chaque articulation en particulier (ÉPAULE, COUDE, POIGNET, etc.) et à l'étude générale de la résection.

Ainsi donc, dans les indications de l'amputation nous rangerons : 1° les cas non justiciables de la résection pour les raisons précitées; 2° les cas de tuberculose rapide auxquels, ainsi que nous l'avons dit plus haut, la résection ne saurait convenir.

Nous avons actuellement à étudier la valeur de procédés récemment mis en usage pour remplacer la résection dans les cas où celle-ci est indiquée.

A côté de la résection typique, nous devons placer l'étude d'opérations conservatrices qui lui ont été opposées dans ces dernières années. Nous aurons à en apprécier la valeur. L'histoire de ces opérations a été tracée de main de maître par notre ami Jalaguier dans sa remarquable thèse d'agrégation. C'est Schede qui le premier, en 1872, pratiqua l'arthrotomie dans un cas de coxalgie, dans le but d'enlever toutes les fongosités à la cuiller tranchante. En 1875, devant le troisième congrès des chirurgiens allemands, il publiait une statistique de 6 cas avec 3 morts par accidents pulmonaires; d'ailleurs, dans plusieurs de ces cas, l'auteur semble n'avoir pratiqué que l'ouverture de l'article. En 1876, Albert (de Vienne), dans son mémoire *Sur l'arthrotomie*, préconisa cette pratique qu'il ne tarda pas d'ailleurs à abandonner, au moins pour les arthrites nettement fongueuses. Dans ces premières tentatives, les chirurgiens n'ont eu pour but que de faire l'ablation des parties malades.

Depuis, en 1877, Scriba, s'inspirant de la physiologie pathologique, préconise le drainage simple après incision et lavage antiseptique, destiné, d'après lui, à détruire les foyers tuberculeux et à provoquer l'inflammation rationnelle nécessaire à leur élimination; dans 3 cas dus à Volkmann, il y eut 2 morts, l'un par tuberculose pulmonaire, l'autre par épuisement après résection du genou. Quoi qu'il en soit de ces résultats peu encourageants, et malgré un succès réel de Czerny, Bœgebold, en 1882, a fait ressortir que les moyens que Scriba met au secours de la doctrine sont d'une efficacité contestable; pour lui et pour Jalaguier, l'effet principal de l'incision simple et du drainage se réduit à l'évacuation des sécrétions. Notons encore avec Jalaguier que cette méthode eut peu de partisans, puisque sur 76 observations recueillies par lui on ne trouve que 11 ouvertures simples avec des résultats d'ailleurs peu satisfaisants.

Dans ces dernières années quelques chirurgiens, guidés par des idées théoriques que nous aurons à apprécier plus loin, et reconnaissant l'insuffisance de la méthode de Scriba, ont cru devoir proposer des opérations éminemment conservatrices qui, quoique présentées par leurs auteurs comme des opérations nouvelles, constituent en somme des perfectionnements de l'opération primitive de Schede: nous voulons parler de l'arthroxesis de Letiévant et de l'arthrectomie de Volkmann. Dans la première l'auteur se propose, après arthrotomie préalable, d'extirper toutes les fongosités en ménageant soigneusement les parties saines. Dans la deuxième. Volkmann pratique l'extirpation complète de la jointure. La cavité articulaire est ouverte par une incision transversale qui permet d'explorer la jointure. Si l'arthrectomie est indiquée, l'ouverture est agrandie et la rotule sciée transversalement. Puis, à l'aide du bistouri et des ciseaux, la synoviale et les ligaments sont extirpés en totalité. Nous devons signaler enfin les abrasions, les évidements articulaires, le gougeage: opérations non réglées, sortes de résections atypiques à l'aide desquelles le chirurgien se propose d'enlever les lésions sans altérer la forme de l'os.

Il nous faut apprécier la valeur de ces opérations. D'abord elles ne sauraient convenir qu'au cas où les lésions sont exactement limitées aux parties molles : or, au moins chez l'enfant, la tumeur blanche a le plus souvent un point de départ osseux; chez l'adulte, cette éventualité est loin d'être rare : or les lésions peuvent être assez développées pour échapper aux investigations les plus minutieuses; c'est même cette circonstance qui a fait établir en principe qu'il fallait dans les lésions tuberculeuses faire des sacrifices étendus.

Pour ces motifs, les opérations parcimonieuses dont nous venons de parler courent le risque d'être inefficaces; avec elles, la récidive est toujours à craindre.

Il est vrai que dans le jeune âge les lésions tuberculeuses, étant susceptibles de guérisons spontanées, peuvent fournir des indications plus fréquentes à ces opérations économiques, mais chez l'adulte on devra, pour les raisons indiquées plus haut, se montrer fort réservé.

M. Ollier pense même que ces opérations peuvent présenter des dangers au point de vue de la difficulté d'assurer l'antisepsie dans une cavité articulaire, après réintégration de la tête articulaire, comme à la hanche, par exemple. A la vérité, les accidents formidables qui ont pu se montrer autrefois dans ces conditions pourront être à l'avenir conjurés par une antisepsie préalable suffisante, mais il faut insister sur l'infection générale consécutive à certaines de ces opérations, en particulier à la suite de l'ablation totale de la synoviale. Kœnig perdit un opéré de pneumonie tuberculeuse; un malade opéré par Volkmann succomba à une méningite de même nature. Ollier cite un cas analogue.

M. Verneuil a d'ailleurs trop souvent insisté sur ces faits d'auto-inoculation pour que nous ayons à les rappeler davantage et, bien qu'ils ne soient pas très-fréquents et ne se montrent surtout qu'après certaines opérations, le raclage, par exemple, ils ne doivent pas moins être pris en sérieuse considération au point de vue qui nous occupe. En résumé, ces opérations parcimonieuses ont l'inconvénient d'être moins efficaces et plus dangereuses que les résections typiques.

Laissent-elles un membre plus utile au point de vue fonctionnel? Il n'en est rien malheureusement, et le plus souvent les opérations conduisent à l'ankylose. On peut alors se demander où en est l'avantage. Nous pensons donc qu'il convient de recourir à la résection typique de parti-pris; cette résection, nécessaire quand il existe des lésions osseuses, conviendrait, selon nous, aussi bien aux cas où il n'en existe pas au double point de vue antiseptique et orthopédique; quand bien même, ce qui n'est pas dans la majorité des cas, l'opération partielle laisserait persister une articulation et n'aboutirait pas à l'ankylose, ne vaudrait-il pas mieux encore, au point de vue orthopédique et curateur, supprimer au moins au membre inférieur une articulation mauvaise qui ne peut rendre que des services insuffisants au malade, et l'expose en tous cas à une récidive probable?

Picqué.

TUMIATI (Giovanni). Médecin italien né à Cologna (Ferrare) le 10 avril 1761, mort à Ferrare le 10 mars 1804. En 1790, il fut nommé professeur extraordinaire d'anatomie à Ferrare et chargé de fonder un cabinet anatomique; en 1794, il fut nommé professeur ordinaire et pendant vingt ans dirigea les autopsies dans les hôpitaux. Il a publié : *Elementi di anatomia*, en 3 vol., *Ricerche anatomiche* (Venise, 1790, in-fol.), et plusieurs opuscules anatomiques, etc. L. Hn.

TUNBRIDGE-WELLS (Eau minérale de). *Athermale, ferrugineuse faible, carbonique moyenne.* En Angleterre, sur la limite des comtés de Kent et de Sussex, à 133 mètres au-dessus du niveau de la mer, est une ville de 20 000 habitants, bâtie sur un terrain sablonneux et divisée en quatre quartiers distincts qui s'appellent : le quartier du mont Ephraïm, le quartier du mont Sion, le quartier des Sources et le quartier de New Calverly. Tunbridge-Wells a un aspect propre, agréable et pittoresque, avec ses jolis cottages entourés de jardins. Ceux situés sur le mont Ephraïm sont les plus voisins des sources, et pour cette raison, les plus recherchés. Le quartier de New Calverly, moins élevé, est aussi très-agréable pendant l'été, mais sa température est assez rigoureuse dans la mauvaise saison. L'air de Tunbridge-Wells est très-sain; les brouillards y sont très-rares. Bridge-Castle (château du pont) à 3 kilomètres, Penshurst à 8 kilomètres, les ruines de Baylam à 9 kilomètres, Hever Castel à 11 kilomètres, forment d'agréables buts de promenade. A 10 minutes en chemin de fer est *Tunbridge*, station de South-Eastern.

La température moyenne des mois de la saison minérale, qui dure de la fin de mai au milieu de septembre, est de 10 degrés centigrade en mai, de 14°,8 centigrade en juin, de 15°,1 centigrade en juillet, de 15 degrés centigrade en août et de 12°,5 centigrade dans la première quinzaine de septembre. La facilité des routes, la beauté du pays, l'absence d'humidité, en raison de la perméabilité du sol, l'air pur et vivifiant, la douceur de la température, augmentent singulièrement les effets salutaires des eaux minérales; seulement les personnes aisément excitables s'habituent difficilement à cette station parce qu'elles y éprouvent des céphalalgies très-intenses qui disparaissent, en général, après quelques jours, mais qui cependant peuvent persister et forcer les malades à interrompre la cure. La position topographique de Tunbridge-Wells et l'effet de ses eaux occasionnent chez les personnes même les plus apathiques une activité et un besoin de locomotion complétement en dehors de leurs habitudes. Une seule source émerge à Tunbrige-Wells immédiatement au-dessous du bassin de la buvette. Un griffon unique qui sort par une fente du rocher est reçu dans un puits circulaire de 20 centimètres de profondeur et de 65 centimètres de diamètre. On est obligé de nettoyer ce puits tous les jours, afin que la limpidité de l'eau ne soit pas altérée par la rouille qui s'y dépose en très-grande quantité. Aucune bulle gazeuse ne vient s'épanouir à sa surface. Cette eau est limpide et inodore; son goût est ferrugineux et styptique; sa réaction est alcaline et sa température est de 12 degrés centigrade, celle de l'air étant de 21 degrés centigrade. Sa densité est de 10 014 (Babington) et de 11 007 (Scudamore). Son débit varie de 16 à 98 hectolitres en vingt-quatre heures suivant les temps de sécheresse ou de pluie. Le docteur R. H. Powell a trouvé en 1856 que 1000 grammes de cette eau ont donné :

Protoxyde de fer	0,0353
Chlorure de calcium	0,0283
— sodium	0,0214
— magnésium	0,0050
Sulfate de soude	0,0252
Carbonate de fer	0,0016
Alumine	0,0075
Perte	0,0022
TOTAL DES MATIÈRES FIXES	0,1275

Gaz dans un gallon impérial ou 4lit.5435	Acide carbonique	158cc,2984
	Oxygène	9cc,8322
	Azote	93cc,4050
TOTAL DES GAZ		261cc,5356

Les ouvrages d'hydrologie, même les plus récents, parlent de l'établissement de Tunbridge-Wells; cependant l'eau de cette station est exclusivement employée en boisson. La faible proportion qu'elle donne en un jour et que nous avons indiquée explique d'ailleurs qu'elle ne pourrait être utilisée en bains et en douches. Deux buvettes, dont l'une réservée aux pauvres, constituent l'installation.

MODE D'ADMINISTRATION ET DOSES. L'eau de Tunbridge-Wells se boit le matin à jeun le plus souvent, mais elle se prend quelquefois aussi avant le dîner. Certains malades même l'ingèrent à tous les moments de la journée, plusieurs en coupent leur vin pendant les repas. Lorsque ces eaux sont employées aux heures de la buvette, c'est-à-dire de sept à dix heures du matin et de quatre à sept heures du soir, elles sont administrées de quart d'heure en quart d'heure par verres dont la capacité varie de 120 à 250 grammes. Il est recommandé de faire un exercice modéré, et il serait à désirer qu'on multipliât à Tunbridge-Wells les promenades couvertes pour abriter les buveurs pendant les mauvais jours. Le nombre et la qualité des personnes qui fréquentent cette station, une des plus suivies de l'Angleterre, permettent d'espérer cette amélioration dans un pays où les exigences de la vie sont bien comprises.

Effets physiologiques et thérapeutiques. L'action de l'eau de Tunbridge-Wells sur l'homme sain n'a rien qui mérite de fixer l'attention ; elle a les mêmes vertus que les ferrugineuses froides, carboniques moyennes. La saveur en est agréable et la digestion facile, elle augmente l'appétit et elle rend l'assimilation plus complète. Elle tonifie et reconstitue sans secousse, sans agitation violente. Ceux qui en font un usage interne, même longtemps continué, n'éprouvent jamais cet alanguissement et cette torpeur constatés souvent à plusieurs sources, dont les eaux ont une composition chimique analogue. Les buveurs ont plutôt, comme nous l'avons déjà indiqué, une propension marquée à l'activité et au mouvement; les promenades et les excursions ont un attrait d'autant plus grand qu'elles favorisent un besoin, quelquefois impérieux, de changer de place et d'occuper des membres qui se plaisaient dans l'inaction. L'eau martiale de Tunbridge-Wells convient à l'anémie, à la chlorose et aux états pathologiques si nombreux et si variés, engendrés par ces deux affections. Elle est employée avec un grand avantage toutes les fois que l'on veut remédier aux désordres occasionnés par un appauvrissement du sang, résultant de la convalescence d'une maladie longue ou d'un travail intérieur qui mine sourdement l'économie. Les indications de cette eau nous dispensent de signaler les affections ou les tempéraments auxquels son usage serait nuisible. N'est-il pas évident en effet qu'une eau corrodante et analeptique ne doit jamais être employée chez ceux dont le sang est trop riche, dont la vigueur n'a pas besoin d'être augmentée? L'eau de Tunbridge-Wells est réservée aux épuisés et à ceux chez lesquels les globules et les liquides blancs prédominent.

La *durée de la cure* est de quarante-cinq jours en général.

On *exporte* peu, même en Angleterre, l'eau de la source de Tunbridge-Wells.

A. Rotureau.

TUN-TUN. Nom donné en Antioquia (Colombie) à une maladie endémique caractérisée par une extrême pâleur, de la faiblesse générale, des étouffements au moindre exercice, et par une sensation de chocs intra-crâniens que l'on éprouve au moment de la marche. surtout quand on est obligé de monter. Cette sensation de coups est comparée par les malades aux chocs du pilon en bois servant à la préparation du maïs pour les gâteaux, ce qui a fait donner à la maladie, par une sorte d'onomatopée, son nom : *tun*, *tun*, *tun*, *tun*.

Ces chocs sont produits par les battements des artères; ils s'accompagnent du côté du cœur de fortes palpitations, et l'auscultation révèle des bruits anormaux qui s'étendent aux gros vaisseaux, bruits qu'un médecin peu exercé pourrait prendre pour des symptômes de lésions cardiaques très-graves; mais tout cela disparaît en peu de temps sous l'influence d'un traitement approprié.

Il y a aussi, dès le commencement, de la dyspepsie, caractérisée par la faiblesse de l'estomac, par sa paresse, la lenteur des digestions, mais il n'y a d'ordinaire ni vomissements, ni perversion de l'appétit, rien de ce goût pour les matières terreuses ou calcaires que l'on a observé en d'autres contrées dans des circonstances pareilles.

La maladie ne s'observe que dans les lieux chauds, à moins de 1500 mètres d'altitude ou à plus de 20 degrés de température moyenne. Elle attaque toutes les races du pays, les blancs, les nègres, les mulâtres et les métis, sans distinction d'âge ni de sexe, quoiqu'elle soit beaucoup plus fréquente chez l'homme adulte. Il y a constamment à l'hôpital de Médellin plusieurs *tuntunientos* ou malades qui viennent de Sopetran, Evéjico, Amagá ou San-Jerónimo, se faire soigner; ce sont toujours des hommes.

Si on étudie la maladie sans prévention, il est facile de reconnaître qu'elle n'a rien de spécial, que ce n'est pas une espèce nosologique nouvelle, que c'est la même affection qu'on trouve décrite depuis longtemps dans les auteurs sous le nom d'*anémie des mineurs*, si bien étudiée à Schemnitz; sous ceux d'*hypohémie intertropicale*, de *mal de cœur* ou *mal d'estomac* des Antilles, d'*opilation* au Brésil, et plus récemment sous ceux de *chlorose* d'Égypte et de *cachexie aqueuse*, c'est-à-dire une anémie profonde.

Mais l'anémie, loin d'être une vraie maladie, est plutôt un état morbide, un résultat, qui peut dépendre de causes diverses. Quelle sera donc la cause du *tun-tun?* L'influence des mauvaises eaux employées pour boisson est évidente, tangible; elles proviennent pour la plupart de puits; elles sont toujours, dans les lieux à *tun-tun*, louches et argileuses. C'est pourquoi j'avais pensé que l'*argile* était la cause de la maladie, sans décider si elle agissait directement sur les globules sanguins, ou indirectement en mettant obstacle aux fonctions digestives.

Telle était mon opinion jusqu'en 1872; revenu en Colombie à cette époque, je pratiquai avec soin l'autopsie d'un certain nombre de *tuntunientos*, et je reconnus immédiatement que la cause était celle qu'avait signalée Griesinger pour la *chlorose* d'Égypte. Le duodénum était couvert d'innombrables Ankylostomes, surtout de femelles.

Il reste donc démontré pour moi que le *tun-tun* est bien la maladie que le professeur R. Blanchard et d'autres auteurs appellent aujourd'hui *ankylostomatose* (*voy.* Helminthes, p. 642).

Le traitement du *tun-tun* a consisté jusqu'à présent, chez nous, dans le seul emploi des ferrugineux. Sous leur influence, aidée d'un changement de climat, de l'usage d'eaux de boisson non contaminées, on obtient bientôt une amélioration remarquable, mais, quand les individus restent dans les mêmes lieux, exposés aux mêmes causes, cette médication ne constitue qu'un simple palliatif, et les malades mènent une existence misérable, avec des alternatives de mieux et d'empirement, jusqu'à ce qu'une maladie intercurrente, telle que la dysenterie ou la pneumonie, vienne les emporter. André Posada-Arango.

Bibliographie. — Posada-Arango (Andr.). *El Tuntun*. In *Pabellon médico de Madrid*, 1870.
A. P.-A.

TUNGSTÈNE. Le tungstène a été nommé aussi *wolfram*, *scheelium* :
Poids atomique : 184.
Équivalent : 92.
Il a été découvert par Scheele en 1780, à l'état d'*acide tungstique*, qu'il a trouvé dans la *scheelite* ou *scheelin calcaire* (tungstate de chaux).

On connaît aussi la schéeletine (tungstate de plomb). Les minerais de l'étain en contiennent fréquemment. Le principal de ces minerais est le tungstate de fer et de manganèse, nommé le *wolfram*.

Tungstène métallique. Le métal a été réduit par les frères d'Elhuyart. On le prépare par diverses méthodes :

La calcination de l'acide tungstique intimement mélangé avec du charbon dans un creuset brasqué au rouge vif, il renferme toujours un peu de charbon combiné; la calcination au rouge vif dans l'hydrogène sec (M. Roscoë); le passage à travers un tube de porcelaine rouge d'un mélange de chlorure de tungstène et d'hydrogène (M. Wœhler); la réduction du chlorure par les métaux alcalins (M. Riche); l'électrolyse des tungstates alcalins (M. Zettnow). Préparé par ces dernières méthodes, il est gris d'acier, en grains, ou en lamelles non fusibles au feu de forge, mais fusible par une pile suffisamment forte et au chalumeau à oxygène et hydrogène. Sa densité varie suivant le mode d'obtention entre 16,50 et 17,60. Il est inaltérable dans l'air et dans l'oxygène sec et humide à la température ordinaire. En poudre ténue, il brûle au rouge en donnant de l'acide tungstique.

Il décompose lentement l'eau vers le rouge pour fournir un mélange d'acide tungstique et d'oxyde bleu.

Il s'attaque à peine par l'acide chlorhydrique et l'acide sulfurique. L'acide azotique le transforme avec lenteur en acide tungstique, cette oxydation est rapide avec l'eau régale. Les alcalis concentrés et bouillants le changent facilement en tungstate alcalin.

Il ne s'unit pas au soufre à la température de la fusion du soufre; il se sulfure difficilement par le sulfure de carbone.

Il se combine avec le chlore vers 300 degrés, plus difficilement avec le brome et avec l'iode.

On a essayé d'allier le tungstène aux métaux et notamment au cuivre, à l'étain, au zinc : ces métaux ne prennent qu'une petite proportion de tungstène, mais son introduction dans le cuivre, le bronze, le laiton, leur donne des propriétés de résistance plus accentuées. Le fer, l'acier, la fonte, s'y unissent facilement et en absorbent une grande quantité, le métal acquiert une dureté très-grande et offre des caractères nouveaux que l'on commence à utiliser.

Oxydes. Le tungstène forme trois oxydes : un bioxyde TuO^2; un oxyde intermédiaire TuO^2TuO^3; l'acide tungstique TuO^3.

Le *bioxyde de tungstène* se prépare avec l'acide tungstique, par voie humide en traitant par le zinc et l'acide chlorhydrique l'acide tungstique ou un métatungstate alcalin; par voie sèche en réduisant cet acide au rouge sombre par l'hydrogène.

L'oxyde obtenu par voie humide doit être lavé à l'eau privée d'air et séché dans l'hydrogène; sans ces précautions il se change en oxyde bleu. Une fois sec, il se présente sous forme d'une poudre brune non oxydable.

L'oxyde par voie sèche ne doit pas être chauffé à une température trop élevée ni trop peu élevée dans l'hydrogène, sans quoi l'on obtient ou du tungstène ou de l'oxyde bleu. Il faut également le refroidir dans l'hydrogène, car il est pyrophorique et prendrait feu dans l'air : il constitue une poudre brune, cuivreuse, si l'acide tungstique était cristallisé.

Cet oxyde donne avec les acides sulfurique et chlorhydrique concentrés des solutions pourpres qui déposent l'oxyde bleu. L'acide azotique, l'eau régale, les alcalis, le changent rapidement en acide tungstique.

L'*oxyde intermédiaire* s'obtient dans certaines circonstances de la préparation du bioxyde, comme on vient de le dire. On le prépare en poudre cristalline bleue par l'électrolyse du tungstate de sodium fondu, ou en calcinant les tungstates et métatungstates alcalins et en lavant le produit à l'acide chlorhydrique et à la soude.

Acide tungstique. TuO^3. On l'extrait généralement du wolfram et l'on a recours à divers procédés qui reviennent à fondre ce minerai avec des alcalis et du nitre, ou de la chaux et du sel marin. On réussit bien en attaquant le wolfram, réduit en poudre fine dans un creuset en terre, par le tiers de son poids de carbonate de soude sec, additionné de 10 pour 100 de nitrate de soude ou de potasse.

Il faut porter lentement au rouge, brasser, donner un coup de feu, couler la masse et l'épuiser par l'eau bouillante; l'évaporation donnera des cristaux de tungstate neutre et, si l'on ajoute de l'acide azotique, des cristaux de tungstate acide. On obtiendra l'acide tungstique pur en redissolvant les cristaux et en les précipitant par un excès d'acide.

Il se présente sous forme d'hydrate avec des nuances qui varient du blanc au jaune; anhydre, c'est une poussière jaune dont la teinte varie avec les circonstances de la précipitation. La chaleur fonce la couleur qui reprend sa nuance primitive par le refroidissement. M. Debray l'a obtenu cristallisé en chauffant au rouge un mélange de tungstate et de carbonate de soude dans la vapeur chlorhydrique. Il fond au feu de forge.

Il est faiblement réduit et verdi par les poussières atmosphériques. Les matières organiques et les agents réducteurs le ramènent aux oxydes précédents ou au métal.

Il est à peu près sans action sur les acides, il se dissout dans les alcalis libres et carbonatés pour donner des sels.

Acide métatungstique. Laurent avait admis l'existence de six classes de tungstates; M. Riche a montré qu'elles peuvent être ramenées à deux, formées par l'acide tungstique *insoluble* et l'acide métatungstique *soluble*, découvert par M. Margueritte. M. Scheibler a préparé l'acide métatungstique pur en décomposant le métatungstate de baryte par l'acide sulfurique dilué et en évaporant la liqueur dans le vide. M. Scheibler donne à cet acide les caractères suivants. Sa solution aqueuse est incolore, très-acide, amère; elle peut décomposer les chlorures et les azotates. Par évaporation dans le vide elle fournit des octaèdres à base carrée qui ont pour formule : $4TuO^3 2HO + 7Aq$.

Ils perdent 7 équivalents d'eau à 100 degrés, les autres ne sont enlevés que par la calcination.

L'ébullition prolongée attaque les solutions concentrées d'acide métatungstique et donne de l'hydrate blanc ou jaune d'acide tungstique; M. Graham a obtenu un acide tungstique colloïdal. Les tungstates ordinaires sont de deux sortes, neutres ou acides. Les tungstates alcalins sont seuls solubles, on les prépare en dissolvant l'acide tungstique anhydre ou hydraté dans les alcalis ou leurs carbonates. Les tungstates insolubles s'obtiennent généralement par double décomposition, quelquefois par la fusion d'un tungstate alcalin avec les chlorures métalliques. Les tungstates alcalins précipitent donc par la plupart des solutions métalliques. Les acides concentrés en séparent à chaud l'acide tungstique insoluble, l'acide phosphorique peut redissoudre le précipité et empêcher la précipitation par les autres acides. M. J. Lefort a montré que les acides organiques transforment les tungstates neutres en tungstates acides.

On a employé les tungstates au lieu des stannates comme mordants. Les tungstates neutres ont pour formule : TuO^3MO.

Les tungstates acides ont, d'après M. Marignac, qui a fait l'étude la plus complète de ces sels et qu'il appelle, comme Laurent l'avait fait, des *paratungstates*, la formule $12TuO^35MO$ avec une proportion d'eau variable. Ces sels sont les plus nombreux, prennent naissance facilement et cristallisent généralement sans se décomposer ; ils sont souvent mélangés à d'autres sels qui s'en séparent avec assez de difficultés pour qu'il en soit résulté des confusions par les auteurs qui ont étudié ces composés, souvent très-complexes, qu'une simple dissolution scinde en d'autres sels et qui sont susceptibles de s'unir à la silice et aux silicates.

Les métatungstates ont été découverts par M. Margueritte. Les sels alcalins et alcalino-terreux se préparent en faisant bouillir le tungstate neutre correspondant avec un excès d'acide tungstique hydraté, tant qu'il s'en dissout. Les autres s'obtiennent par double décomposition avec le sel barytique et un sulfate, parce qu'ils sont généralement solubles ; un certain nombre est cristallisable, les autres forment des masses gommeuses. Ils se déshydratent à 100 degrés.

Les métatungstates plombique et mercurique sont insolubles et peuvent servir à reconnaître cet acide. En présence de l'acide chlorhydrique, ils se colorent en bleu sous l'influence du zinc, tandis que les tungstates se teintent en brun.

L'acide métatungstique et les métatungstates acidulés précipitent les alcaloïdes ; 1/200 000 de strychnine et de quinine sont encore décelés.

Acides phosphotungstiques. L'acide tungstique fournit avec l'acide phosphorique des combinaisons analogues aux acides phosphomolybdiques. On les prépare en chauffant pendant un temps assez long le tungstate neutre ou le tungstate acide de soude avec l'acide phosphorique ayant 1,13 de densité.

Il se sépare après quelques jours des cristaux qui varient suivant le tungstate employé. Ces phosphotungstates traités par le chlorure de baryum fournissent le sel de baryte, lequel décomposé par l'acide sulfurique en quantité équivalente donne l'acide phosphotungstique correspondant. Ces deux acides sont des réactifs sensibles des alcaloïdes, le premier surtout, qui donne encore un précipité dans une solution ne contenant que 1/200 000 de strychnine.

Acides silico-tungstiques. M. Marignac a découvert une classe curieuse de composés où la silice et l'acide tungstique se trouvent unis en présence de l'hydrogène et des métaux.

Ils sont au nombre de trois, dont deux sont isomères, l'acide silico-tungstique et l'acide tungstosilicique, dont la formule est :

$$SiO^2 12TuO^3 + 4HO ;$$

le troisième, l'acide silicodécitungtique, a pour composition :

$$SiO^2 10TuO^3 4HO.$$

Les deux premiers sont des acides énergiques décomposant les carbonates. Le premier sert à préparer les deux autres et il est plus important. Ses sels sont solubles, sauf le composé mercureux ; ils sont cristallisables. La silice en est séparée par les alcalis, il n'est pas attaqué par l'acide chlorhydrique bouillant. Il est soluble dans l'eau et dans l'alcool ; la solution dans l'aloool, agitée avec de l'éther, laisse séparer une couche sirupeuse soluble dans l'eau et renfermant de l'éther.

Cet acide est un réactif très-sensible des alcaloïdes; il trouble encore des solutions de chlorhydrate de quinine à 1/5000, de chlorhydrate de cinchonine à 1/200 000 et de chlorhydrate d'atropine à 1/15000.

Cet acide se prépare en dissolvant de la silice gélatineuse dans le tungstate acide de potassium, de sodium, d'ammonium; celui qu'on obtient avec ce dernier sel n'est pas cristallisable et il se décompose en solution, par la chaleur, pour donner l'acide tungstosilicique.

Dans cette attaque des tungstates par la silice, la liqueur passe de l'acidité à une légère alcalinité.

Sulfures. Ils sont au nombre de deux, le bisulfure TuS^2, et le trisulfure TuS^3.

Le bisulfure se prépare en attaquant le tungstène ou un mélange d'acide tungstique et de charbon par le soufre, l'hydrogène sulfuré ou le sulfure de carbone. M. Riche l'a obtenu en chauffant le tungstate de potasse acide avec du soufre : il se présente sous forme de cristaux noirs, fins, mous et tachant les doigts comme la belle plombagine.

Le trisulfure s'obtient par voie humide en dissolvant l'acide tungstique dans un sulfure alcalin et en précipitant par un acide non en excès. C'est une poudre brune, un peu soluble dans l'eau froide, plus soluble dans l'eau bouillante, précipitable par les acides et par divers sels, tels que le sec ammoniac.

Chlorures de tungstène. On a entrevu le chlorure $TuCl^2$. Le chlorure $TuCl^3$ est le seul important. Il est difficile de l'obtenir privé d'oxychlorures : à cet effet, on chauffe le tungstène dans un tube de porcelaine rouge sombre, au milieu d'un courant de chlore absolument sec; l'action est très-vive. On le purifie par plusieurs distillations, afin d'enlever des traces d'autres chlorures. Il constitue des cristaux sublimés d'un noir violacé, ou de teinte de bronze foncé.

Il n'est pas altéré aussitôt par l'air humide et même par l'eau froide quand il est bien pur. Des traces d'oxychlorures le rendent aussitôt attaquable; l'eau bouillante le décompose aussitôt en acide tungstique et en acide chlorhydrique.

Malaguti, Persoz, M. Roscoë, ont signalé l'existence du chlorure $TuCl^5$. Il existe deux très-beaux oxychlorures, l'un rouge, l'autre jaune.

Bromure, iodure. Le brome forme des bromures et des oxybromures correspondants aux composés du chlore. Les iodures sont mal définis. RICHE.

TUNGSTIQUE (ACIDE). *Voy.* TUNGSTÈNE.

TUNICIERS (*Tunicata* Lamk). Animaux marins, à symétrie bilatérale, ayant, à l'état adulte, la forme de sacs ou de tonnelets, et enveloppés d'une *tunique* externe, à laquelle ils doivent leur nom de *Tuniciers*. Cette enveloppe, plus ou moins épaisse, est tantôt de consistance molle, gélatineuse, tantôt coriace et même cartilagineuse. On la considère morphologiquement, dit Claus, comme un test et comme l'équivalent des coquilles bivalves des Mollusques-Lamellibranches, comparaison exacte dans un certain sens, surtout depuis que Lacaze-Duthiers a découvert qu'il y a des Tuniciers (genre *Chevreulius*) dont le test cartilagineux est divisé en deux valves qui se ferment au moyen de muscles spéciaux. La substance de ce test se compose essentiellement d'une masse fondamentale d'une matière homogène, non azotée, analogue à la cellulose, et à laquelle Berthelot a donné le nom de *Tunicine*. Elle est assez souvent incrustée de corpuscules calcaires de formes très-diverses; sa surface externe peut être lisse ou verruqueuse, parfois même épineuse. Au-dessous de cette *tunique* se trouve le *manteau* ou enveloppe interne, qui présente de nombreuses fibres musculaires et recouvre les viscères.

Les Tuniciers sont dépourvus d'appendices buccaux et de membres. Leur *manteau* présente toujours deux ouvertures, tantôt situées aux deux extrémités opposées du corps, tantôt rapprochées l'une de l'autre à sa partie supérieure. L'ouverture antérieure, fermée par des muscles, parfois aussi par des valves, sert à l'introduction, dans la cavité interne, de l'eau et des matières alimentaires; cette eau et les résidus de la digestion sont expulsés par l'ouverture postérieure, qui peut également se fermer.

L'appareil de la nutrition présente cette particularité que sa portion antérieure ou pharyngienne est transformée en une large cavité respiratoire, au fond de laquelle est placée l'ouverture buccale. Celle-ci est reliée à l'ouverture d'entrée par un canal cilié (*sillon ventral*) au-dessous duquel est situé un organe en forme de baguette, mais également excavé et cilié, nommé l'*endostyle*, dont le rôle est encore inconnu. La bouche s'ouvre directement dans un œsophage cilié, suivi d'un estomac ordinairement en forme d'entonnoir, puis d'un tube intestinal qui, après une ou plusieurs circonvolutions, débouche soit dans la cavité respiratoire, à quelque distance de l'orifice de sortie, soit dans un cloaque situé à la face dorsale de cette cavité, soit enfin directement au dehors sur la face ventrale.

L'organe central de la circulation est un cœur simple, placé à côté du tube intestinal, et dont les contractions, de nature péristaltique, changent de sens à intervalles assez réguliers : d'où il résulte que les deux gros vaisseaux qui partent du cœur fonctionnent alternativement comme artères et comme veines.

La respiration s'effectue au moyen d'un appareil branchial dont la forme varie suivant les groupes. Chez les *Ascidies*, cet appareil a la forme d'un sac treillisé très-délicat, suspendu dans la cavité respiratoire par de nombreux filaments, et percé de nombreuses ouvertures ciliées, disposées en rangées longitudinales, entre lesquelles circule le sang. Chez les *Salpes*, au contraire, l'appareil branchial est constitué par une cloison transversale trouée, ou bien par une bande creuse, remplie de sang et dépourvue d'orifices.

Le système nerveux est réduit à un simple ganglion situé entre les orifices d'entrée et de sortie. De ce ganglion partent des nerfs très-délicats qui se prolongent sur toute la longueur de la ligne médiane du dos.

Les deux sexes sont réunis sur le même individu, et la reproduction est sexuelle ou agame. Dans ce dernier cas, il y a bourgeonnement externe ou interne, d'où résulte la formation de colonies ou de groupements d'individus, disposés d'une manière très-caractéristique et susceptibles de se reproduire par voie sexuelle. Dans le premier cas, les testicules et les ovaires constituent une masse glandulaire située de chaque côté du corps. Dans chaque glande, l'ovaire est central et muni d'un oviducte, tandis que le testicule entoure l'organe et est pourvu de plusieurs canaux déférents. Tous ces conduits évacuateurs se rendent dans la cavité cloacale, et les produits sont expulsés tantôt à l'état d'œufs (*oviparité*), tantôt à l'état d'embryons plus ou moins développés (*viviparité*).

Le développement embryonnaire offre, dans certains groupes, notamment chez les *Ascidies*, une grande ressemblance avec celui de l'*Amphioxus*. La larve qui sort de l'œuf a la forme d'un têtard de grenouille; elle est munie d'une notocorde, d'un tube médullaire et d'organes des sens. Bientôt la larve se fixe, la tête en bas, au moyen de trois ventouses : alors la queue, désormais sans usage, est résorbée tout entière et la majeure partie du tube médullaire. A ce moment, le têtard transformé n'est autre chose qu'une jeune Ascidie; le tube médullaire de la larve est devenu un simple ganglion et les organes des sens ont complétement disparu. Cependant quelques types, comme les *Appendiculariés*, conservent à l'état adulte l'appendice caudal de la larve.

La place que doivent occuper les Tuniciers dans la série zoologique a été pendant longtemps l'objet de vives discussions. On les rangeait généralement autrefois à côté des Mollusques et l'on avait créé pour eux le groupe des *Molluscoïdes*. Mais, depuis que l'étude des embryons est venue révéler des relations manifestes entre ces êtres et les Vertébrés, on s'accorde aujourd'hui à les considérer comme formant le passage à ce dernier groupe et quelques auteurs ont même proposé de créer pour eux l'embranchement des *Protovertébrés*, dans lequel viendrait se ranger l'*Amphioxus*.

Quoi qu'il en soit, les Tuniciers se divisent en deux classes : les *Ascidies* et les *Salpes*. Ces derniers sont remarquables par leur corps en forme de cylindre ou de tonnelet, gélatineux ou transparent comme du cristal. Ils vivent tantôt solitaires, tantôt réunis en chaînes régulières, et nagent à la surface de la mer par des mouvements rhythmiques de resserrement et de dilatation de leur cavité respiratoire. Ils sont pourvus de deux ouvertures palléales terminales et opposées et de branchies lamelleuses. Tous se reproduisent par génération alternante. Les *Salpa* Forsk. et les *Doliolum* Quoy et Gaimard constituent les genres principaux de ce groupe.

Les *Ascidies* ont le corps sacciforme, enveloppé d'une tunique coriace ou gélatineuse, le plus souvent opaque. Les uns, comme les *Pyrosomes* (*Pyrosoma* Pér. et Les.), forment des colonies phosphorescentes, flottant librement à la surface de la mer et composées de nombreux individus réunis par un tissu fondamental commun ayant une consistance gélatino-cartilagineuse; d'autres, comme les *Ascidia* L. (*Phallusia* Sav.), sont réunis, par prolifération, en colonies plus ou moins nombreuses, formées d'individus placés sur des stolons ramifiés et présentant, pendant une période de leur existence ou pendant toute leur vie, une circulation commune. Tels sont notamment les *Clavellina* Sav., les *Peraphora* Wiegm., les *Amarœcium* Miln. Edw., etc. ED. LEF.

TUNICINE. $C^6H^{10}O^5$. Variété de cellulose formant la partie organique de l'enveloppe d'un grand nombre de Tuniciers. Berthelot a extrait cette substance des enveloppes d'ascidies (*Cynthia papillata* Sav.), soumises à l'ébullition pendant quelques heures avec de l'acide chlorhydrique concentré, puis avec une solution de potasse marquant 32 degrés Baumé, enfin avec de l'eau.

La tunicine résiste aux réactifs bien plus que la cellulose ordinaire; l'ébullition avec les acides minéraux ne l'altère pas, même au bout de plusieurs semaines; le gaz fluoborique ne la carbonise pas, ce qui la différencie nettement comme principe distinct.

On peut transformer la tunicine en sucre (Berthelot), sous l'influence de l'acide sulfurique froid concentré; on verse la solution goutte à goutte dans l'eau bouillante, on neutralise par la craie et on filtre. Le liquide sirupeux obtenu est un mélange d'un sucre fermentescible analogue à la glycose et d'une substance non étudiée. L. HN.

TUNISIE. Géographie médicale. La Tunisie, l'ancienne régence de Tunis, comprend le territoire qui formait la province d'Afrique sous la domination des Romains. Jusqu'à ces derniers temps, elle est restée politiquement distincte de l'Algérie; elle l'est encore par une fiction utile à respecter, mais, au point de vue géographique, elle n'a jamais pu en être séparée. « Jamais, disait en 1880 M. de Tchihatchef, la nature ne paraît avoir réuni plus intimement deux contrées que le caprice des hommes a séparées. » Leurs frontières mutuelles, qui n'ont cessé d'être arbitraires, se sont souvent déplacées dans le cours des âges, mais les traits principaux de la nature physique des deux pays ne sont pas différents : les montagnes de l'une sont le prolongement orographique et géologique de celles de l'autre, le seul cours d'eau tunisien de quelque importance est algérien par ses origines, la faune et la flore ne diffèrent, pour ainsi dire, point, les habitants des deux pays sont les mêmes et, pour achever l'assimilation, la Tunisie a fini par se soumettre au protectorat de la puissance européenne qui possède depuis cinquante ans l'Algérie, et qui a déjà marqué toute la région à l'empreinte de sa civilisation.

Au point de vue géographique, l'ancienne régence de Tunis, comprise en longitude est du 5°,30 au 9e degré et en latitude nord, comme l'Algérie, du 35e degré au 37°,15, n'est rien autre chose que la partie orientale de la presqu'île, on dirait volontiers de l' « île », du Maghreb, qui termine au nord le continent africain dont elle est séparée, plutôt qu'elle ne s'y rattache, par le grand désert du Sahara. Elle est bornée au nord et à l'est par la Méditerranée; à l'ouest, elle est séparée de l'Algérie par une frontière politique capricieuse qui commence au cap Roux et dont la direction sinueuse suit à peu près celle du méridien du Cap jusqu'à la hauteur de l'oasis algérienne de Négrine. Au sud, comme l'Algérie, elle se confond avec le Sahara, mais une frontière encore mal déterminée, qui va retrouver la Méditerranée au fortin d'El-Bibân, sur la grande Syrte, la sépare politiquement de la province turque de la Tripolitaine.

Orographie. Hydrographie. Au point de vue de sa description physique, la Tunisie pourrait être divisée en trois régions distinctes : 1° le massif montagneux occidental, prolongement et terminaison du long plateau mauritanien et de ses chaînes bordières; 2° la région des plaines inclinées vers la Méditerranée ou Sahel tunisien, occupant toute la partie occidentale du pays; 3° le Sahara tunisien, comprenant tout ce que, depuis l'occupation française, on appelle la région du sud, c'est-à-dire toute la contrée située au-dessous de la ligne Gabès-Gafsa, jusqu'à la frontière tripolitaine.

Les montagnes de la Tunisie forment l'extrémité orientale de la zone montagneuse qui longe toute la Mauritanie, dans une direction presque parallèle à la côte méditerranéenne ou plutôt un peu oblique du sud-ouest au nord-est. En raison de cette obliquité même, les collines avancées du Tell algérien n'ont rien qui leur corresponde orographiquement en Tunisie; elles se sont depuis longtemps terminées par des caps méditerranéens avant d'atteindre la frontière, mais on retrouve dans la Régence les prolongements des deux chaînes que l'on a longtemps désignées sous les noms de Petit et de Grand-Atlas, ainsi que ceux du plateau accidenté et des hautes steppes qu'elles comprennent entre elles et qu'elles supportent. Toutefois l'altitude moyenne diminue à mesure qu'on se porte vers l'est, les reliefs ont perdu la brusquerie de leurs contrastes, les massifs sont plus épars et les plateaux plus divisés. La chaîne septentrionale forme, dans l'angle nord-ouest de la Tunisie, un massif puissant (altitude culminante 1500 mètres) qui couvre la Kroumirie; plus à l'est on trouve les monts du Mogod, qui se prolongent dans la Méditerranée par les écueils des *Frères* et des *Sœurs* et peut-être par l'île de la Galite, séparée toutefois de la terre ferme par des fonds assez considérables. Cette chaîne vient se terminer au cap Blanc (Ras-el-Abiod), au nord de Bizerte. La chaîne méridionale est l'épanouissement oriental du Djebel-Aurès, elle suit une direction générale également oblique du sud-ouest au nord-est et vient se terminer au cap Bon (Ras-Addar), à l'extrémité orientale de la presqu'île qui ferme de ce côté le golfe de Tunis.

Dans la partie occidentale du pays, ces deux arêtes principales sont réunies par des arêtes secondaires très-nombreuses, subdivisées elles-mêmes en masses séparées par les cours d'eau, de façon qu'il en résulte un massif en apparence unique dont on ne peut aisément discerner les deux parties constituantes que par leurs caractères géologiques. Tous ces chaînons s'alignent plus ou moins exactement dans la direction générale du sud-ouest au nord-est et forment le prolongement des hautes steppes algériennes. La région est parsemée de hauteurs terminées par des plateaux en forme de table, témoins du travail d'érosion et de déblaiement que les eaux ont fait subir aux assises secondaires qui les constituent. A mesure qu'on avance vers l'est, ces plateaux deviennent plus étendus, plus rocheux, et s'abaissent, puis les chaînes deviennent plus discontinues, et c'est sur leurs prolongements les plus orientaux que se dressent au-dessus des plaines le Djebel-Djougar, le Djebel-Zaghouan, le Djebel-Ressas, le mont des Deux-Cornes (Bou-Kourneïn), en se dirigeant vers Tunis.

Vers le sud, les massifs montagneux sont d'une hauteur moindre, ils sont séparés par des vallées, et à leurs pieds s'étendent des plaines entre-coupées de sebkas, cuvettes plus ou moins profondes où s'attardent les eaux. La chaîne la plus méridionale fait face au désert, précisément sur la ligne de Négrine à Gafsa, où le Djebel-Arbet (1100 mètres) domine le Sahara et la région des Chotts, tandis que le Djebel-Hedma (1300 mètres), se relevant vers le nord-est, domine la grande Sebka-en-Nouaïl.

Dans la région saharienne on ne voit plus que quelques collines, premiers anneaux de la chaîne qui comprend les monts Ourghammâ et qui va se continuer avec les montagnes de la Tripolitaine.

La constitution géologique des montagnes tunisiennes ne diffère pas de celle des chaînes algériennes dont elles font partie, et je ne saurais mieux faire, pour éviter toute répétition, que de renvoyer le lecteur à l'article ALGÉRIE, où celles-ci se trouvent décrites. C'est aux explorations futures, rendues plus faciles désormais par les conditions politiques nouvelles où se trouve la province, que nous devons demander les particularités de la géologie tunisienne. Qu'il suffise de rappeler ici que les grès dominent dans le massif nord, tandis que le massif sud appartient tout entier, comme l'Aurès dont il dépend, aux terrains de l'étage crétacé inférieur.

Les vallées de la région montagneuse de la Tunisie et les plaines qui s'étalent dans le nord-est sont formées d'alluvions déposées par les rivières et les torrents et possèdent toutes une couche d'eau souterraine à une faible profondeur. Quant aux plaines plus méridionales qui bordent la grande Syrte, à la hauteur et au-dessous de Kairouan, elles sont constituées par des couches alternantes de calcaires et de marnes qui s'échelonnent à des hauteurs différentes. Le sol est partout recouvert d'un dépôt argilo-sablonneux jaunâtre, sorte de terre à briques qui se dessèche pendant les chaleurs de l'été et se fendille au soleil. A mesure qu'on descend vers le sud le sable domine, çà et là des bancs de gypse affleurent le sol, le pays prend le caractère désertique, interrompu seulement par les oasis.

De l'analogie des conditions géologiques et climatologiques de l'Algérie et de la Tunisie résulte celle de l'hydrographie. Les cours d'eau tunisiens sont soumis à un régime pareil à celui des cours d'eau d'Algérie. On ne trouve ici qu'un seul bassin fluvial important, correspondant à ceux du Chélif, de la Seybouse, etc. : c'est celui de la Medjerda, l'ancienne *Magarath* des Carthaginois, le *Bagradas* des Romains. La rivière naît en Algérie dans le même massif que la Seybouse, qui, elle, rejoint la mer à Bône; elle entre en Tunis au sud de Souk-Ahras et forme, avant d'entrer dans les gorges tortueuses qu'elle s'est frayées à travers le massif montagneux du nord, la belle plaine alluviale de la Dakla. Elle est côtoyée dans le ravin qu'elle parcourt par le chemin de fer de Ghardimaou à Tunis, comme elle l'était autrefois par la voie romaine; elle débouche enfin des montagnes à Medjez-el-Bâb et continue lentement son cours dans la plaine d'alluvions qu'elle a formée et qu'elle accroît sans cesse, et se jette, pour atteindre la mer, dans l'étang ou Bahira de Rhâr-el-Milah, qu'elle comble peu à peu et qui est déjà si peu profond, qu'un homme pourrait le parcourir sans perdre pied. Au calcul de M. Tissot, la Medjerda aurait ainsi formé en vingt-un siècles une plaine de 250 kilomètres carrés d'étendue.

Le principal affluent de la Medjerda, l'Oued-Melleg, vient également d'Algérie et descend des hautes vallées de l'Aurès où il prend sa source non loin de Tébessa.

Au nord de la Medjerda il faut citer quelques rivières peu importantes : l'Oued-el-Kébir qui descend de la Kroumirie pour se déverser en face de l'île de Tabarca; l'Oued-el-Tin qui forme le lac d'Eschköl, lequel communique lui-même par l'Oued-el-Tindja avec la lagune de Bizerte et par elle avec la mer.

Au sud de la Medjerda, il n'y a plus de rivières permanentes, toutes sont à sec pendant une partie au moins de l'année. Les unes gagnent la côte et s'y jettent dans des étangs salés qu'une mince flèche de sable sépare de la mer, les autres tombent dans des dépressions peu profondes, plus ou moins remplies également d'eau saumâtre et désignées sous le nom de Sebkas. Un seul de ces cours d'eau mérite d'être cité, l'Oued-Mélian, qui descend du Djebel-Zaghouan en se dirigeant vers la lagune de Tunis, El-Bahira : mais elle ne s'y jette point, elle la contourne au sud et verse ses eaux directement à la mer.

A l'inverse de la côte nord, qui est formée par des montagnes baignant leurs pieds dans les flots, la côte est de la Tunisie est basse et borde une mer sans profondeur. De nombreuses sebkas longent les rives du golfe. D'autres sebkas se trouvent dans l'intérieur; elles forment alternativement, suivant la saison, d'immenses nappes d'eau peu profondes ou d'énormes plaines salines. La plus étendue est la Sebka-el-Hani ou lac de Kairouan. Plus au nord se trouve le lac Kelbia que M. Rouire identifie avec l'ancien lac Triton. Au sud, la Mta-el-Gharsa, la Sebka-en-Nouaïl, enfin les chotts Fedjedj, Djérid, rendus célèbres de nos jours par le projet de mer intérieure de Roudaire, et qui ne sont autre chose que de vastes sebkas desséchées. Avec les chotts algériens Gharsa, *Melghir* et Mérouan, ces sebkas du sud de la Tunisie forment, par le parallèle de Gabès, une longue suite de dépressions qui occupe tout le sud de la Régence et de la province de Constantine. Il ne reste d'eau permanente que dans la partie centrale du Chott-el-Djérid, tout le reste est recouvert d'une croûte saline « qui résonne sous les pas comme les pierres d'une voûte. » Quelques routes, ou plutôt des pistes, parcourent le Chott-el-Djérid, mais il serait dangereux de s'en écarter, et l'on raconte plus d'une histoire d'ensevelissement dans ces fonds sans résistance. L'idée que ces dépressions où le sel abonde avaient autrefois fait partie d'une mer venait d'autant plus naturellement à l'esprit que les mesures géodésiques indiquaient, pour certaines parties du moins, un niveau inférieur à celui des eaux de la Méditerranée. C'est après avoir constaté cette particularité pour le Chott-Melghir que le commandant Roudaire forma le projet d'y créer une mer intérieure. En plusieurs missions il consacra beaucoup d'efforts à le justifier. Le résultat même de ses travaux, des études et des critiques qu'ils ont suscitées, a ruiné son rêve! Il est mort en le caressant. Mais on sait bien aujourd'hui que, si le Chott-Melghirh se trouve à un niveau moyen inférieur de 24 mètres à celui des eaux du golfe de Gabès, et le Chott-Gharsâ à 10 mètres environ, en revanche les Chotts tunisiens sont de 15 à 26 mètres au-dessus du niveau marin. Le seuil de Gabès qui sépare le fond de la grande Syrte de la tête du Chott-Fedjedj n'est pas, comme on l'avait voulu croire, formé de dunes accumulées, mais d'assises de roches dures qui s'élèvent à 100 mètres en moyenne, avec des brèches de 57 à 61 mètres; enfin, le Chott-Djérid est séparé du Chott-Gharsâ par un autre seuil rocheux, qui porte les belles oasis de Tozêr, de Nefta, d'El-Oudiane et d'El-Hamma. La pente générale de la dépression ne permet donc pas de penser que ce fut là l'estuaire méditerranéen du fleuve saharien, l'Oued-Igharghar, puisqu'elle descend de la Méditerranée vers le fond du Melghir. Les terrains quaternaires qui entourent les rives des Sebkas ne contiennent d'ailleurs que des fossiles terrestres ou d'eaux saumâtres. Les chotts ne sont donc pas un ancien fond de mer desséchée, mais seulement d'anciens lacs évaporés, et l'Oued-Igharghar se terminait au Chott-Mérouan, branche sud-ouest du Melghir,

Après Gabès, il n'y a plus que des oueds sans eau, le pays et la côte ont l'aspect saharien, mais, bien que les montagnes se rapprochent du rivage, il reste encore assez d'espace pour que des sebkas puissent s'y former.

En outre de l'île montagneuse de Tabarka, près de la frontière algérienne, et des écueils que nous avons cités, la Tunisie compte les îles de Kerkenna, en face de Sfax, et l'île de Djerba, près de la frontière tripolitaine. Ce sont des fragments de terre plane et comme détachée de la côte : les premières sont habitées par des pêcheurs et cultivées en vignes, l'autre est une terre riche, admirablement cultivée, et ressemble à un immense jardin à peine surélevé au-dessus du niveau de la mer sans profondeur qui l'entoure.

Hydrologie. La richesse des roches constitutives du sol en sels magnésiens et calcaires, et principalement en chlorures, a pour conséquence ici, comme en Algérie, la mauvaise qualité des eaux. A part l'eau du Djebel-Zoughar et celle du Djebel-Zaghouan que l'aqueduc d'Hadrien conduit à Tunis, on peut dire que le pays manque absolument d'eau potable. L'eau de la Medjerda elle-même est saumâtre. Après les pluies, toutefois, et pendant toute la saison où elles tombent, l'eau devient moins mauvaise, mais le degré hydrotimétrique en reste toujours élevé. Dans tout le pays les eaux sont plus généralement magnésiennes que calcaires; elles n'en sont que moins utilisables. Voici, pour donner une idée des difficultés que l'on peut avoir à cet égard, le degré hydrotimétrique des eaux que rencontra la colonne qui de Tunis marcha sur Kairouan, en 1881, et suivit jusqu'à Gabès :

	Degrés hydrotimétriques.
Oued-Fash (affluent de l'Oued-Melian)	85
Puits de Djebebina (sels de chaux)	82
Oued-Mebhena	43
Bir-el-Bey	78
Camp sous Kairouan (eaux magnésiennes)	»
Si-Amor-bou-Hajela	80
El-Fourni (puits)	72
Si-Meheddoub	55
Metonia	00
Ras-el-Oued-Gabès (eau courante, avant les pluies)	82
— (— après les pluies)	70
Sources avant les pluies	68
— après les pluies	60

En plusieurs points de la Tunisie jaillissent des sources thermales. Les plus intéressantes sont celles d'Hammam-el-Lif, à la base du Djebel-Bou-Kourneïn, non loin de Tunis; elles sont déjà utilisées pour la thérapeutique. Deux sources principales sont captées dans l'enceinte d'un ancien palais du bey : l'une, Aïn-el-Bey, possède au griffon une température de 47 degrés; l'autre, Aïn-el-Arian, atteint 48 degrés. Ce sont des eaux chlorurées sodiques fortes, hyperthermales, qui se rapprochent, par conséquent, de celles de Bourbonne-les-Bains, et qui offrent les mêmes indications.

Sept autres sources, dont la température varie de 25 à 59 degrés, jaillissent à Hammam-Kourbés, non loin du cap Fortas qui fait face à Carthage.

De l'autre côté du golfe, à la pointe du rocher d'Utique, on trouve une source thermale remarquable par sa richesse en sels arsenicaux.

A 30 kilomètres environ dans l'ouest de Gabès, dans l'oasis d'El-Hammam, au sud de la tête du Chott-Fedjedj, il existe encore une source d'eau thermale (45 degrés).

Climat. Météorologie. Nous sommes loin d'être aussi bien renseignés sur la météorologie tunisienne que sur celle de l'Algérie, mais nous connaissons du moins les caractères généraux du climat, à la fois plus égal, un peu plus chaud et un peu plus humide que celui de l'autre partie du Maghreb; cela tient au voisinage de la mer qui enveloppe le pays et pour ainsi dire le pénètre. Les saisons y sont remarquables par une régularité qui annonce déjà le climat tropical. L'hiver commence en janvier et dure deux mois, c'est la saison des pluies; non que ce soit la seule époque de l'année où il pleuve en Tunisie, puisqu'il y tombe de l'eau en toute saison, mais c'est du moins la période où les pluies sont le plus fréquentes et abondantes. Cet hiver est fort doux; la température y varie de 15 à 18 degrés dans le milieu du jour, mais on y a quelquefois zéro le matin et l'on y a vu des froids d'Europe. Dans certaines années, la Kroumirie conserve la neige sur ses sommets tout l'hiver, et, sur les montagnes du centre, la colonne qui, en 1881, fut envoyée de Tébessa à Kairouan et qui poursuivit les dissidents jusqu'à mi-chemin de Gabès, eut à subir au retour (10-14 décembre) un temps épouvantable pendant lequel plusieurs hommes eurent les pieds gelés. Le printemps commence en mars et finit en mai, la température du jour oscille de 18 à 25 degrés. L'été va de mai à octobre; dans le nord, la température du jour est alors de 25 à 30 degrés, elle atteint parfois 40 degrés à Tunis même, en dehors des cas de sirocco où elle arrive à 48 degrés. L'automne vient en octobre et ramène les pluies. La température croît de janvier à août et décroît de septembre à janvier. Au reste, voici, pour donner des idées plus précises, les moyennes obtenues pour chaque mois par M. le docteur Catrin, en 1882, d'après ses observations à Medjez-el-Bâb :

	Matin. — Degrés.	Midi. — Degrés.	Soir. — Degrés.
Janvier	5,06	13,64	»
Février	5,77	16,82	»
Mars	»	21,16	»
Avril	12,03	20,23	11,38
Mai	16,29	28,96	18,96
Juin	21,60	34,63	24,36
Juillet	22,08	38,80	26,6
Août	21,02	38,89	24,0

Pour l'année entière la moyenne fut de 25°,40, et l'oscillation annuelle, 23°,94. Dans les mois les plus chauds, juin, juillet, août, septembre, il y eut, entre la température du matin et celle du soir, une différence de 2 degrés en moyenne; entre celle de midi et celle du soir, 11 degrés; entre celles du matin et de midi, 13 degrés.

Vents. Les vents du nord-ouest sont les plus fréquents, ils dominent surtout l'hiver et apportent la pluie. Pendant l'été règnent les vents de nord-est. Au point de vue de la fréquence, les vents de sud-est viennent ensuite. Presque chaque jour dans l'intérieur des terres on a du sud-est le matin et du nord-ouest le soir. Les vents n'ont pas encore en Tunisie la régularité des alizés; les changements brusques ne sont pas rares, les coups de vents non plus, principalement à l'époque des équinoxes. Le coup de vent traditionnel de la mi-septembre est considéré comme inévitable et s'appelle la Cyprienne, il est attendu le jour de la fête de saint Cyprien.

La Tunisie du nord est plus exposée que le Tell algérien aux vents brûlants du sud. Le simoun ou sirocco, qui vient rarement plein sud et qui est plus souvent sud-est ou sud-ouest, fait monter le thermomètre jusqu'à 48 degrés à Tunis. En 1882, M. le docteur Catrin a relevé les jours de sirocco violent à Medjez-el-Bâb les 27, 28, 29 mai, 1er, 2, 3, 4, 5 juin, 6, 7, 8 juillet, 13, 14, 15 août.

Pluies. Les pluies commencent avec l'automne en octobre et durent jusqu'en mars, elles sont surtout abondantes en décembre et en janvier, par des vents d'ouest et de nord-ouest. Elles sont alors généralement violentes, mais elles ne sont pas limitées à ces deux mois : on compte en moyenne quatre-vingt-douze jours de pluie par an. A mesure qu'on descend vers le sud, les pluies deviennent plus rares, surtout au-dessous de la ligne Sfax-Gafsa. Comme partout, d'ailleurs, elles sont plus abondantes sur les montagnes qu'en plaine. Des parois rocheuses elles descendent dans les fosses nombreuses qui sillonnent les vallées et les plaines et s'en vont former les oueds torrentueux où elles entraînent des débris de toutes sortes; elles s'y évaporent, ou s'infiltrent jusqu'à la couche d'argile, ou se rendent dans les sebkas pour s'y concentrer davantage.

D'ordinaire le ciel est d'une belle sérénité. Les brouillards sont peu fréquents ; dans le nord, on en observe cependant assez souvent en hiver le matin.

L'été, quelques orages : ils commencent généralement le soir et durent toute la nuit. A Medjez-el-Bâb, M. le docteur Catrin signale quelques ouragans qui par leur soudaineté, la brusquerie de leurs allures, leur violence dans leur courte durée, rappellent à la description les tornades de la côte occidentale d'Afrique.

Il va sans dire que le climat se modifie rapidement à mesure qu'on descend dans le sud. A Sousse déjà la température moyenne de l'année (24 degrés) dépasse de près de 4 degrés celle que l'on relève à Tunis. Je ne saurais mieux faire, en l'état actuel de nos informations, que de résumer ici la météorologie du Djérid d'après les observations de M. le docteur Marix. On sait que le Djérid (*Belad-el-Djerid*, le pays des Palmes) est le seuil qui sépare le Chott-Djérid du Chott-Gharsâ. C'est là que se trouvent les belles oasis de Nefta, Tozêr, El-Oudiane, El-Hamma, dont les dattes sont si supérieures et si appréciées dans toute l'Afrique du nord. Au Djérid, dans les journées chaudes de l'été, le thermomètre s'élève jusqu'à 50 ou 51 degrés; les soirées y sont très-chaudes, ce n'est que vers le milieu de la nuit, de minuit à deux heures, que l'on constate un abaissement thermique. On peut évaluer à 10 ou 15 degrés les écarts entre les températures maxima et minima d'une même journée. Le maximum, chaque jour, est atteint vers trois heures de l'après-midi, et celui de l'année, vers le 25 juillet. Les grandes chaleurs commencent du 10 au 15 mai et durent jusqu'au 15 octobre. L'hiver est fort doux, mais les nuits en sont très-fraîches : si l'on a souvent 20 ou 25 degrés à midi, on a fréquemment zéro le matin; il va du 15 octobre au 15 avril. Les vents régnants sont ceux du nord-est au nord-ouest; les vents de nord sont rares, mais très-froids et souvent très-violents. On observe aussi des vents d'ouest et d'est. Les vents du sud sont extrêmement chauds, on les confond tous sous le nom de sirocco. Ils règnent surtout en juin, juillet et août, sans aucune régularité, et durent rarement plus de vingt-quatre heures. Les sautes de vent sont fréquentes. Ainsi, par exemple, on peut avoir de midi à quatre heures sirocco, à quatre heures saute brusque à l'est ou au nord-est, avec des tourbillons de poussière. Ces variations sont provoquées par de véritables chutes de la pression atmosphérique et ont des retentissements graves sur l'état des malades. La pluie tombe rarement et en peu d'abondance. Les orages avortent presque toujours.

Flore. La flore tunisienne est presque indentique à celle de l'Algérie : nous devons donc renvoyer le lecteur à l'article où cette colonie se trouve décrite. Seulement, en raison de l'abaissement plus ménagé des altitudes, les lignes de démarcation entre la flore des montagnes et celle du littoral sont moins nettes qu'en Algérie. M. Cosson y compte 1780 espèces.

Le massif nord est couvert de forêts où l'on trouve : le chêne zéen (*Quercus mirbeckii*) sur les flancs exposés au nord et les chênes-liéges (*Q. suber*) sur le versant sud, le houx et le merisier. A mesure qu'on avance de l'ouest à l'est ou qu'on descend vers le sud-ouest la hauteur des montagnes diminue et les forêts disparaissent. Dans le massif central, les arbres précités sont remplacés par les chênes verts et le pin d'Alep. Le reste des monts n'a plus que des arbres rabougris; sur les plateaux, l'armoise, l'alfa, le drinn, et dans une zone limitée l'acacia *sayal* ou *tortissima*. La Tunisie centrale et le voisinage des Syrtes sont complétement nus. Les villes de Sfax et de Gabès sont de véritables oasis, l'une entourée d'oliviers, de figuiers, de haies de cactus; l'autre de palmiers à l'ombre desquels on cultive les orangers, les abricotiers, etc. En l'absence de toute réglementation, la dénudation ne peut que s'accroître, on admet que 4000 hectares sont déboisés chaque année.

Pour compenser cette fâcheuse dénudation du pays, qui ne tarderait pas à être suivie d'effets funestes, divers efforts ont déjà été tentés. La Compagnie du chemin de fer de Bône à Guelma, entre autres, a réussi à acclimater le long de ses lignes l'*Eucalyptus resinifera* et l'*Acacia cyatophylla*. L'*E. globulus* a échoué.

Le sud de la Tunisie est totalement dépourvu d'arbres : mais comment ne pas rappeler les magnifiques palmeraies du Nefzaoua sur la presqu'île qui sépare le Chott-Fedjedj du Chott-Djérid, et celles des splendides oasis du pays des dattes qui comptent plus de 150 variétés de dattiers?

Faune. La faune tunisienne est un peu moins riche que celle de l'Algérie, mais elle n'en diffère pas autrement. On trouvera donc à l'article Algérie toutes les indications désirables à cet égard. Les côtes de la Tunisie sont très-poissonneuses.

Population. Races. Maladies des indigènes. Nous n'avons encore aucun renseignement statistique sur la population de la Tunisie, et les appréciations qu'on a faites pour en tenir lieu varient beaucoup. Il semble qu'on doive admettre qu'il y existe une population d'environ 1 500 000 habitants, ce qui donnerait 13 habitants au kilomètre carré. Sur ce nombre, au 31 décembre 1881 on comptait 35 987 étrangers habitant pour la plupart les villes et ainsi repartis :

Italiens	10,249
Maltais	8,979
Français	3,393
Protégés français	11,562

Depuis cette époque, le nombre des Français et celui des protégés, algériens surtout, s'accroissent notablement, mais nous n'avons pas de renseignement précis à cet égard. Quant au mouvement de cette population, nous n'avons à son sujet que des appréciations très-vagues.

En dehors des Européens dont il vient d'être question, des Maures, qui sont le produit du mélange de plusieurs races, et des Juifs, la population de la Tunisie est formée de tribus Berbères et Arabes (*voy.* ces mots), et ces deux races se sont si singulièrement mêlées, sans se confondre, qu'on peut rencontrer côte à côte dans la même tribu des groupes berbers par le type et des Arabes parlant tous le langage de ces derniers. De nombreuses tribus et toute l'île de Djerba continuent cependant de parler un dialecte berber. Ici, comme en Algérie, la population des villes est formée de Maures et de Juifs. Les Maures (*voy.* Algérie) ne sont, comme il a été dit plus haut, que des métis de diverses races, arabes, turcs, européens, etc., et peut-être aussi des anciens habitants du pays. Les plus intéressants sont ceux qu'on rencontre groupés en certaines localités de la presqu'île de Dakhelat-el-Malouin et qui, descendus des Maures autrefois chassés d'Espagne, ont conservé, non-seulement la langue et le souvenir, mais encore certaines particularités du costume de leur ancienne patrie. Chose plus singulière encore, au sein de la nombreuse population juive on rencontre des familles israélites qui, comme les précédentes, ont émigré d'Espagne, et dont les fils conservent encore le souvenir de ce nouvel exode.

Quant aux conquérants d'autrefois, il n'en reste plus de traces. Ici, comme en Égypte, tout a disparu. Le pays présente en beaucoup de points de nombreux monuments mégalithiques, menhirs, dolmens, cromlechs, élevés par une population ayant les mêmes mœurs que celles qui ont laissé des monuments semblables en Andalousie, en Bretagne, etc.; des ruines romaines, dont beaucoup sont imposantes, couvrent toute la contrée, et l'histoire nous a dit quelle fut la puissance des Carthaginois. Aucun de ces maîtres du pays n'a laissé de témoins de sa race, et nous savons combien peu de temps il a fallu pour y faire disparaître les Vandales. N'est-ce pas là un de ces faits qui témoignent d'une loi profonde de l'anthropologie et de la climatologie, que la volonté humaine ne saurait éluder?

Les indigènes de la Tunisie, surtout ceux du nord, sont soumis, à quelque race qu'ils appartiennent, à l'influence du paludisme : l'anémie est fréquente et la cachexie l'est davantage encore. Par exemple, à Medjez-el-Bâb, M. le docteur Catrin a soigné en moins d'un an :

Cachexies		18
Fièvres rémittentes		4
Fièvres intermittentes	quotidiennes	13
—	tierces	4
—	quartes	1

L'impaludisme est plus rare dans le sud, ce qui s'explique aisément par la sécheresse, mais il est fréquent de le voir naître auprès des eaux corrompues, et, dans les oasis, aux saisons moyennes, la répartition des eaux crée de véritables foyers de malaria. Les affections intestinales, l'embarras gastrique, la constipation, la diarrhée, s'observent souvent chez les indigènes, moins sensibles pourtant que les Européens aux causes de ces désordres. Ces mêmes maladies dominent au Djérid; les gastrites chroniques y sont fréquentes surtout chez les femmes, tant à cause de leur existence sédentaire que de leur alimentation irritante. En été, surtout, règne la dysenterie : la mortalité des jeunes enfants est alors énorme. « Il ne se passe pas de jour à Tozêr », dit M. le docteur Marix, « que plusieurs enfants ne meurent de diarrhée incoercible ». Elle diminue avec la chaleur, mais elle reparaît à l'automne. Les complications hépatiques sont fréquentes : sur 5 dysentériques, M. le docteur Marix a eu 3 congestions du foie dont 1 suivie de suppuration. D'une manière générale, du reste, les affections du foie peuvent être considérées comme endémiques à Tozêr.

Dans le nord, les affections rhumatismales ne sont pas très-rares, dans le sud elles ne se voient presque pas.

La scrofule est fréquente partout dans toutes ses manifestations. Quant à la syphilis, « elle est tellement passée dans « les mœurs, dit M. le docteur Catrin, qui observait à Medjez-el-Bâb, « qu'elle constitue une réelle épidémie ». Il a compté 130 syphilis tertiaires sur 268 cas. La syphilis est un peu moins fréquente au Djérid.

Le rachitisme paraît rare.

Les affections cutanées sont fréquentes partout. Au Djérid, c'est le psoriasis, le pityriasis, l'eczéma et l'ecthyma, qui se voient le plus.

Les maladies des yeux abondent. « La granulation sous toutes ses formes, à « toutes les périodes, avec toutes ses conséquences », dit M. le docteur Catrin, « domine la pathologie oculaire » : 156 granuleux sur 225 cas de maladies d'yeux. Au Djérid, il en est à peu près de même. Presque tous les enfants sont granuleux. La conjonctivite catarrhale simple y est une des plus fréquentes maladies de l'été, par suite de l'intensité des rayons solaires, de l'action des poussières et du rayonnement nocturne.

Les affections des voies respiratoires s'observent sans fréquence. Au Djérid, quelques bronchites au printemps, quatre ou cinq pneumonies. La tuberculose serait assez rare.

Le clou de Biskra, connu dans le pays sous le nom de clou de Gafsa, est commun chez les hommes débilités.

Le tænia inerme est très-fréquent dans tout le pays.

Population européenne. Acclimatement. Il ne saurait entrer dans notre plan de discuter aujourd'hui la difficile question de l'acclimatement des Européens dans la Tunisie. L'histoire semble apporter un formidable argument négatif que l'expérience moderne n'est pas en mesure de contredire, car nous ne savons rien de positif sur le mouvement démographique en Tunisie. Nous ne pouvons qu'appeler l'attention de l'administration nouvelle sur cette importante question. L'état politique actuel serait plus favorable que tout autre à l'étude de la population séparée en groupes naturels par race et par nationalité, mais il faut des années pour recueillir des documents et pour être en mesure de les comparer utilement. Nous devons nous borner aujourd'hui à résumer en quelques lignes ce que nous savons de l'histoire pathologique de la Régence. C'est fort peu de chose. La Tunisie n'a point été épargnée par les grands fléaux qui désolent l'humanité. La peste s'y montrait souvent autrefois et y est apparue presque de nos jours. De 1552 à 1784, la peste s'est montrée environ 30 fois, au dire de Berbrugger, sur la côte barbaresque, et plusieurs de ces épidémies durèrent plusieurs années. Depuis 1784, on y a relevé cinq épidémies : 1786-1787, 1793-1797, 1799, 1816-1821, 1836-1837, et presque chaque fois la Tunisie a été atteinte. La dernière épidémie a été limitée au Pays des Dattes, où elle avait été importée de Tripoli. Chaque fois, du reste, au dire des indigènes, la maladie venait de l'est. Depuis 1837, Tunis ne connaît plus la peste (Hirsch).

Le choléra a paru pour la première fois en Tunisie en 1831, il y avait été importé d'Égypte par des pèlerins. En 1837, il y revint par Tripoli et gagna la côte algérienne. En avril 1848, le choléra apparaissait en Égypte venant de Syrie et se portait bientôt par Tripoli, Tunis et Alger, jusqu'au Maroc. L'épidémie se fit sentir sur tous ces points pendant les deux années qui suivirent (1849-1850). Pendant les années 1855 et 1856, une nouvelle épidémie venue d'Égypte gagna Tunis et toute la côte. En 1869, le choléra fut importé, dit-on, de Sicile à Tunis par une bande de contrebandiers; il se montra d'abord dans la banlieue de la ville, puis gagna Sousse et se propagea, en suivant les troupes, sur toute la plaine et la montagne jusqu'à Biskra. A la fin de l'année, l'épidémie disparut et, depuis lors, on n'a plus revu le choléra dans la Régence[1].

La variole est assez commune, on en trouve les marques sur beaucoup d'indigènes; au Djérid, c'est l'une des causes de cécité.

Depuis l'occupation française, c'est la fièvre typhoïde, l'impaludisme et la dysenterie, qui paraissent dominer la pathologie des troupes. Personne n'ignore comment la fièvre typhoïde se développa dans le corps expéditionnaire. Les enquêtes et les travaux de nos confrères de l'armée ont mis hors de doute

[1] Hirsch, *Handbuch der historisch-geographischen Pathologie.*

que la maladie fut apportée par un bataillon du 142e qui venait de Perpignan, où il avait eu des cas depuis le 1er janvier, et qui avait quitté sa garnison, le 10 avril, au moment d'une recrudescence épidémique. D'autres troupes venues de Toulon, où la maladie règne toujours, contribuèrent à cette importation (28e chasseurs, etc.). La maladie se propagea ensuite par tous les modes ordinaires de son développement. Cette étiologie établie, il importe d'en tirer la leçon qui en découle, mais il faut reconnaître cependant que la Tunisie était loin d'être indemne, et Ferrini, dès 1860, nous apprend que chaque automne les épidémies de fièvre typhoïde ne sont pas rares dans les villes tunisiennes. Comment d'ailleurs n'en serait-il pas ainsi, en présence de l'insalubrité notoire, de la malpropreté cynique, des cités et des villages de la Régence? Le lac de Tunis même, la Bahira, n'est qu'un vaste cloaque d'immondices. Du reste, depuis l'occupation, la fièvre typhoïde a diminué parmi les soldats, sans cesser jamais entièrement, et plusieurs fois la contamination de la population civile a précédé celle des troupes.

Après la fièvre typhoïde, c'est l'impaludisme qui doit préoccuper le plus. Comme il a été dit plus haut, il règne surtout dans le nord. A Mâteur, sur un effectif moyen d'environ 600 hommes, pendant un séjour de dix-neuf mois, M. le docteur Duponchel a observé 86 cas de fièvre intermittente dont quatre accès pernicieux. A Medjez-el-Bâb, d'après M. le docteur Catrin, sur 600 hommes partis de France en septembre 1881, après un an de séjour il n'en restait pas 50 qui n'eussent eu un ou plusieurs accès. Mais M. Catrin n'a vu qu'un seul accès pernicieux, sur un civil qui travaillait à la terre. Ces fièvres tunisiennes lui ont paru particulièrement tenaces. Pour donner une idée de la marche de l'endémie palustre, voici le nombre des cas mensuels relevés pour deux années par la statistique militaire :

Août 1883	237	Août 1884	122
Septembre	251	Septembre	113
Octobre	183	Octobre	119
Novembre	116	Novembre	89
Décembre	»	Décembre	45
Janvier 1884	65	Janvier 1885	58
Février	42	Février	58
Mars	41	Mars	55
Avril	49	Avril	44
Mai	60	Mai	74
Juin	94	Juin	117
Juillet	125	Juillet	207

Viennent ensuite les affections intestinales : la diarrhée, la dysenterie, causées par les eaux défectueuses, magnésiennes, souvent décomposées, et aussi par les chaleurs, par le refroidissement nocturne que les hommes recherchent avidement. A part les affections du foie, qui sont communes dans toute la région, et le clou de Gafsa (ou de Biskra [*voy.* Algérie]), qui a atteint beaucoup de soldats et qui les a suivis jusqu'en France, il ne reste plus à citer que la fréquence particulière du tænia inerme.

Si l'on considère les choses dans l'ensemble et surtout en tenant compte du peu de temps qui s'est écoulé depuis l'installation de nos troupes dans la Régence, de l'extrême insalubrité des centres de population où elles sont casernées, des installations défectueuses qui leur sont attribuées, on peut dire que la Tunisie est plus favorable à nos soldats que l'Algérie. Si, en effet, la mortalité est égale à celle de la province d'Oran, double de celle de la province d'Alger et supérieure d'un tiers à celle de la province de Constantine :

MORTALITÉ

(Moyennes mensuelles d'août 1884 à août 1885.)

Alger, pour 1000 hommes présents	. . . .	0,6
Oran,	—	1,2
Constantine,	—	0,9
Tunisie,	—	1,2

le chiffre d'invalidation totale est beaucoup moins élevé :

INVALIDATION TOTALE, HOMMES PRÉSENTS A L'INFIRMERIE ET A L'HÔPITAL

(Moyennes mensuelles d'août 1883 à août 1885, 2 ans.)

Alger, pour 1000 hommes présents	. . . .	57,8
Oran,	—	51,8
Constantine,	—	60,7
Tunisie,	—	45,1

On a le droit d'espérer que la situation deviendra meilleure à mesure que l'occupation fera des progrès : quand les villes se seront assainies, quand des casernes convenables et des hôpitaux appropriés auront été partout construits, quand enfin le pays aura été rationnellement cultivé.

La fièvre typhoïde et la dysenterie doivent reculer devant l'hygiène; le paludisme, devant la culture et l'accroissement de la population. Après cela, notre race s'implantera-t-elle en Tunisie, sera-t-elle plus heureuse sous ce rapport que celles qui l'y ont précédée? C'est le secret de l'avenir. Cependant la science, en nous faisant connaître nos ennemis, en nous fournissant les moyens de les combattre ou de les éviter, ne nous met-elle pas, pour y réussir, en meilleure posture que les anciens? Quoi qu'il en soit, l'acquisition de la Tunisie n'est plus l'objet des étranges discussions que nous avons entendues. Tout le monde reconnaît la valeur de cette belle colonie soumise en deux courtes campagnes au prix de sacrifices toujours trop lourds à la génération qui les supporte, mais sans lesquels rien au monde ne peut être obtenu. Personne, du reste, n'a jamais été ingrat pour les soldats qui nous l'ont donnée. E. ROCHEFORT.

TUPIENS. *Voy.* AMÉRIQUES.

TURBELLARIÉS. Les Turbellariés constituent un ordre distinct dans la classe des Plathelminthes ou Vers plats. Ils ressemblent beaucoup aux Trématodes, tant par la forme extérieure que par l'organisation, mais ils sont dépourvus d'appareils de fixation (ventouses, crochets), ce qui est en rapport avec leur existence toujours libre. Leur tégument, recouvert de cils vibratiles sur toute sa surface, renferme des organes urticants, véritables organes tactiles situés sur le trajet des nerfs ou à proximité des ganglions : ce sont des nématocystes semblables à ceux des Cœlentérés, des toxocystes ou cellules lançant au loin une aiguille libre, des bâtonnets divers, des filaments mucilagineux, etc. Certaines espèces, telles que *Vortex viridis*, possèdent de la chlorophylle; d'autres, comme *Convoluta paradoxa*, ont leurs glandes muqueuses cutanées transformées en de véritables organes à venin et surmontées d'une épine chitineuse canaliculée.

Le cœlome ou cavité générale n'est représenté que par d'étroites lacunes, dans lesquelles prend naissance l'appareil excréteur. Celui-ci manque donc chez les Acœles, c'est-à-dire chez les espèces qui sont dépourvues de cœlome, par suite de la condensation du tissu mésodermique; il est diversement constitué dans les autres groupes, bien qu'il ait la même disposition générale que chez les Trématodes; chez *Gunda segmentata* sa disposition rappelle d'une façon remarquable celle des organes segmentaires des Hirudinées.

L'appareil digestif se termine toujours en cæcum, à de rares exceptions près (*Microstoma lineare*). La bouche, située à la face ventrale, est parfois reportée jusqu'au milieu, quelquefois même encore plus en arrière. Le pharynx est souvent protractile à la façon d'une trompe; il n'est point rare de voir y déboucher des glandes salivaires. Le reste de l'appareil digestif est diversement constitué suivant les espèces et sa structure a été prise comme base de la classification des Turbellariés.

Le système nerveux rappelle encore celui des Trématodes; il est formé de deux ganglions antérieurs, réunis par une commissure transversale. Ces ganglions émettent des filets qui se portent dans diverses directions; les deux principaux vont d'avant en arrière. Les organes des sens sont bien développés : on observe des taches oculaires, disposées par paires sur les ganglions cérébraux ou recevant de ceux-ci des nerfs particuliers, et plus rarement un otocyste médian, situé dans le voisinage des ganglions nerveux. On considère comme un organe de tact une masse ovoïde, claire, réfringente, située à l'extrémité antérieure et découverte par Delage chez *Convoluta Schultzei:* cette masse s'étend du système nerveux à la face profonde des téguments qui, à ce niveau, sont dépourvus de cils et munis de courtes papilles coniques. De même, Hallez attribue la signification d'organe de l'olfaction à une fossette qu'il a découverte chez *Mesostoma lingua :* cette fossette est située sur la ligne médiane ventrale, en avant de la bouche, mais en arrière du cerveau; elle reçoit ses nerfs de la face inférieure de ce dernier.

La plupart des Turbellariés sont hermaphrodites et se reproduisent par voie sexuelle; par exception, *Microstoma* et *Stenostoma* sont dioïques et peuvent se reproduire par un bourgeonnement comparable à celui qui produit la chaîne des anneaux d'un Tænia ou d'un Bothriocéphale, si ce n'est, comme l'a démontré Hallez, que ce bourgeonnement se fait à l'extrémité postérieure. R. Moniez est parti de ce fait pour soutenir qu'il en était de même chez les Cestodes et que la partie considérée comme la tête du Tænia était en réalité la queue, opinion que ne viennent confirmer ni l'anatomie comparée, ni la structure intime. Les glandes génitales sont diversement conformées; le cirre existe toujours, mais sa forme et sa complication sont variables. Les orifices mâle et femelle, habituellement réunis à leur terminaison, sont séparés par exception chez *Macrostoma* et *Convoluta*.

Nous avons dit que la classification des Turbellariés reposait principalement sur la structure de l'intestin.

Le sous-ordre des Rhabdocœles comprend toutes les espècs dépourvues d'intestin (Acœles) ou dont l'intestin est droit et non ramifié (Rhabdocœles).

Les Acœles n'ont pas d'appareil aquifère, mais possèdent tous un otocyste (*Convoluta*, *Proporus*) : les aliments sont amenés par l'œsophage dans une masse sarcodique qui les englobe et les digère à peu près de la même façon que chez les Infusoires; toutefois des recherches récentes ont montré qu'on trouverait une cavité digestive sur des coupes transversales.

Les Rhabdocœles proprement dits ont un appareil excréteur, mais rarement un otocyste. Chez les uns, le pharynx est simple et non musculeux (Macrostomides, Microstomides, Dérostomides); chez les autres, il est diversement conformé et est précédé d'une sorte de vestibule dans lequel viennent déboucher les canaux excréteurs. La plupart habitent les eaux douces : quelques-uns sont terrestres (*Geocentrophora*); d'autres encore sont marins.

Le sous-ordre des Dendrocœles comprend des espèces à intestin ramifié, à pharynx musculeux et habituellement protactile; on les connaît ordinairement sous le nom de Planaires. Ces animaux se divisent en deux groupes distincts : les Triclades, espèces terrestres ou d'eau douce, ont un seul orifice génital et un appareil excréteur; les Polyclades, espèces marines, ont un orifice sexuel double, mais sont dépourvues d'appareil excréteur.

Les Némertiens, qui méritent de former un ordre distinct parmi les Vers plats, sont assez souvent réunis aux Turbellariés : on en fait alors le sous-ordre des Rhynchocœles.

Un certain nombre de Turbellariés sont parasites; la plupart appartiennent au groupe des Rhabdocœles. Le genre *Anoplodium* se rencontre chez les Échinodermes. *A. parasita* a été trouvé par Ant. Schneider en 1858, à Naples, entre les membranes qui vont du cloaque à la paroi du corps chez *Holothuria tubulosa;* ce Ver a été revu à Nice par Osc. Schmidt; il appartient au groupe des Dérostomides, est voisin des *Vortex* et est totalement dépourvu d'organes des sens.

Une espèce voisine, *A. Schneideri*, a été trouvée par C. Semper aux Philippines, dans l'intestin de deux autres Holothuries (*Stichopus variegatus* Semper et *Mülleria lecanora* Jäg.).

Deux autres espèces sont encore mal connues : *A. myriotrochi* von Graff, trouvé par Danielssen et Korén dans l'intestin de *Myriotrochus Rinki*, et *A. chypeasteris* von Graff, rencontré par Moseley en 1872, à la surface d'un Clypéastre de Suez; cette dernière espèce renfermerait de l'hémoglobine.

Le genre *Graffilla* von Jhering, 1880, s'observe chez les Mollusques. *G. muricicola* vit dans le rein des *Murex trunculus* et *brandaris; G. tethydicola* von Graff a été vu par Lang dans le pied de *Tethys fimbriata; G. mytili* Levinsen, 1880, vit sur les branchies de *Mytilus discors*, du Groënland; *G. Brauni* F. Schmidt, 1887, a été trouvé en Dalmatie dans le foie du Taret. *G. tethydicola* n'a pas d'yeux; les autres espèces en ont une paire.

A. Giard a décrit récemment sous le nom de *Fecampia erythrocephala* une espèce, commune à Fécamp, qui vit pendant son jeune âge dans la cavité générale de divers Crustacés décapodes.

Certains genres, dont la plupart des espèces sont libres, en renferment quelques-unes qui sont accidentellement parasites. *Acmostoma cyprinae* von Graff se trouve à Kiel, dans l'eau du bord du manteau d'un Lamellibranche, *Cyprine islandica*. *Enterostoma mytili* Oerst. se voit à Copenhague, libre ou logé sous les branchies de la Moule comestible. *Monotus fuscus* von Graff est abrité sous le manteau de la Balane, du Chiton et de la Patelle.

D'autres formes sont encore très-imparfaitement connues : *Macrostoma scorbiculariae*, trouvé par Villot, en 1879, dans l'intestin de *Scorbicularia tenuis; Provortex tellinae* von Graff, trouvé par Leuckart dans l'intestin d'une Telline de Naples; *Nemertoscolex parasiticus* Greeff, 1879, Microstomide trouvé dans la cavité générale d'un Echiure; un *Syndesmis* indéterminé, rencontré par Silliman sur un Nématode qui vit lui-même sur *Echinus sphaera*.

Quelques Dendrocœles sont également parasites. *Bdelloura parasitica* Leidy (*Planaria Limuli* von Graff) se voit à la face inférieure du céphalothorax de la Limule, surtout au niveau des articulations des pattes thoraciques. Grâce à la puissance de son pharynx et par l'action de deux glandes qui viennent déboucher dans celui-ci, l'animal détruit les membranes articulaires de son hôte, qui perd ainsi peu à peu ses pattes l'une après l'autre. Les œufs sont pondus dans des cocons attachés par un pédoncule aux lamelles branchiales et renfermant chacun de 2 à 9 embryons. *Bd. candida* Ch. Girard, 1854, vit également sur la Limule. Enfin, J.-A. Ryder en aurait observé chez ce même animal trois autres espèces, mais l'une d'elles au moins est identique à *Bd. parasitica*.

Ajoutons que Giard a vu sur une Ascidie, *Botryllus Schlosseri*, var. *Adonis*, une Planaire qu'il désigne sous le nom de *Planaria Schlosseri*. Mais est-ce bien un parasite? RAPHAËL BLANCHARD.

TURBITH. Sous le nom de *Turbith végétal*, on désigne l'*Ipomœa Turpethum* R. Br. (*Convolvulus Turpethum* L.), Convolvulacée originaire des Indes Orientales et de la Malaisie. C'est une herbe vivace, dont les tiges volubiles, presque ligneuses, portent des feuilles alternes, pétiolées, cordiformes, crénelées sur les bords, pubescentes sur les deux faces. Ses fleurs, de couleur blanche, analogues à celles de notre Liseron des haies (*Calystegia sepium*), ont un calice formé de grands sépales inégaux et dissemblables, dont les extérieurs sont velus. Sa racine ou *Racine de Turbith* (*Radix Turpethi* des pharmacopées françaises et allemandes) est douée de propriétés purgatives très-énergiques. On la trouve dans le commerce en tronçons longs de 12 à 15 centimètres, d'un gris cendré ou rougeâtre à l'extérieur, blanchâtre à l'intérieur, apparaissant souvent comme formés de cordons droits ou tordus, soudés les uns aux autres par leurs bords. ED. LEF.

TURBITH MINÉRAL. *Voy.* MERCURE.

TURBO (*Turbo* L.). Genre de Mollusques Gastéropodes-Prosobranches, qui a donné son nom au groupe des Turbinidés.

Connus indistinctement sous le nom vulgaire de *Sabots*, ces Mollusques ont la coquille épaisse, ovoïde ou subturriculée, à pourtour arrondi, nacrée intérieurement, avec l'ouverture circulaire, entière, généralement prolongée à la base en une languette plus ou moins saillante. L'animal, à peu près semblable à celui des Troques, a une tête proboscidiforme, un peu élargie en avant et pourvue de deux tentacules allongés, cylindriques, en dehors de la base desquels sont insérés deux pédoncules oculaires plus ou moins dilatés. Le pied, large, tronqué en avant, est muni d'un opercule calcaire épais, émaillé, convexe extérieurement, aplati et spiral intérieurement.

Les *Turbo* sont herbivores et vivent dans la mer à une faible profondeur. On en connaît près de 80 espèces, répandues dans les mers chaudes du globe. La plupart sont comestibles, mais en général peu recherchés. Les grandes espèces fournissent une fort belle nacre, utilisée pour les ouvrages de marqueterie. Quelques-unes, très-recherchées des conchyliologistes à cause de la beauté de leurs coquilles, sont désignées dans les collections sous divers noms vulgaires. Ainsi on appelle *Burgau* ou *Princesse* le *Turbo marmoratus* L., du grand océan Indien, qu'il ne faut pas confondre avec le *Burgau* de nos côtes de l'Atlantique, qui est le *Nassa reticulata* L., si nuisible aux Huîtres des parcs de Marennes; *Bouche d'or*, le *Turbo chrysostomus* L., des Indes Orientales et des Moluques; *Bouche d'argent*, le *Turbo argyrostomus* L., également du grand océan Indien; *Peau de serpent*, le *Turbo petholatus* L., de l'Amérique du Sud, et le *Turbo undulatus* L., de la Nouvelle-Hollande, etc.

Le *Turbo rugosus* L., de la Méditerranée, fait maintenant partie du genre *Astralium* Link. ED. LEF.

TURBOT. Ce poisson a le corps de forme rhomboïdale, couvert de tubercules coniques, plus ou moins rugueux, du côté coloré; les yeux sont situés à gauche; la bouche est obliquement ouverte, la mâchoire inférieure étant plus avancée que la supérieure; les ouïes sont largement fendues; il existe des dents pointues sur les mâchoires et au vomer; la dorsale commence sur le museau; la coloration varie, le plus souvent, du brun clair au brun foncé, avec de très-petites taches; le côté aveugle est blanchâtre; la taille peut atteindre 1 mètre. Cette espèce, dont la chair est très-estimée, se prend sur toutes nos côtes. H.-E. SAUVAGE.

BIBLIOGRAPHIE. — MOREAU (E.). *Hist. nat. des Poissons de la France*, t. III, 1881. E. S.

TÜRCK (LUDWIG). Célèbre laryngologiste et névrologiste, né à Vienne (Autriche), le 22 juillet 1810, reçu docteur en 1836, s'occupa surtout de l'anatomie et de la pathologie du système nerveux et fit paraître : *Abhandl. über Spinalirritation*, etc. Wien, 1843, in-8°.

En 1844, Türck vint à Paris et publia à son retour : *Ph. Ricord's Lehre von der Syphilis*, etc. Wien, 1846, in-8°. Il obtint ensuite à l'hôpital général de Vienne la section des maladies nerveuses, mais ne reçut le titre de premier médecin qu'en 1857; dans tout cet intervalle il publia un grand nombre d'importantes monographies sur les affections du système nerveux dans *Sitzungsberichte der Akad. der Wissensch.* (Bd. VI—XXXV) et dans d'autres recueils. A partir de ce moment, il s'intéressera plus particulièrement à la laryngologie, qui lui doit ses plus importants progrès. L'*Allg. Wiener med. Zeitung* renferme de lui une foule d'articles sur ce sujet. En 1860, il publia : *Prakt. Anleitung zur Laryngoscopie* (Wien, 1860, in-8°, 1 pl.); en 1861, l'Institut de France lui décerna un prix Montyon de 1200 francs; en 1864, il fut nommé professeur ordinaire, et il publia peu après : *Klinik der Krankheiten des Kehlkopfes und der Luftröhre*, etc. (Wien, 1866, in-8°, 1 pl., fig., avec Atlas). Türck mourut le 25 février 1868, laissant en manuscrit : *Ueber Hautsensibilitätsbezirke der einzelnen Rückenmarksnervenpaare*, publié par les soins de Wedl (Wien, 1869, in-8°). L. HN.

TURCOMANS. *Voy.* TARTARIE.

TURKESTAN. *Voy.* TARTARIE.

TURNER (LES).

Turner (WILLIAM). Célèbre médecin, naturaliste et théologien, né à Marpeth (Northumberland), était le contemporain et l'ami de Gesner et le partisan de l'évêque réformateur Ridley. Il prêcha d'abord, puis étudia la médecine à Ferrare et pendant tout le règne de Henri VIII habita l'Allemagne. Sous son successeur il retourna en Angleterre et obtint la licence de prêcher et toutes sortes d'avantages; il prit le degré de docteur à Oxford et exerça la médecine avec réputation.

Sous la reine Marie, il dut fuir de nouveau à l'étranger, mais il revint après la mort de celle-ci, fut réintégré dans ses dignités et mourut à Londres le 7 juillet 1568. Il a écrit sur les bains minéraux (Cologne, 1562, in-fol.; Londres, 1587, in-4°), sur la zoologie, a publié le premier « herbal » en langue anglaise (1551-1562), enfin un grand nombre d'ouvrages de théologie. L. Hn.

Turner (Daniel). D'abord chirurgien, prit ensuite le titre de docteur en médecine et devint membre du Collége royal des médecins de Londres en 1711. Il jouit d'une grande célébrité et publia des ouvrages fort estimés. Il mourut le 13 mars 1740, âgé de soixante-quatorze ans.

Nous citerons de lui:

I. *A Vindication of the Noble Art of Chirurgery.* London, 1695. — II. *A Remark. Case in Surgery (fract. de tête).* London, 1709. in-12°. — III. *Treatise on the Diseases Incident in the Skin.* London, 1714, 1726, 1731, in-8°, Trad. en franç. Paris, 1743, 2 vol. in-12°. — IV. *The Art of Surgery.* London, 1722-1725, 2 vol. in-8°. — V. *Pract. Treatise on the Venereal Disease.* London, 1727, in-8°. — VI. *De morbo gallico. A Treatise published about 200 Years past. Republ. by D. T.* London, 1730. — VII. *A Discourse concerning Fevers,* 3e édit. London, 1738, in-8°. — VIII. *Summary of the Ancient Writers on the Venereal Disease.* London, 1836, in-8°, etc. L. Hn.

Turner (John-William). Chirurgien anglais, mort à Édimbourg, le 19 novembre 1835, âgé de quarante-six ans. Il voyagea aux Indes, puis à son retour devint chirurgien du *New Town Dispensary* d'Édimbourg, en 1821 professeur de chirurgie au Collége des chirurgiens de cette ville, en 1829 chirurgien de l'Infirmerie royale, enfin obtint en 1831 la nouvelle chaire de chirurgie de l'Université d'Édimbourg.

Citons de lui :

I. *A Probationary Essay on Dislocations of the Shoulder-Joint.* Edinburgh, 1811. — II. *On the Sudden Spontaneous Obstruction of the Canals of the Larger Arteries of the Body,* etc. In *Transactions of the Med.-Chir. Soc. of Edinburgh,* t. III, 1828. — III. *On the Causes of the Sound produced by the Action of the Heart. Ibidem* L. Hn.

TURPENAY (Eau minérale de). *Athermale, ferrugineuse faible, carbonique moyenne.* Dans le département d'Indre-et-Loire, dans l'arrondissement et au milieu de la forêt de Chinon. Une seule source est reçue dans une fontaine peu profonde, pratiquée dans une clairière rarement fréquentée. Cette eau est claire, limpide et transparente; elle laisse déposer sur les parois intérieures de son bassin une couche très-légère de rouille, et la saveur ferrugineuse en est peu marquée. Elle n'a aucune odeur ; des bulles gazeuses viennent rarement s'épanouir à sa surface. Sa réaction est neutre, elle ramène légèrement au bleu cependant la teinture de tournesol préalablement rougie par un acide. Sa température est de 12°,3 centigrade, celle de l'air étant à 18°,5 centigrade. Son débit est de 230 litres en vingt-quatre heures. Poirier a procédé en 1856 à son analyse, mais, n'ayant agi que sur de l'eau transportée, ce chimiste n'a pu indiquer la quantité de son acide carbonique libre. 1000 grammes lui ont donné les principes suivants :

Bicarbonate de chaux	0,22270
— potasse	0,00572
— protoxyde de fer	0,00001
— magnésie	0,00146
Chlorure de sodium	0,02800
— calcium	traces.
Sulfate de chaux	0,01340
— alumine	0,00227
Silice	0,01800
Matières organiques	0,00021
Azotate de soude, perte	0,00220
Total des matières fixes	0,30500

L'eau de Turpenay est employée seulement en boisson par les habitants du voisinage, qui lui prêtent de grandes vertus dans toutes les affections où il convient d'avoir recours à une médication ferrugineuse naturelle. Ils la boivent souvent aussi pour remédier aux accidents des voies urinaires. Son effet franchement diurétique les a conduits à une indication que la pratique a semblé confirmer. Nous ne voulons pas insister davantage sur les propriétés curatives d'une eau qui n'a été employée jusqu'ici que d'une manière empirique. A. R.

TURPÉTHINE. $C^{34}H^{56}O^{16}$. Glycoside résineuse, isomérique avec la jalapine, dont elle est voisine ainsi que de la convolvuline et de la tampicine. Comme celles-ci, elle s'extrait de la résine d'une Convolvulacée, l'*Ipomæa turpethum*. Pour la préparer on épuise les racines de cette plante d'abord par l'eau froide, puis, après dessiccation, par l'alcool. L'extrait alcoolique est distillé et le résidu est additionné d'eau; il se sépare une masse jaune brunâtre qui, traitée à plusieurs reprises par l'eau bouillante et par l'éther, est dissoute dans l'alcool absolu et précipitée de cette solution par l'éther. On répète cette opération quatre à cinq fois et l'on obtient la turpéthine sous forme d'une matière résineuse, brunâtre, inodore, d'une saveur âcre et amère; la poudre irrite fortement les muqueuses. Elle est très-soluble dans l'alcool, mais insoluble dans l'eau et dans l'éther, fond à 180 degrés, se dissout lentement dans l'acide sulfurique qu'elle colore en rouge.

Les alcalis dissolvent la turpéthine en la transformant en acide turpéthique :

$$\underbrace{C^{34}H^{56}O^{16}}_{\text{Turpéthine.}} + 2H^2O = \underbrace{C^{34}H^{60}O^{18}}_{\text{Acide turpéthique.}}.$$

Les acides la dédoublent en acide turpétholique et en glycose fermentescible :

$$\underbrace{C^{34}H^{56}O^{16}}_{\text{Turpéthine.}} + 6H^2O = \underbrace{C^{16}H^{32}O^{4}}_{\text{Acide turpétholique.}} + \underbrace{3C^6H^{12}O^6}_{\text{Glycose.}}.$$

Lorsqu'on oxyde la turpéthine, l'acide turpéthique ou l'acide turpétholique par l'acide nitrique, on obtient de l'acide oxalique et de l'acide sébacique ou ipomique. L. Hn.

TURPÉTHIQUE (Acide). $C^{34}H^{60}O^{18}$. Se forme en dissolvant la turpéthine dans l'eau de baryte chaude; on se débarrasse de la baryte par l'acide sulfurique et de celui-ci par l'hydrate de plomb; enfin on traite par l'hydrogène sulfuré, on filtre et on fait évaporer. L'acide turpéthique constitue une masse amorphe, jaunâtre, très-soluble dans l'eau, très-acide. L. Hn.

TURPÉTHOLIQUE (Acide). $C^{16}H^{32}O^4$. Se prépare par solution de la turpéthine dans l'eau de baryte chaude, puis en ajoutant de l'acide chlorhydrique. Au bout d'une dizaine de jours, le tout se transforme en une bouillie cristalline jaunâtre. On fond à plusieurs reprises dans l'eau chaude et on purifie par cristallisation dans l'alcool faible; enfin on décolore les cristaux par le charbon animal.

L'acide turpétholique constitue une masse blanche cristalline, inodore, acide, très-soluble dans l'alcool, moins dans l'éther, insoluble dans l'eau. Il fond à 88 degrés et se décompose au delà en répandant une odeur très-irritante. Maintenu entre 100 et 110 degrés, il se convertit en une masse jaunâtre, résineuse, qui renferme peut-être l'anhydride turpétholique. Cet acide est monobasique. Son sel de sodium cristallise. L. Hn.

TURPIN (Pierre-Jean-François). Botaniste et dessinateur distingué, né à Vire le 11 mars 1775, mort à Paris le 1er mai 1840. En 1794, il prit du service dans l'armée et fut envoyé à Saint-Domingue, revint en France pour retourner peu après à Saint-Domingue et s'installa même pendant un an dans l'île de la Tortue; il herborisa avec Poiteau, dessina pour Stevens, alla aux États-Unis et revint en France avec de Humboldt en 1802. Il illustra, avec Poiteau, les ouvrages de Humboldt et Bonpland. Ses travaux sur la physiologie végétale le firent entrer dans l'Académie des sciences en 1833.

Citons de lui :

I. *Leçons de Flore*, etc., *suivies d'une iconographie végétale*, etc. Paris, 1819, 3 vol. in-8° et in-4°. — II. *Essai d'une iconogr. élém.... des végétaux*. Paris, 1820, in-8°. — III. *Obs. sur quelques végétaux microscopiques*. Paris, 1827, in-8°. — IV. *Iconographie végétale*, etc. Paris, 1841, in-8°, etc. L. Hn.

TURQUETTE. Nom vulgaire de l'*Herniaria glàbra* L., plante de la famille des Paronychiacées, commune dans les lieux incultes, les champs en friche, surtout des terrains sablonneux (*voy.* Herniaire). Ed. Lef.

TURRE (Giorgio di). Né à Padoue en 1607, passait dès l'âge de trente ans pour un médecin d'une habileté extraordinaire et pour le botaniste le plus savant de l'Italie. Il fut nommé en 1647 professeur de botanique à l'Université de Padoue, échangea cette chaire en 1666 contre celle de thérapeutique, mais conserva la direction du jardin botanique.

Turre mourut en 1688, laissant quelques opuscules botaniques et pharmacologiques peu importants. L. Hn.

TUSON (Edward-William). Chirurgien anglais de la première moitié de ce siècle, fut attaché à l'hôpital de Middlesex, y enseigna l'anatomie et la philosophie et dirigea la clinique chirurgicale; il enseigna en outre à l'École de médecine de *Little Windmill-Street*. On a de lui, entre autres :

I. *New and Improved System of Myology, Illustr. by Col. Plates*. London, 1825-1826, 4 vol. in-fol.; 2e édit., 1828; 1840. — II. *A Supplement to Myology, containing the Arteries, Veins*, etc. London, 1828, in-fol. — III. *The Dissector's Guide*, etc. London, 1832;

3e édit., 1836. — IV. *The Anatomy and Surgery of Inguinal and Femoral Hernia*, etc. London, 1834, pl. — V. *The Cause and Treatment of Curvature of the Spine and Diseases of the Vertebral Column*, etc. London, 1841, pl. L. Hn.

TUSSIGNANA ou **TOSSIGNANA.** *Voy.* PIERRE.

TUSSILAGE. § I. **Botanique.** Nom du *Petasites Farfara* H. Bn, ou *Tussilago Farfara* L., vulgairement *Pas d'âne*, *Taconnet*, Composée à floraison précoce, dont les capitules jaunes sont pectoraux, sudorifiques et adoucissants. Le *Tussilago Petasites* L. est le *Petasites vulgaris* Desf. ou *P. officinalis* Mœnch. Ses fleurs sont sudorifiques, diurétiques, emménagogues; ses larges feuilles servaient jadis au traitement de la teigne. Les *Petasites* sont des Composées de la série des Hélianthées et de la sous-série des Sénécionées (H. Bn, *Hist. des plant.*, VIII, 58, 272, fig. 101 ; *Tr. Bot méd. phanér.*, 1150); ce sont probablement des plantes peu actives. H. Bn.

§ II. **Emploi thérapeutique.** Deux espèces sont utilisées dans la médecine populaire, l'une sous le nom de pas d'âne, l'autre sous le nom d'herbe aux teigneux. La première est la plus usitée, en raison de ses vertus émollientes et béchiques; la seconde passait naguère pour posséder des propriétés apéritives et dépuratives.

1° Matière médicale. Les fleurs sont seules employées en France. En Allemagne on fait usage de ses feuilles. Desséchées, les fleurs sont jaunâtres et leurs capitules recouvertes d'un duvet blanchâtre. On les récolte au printemps et on les fait sécher rapidement à l'étuve, de façon à conserver leur couleur jaune et leur odeur agréable. Les feuilles ont reçu le nom vulgaire de pas d'âne à cause de leur forme comparée à l'empreinte du sabot de cet animal.

2° Composition chimique. Les fleurs de tussilage ont été analysées par Vayle. Entre autres principes immédiats, on y rencontre de la gomme, une matière amère, une résine, une huile fixe, de l'inuline, des acides gallique et pectique, enfin des matières colorantes jaunâtres et verdâtres. C'est aux substances gommeuses qu'elle doit sa réputation médicinale.

3° Usages thérapeutiques. Cette réputation est répandue non-seulement dans toute l'Europe, mais aussi dans une grande partie de l'Asie. Les Anciens connaissaient cette plante et en faisaient usage. Les Grecs, qui lui attribuaient de réelles vertus médicinales, lui donnaient le nom de *béchion*, plante à la toux.

Dioscoride recommandait le mélange de ses feuilles broyées avec du miel comme un topique résolutif des inflammations. Il prescrivait l'inhalation de la fumée produite par la combustion de ses feuilles ou de ses racines desséchées pour combattre les bronchites sèches et faciliter l'expectoration des catarrheux. De plus, il attribuait à la décoction de feuilles de tussilage des propriétés eutociques et l'administrait aux parturientes.

Plus récemment, Bodart considérait le tussilage comme doué de vertus résolutives et légèrement purgatives. Hufeland, de notre temps Bazin, le regardaient comme utile contre le lymphatisme et contre la scrofule, opinion partagée par Gaultier de Claubry et Baumes; enfin Fuller le recommandait comme un des médicaments de la phthisie.

Actuellement, ses vertus sont plus modestes. Avec les fleurs de pied de chat et les pétales desséchées du coquelicot et de la mauve, ses fleurs entrent dans la composition du mélange désigné sous le nom de fleurs pectorales, si usuellement employées contre la toux, à titre de béchiques et de stimulantes. Il en est de même du suc de la plante pilée. On l'a encore vantée contre les éruptions cutanées et la teigne.

A l'extérieur, les feuilles de tussilage sont prescrites comme émollientes.

4° Mode d'administration. La préparation la plus usuelle, la *tisane de tussilage*, s'obtient par l'infusion théiforme de 50 grammes de fleurs desséchées dans 1 litre d'eau bouillante. On les a fait entrer dans la préparation du sirop d'Eresymium composé et dans celui de Consoude.

Naguère on préparait un *sirop*, une *conserve* et une *eau distillée* de fleurs de tussilage.

Le *suc de tussilage*, obtenu des feuilles fraîches par broiement et expression, se prescrit par dose de 4 à 5 grandes cuillerées par jour.

Les *cataplasmes de tussilage* se préparent également avec les feuilles pilées.

Ch. Éloy.

TUTHIE. *Voy.* Zinc.

TWEEDIE (Alexander). Médecin anglais, né à Édimbourg en 1794, reçu docteur en 1815 (*Diss. de cataracta*), membre du Collége royal d'Édimbourg en 1817, passa à Londres en 1820, prit ses grades au Collége des médecins, dont il devint *fellow* en 1838, fut nommé en 1824 médecin du *Fever Hospital* et conserva ces fonctions jusqu'en 1861. Il mourut le 30 mai 1884, laissant entre autres :

I. *Clinical Illustrations of Fever*, etc. London, 1830, in-8°. — II. Avec Forbes et Conolly : *Cyclopaedia of Practical Medicine*. London, 1831-1835, 4 vol. in-4°. — III. *Library of Medicine*. London, 1840, 8 vol. — IV. *On the Distinctive Characters, Pathology and Treatment of Continued Fevers*. London, 1862, in-8°.

L. Hn.

TWINING (William). Médecin anglais, né à la Nouvelle-Écosse en 1780, étudia à Londres et en 1812 prit du service dans l'armée, fit entre autres la campagne de Waterloo, et en 1821 fut envoyé à Ceylan ; il servit deux ans dans la Compagnie des Indes, fut mis en demi-solde, puis mis à la retraite en 1830. Il mourut à Calcutta le 25 août 1835, laissant :

I. *A Practical Account of the Epidemic Cholera*, etc. London, 1833. — II. *Clinical Illustrations of the More Important Diseases of India*. London, 1833. — III. Nombreux articles dans les recueils périodiques, entre autres dans *Transaction of the Med. and Phys. Soc. of Calcutta*.

L. Hn.

TYLOPHORE (*Tylophora* R. Br.). Genre de plantes de la famille des Asclépiadacées et du groupe des Stapéliées. Ce sont des herbes charnues ou des arbrisseaux volubiles, à feuilles opposées, à fleurs généralement petites, disposées en ombellules à l'aisselle des feuilles. La corolle est rotacée, à cinq divisions peu profondes, avec la couronne staminale formée de cinq folioles comprimées, charnues, plus ou moins soudées au gynostége. Les cinq anthères sont surmontées d'une membrane. Le fruit est formé de deux follicules comprimés, lisses, atténués au sommet, et renfermant un grand nombre de petites graines munies chacune d'une aigrette chevelue.

Les *Tylophora* habitent les régions tropicales de l'Asie et la Malaisie. Des trente espèces environ qui ont été décrites la plus importante au point de vue médical est le *T. asthmatica* Wight et Arn., arbuste volubile originaire des Indes Orientales, que l'on cultive au Moluques, aux îles Mascareignes et aux Antilles. C'est l'*Asclepias asthmatica* de Roxburgh., l'*Asclepias javanica zeylanica, foliis ovatis acuminatis pedunculis ex alis umbellatis* de Burmann, le *Cynanchum vomitorium* de Lamarck et le *Cynanchum Ipecacuanha* de Willdenow. Sa racine est employée, dans l'Inde et à Ceylan, comme succédané de l'Ipécacuanha dans le traitement de la dysenterie. ED. LEF.

TYLOSIS. *Voy.* DERMATOSES, p. 228.

TYMPAN. *Voy.* OREILLE.

TYMPAN ARTIFICIEL. *Voy.* OREILLE, p. 248.

TYMPANIQUE (ARTÈRE). Branche collatérale de la maxillaire interne, l'artère tympanique (*arteria cavi tympani*) se détache de ce dernier tronc tout près de son origine, en arrière du col du condyle du maxillaire inférieur. On l'a vue naître également de quelques artères du voisinage, notamment de la méningée moyenne et de la dentaire inférieure, deux branches collatérales de la maxillaire interne. Quel que soit son mode d'origine, la tympanique est toujours fort grêle : oblique en haut et un peu en arrière, elle se dirige vers la cavité glénoïde du temporal ; après avoir donné sur son parcours quelques ramuscules à l'articulation temporo-maxillaire, elle s'engage dans la scissure de Glaser, arrive dans la caisse du tympan et s'y termine en se ramifiant dans la muqueuse qui tapisse cette cavité (*voy.* OREILLE MOYENNE).

Sous le nom de *tympanique supérieure* (par opposition à la précédente qu'il appelle *tympanique inférieure*), Theile décrit une deuxième artère tympanique fournie par l'artère stylo-mastoïdienne, branche de l'auriculaire postérieure. Elle pénètre dans l'oreille moyenne avec la corde du tympan, longe de haut en bas le manche du marteau et s'épuise en fines ramifications dans la muqueuse qui forme le revêtement interne de la membrane du tympan. L. TESTUT.

TYMPANIQUE (SON) *Voy.* PERCUSSION.

TYMPANITE. *Voy.* MÉTÉORISME.

TYPHA (T.). § I. **Botanique.** Nom latin des Massettes : d'où *Typhacées*, nom d'une petite famille, voisine des Aroïdacées, que ce genre forme avec les *Sparganium*. Les fleurs des *Typha* sont en spadices cylindriques très-serrés. Les mâles ont un périanthe réduit à des languettes filiformes, et des étamines nombreuses, à anthère biloculaire. Les femelles ont un gynécée à ovaire stipité, uniloculaire, surmonté d'un style grêle et renfermant un seul ovule, descendant et anatrope. Le fruit est sec et la graine albuminée. On distingue une dizaine de *Typha*, herbes vivaces, croissant dans l'eau, ressemblant à un Scirpe ou à un Roseau. Les spadices mâle et femelle sont superposés dans les plantes monoïques. Le spadice femelle devient à la maturité cylindrique et brunâtre ; c'est le roseau que Titien et beaucoup d'autres peintres ont placé dans la main du Christ raillé par les soldats. Le *T. latifolia* L. a un rhizome épais, charnu, alimentaire pour quelques peuplades. Ses pousses se confisent au vinaigre. Les rhizomes sont riches en fécule, et Lecoq en a extrait cette fécule, avec des cristaux de phosphate de chaux. Gmelin vantait ce rhizome contre le hoquet; Aublet, contre la leucorrhée et la gonorrhée. Avec le Rhapontic, cette plante s'employait en Sibérie contre le scorbut. Le pollen a été substitué à là poudre de lycopode. Les filaments qui accompagnent les fruits servent à rembourrer des matelas, des coussins. On les a vantés topiquement pour le traitement des engelures et des brûlures. On peut en faire des étoffes, des feutrages, etc. Puis on les mélange à la cendre et à la chaux pour la confection d'une sorte de ciment. Darcet a même proposé d'en faire du papier. Les feuilles servent de litières et de nattes. Le *T. angustifolia* L. a les mêmes propriétés. De même les *T. elatior* BŒNN. et *minima* FUNK, le *T. alba* et, dans l'Inde orientale, le *T. elephantina* ROXB.

Le *T. elliptica* GMEL. est le *T. minima* L. Le *T. major* CURT. est le *T. latifolia* L. Le *T. media* POLL. est le *T. angustifolia* L. H. BN.

BIBLIOGRAPHIE. — TOURN., *Inst. Rei herb.*, 530, t. 301. — L., *Gen.*, n. 1040. — K., *Enum.*, III, 90, 583. — MÉR. et DE L., *Dict. Mat. méd.*, VI, 795. — NEES, *Gen. Fl. germ.*, *Monoc.*, III, n. 41. — GÆRTN., *Fruct.*, I, t. 2. — L.-C. RICH., in *Ann. Mus.*, XVII, t. 5; in *Guillem. Arch. Bot.*, I, 193, t. 5. — SPACH, *Suit. à Buff.*, t. 93. — WEBB, *Phytograph. canar.*, t. 218. — ROSENTH., *Syn. pl. diaphor.*, 144. — SCHKUHR, *Handb.*, t. 281. — POLL., *Fl. Veron.*, III, t. 1. — REICHB., *Icon. Fl. germ.*, IX, t. 319-323. — ENDL., *Gen.*, n. 1709. — BENTH. et HOOK. F., *Gen. plant.*, III, 955.
H. BN.

§ II. **Emploi thérapeutique.** Cette plante est vulgairement désignée, en raison de la forme de ses chatons, sous les noms de Massette, Masse-d'eau et Masse de bedeau. L'espèce employée surtout est la *Typha latifolia*, dont le pollen a servi et sert encore dans quelques pays comme succédané de la poudre de lycopode, et dont les longues soies qui portent les fruits sont utilisées dans certains départements à l'instar du varech, pour la confection des oreillers et des matelas d'enfants.

Enfin les rhizomes des typha sont employés, après avoir été confits dans du vinaigre, à titre d'aliment ou de condiment.

MATIÈRE MÉDICALE. Le pollen de *Typha latifolia* est constitué par des grains de couleur foncée, et possédant une forme sphéroïdale. Examinés au microscope, ces grains paraissent constitués par la réunion de granules disposés quatre par quatre, à surface arrondie et inclus dans une cellule-mère. Ils diffèrent donc morphologiquement des grains allongés du pollen des Conifères et des grains de pollen du lycopode, dont les granules sont hérissés de petites aspérités et groupés trois par trois. De plus, autres caractères physiques différentiels : l'eau les humecte plus facilement et ils s'enflamment moins aisément que ces derniers.

2° USAGES THÉRAPEUTIQUES. Le pollen du typha sert aux mêmes usages que celui du lycopode. De plus, on l'emploie assez souvent, à cause de son prix peu élevé, dans quelques contrées, à l'adultération de ce dernier. La forme des grains permet cependant, au moyen du microscope, de reconnaître aisément cette falsification.

Le pollen du typha est encore employé pour la toilette des jeunes enfants, afin de maintenir la peau sèche dans l'aine, les plis fessiers, le creux axillaire et les plis articulaires. Elle sert encore à saupoudrer la surface des érythèmes et des ntertrigos, et, malgré son infériorité de qualité par rapport au pollen du lycopode, cette poudre absorbante est encore supérieure à la fécule de riz et à l'amidon pulvérisé.

Néanmoins, en pharmacie, elle ne peut pas être substituée au pollen du lycopode, car elle lui est inférieure pour l'enrobage et l'isolement des pilules de molle consistance.

CH. ELOY.

TYPHACÉES (*Typhaceæ*). Famille de plantes dicotylédones, qui tire son nom des *Typha* et qui ne renferme, avec eux, que le genre *Sparganium*. H. BN.

TYPHINUM. Nom d'un Sumac, le *Rhus Typhinum* L., à fruits acides, à écorces et feuilles astringentes, âcres, irritantes, pouvant servir à teindre et à tanner les peaux.

H. BN.

TYPHLITE ET PÉRITYPHLITE. *Voy.* INTESTIN.

TYPHLOPS. On désigne sous ce nom des serpents (*voy.* OPHIDIENS) toujours de très-faible taille, vermiformes, qui font, en quelque sorte, passage aux Sauriens. La bouche est étroite, non dilatable; il n'existe de dents qu'à la mâchoire supérieure, qui est courte; les os intermaxillaires, les naseaux, les vomers et les frontaux antérieurs, sont solidement unis entre eux; les ptérygoïdiens externes font défaut, ainsi que les préfrontaux; les narines sont tantôt latérales, tantôt inférieures; l'extrémité du museau peut être arrondie ou tranchante; le corps est protégé par de petites écailles lisses, unies; la tête peut être revêtue d'écailles semblables à celles du corps ou de plaques distinctes; la queue est toujours très-petite.

Le genre Typhlops est le type de la famille des Typhlopiens ou Épanodontiens: le sous-ordre des Opotérodontes ou Scolécophides se divise, en effet, en deux, les Typhlopiens et les Catodontiens; chez ces derniers la mâchoire inférieure seule est pourvue de dents.

Les Scolécophides se trouvent surtout dans les parties les plus chaudes d'Australie et des Indes Orientales; ils font défaut dans l'Amérique du Nord et ne sont représentés dans le sud de l'Europe que par une seule espèce.

H.-E. SAUVAGE.

BIBLIOGRAPHIE. — DUMÉRIL et BIBRON. *Erpétologie générale*, t. VI. — JAN. *Elenco sistematico degli Ofidi*, 1863. E. S.

TYPHOÏDE (FIÈVRE). SYNONYMIE. Le terme *fièvre typhoïde*, inauguré par Louis et que nous plaçons en tête de cet article, est consacré par l'usage; il tend à se répandre de plus en plus et à prévaloir à l'étranger. Cependant il peut être utile d'inscrire un certain nombre d'expressions qui ont comme une valeur historique et se retrouvent parfois dans des écrits qui n'ont pas trop vieilli.

Morbus mucosus (Rœderer et Wagler), d'où peut bien être venu *fièvre muqueuse; synochus putris* (Cullen); *febris putrida* (Stoll); *fièvre maligne* (Chirac); *febris maligna et mesenterica* (Lancisi); *fièvre nerveuse* (Gilchrist); *Slow Nervous Fever* (Huxham); *fièvre ataxique, ataxo-adynamique; fièvre entéro-mésentérique* (Petit et Serres); *dothiénentérite* (Bretonneau) ou *dothiénentérie* (Trousseau). — A l'étranger : *Typhoïd Fever* ou *Enteric Fever* (anglais); *Abdominaltyphus, Ileotyphus, Darmtyphus* (allemand); quelquefois *Typhoïd* (A. Hirsch), trop souvent *Typhus* sans épithète.

HISTORIQUE. La fièvre typhoïde pourrait passer, sinon pour une « maladie nouvelle, » au moins pour une maladie moderne. Rigoureusement, elle ne date que de l'époque à laquelle son entité s'est dégagée des confusions qui l'entouraient et où elle a pris place dans le cadre nosologique : c'était vers 1830. Mais on la démêle sans trop de difficulté dans les observations des médecins du dix-huitième siècle et même du dix-septième. On la retrouverait probablement dans celles des médecins du moyen âge, s'il y avait quelque chose à chercher dans les archives de cette étrange période. Il ne peut guères, pour nous, être l'objet d'un doute qu'elle existât au sein des civilisations antiques, à Rome et à Athènes, où les conditions qui lui sont actuellement favorables se réalisaient déjà. Mais cela ne veut pas dire qu'Hippocrate ou Galien l'aient décrite, même sans avoir conscience qu'il s'agissait d'une forme morbide à individualité propre.

Le savant et regretté auteur de l'article TYPHOÏDE (*Fièvre*) du *Nouv. Dictionn. de méd. et de chir. pratiq.* relève les opinions qui se sont fait jour sur le point de savoir si les traits de la fièvre typhoïde peuvent être découverts dans quelques-unes des œuvres d'Hippocrate. Ces opinions sont fort contradictoires; Littré en a même eu deux à cet égard. Bien que le *causus* réponde vraisemblablement aux fièvres palustres, nous croyons qu'il n'est pas impossible, avec quelque ingéniosité, de retrouver la fièvre typhoïde dans Hippocrate. Le contraire serait même étonnant, puisque ce grand médecin a dû, selon nous, l'observer. Mais cela n'a guère d'intérêt, du moment que Hippocrate ne soupçonnait pas qu'il fût en face d'une espèce distincte, non plus que Galien, plus tard, et Cælius Aurelianus.

Il faut, de là, passer au seizième et au dix-septième siècle. Haeser (*Lehrbuch der Geschichte der Medicin.* 3. Auflage, III) a recueilli dans l'histoire de ces temps reculés, sur le sujet qui nous occupe, quelques renseignements que Hirsch et surtout Georges Homolle ont utilisés avec la discrétion nécessaire. Nous chercherons à n'en pas faire davantage.

Il y a, probablement, eu de la fièvre typhoïde dans les *febres pestilentes*, souvent signalées à cette époque; dans l'épidémie de Gênes, en 1523, décrite par Ordericus; dans les fièvres rapportées par Fracastor (1530), par Baillou (1573). Spigel (1624) a signalé le *sphacèle* de l'iléon dans certaine fièvre commune en Italie; Willis (*Lib. de febribus.* Amstelod., 1682) a distingué la synoque putride de la *putrida maligna.* Quelques-unes des fièvres observées à Londres par Sydenham, de 1661 à 1664 et plus tard, pourraient être des typhoïdes. De même il pourrait s'en être glissé, en pays palustre, dans les fièvres décrites par Panarole, Baglivi, Lancisi; certaines autopsies révélaient des ulcérations intestinales. Hoffmann, à Hall (1698-1728), a pu donner à de telles fièvres la qualification de *febres epidemicæ, exanthematicæ catarrhales sive petechizantes.* On tient habituellement compte soit de l'exposé symptomatique, soit des constatations anatomiques susceptibles d'êtres rapportées à la fièvre typhoïde, dans les écrits de Strother (1729), de Gilchrist (1735), de Chirac (*Traité des fièvres malignes.* Paris, 1724), de Huxham (*Essai sur les fièvres*, 1739). Morgagni, dans son grand ouvrage (*De sedibus et causis morborum.* Venet., 1761), décrit d'une façon péremptoire les lésions intestinales de la fièvre typhoïde, prise encore pour de la dysenterie.

L'école de Leyde distinguait la maladie sous le nom de *fièvre lente*, de *synoque putride*, ainsi que semblent le démontrer les aphorismes de Boerhaave et les commentaires de van Swieten (G. Homolle). On l'aperçoit, enchevêtrée au typhus, dans les travaux de Pringle et de de Haen. Hirsch groupe, à ce même point de vue, ceux des médecins allemands de l'époque, qui ont laissé des descriptions non douteuses de la fièvre typhoïde : Riedel (1748), qui l'appelle *Darmfieber;* Riepenhausen, Rœderer et Wagler, qui tous trois rapportèrent l'épidémie de Gœttingen en 1760, mais avec un succès différent, puisque l'œuvre des deux derniers (*De morbo mucoso liber singularis*. Gœttingen, 1783) est restée classique. Mayer, Wienbolt et d'autres, qui observèrent la fièvre typhoïde mêlée aux maladies de famine de 1770-1772, complètent la série allemande, avec les auteurs de la fin du dix-huitième siècle, Finke (épidémie de Tecklenbourg en 1776), Consbruch, Kraus, von Jacobi (épidémies de 1783 à 1792 à Stuttgart), Eckner (Rudolstadt, 1789).

A Lausanne, Tissot (1754-1755) décrivait assez exactement la maladie sous le nom de *fièvre bilieuse*.

A Naples, Sarcone (1764) l'observait aussi pendant la famine, en même temps que le typhus et la dysenterie, avec Pepe et Fasano, et l'appelait *fièvre glutineuse*.

De 1806 à 1817, dans les îles Britanniques, divers médecins publient des récits qui se rapportent à la fièvre typhoïde; Sutton à Deal; Bateman à Londres; Muir (1811) à Paisley; Edmonston à Newcastle (1817).

Mais nous arrivons au moment où l'École de Paris édifiait décidément l'entité de cette forme morbide. Le livre de Prost (*Médecine éclairée par l'observation et l'ouverture des corps*. Paris, 1804) montrait que les fièvres muqueuses, ataxiques, adynamiques, ont leur localisation anatomique dans l'intestin grêle et correspondent à l'inflammation de la muqueuse intestinale et à des ulcérations, particulièrement au voisinage de la valvule iléo-cæcale. Ce travail, qui ne levait pourtant pas toutes les obscurités, dut peut-être à son titre bizarre de n'être pas remarqué autant qu'il le méritait. Il avait, au moins, cette supériorité qu'il tendait à une simplification de la pyrétologie, conforme à la nature des choses, tandis que Petit et Serres (*Traité de la fièvre entéro-mésentérique*, etc., Paris, 1814), en décrivant très-exactement les symptômes cliniques et les lésions de la fièvre typhoïde, crurent avoir découvert une espèce nouvelle, très-voisine des fièvres ataxiques, adynamiques, muqueuses, mais portant en somme à quatre les espèces de fièvres continues de nos pays.

Au moins c'était une fièvre liée à des lésions anatomiques et qui faisait brèche à la déplorable classification, toute symptomatique, de la *Nosographie* de Pinel, dont le résultat le plus clair était, nous le comprenons aujourd'hui, de démembrer la fièvre typhoïde et d'en éparpiller les éléments sur cinq ou six formes n'ayant entre elles que des différences extérieures.

L'idée allait être poussée à ses dernières limites par Broussais, l'ennemi acharné de l'ontologie médicale et pour qui il ne devait pas exister de fièvres sans localisation. L'*entéro-mésentérite folliculeuse* de Bouillaud et de Forget a été la continuation de la *gastro-entérite* du maître. Pourtant il ne faut pas se plaindre que les esprits aient été, dès lors, tournés vers l'anatomie pathologique de la maladie. On allait peut-être perdre de vue pour un moment la spécificité et la nature infectieuse de la fièvre typhoïde, mais au moins on marchait à la conquête du lien véritable de toutes ces formes, prises trop longtemps pour des individualités. Cruveilhier, Lerminier, Andral, Bretonneau, dans cette voie, avec des conceptions un peu différentes, préparaient en somme l'œuvre de Louis, l'homme du monde qui a le mieux justifié cette parole : *le génie n'est que de la patience*. Il convient de remarquer, toutefois, que Bretonneau consacrait simultanément l'importance de la localisation intestinale et la spécificité de la maladie, en la comparant à une fièvre éruptive qui siégerait sur l'intestin ; ce qu'exprimait le terme de *dothiénentérite* (1818), que Trousseau, resté fidèle à la doctrine de son maître, transforma plus tard en *dothiénentérie*, comme pour mieux accentuer l'idée de maladie spécifique.

C'est de 1822 à 1826, à l'Hôtel-Dieu, qu'en suivant les plus rigoureux principes de l'école d'observation, Louis recueillit les matériaux de son impérissable travail : *Recherches anatomiques, pathologiques et thérapeutiques, sur la maladie connue sous les noms de gastro-entérite, fièvre putride, adynamique*, etc. Paris, 1829. L'unité de la maladie était désormais établie ; l'auteur proposait de lui donner le nom de *fièvre typhoïde*, qui fut adopté par Chomel et devint rapidement classique.

Assurément l'adjectif *typhoïde* visait la modalité préférée de cette fièvre et n'impliquait point l'idée d'une communauté ni même d'une affinité de nature de celle-ci avec le typhus. Cependant quelques-uns prirent le change et les discussions entre les identistes et les non-identistes représentent la deuxième phase de l'histoire moderne de la fièvre typhoïde. La confusion était soigneusement entretenue en Allemagne, où l'on s'habituait déjà à lui appliquer le nom de *typhus*, tout aussi bien qu'au typhus exanthématique. Ainsi Pommer : *Beiträge zur näheren Kenntniss des sporadischen Typhus*. Tubingen, 1821, puis Heusinger, Lesser, Schönlein : *Abdominal-oder Ganglientyphus*.

Les médecins anglais, qui observent souvent la fièvre typhoïde en même temps que le réel typhus, remarquaient bien, cependant, les lésions intestinales qui existent dans la première et font défaut dans le second (Abercrombie, 1820 ; Hewett, 1826 ; Bright, 1827 ; Alison, 1827 ; Tweedie et Southwood Smith, 1830 ; Peebles, 1835 ; Perry, 1836). Lombard (de Genève), en 1836, affirmait la distinction des deux affections. Les médecins américains suivaient le même progrès (Gerhard et Pennock [de Philadelphie] ; Shattuck [de Boston]). C'est en se basant sur leurs travaux que Valleix proclama la non-identité, en France, en 1839, alors que l'Académie de médecine, en 1837, restait encore dans le doute, puisqu'elle couronnait simultanément le mémoire de Gaultier de Claubry, identiste, et celui de Moutault, partisan de l'opinion contraire. Mais il appartenait aux médecins anglais de faire définitivement le jour sur cette question : c'est ce que l'on doit aux travaux de Stewart (1836-1840) et surtout de W. Jenner (1849-1851).

Dès lors la fièvre typhoïde a conquis sa personnalité. Elle entre dans l'histoire contemporaine et il ne s'agit plus que d'en déterminer l'origine, c'est-à-dire la nature banale ou spécifique.

Distribution géographique. « La fièvre typhoïde atteint presque l'ubiquité absolue, » dit Poincaré. Nous sommes bien tenté de déclarer que le correctif *presque* est de trop. Il y a de la fièvre typhoïde partout où il y a des hommes vivant en groupe ; on l'observe partout où il y a des observateurs. La carte même de Poincaré le prouve, et l'immunité de Ceylan, de l'Australie, de la Nouvelle-Zélande, de l'Arabie, qu'il croit pouvoir citer, n'est que relative. On a la fièvre typhoïde à toutes les latitudes. C'est une question de plus ou de moins. Il n'est pas absolument de règle que la chaleur en favorise la fréquence, quoique cette influence se manifeste du nord au sud de la France, par exemple. Parfois il semble se révéler des dispositions ethniques, constituant des groupes particulièrement aptes et d'autres réfractaires, jusqu'à ce qu'un jour il soit démontré que cette immunité était une illusion. Morehead avait affirmé que la terre de l'Inde est antipathique à la fièvre typhoïde; on en avait même conclu que la zone intertropicale est exempte de cette maladie infectieuse. Des centaines de témoignages n'ont pas tardé à détruire cette assertion erronée et Morehead lui-même, dès 1860, reconnaissait s'être trompé. Nos confrères des armées de terre et de mer l'observent en Cochinchine et au Tonkin (J.-S.-L. Morand). Que n'a-t-on pas dit, très-hypothétiquement, de l'antagonisme entre la fièvre typhoïde et l'impaludisme? C'était cet antagonisme qui préservait de la première notre Algérie. Or on a pu voir bientôt, en Algérie, des fièvres typhoïdes très-reconnaissables dans la saison où les affections palustres n'accaparent pas encore la scène morbide; et, dans la saison des fièvres malariales graves, les autopsies faites avec soin ont montré qu'il passait aisément un certain nombre de réelles typhoïdes dans la masse des fièvres continues ou rémittentes, mises uniformément au compte de l'impaludisme et, en réalité, d'un diagnostic assez délicat. Nous avons personnellement constaté que la fièvre typhoïde d'Algérie atteint aussi bien les Européens acclimatés que les arrivants et qu'elle n'épargne en aucune façon les indigènes. D'ailleurs, tout cela est aujourd'hui classique.

Nous renvoyons le lecteur à la revue, aussi longue que patiente, à laquelle s'est livré Hirsch. Nous nous bornerons à citer, avec Poincaré, les pays à fièvre typhoïde, rangés d'après la fréquence et la gravité de la maladie.

« C'est en France que la mortalité par fièvre typhoïde est la plus forte. » Vient ensuite l'île Sainte-Hélène. Munich et Vienne suivent de près (les choses se sont beaucoup améliorées à Munich et à Vienne depuis quelques années).

Dans les pays suivants, la fièvre typhoïde présente une fréquence et une gravité moyennes : en Europe, Belgique, Danemark, Allemagne, Suisse, Suède, Norvége, Islande, Russie, Italie, Corse, Sardaigne, Espagne, Portugal, Bulgarie, Roumanie, Turquie et Grèce; — en Amérique, États-Unis, Groënland, Labrador, Canada; — en Asie, Anatolie, Syrie, Mésopotamie, Arménie, Perse, Indo-Chine et Sibérie; — en Afrique, Égypte, Abyssinie, Algérie, le Cap, Madagascar, la Réunion; — en Océanie, Polynésie, Nouvelle-Calédonie.

Elle est peu fréquente en Angleterre (Londres et Glasgow exceptées), en Hollande, au Mexique, aux Antilles, dans les Guyanes, le Brésil, le Pérou, le Chili, le Maroc, à Madère, aux Canaries, à l'île Maurice, au Japon, dans les îles de la Sonde, les Philippines, les Moluques, les Marquises.

« Jouissent d'une immunité presque complète le plateau de l'Arabie, l'île de Ceylan, l'Australie et la Nouvelle-Zélande. » J.-A.

Description sommaire de la maladie. La fièvre typhoïde peut se montrer sous les aspects les plus divers, selon qu'elle est légère ou grave, que sa marche est régulière ou modifiée par des complications. On peut observer toutes les transitions, depuis la forme fruste, symptomatique d'une imprégnation superficielle de l'économie par l'agent pathogène, jusqu'à la forme ataxo-adynamique suivie d'un cortége de complications redoutables. Chaque épidémie apporte avec elle un type un peu particulier et comporte la prédominance de certaines localisations organiques : c'est ainsi que l'on voit, selon les cas, une intensité plus marquée des accidents pulmonaires, des accidents intestinaux ou des phénomènes nerveux. D'autres fois la maladie est influencée par des circonstances locales ou individuelles et présente de ce fait les variétés les plus dissemblables. Sa manière d'être se rapproche, sous de nombreux rapports, de celle du choléra, qui offre des gradations successives, depuis la diarrhée cholériforme jusqu'au choléra asphyxique confirmé. Selon la remarque de Griesinger, c'est le point de vue étiologique qui permet seul de grouper toutes ces formes morbides parfois si diverses. Nous préférons commencer l'étude clinique de la fièvre typhoïde par l'exposé de la forme de moyenne intensité, ce qui nous facilitera l'étude des formes abortives, des formes graves et des formes irrégulières.

Une période d'*incubation*, qu'indiquent à peine quelques phénomènes prodromiques, précède l'apparition de la maladie. Elle correspond à la première action de l'agent infectieux, à son insertion sur les surfaces de revêtement et à ses premiers efforts pour diffuser dans le milieu intérieur. Il y a des cas, où l'organisme se trouvant en état de réceptivité et où l'action morbide étant très-énergique, la lutte est de courte durée et l'incubation très-rapide; il en est d'autres, au contraire, où l'économie résiste, présente un terrain mal préparé pour la multiplication des germes, les détruit et les élimine au fur et à mesure de leur apparition et retarde longtemps l'apparition définitive de la maladie; ce n'est qu'à la suite de nombreux efforts, d'abord victorieux, que les cellules vivantes finissent par ne plus offrir une résistance suffisante, et que l'organisme épuisé se laisse envahir par les bacilles typhiques.

Cette période de lutte est presque toujours caractérisée par des symptômes qui, bien que peu significatifs en eux-mêmes, finissent par acquérir de la valeur par leur réunion et surtout par leur apparition en temps d'épidémie. C'est un malaise indéterminé : le malade se sent fatigué, courbaturé, le soir surtout; son appétit se perd, il est dans une sorte d'état nauséeux permanent entretenu par de la céphalalgie ou tout au moins de la lourdeur de tête. Tout travail lui devient pénible et le travail intellectuel en particulier exagère son malaise. Les nuits sont mauvaises, coupées par des cauchemars et des réveils subits suivis de longues heures d'insomnie; quelquefois même le rêve se continue après le réveil et détermine un délire passager. Certains malades ressentent des troubles sensoriels, des bourdonnements d'oreilles, de la dureté de l'ouïe, des vertiges et des douleurs lancinantes dans les membres ou à l'épigastre. Les voies digestives sont déjà à ce moment le siége d'altérations superficielles qui en modifient le fonctionnement normal : la bouche est mauvaise et pâteuse, la langue saburrale, et souvent il y a de la diarrhée alternant avec de la constipation. Parfois une épistaxis se montre dès cette période et devient un élément de diagnostic. En même temps que tous ces symptômes vagues apparaît souvent un frisson intense ou faible, unique ou répété et qui, dans quelques cas rares, peut se reproduire pendant plusieurs jours d'une façon régulière comme dans la fièvre intermittente. Quand il existe, ce frisson, faisant suite aux autres symptômes déjà indiqués, permet de songer à l'apparition d'une dothiénentérie. La durée de cette période d'incubation est d'environ deux semaines, mais les phénomènes prodromiques ne précèdent, en général, la maladie que de deux à cinq jours; souvent ils font complétement défaut.

L'apparition d'un état fébrile continu avec exacerbations vespérales marque le *début* de la maladie, et pendant près d'une semaine entière la fièvre augmente régulièrement d'intensité pour atteindre son apogée entre le sixième et le huitième jour. Un accablement général, de la faiblesse, une céphalalgie intense jointe à des troubles sensoriels, des vomissements et de la diarrhée, sont les symptômes initiaux du *premier septenaire*. Ce sont les troubles de l'innervation qui se montrent en premier lieu : la douleur frontale est en général très-vive et s'accompagne de douleurs vagues dans les lombes, le dos, la nuque et les membres. La faiblesse et la prostration du malade sont si marquées que c'est à peine s'il peut se tenir sur ses jambes; une fois qu'il a pris le lit, il n'a même pas la force d'en sortir, et éprouve des vertiges dès qu'il se met sur son séant. Sa physionomie exprime l'abattement, la torpeur et une indifférence profonde pour lui-même et pour ce qui l'entoure. Son caractère devient difficile, il se plaint sans motif, puis tombe dans une apathie dont il ne sort qu'au début de la convalescence. Des symptômes gastriques viennent s'ajouter à cet état : il éprouve une véritable répugnance pour les aliments, mais en revanche sa soif est vive, surtout le soir quand la fièvre augmente; la langue, blanche au milieu, est rouge sur les bords; les vomissements, quoique moins fréquents qu'à la période prodromique, peuvent encore se montrer; les selles deviennent fréquentes, de coloration jaune clair, remplies de grumeaux floconneux, fétides, et sont souvent involontaires. En même temps le ventre se ballonne, la fosse iliaque droite est douloureuse à la pression et laisse percevoir du gargouillement, la rate se tuméfie et devient douloureuse. De la toux et tous les signes d'un catarrhe bronchique se produisent chez la plupart des malades.

Tous ces symptômes augmentent progressivement d'intensité dans le cours de la première semaine; la fièvre présente le type continu rémittent avec exacerbation vespérale, mais ne s'élève pas encore au-dessus de 40 degrés. Le pouls, influencé par elle, perd peu à peu sa force à mesure que sa rapidité augmente, presque toujours il est dicrote, et ce signe persiste pendant presque toute la durée de la maladie. La peau est sèche, brûlante; le visage offre une coloration rouge foncée ou même violacée; les sueurs sont rares et les urines peu abondantes, albumineuses, présentent une teinte foncée. Il est rare de voir l'éruption de taches rosées se produire pendant le premier septenaire. Cette période qui marque l'invasion de la maladie correspond aux premières altérations des organes lymphoïdes du tube digestif et à la pénétration progressive des germes infectieux dans l'organisme. C'est une période de réaction inflammatoire; les lésions sont peu étendues, le malade est encore résistant, il lutte avec énergie contre l'agent morbide et dans certains cas, dans les formes abortives, par exemple, sous l'influence de cette réaction vive, la maladie peut tourner court et disparaître sans avoir porté son action destructive sur tous les organes. Dès l'invasion de la maladie on peut déjà prévoir sur quelle partie de l'organisme elle portera plus particulièrement ses efforts et si l'on aura affaire à une dothiénentérie à type abdominal, cérébral ou thoracique. Parfois la localisation est si exclusive, comme dans la pneumo-typhoïde, par exemple, que les symptômes généraux s'effacent devant les phénomènes locaux et peuvent faire mettre en doute la nature du processus.

Le *second septenaire* est caractérisé par l'imprégnation totale de l'économie, d'une part par les bacilles typhiques et de l'autre par les produits toxiques résultant de leur action sur les cellules animales. C'est à proprement parler, la période des localisations organiques. Selon que, par suite d'une prédisposition individuelle, ou d'une circonstance fortuite, tel ou tel organe présente une résistance moindre, il devient plus accessible à l'action du poison qui semble porter sur lui la presque totalité de ses efforts. La prédominance selon les cas, des complications nerveuses, intestinales, pulmonaires, cardiaques ou autres, reconnaît pour cause une débilité primitive ou acquise de chacun de ces appareils. Le poison diffuse partout; il n'est presque ni tissu, ni organe, où l'on ne puisse constater la présence des bacilles : partout ils forment des colonies et donnent naissance aux symptômes et aux complications les plus variables.

Pendant toute la durée de cette seconde semaine, la température se maintient à la même hauteur et la fièvre conserve nettement le caractère rémittent ; la rémission matinale est faible et chaque soir ramène une ascension thermique égale à celle de la veille. Dès le commencement de cette période, l'éruption se montre sur la poitrine, l'abdomen et le dos : elle consiste en petites taches circulaires, rosées, au nombre de 20 ou 30 en moyenne, ne durant que quelques jours, mais se reproduisant par poussées successives. La pesanteur de tête et la céphalalgie commencent à diminuer pour disparaître en général vers le dixième jour, mais le malaise persiste et la prostration, les vertiges, les bourdonnements d'oreilles, augmentent. La dépression des forces est extrême : couché comme une masse inerte, le malade reste dans la torpeur sans même faire un mouvement; les yeux sont cernés, le visage très-amaigri, les narines sèches, les lèvres fuligineuses, fendillées, et la langue devient sèche, raboteuse, couverte de parcelles de mucus solidifié et noirci; la soif est intense. Il boit avidement les liquides qu'on lui présente, mais ne songerait pas à les demander. S'il n'y a pas de délire, il y a toujours une excitation continue, augmentant le soir et entretenue la nuit par l'insomnie ou les rêves. La tuméfaction de la rate, la diarrhée, le météorisme, persistent et atteignent leur maximum ; les vomissements sont rares. Souvent, à cette époque, les selles peuvent contenir du sang, premier indice de l'ulcération des plaques de Peyer. La fréquence des mouvements respiratoires augmente en même temps que les lésions broncho-pulmonaires ; l'expectoration est peu abondante et présente rarement l'aspect des crachats pneumoniques. Le cœur et les parois vasculaires lésées dans leur intimité perdent déjà de leur énergie, le dicrotisme persiste et des souffles cardiaques peuvent se montrer.

C'est à cette période que des complications graves peuvent se développer, sous l'influence directe de l'agent typhogène. Sans parler à nouveau des localisations sur les organes qui, dans bien des cas, prennent le caractère d'une complication, il faut citer les lésions rénales qui sont le résultat de l'élimination par les urines des bacilles et des ptomaïnes. Les complications d'ordre nerveux, et notamment l'état typhoïde et la forme dite ataxo-adynamique, sont intimement liés au mauvais fonctionnement du rein. Les déchets organiques ne pouvant plus s'éliminer s'accumulent dans le sang, imprègnent les tissus, les empoisonnent et donnent à l'état général du malade un caractère tout spécial. C'est alors que l'on voit apparaître une dépression profonde : le malade devient une masse inerte, sans résistance et sans activité vitales. En même temps que la prostration, la perte de l'intelligence, la stupeur, le délire vague, on observe des évacuations involontaires, des soubresauts musculaires et des spasmes des tendons. Des complications de tout ordre surviennent encore et aggravent la situation. Alternant avec cet état dépressif, des phénomènes d'excitation, carphologie, crises tétaniques et urémiques, s'emparent du malade et caractérisent une des formes les plus graves de la maladie, la forme ataxo-adynamique. Le mauvais fonctionnement des émonctoires et l'accumulation dans l'économie de produits infectieux ou toxiques en est la cause principale.

Le *troisième septenaire* présente, en général, dans sa première moitié, les symptômes déjà observés dans le second. Dans les cas graves, la mort peut survenir à ce moment. S'il doit, au contraire, y avoir une terminaison favorable, une rémission se produit ; la physionomie du malade devient meilleure, la peau est moins chaude et des sueurs abondantes le couvrent ; l'urine est éliminée en grande quantité et renferme une proportion considérable de matières extractives. La diarrhée continue encore, mais le ventre devient souple et la tumeur splénique disparaît. Ce sont surtout les phénomènes nerveux qui présentent une sédation marquée : l'intelligence renaît, le sommeil est possible et les nuits ne sont plus agitées par le délire et les cauchemars. La température présente à cette période, entre le quatorzième et le vingt et unième jour, un abaissement remarquable : la défervescence se fait en général progressivement, par lysis ; parfois cependant elle est brusque et d'un chiffre élevé tombe au-dessous de la normale pour remonter ensuite plus ou moins.

Cette amélioration correspond à ce que l'on appelait la *crise* ou période critique ; elle est le résultat de l'exagération des fonctions des émonctoires (polyurie, sueurs, etc.), qui a pour effet de débarrasser l'organisme de l'excédant des déchets qui s'y sont accumulés pendant la maladie (Schalvey, *Mém. de la Soc. de biol.*, 1867). Cette détente est presque toujours annoncée par une phase particulière, la *procrise*, c'est-à-dire soit par une fausse défervescence avec amélioration passagère, soit plus souvent par un redoublement des phénomènes généraux et locaux qui constituent ce que l'on a appelé la perturbation critique (Chauffard, *Des crises dans les maladies*, 1886). Une crise bien nette s'accompagne toujours d'une chute brusque de la température.

Il est fréquent d'observer, à la fin du troisième septenaire, des accidents graves, complications ou persistance des symptômes primitifs, qui empêchent la défervescence de se produire ; la fièvre reste alors aussi élevée que dans la semaine précédente, la stupeur et le délire continuent, le malade s'affaiblit de plus en plus, les signes de la pneumonie hypostatique deviennent plus étendus et la mort survient au milieu de ces symptômes. Chez d'autres, des hémorrhagies intestinales, une perforation, des congestions pulmonaires, etc., sont la cause de la mort.

Un des caractères les plus saillants de cette phase est l'irrégularité de la courbe thermique, qui présente alternativement des ascensions considérables et des chutes de plusieurs degrés. C'est le stade amphibole de Jaccoud ; il est l'indice des tentatives que fait l'organisme pour se débarrasser des produits toxiques qui l'encombrent, tandis que de nouvelles poussées bacillaires cherchent à l'envahir à nouveau.

Le *quatrième septenaire* est caractérisé en général par la fin des grandes oscillations thermiques et le retour de la température à un degré normal ; l'appétit renaît, le malade dort bien, les fonctions digestives se rétablissent, et la diarrhée diminue et se trouve même remplacée par de la constipation. C'est le début de la convalescence. Mais, dans les formes graves, la guérison est retardée par des complications pyogéniques qui viennent se surajouter à l'infection typhique. C'est le moment où les érysipèles, les parotidites, les abcès, les eschares, font leur apparition. Sous leur influence, la fièvre se rallume et une maladie pyogénique greffée sur la dothiénentérie vient enlever les dernières forces qui restaient au malade. Il peut périr par épuisement consécutif ou bien par suite de l'étendue même des lésions qui ont atteint ses organes. Les cas graves varient extrêmement dans leurs symptômes et dans leur durée, et rien de précis ne peut par conséquent être dit sur eux. Chaque symptôme, chaque complication leur imprime un cachet particulier.

La *convalescence* ne peut guère être considérée comme certaine que lorsque la température reste normale pendant plusieurs jours. A ce moment l'organisme, débarrassé de l'élément infectieux, est encore profondément atteint et ne possède ni ses forces, ni son intégrité. Plus la maladie a été grave, plus la convalescence sera longue. Le typhique convalescent est amaigri et affaibli, sa face est pâle, son nez aminci, ses pommettes sont saillantes, et il éprouve des vertiges dès qu'il veut sortir de son lit ou faire un mouvement un peu pénible. Le pouls est mou et petit, soumis à des variations émotives; la température est souvent inférieure à la normale, ce qui s'explique par l'anémie profonde du sujet et le peu d'activité de la circulation. Tous les grands appareils de la vie organique accomplissent imparfaitement leurs fonctions : l'énergie musculaire est affaiblie, le tube digestif ne peut qu'à grand'peine supporter la présence d'aliments légers et des vomissements et de la diarrhée apparaissent avec la plus grande facilité; le cœur est mou, l'activité cérébrale est diminuée et tout travail intellectuel est impossible. Dans les cas favorables, le convalescent répare assez promptement les pertes subies; les fonctions nutritives sont surexcitées au point que le besoin de manger devient une véritable complication avec laquelle le médecin doit compter. Si les aliments sont bien tolérés, le poids du corps augmente d'une façon rapide et régulière, les forces reviennent et l'embonpoint reparaît. Quand le sujet a été profondément touché par l'infection typhique, sa convalescence est fort longue et peut être troublée par une série de complications, expression tardive des lésions produites antérieurement. Le cœur en dégénérescence peut refuser son service et amener ainsi une syncope mortelle; des affections vésaniques, surtout la lypémanie, des paralysies localisées, de la diarrhée chronique, des manifestations pyémiques, etc., éloignent par leur apparition le retour de la santé. Parfois encore la maladie retentit longtemps après qu'elle est terminée en réalité et peut favoriser l'évolution de la tuberculose, des cardiopathies et en général de toute infection ou diathèse.

Indépendamment des cas où la fièvre se prolonge pendant un temps fort long, sous l'influence de certaines complications, il en existe d'autres où une rechute se produit pendant la convalescence. La *rechute* ne constitue pas une seconde fièvre typhoïde; elle n'est que la seconde manifestation d'une même imprégnation typhique survenant au moment où l'on pouvait croire l'organisme complétement débarrassé des germes morbides. Plus exactement, on peut dire que la rechute correspond à une nouvelle poussée infectieuse; quand elle se montre, c'est qu'il s'est produit chez le typhique le phénomène que l'on observe si souvent au cours des autres maladies infectieuses : les bacilles pathogènes, que l'on pouvait croire complétement éliminés, ont persisté à l'état latent en un point ignoré, et ce foyer à demi enkysté est devenu, sous l'influence de circonstances favorables, le point de départ de nouvelles colonies qui envahissent tissus et organes. L'état de faiblesse dans lequel se trouve le convalescent, et peut-être aussi une activité particulière du virus, favorisent cette repullulation. Au contraire, une *récidive* est une seconde fièvre typhoïde se produisant après un retour complet à la santé, très-longtemps parfois après la fin de la première fièvre typhoïde. Il semble qu'elle soit le résultat d'une nouvelle infection due à l'insertion sur l'organisme de germes venus de l'extérieur; nous croyons cependant qu'il est possible qu'elle reconnaisse la même origine que la rechute : la persistance d'un foyer local à l'état latent. On sait qu'une tuberculose que l'on croit guérie peut persister ainsi sous forme de tuberculose locale ignorée (ganglions bronchiques ou mésentériques, etc.) qui, après plusieurs années, devient l'origine d'une auto-réinfection. La même chose peut sans doute se produire pour la dothiénentérie, il n'y aurait alors pas lieu de continuer à discuter sur la signification des termes rechute et récidive. Il va sans dire que nous refusons cette interprétation aux cas très-rares où la fièvre typhoïde reparaît au cours d'une épidémie nouvelle chez un sujet qui a déjà été atteint plusieurs années auparavant.

Une rechute est caractérisée cliniquement par la réapparition de l'ensemble symptomatique de la dothiénentérie, dans le cours même de la convalescence (Guyard, Th. de Paris, 1876). Elle succède tantôt à un écart de régime, tantôt à une faute d'hygiène; souvent on ne peut lui trouver une cause. On a incriminé le traitement par les bains froids, mais l'École lyonnaise a prouvé que cette accusation était fausse. La rechute reproduit les symptômes de la maladie première et le nouveau cycle fébrile présente les mêmes stades que l'ancien. La tuméfaction de la rate, une éruption rosée, de la diarrhée, des phénomènes nerveux, l'accompagnent. Elle est, en un mot, une fièvre typhoïde aussi typique que la précédente. La durée en est plus courte, quinze jours en moyenne, et sa terminaison est presque toujours favorable. M. Raynaud considérait la fièvre typhoïde à rechute comme une forme particulière de dothiénentérie. Les notions que nous possédons actuellement sur la nature infectieuse de la maladie ne permettent plus d'admettre cette manière de voir.

Variétés de la fièvre typhoïde. La nature de l'agent infectieux, cause de la dothiénentérie, étant toujours la même, il s'ensuit que les différences que présente la maladie dans son évolution clinique tiennent, non pas à des différences d'origine, mais bien à des circonstances individuelles; il semble aussi que le génie épidémique apporte quelques modifications au cortége symptomatique habituel. Autrefois on avait une tendance exagérée à multiplier le nombre des variétés de dothiénentérie et il suffisait que l'infection portât ses efforts sur un organe d'une façon plus marquée que sur un autre pour qu'on créât une forme particulière. C'est ainsi que, selon la prédominance de telle ou telle localisation morbide, on a décrit les formes pectorale, abdominale, nerveuse, et que, par suite de l'exagération d'un symptôme, les formes ataxique, adynamique, hyperthermique, etc., ont été différenciées. Nous en dirons autant des formes cardiaque, rénale et sudorale, qui ont été plus récemment introduites dans la classification. Toutes ces divisions sont bonnes, en ce sens qu'elles servent à peindre un malade, mais elles n'offrent qu'un intérêt très-secondaire au point de vue nosologique. Nous parlerons seulement ici des variétés liées à une marche particulière de la maladie, des modalités qu'on observe aux différents âges, et enfin des différenciations que peut imposer au processus typhique la coexistence d'une autre infection.

Forme abortive. On décrit sous ce nom une dothiénentérie qui, ne durant pas le temps ordinaire, se termine par la guérison : par conséquent l'avortement de la maladie réside non pas dans l'atténuation des symptômes, mais bien dans le raccourcissement de l'évolution clinique, avec cette réserve que la terminaison sera favorable (Letulle, *Des pyrexies abortives*, 1886). On donne généralement à la forme abortive une durée maxima de quinze jours, et cette courte durée la caractérise. Bernheim pense, comme Griesinger, que, la fièvre typhoïde étant une infection qui procède par intoxications successives, la maladie proprement dite peut durer de quelques jours à quelques mois, et que la forme abortive en est la variété de la plus courte durée. Il nous semble préférable de considérer la forme abortive comme intimement liée à la nature du terrain sur lequel elle se développe : elle existe quand l'organisme réagit assez vigoureusement pour tuer rapidement le virus au lieu de se laisser envahir par lui. C'est pour cela, sans doute, qu'elle s'accompagne presque toujours d'une période critique manifeste, indice des décharges bactériennes et de l'élimination en masse des produits toxiques. Son début n'est pas précisément le même que celui des formes régulières : il est brusque, sans prodromes, et s'accompagne de l'ascension rapide de la température, avec frisson intense et apparition précoce des symptômes ; dès le deuxième jour, il peut y avoir des taches rosées et de l'hypertrophie de la rate. Pour Bernheim, une fièvre intense, brusque, avec ou sans frisson, déterminant le premier ou le deuxième jour une température de 40 degrés, est une typhoïde abortive ou une maladie fébrile autre que la fièvre typhoïde (Bernheim, *Clin. méd.*, 1877). La période d'augment est courte, un à deux jours ; la période d'état dure de deux à quatorze jours ; celle de déclin est extrêmement rapide et ne dure que d'un à trois jours, souvent la défervescence est progressive, commençant, par exemple, vers le huitième jour, pour n'être complète que vers le quinzième ; d'autres fois la température tombe brusquement et cette chute coïncide avec l'élimination, par les urines, d'une grande quantité de matières solides. La forme abortive peut, elle aussi, s'accompagner de rechute.

Forme apyrétique. Typhus ambulatoire. Il n'est pas rare, au cours des épidémies, d'observer quelques fièvres typhoïdes très-légères et auxquelles on donne d'habitude le nom de fièvres muqueuses. Ce sont des dothiénentéries dont le cortége symptomatique incomplet est caractérisé surtout par de l'embarras gastrique et de la diarrhée et dans lesquelles les exacerbations vespérales ne dépassent guère 39°,5. L'état typhoïde, qui fait presque toujours défaut, est remplacé par de l'abattement, de la langueur et quelquefois un peu de délire nocturne. Il est très-difficile de différencier ces formes légères de l'embarras gastrique fébrile ; l'évolution thermique peut seule préciser le diagnostic, surtout quand il ne se produit pas d'éruption miliaire. Liebermeister décrit une variété de dothiénentérie apyrétique : c'est un état maladif évoluant absolument sans fièvre et qui est certainement, malgré cela, de nature typhique (Homolle). Griesinger a observé des cas du même genre, mais ne dit pas expressément qu'ils étaient apyrétiques.

La forme décrite par Louis sous le nom de forme latente a été appelée par les Allemands typhus ambulatoire. Le malade n'éprouve guère qu'un sentiment de fatigue et de malaise général, des troubles gastriques et un peu de diarrhée ; il continue à vaquer à ses occupations, passe une partie de la journée dehors, se croit atteint seulement d'un embarras gastrique passager et ne songe pas du tout à la fièvre typhoïde. La fièvre est très-modérée et ne dépasse guère 38°,5 ou 39 degrés. Liebermeister et Vallin ont constaté des cas complétement apyrétiques. Cette allure spéciale de la maladie expose le malade à de grands dangers ; il continue à s'alimenter, à se fatiguer et à faire des efforts musculaires, jusqu'à ce qu'une complication soudaine vienne l'arrêter. La mort subite peut survenir par perforation, hémorrhagie intestinale ou arrêt du cœur. Les perforations sont particulièrement fréquentes dans cette variété, sans doute par le fait de l'alimentation, le malade continuant à manger, sans choisir ses aliments.

Enfin il faut citer encore des variétés où des symptômes importants, tels que la diarrhée ou l'éruption lenticulaire, font défaut. Chomel en cite plusieurs exemples.

Forme foudroyante. Inversement, il existe des cas où les symptômes ont d'emblée une gravité inusitée et où la mort survient avec une rapidité extrême. C'est en quatre ou cinq jours que la terminaison fatale arrive, le plus souvent à la suite d'accidents cérébraux, coma, attaques éclamptiques ou urémiques. Murchison, Trousseau et d'autres rapportent des cas semblables dans lesquels le diagnostic n'était pas douteux, l'autopsie ayant montré la tuméfaction des plaques de Peyer. Cette marche foudroyante ne se rencontre guère que chez les enfants, les jeunes filles et, en général, chez les sujets prédisposés aux manifestations nerveuses.

Fièvre typhoïde chez les enfants. Rare dans la première année, la dothiénentérie ne devient fréquente qu'à partir de la cinquième. Elle peut suivre son cours sans présenter de différence notable avec celle de l'adulte, mais il est plus fréquent de la voir prendre le type d'une fièvre rémittente gastrique, ayant une intensité très-modérée et une durée de trois à quatre semaines (Griesinger). Les prodromes durent assez longtemps, puis la fièvre s'allume et suit une marche régulière; l'ascension thermique peut se faire plus rapidement que chez l'adulte et atteindre 40 degrés dès le second jour. Les symptômes abdominaux existent toujours à un degré variable, la diarrhée est plus tardive et alterne souvent avec de la constipation. On sait que chez les enfants les lésions anatomiques intestinales sont en général moins profondes que chez l'adulte, les plaques de Peyer infiltrées restent molles et leur ulcération est rare. En revanche, les glandes mésentériques sont toujours considérablement tuméfiées et infiltrées, même lorsque les altérations de l'intestin sont insignifiantes (Langenbeck). L'éruption est précoce et les taches sont abondantes, cependant il n'est pas rare d'en noter l'absence chez les jeunes enfants. Les accidents thoraciques sont fréquents, et dès le début il y a de la bronchite et même de la broncho-pneumonie. Cette complication constitue un des principaux dangers de la fièvre typhoïde de l'enfant. On observe souvent des accidents cérébraux très-bruyants, mais la gravité en est relativement faible; ils peuvent prendre le caractère méningitique et produire des convulsions ou des paralysies; l'aphasie même a été notée à plusieurs reprises. La convalescence est variable dans ses allures et se ferait assez régulièrement, si elle n'était pas fréquemment traversée par l'apparition de maladies infectieuses surajoutées, le muguet et surtout la diphthérie. L'anémie, la tuberculose, les affections de l'oreille, sont des suites éloignées fréquentes. La mortalité est moins élevée chez les enfants que chez les adultes, 8 pour 100 d'après Cadet de Gassicourt, 10 pour 100 environ d'après les auteurs allemands.

Fièvre typhoïde chez les vieillards. Les réactions inflammatoires étant toujours chez eux beaucoup moins vives que chez les enfants et que chez les adultes, il en résulte que la fièvre des vieillards présente un caractère peu accentué. La modération de l'intensité des phénomènes est d'autant plus grande que l'âge du sujet est plus avancé. Le début est insidieux, la température peu élevée, et la maladie offre une marche traînante et irrégulière. La roséole est aussi constante, mais la tuméfaction de la rate est moins prononcée qu'aux autres âges de la vie. Le malade s'épuise rapidement et la dothiénentérie prend habituellement, dans les cas graves, le type adynamique; les symptômes nerveux et abdominaux sont peu manifestes, tandis que l'état typhoïde est très-accentué. Quand la convalescence s'établit, elle marche très-lentement, et l'on voit persister pendant des semaines des troubles gastro-intestinaux. La mortalité est grande, 26 pour 100 d'après Griesinger, chez des individus au-dessus de quarante ans. Cette proportion s'élève beaucoup avec l'âge des malades. Les complications pulmonaires ou les perforations intestinales sont les causes les plus fréquentes de la mort.

Fièvres typhoïdes modifiées par la présence d'une autre infection. Quand la fièvre typhoïde se développe à un moment où règne déjà une autre maladie épidémique, ou se montre dans une région où certaines maladies sévissent à l'état endémique, il peut arriver que son type clinique présente certaines modifications : c'est ainsi que la dothiénentérie survenant au cours d'une épidémie de grippe offre souvent une prédominance marquée des complications broncho-pulmonaires (Guéneau de Mussy) ; de même, quand elle se développe dans un pays où existe la malaria, la fièvre prend un caractère intermittent et emprunte ainsi à la maladie paludéenne quelque chose de ses caractères propres. Il est très-difficile, quant à présent, de donner une interprétation satisfaisante de ces faits. Doit-on admettre que la nature du principe infectieux typhique se trouve modifiée par suite de la présence simultanée d'autres agents pathogènes, ou bien faut-il supposer qu'il y a coexistence des deux maladies chez le même malade ? C'est une question très-difficile à résoudre et qui ne permet actuellement que des hypothèses.

Dans les pays à malaria, on observe à côté du type habituel de la fièvre typhoïde des formes bâtardes dans lesquelles les rémissions et les exacerbations quotidiennes sont très-prononcées. Il existerait une véritable *fièvre typho-paludéenne* qui fut observée par Woodward pendant la guerre de Sécession ; elle est, d'après cet auteur, caractérisée par des accès intermittents qui durent une semaine environ et cèdent ensuite la place aux symptômes typhiques. L'hypertrophie de la rate et celle du foie sont fréquentes, tandis que la roséole et la diarrhée manquent souvent. Les lésions anatomiques intestinales sont modérées. Les auteurs italiens, Borelli entre autres, ont décrit des fièvres typhoïdes dont le début et le déclin étaient traversés par des accès intermittents. En Algérie et à Rome on observe des fièvres qui, débutant brusquement à la manière d'une rémittente palustre, soit bénigne, soit pernicieuse, présentent ensuite des accidents typhoïdes de forme ataxique : les lésions sont celles de la fièvre typhoïde (Homolle). Pour Colin, ce seraient des fièvres palustres transformées ensuite en fièvres typhoïdes, par suite du mauvais état de l'organisme.

Si la question de l'association des deux maladies est douteuse en ce qui concerne l'impaludisme, il ne paraît pas en être de même pour ce qui est de la *scarlatine*, de la *rougeole* et de la *variole*. Murchison, un des premiers, a montré que leur coexistence avec la fièvre typhoïde est bien une réalité : il rapporte huit observations de malades ayant présenté simultanément les symptômes de la dothiénentérie et ceux de la scarlatine ; la première existait déjà depuis plusieurs semaines quand la scarlatine éclata pour se dérouler avec sa marche habituelle. Il n'a observé qu'un seul cas de fièvre typhoïde consécutive à la scarlatine. Il ne faut pas confondre avec une véritable scarlatine les exanthèmes pseudo-scarlatineux qui peuvent accompagner certains cas de dothiénentérie. Rilliet et Barthez ont noté la coexistence de cette maladie avec la roséole de l'enfance. Les mêmes auteurs ont cité des cas de fièvres typhoïdes se compliquant de rougeole. Murchison rapporte l'observation d'une typhique qui, au dixième jour de la maladie, fut prise de frissons et de douleurs lombaires et présenta ensuite une éruption de pustules varioliques.

La *diphthérie* vient quelquefois également se surajouter à la fièvre typhoïde qui lui a préparé un terrain favorable ; cette maladie est souvent consécutive aux affections graves et débilitantes, et on sait combien elle est fréquente à la suite de la scarlatine; elle peut compliquer aussi la fièvre typhoïde et présente alors une gravité extrême.

Murchison admet que le *typhus pétéchial* peut coïncider avec la dothiénentérie et il en cite cinq exemples.

Quand on voit avec quelle facilité la fièvre typhoïde prépare le terrain pour la pyémie qui vient la compliquer en pleine période d'état, on ne doit pas être surpris de la voir ainsi s'associer avec d'autres maladies infectieuses. C'est un fait bien démontré que les germes se développent beaucoup plus facilement sur les organismes affaiblis que sur les sujets sains; en débilitant considérablement le malade, la dothiénentérie appelle des infections secondaires. L'antagonisme entre les diverses maladies infectieuses est encore tout à fait théorique et les faits paraissent démontrer qu'il n'existe que dans une mesure très-restreinte.

Nous ne comprenons pas dans cette étude des formes de la dothiénentérie les variétés connues sous le nom de cardiaque, rénale, sudorale, thoracique, cérébrale, ataxique, etc. Ce ne sont pas des formes spéciales, mais des modalités où la prédominance d'un symptôme change le tableau clinique dans une plus ou moins grande mesure. On pourrait multiplier ces divisions à l'infini, et cela sans grand intérêt.

Anatomie pathologique. Les lésions produites par la fièvre typhoïde empruntent à sa nature infectieuse une allure spéciale et des caractères particuliers. L'infection, d'abord localisée aux points où se sont insérés les microbes pathogènes, se généralise progressivement jusqu'à envahir tout le milieu intérieur et devenir une maladie *totius substantiæ*. Elle se comporte, par conséquent, comme toutes les maladies similaires, et, n'était sa marche rapide, on pourrait la comparer à la syphilis ou à la tuberculose qui, d'abord localisées à un foyer de peu d'étendue, gagnent, par le milieu lymphatique, les régions voisines, puis l'organisme entier. C'est sur la muqueuse intestinale que paraît s'effectuer, dans l'immense majorité des cas, l'insertion des agents typhiques apportés là par les boissons ou les aliments solides. Arrivés au contact direct des surfaces perméables ils trouvent, dans la sous-muqueuse et les organes lymphatiques qui y sont contenus, un terrain propre à leur multiplication. Ils créent, sur les divers points qu'ils ont envahis, des lésions réactionnelles qui les combattent et essaient de les détruire jusqu'au moment où elles ne peuvent plus limiter leur multiplication et leur diffusion. L'infiltration des follicules lymphatiques de l'iléon est la lésion primitive de la dothiénentérie qui, pendant un certain temps, certainement très-court, n'est qu'une maladie locale. La prolifération cellulaire, la congestion des petits vaisseaux voisins, et la diapédèse qui en est la conséquence, sont l'indice des tentatives infructueuses faites par l'organisme pour opposer une barrière à l'agent contage venu de l'extérieur. Cette barrière est promptement franchie. L'abondance des voies lymphatiques qui mettent en communication les follicules de l'intestin avec le milieu lymphatique du reste de l'organisme offre une voie toute tracée que va suivre l'invasion. Une lymphangite, qui aboutit progressivement à l'adénite des ganglions mésaraïques, est le premier indice de la généralisation et, quand les ganglions du mésentère sont le siége de colonies parasitaires, la lymphe a déjà transporté bien loin les germes infectieux; ils ont à ce moment pénétré dans le sang, ainsi qu'il est facile de le constater en examinant la lumière des petits vaisseaux situés audessous des plaques de Peyer malades. Alors les lésions se généralisent de toute part. Les bacilles trouvent dans la pulpe splénique un milieu favorable à leur développement, et y forment des foyers nombreux. Les cellules vivantes réagissent, se multiplient avec une rapidité incroyable pour écraser sous leur nombre les cellules végétales : la tuméfaction splénique est un des résultats de ce processus. Quelquefois, peut-être, le point de départ de l'infection n'est pas dans l'intestin, mais dans un autre organe que le hasard a mis en contact avec l'agent contage : la pneumonie initiale, pneumotyphoïde, qui dans certains cas précède les lésions intestinales, est sans doute une localisation primitive de ce genre. Quoi qu'il en soit, en peu de jours tout l'organisme est envahi, et il n'est guère d'organe ou de tissu où l'on ne puisse constater la présence du bacille spécifique; chacun réagit à sa manière, mais les lésions en apparence les plus disparates reconnaissent toutes en définitive le même processus.

L'organisme lutte de toutes ses forces contre l'invasion dont il est le siége, et un de ses moyens d'action les plus puissants est l'élimination au dehors des produits infectieux par les émonctoires naturels. Les urines, la sueur, les selles, sont remplies de bacilles, et tant que les reins, l'intestin et la peau, fonctionnent d'une façon convenable, tout péril immédiat est conjuré. Mais l'activité anormale dont ces organes sont le siége et l'irritation produite sur eux par les matières infectieuses et toxiques qui les traversent finissent par les altérer. C'est à la fin de la période d'état de la maladie, au moment où l'organisme se débarrasse de toutes ces substances nuisibles, qu'il faut redouter la néphrite infectieuse dont l'apparition compromet si gravement l'élimination des déchets. La compromission des voies d'émonction est un des plus grands dangers auxquels est exposé le malade. C'est qu'en effet, dans la lutte engagée entre les cellules et les parasites, il s'est produit des principes toxiques, résultat d'une anomalie fonctionnelle des tissus ou de la fermentation bactérienne des albuminoïdes, ptomaïnes et leucomaïnes, dont Bouchard et Albert Robin ont montré le rôle important. C'est le rein qui est tout spécialement chargé de l'élimination de ces matières toxiques : aussi leur rétention existe-t-elle quand il est lésé. L'émonctoire vient-il à être brusquement oblitéré, les poisons deviennent-ils plus abondants ou moins solubles, les accidents spéciaux, constituant les diverses formes de la stercorémie de Bouchard, éclatent aussitôt. Les lésions graves du poumon, la dégénérescence jaune du foie, les altérations profondes de la rate, les modifications nutritives des centres nerveux, sont les résultats de l'accumulation de ces poisons dans les tissus. Ils portent, avant tout, leur action sur le sang, et des hémorrhagies en sont une conséquence, parfois heureuse du reste, car elles servent à rejeter au dehors une partie des produits dangereux qui ne peuvent plus être éliminés.

Si, au contraire, les voies d'excrétion fonctionnent normalement, bacilles et ptomaïnes sont rejetés, et leur action n'est plus à craindre, mais un autre danger est à redouter. La destruction des organes lymphoïdes de la muqueuse du tube digestif, les ulcérations qui en sont le résultat, la dénutrition de tous les éléments histologiques, sont autant de causes favorables au développement de diverses maladies infectieuses qui viennent se surajouter. Les plaies intestinales sont d'excellentes conditions pour la pénétration des microbes : par elles le milieu intérieur est ouvert à des agents infectieux qui viennent greffer des maladies secondaires sur la maladie primitive. Ce sont, le plus souvent, des microbes pyogènes qui empruntent cette voie. Ainsi s'expliquent les nombreux oyers de suppuration que l'on observe au déclin de la fièvre typhoïde. L'inflammation de la parotide, la suppuration du larynx, les abcès métastatiques, l'érysipèle, reconnaissent cette origine : les plaies intestinales jouent ici le même rôle que les lésions cutanées dans le développement du charbon ou de la syphilis. Les lésions les plus diverses se montrent, et chaque organe peut être atteint.

Enfin, la convalescence elle-même n'est pas exempte de lésions spéciales résultant, en général, de l'usure des tissus, et qui sont des conséquences lointaines de l'action des parasites végétaux et des poisons qu'ils ont élaborés.

Tel est en abrégé le cycle accompli par les parasites typhiques au sein de l'économie. Venus du milieu extérieur, insérés sur l'organisme, ils y vivent et l'empoisonnent par leurs *excreta* et les produits de dédoublement résultant de leurs fonctions vitales. Ce sont les lésions dont ils sont le point de départ que nous allons maintenant étudier, en les envisageant dans chaque appareil organique, mais autant que possible dans leur ordre d'apparition.

Lésions présentées par le tube digestif. *Lésions intestinales.* Les bacilles de la dothiénentérie trouvent dans le riche système lymphatique sous-jacent à la muqueuse du tractus intestinal un milieu merveilleusement adapté à leur culture et à leur développement. Pour ne considérer que l'intestin, les villosités sont pénétrées par des lacunes lymphatiques qui arrivent presque en contact avec l'épithélium de revêtement, et le tissu connectif de la sous-muqueuse se présente comme un réseau de tissu réticulé rempli de cellules lymphatiques ; il y a là comme un immense ganglion lymphatique étalé tout le long des parois intestinales. Enfin les plaques de Peyer et les follicules clos isolés constituent un système d'organes lymphatiques plus perfectionnés qui est mis, par des sinus largement ouverts, en communication d'une part avec les lymphatiques de la surface, et de l'autre avec ceux qui débouchent sur la séreuse péritonéale. Ce milieu lymphatique est heureusement protégé contre les agents venus de l'extérieur par les cellules épithéliales, mais cette barrière est bien souvent et bien facilement franchie : la chute des cellules est le point de départ d'une érosion et peut ouvrir une porte d'entrée. Il n'en faut même pas tant ; on sait, depuis les recherches du professeur Renaut, que des globules blancs migrateurs traversent incessamment les cellules épithéliales en perforant leur plateau cuticulaire de trous microscopiques, et donnent ainsi à la surface entière l'apparence d'une pomme d'arrosoir. Une quantité innombrable de *stomates temporaires* est ainsi ouverte, stomates par lesquels peuvent pénétrer librement dans les voies de la lymphe les parasites qui habitent la cavité intestinale (Lemoine, *De l'antisepsie médicale*, Th. d'agrég., 1886). Les bacilles sont entraînés dans ces pores ouverts soit par les courants de diffusion qui s'y précipitent, soit après avoir été captés par les globules blancs comme des particules étrangères. La lymphe, puis le sang, le tissu connectif, toute l'économie enfin, seront donc aisément contaminés par cette voie, pour peu que l'organisme offre un terrain favorable à la culture et à la pullulation des bacilles émigrés dans les tissus par la voie des stomates ouverts.

C'est dans la partie de l'intestin la plus riche en tissu lymphatique que se montrent d'habitude les premières lésions causées par la pénétration des bacilles d'Eberth. Le processus dans l'intestin commence par un catarrhe avec exsudation abondante d'une sérosité gélatineuse dans laquelle nagent des cellules épithéliales, puis les plaques de Peyer et les follicules isolés se tuméfient, s'ulcèrent ensuite pour être éliminés plus tard, complétement mortifiés, sous forme de petites eschares. Quand la guérison se fait, une cicatrice vient prendre la place des organes disparus. On peut donc distinguer quatre stades dans l'évolution de ces lésions : 1° état catarrhal, 2° gonflement et ulcération des plaques de Peyer, 3° élimination des eschares, 4° cicatrisation. Cette division adoptée par MM. Cornil et Ranvier correspond assez exactement aux phases cliniques successives de la maladie, et nous suivrons ces auteurs dans la description de ce processus anatomique.

Les lésions siégent à la partie inférieure de l'intestin grêle, sur l'iléon, et au voisinage de la valvule iléo-cæcale, elles y sont souvent confluentes par suite de la richesse extrême des appareils lymphatiques de cette région. Rarement le duodénum est intéressé; il n'en est pas de même du gros intestin, qui présente souvent de petites lésions disséminées.

1° *Période catarrhale.* Sa durée est de quatre à cinq jours. Elle est caractérisée par une congestion intense de la muqueuse, par une sécrétion abondante, et s'accompagne d'une tuméfaction diffuse des couches les plus superficielles de la muqueuse. On trouve alors, d'après Klebs, des bacilles en grande quantité dans le mucus qui recouvre la surface épithéliale. Ils pénètrent d'abord dans l'intérieur des glandes de Lieberkühn où ils forment des amas, puis s'engagent dans le tissu sous-muqueux où ils établissent des colonies autour des éléments lymphatiques. Il se fait alors une véritable lutte entre les bacilles qui se développent et les cellules de l'organisme qui réagissent et prolifèrent. Dans les cas très-graves où la mort se produit rapidement, les parasites sont en si grand nombre que, sur les coupes, ils masquent presque les éléments cellulaires (Klebs, *Arch. für exper. Pathologie*, XII). C'est cette réaction inflammatoire qui amène la tuméfaction de la muqueuse et particulièrement celle des plaques de Peyer et des follicules isolés. La tuméfaction des plaques peut exister dès le troisième et le quatrième jour de la maladie ; chez les enfants, elle peut même se produire encore plus tôt. Les follicules isolés forment de petites saillies perlées, rosées, caractéristiques de la psorentérie.

2° *Gonflement et ulcération des plaques.* Rapidement les plaques de Peyer s'hypertrophient, et quand il est donné, chose rare, de faire l'autopsie au sixième jour, on voit qu'elles se présentent sous l'aspect de plaques mamelonnées, boursouflées, de couleur rouge pâle, à contours nets, et résistantes au toucher. Ce sont les plaques dures de Louis. Elles appartiennent aux formes les plus graves, et c'est sur elles que le processus morbide paraît avoir la plus grande activité. A la même période, et toujours dans les cas graves, les follicules isolés forment des boutons saillants et coniques, du volume d'un pois, comparables à des pustules varioliques. Le plus souvent les plaques infiltrées sont plus rouges, tomenteuses, et comme spongieuses; ce sont les plaques molles de Louis. Au début de la tuméfaction, les bacilles se rencontrent à la surface des plaques de Peyer, dans les glandes en tube, et surtout dans le tissu conjonctif qui entoure les culs-de-sac glandulaires. Dans les plaques elles-mêmes ils sont disséminés par groupes entre les cellules lymphatiques, et même se voient dans ces cellules. C'est à ce moment que leurs colonies sont en plus grand nombre ; dès que les plaques commencent à s'ulcérer, ils deviennent plus rares et cèdent la place à d'autres bactéries (Cornil et Babès).

La section d'une plaque ou d'un follicule isolé offre un tissu blanchâtre ou légèrement rosé, mou et se confondant insensiblement avec les parties voisines, ce qui tient à ce que l'infiltration est diffuse. Examinée au microscope, une coupe portant sur une plaque de Peyer tuméfiée présente les détails suivants : l'épithélium intestinal n'existe plus, soit qu'il ait disparu pendant la vie, soit plutôt qu'il soit tombé après la mort et avant l'autopsie. Les follicules clos, augmentés de volume et mal limités, sont, comme à l'état normal, occupés par des cellules lymphatiques, mais elles offrent souvent deux noyaux, et beaucoup sont surprises en voie de division. A la périphérie des follicules on observe de grandes cellules polygonales à angles mousses, plates, granuleuses, ressemblant, suivant la comparaison de Renaut, à des myéloplaxes. Rindfleich les avait considérées comme caractéristiques du processus typhique et les avait appelées cellules typhiques. Siredey les croit dérivées des cellules lymphatiques (thèse de Paris, 1883), mais Cornil les envisage, avec plus de raison, comme des cellules endothéliales tuméfiées.

Les villosités sont élargies et comme rapprochées les unes des autres; leur tissu connectif est envahi par une masse de cellules lymphatiques, et cette infiltration est cause de leur épaississement. Elles sont tellement développées, qu'elles finissent par se toucher toutes au point de rendre presque lisse la surface intestinale. Les glandes en tube sont également allongées et élargies, leur lumière est remplie de globules blancs et de cellules cylindriques tombées des parois, et tout autour d'elles le tissu connectif est le siége d'une infiltration lymphatique intense. La couche profonde de la muqueuse subit la même pénétration par les éléments lymphatiques. Tous les sinus qui entourent les follicules clos, tous les espaces lymphatiques canaliculés ou lacunaires, sont gorgés de cellules arrondies. Les capillaires sanguins sont distendus, et au milieu de la masse des globules rouges les globules blancs se présentent en quantité anormale. Les artérioles ont leur paroi épaissie et sont le siége d'une artérite étendue. Ainsi que nous l'avons dit, toute cette région contient des bacilles pathogènes, et on les trouve dans le tissu lymphatique et dans les vaisseaux sanguins. En somme, l'infiltration de la sous-muqueuse par les éléments embryonnaires est le résultat de la lutte engagée entre l'organisme et les parasites étrangers, lutte qui se manifeste par la prolifération des cellules animales qui cherchent à établir une barrière autour des germes pour les empêcher de pénétrer plus avant. Ce sont là les lésions anatomiques réactionnelles consécutives à toute infection, du même genre que celles que l'on rencontre, mais bien plus caractéristiques, dans la constitution des nodules tuberculeux et dans les foyers inflammatoires qui sont sous la dépendance de la morve.

Les premières plaques ulcérées sont celles qui avoisinent la valvule iléo-cæcale; elles sont les plus anciennes et arrivent par suite avant les autres à cette phase de leur évolution. Dans les cas très-légers elles sont même les seules à s'ulcérer, les autres plaques tuméfiées subissant alors un processus de régression. On cite des exemples de fièvre typhoïde sans ulcérations intestinales, mais ils sont fort rares, car il est exceptionnel qu'il n'y en ait pas au moins deux ou trois au siége d'élection. Les plaques qui se résorbent ainsi sans s'ulcérer subissent la dégénérescence granulo-graisseuse; leur épaisseur diminue, leur surface se ride et prend un aspect réticulé, puis du tissu conjonctif fourni par le bourgeonnement des parties saines prend la place des follicules lymphatiques nécrosés. Ce mode de terminaison s'observe surtout sur les plaques développées dans la partie supérieure de l'intestin (G. de Mussy). Les premières ulcérations apparaissent du dixième au douzième jour, mais ce n'est là qu'une date approximative, car elles peuvent se faire beaucoup plus tôt ou plus tard. On en a signalé le cinquième jour (Boudet), de même qu'on a pu ne pas les constater encore dans des autopsies faites le douzième jour (Murchison). L'ulcération se fait à la suite de la mortification des follicules lymphatiques; elle est annoncée par un changement de coloration, les parties malades perdant leur teinte violacée pour devenir jaunâtres. A partir de ce moment, la circulation ne se fait plus dans l'intérieur des plaques atteintes; on les voit se circonscrire d'abord par un liséré rouge, puis par une rainure, et leur élimination commence. La mortification peut avoir lieu en bloc et donner lieu à des pertes de substance étendues qui, par suite de la confluence de plusieurs plaques, en arrivent à former des ulcérations atteignant jusqu'à 30 centimètres de longueur (Hoffmann). Dans d'autres cas, elle se fait par petites parcelles, c'est lorsque dans une plaque certains follicules seulement ont été frappés de nécrose, au milieu d'autres follicules restés sains. Les plaques prennent alors un aspect tout particulier qui leur a fait donner le nom de plaques gaufrées ou réticulées (Louis). D'après Cornil et Ranvier, l'ulcération des plaques dures se fait par îlots successifs, et une partie de la plaque est déjà en voie de cicatrisation quand le reste commence seulement à s'ulcérer. Les ulcérations des plaques de Peyer sont extrêmement variables non-seulement pour la longueur, mais encore pour la forme; elles sont cependant le plus souvent oblongues, et leur grand axe est dirigé dans le même sens que l'axe de l'intestin.

Les follicules clos isolés s'ulcèrent par un processus à peu près identique : la mortification commence par leur centre, puis gagne peu à peu tout le follicule. Les ulcérations qui en résultent sont très-petites, taillées en entonnoir, très-profondes, et présentent par cela même une gravité exceptionnelle à cause de leur tendance à gagner la profondeur; elles sont souvent le point de départ d'une perforation.

Pendant cette période, les bacilles typhiques se trouvent encore dans les tissus malades, mais en nombre beaucoup moins considérable qu'au début. En revanche, on rencontre des bacilles allongés et minces qui inondent littéralement les espaces lymphatiques de la muqueuse gangrénée, et, tout à fait à la surface, dans les détritus des plaques, une couche épaisse de bactéries arrondies infiltrées dans le tissu mortifié ou réunies en zooglées (Cornil et Babès). C'est à ce moment que commencent à se manifester les complications étrangères à la dothiénentérie, et leur début coïncide avec l'apparition sur la muqueuse intestinale de différentes espèces de bactéries.

Au-dessous des plaques en voie de mortification et quand leur épaisseur n'est pas très-considérable, on trouve, entre les couches musculaires, les signes d'une inflammation qui atteint même le péritoine et amène le développement de petites taches blanches dont l'aspect rappelle assez exactement celui d'un petit noyau tuberculeux. Ces taches sont formées par une agglomération de cellules embryonnaires recouvertes par l'endothélium péritonéal, et entre lesquelles se voient des bacilles typhiques. Une infiltration abondante de même nature se voit au-dessous des ulcérations profondes et favorise la perforation. On observe également, du côté du péritoine, de petites traînées blanchâtres qui paraissent en rapport avec des lymphatiques enflammés.

Les follicules isolés, au lieu de se nécroser, se transforment quelquefois en petits abcès : à l'autopsie, ils sont coniques, volumineux, et la pression fait sourdre de leur intérieur une petite goutte de pus.

L'examen histologique des plaques ulcérées ne fournit pas de détails bien intéressants. Le seul point à noter, ce sont les lésions presque constantes des artérioles du voisinage; leurs tuniques sont épaissies et infiltrées par des cellules embryonnaires et quelques vaisseaux s'oblitèrent par suite du développement exagéré de leur tunique interne. Il est probable que ce phénomène joue un rôle prépondérant dans la pathogénie des ulcérations (Siredey, thèse de Paris, 1883).

Troisième période. Elle correspond à peu près au troisième septénaire. Elle est caractérisée par *l'élimination des eschares,* dont nous venons de voir la formation. Les ulcérations se détergent, et leur surface apparaît avec une teinte rouge vif due à la présence de petits bourgeons charnus. Il est très-*fréquent*, à cette période, d'observer la rupture des petits vaisseaux qui occupent le fond des plaques ulcérées, car leurs tuniques, transformées en tissu embryonnaire, n'offrent qu'une faible résistance. Quand la mort survient, la présence de petits points ecchymotiques à la surface de la muqueuse indique le siége de l'hémorrhagie.

Quatrième période. Réparation, cicatrisation. Le travail réparateur ne commence guère qu'au début de la quatrième semaine, et sa durée peut être fort longue. Du fond des ulcérations s'élèvent de petits bourgeons charnus, rouges, qui atteignent peu à peu les bords de la muqueuse. Ils forment un tissu cicatriciel qui finit par occuper la place de l'ancien ulcère; ce tissu se pigmente en noir et peut présenter une teinte ardoisée pendant plusieurs années. La cicatrice est toujours lente à se former, et l'on peut encore voir des ulcérations deux mois après la fin de la maladie. La question de savoir si les villosités et les follicules clos détruits se régénèrent est encore à l'étude : ce qui rend la solution difficile, c'est qu'il arrive souvent que des follicules lymphatiques ont échappé, dans une plaque, à la destruction générale, et continuent à subsister au sein de la cicatrice. La transformation fibreuse n'entraîne jamais à sa suite de rétrécissement de l'intestin, mais elle peut devenir la cause de graves modifications dans ses fonctions, et particulièrement être l'origine d'un catarrhe chronique (Siredey).

Les lésions des plaques de Peyer et des follicules isolés ont la signification d'un exanthème ou tout au moins peuvent être rapprochées des lésions cutanées des fièvres éruptives, puisqu'elles ont, comme elles, une origine microbienne. Elles sont à peu près caractéristiques de la dothiénentérie : tout au plus pourrait-on les confondre avec des ulcérations tuberculeuses, si celles-ci n'avaient pas une direction perpendiculaire à l'axe de l'intestin, une forme irrégulière, et un siége de prédilection au voisinage de l'insertion du mésentère; en tout cas, l'examen histologique trancherait toujours la difficulté.

Les lésions intestinales sont constantes, quoique à un degré variable, dans la fièvre typhoïde, mais elles ne sont pas pour cela pathognomoniques. On a cité quelques cas de fièvre typhoïde sans lésions intestinales apparentes (Guyot, 1870; Moore, 1881); c'est là une exception, et il se peut, du reste, que la lésion peu intense ait déjà été réparée au moment de l'autopsie (Homolle).

Lésions des ganglions mésentériques. Les modifications éprouvées par les ganglions lymphatiques du mésentère sont celles d'une adénite infectieuse, et leur signification est comparable à celle des adénites des ganglions sous-cutanés que l'on observe à la suite de lésions infectieuses du tégument externe. Les vaisseaux lymphatiques qui y aboutissent sont le siége d'une lymphangite de même nature, et l'on peut dire que, l'insertion des agents typhiques sur l'intestin étant le point de départ de l'infection de l'organisme, l'adénite qui s'observe sur les ganglions mésentériques marque le début de la généralisation.

A l'état normal ces ganglions, qui ont tout au plus le volume d'une lentille, sont disposés par groupes ou par chapelets visibles seulement par une dissection attentive. Dès que les lésions intestinales sont manifestes, ces ganglions commencent à se tuméfier et acquièrent, vers le huitième jour, le volume d'une noix ou même d'un œuf de pigeon (Rilliet et Barthez, Murchison). Leur couleur est violacée; ils sont turgescents, durs, et leur coupe présente une teinte ecchymotique. Les ganglions les plus atteints, et par suite les plus volumineux, sont ceux qui, situés à l'angle iléo-cæcal, sont le plus rapprochés du foyer principal des lésions de l'intestin. A ce moment les follicules lymphatiques qui les constituent sont distendus et remplis d'une telle masse de petites cellules lymphatiques, que leur trame est à peine visible. Les vaisseaux sanguins, énormément dilatés, sont pleins de globules rouges et ont des parois infiltrées et peu distinctes. Il y a donc là, tout à la fois, une congestion intense et une multiplication des cellules. Eberth a reconnu des colonies microbiennes nombreuses dans ces ganglions enflammés : les bacilles sont tantôt disséminés entre les cellules rondes et tantôt répandus au voisinage des vaisseaux, et même dans la masse sanguine. Ici, comme dans l'intestin, ils sont d'autant plus nombreux qu'on est plus près du début de la maladie.

A partir du dixième jour l'aspect des ganglions se modifie. Ils sont moins volumineux, prennent une teinte violacée et sont plus mous. Leur coupe fait voir au centre une matière pulpeuse, d'autant plus abondante que l'examen est fait à une époque plus avancée du processus typhique. Il existe çà et là des points ramollis, mais rarement des abcès. Les lésions intimes restent à peu près les mêmes, sauf cependant que les altérations des vaisseaux sont plus prononcées. Les artérioles sont très-dilatées, et leurs parois se confondent avec les tissus des ganglions; on y voit très-peu de globules rouges, mais une grande quantité de globules blancs; leurs tuniques sont, comme celles des vaisseaux de l'intestin, le siége d'une artérite oblitérante. Les lésions des follicules lymphatiques se rapprochent beaucoup des lésions que l'on rencontre dans les follicules des plaques de Peyer, et là aussi on retrouve les cellules polygonales multinucléées, dont Rindfleisch voulait faire la caractéristique des lésions typhiques (Siredey).

Quand le travail éliminateur s'accomplit sur l'intestin, les ganglions présentent souvent du ramollissement. Quelque temps plus tard, on les trouve au contraire petits, ridés, et infiltrés de grains de pigment. Ceci se voit lorsqu'ils se transforment en tissu fibreux, mais il y a des cas, heureusement assez rares, où ils subissent, tout comme les plaques de l'intestin, un ramollissement puriforme, et forment des collections purulentes pouvant se rompre dans l'intestin et provoquer une péritonite mortelle. Murchison a signalé la transformation purulente de follicules isolés au sein des ganglions : ce sont là des abcès miliaires qui sont souvent une des premières manifestations de la pyémie. Les ganglions ont surtout une tendance à suppurer, lorsque les ulcérations de l'intestin persistent plus que de coutume et prennent une marche atonique.

La réparation pure et simple du ganglion peut se produire; les cellules embryonnaires deviennent moins nombreuses, les vaisseaux sanguins sont rendus perméables, et la capsule conjonctive reprend peu à peu son épaisseur normale. Mais la sclérose est la terminaison la plus fréquente de l'adénite typhique : elle prend son point de départ autour des vaisseaux et se généralise en suivant les ramifications artérielles intra-folliculaires. Le tissu conjonctif fasciculé se substitue au tissu réticulé et envahit les espaces lymphatiques. On observe assez souvent des ganglions guéris qui présentent sur un point de la sclérose, à côté la cicatrice d'un abcès, ou bien des points ramollis, et dans d'autres régions des follicules restés sains (Siredey).

L'*estomac* présentant, dans sa structure, une grande analogie avec l'intestin, est parfois le siége de lésions qui ne sont pas sans rapports avec celles de l'iléon. S'il n'y a guère de follicules clos dans la muqueuse gastrique, il n'en existe pas moins une véritable nappe lymphatique diffuse qui entoure les culs-de-sac glandulaires. Ce système lymphatique échappe rarement aux déterminations typhiques. L'anatomie pathologique de l'estomac dans la fièvre typhoïde n'est connue que depuis très-peu de temps. Wilson Fox avait bien, en 1870, signalé la dégénérescence de l'épithélium glandulaire, mais c'est aux recherches de Cornil (*Gaz. hebd.*, 1880) et surtout de A. Chauffard (Th. de Paris, 1882) que l'on doit une connaissance exacte des lésions stomacales dans la dothiénentérie. La muqueuse gastrique est épaissie et mamelonnée dans la région pylorique, et présente des plaques d'un rouge pointillé dues, d'après Chauffard, à une congestion intense des radicules veineuses. Les amas lymphatiques qui existent entre les culs-de-sac des glandes sont infiltrés par des cellules embryonnaires pénétrant jusqu'au voisinage de l'épithélium d'une part, et jusque dans les couches profondes de la muqueuse de l'autre; c'est à cette infiltration que sont dues les saillies papilliformes qui se développent entre les glandes. L'épithélium des glandes à pepsine est altéré et remplacé par de petites cellules cubiques, ou bien il devient le siége d'une dégénérescence granulo-graisseuse (Chauffard). Dans des cas très-rares, on peut observer de petites ulcérations dans la région pylorique. Millard a vu un de ces ulcères qui avait 4 centimètres de diamètre, et qui intéressait toutes les tuniques de l'estomac jusqu'à la séreuse. Enfin l'infiltration embryonnaire peut aboutir à la formation de petits abcès.

Le *pharynx* n'échappe pas davantage à des localisations que sa structure peut du reste faire prévoir. C'est principalement dans sa portion supérieure, là où les petits organes lymphatiques sont en nombre considérable et constituent, par leur agglomération, la glande de Luschka, véritable plaque de Payer, que les lésions sont précoces et profondes. Dès le début de la dothiénentérie, cette glande se tuméfie et peut être l'origine d'hémorrhagies qui se traduisent au dehors par de l'épistaxis. Comme nous décrirons plus loin, en même temps que les symptômes, les altérations anatomiques présentées par le pharynx, nous nous contenterons de dire ici que ces lésions sont sous la dépendance d'un processus inflammatoire identique à celui que nous avons déjà observé dans le reste du tube digestif. Les lésions des follicules clos de la base de la langue et de l'amygdale rappellent même, à s'y méprendre, quand ils sont atteints, les lésions des follicules intestinaux. Le plus souvent la résolution en est le mode de terminaison, mais quelquefois aussi il y a élimination d'un liquide pultacé ou purulent (Hoffmann).

Lésions des organes hématopoétiques. Comme les organes lymphatiques qui sont disséminés dans les tuniques du tractus intestinal, et par suite des rapports de structure et de fonctionnement qu'ils ont avec eux, les organes hématopoétiques sont primitivement et gravement touchés dans la dothiénentérie. Les lésions de la *rate* doivent être rangées parmi les plus précoces et les plus constantes. Elles ne sont pas, du reste, spéciales à la fièvre typhoïde, car on les retrouve dans la plupart des maladies infectieuses, et particulièrement dans l'impaludisme; cela tient à ce que, par suite de sa structure et de ses fonctions, la rate est intimement liée au système lymphatique qui constitue, comme on le sait, le milieu de prédilection des agents septiques.

Dans la fièvre typhoïde, la rate se tuméfie dès le début et parfois même avant le début de la fièvre (Vallin). L'organe double son volume en général et n'atteint des dimensions plus considérables que dans des cas exceptionnels; son poids, qui est de 150 grammes environ, peut s'élever à 300 grammes en moyenne. Volumineuse pendant la première semaine, et encore pendant la seconde, la tumeur splénique diminue ensuite et, si la mort survient alors, on trouve une rate de grosseur ordinaire, mais molle, diffluente et formant une sorte de bouillie de couleur violacée. Le gonflement de cet organe peut, dans des cas très-rares, devenir suffisant pour produire une rupture. Quand cette complication survient, c'est dans la deuxième période de la maladie, au moment où l'infection générale de l'organisme est le plus prononcée. L'augmentation de volume est moindre chez les adultes que chez les enfants, parce que chez eux la capsule splénique est moins extensible.

C'est évidemment à la présence des bacilles typhiques au sein du parenchyme splénique que l'on doit attribuer la congestion intense, la prolifération cellulaire et, par suite, la tuméfaction de l'organe. Déjà en 1872 Birch-Hirchsfeld avait émis l'hypothèse qu'il se produisait là une accumulation embolique d'organismes inférieurs (*Arch. für Heilkunde*, p. 389). Plus récemment, Gaffky, Eberth, Cornil, ont démontré la réalité de ce fait en découvrant des bactéries dans le tissu splénique. C'est surtout au début de la maladie qu'elles sont abondantes; elles disparaissent vers la fin. Gaffky les a rencontrées 20 fois sur 22 cas; elles sont disséminées par îlots ou colonies, soit près de la capsule, soit au contraire dans les parties centrales de la pulpe, au milieu des espaces lymphatiques dilatés. Autour de ces foyers infectieux il se forme une multiplication très-abondante de cellules jeunes qui, sur une coupe, attirent tout de suite l'attention. Il n'est pas rare de trouver certains de ces foyers en voie de transformation par nécrose.

Une section de l'organe montre qu'il est infiltré de sang; les corpuscules de Malpighi sont d'ordinaire volumineux et apparents; les éléments cellulaires de la pulpe splénique sont tuméfiés et souvent multinucléés; un grand nombre de ces cellules lymphatiques contiennent un ou plusieurs globules rouges dans leur protoplasma (Cornil et Ranvier). Le nombre des cellules ainsi chargées de globules sanguins est considérable. Quand la fièvre touche à sa fin et que la rate a diminué de volume, ces cellules ne contiennent plus que des granulations graisseuses et du pigment rouge inclus dans leur protoplasma. Un phénomène essentiel de ce processus est donc la destruction des globules rouges par les cellules lymphatiques (Cornil et Ranvier). Ici encore Siredey a rencontré l'artérite que nous avons déjà signalée en parlant des lésions intestinales. C'est peut-être à l'altération des parois artérielles qu'il faut rapporter l'origine des infarctus dont la rate est quelquefois le siége. On observe aussi des abcès dépendant de l'infection purulente généralisée.

Le *foie* n'offre pas de lésions bien caractéristiques. Il prend une teinte rouge ou grise; sa coupe est exsangue, et ses lobules sont peu distincts; son tissu devient friable et pâteux. Libermeister pense que les lésions hépatiques sont sous la dépendance de l'hyperthermie; il nous paraît plus rationnel de les rattacher à la présence des agents infectieux signalés par plusieurs observateurs. Wagner (*Arch. für Heilkunde*, 1860) avait autrefois trouvé dans le foie de malades atteints de fièvre typhoïde de petits corpuscules mous, grisâtres, sans membrane enveloppante, occupant le tissu interlobulaire et s'étendant dans le parenchyme lui-même. Ces granulations ont été retrouvées par Friedrich et par la plupart des auteurs modernes. Elles sont constituées par des amas de cellules embryonnaires au centre desquels se montrent les bacilles d'Eberth : elles ont donc la même signification que les foyers du même genre signalés dans la rate. Au voisinage de ces lésions les cellules hépatiques sont tuméfiées; certaines d'entre elles sont en voie de prolifération et de régression embryonnaire, d'autres au contraire renferment des granulations graisseuses, et finissent par périr par fonte granuleuse. Il est probable que les produits toxiques que l'on rencontre en quantité si considérable chez les typhiques jouent un certain rôle dans la dégénérescence des cellules du foie; c'est sans doute à leur accumulation dans cet organe qu'il faut rapporter les cas d'atrophie jaune aiguë qui ont été quelquefois observés. Les vaisseaux sanguins sont rarement altérés. Comme la rate et les reins, le foie peut devenir le siége d'infarctus et surtout d'abcès d'origine pyémique.

Les lésions du *pancréas*, très-peu étudiées encore, paraissent se rapprocher beaucoup de celles du foie et de la rate (Hoffmann).

La *moelle des os* serait le siége, d'après Ponfick, de lésions inflammatoires aboutissant parfois à la formation de foyers de ramollissement.

Lésions des organes respiratoires. Le *poumon* est souvent atteint dans la fièvre typhoïde; il peut l'être dès le début, lorsqu'il y a une détermination typhique initiale aboutissant à la pneumo-typhoïde; il l'est le plus souvent pendant la période d'état et surtout pendant le stade amphibolique, où il est souvent le siége des complications les plus variées. Du côté des bronches, il est rare de ne pas rencontrer des lésions catarrhales et de l'hyperémie des vaisseaux de la sous-muqueuse. Du côté du parenchyme pulmonaire, tous les degrés de l'inflammation s'observent selon les cas, depuis la congestion simple jusqu'à la pneumonie fibreuse, l'atélectasie ou la pneumonie hypostatique. Ces diverses lésions ne présentent ici aucune particularité, et on les trouve telles qu'elles sont habituellement, quelle que soit leur origine; nous reviendrons sur leur description à propos des complications.

La pleurésie purulente, quoique moins commune que l'inflammation pulmonaire, s'observe parfois au début de la convalescence, soit comme manifestation de la pyémie, soit comme le résultat d'une lésion du poumon, gangrène, abcès, infarctus hémorrhagique, etc. Sa résolution est lente, et ses modes de terminaison très-variables : on l'a vue se terminer par une vomique, par une fistule pleuro-cutanée, ou bien nécessiter la thoracentèse (La Saigne, thèse de Paris, 1879). Les bacilles d'Eberth ont été rencontrés, à plusieurs reprises, dans le pus pleural, côte à côte avec les agents de la pyémie (Rendu, *France médicale*, 1885).

Larynx. Il est presque toujours atteint, et présente des lésions qui sont dues soit à l'insertion de bacilles typhiques sur la muqueuse laryngée, soit à des agents septiques d'autre nature (laryngo-typhus). Les ulcérations dont il est le siége peuvent être très-superficielles, et ne présenter aucune importance, mais elles peuvent aussi s'étendre, envahir la profondeur des tissus, et avoir pour aboutissant la purulence, la dégénérescence graisseuse des muscles et la nécrose des cartilages. Les lésions du début, localisations typhiques, siégent de préférence sur l'épiglotte, celles plus tardives du laryngotyphus se généralisent au corps même du larynx, et ne respectent aucune de ses parties. Renaut, Cornil, Frænkel, ont signalé la présence du *Streptococcus flavus* dans les couches profondes en voie de suppuration, les zones superficielles, au contraire, contenant surtout le bacille d'Eberth.

Lésions du système nerveux. Leur étude est à peine ébauchée, et l'on ne connaît encore aucune altération des centres nerveux qui soit spéciale à la fièvre typhoïde. On s'est contenté de décrire, jusqu'à présent, des lésions qui sont le résultat de complications, ou bien des modifications dans l'aspect des organes, qui n'ont ni les unes ni les autres rien de caractéristique. L'atrophie des circonvolutions, la pigmentation de la substance grise, l'œdème cérébral, l'hyperémie des membranes et autres lésions du même ordre, n'ont aucune valeur, parce que leur constatation est toujours délicate, et que de plus elles n'ont aucune signification précise. Les lésions histologiques décrites par Hoffmann, Meynert et Rosentkal, ont plus de valeur : ce sont des amas de granulations pigmentaires accumulées dans les cellules nerveuses des corps opto-striés, l'infiltration des gaînes lymphatiques périvasculaires par des cellules embryonnaires, et enfin des amas de ces cellules au voisinage des vaisseaux et autour des cellules nerveuses dont elles amènent l'atrophie. Il est à supposer que des études faites avec les procédés d'investigation que nous possédons actuellement donneront des résultats plus précis ; les altérations des centres nerveux, dans la fièvre typhoïde, présentent, à n'en pas douter, les mêmes caractères que celles des méningo-encéphalites et des myélites infectieuses. Ici, comme dans la diphthérie, la rage, la variole et la méningite cérébro-spinale, etc., les lésions sont sous la dépendance de l'irritation causée par la présence des agents infectieux; elles consistent en des foyers de cellules embryonnaires dues à la réaction inflammatoire et déposées dans les gaînes lymphatiques périvasculaires et péricellulaires. Ce sont, en somme, des altérations comparables à celles que nous avons décrites dans la muqueuse intestinale. Pour que l'identité soit complète, il reste à y démontrer la présence des bacilles spécifiques, ce qui n'a pas encore pu être fait.

Le système nerveux périphérique peut devenir également le siége de lésions variées. On a noté la transformation fibreuse des ganglions des plexus solaire et hypogastrique, et la dégénérescence graisseuse de leurs cellules. Les nerfs n'échappent pas à ce processus destructeur, et ils peuvent être le siége de lésions parenchymateuses. Démontrées pour la première fois par Bernhardt, elles ont été constatées, dans plusieurs cas, par Pitres et Vaillard. Ces névrites intéressent non-seulement les filets superficiels destinés à l'innervation de la peau, mais encore les tissus volumineux et profonds. Sur une coupe d'un nerf altéré on constate la présence de nombreux tubes atrophiés, de fibres variqueuses et de fibres dans lesquelles la myéline est divisée en boules mélangées à de nombreux noyaux. Ce sont des lésions parenchymateuses, et rarement de la sclérose interstitielle a été observée.

Lésions des muscles et du cœur. Tandis que les lésions que nous avons passées en revue jusqu'ici sont sous la dépendance plus ou moins directe des agents infectieux, il semble que celles des muscles et du myocarde soient plutôt le résultat de la présence, dans le sang, de produits toxiques; ce sont des lésions de dénutrition. Cependant il n'est pas improbable que l'on trouve, un jour, dans le tissu musculaire, des foyers infectieux; en particulier, en ce qui concerne les vaisseaux sanguins, nous sommes assez disposé à considérer l'endartérite, si fréquente dans la fièvre typhoïde, comme le résultat du contact de l'endartère avec les bacilles contenus dans le sang. Les *muscles* sont le siége soit de l'infiltration granuleuse, soit de la dégénérescence cireuse (Zenker), et le professeur Hayem a montré que la myosite est toujours associée aux lésions dégénératives. Les lésions musculaires constatées dans la fièvre typhoïde sont, en définitive, celles de toutes les maladies infectieuses, et nous ne nous arrêterons pas à les décrire.

Le *cœur* devient, dans certains cas, le siége d'une myocardite (Hayem) caractérisée par la dégénérescence granulo-graisseuse des segments de Weissmann. Cette dégénérescence est diffuse et frappe les segments isolément, et non pas tel ou tel point du muscle cardiaque. Elle s'accompagne toujours d'une segmentation des noyaux des fibres touchées, et d'un retour à l'état embryonnaire du tissu connectif interstitiel. Souvent aussi les petits vaisseaux du myocarde sont le siége d'endartérite, et Landouzy fait jouer à cette lésion un rôle considérable dans la production de lésions dégénératives du cœur apparaissant longtemps après la fin de la dothiénentérie. Le cœur d'un typhique est flasque, mou ; son tissu est sans cohésion et prend une teinte feuille morte, quelquefois violacée et livide. L'endocarde, presque toujours altéré, est rouge et présente des lésions inflammatoires, desquamation de l'endothélium et prolifération embryonnaire des couches sous-jacentes.

Les *vaisseaux sanguins*, surtout ceux de l'intestin, des ganglions mésentériques, de la rate et du cœur, présentent une endartérite dont nous avons parlé à plusieurs reprises.

Altérations du sang. Comme la lymphe et les espaces lymphatiques, le sang peut aussi renfermer les bacilles typhiques. Leur présence dans ce liquide a été constatée dans des cas nombreux et ne peut pas être mise en doute. Cette constatation a une haute importance, car elle prouve la généralisation de la maladie, et doit servir à expliquer une série de complications telles que les complications cérébrales. Pendant la période d'état, les bacilles vivent dans le milieu sanguin, et c'est par son intermédiaire qu'ils sont portés jusque dans les reins au moment de leur élimination. Sur des coupes de rate, les bacilles occupent souvent la lumière des vaisseaux sanguins (Hein et Mensel, Cornil); l'examen des autres tissus ou organes a donné les mêmes résultats. Neuhauss inocula sur de la gélatine du sang provenant de taches rosées et, par cette culture, il obtint presque toujours des bacilles semblables à ceux décrits par Eberth et Gaffky; Rutimeyer arrive au même résultat (*Centralbl. für klin. Medicin*, 1887). Il serait intéressant de rechercher quel est le rôle joué par les bactéries dans la production de l'endartérite typhique et dans l'altération des globules sanguins.

Les éléments figurés du sang présentent des changements remarquables dans la fièvre typhoïde. Les globules rouges sont mous, diffluents, et se déforment rapidement; leur nombre s'abaisse, bien que la quantité d'hémoglobine diminue à peine. Au moment de la défervescence, leur nombre augmente beaucoup, mais ne revient normal qu'à la fin de la convalescence. Les globules blancs augmentent aussi de nombre, surtout pendant la première semaine, pour disparaître presque complétement vers le dixième jour. Peu à peu ils reparaissent et restent en proportion normale jusqu'à la convalescence. Leur disparition soudaine coïncide avec l'ulcération des plaques de Peyer. Il serait fréquent, d'après Neumann et

Cornil, de rencontrer, dans les vaisseaux, de grandes cellules lymphatiques contenant plusieurs globules rouges et analogues à celles qui se trouvent en grand nombre dans la rate.

Le sang, dans la première période, présente une coloration noirâtre, et donne, par la saignée, un caillot mou et sans couenne; chez les sujets qui succombent au milieu de symptômes adynamiques, le sang est différent et comme du marc de café, suspendu dans un liquide huileux (Chomel). Il résulte des recherches d'Andral et Gavarret que la fibrine se maintient au-dessous du chiffre normal. Cette diminution est d'autant plus grande que la fièvre typhoïde est plus grave; la proportion de fibrine varie pour 1000 grammes de sang entre 3,7 et 0,9. Les matières extractives sont contenues en abondance dans le sang des typhiques.

Lésions clôturales. Décharges bactéridiennes. Néphrite dothiénentérique. Lésions cutanées, etc. L'élimination des agents infectieux à travers les émonctoires naturels ne se fait pas, en général, sans donner lieu à des altérations des organes dialyseurs. C'est à la fin de la période d'état, pendant le stade amphibole, au moment où se produisent les crises ou décharges, sorte d'élimination en bloc des bacilles et des produits toxiques, que ces complications apparaissent. Les reins sont presque toujours touchés, mais ils peuvent, dans certains cas, être le siége d'une néphrite spéciale et infectieuse de la plus haute gravité. Cette néphrite ne diffère guère des autres néphrites infectieuses; elle est certainement l'effet de la présence des bactéries dans la glande, le résultat de l'élimination par les urines des schizomycètes avec les mêmes caractères morphologiques qu'ils ont dans le sang (Bouchard).

Les caractères macroscopiques des reins atteints de néphrite dothiénentérique ne donnent pas de renseignements importants; la capsule se détache bien, l'organe est volumineux et, à la coupe, la substance médullaire est congestionnée et violacée, tandis que la zone corticale présente une teinte feuille morte. L'examen histologique donne, au contraire, des notions précises sur la nature de cette néphrite, et permet de la distinguer de toute autre. Nous empruntons les détails qui suivent à l'excellent travail du professeur Renaut qui, un des premiers, s'est occupé de cette question (*Arch. de physiologie*, 1881).

Sur aucun point du rein, l'épithélium strié des tubes contournés ni des canaux d'union ne se présente comme normal; les noyaux des cellules ne se colorent plus et le protoplasma, privé de toute striation, devient granuleux et se résout en gouttelettes protéiques. Cet épithélium doit donc être considéré comme frappé de mort dans sa presque totalité. Les tubes de Henle, au contraire, montrent un épithélium à peu près normal ainsi que les canalicules des irradiations médullaires. Il existe donc comme lésion constante une néphrite parenchymateuse généralisée.

Une particularité de la plus haute importance est fournie par la présence, entre les glomérules de Malpighi et la capsule de Bowman, d'un croissant de matière translucide albumineuse qui distend la capsule en refoulant le bouquet vasculaire. Cet exsudat albumineux se poursuit dans les tubes contournés voisins du glomérule : il les gonfle, aplatit leur épithélium, rompt même leur paroi et finit parfois par développer un espace caverneux, sorte de petit kyste dans lequel des cellules embryonnaires poussent des prolongements et constituent un réticulum analogue à celui du tissu muqueux embryonnaire. Ces îlots sont les points myxoïdes de Renaut. Ce sont là des signes évidents de la production du liquide albumineux par le bouquet glomérulaire et de son passage, sous haute pression, dans les tubes contournés.

Les capillaires de la région corticale, dilatés au point de dessiner de larges bandes entre les tubuli, sont gorgés de globules rouges ayant sans doute perdu leur hémoglobine, car ils sont absolument incolores. Entre eux existent de petites boules rosées analogues à celles qui nagent dans une préparation de sang traitée par l'eau fixée par l'acide osmique et colorée à l'éosine. Il semble donc que le sang renfermé dans les vaisseaux corticaux ait subi une influence dissolvante capable de séparer l'hémoglobine du stroma. Bien plus, les veines interlobulaires, au lieu de contenir des globules rouges, sont gorgées par un exsudat analogue à celui que nous avons constaté dans la capsule de Bowman. L'albumine sécrétée par les glomérules a passé d'abord dans les veinules, puis dans les veines interlobulaires, et les injecte en les distendant au maximum, jusqu'à la base des pyramides de Malpighi.

Tout cela montre l'existence d'un flux albumineux, subit, intense, qui a abouti à la production d'un œdème brusque de la périphérie des lobules rénaux, les lacunes lymphatiques étant, elles aussi, gorgées de liquide albumineux coagulé. Sur certains points, la lésion œdémateuse est le point de départ d'une lésion scléreuse, et le rein présente, sur un grand nombre de points, les lésions de la néphrite interstitielle disposées par îlots à la périphérie des lobules, dans la zone des glomérules et, à un moindre degré, dans celle des rayons médullaires. La néphrite dothiénentérique est donc, en résumé, une néphrite mixte dans laquelle l'épithélium des tubes contournés présente les lésions de la néphrite parenchymateuse, en même temps que l'œdème périlobulaire est le point de départ d'une néphrite interstitielle.

Notons enfin que la présence des bacilles d'Eberth a été constatée dans les vaisseaux du rein et dans les canalicules, et que Bouchard les a même trouvés dans les cellules épithéliales des reins autopsiés.

Les urines des malades atteints de cette néphrite contiennent les mêmes bacilles et renferment en quantité variable de l'albumine que l'acide picrique et la chaleur montrent rétractile. Elles contiennent aussi des cylindres colloïdes volumineux, effilés à leur extrémité, des cylindres granuleux formés par l'agglomération de cellules polyédriques dont les noyaux ne se colorent plus, et enfin des cylindres formés de cellules claires qui résultent de la desquamation des tubes de Bellini, tandis que les premiers et les seconds proviennent des tubes contournés.

Du côté de la peau, des décharges bactéridiennes de même nature se produisent, soit à l'occasion des périodes critiques, soit au cours des manifestations graves de la période d'état. Bouchard a signalé la coexistence de la néphrite typhoïde avec des lésions cutanées, ecthyma, pemphigus, etc. Les bactéries paraissent donc s'éliminer par les différentes surfaces et elles produisent, en traversant les glandes sudoripares et les couches épidermiques, des lésions infectieuses dont la pathogénie est la même que celle de la néphrite. Les bactéries ont été retrouvées dans le liquide des pustules d'ecthyma ; elles l'ont été aussi dans celui qui remplissait les vésicules développées chez deux typhiques atteints d'une éruption miliaire au cours de la dothiénentérie et observés par Hanot (*Revue de médecine*, 1881). Nous n'insistons pas davantage sur ces diverses manifestations dues à des décharges bactéridiennes ; nous aurons, du reste, l'occasion d'en reparler en faisant l'étude des complications.

Étude analytique des symptômes. Symptômes fournis par la peau. La *peau* est le siége, dès le début de la maladie, d'une action congestive très-étendue, la face est injectée et, surtout dans les paroxysmes de la fièvre, devient d'un rouge foncé; rarement elle est d'une teinte livide. La rougeur des joues est souvent en relation avec le degré de la congestion pulmonaire; quand elle a cette signification elle se présente sous l'aspect d'une large tache allant de l'apophyse zygomatique à la branche horizontale du maxillaire (G. de Mussy). Gubler l'attribue à une paralysie des capillaires de la face par action réflexe sur les vaso-moteurs. Il n'est pas rare d'observer une teinte sub-ictérique, principalement sur les conjonctives et la muqueuse buccale, quand il existe de l'embarras gastrique et de la congestion du foie.

L'*éruption* caractéristique de la fièvre typhoïde consiste en des *taches roses lenticulaires*, arrondies, d'un diamètre de 2 à 5 millimètres, parfois papuleuses et présentant une légère saillie au-dessus de la peau. Elles ne sont jamais vésiculeuses, sauf dans des cas très-rares (Gairdner). Elles disparaissent par la pression et reparaissent aussitôt après : leur lieu d'élection est le ventre, le devant de la poitrine et le dos. La chaleur les rend plus visibles; un bain chaud amène ce résultat (Louis). Elles surgissent par poussées successives, chacune ayant une durée de trois à cinq jours. Leur nombre est restreint et, à part des cas exceptionnels, on n'en voit pas plus d'une vingtaine à la fois; Murchison (*La fièvre typhoïde*, p. 115) en compta une fois plus de mille. Chez les jeunes enfants, elles sont encore moins nombreuses que chez les adultes (Rilliet et Barthez). Cette éruption peut manquer; c'est ce qui arrive assez fréquemment chez les typhiques ayant moins de dix ans, et trente ans au plus; Louis la rencontra 160 fois sur 172 cas, Murchison 77 fois sur 100. La première poussée éruptive apparaît en général entre le septième et le douzième jour; elle se montre plus tôt chez les enfants, quelquefois même le quatrième jour. Les poussées se succèdent et durent d'une à quatre semaines, les dernières disparaissent au début de la convalescence et, si elles persistent encore à ce moment, on doit se tenir en éveil et redouter de nouveaux accidents (Murchison).

Il n'existe aucun rapport entre la quantité des taches lenticulaires et le degré de gravité de la maladie : ce qui tend à le prouver, c'est la divergence des opinions sur ce sujet. Louis et Barthez nient toute relation, Griesinger, Jaccoud, J. Cazalis, pensent qu'il en existe une, et ce dernier suppose même qu'une éruption abondante peut créer une dérivation et atténuer les congestions viscérales (Th. de Paris, 1874). Il est à peu près certain que cette éruption est déterminée par la présence dans les petits vaisseaux du tégument de produits infectieux ou toxiques, et sa signification est la même que celle des diverses éruptions des maladies infectieuses.

Les *taches bleues* sont rares; quand elles apparaissent, c'est sur la partie antérieure du tronc et sur les cuisses. Les hypothèses faites sur leur origine sont nombreuses : pour Murchison et Chomel, elles seraient dues à un arrêt du sang dans les veines sous-cutanées, pour Semeister à des troubles sympathiques. Il semble démontré par les recherches de Moursou et Duguet qu'elles sont dues à la présence de pediculi pubis : c'est sans doute pour cette raison qu'on ne les voit jamais sur les enfants. Il ne faut pas les confondre avec les *taches cyaniques*, pâles, bleuâtres et un peu déprimées, qui sont la conséquence d'une anémie locale de la peau (J. Renaut).

Les *sudamina* constituent l'éruption la plus fréquente, en dehors des taches lenticulaires, ils ne sont nullement particuliers à la fièvre typhoïde, et ne sont que l'expression d'un trouble dans la sécrétion sudorale. Cette éruption miliaire est constituée par de petites phlyctènes formées par l'accumulation de la sueur au niveau de la zone granuleuse de l'épiderme (J. Renaut), et revêtues d'une légère couche épidermique facile à déchirer. Le liquide qu'elles contiennent est acide, incolore, et ne renferme jamais d'albumine, mais seulement des matières solides en plus grande quantité que la sueur normale (Alb. Robin). Cette éruption se montre sous l'aspect de très-petites vésicules transparentes, abondantes surtout au ventre et au pli de l'aîne, et parfois confluentes au point de rendre la peau chagrinée. C'est surtout dans la deuxième quinzaine de la maladie qu'elles sont abondantes. Louis, qui les a rencontrées 104 fois sur 141 cas, en fait un élément de diagnostic, ce qui est inexact, car les sudamina se rencontrent dans beaucoup d'autres maladies aiguës, pneumonie, fièvre puerpérale, rhumatisme aigu (Bouillaud) ; on ne leur attribue actuellement aucune valeur ni pour le diagnostic ni pour le pronostic.

Les *éruptions pétéchiales* ne se voient que dans les fièvres typhoïdes anormales ; ce sont de petites taches ecchymotiques comme celles du purpura, apparaissant sur le tronc, mais jamais à la face. Tantôt discrètes, tantôt confluentes, elles ont une certaine importance pour le pronostic, car elles sont l'indice d'un état général mauvais et s'observent souvent en même temps que des manifestations scorbutiques ou hémorrhagiques. Leur présence a caractérisé certaines épidémies.

L'herpès des lèvres est rare et sans importance, il en est de même des éruptions acnéiques et de certaines éruptions pustuleuses varioliformes (Andral). Nous en dirons autant des poussées furonculeuses observées sur le dos, dans l'aisselle ou le creux poplité, et signalées par Kéromnès (Th. de Paris, 1881). Toutefois ces furoncles peuvent servir de porte d'entrée à l'érysipèle.

Les éruptions anormales, quand elles se produisent, soulèvent le problème de savoir si elles sont sous la dépendance de l'infection typhique ou bien si elles sont dues à une affection surajoutée. C'est le cas, par exemple, des éruptions scarlatiniformes, rubéoliformes et ortiées. On admet en général que dans les cas où la température ne s'élève pas après l'éruption et où ni le pharynx ni les reins ne sont le siége de lésions caractéristiques, ces éruptions sont d'origine typhique, tandis qu'une ascension thermique, de la rougeur de la gorge, de l'albuminurie, puis de la desquamation, indiquent que la scarlatine s'est surajoutée. Cette contemporanéité de la typhoïde avec la scarlatine existe, et les observations de Bez (Th. de Paris, 1887) et celles de Kéromnès le démontrent d'une façon irrécusable. Dans deux cas, Kéromnès a vu les symptômes de la scarlatine se montrer au quatorzième et au dix-neuvième jour, et la maladie suivre son cours absolument comme si elle avait été seule. Il en est de même de la rougeole, qui paraît se surajouter sans confondre ses symptômes avec ceux de la dothiénentérie. Lemaigre (Th. de Paris, 1883) rapporte trois observations de typhiques chez lesquels survinrent des éruptions comparables à celles de l'érythème polymorphe. Des éruptions semblables sont notées dans la thèse de Cabirou (Paris, 1879), qui rapporte ces éruptions à la diathèse rhumatismale, en se basant sur ce fait qu'il avait quelquefois observé en même temps que l'éruption une hydarthrose et des douleurs rhumatoïdes. Enfin l'absorption de certains médicaments peut suffire pour déterminer chez les typhiques des éruptions anormales.

Trousseau a noté chez quelques malades l'existence de nombreuses vergetures; Bouchard a remarqué qu'elles se produisaient seulement chez les adolescents surpris en pleine croissance par la maladie et les attribue à un accroissement exagéré des os qui n'est pas accompagné d'un accroissement parallèle de la peau; elles peuvent persister indéfiniment.

Symptômes liés a la fièvre. Frissons. Sueurs. Température. Pouls. Les *frissons* sont très-fréquents dans la fièvre typhoïde et peuvent survenir à toutes les périodes : ils sont le plus souvent un symptôme de début; parfois même la maladie commence par eux. Rarement le médecin a l'occasion de les observer, car ils ont déjà disparu quand le typhique entre à l'hôpital : ils rentrent donc le plus souvent dans la catégorie des commémoratifs. Les frissons du début ne manquent guère que dans un tiers des cas (G. de Mussy); ils ne sont pas souvent violents et ne peuvent guère être comparés aux frissons de l'impaludisme, pas plus qu'à celui qui marque l'invasion de la pneumonie ou de la variole; ils revêtent plutôt le type des petits frissons de la pleurésie. Tantôt le frisson se montre brusquement comme premier symptôme de la maladie sans que rien l'ait annoncé, et c'est alors qu'il est le plus violent; tantôt, au contraire, il est précédé par du malaise, surprend le malade au réveil et n'a qu'une durée assez courte. Ce frisson s'accompagne de claquements de dents, d'une vive sensation de froid, mais rarement de tremblement. En général, il y a toute une série de frissons. Ils se répètent plusieurs fois par jour soit le matin, soit de préférence le soir. Quelquefois ils sont périodiques et reviennent chaque jour à peu près aux mêmes heures, comme ceux de l'impaludisme, mais avec une régularité beaucoup moins grande; ils cessent au bout de cinq ou six jours, et ce n'est que dans des cas exceptionnels qu'on les a vus revenir pendant deux septenaires (G. de Mussy). La période d'état est quelquefois marquée par des frissons très-violents, qui doivent toujours attirer l'attention parce qu'ils sont l'indice d'une complication. Ces frissons tardifs sont en rapport avec une pneumonie, un érysipèle ou une péritonite, et ne dépendent qu'indirectement de la dothiénenthérie.

Plus fréquents sont les frissons du déclin de la maladie; ils sont liés à une des nombreuses complications qui s'observent à cette période et doivent faire penser à des accidents de suppuration. Ils ont du reste tous les caractères des frissons qui annoncent la formation du pus; ils sont irréguliers, petits, et se répètent à intervalles très-rapprochés. D'autres fois encore ils tiennent à des écarts de régime, à une fatigue ou à une impression morale. Il faut toujours craindre une rechute quand ils apparaissent, et les causes les plus diverses peuvent leur donner naissance. Comme dans les autres maladies, les frissons de la fièvre typhoïde s'accompagnent d'une élévation de température parfois considérable; c'est pendant le frisson d'un typhique que Wunderlich a observé la température la plus élevée qui ait été constatée chez l'homme.

Les *sueurs* existent chez le plus grand nombre des malades, mais ne présentent pas une importance bien grande pour le pronostic. On a constaté qu'elles manquaient souvent dans les cas graves et qu'une sécheresse de la peau coïncidant avec une température élevée était un symptôme défavorable. Cela suffit à montrer qu'elles ne sont nullement en rapport avec l'élévation de la température. Certains auteurs ont décrit comme une variété spéciale sous le nom de *forme sudorale* les cas où les sueurs sont très-abondantes. Elle existerait surtout en Italie et aurait une évolution très-longue (Jaccoud). On peut observer des sueurs pendant toutes les phases de la maladie. Au début, c'est surtout le soir après le frisson ou la nuit pendant le sommeil qu'elles se montrent ; elles sont peu abondantes, le malade est plutôt en moiteur qu'en transpiration. Après le deuxième septenaire les sueurs sont rarement abondantes, surviennent surtout le matin aux premières heures du jour et marquent le début de la rémission matinale : elles font défaut quand la courbe thermique ne présente pas de rémission. Griesinger aurait remarqué que des sueurs abondantes à cette période sont d'un pronostic fâcheux. Plus tard et dans les cas favorables, le rétablissement des fonctions cutanées coïncide avec une amélioration et fait partie de l'ensemble des symptômes qui constituent ce qu'on appelle la crise (Baradat de Lacaze, *Revue de médecine*, 1887). Le type dominant de cette crise est souvent une hypersécrétion sudorale : la crise, disaient les Anciens, se fait par la peau. Les sueurs critiques se voient de préférence dans les fièvres typhoïdes à marche rapide (Hirtz). Une transpiration exagérée n'est pas, comme on l'a cru longtemps, la cause de la crise, elle en est au contraire l'effet, car elle est due à l'élimination en masse des agents infectieux. Probablement elle agit comme émonctoire; il est du reste à remarquer qu'elle ne diminue nullement l'activité de la sécrétion rénale, qui reste normale ou même est augmentée (Alb. Robin). Loin de la suppléer, elle lui vient en aide et contribue avec elle à l'élimination des déchets de l'organisme ; les glandes sudoripares servent sans doute, elles aussi, de passage à des produits infectieux, et les nombreuses lésions dont elles sont alors le siége (sudamina, miliaires, ecthyma) ne sont pas sans rapport avec les lésions rénales si fréquentes à cette période ; leur pathogénie est la même. Cette hypersécrétion sudorale mérite d'être rapprochée de la polyurie qui signale fréquemment le début de la convalescence de la fièvre typhoïde et de quelques autres maladies aiguës. Les sueurs dites critiques sont extrêmement abondantes et d'odeur fétide ; leur durée est aux moins de deux jours et peut quelquefois dépasser une semaine. Elles manquent dans la plupart des cas graves se terminant par une convalescence irrégulière ou par la mort ; à leur place on voit alors des sueurs peu abondantes survenant à intervalles irréguliers et souvent limitées à une région, principalement la tête et les épaules. Elles n'ont aucun des caractères des sueurs de bon augure, et à la période ultime elles deviennent visqueuses, froides, et accompagnent les phénomènes de collapsus.

La *fièvre* est le phénomène dominant de la maladie, c'est elle qui en indique la gravité, et selon qu'elle est forte ou faible on doit redouter une issue mortelle, ou espérer la guérison. Il est donc extrêmement important de mesurer chaque jour son intensité, et nous possédons pour cela deux méthodes principales, l'étude de la température et celle de la circulation. Les Anciens avaient bien vu l'importance et les dangers de la fièvre. Mais ce n'est que depuis les travaux d'Andral, Bouillaud, H. Roger, et surtout depuis les recherches de Wunderlich, Lorain, et bien d'autres encore, que l'on possède des notions exactes sur le cycle thermique de la dothiénentérie. Quand la maladie suit un cours régulier, indemne de toute complication, on voit la température s'élever régulièrement et assez rapidement, et atteindre son maximum vers le sixième jour ; elle se maintient autour de ce point pendant huit à dix jours, et commence à descendre vers la fin du deuxième septenaire. Reproduit par un tracé graphique, le cycle thermique est représenté par une courbe en zigzags ; les oscillations du début s'élèvent graduellement, chacune dépassant la précédente d'un demi-degré, c'est la période dite des oscillations ascendantes (Jaccoud), puis oscillent autour d'un point à peu près fixe en conservant chaque jour la même amplitude, période des oscillations stationnaires, et enfin descendent graduellement, période des oscillations descendantes. En général, la température présente son minimum le matin et son maximum le soir, le début de l'abaissement thermique se faisant vers le milieu de la nuit. Il est exceptionnel de voir ce type renversé, et le maximum thermique se montrer le matin. Quand cette inversion se produit, elle est toujours l'indice de quelque chose d'anormal. Les variations diurnes de la température ne sont pas toujours aussi régulières que nous venons de le dire; l'heure à laquelle elle atteint son maximun ou son minimum peut varier d'un jour à l'autre, et pour la connaître il est nécessaire de placer le thermomètre un grand nombre de fois par jour. J'ai souvent pu constater cette irrégularité chez les typhiques soignés dans les hôpitaux de Lyon, dont la température est prise en moyenne 16 fois en vingt-quatre heures, par suite de l'emploi des bains froids. C'est assez souvent entre deux heures et quatre heures du soir, et non pas plus tard, que la température atteint le degré le plus élevé. La rémission matinale ne se produit presque jamais chaque jour à la même heure, mais s'observe principalement entre sept et neuf heures du matin. Sa durée est extrêmement courte, un quart d'heure au plus, et l'ascension thermique recommence presque aussitôt (Thomas).

Certaines rémissions thermiques ont une tendance à se montrer à une époque à peu près fixe : telle est celle que l'on observe souvent le septième jour (Wunderlich). Elle n'est jamais bien considérable, et la température se relève aussitôt à un degré qu'elle n'avait pas encore atteint. Cette courte défervescence précède en quelque sorte et annonce comme prochain le maximum de la température.

La période des oscillations ascendantes est caractérisée par une ascension presque régulière de la température, qui chaque soir est plus élevée d'un degré environ que le soir précédent. Chaque matin elle ne s'abaisse guère que d'un demi-degré, de sorte qu'en l'espace de cinq jours la ligne des maxima journaliers s'élève de 38 à 40 et celle des minima de 37 à 39 (Homolle). Cette ascension graduelle est suffisamment constante pour qu'on ait voulu en faire un moyen important de diagnostic. Pour Wunderlich, toute maladie où le premier ou le second jour la température du soir a atteint 40 degrés n'est pas une fièvre typhoïde. Ceci est généralement vrai, sauf chez les enfants où la température peut s'élever en deux jours à 40 degrés et plus (Griesinger). Quand la température, dit encore Wunderlich, n'a pas encore présenté 39°,5 à la fin du quatrième jour, la dothiénentérie n'est pas davantage à craindre. Murchison rejette cette seconde proposition. Dans la plupart des fièvres abortives, comme chez les enfants, l'ascension est généralement rapide, mais les rémissions sont profondes. La rémission du septième jour atteint alors un degré parfois considérable et devient presque un élément de diagnostic.

Griesinger a vu la température tomber à ce moment de 40°,1 à 36°,8 ; cette rémission n'influe nullement sur la marche de la maladie.

Pendant la période d'état, les oscillations thermiques présentent toutes une amplitude à peu près égale et, selon l'expression de Jaccoud, elles sont stationnaires. La fièvre revêt donc complétement à cette période les caractères d'une fièvre continue. Elle conserve ce type pendant une durée qui varie de huit à quinze jours. Les températures du soir restent entre 39°,5, et 40 degrés et 40°,5; celles du matin se maintiennent entre 39 degrés et 39°5, et atteignent rarement le chiffre de 40 degrés. L'élévation de la température mesure assez exactement à cette époque la gravité de la maladie : dans les cas très-légers, elle ne dépasse guère 39 degrés; dans les cas graves, au contraire, elle se maintient presque constamment autour de 40. Ce sont surtout les rémissions matinales qu'il faut considérer : si elles sont prononcées, et si elles ramènent chaque jour un abaissement réel de la température, le pronostic est bien plus favorable que si elles sont faibles. Il arrive quelquefois que les oscillations sont à peine marquées, et qu'une ligne presque droite réunit sur le tracé la température du matin à celle du soir. L'élévation vespérale n'a qu'une importance minime, même quand elle monte très-haut, si le matin il se produit une forte rémission; au contraire la guérison est rare, quand la température du matin dépasse 41 degrés. Wunderlich cite un cas où la température a dépassé 42 degrés pendant un frisson et où le malade guérit. J'ai observé un cas analogue où la température se maintint pendant deux jours entre 41 et 42°,5, et qui se termina aussi par la guérison.

En général, les hautes températures ne persistent pas pendant la quatrième semaine de la maladie; leur existence à cette époque est presque toujours liée à des complications ou entretenue par des lésions graves. Le stade amphibole précède presque toujours la défervescence et sert d'intermédiaire entre la période d'état et le début de la convalescence. Il est caractérisé par des températures très-irrégulières, et dont les variations échappent en général à toute interprétation. La courbe présente alors une série d'abaissements suivis d'ascensions élevées, puis de nouvelles descentes, qui traduisent un état général encore fortement sous le coup de l'infection typhique et s'améliorant avec peine. On a interprété ces variations comme l'expression de fausses crises, mais c'est inexact, car elles sont souvent aussi dues à des complications de toute sorte, petites hémorrhagies intestinales, vomissements, diarrhée, etc. Ces soubresauts ascensionnels sont encore souvent produits par des causes morales ou par l'imprudence des malades.

Quand la fièvre suit un cours très-régulier, le stade amphibole existe à peine, et la défervescence se produit par une série de petites oscillations chez lesquelles la rémission matinale est de plus en plus accentuée jusqu'au jour où la température normale est atteinte; c'est cette défervescence graduelle que Griesinger appelle une défervescence en échelons. Il est rare que la courbe soit aussi régulière que dans ce cas et en général elle est entre-coupée par de nouvelles ascensions passagères. La défervescence par chute brusque, peu fréquente, se voit de préférence dans les formes abortives. Guéneau de Mussy vit dans un cas de ce genre la température tomber de 39°,2 à 36°,8; Griesinger dit que la défervescence ne se fait jamais brusquement; il a raison en ce sens qu'une chute aussi forte est presque toujours suivie d'une ascension, de peu de durée, il est vrai.

Lorsqu'au lieu de se terminer par la guérison la maladie a une issue fatale, il est fréquent d'observer un peu avant la mort une hyperthermie excessive. Wunderlich l'a vue atteindre 43°,5. D'autres fois le collapsus se produit, et avec lui des températures très-basses.

Pendant tout le cours de la maladie, il est bien rare que l'on n'ait pas à observer quelques complications ou épiphénomènes ayant un retentissement sur la marche de la température et donnant à la courbe un aspect irrégulier. L'hyperthermie se manifeste le plus souvent à l'occasion d'une complication telle que la pneumonie, l'érysipèle, la pleurésie, la péricardite, etc. Elle se montre aussi lorsqu'il se fait une nouvelle poussée inflammatoire sur les plaques de Peyer;

quand on la voit survenir sans complications appréciables, au moment même où la défervescence devrait se produire, elle est le plus souvent le résultat d'une rechute dont le cycle thermique recommence celui de la maladie précédente, mais avec une durée plus courte.

D'autre part, des abaissements de la température peuvent survenir brusquement sous l'influence de certains accidents. C'est ainsi qu'une hémorrhagie intestinale abondante peut, en douze heures, produire un abaissement de 2 à 3 degrés, et qu'une épistaxis peut provoquer une rémission semblable de 1 degré à 1 degré et demi. Toutes les complications à action dépressive produisent un résultat analogue. Aussi les températures basses ne sont-elles pas rares chez les typhiques dont la maladie revêt le type adynamique, et surtout chez ceux qui présentent de la gangrène, des eschares ou des symptômes de pyémie. La température peut chez eux s'abaisser d'une façon considérable, même jusqu'à 34 degrés, comme l'a vu Griesinger. Alors le malade prend un aspect livide, la peau est couverte d'une sueur froide, il a de l'oppression respiratoire et tous les phénomènes prémonitoires du collapsus. La défervescence normale, quand elle se produit chez des sujets très-débilités, peut également amener momentanément une véritable hypothermie, mais qui n'a pas la signification grave des cas précédents. Certaines épidémies, notamment celles qui se sont exercées sur des individus profondément affaiblis par des fatigues antérieures, ont été remarquables par le peu d'élévation de la température dans la majorité des cas. C'est ce que l'on remarqua en 1870, quand les troupes allemandes qui marchaient sur Paris furent atteintes par une épidémie de dothiénentérie. Chez beaucoup de malades la température resta tout le temps au-dessous de la normale, et chez d'autres elle ne la dépassa pas.

Dans les contrées où règne l'impaludisme, il n'est pas rare de voir la fièvre soit au début, soit dans le stade de déclin, prendre le type périodique et présenter des paroxysmes du type quotidien, tierce ou quarte, absolument comme ferait une fièvre paludéenne. Il est à supposer que ceci se passe chez des sujets entachés d'impaludisme et que le terrain ou le milieu suffisent à modifier le type habituel de la fièvre. Cependant Andral, Empis, Potain, ont observé des cas de ce genre que l'on ne pouvait pas rattacher à la malaria. Wunderlich, C. Paul et Homolle, ont vu dans le stade de déclin la rémission faire défaut un jour sur deux, et la fièvre prendre la forme double-tierce.

L'étude du *pouls* était, avant l'emploi du thermomètre, le seul moyen de se rendre un compte approximatif de l'état fébrile; depuis les belles recherches de Lorain on l'a très-négligée, bien que dans ces dernières années elle ait donné naissance à une série de travaux intéressants. Par le pouls on acquiert des renseignements très-précis sur l'état du muscle cardiaque, et par suite un élément sérieux pour le pronostic. Pendant toute la durée de la fièvre typhoïde le pouls reste accéléré et se tient à peu près en rapport avec l'ascension thermique.

La *fréquence* du pouls pendant la période ascendante augmente graduellement et d'une façon régulière. Chaque soir elle est un peu plus élevée que le soir précédent, et le matin elle présente une rémission analogue à celle de la température. Les écarts entre les chiffres du matin et ceux du soir ne dépassent guère ceux de 8 à 12 pulsations. Le chiffre maximum pour le soir est de 100 à 110, celui du matin de 85 à 100. Cette rémission est un signe important et donne à la fièvre typhoïde pendant cette période l'apparence d'une fièvre rémittente.

Pendant la période d'état, le nombre des pulsations oscille entre 100 et 115.

P. Parizot (*Le pouls dans la fièvre typhoïde*. Th. de Nancy, 1884) insiste beaucoup sur la différence de fréquence qui existe entre le pouls de l'homme et celui de la femme : le premier, toujours plus lent, varie de 80 à 104, et le second, plus rapide, de 104 à 120. Il est très-important de remarquer que cette accélération n'est nullement en rapport avec l'élévation thermique. On n'observe pas toujours, disait Andral, un rapport rigoureux entre l'accélération de la circulation et l'élévation de la température. Griesinger, Liebermeister, Hardy, Bernheim, insistent sur ce fait et veulent en faire un élément de diagnostic. On peut même observer une véritable lenteur du pouls soit pendant toute la durée de la maladie, soit pendant quelques jours seulement. Homolle cite une série de cas où l'on comptait seulement de 50 à 60 pulsations en même temps qu'il y avait une température élevée. Murchison observa un malade chez lequel le pouls ne dépassa pas 56 pulsations pendant toute la durée de la fièvre et s'abaissa même à 37 pour ne se relever qu'au début de la convalescence. Bernheim (*Clin. médic.*, 1877) croit que le poison typhique a une action ralentissante sur le pouls et agit à la façon de la digitale et des acides biliaires, qui ralentissent le cœur par irritation de son centre modérateur. Pour Madet (Th. de Paris, 1883, p. 27), le pouls est ralenti quand le poison typhique ne porte pas son action sur l'origine des pneumogastriques et accéléré quand il s'y localise. A part ces exceptions, les courbes thermiques et artérielles envisagées dans leur ensemble marchent habituellement d'une façon parallèle au moins pour les cas réguliers (P. Parizot). Cet accord n'est guère détruit que lorsque surviennent des complications telles que l'hémorrhagie cérébrale abaisse la température, en même temps qu'elle accélère le pouls. Bernheim a fait connaître l'existence de cas particuliers où le pouls est très-accéléré, en même temps qu'il devient petit et dépressible. Selon lui, cette accélération serait due à l'action directe du microbe typhique sur le centre de l'innervation cardiaque, et il donne à ce phénomène le nom d'*accélération paralytique primitive du cœur* (*Gaz. hebd.*, 1882, p. 594). La rapidité du pouls à la période d'état, quand elle persiste, est presque toujours synonyme de gravité, et c'est d'un mauvais pronostic quand on compte plus de 120 pulsations plusieurs jours de suite chez un adulte.

Pendant la période des oscillations descendantes, le pouls commence à descendre, mais en général ne diminue nettement de fréquence que deux ou trois jours après que la température a commencé à baisser (Parizot). Son ralentissement est d'autant plus marqué que la défervescence thermique est plus rapide ; les oscillations que fait la température sont quelquefois très-accentuées à cette période ; celles du pouls le sont toujours beaucoup moins, et un signe certain d'une vraie défervescence est donné par la diminution parallèle du pouls et de la température.

Pendant la convalescence, la fréquence du pouls est très-variable, ce qui explique les résultats différents trouvés par les observateurs : pour les uns, il est lent, pour les autres, il est fréquent. Ceci tient sans doute à l'impressionnabilité du sujet à cette période et à l'anémie dans laquelle il est plongé. La moindre chose, un repas, un changement de position, une émotion morale, suffisent pour accélérer les pulsations. Graves a fait remarquer que le changement de décubitus produisait une accélération du pouls d'autant plus grande que le sujet était plus anémié ; dans son remarquable travail P. Parizot arrive à la même conclusion.

L'étude de la *forme* du pouls offre un grand intérêt. Les anciens médecins, qui étaient privés du sphygmographe, accordaient déjà une grande valeur à la forme de la pulsation dans la dothiénentérie, et tous reconnaissaient que le dicrotisme était rarement plus accentué que dans cette maladie. Le pouls dicrote n'est cependant nullement caractéristique de la fièvre typhoïde, et on le retrouve à peu près au même degré dans les autres états typhoïdes, dans certaines pneumonies, dans les érysipèles graves, ainsi que dans la septicémie (Marey). Il n'a donc pas la valeur d'un symptôme pathognomonique, il indique seulement une parésie de la tunique musculaire des artères. Le pouls de la période d'état est un pouls de faible tension ; la ligne d'ascension est abrupte, le sommet est aigu le plus habituellement, la ligne de descente presque verticale offre un ressaut considérable, dont l'origine se trouve soit au bas de la ligne de descente, soit en un point voisin. C'est le pouls dicrote. Parizot pense qu'un dicrotisme exagéré n'implique pas une gravité spéciale de la maladie : il est sur ce point en désaccord complet avec Labbé, qui admet que le dicrotisme est d'autant plus accusé que le pronostic est plus grave (Th. de Paris. 1868). Le même auteur signale l'exagération dans la fièvre typhoïde des rebondissements præ et post-dicrotiques signalés par Beaunis (*Éléments de physiologie*, 1881, p. 1030) à l'état physiologique. Le pouls est alors tricrote ou polycrote, fait du reste sans importance. Lorain et Marey voient dans l'apparition de ces rebondissements le signe d'une convalescence prochaine ; cette conclusion n'est pas rigoureuse, car ils se montrent souvent dès le début de la période d'état.

Le *pouls lent* dont nous avons parlé donne aux pulsations une forme spéciale; chacune se compose de deux soulèvements : le premier, produit de l'onde directe, le second, moins élevé, formant l'ondulation dicrotique. Ce second soulèvement est séparé de la pulsation suivante par une ligne presque horizontale présentant souvent un léger rebondissement. Cette variété de dicrotisme a été appelée par Lorain *dicrotisme asymétrique*, et elle est synonyme de faiblesse de la tension artérielle et de lenteur du cœur.

La *force* du pouls est variable avec les individus. Elle est donc très-difficile à apprécier pendant la maladie ; sa diminution entraîne toujours avec elle un pronostic sérieux et doit faire craindre une dégénérescence graisseuse du cœur.

Les *irrégularités* du pouls, assez rares à la période d'état, sont, à vrai dire, l'apanage de quelques formes graves (Louis). Elles peuvent tenir à un trouble de l'innervation cardiaque ou bien à une dégénérescence du myocarde. L'arythmie que l'on observe souvent, et d'une façon passagère, au début de la maladie, reconnaît la première cause, elle est le résultat d'une véritable ataxie du cœur. Les irrégularités sont surtout manifestes au troisième septenaire ; les intermittences vraies sont rares, mais les fausses intermittences correspondant à des contractions cardiaques insuffisantes sont fréquentes. Elles sont le plus souvent l'indice d'une localisation cardiaque de la maladie, et nous en reparlerons plus loin. Au début de la convalescence, on rencontre des irrégularités du pouls comme dans la plupart des autres fièvres. Elles se manifestent surtout à la suite d'une défervescence rapide (Parizot) et sont sous la dépendance d'une variation brusque de la tension artérielle. La pathogénie des irrégularités du pouls est encore assez obscure. Pour Cadet de Gassicourt (*Traité des mal. de l'enfance*, 1882, t. II, p. 509), le sang aglobulique excite insuffisamment les ganglions cardiaques; Langlet (*Union médicale du Nord-Est*, 1881, p. 55) émet une opinion analogue et considère ces intermittences comme des accidents de l'innervation cardiaque et d'origine encéphalique. Hayem invoque de préférence, et avec plus de raison, la dégénérescence des muscles cardiaques; Parizot les rattache dans une très-large mesure à l'augmentation de la tonicité artérielle.

La pression sanguine subit pendant la fièvre typhoïde des variations encore peu connues, son étude étant extrêmement difficile. Potain conclut de nombreuses observations qu'elle est toujours abaissée; elle serait de 14 centimètres de mercure chez le typhique, tandis que chez l'homme sain elle est de 18 centimètres environ.

Appareil digestif. Les symptômes les plus saisissants relatifs à l'appareil digestif sont : la diarrhée, les douleurs de ventre, le météorisme, les phénomènes gastriques et l'état de la cavité buccale. Quand ils se montrent à l'exclusion complète des autres symptômes, ils constituent la forme dite *abdominale*.

La *diarrhée* est assez souvent un prodrome quand la maladie ne débute pas brusquement; elle est un des phénomènes les plus constants, s'installe dès le début ou peu de temps après et ne décroît qu'au commencement de la convalescence. Il est très-rare de voir des fièvres typhoïdes évoluer sans diarrhée, quoique Griesinger dise le contraire (p. 319). Murchison en a constaté l'absence 7 fois sur 100, et c'est à peu près là le chiffre trouvé par Barth à Paris. Sur 101 cas Guéneau de Mussy l'a vue 37 fois précéder ou accompagner l'invasion, 54 fois apparaître dans le premier septenaire, et le reste du temps se montrer à une époque plus éloignée. Elle débute quelquefois dans la troisième ou même dans la quatrième semaine seulement. Souvent la constipation précède la diarrhée pendant quelques jours et cède, soit spontanément, soit sous l'influence d'un purgatif; la diarrhée qui survient alors est très-intense, aussi l'emploi des drastiques est-il contre-indiqué, car ils peuvent rendre la maladie plus grave, en provoquant un flux par trop abondant. La diarrhée présente toujours de grandes variations d'intensité : d'ordinaire il y a de deux à quatre selles par jour, mais ce chiffre est facilement dépassé et l'on peut voir des cas où il y a plus de vingt selles en vingt-quatre heures. Leur nombre varie d'un jour à l'autre et n'est que bien rarement en rapport avec l'étendue des lésions intestinales. Cela est vrai surtout en ce qui concerne les ulcérations de l'intestin grêle, mais ce n'est plus aussi exact quand il s'agit du gros intestin, car on a remarqué que la gravité de ses lésions coïncidait avec une diarrhée plus forte (Guéneau de Mussy, p. 315). Louis a affirmé que les cas étaient plus graves et même mortels lorsque la diarrhée était très-persistante, Murchison arrive à la même conclusion et établit une proportion directe entre le danger de la maladie et l'intensité de la diarrhée; les selles nombreuses amènent un véritable état cholériforme, un abaissement de la température périphérique et une tendance au collapsus. Les évacuations peuvent être involontaires chez certains malades dont la contractilité musculaire est très-affaiblie, et le moindre effort suffit alors à provoquer une selle. Ce symptôme a toujours une signification fâcheuse, surtout quand il se montre de bonne heure et dure pendant longtemps. Il est le signe d'une grande débilité, et la malpropreté qu'entretiennent les matières devient une cause fréquente d'eschares. Dans quelques cas irréguliers, il peut y avoir des alternatives de diarrhée et de constipation; la suppression des évacuations coïncide souvent avec une aggravation des autres symptômes et indique une perturbation nerveuse grave. Au début de la convalescence, les selles deviennent moins nombreuses, commencent à être solides, et reprennent progressivement la fréquence et la consistance normales.

Les caractères des selles sont particuliers ; elles sont liquides, d'une couleur jaune d'ocre, répandent une odeur infecte et souvent ammoniacale, donnent une réaction alcaline et renferment de petits flocons demi-solides. Par le repos, elles se séparent en deux couches : la zone superficielle, liquide, d'une densité de 1015, contient une grande quantité de sels, surtout du chlorure de sodium; la couche profonde, formée par un sédiment de débris épithéliaux, de graisses, de matières alimentaires, renferme une multitude de cristaux de phosphate de chaux tribasique.

Les *douleurs abdominales* sont un phénomène aussi constant que la diarrhée, qu'elles peuvent du reste précéder; elles sont vagues et répandues dans tout l'abdomen, mais le plus souvent elles occupent l'ombilic, puis les fosses iliaques et la région hypogastrique ; elles sont ordinairement obtuses et sans caractère particulier; chez quelques malades la pression exercée par le médecin est nécessaire pour les déterminer. La durée en est variable, quelquefois elle n'est que de deux à trois jours, d'autres fois elle se prolonge pendant quinze jours ou un mois (Littré, *Dictionnaire de médecine*, t. X, p. 450). En même temps que les douleurs diffuses il existe une douleur circonscrite à la fosse iliaque droite; elle est presque constante, dure pendant tout le temps de la maladie et a une véritable importance pour le diagnostic.

En appuyant avec les doigts sur la fosse iliaque droite on perçoit du *gargouillement;* il est le résultat de la pression qui déplace subitement le gaz et les liquides contenus dans le cæcum. Chomel attribue à ce signe une grande importance, qu'il exagère peut-être, car on le rencontre dans d'autres maladies, alors que d'autre part il manque dans un certain nombre de cas de fièvre typhoïde (Murchison).

Le *météorisme* fait rarement défaut; Louis l'a noté 89 fois sur 154 cas. Son degré est variable selon les malades, mais il est surtout développé dans les cas mortels. Peu prononcé au début, c'est dans la troisième semaine qu'il atteint d'habitude son développement le plus considérable; il est provoqué par la paralysie des tuniques intestinales et par les troubles de l'innervation. C'est dans le côlon transverse que les gaz s'accumulent de préférence, et cet intestin dilaté dessine sous la peau une sorte d'énorme boudin transversal. Dans les cas graves on a observé une distension excessive et rapide de l'intestin par les gaz, et ce météorisme crée par lui-même de grands dangers en devenant une cause possible de perforation de l'intestin : aussi est-il indispensable de le faire disparaître par une ponction quand il détermine une tension trop forte.

Le *trouble des fonctions de l'estomac* est un des premiers symptômes de la dothiénentérie. Il la précède même souvent et devient l'origine de toute une période de malaise qui accompagne l'invasion. Dès le début l'appétit disparaît, il reste éteint pendant toute la durée des phénomènes graves, et ne renaît qu'au commencement de la convalescence. Il se manifeste alors avec une énergie toute nouvelle et devient même l'origine de complications. Il peut arriver qu'on observe au cours de la maladie un désir de nourriture, mais c'est le résultat d'un phénomène nerveux et, comme dit Griesinger, d'un véritable délire de l'estomac. La soif est toujours très-vive, et le malade demande instamment à boire; toutefois ce sentiment peut disparaître pendant les périodes de stupeur et il est nécessaire alors de donner des boissons presque de force.

Les phénomènes d'embarras gastrique, résultat d'un véritable catarrhe de l'estomac, surviennent dès la première semaine et consistent en des nausées et des vomissements tantôt passagers, tantôt répétés. Au début, ils sont peu nombreux, bilieux ou alimentaires, et Murchison les regarde même comme un symptôme favorable. Ils sont surtout pénibles par la douleur qu'ils provoquent à l'épigastre; bien au contraire, les vomissements qui surviennent après la deuxième semaine ont une importance considérable et doivent toujours faire songer à une complication; de fait ils sont souvent causés par une méningite ou une péritonite. Il ne faut pas les confondre avec les vomissements répétés et presque incoercibles qui succèdent dans quelques cas à l'emploi prolongé de certains médicaments, entre autres le sulfate de quinine.

L'état de la bouche et de la langue doit être surveillé attentivement. Dans la majorité des cas, le malade accuse un goût pâteux et amer et sa langue se couvre d'un enduit blanchâtre ou jaunâtre, s'épaissit et se festonne sur les bords par l'impression des dents. La pointe prend une teinte rouge d'autant plus remarquable qu'elle fait contraste avec la couleur blanche de la surface de l'organe. Son aspect change avec l'évolution de la maladie; dans la deuxième semaine elle devient cornée, dure (langue de perroquet), fendillée, et se couvre de fuliginosités étendues, elle donne toujours un reflet de la gravité de la maladie. En même temps elle subit des modifications dans ses mouvements, elle tremblote, remue lentement et comme avec peine, et reste immobile quand la prostration est profonde. Au contraire, dans les cas bénins, son aspect reste toujours bon : elle est molle, humide, l'enduit qui la revêt est peu épais et la rougeur des bords peu accusée. Les sécrétions buccales diminuent et s'altèrent à mesure que l'adynamie se prononce, la salive devient rare et renferme une quantité énorme de bactéries, agents de putréfaction. Cette décomposition des liquides buccaux joue certainement un grand rôle dans la production des ulcérations de la bouche (Rappin, 1881) et explique le danger qu'occasionne leur résorption (Netter, *Sur l'élément buccal dans la fièvre typhoïde*. In *Gaz. des hôp.*, 1875). Le pharynx participe à cet état morbide; dès les premiers jours la gorge est sèche et rouge, et plus tard elle se recouvre de mucosités visqueuses qui forment des dépôts brunâtres et adhérents. La déglutition d'abord gênée finit par être douloureuse, ce qui s'explique par la formation de petites ulcérations arrondies superficielles qui se montrent, en grand nombre, sur la muqueuse du pharynx. Ces érosions sont, selon nous, la conséquence de l'ulcération et de la fonte des petits follicules clos disséminés dans cette région. Les amygdales sont souvent gonflées, et l'hyperémie dont elles sont le siége s'étend aux parties voisines et entre pour beaucoup dans la production de la dysphagie.

Tuméfaction de la rate. La rate est le siége de phénomènes morbides dans la fièvre typhoïde, comme dans la plupart des maladies infectieuses. Son gonflement se produit dès le commencement de la maladie et atteint rapidement un degré considérable. D'après Murchison son poids, qui normalement est de 127 grammes, atteindrait celui de 327 grammes. Ce gonflement se produit d'autant plus vite et est d'autant plus accusé que la maladie revêt un caractère infectieux plus prononcé. A la percussion on reconnaît cette hypertrophie; il faut rechercher la matité plus en arrière que dans la fièvre intermittente, ce qui est dû au météorisme qui refoule l'organe dans cette direction (Griesinger). On lui reconnaît alors une dimension de 10 à 14 centimètres au lieu de 8, chiffre normal. La palpation donne des indications plus vagues, mais développe souvent de la douleur. La tuméfaction de la rate diminue dès la fin de la période d'état de la maladie; sa persistance doit paraître suspecte et faire redouter une rechute.

Appareil respiratoire. Les organes de la respiration sont, comme le tégument externe, sujets à des hyperémies précoces, et peuvent par suite être le siége d'hémorrhagies hâtives. C'est pour cela que l'épistaxis est un symptôme fréquent survenant même pendant le malaise précurseur qui précède la fièvre, en même temps que se montre la céphalalgie prémonitoire. L'*épistaxis* s'observe dans plus de la moitié des cas (Louis, Barth), elle serait beaucoup moins fréquente chez les enfants. Il est rare qu'elle se borne à quelques gouttes de sang, car elle est en général copieuse et peut même être abondante au point de nécessiter le tamponnement des fosses nasales. Liebermeister signale deux cas de mort par épistaxis sur un ensemble de 1420 malades; Murchison cite des cas analogues. C'est un symptôme fréquent dans la première semaine, et qui devient rare ensuite; si l'on observe des épistaxis à une période plus avancée, leur signification devient tout autre et indique un état général mauvais. Elles sont alors des épisodes d'une disposition hémorrhagique généralisée et coïncident avec des hémorrhagies pulmonaires, des pétéchies, des hémorrhagies intestinales, etc. Les fièvres typhoïdes à type scorbutique offrent ces symptômes.

Les caractères de la *respiration* varient suivant les formes et la gravité de la dothiénentérie. Les mouvements respiratoires offrent l'accélération inhérente à l'état fébrile et atteignent le nombre de 20 à 30 par minute en moyenne. Ils sont inégaux, irréguliers, saccadés dans les formes cérébrales, et peuvent même présenter un réel ralentissement, quand, par exemple, une méningite vient compliquer la situation. L'air expiré prend au contact des mucosités qui remplissent la bouche une fétidité insupportable et quelquefois une odeur ammoniacale.

La *toux* s'observe souvent vers la fin de la première semaine, au moment où apparaissent les signes de la bronchite, elle est quinteuse, augmente le soir et la nuit, mais revêt rarement un caractère spasmodique; la bronchite dont elle est le symptôme est un phénomène presque constant dans la fièvre typhoïde, Guéneau de Mussy la considère même comme le résultat d'un exanthème se produisant sur la muqueuse bronchique en même temps que les taches lenticulaires apparaissent sur la peau. Il appuie son opinion sur la constatation de plaques rubéoliformes qui envahissent alors le pharynx et produisent une véritable angine catarrhale. A l'auscultation on entend aux deux bases un râle sec et sonore ou sifflant, quelquefois muqueux, souvent universel et très-bruyant (Littré). L'importance de la bronchite est d'autant plus grande qu'elle est avec la diarrhée et la céphalalgie un des symptômes les plus fréquents. C'est de bonne heure qu'elle se montre, du cinquième au huitième jour parfois et plus tôt. Le mélange de râles sonores et de râles muqueux constitue ce que Bazin voulait appeler les râles typhoïdes.

Concurremment avec la bronchite il y a presque toujours une congestion pulmonaire plus ou moins forte. Voillez dit même ne l'avoir jamais vue manquer; c'est cette congestion qui crée un des grands dangers du début de la fièvre typhoïde, en permettant à la bronchite de se transformer en broncho-pneumonie. Il faut encore compter avec l'engouement hypostatique, très-fréquent quand les malades sont dans la stupeur; il constitue un élément de la plus haute importance, car il peut devenir l'origine d'une grave complication, la pneumonie hypostatique. La prédominance des symptômes pulmonaires sur les troubles gastro-intestinaux caractérise une variété clinique de la fièvre typhoïde à laquelle on donne le nom de *forme thoracique.*

Système nerveux. Les symptômes nerveux sont de toutes les périodes de la fièvre typhoïde; les premiers en date sont les phénomènes douloureux : céphalalgie, pesanteur de tête, courbature. Une fois la fièvre établie, ils revêtent un caractère plus grave en rapport avec une atteinte plus profonde des centres et se manifestent par le délire, la somnolence, le coma et des convulsions. Pendant la convalescence même des paralysies, des troubles physiques, etc., peuvent surgir comme complications.

La *céphalalgie* est souvent le premier phénomène dont les malades aient conscience; les statistiques de Louis et de Murchison en signalent l'existence 94 fois sur 100 cas. Elle est rarement très-intense et consiste surtout en un sentiment de pesanteur qui s'exagère au moindre mouvement; quelquefois cependant elle est violente dès le début ou au bout de quelques jours, mais même alors on n'observe ni élancements ni douleurs lancinantes, elle est plutôt accablante et lourde. Le lieu d'élection de la douleur est généralement le front, et mieux la région sus-orbitaire; dans quelques épidémies on a observé une prédominance de la céphalalgie occipitale, et ceux qui ont constaté ce fait ont voulu, mais à tort, faire de cette céphalalgie spéciale un signe de diagnostic. C'est surtout le soir que la céphalalgie est pénible et offre des accès paroxystiques où la douleur se localise au lieu d'émergence d'un tronc nerveux. Son intensité n'a du reste aucun rapport avec la gravité de la maladie. Vers la deuxième ou troisième semaine au plus tard elle commence à disparaître; si, passé cette époque, on la voit revenir, elle est presque toujours le signe d'une complication de nature congestive. Dans tous les cas elle cesse toujours quand le délire apparaît.

Des *vertiges* accompagnent souvent la céphalalgie; ils se produisent quand le malade est assis et, s'ils cessent de se montrer après la première semaine, c'est probablement parce que le malade reste couché. Quand l'adynamie est profonde, on les voit persister jusqu'à la fin de la maladie, et même dans les cas les plus bénins ils reviennent toujours avec la convalescence et sont sous la dépendance de l'anémie.

Comme dans la variole et la scarlatine, on observe dans la fièvre typhoïde de la *rachialgie*, des douleurs dans les membres et dans le dos parfois très-violentes. Il est de règle qu'en même temps qu'ils éprouvent la céphalalgie du début les malades ressentent une courbature généralisée, mais certains ressentent en outre de véritables douleurs localisées. Dans des cas rares la rachialgie est profonde, pénétrante, et provoque des cris au moindre mouvement; sa durée heureusement est courte et ne dépasse guère la deuxième semaine. Cette prédominance des phénomènes nerveux dans la région du rachis a même fait créer une forme spéciale de la maladie. La nuque, la région cervicale, peuvent être le siége des mêmes symptômes, et dans tous les cas on voit la douleur s'irradier volontiers dans les membres et simuler des névralgies et même une sciatique (Forget, *Traité de l'entérite folliculeuse*, p. 281). Ces douleurs occupent en général la continuité des membres, mais elles peuvent aussi se localiser dans les articulations et font alors penser à un rhumatisme infectieux typhique (Bourcy).

Un des caractères les plus saillants de la fièvre typhoïde est de briser les forces dès le début; rapidement elle amène une prostration générale qui augmente de jour en jour. Les malades perdent toute énergie morale et physique, éprouvent de la répugnance à faire le moindre mouvement et se plaisent à rester au lit; même couchés ils changent difficilement de place, ce qui est une cause de formation d'escharres. Cette torpeur peut arriver à un tel degré qu'ils ne sont plus que des corps inertes qu'il faut remuer et déplacer sans qu'ils cherchent à s'aider. Murchison a noté que cette paresse de la motilité n'est pas aussi fréquente qu'on le dit habituellement, il a vu plus de la moitié de ses malades descendre de leur lit et marcher pendant la première quinzaine et quelquefois pendant toute la durée de la maladie. C'est là une statistique difficile à faire et l'auteur anglais est à peu près seul de son avis. Ce qui est vrai, c'est que la prostration complète amenant l'impuissance motrice ne commence guère que vers le milieu du troisième septenaire. Homolle insiste beaucoup sur cette inertie qui frappe le système musculaire de la vie de relation ainsi que celui de la vie organique; il le retrouve sous une autre forme dans l'affaiblissement du cœur, la perte de la tonicité des muscles de l'intestin et la semi-paralysie des sphincters.

Après quelques journées d'insomnie, lors de l'invasion de la maladie, survient presque toujours de la *somnolence*. Ce n'est que dans les cas très-graves qu'elle se montre tout à fait dès le début, aussi son apparition précoce est-elle d'un pronostic fâcheux. Louis l'a constatée dans la majorité des cas mortels. Tout d'abord elle est légère et l'on peut facilement en faire sortir le malade, puis elle se prononce de plus en plus et peut devenir un symptôme prédominant, comme c'était le cas chez un enfant dont parle West, qui s'endormait deux ou trois fois pendant un repas. Souvent cette somnolence alterne avec de la stupeur ou une apathie profonde dont le visage des typhiques porte l'empreinte. Les malades restent immobiles, sans parler, sans faire un mouvement, et c'est à peine si on peut les rappeler, en les interpellant vivement, à la notion de ce qui les entoure. Ils sortent toujours comme d'un rêve et, quand cette stupeur s'accentue, ils finissent par être constamment dans un demi-coma où toute manifestation de la volonté est suspendue. Dans les cas graves ce phénomène s'accentue progressivement et précède le délire ou le coma.

Il est bien rare que les *facultés intellectuelles* ne soient pas troublées à un degré quelconque au cours de la fièvre typhoïde; on peut observer tous les intermédiaires entre les rêvasseries qui accompagnent l'accès fébrile et le délire le plus violent. Ces désordres psychiques reconnaissent des causes très-variables: c'est ainsi que, pendant la période d'état, ils sont surtout occasionnés par le mouvement fébrile, tandis qu'au début de la convalescence ils sont le résultat de l'anémie et de la dépression du système nerveux. Le délire ne débute guère avant le quatrième jour, et en général attend pour se montrer le dixième ou le douzième jour; il est rare qu'il apparaisse brusquement, et presque toujours il est précédé par de la somnolence ou de la stupeur. C'est le soir au moment de l'ascension thermique qu'il commence à se manifester avec toute sa violence, pour durer jusqu'à une heure avancée de la nuit; ou bien encore il se montre le jour et par intermittences, et alterne alors avec des périodes de calme où l'abattement remplace l'agitation. Le matin, il fait défaut, et ce n'est que dans les cas très-graves qu'il persiste jour et nuit sans interruption. Son apparition est très-précoce et s'accompagne d'une grande excitation chez certains sujets prédisposés, les névropathes et les alcooliques, par exemple; quand il est sous la dépendance d'un de ces deux facteurs, il n'a aucune valeur spéciale pour le pronostic. Sa violence peut être telle qu'il produise une excitation continuelle et de l'insomnie et masque tous les autres symptômes de la fièvre typhoïde, en attirant uniquement l'attention du médecin sur les manifestations psychiques : aussi y a-t-il là une cause d'erreur de diagnostic fréquente et il n'est pas rare de voir des cas où la confusion a été faite entre une dothiénentérie et un accès de manie aiguë. Souvent on dirige sur les asiles des typhiques que l'on prend pour des maniaques, et parfois ce n'est qu'à l'autopsie qu'on reconnaît l'erreur commise. La confusion est du reste aidée par la similitude des symptômes subjectifs et par la difficulté de l'examen des malades. Murchison, Mottet, Marcé, rapportent des cas de ce genre, et nous-même en avons observé de semblables à plusieurs reprises. Le délire qui se montre pendant la période d'état est ordinairement vague et incohérent, comme tous les délires symptomatiques ; il peut néanmoins dans certains cas se systématiser, et même consister uniquement en hallucinations, de manière à offrir quelques analogies avec le délire des aliénés. Baillarger (*Ann. medic.-psych.*, 1843) a publié une observation de ce genre, dans laquelle il constata un délire mélancolique complet avec illusions et hallucinations. Les hallucinations isolées sont assez communes ; Brière de Boismont, Max Simon, Thore, signalent des faits d'hallucinations passagères de l'ouïe et de la vue. Les idées de grandeur peuvent se montrer d'une façon passagère au début de la maladie (Hanot et Bucquoy, *Arch. gén. de méd.*, 1881). Des paroles le malade délirant passe souvent aux actes ; il se lève sans motif, court dans la salle en gesticulant, se couche dans le lit du voisin, peut se jeter par la fenêtre et ressemble beaucoup aux rhumatisants qui présentent le délire passager du rhumatisme aigu. Guéneau de Mussy distingue deux formes délirantes qui se succèdent et alternent quelquefois : l'une est constituée par un délire tranquille, coupé par des périodes d'abattement, et d'où on peut tirer le malade par une excitation pressante ; l'autre est violente et se rapproche beaucoup du delirium tremens. En règle générale, la violence du délire est en rapport avec la gravité de la maladie ; Louis et Murchison notent expressément qu'il ne manque presque jamais dans la plus grande partie des cas mortels.

Tout différent est le délire de la convalescence. Il est calme, avec ou sans hallucinations, et survient au déclin de la fièvre. Trousseau l'a longuement décrit sous le nom de délire d'inanition et lui donne comme cause l'anémie profonde dans laquelle est tombé le malade. Son pronostic est bénin, et il disparaît à mesure que les forces reviennent.

Les troubles intellectuels dont nous venons de parler, bien que reconnaissant comme cause immédiate l'hyperthermie ou l'anémie cérébrale, ont une origine réelle plus lointaine, car ils sont le plus souvent des manifestations d'un état névropathique antérieur du malade. Un délire violent et prolongé ou bien accompagné d'hallucinations, ou encore à forme maniaque, se rencontre de préférence chez des typhiques porteurs d'une tare nerveuse. Les héréditaires, les hystériques, les anciens choréiques, sont les sujets chez lesquels les symptômes nerveux acquièrent leur plus grande intensité. L'alcoolisme entre aussi pour une large part dans cette étiologie, et est un des principaux facteurs du délire précoce et violent.

Le *système musculaire* participe à la prostration générale et devient incapable de remplir utilement ses fonctions ; les sphincters sont à demi paralysés, les selles et l'urine s'échappent involontairement dans près d'un cinquième des cas (Murchison). La rétention d'urine est plus rare. Mais c'est surtout par des mouvements indépendants de la volonté que se manifeste le mauvais état du système musculaire. Dans tous les cas graves on observe des mouvements automatiques variés; un des plus fréquents et des plus importants est la carphologie; le malade étranger à ce qui l'entoure, la figure inerte, marmottant des paroles incohérentes, agite ses mains sur son lit, comme s'il voulait saisir un objet ou accomplir tout autre acte raisonné. D'autres fois il fait le geste de se frotter la poitrine ou l'abdomen, comme pour chasser un point douloureux. Ces mouvements peuvent persister sans modification pendant plusieurs heures. Le tremblement des mains, de la langue ou des lèvres, est fréquent; il ressemble à celui des buveurs, mais se montre aussi bien chez des alcooliques que chez des malades qui ne se sont jamais adonnés à la boisson. Ils sont la modalité la moins compliquée de toute une variété de spasmes, tics ou mouvements choréiformes se montrant de préférence sur les muscles de la face, et donnant au visage une expression grimaçante. Ils ne se manifestent qu'à une période avancée des cas graves. Les soubresauts des tendons provoqués par un simple attouchement sont au contraire un phénomène de début, et apparaissent en même temps que le délire; quand ils sont passagers, ils n'ont aucune importance et n'acquièrent une signification fâcheuse que par leur durée.

Des *contractures* peuvent occuper les muscles de certaines régions, ceux de la nuque principalement, et il peut arriver que le cou soit si rapidement contracturé que la déglutition et la respiration en soient gênées (Fritz). Une contracture tétanique de la nuque se voit surtout chez les malades atteints de rachialgie. Un spasme du pharynx peut produire une dysphagie intermittente, de même qu'un spasme du larynx peut rendre l'inspiration sifflante et difficile, et même provoquer des accès de dyspnée simulant des accès d'asthme. Chez quelques malades, on observe du trismus, de l'œsophagisme, du strabisme, etc. Louis a vu chez quatre malades des contractures des membres supérieurs persister pendant plusieurs jours avant la mort. Les convulsions générales sont rares, et presque toujours sont des signes précurseurs de la mort. Elles ne revêtent aucun caractère spécial et simulent plus ou moins un accès d'éclampsie. Il n'est pas impossible du reste qu'elles soient sous la dépendance des perturbations amenées par la néphrite typhoïde (Renaut).

Les réflexes tendineux comme du reste les réflexes cutanés sont modifiés tantôt dans un sens, tantôt dans un autre, selon l'état dans lequel se trouve le malade. D'après G. Ballet (1881) ils sont plutôt exagérés, et d'après d'autres auteurs ils sont diminués.

Les *organes des sens* sont souvent modifiés dans leur fonctionnement, au cours de la dothiénentérie. La sensibilité cutanée est très-souvent soit diminuée, soit exagérée, et l'on peut observer sur le même malade des zones d'hyperesthésie à côté de régions anesthésiées. L'hyperesthésie est assez rare et affecterait surtout, d'après Murchison, la forme paraplégique; la nuque et le dos seraient aussi son siége d'élection. L'anesthésie est plus fréquente, surtout dans la période de déclin ou dans la convalescence (Griesinger); elle peut même durer plusieurs semaines après la fin de la maladie.

Des *troubles visuels,* consistant surtout en éblouissements et en phosphènes, accompagnent fréquemment la céphalalgie et les vertiges. La photophobie est assez fréquente au début. Assez souvent il existe une dilatation inégale des pupilles; quand elle se joint à d'autres phénomènes ataxiques, elle a une signification fâcheuse qu'elle ne présente pas quand elle est seule. L'insensibilité des pupilles à la lumière, et encore plus le strabisme, sont des symptômes de mauvais augure. Quand l'état typhoïde est accusé, les conjonctives sont souvent rouges et injectées, les yeux deviennent brillants et les pupilles sont ordinairement dilatées. Murchison a noté cette dilatation chez les trois quarts des malades. L'examen ophthalmoscopique ne fait en général reconnaître aucune altération du fond de l'œil.

La muqueuse nasale très-injectée au début devient rapidement sèche, et le sens de l'odorat s'affaiblit très-vite.

L'ouïe est plus fréquemment altérée que la vue. Pendant le premier septenaire les malades entendent des bourdonnements qui persistent rarement au delà. La surdité est moins commune; cependant, d'après Louis, Murchison et Barth, elle se montrerait 58 fois sur 100. Le plus souvent elle est incomplète, mais elle est toujours lente à disparaître et peut persister pendant toute la convalescence; tantôt elle est double, tantôt elle est simple, et dans ce dernier cas son pronostic est plus fâcheux, car elle est souvent alors le résultat d'une lésion de l'oreille moyenne.

Urines. Échanges nutritifs. État typhoïde. La quantité des urines est presque toujours diminuée, surtout pendant la période d'état; à la fin de la troisième semaine, elle devient plus abondante, et il peut même se produire une véritable polyurie, chose très-importante, car elle est un symptôme qui précède de peu la défervescence. Pendant la convalescence les urines sont abondantes, et leur quantité est, pendant un certain temps, supérieure à la normale, 1500 centimètres cubes par jour pour les formes communes, et 1700 environ pour les formes graves. Cette polyurie coïncide avec une excrétion plus abondante des matières extractives (Albert Robin). La densité est le plus souvent augmentée et oscille entre 1021 et 1030. La couleur est foncée, surtout dans la première période, c'est celle du bouillon de bœuf avec des reflets rouges et verdâtres; dans la forme rénale elle est sanguinolente. Pendant la convalescence la couleur devient jaune pâle; au contraire, elle prend une teinte brun foncé pendant l'agonie. Les urines sont troubles pendant toute la durée de la période fébrile, et donnent alors une odeur fade qui devient fétide lors de la défervescence. A. Robin attribue cette fétidité à la décomposition des matières extractives si abondantes à ce moment. Acide pendant la période d'augment et celle d'état, l'urine devient alcaline quand la fièvre tombe, probablement par suite du ralentissement qui s'opère alors dans le travail de dénutrition (Gubler et A. Robin).

Il semble qu'il y ait des rapports intimes entre le fonctionnement des reins et celui de la peau, ces deux organes ayant l'un et l'autre pour but l'élimination des matériaux produits par la désassimilation. Quand le malade va guérir, la polyurie coïncide avec des sueurs abondantes, tandis qu'au contraire il y a de la sécheresse de la peau et une diminution dans la quantité des urines dans les cas très-graves. Ce fait permet de supposer dès à présent que la gravité de la fièvre typhoïde est en partie le résultat de la rétention dans l'organisme des matières de désassimilation. Les sueurs et la polyurie, à la fin du deuxième septenaire, ont la signification de phénomènes critiques; elles servent à rejeter au dehors une masse considérable de produits nuisibles et marquent le début de la convalescence.

L'albumine est presque constante dans les urines des typhiques, mais ses caractères peuvent être très-différents et changer ainsi sa signification. Dans les formes graves elle se montre dès le début en quantité plus ou moins abondante, comme cela se voit du reste dans la plupart des pyrexies. Mais alors le précipité produit par l'acide nitrique est opalescent et occupe toute la hauteur du tube servant à l'examen. Au contraire, l'albuminurie abondante qui survient parfois dans le cours ou à la fin de la période d'état a une importance capitale; elle est l'indice de l'existence d'une néphrite parenchymateuse. Le précipité albumineux obtenu soit par l'acide nitrique, soit par l'acide picrique et la chaleur, est floconneux, disposé en grumeaux, et se rétracte en une masse qui occupe le fond du tube. Nous avons déjà insisté sur la signification de ce précipité rétractile, toujours en rapport, d'après Bouchard, avec une néphrite infectieuse. Une albuminurie abondante doit faire craindre l'apparition de phénomènes graves du côté du système nerveux; elle présage parfois l'urémie.

L'excrétion de l'urée présente de grandes variations ou plutôt les observateurs ne sont pas d'accord pour fixer la quantité éliminée aux différentes périodes. Plusieurs admettent que sa proportion est augmentée au début et pendant toute la durée de la fièvre. Murchison donne le chiffre énorme de 62 grammes; Vogel, Parkes, Handfield-Jones, ont trouvé une moyenne qui oscille autour de 28 grammes par jour. Au contraire, Schalvet, Charvot et Albert Robin, ont trouvé l'urée peu augmentée et même en quantité un peu inférieure à la normale, 25 grammes au lieu de 28 et même 23 dans les cas graves. L'urée n'augmente que pendant la période critique et la convalescence. La diminution précède au contraire les symptômes cérébraux.

L'acide urique est généralement augmenté, mais sa proportion diminue dans les cas mortels dont la genèse est ainsi en partie expliquée, car il est alors retenu dans le sang et devient une source d'accidents urémiques.

Les *éléments inorganiques* de l'urine, chlorures, sulfates, phosphates, carbonates, diminuent beaucoup pendant la période d'état pour augmenter dans des proportions notables pendant la convalescence. Les chlorures surtout sont diminués et leur excrétion peut tomber à 3 et 2 grammes par jour, alors que chez l'adulte elle s'élève environ à 10 grammes (A. Robin). C'est surtout dans les cas graves que leur quantité est abaissée. Les phosphates subissent des variations moins étendues; la proportion des phosphates terreux varie plus que celle des phosphates alcalins. Leur augmentation dans les urines est encore un signe de défervescence, tandis que leur diminution a une signification fâcheuse, à moins qu'elle ne coïncide avec une diminution de la fièvre.

Les chromatogènes et les pigments de l'urine subissent aussi des modifications. L'urohématine diminue ou manque pendant la période fébrile, pour remonter au taux normal pendant la convalescence. L'indican suit une marche inverse, et son abondance est proportionnelle à la gravité de la maladie; abondant dans les cas graves, il devient rare dans les cas bénins et disparaît pendant la convalescence. L'hémaphéine est en petite quantité, et généralement en relation avec une phlegmasie pulmonaire ou des symptômes cérébro-spinaux.

Mouvement nutritif. Le malade atteint de fièvre typhoïde, ne prenant pas d'aliments, vit aux dépens des réserves nutritives que lui fournit son propre organisme : aussi son amaigrissement devient-il rapidement considérable, les matières grasses et les matières albuminoïdes contenues soit dans le tissu sous-cutané, soit dans le tissu musculaire, sont les matériaux qui entretiennent la nutrition. Mais, par suite d'une déviation des lois de l'échange, et aussi parce que la quantité du comburant n'est plus en rapport avec celle du combustible mis en liberté, les déchets organiques sont constitués, en grande partie, par des matières extractives incomplétement oxydées, peu solubles et toxiques (A. Robin). L'accumulation de ces produits dans les tissus et les liquides de l'organisme, considérable lorsque les émonctoires ont une activité fonctionnelle moindre, est une des causes qui retardent le plus la guérison et devient souvent l'origine de complications redoutables. Dans l'étude de l'état de la nutrition chez les typhiques, nous suivrons l'excellente description donnée par A. Robin (*Leçons de clinique et de thérapeutique médicales*, 1887), qui, bien qu'elle ait été attaquée avec violence, est actuellement ce que nous possédons de plus complet sur cette question.

Il y a d'abord, dans la fièvre typhoïde, exagération de la désintégration organique. Comme un typhique rend en moyenne 52 grammes de matériaux solides, et qu'il ne mange pas, il est évident que ces produits sont fournis par sa propre substance. Son amaigrissement est considérable, et il perd environ 238 grammes de son poids par jour, soit 6531 grammes pour toute la durée de la maladie. Si l'adulte bien nourri excrète 50 grammes de résidus solides par jour, le malade qui en élimine 52 doit les emprunter à ses tissus. Les produits de cette désintégration sont les uns complétement oxydés, comme l'urée, et les autres, comme l'acide urique et divers extractifs, ne sont pas arrivés à l'oxydation complète. A côté d'eux viennent se ranger les produits d'une désintégration normale ou pervertie, les leucomaïnes et les ptomaïnes.

En second lieu, une partie des déchets produits pendant la période fébrile est retenue dans l'organisme. Cette proposition est facile à prouver par des chiffres. Les matériaux extractifs, existent dans le sang en proportion d'autant plus grande que la maladie est plus grave; de 4 à 4,5, chiffre normal, leur proportion dans le sang s'élève à 6gr,50 pour les cas légers et à 10 et 11 grammes dans les formes graves. Il s'agit bien là d'une rétention, car la diminution des extractifs urinaires coïncide avec une augmentation des extractifs du sang et une aggravation manifeste de la maladie (A. Robin). On trouve alors en plus dans le sang ce qui est en moins dans l'urine. Au lieu d'être de 52 grammes, chiffre moyen, la quantité des matériaux solides de l'urine descend à 45 dans les cas mortels; elle s'élève, au contraire, au moment de la défervescence, atteint 56gr,50, puis 60 grammes pendant les premiers jours de la convalescence. Il est donc manifeste que l'élimination abondante des résidus est en rapport avec l'amélioration des symptômes. Cette décharge accompagne la polyurie de la défervescence et ces deux phénomènes prennent alors une valeur critique très-importante pour fixer le pronostic; ils précèdent de quelques jours le début de la période des oscillations descendantes : la température ne s'abaisse donc que lorsque les déchets organiques sont éliminés en bonne partie.

Dans les formes abortives, une décharge subite et énorme précède l'amélioration, et l'on voit les résidus organiques atteindre, dans les urines, une proportion considérable, 89 grammes dans un cas, dit Robin. Cet auteur conclut que l'avortement de la fièvre typhoïde est la conséquence de l'élimination rapide et presque subite des déchets, avec cette réserve toutefois que le processus de désintégration ne continue pas son œuvre. La proposition inverse est vraie également, et les déchets retenus dans l'organisme constituent un des éléments principaux de la gravité de la fièvre typhoïde. Il semble que cet état de stupeur et d'adynamie particulier qui accompagne non-seulement la dothiénenthérie, mais même bien d'autres maladies infectieuses, et que l'on désigne sous le nom d'*état typhoïde*, soit le résultat de l'accumulation dans les tissus de ces matières toxiques qui ne sont plus éliminées. Dans la pneumonie, le rhumatisme aigu, la méningite cérébro-spinale, l'endocardite infectieuse, la fièvre puerpérale, la granulie, etc., l'apparition de l'état typhoïde se fait en même temps que l'on constate une rétention dans le sang des matières extractives (A. Robin). Il y a donc à considérer deux facteurs principaux dans la pathogénie des symptômes de la fièvre typhoïde, ainsi que l'ont fait Bouchard et A. Robin : d'abord le microbe, puis les produits toxiques qui résultent de la lutte qui s'établit entre lui et les cellules vivantes.

Enfin, en même temps que les désintégrations sont augmentées, il y a une oxydation incomplète des déchets organiques. Tandis que l'urée, produit d'une oxydation totale, est abondante dans les cas légers, alors que l'acide urique, moins oxydé, et les autres matières extractives, sont en proportion minime, le rapport inverse s'établit dans les cas graves : l'urée diminue et les autres produits augmentent. Murchison avait remarqué que la diminution de l'urée pouvait faire présager des symptômes cérébraux. A. Robin pense que, plus l'état typhoïde est accentué, plus les produits incomburés abondent dans l'organisme, et moins on y trouve de déchets ayant subi leur complète oxydation. En résumé, plus l'état typhoïde s'aggrave, et plus les oxydations sont compromises. C'est pourquoi il admet que dans la dothiénientérie la durée de la fièvre est le résultat de l'action toxique prolongée des produits de désassimilation en excès, bien plus que le résultat d'oxydations proprement dites, que l'on supposait autrefois être exagérées.

A côté des matières extractives, d'autres principes encore toxiques, résultat de la vie des bactéries, jouent un rôle considérable dans la pathogénie de l'état typhoïde : ce sont les ptomaïnes. Elles existent en quantité abondante dans l'urine des typhiques où on les trouve côte à côte avec les leucomaïnes, autre produit engendré par la vie cellulaire. D'après le professeur Bouchard, c'est à la surface de l'intestin que se développent ces matières qui, résorbées en partie, passent dans le torrent circulatoire et de là dans les urines. La présence à la surface de l'intestin et dans la sous-muqueuse d'une quantité énorme de bacilles, dans la fièvre typhoïde, explique l'abondance des ptomaïnes qui se produisent alors; de plus, leur résorption est favorisée par l'altération de la muqueuse. Le typhique produit ainsi des substances qui sont dangereuses pour lui-même, et qui, une fois entraînées dans l'intimité des tissus, y deviennent une source de dangers. Ce processus n'est pas particulier à la dothiénentérie, il existe dans la plupart des maladies infectieuses, et c'est justement lui qui, en favorisant la production de l'état typhoïde, donne à ces affections une ressemblance trompeuse et souvent complète avec l'infection typhique. L'état typhoïde est, en quelque sorte, le résultat d'un élément surajouté à l'action microbienne et qui consiste dans la formation, la résorption et la rétention dans l'organisme des ptomaïnes. Ceci suffit à montrer combien grande est l'importance du bon fonctionnement des émonctoires qui ont pour rôle de rejeter au dehors des produits toxiques, et pourquoi, dans les affections où le rein, par exemple, est fortement compromis, dans le cas de néphrite aiguë, par exemple, l'état typhoïde se manifeste si fréquemment. Dans la forme rénale de la fièvre typhoïde décrite par A. Robin et Renaut, les conditions d'élimination retardée sont réunies avec leur maximum d'intensité, ce qui en fait une des formes les plus graves de la maladie.

Complications de la fièvre typhoïde. Les complications de la fièvre typhoïde sont extrêmement nombreuses, et d'autre part il est parfois très-difficile de les séparer nettement des symptômes proprement dits, et d'établir une ligne de démarcation entre elles et ces derniers. Je ne considérerai comme complications que les épiphénomènes qui viennent troubler la marche habituelle de la dothiénentérie.

Les complications peuvent survenir à toutes les périodes de la maladie, mais elles reconnaissent, comme pathogénie, deux modes essentiellement différents. Tantôt elles appartiennent en propre à la fièvre typhoïde et sont le résultat d'une action intensive du poison typhique; tantôt ce sont des phénomènes surajoutés à la maladie et n'ayant avec elle aucun rapport de cause à effet. Dans le premier groupe se range, par exemple, l'hémorrhagie intestinale par ulcération des plaques de Peyer, conséquence d'un processus pathologique régulier et dont les effets sont prévus. Dans le second groupe, au contraire, nous rangerons les complications telles que le laryngo-typhus, la pyémie, l'érysipèle, etc., qui sont dus à l'introduction dans l'organisme malade d'agents septiques particuliers. On sait en effet, depuis les recherches de MM. Renaut, Cornil, Albert Robin, que, par exemple, dans le laryngo-typhus que nous venons de citer, les ulcérations de la muqueuse laryngée sont produites, non pas par les bacilles d'Eberth, mais bien par un microbe spécial qui vient se greffer sur le microbe typhique.

Pour suivre, aussi exactement que possible, les différentes phases de la fièvre typhoïde, nous étudierons les complications, autant qu'il est permis de le faire, dans leur ordre d'apparition; nous séparerons ainsi, d'une façon toute naturelle, les complications qui appartiennent en propre à la fièvre typhoïde de celles qui sont le résultat d'une infection surajoutée.

I. Complications de la période de début. Elles sont en petit nombre et ne présentent, en général, aucune gravité. L'*épistaxis*, que l'on considère comme un symptôme habituel, peut quelquefois, par son abondance, devenir une complication. Elle est le résultat d'une fluxion congestive qui se manifeste principalement dans les vaisseaux qui entourent les organes lymphoïdes. Son origine est par conséquent la même que celle des hémorrhagies intestinales que l'on rencontre, rarement, il est vrai, dans les premiers jours de la maladie. Ces hémorrhagies du début indiquent presque toujours une tendance aux congestions et doivent faire craindre que la fièvre typhoïde ne revête le type hémorrhagique.

C'est sur les muqueuses du pharynx et du larynx que se montrent les premières manifestations du poison typhique. Dès les premiers jours, coïncidant avec le malaise général de la période d'invasion, et avant tout autre symptôme, on peut dans certains cas observer de l'*angine catarrhale*. La muqueuse du pharynx devient rouge sombre, prend un aspect vernissé, et finit par présenter de petites éraillures qui se transforment vite en ulcérations. Les phénomènes subjectifs sont variables; ils consistent en sécheresse du gosier, douleur de gorge, difficulté de la déglutition, voix nasonnée, et en somme ne diffèrent pas des symptômes de toute angine; cette angine du début avait été notée par Louis, elle fut récemment étudiée par Desnos et Bouvret (1876) et longuement décrite par Duguet (*Union médicale*, 1883). Les ulcérations qui l'accompagnent se produisent dans le tissu lymphoïde du pharynx, elles sont superficielles, ovalaires, ressemblant un peu à des aphthes, et deviennent confluentes sur les piliers antérieurs; leur surface est lisse, gris jaunâtre, et aucun exsudat ne les revêt. Est-ce une angine spécifique due au poison typhique? Cela n'est pas certain, et Fränkel (*Deutsch. med. Wochenschr.*, 1887) pense au contraire qu'elle est produite par des micro-organismes étrangers qui pénètrent sous la muqueuse. Dans un cas où les tissus n'étaient pas encore ulcérés, il a vu cette dernière infiltrée par le *Staphylococcus pyogenes flavus*. Elle aurait donc la même origine que les accidents laryngés de la période de déclin, et il est par conséquent prématuré de la rattacher à l'action directe du poison typhique.

Damaschino (1882) et Duguet (1883) ont montré que le *muguet* se développait fréquemment sur la muqueuse bucco-pharyngienne pendant la période de début. Ce muguet se manifeste aussi bien chez l'adulte que chez l'enfant; il est discret et présente rarement des plaques crémeuses. Pas plus que l'angine il n'aggrave le pronostic. Quelquefois cependant il peut se propager à l'estomac et devenir une cause de vomissements (Lebrun, thèse de Paris, 1883).

Des troubles gastriques se montrent chez quelques malades comme des complications initiales. Louis a rencontré l'épigastralgie et les vomissements assez fréquemment. La moindre pression exercée à l'épigastre détermine de la douleur que peuvent aussi produire des mouvements ou l'ingestion des boissons (Chauffard, thèse de Paris, 1882). Ces symptômes gastriques, douleurs, nausées, vomissements, disparaissent le plus souvent à la fin de la deuxième semaine et ne persistent que lorsqu'ils sont liés à des déterminations gastriques de la fièvre typhoïde. L'embarras gastrique de la période d'invasion peut s'accompagner d'un *ictère catarrhal* sans importance. Certaines épidémies semblent revêtir, au début de la maladie, ce type gastrique.

On a décrit autrefois sous le nom de *pneumonie typhoïde* des pneumonies souvent épidémiques qu'on appelle aujourd'hui de préférence miasmatiques ou infectieuses. Elles ne sont nullement produites par le poison typhique. Il en est d'autres qui sont, au contraire, entièrement sous sa dépendance, et qui constituent une localisation de début de la fièvre typhoïde. Ce sont les *pneumo-typhoïdes* ou *pneumo-typhus* qui mériteraient plus justement le nom de fièvres typhoïdes pneumoniques (Lépine). Ce sont des pneumonies qui se manifestent dès le début de la fièvre typhoïde et en sont alors le seul symptôme. Elles sont, par excellence, un phénomène d'invasion. Elles sont très-rares; franches dans leur allure, elles ne diffèrent en rien des pneumonies infectieuses à forme typhoïde, et pendant les premiers jours leur diagnostic est presque impossible. Mais vers la fin de la première semaine, lorsque les symptômes propres à la pneumonie s'amendent, les taches lenticulaires apparaissent, la diarrhée s'aggrave et les autres symptômes de la fièvre typhoïde se montrent successivement. S'agit-il là d'une simple coïncidence ou bien d'une localisation pulmonaire du typhus? Les avis sont partagés. Quand les symptômes spéciaux à la fièvre typhoïde n'apparaissent que plusieurs jours après le début d'une pneumonie ordinaire, l'interprétation la plus naturelle est que la pyrexie typhique est venue compliquer une pneumonie préexistante; telle est l'opinion de Gerhardt, qui a publié six faits de ce genre. Mais, si les symptômes des deux maladies sont contemporains, on doit admettre que la lésion pulmonaire est la manifestation initiale de l'intoxication typhique (Lépine, *Revue de médecine*, 1878). Les exemples de pneumo-typhoïdes sont rares; Griesinger dit n'en avoir vu qu'un seul, Murchison, Liebermeister, en parlent sans en citer; Lépine en a publié plusieurs cas très-nets. La thèse de Mulette en contient un certain nombre (1886) et résume l'état de la question. On ne doit ranger parmi les pneumo-typhoïdes que les cas où les signes positifs d'une pneumonie initiale et d'une dothiénentérie se rencontrent sur le même individu; il ne faut pas généraliser, comme a fait Barella (*Bullet. de l'Acad. de Belgique*, 1877), et appeler typhiques des pneumonies survenues chez des gens qui étaient en contact avec des typhiques (Lépine). Un type de pneumo-typhoïde est rapporté par Lépine : Un enfant est pris, lors d'une épidémie, de diarrhée avec fièvre intense et phénomènes cérébraux, et présente en même temps tous les signes physiques d'une pneumonie du sommet droit. Le lendemain, alors que l'état général s'aggravait, les signes pulmonaires avaient presque disparu, ce qui démontrait que la pneumonie n'était pas la maladie principale. Lannois (*Lyon médical*, 1882) a fait le premier un examen histologique d'une telle pneumonie : c'est une pneumonie fibrineuse comme celle qui survient parfois dans le décours de la fièvre typhoïde. Toutefois la question de pathogénie ne sera définitivement tranchée que lorsqu'on aura trouvé dans le parenchyme pulmonaire le bacille de la fièvre typhoïde.

II. Complications de la période d'état. Du côté de l'appareil digestif, on remarque à cette période des complications stomacales, de la péritonite et des hémorrhagies intestinales. Les phénomènes gastriques ne diffèrent pas de ceux dont nous avons parlé il y a un instant; ils sont seulement plus prononcés et la douleur épigastralgique et les vomissements plus pénibles et plus fréquents.

La *péritonite* peut venir dans la seconde et la troisième semaine compliquer les lésions de l'intestin sans que celui-ci soit perforé. Cette péritonite *sans perforation* est une complication rare; Liebermeister ne l'a rencontrée que 16 fois sur 200 cas. Mais, en dehors de la péritonite étendue à laquelle cette statistique fait allusion, et qui est très-grave, des péritonites circonscrites plus légères et passant presque inaperçues sont fréquentes. Ce sont des péritonites par propagation développées sur les portions du péritoine voisines des plaques de Peyer ulcérées; la lésion des follicules clos est le point de départ de l'inflammation du péritoine, ce qui s'explique facilement, si l'on réfléchit à la richesse des voies de communication qui réunissent ces deux systèmes lymphatiques. Circonscrite, la péritonite est sans importance; diffuse, elle devient une complication d'une gravité extrême.

La complication la plus fréquente peut-être de la période d'état est l'*hémorrhagie intestinale;* elle est même plus fréquente qu'on ne le croit généralement, car son existence n'est souvent révélée qu'à l'autopsie par le sang qui encombre l'intestin. En réunissant une statistique de plus de 10 000 cas, Homolle a trouvé que les hémorrhagies intestinales existaient dans la proportion de 4,65 pour 100. Cette proportion varie, du reste, avec les épidémies. Elle est extrêmement rare chez les enfants. Les femmes y seraient plus sujettes que les hommes, peut-être par suite de leur tendance à la constipation; cette circonstance est en effet souvent notée au début de ces hémorrhagies. L'entérorrhagie est rare pendant la première semaine. C'est dans la seconde et la troisième qu'elle atteint son maximum de fréquence; il est également exceptionnel de la rencontrer après la défervescence.

L'abondance de ces hémorrhagies varie beaucoup; elles peuvent n'être que de quelques cuillerées de sang ou s'élever à plusieurs litres et inonder le lit du malade. Parfois on ne les soupçonne qu'à la teinte noire des matières fécales, comme souvent aussi on les voit sous la forme d'un véritable flux de sang rouge vif. Une hémorrhagie interne abondante détermine de la tension abdominale et forme, quand le sang séjourne dans l'intestin, une masse noirâtre, visqueuse, analogue à du goudron. Les pertes de sang modérées ne donnent lieu à aucun symptôme; quand elles sont abondantes, la figure devient pâle, la peau froide et moite, le pouls faible et fréquent, et le malade éprouve des lipothymies et même une syncope. Ces symptômes suffisent à faire diagnostiquer une hémorrhagie, alors même que le sang ne s'écoule pas au dehors. Il n'est pas rare de voir la température s'abaisser et la défervescence être quelquefois considérable. Jaccoud cite un cas où elle fut de 3 degrés. Les symptômes généraux, surtout les phénomènes nerveux et ataxiques, peuvent subir une diminution d'intensité sous l'influence d'une hémorrhagie. Le plus souvent cette amélioration n'est que passagère, et quelques heures après qu'elle s'est manifestée, ou bien le malade tombe dans le collapsus, l'hémorrhagie ayant été trop abondante, ou bien les symptômes reprennent leur gravité antérieure. Cependant, si l'hémorrhagie n'est pas trop abondante, et surtout si elle survient à une période où le malade est sous le coup de complications congestives, elle a dans quelques cas un effet favorable et devient le signal de la défervescence. C'est sans doute ce qui avait fait dire à Graves, puis à Trousseau, qu'elle constituait, le plus souvent, un phénomène de favorable augure. Murchison et Liebermeister ne partagent pas l'optimisme de Trousseau, et il résulte des statistiques réunies par Homolle que la mortalité dans les cas d'hémorrhagies est au moins de 30 pour 100. Il est à peu près impossible d'apprécier la gravité relative des hémorrhagies intestinales selon les périodes où elles se produisent; c'est leur abondance seule qui fait le danger. Il faut aussi considérer l'état général du malade, car, ainsi que l'a fait remarquer Chomel, c'est lui qui est la cause première de l'hémorrhagie et qui en règle la gravité.

Les causes de ces hémorrhagies sont extrêmement variables. Celles du début sont très-vraisemblablement d'origine congestive. Plus tard, il faut faire une grande part dans leur production à la dégénérescence granulo-graisseuse des vaisseaux de l'intestin. Les ulcérations de l'intestin sont regardées comme la cause la plus fréquente, et c'est à elles qu'on rapporte les hémorrhagies si abondantes qui se produisent au moment de la chute des eschares. Toutefois il est rare de retrouver à l'autopsie l'artériole béante par où est sorti le sang, et ce n'est que dans quelques cas très-rares qu'on a vu un liquide, injecté par l'artère mésentérique supérieure, venir sourdre à la surface d'une ulcération. Ces hémorrhagies intestinales deviennent des complications qui revêtent un caractère tout particulier de gravité lorsque, coïncidant avec des hémorrhagies nasales, gingivales, pulmonaires et sous-cutanées, elles sont l'expression d'une dyscrasie qui indique une altération profonde de l'organisme par le poison typhique. Cet état scorbutique constitue ce que Trousseau appelait la fièvre putride hémorrhagique; la mort arrive alors, bien plus par le fait du mauvais état général que par l'abondance des hémorrhagies. Raymond (*Revue de médecine*, 1885) invoque, pour ces hémorrhagies, un mécanisme qui certainement doit jouer un grand rôle dans beaucoup de cas : d'après lui, les altérations vasculaires permettent une diapédèse abondante et la formation, par les leucocytes, de véritables bourgeons charnus périvasculaires. La fenêtration des parois des vaisseaux diminue leur résistance et provoque leur rupture sous l'influence des moindres causes. Il pense que la plupart des hémorrhagies intestinales et des épistaxis sont le résultat de ce processus, et fait remarquer que les vaisseaux dont la lésion entraîne l'hémorrhagie sont précisément inclus dans un tissu lymphoïde et sont le siége d'une diapédèse perpétuelle.

Les voies respiratoires deviennent fréquemment le siége de complications redoutables, et il est rare de voir une fièvre typhoïde, même des plus légères, évoluer sans être accompagnée d'accidents de ce genre. L'appareil respiratoire est le siége de phénomènes congestifs plutôt que de lésions inflammatoires; toutefois celles-ci peuvent se montrer, car on observe tous les degrés de l'inflammation, depuis la congestion simple et la bronchite jusqu'à la splénisation, la broncho-pneumonie et même la pneumonie fibrineuse. La cause intime de ces complications n'est guère connue; cependant nous croyons qu'on doit la rattacher à une localisation de l'agent infectieux sur la muqueuse bronchique. C'est là, nous l'avons vu, l'origine invoquée pour le pneumo-typhus ; la même interprétation s'applique aussi aux complications bronchiques et pulmonaires de la période d'état, du moins lorsqu'elles sont le fruit d'une congestion active. Cette façon d'envisager les choses nous paraît devoir être préférée à celle que proposait Guéneau de Mussy, qui voyait dans ces accidents le résultat d'un exanthème. Quoi qu'il en soit, l'action de l'agent infectieux n'est pas la seule qui entre en jeu pour développer ces symptômes; c'est bien elle, croyons-nous, qui se montre dans la congestion, la broncho-pneumonie et la pneumonie, mais les œdèmes et la pneumonie hypostatique reconnaissent un autre mécanisme. Ils sont dus à la stase veineuse et à l'affaiblissement général dans lequel se trouve le sujet.

La fréquence de ces complications varie selon le génie épidémique, l'âge, le sexe et les conditions diverses inhérentes à chaque malade. On a voulu en rendre responsable la méthode des bains froids, mais cette accusation n'est nullement fondée, ainsi qu'il résulte des observations de Brandt, Liebermeister, et de Tripier et Bouveret. Au contraire, à Lyon, où cette méthode est employée presque exclusivement, les complications de cette nature sont certainement moins fréquentes qu'ailleurs.

L'expression la plus atténuée de l'action du bacille typhique sur les voies respiratoires est la bronchite. Elle se montre, en général, dans la seconde semaine, la toux en est souvent le seul symptôme objectif. Tantôt elle est modérée, tantôt, quand l'hyperémie s'accentue, elle est fréquente, quinteuse, coqueluchoïde, avec des recrudescences marquées au moment de l'exacerbation fébrile vespérale. Un peu de rudesse respiratoire est parfois le seul symptôme donné par l'auscultation. En dehors de ces cas, on entend des râles secs, sonores, sibilants, qui se montrent d'abord par bouffées, puis qui envahissent progressivement les deux bases, et enfin toute l'étendue des poumons. En même temps que s'accentue l'hyperémie bronchique et pulmonaire, la sécheresse des muqueuses disparaît et fait place à un état catarrhal qui se traduit par des crachats épais, visqueux, et par des mucosités adhérentes aux parois du pharynx. Ces crachats prennent une teinte lilas et sont même striés de sang lorsque la congestion devient plus intense. Des râles muqueux disséminés, entre-mêlés avec les râles sonores, et une légère diminution du murmure vésiculaire, sont à peu près les seuls signes physiques par lesquels se traduit le nouvel état des bronches. La congestion pulmonaire peut être extrêmement forte et donner lieu à des accidents aigus caractérisés par de la toux spasmodique et une dyspnée extrême. Ces poussées congestives sont soudaines, de peu de durée et plus menaçantes que dangereuses (Homolle).

Un degré de plus, et ces phénomènes sont remplacés par les symptômes de la broncho-pneumonie. Il se développe alors, dans le tissu pulmonaire, des noyaux d'induration disséminés et nombreux, caractéristiques de la pneumonie lobulaire. Chacun de ces noyaux a une évolution indépendante de celle de ses voisins et peut se trouver en pleine phase de suppuration, alors que les autres n'en sont encore qu'à la période d'hépatisation (G. de Mussy). La broncho-pneumonie ne se montre guère que vers la fin de la deuxième semaine, quelquefois plus tard encore, et elle est aussi bien une complication du décours de la maladie que de la période d'état. Son début est annoncé par une recrudescence de la fièvre et une ascension thermique plus ou moins marquée selon l'étendue des lésions. Une expiration prolongée, l'obscurité du murmure vésiculaire et des foyers de râles sous-crépitants accompagnés de souffle tubaire, en sont les seuls signes physiques, encore manquent-ils souvent. L'hyperémie bronchique persiste tout le temps de la maladie et reste prépondérante quand les noyaux inflammatoires lobulaires sont en petit nombre.

En dehors de ces complications dues à la congestion active se voient d'autres lésions où la stase veineuse joue le plus grand rôle. Telle est la splénisation, qui est liée à un mélange d'hyperémie et d'atélectasie. Elle tient un peu de l'hyperémie congestive et présente comme elle une grande mobilité, passant d'un point à un autre pour la moindre cause. Mais elle perd rapidement ce caractère et se transforme bientôt en engouement hypostatique (Cazalis). Elle s'accompagne alors, le plus souvent, d'œdème pulmonaire qui, par sa présence, aggrave beaucoup le pronostic. Ces phénomènes se traduisent par de l'obscurité respiratoire, un souffle léger, parfois de la bronchophonie et, quand l'œdème est abondant, par une pluie de râles fins. La respiration est toujours accélérée et la dyspnée très-forte; le malade peut ne pas avoir conscience de cette dyspnée et l'asphyxie survient alors lentement et sans déterminer de phénomènes subjectifs.

Bien que la *pneumonie hypostatique* soit surtout une complication de la période de déclin, nous en parlons ici, car elle n'est qu'un degré plus avancé de la splénisation. Elle se montre dans les poumons atélectasiés, débute d'une façon insidieuse et peut même passer complétement inaperçue. Elle ne diffère du reste de l'atélectasie congestive que par une induration plus prononcée du tissu pulmonaire, car ses symptômes sont les mêmes. La gêne de la circulation devenant plus grande, la cyanose du visage, la dyspnée, la fréquence du pouls, augmentent et peuvent la faire soupçonner. Elle n'a pas de signes francs; la fièvre, le point de côté, les crachats, font souvent défaut. A l'auscultation, des râles fins aux bases et aux deux temps de la respiration, du souffle, sont les seuls signes physiques un peu spéciaux.

La fièvre typhoïde peut se compliquer, à n'importe quelle période de son évolution, de *pneumonie lobaire*. Cette pneumonie présente, au double point de vue anatomique et clinique, tous les caractères de la pneumonie aiguë et primitive. Les observations de Cornil et celles qui sont relatées dans la thèse de Galissart de Marignac (1881) ne laissent aucun doute à cet égard. L'exsudat fibrineux intra-alvéolaire a été vu par Cornil et par Leloir. Elle est rare et aggrave le pronostic. Son début pendant la période d'état est souvent insidieux: elle ne modifie pas immédiatement la courbe thermique et peut même s'annoncer par un abaissement de la température; son type rappelle tout à fait celui de la pneumonie franche primitive, surtout quand elle survient pendant la convalescence. En général ses symptômes ne sont jamais bien accusés; le frisson, le point de côté, la toux et les crachats, manquent dans la plupart des cas, et ses allures cliniques ne sont pas sans rapport avec celles de la pneumonie des vieillards. Elle aggrave les symptômes généraux de nature typhoïde, et le pronostic est d'autant plus sérieux que les phénomènes typhiques sont plus accusés. La raison qui favorise le développement de la pneumonie lobaire dans le cours de la dothiénentérie nous échappe, et il est permis de se demander si elle est, comme la pneumo-typhoïde, l'expression d'une localisation du bacille typhique, ou si elle est produite par le micrococcus de Friedländer, dont le développement serait favorisé par l'état adynamique du malade.

Des troubles nerveux sont des symptômes obligés de toute dothiénentérie, et ne deviennent des complications que lorsqu'ils acquièrent une gravité exceptionnelle. L'intensité des phénomènes observés pendant la vie n'est presque jamais en rapport avec les lésions nerveuses trouvées à l'autopsie : il semble que le système nerveux est frappé en totalité dans sa nutrition même, et que l'origine de ses altérations réside surtout dans l'action exercée sur lui par les produits infectieux et toxiques contenus dans le sang. La richesse du réseau sanguin qui irrigue le cerveau et l'abondance toute particulière des voies de la lymphe expliquent cette action élective, si, comme on le suppose, c'est dans le système lymphatique que vivent et se développent de préférence les bacilles d'Eberth. On les rencontre en quantité considérable dans les espaces et les gaînes lymphatiques, qui non-seulement entourent les centres nerveux, mais encore pénètrent dans leur intimité en suivant les capillaires sanguins. Il est donc permis de penser que, de même que l'agent infectieux se localise sur la muqueuse intestinale, sur le pharynx ou sur les voies aériennes, il peut aussi, dans certains cas, élire son siége dans le système lymphatique des centres nerveux. C'est du reste chez des sujets entachés d'hérédité nerveuse que s'observent de préférence les complications dont nous parlons : le cerveau est, dans ce cas, un des points les moins résistants de l'économie, et il échappe difficilement aux atteintes de l'infection typhique. Les accidents que l'on observe à la période d'état coïncident habituellement avec une congestion active intense des vaisseaux cérébraux. Au contraire, ceux qui surviennent pendant la convalescence sont en rapport avec la dénutrition et l'appauvrissement des éléments anatomiques nerveux.

L'excitation cérébrale est un symptôme à peu près constant de toute dothiénentérie ; elle devient une complication par son intensité. Les phénomènes qu'on observe alors se rapprochent beaucoup de ceux de la manie et plus encore de ceux du délire aigu. Libermeister a observé dans ces cas, tantôt un abaissement de température, tantôt une élévation, et a émis l'hypothèse que l'irritation du centre modérateur thermique était la cause de ces désordres.

Des accidents méningitiques peuvent se montrer vers le début du second septenaire, et ne diffèrent en rien de ceux de la méningite aiguë. On trouve alors à l'autopsie non-seulement les traces d'un état congestif, mais encore de l'opacité et de minces exsudats sur les méninges. Tous les symptômes des méningites ordinaires peuvent se montrer : vomissements, phénomènes oculo-pupillaires, convulsions, stupeur ou délire intense, etc. ; la céphalalgie est violente, le cou raide, la tête renversée en arrière, et la mort arrive soit dans le coma, soit au milieu d'accidents épileptiformes. Cette méningite aiguë de la période d'état est très-rare et reconnaît des causes très-différentes de celles de la méningite purulente secondaire de la convalescence.

Néphrite dothiénentérique. Si l'on considère aujourd'hui cette néphrite comme le résultat direct du passage des bacilles à travers le filtre rénal, depuis les remarquables travaux de Bouchard, Renaut et leurs élèves, il n'en a pas toujours été ainsi, et de nombreuses théories avaient été édifiées avant celle-ci pour en expliquer la pathogénie. La première description systématique de cette complication est donnée par Rayer, qui admet l'existence d'une néphrite inflammatoire le plus souvent double, et reconnaissant pour cause la maladie générale typhique. Martin Solon attribue l'albuminurie de la fièvre typhoïde à une poussée congestive, Gubler à un état dyscrasique du sang, et plus récemment Legroux et Hanot (*Archives de médecine*, 1876) ont émis l'idée qu'elle était sous la dépendance, non pas d'une véritable néphrite, mais d'une dégénérescence graisseuse de l'épithélium du rein. Pour Bouchard il existe deux modes pathogéniques différents de cette albuminurie : celle qui s'observe au début de la maladie serait d'origine dyscrasique, tandis que celle de la seconde période tiendrait à une néphrite infectieuse produite par l'élimination des microbes contenus dans le sang du typhique. Bouchard a fait connaître une méthode simple et fidèle qui permet de différencier les deux albumines; il se sert d'une solution d'acide picrique qui, mélangée à l'urine, précipite l'albumine : si l'on chauffe alors l'urine ainsi traitée, tantôt le précipité reste uniformément opalescent, tantôt, au contraire, il se forme des flocons qui se rétractent, s'amassent au fond du tube et laissent l'urine limpide au-dessus. Dans le premier cas, *albumine non rétractile*, le précipité opalescent n'indique qu'un trouble général de la nutrition sans lésion rénale; au contraire, dans le second, *albumine rétractile*, il indique une néphrite et la présence dans l'urine de cylindres et surtout de microbes. Une telle constatation a une importance capitale, d'autant plus que Bouchard a montré que les microbes que renfermait l'urine étaient identiques à ceux que l'on trouvait dans le sang. La déduction qui s'impose est donc que la néphrite, caractérisée par la présence de l'albumine rétractile, est due à l'élimination des microbes par le rein, élimination qui ne paraît pas se faire sans qu'il se produise une lésion, véritable traumatisme de l'épithélium des tubuli (Capitan et Charrin, *Revue de médecine*, 1881). L'albumine non rétractile est sans importance diagnostique et en corrélation avec la fièvre du début, comme cela se voit, du reste, dans la plupart des pyrexies : elle n'a ni valeur ni signification spéciale.

Le professeur Renaut et son élève Petit, auquel on doit une excellente monographie de la néphrite typhoïdique (thèse de Lyon, 1881), décrivent trois formes distinctes de cette détermination rénale : la forme commune, la forme hémorrhagique (Albert Robin) et la forme urémique.

La *forme commune* comprend le plus grand nombre des cas, allant de la néphrite catarrhale légère jusqu'à la néphrite parenchymateuse intense suivie de mort sans phénomènes urémiques. Dès qu'elle se montre, on constate une aggravation de l'état typhoïde et l'on remarque tout particulièrement une sécheresse prononcée de la langue qui remplace l'état saburral et la rougeur habituelle de la pointe et des bords. Ce symptôme est presque constant et apparaît précisément au moment où survient l'albumine. Avec la néphrite coïncident souvent des éruptions cutanées diverses, pemphigus, érythème, furoncles, ecthyma, lésions trophiques qui sont probablement dues à la suppression des fonctions du rein; les principes excrémentitiels, retenus alors dans le sang, s'éliminent par la peau en y produisant les lésions dont nous parlons (Renaut). Bouchard a constaté la présence de bactéries typhiques dans la sérosité des vésicules et dans la sanie des eschares. La douleur lombaire accompagne fréquemment cette néphrite; en revanche, les œdèmes sont exceptionnels.

La *forme hémorrhagique* de Robin est caractérisée, comme son nom l'indique, par la présence du sang dans les urines, qui prennent alors une teinte rouge plus ou moins foncée. L'examen des reins a montré à Albert Robin qu'il existait des ruptures vasculaires consécutives à une congestion intense, et permettant au sang de passer directement dans les canalicules du rein. Murchison considère ces hématuries comme étant de la même nature que les autres hémorrhagies de la fièvre typhoïde.

La *forme urémique*, timidement indiquée par quelques auteurs, a été bien décrite par le professeur Renaut (thèse de Petit). Il a réuni une série d'observations de fièvres typhoïdes au cours desquelles l'existence d'une néphrite avait été constatée, et qui ont été interrompues par des accès éclamptiques. L'intoxication urémique se traduit tantôt par une simple exagération des accidents nerveux, tantôt par quelques troubles sensoriels, ou même des paralysies limitées, tantôt encore, et ce sont les seuls cas vraiment démonstratifs, par des accès convulsifs reproduisant les phénomènes classiques de l'accès aigu d'urémie, tantôt enfin par une manifestation foudroyante qui amène la mort subite (Petit). Un certain nombre de cas de mort subite au cours de la fièvre typhoïde reconnaissent certainement comme cause, souvent méconnue, une lésion rénale et des accidents aigus d'urémie. La suppression des fonctions du rein se fait plus brusquement dans cette néphrite que dans les autres, et produit une sorte d'intoxication aiguë et subite (Renaut). Cette forme est toujours de la plus haute gravité. Cependant on cite quelques cas de guérison (Robert et Gaucher, *Revue de médecine*, 1881).

Plusieurs auteurs (Amat, Didion, etc.) ont voulu faire de la fièvre typhoïde compliquée de néphrite une forme spéciale de la dothiénentérie, la *forme rénale*. Il n'y a pas lieu de créer ce type, et il est beaucoup plus juste de dire, en pareil cas, fièvre typhoïde avec localisation ou complication rénale.

III. Accidents clôturaux. Complications de la période de déclin et de la convalescence. Les complications dont nous allons parler ne relèvent qu'indirectement de l'action de l'agent typhique ; elles ne sont pas sous sa dépendance et ne sont que le résultat éloigné des lésions qu'il a déterminées dans la période fébrile. Dans certains cas, ce sont de véritables accidents, conséquence d'une lésion profonde : telle est, par exemple, la perforation de l'intestin, terminaison possible de l'ulcération des plaques de Peyer. Dans d'autres, des agents septiques étrangers viennent se greffer sur les lésions typhiques, pénètrent dans l'organisme et déterminent des infections secondaires reconnaissant un point de départ tout différent de celui des manifestations du début. A partir du moment où la chute de la fièvre et une crise favorable ont ouvert la période de la convalescence, nous n'avons plus affaire à des localisations de l'infection typhique, mais bien à de véritables maladies surajoutées, complication dans toute l'acception du mot. Tels sont le laryngo-typhus, la dysenterie et les manifestations si nombreuses de la pyémie.

Perforation intestinale. C'est une complication redoutable, presque toujours mortelle, et qui survient sans que rien puisse la faire prévoir, dans les cas légers aussi bien que dans les cas graves. Elle est relativement rare et surviendrait chez les adultes dans la proportion de 2 pour 100 environ (Homolle). Elle est plus fréquente chez les femmes que chez les hommes, et devient très-rare chez les enfants, sans doute par suite du peu d'étendue de leurs lésions intestinales. Il est exceptionnel qu'elle se produise avant le quinzième jour ; le plus souvent, c'est dans la troisième, la quatrième et la cinquième semaine, qu'elle survient. Quelquefois elle surprend le malade à la fin de la convalescence, même après qu'il est sorti de l'hôpital (Gubler). La médication par l'eau froide ne paraît pas avoir d'influence sur la fréquence de cette complication. Les symptômes de cet accident sont : une douleur d'une extrême violence que le malade ressent subitement et qui communique à tout l'abdomen une sensibilité extrême, l'altération des traits, la modification du pouls, qui devient petit et fréquent, des nausées et des vomissements : tels sont les signes qui doivent faire supposer une péritonite par perforation quand ils apparaissent au cours d'une fièvre typhoïde. Ce sont, en définitive, les symptômes de la péritonite suraiguë qui apparaissent subitement et masquent ceux de la maladie principale. Ils s'accompagnent souvent d'une élévation de la température centrale, mais ce phénomène n'est pas constant, et un abaissement thermique se montre même lorsqu'il y a une tendance au collapsus. Quand le malade est dans la stupeur, le diagnostic devient difficile et ne peut plus être fait que par un examen attentif des symptômes : accélération du pouls, irrégularités thermiques, altération des traits, et surtout météorisme rapide et considérable. Des vomissements incoercibles surviennent souvent, bilieux, porracés et même fécaloïdes (Murchison). La respiration est fréquente, difficile, la voix sourde et cassée; la peau se couvre d'une sueur visqueuse, et des accidents cérébraux, excitation, collapsus, peuvent se manifester. Laboulbène a signalé après Murchison des cas de perforation et de péritonite latente que l'autopsie seule avait révélées.

La présence du moindre épanchement de matières fécales dans le péritoine est d'une gravité extrême. Louis et Chomel considéraient cette complication comme toujours mortelle. Il y a cependant quelques cas de guérison. Si l'épanchement est limité, il peut s'enkyster et s'évacuer plus tard soit par l'intestin, soit à travers les parois abdominales (Murchison). En tout cas, la guérison est rare, très-longue à obtenir. La terminaison fatale peut arriver en quelques heures, ou se laisser attendre pendant plusieurs jours, mais le plus grand nombre des malades succombe du deuxième au quatrième jour (Griesinger). Elle peut être encore plus tardive, et n'avoir lieu que vers le vingtième jour (Murchison). Dans quelques cas la péritonite a d'abord un caractère subaigu, pour prendre ensuite une marche rapide : c'est ce qui se passe lorsque l'épanchement a été localisé, dès le début, par des adhérences, et n'a diffusé que secondairement.

C'est le plus souvent dans l'iléon, et près de la valvule, que siége la perforation. Chomel et Louis avaient déjà noté ce fait. Elle est encore fréquente dans l'appendice cæcal; elle est beaucoup plus rare dans le gros intestin, et on l'a même vue au point d'union de l'S iliaque avec le rectum (Chomel, Murchison). La membrane muqueuse présente au niveau de la perforation une ulcération ovalaire creusée en entonnoir. L'orifice qui ouvre le passage à travers la séreuse est généralement très-étroit, mais il est creusé au milieu de matières molles, et le moindre attouchement suffit à l'agrandir. Il n'est pas rare d'observer sur les intestins de malades, morts au début de la convalescence, des ulcérations n'ayant pas encore abouti à la perforation, mais qui ne sont séparées de la séreuse que par une faible paroi. Aussi suffit-il d'un effort, d'un mouvement, d'une secousse de toux ou même simplement de contractions péristaltiques des muscles de l'intestin, pour amener cet accident. La chute d'une eschare profonde ou les progrès du travail ulcératif sont les deux causes de la perforation qu'on rencontre le plus souvent.

On a noté également, comme cause exceptionnelle de péritonite suraiguë, la perforation de la vésicule biliaire. Elle a été observée, en général, dans le cours de la troisième ou de la quatrième semaine, et ses symptômes étaient les mêmes que ceux de la perforation intestinale. Un calcul, l'occlusion du canal cholédoque ou un abcès en était l'origine. La rupture d'un abcès de la rate (Stricker), des parois de la vessie (Griesinger), ou d'un ganglion mésentérique, sont l'origine de complications de même nature.

L'intestin peut être le siége de complications beaucoup plus rares. Tels sont : le *rétrécissement de l'intestin* dû à des cicatrices ou à des brides, l'*invagination intestinale*, dont on ne connaît que quelques cas, la *pérityphlite*, qui est le plus souvent la conséquence d'une perforation du cæcum ou de l'appendice. Cette dernière peut guérir et se termine alors soit par résolution, soit par l'évacuation du pus au dehors.

Une *diarrhée* rebelle survient quelquefois au début de la convalescence et peut devenir une source de dangers ; c'est le plus souvent à une alimentation trop abondante qu'il faut la rapporter. Des *troubles gastriques* reconnaissant la même cause se montrent en même temps qu'elle. Nulle boisson, nul aliment, ne sont tolérés. Ces vomissements se manifestent surtout chez les individus affaiblis et dont l'estomac a perdu l'habitude de remplir des fonctions digestives. Cette intolérance gastrique disparaît par une surveillance attentive de l'alimentation. Plus rarement elle est le résultat de lésions de la muqueuse stomacale, par exemple, du muguet. Dans des cas encore plus rares, sur lesquels Bouchard, puis G. Sée et Mathieu, ont longuement insisté, les vomissements de la convalescence sont causés par une dilatation de l'estomac. Legendre ferait même de cette altération gastrique l'origine de la plus grande partie des cas de gastrite de la convalescence. Cette fréquence est certainement exagérée, mais il n'en résulte pas moins que la dilatation stomacale doit être cherchée et combattue à la fin de la fièvre typhoïde (Legendre, thèse de Paris, 1886).

Chez les sujets débilités par une longue maladie on peut retrouver à cette période les mêmes complications bucco-pharyngiennes que celles que nous avons signalées dans les périodes de début. Elles sont dues à des angines ulcéreuses, à du muguet, et chez les enfants à de la diphthérie secondaire.

Les *complications hépatiques* sont rares, du moins à la phase de déclin et exception faite des complications pyémiques. Elles sont le plus souvent sous la dépendance de lésions parenchymateuses et doivent être rangées dans la catégorie des ictères graves. Cette complication est analogue à celle que l'on trouve dans plusieurs maladies infectieuses, notamment la fièvre jaune et la typhoïde biliaire. Elle est grave, mais peut cependant guérir (Griesinger). D'autres fois il s'agit simplement d'un ictère plus bénin produit par un catarrhe ou par une obstruction des voies biliaires.

La *tuméfaction tardive de la rate* est une complication qui peut se montrer dans les cas où la fièvre présente une marche rémittente. Elle est sans importance. Il n'en est pas de même quand elle est liée à des infarctus, car alors l'inflammation qui accompagne ces derniers peut atteindre la séreuse et provoquer une péritonite. Leur symptomatologie est toujours obscure : on a vu leur formation coïncider avec des frissons et une forte élévation de température (de Ceronville). Ils peuvent être l'origine d'une rupture de la rate, complication grave et qui peut amener la mort par péritonite généralisée. Comme le foie, la rate devient parfois le siége de complications pyémiques, sur lesquelles nous reviendrons. Ces complications spléniques sont toujours d'un diagnostic très-difficile et ne peuvent guère être prévues.

Système nerveux. Les désordres nerveux de la période de déclin de la convalescence présentent un type essentiellement différent de ceux de la période fébrile. Au lieu d'être des phénomènes dus à une congestion active, ils sont les indices d'une dénutrition profonde des centres nerveux, aussi sont-ils bien peu bruyants. L'intelligence est assez souvent touchée, soit au début, soit à la fin de la convalescence, soit même un assez long temps après que la maladie paraît guérie. Loin d'être bruyant, le délire est alors essentiellement dépressif : la mémoire est affaiblie, les conceptions sont enfantines, le niveau intellectuel est abaissé; ce sont presque des symptômes de démence, et Marcé cite un cas où cette dernière fut l'aboutissant des troubles psychiques. A côté de cette forme se voit le délire maniaque qui porte sur l'ensemble des facultés et qui reste partiel et emprunte les caractères de la monomanie. Cette dernière est fréquemment caractérisée par des idées ambitieuses ; Leuret et Max Simon ont rapporté des cas de ce genre. Enfin le délire peut s'accompagner d'hallucinations de la vue ou de l'ouïe. Thore et Abercrombie citent des observations où les hallucinations se développèrent quand les malades commencèrent à se lever et à manger. Ces manifestations psychiques sont liées à l'anémie et à la dénutrition des éléments nerveux et guérissent en général assez rapidement sous l'influence d'un régime tonique et d'une bonne alimentation. Quelquefois cependant, après avoir offert des alternatives d'excitation et de dépression, les malades finissent par tomber dans une démence incurable. Quand le convalescent est jeune il guérit facilement et ne conserve guère qu'une mémoire paresseuse; quand, au contraire, il est âgé de trente à quarante ans, son intelligence est fort compromise. Christian sur 100 cas d'aliénation mentale en trouve environ 6 reconnaissant comme origine une fièvre typhoïde. Chez quelques malades des troubles de la motilité viennent s'associer aux désordres psychiques et constituer un syndrome décrit par Beau sous le nom de paralysie générale aiguë, et bien étudié par Foville.

Des *lésions cérébrales localisées* sont des complications rares. L'hémorrhagie cérébrale et le ramollissement ont été observés quelquefois (Mercklen, Sevestre, Huguenin). Dans le cas de Mercklen il s'agissait d'une hémorrhagie cérébrale avec inondation ventriculaire. Ces lésions peuvent engendrer une hémiplégie durable. Du Cazal signale un cas où l'on observa tout à la fois de l'aphasie et de l'hémiplégie droite avec hémi-athétose. L'aphasie a été observée soit seule, soit liée à des troubles paralytiques. C'est presque toujours chez les enfants que cette complication a été vue, et dans la convalescence de fièvres typhoïdes graves. Elle est toujours transitoire et sa durée est en moyenne de trois semaines. Kuhn (*Deutsch. Arch. f. klin. Medic.*, t. XXXIV, p. 54). en réunissant tous les faits observés, en a compté 28 cas et les rapproche de ceux où l'aphasie est consécutive à d'autres maladies infectieuses. La pathogénie de cette aphasie est mal connue; des troubles circulatoires ou des lésions congestives légères de la troisième circonvolution en sont la cause probable.

Accidents nerveux d'origine médullaire. La myélite aiguë est très-rare. Homolle en a réuni 3 cas, fournis par J. Simon, Olivier d'Angers et Vulpian. Depuis lors Raymond a observé 2 cas où une myélite ascendante survint alors que la convalescence paraissait en bonne voie. Des fourmillements dans les membres inférieurs, puis de la parésie et de l'atrophie des muscles de ces membres, furent les premiers symptômes. La paralysie ne s'arrêta pas là, envahit les membres supérieurs, les muscles du tronc et du cou, et rétrograda ensuite lentement pour se terminer par la guérison complète (*Revue de médecine*, 1885).

La sclérose en plaques peut aussi se montrer pendant la convalescence de la fièvre typhoïde. Charcot, Estein, Landouzy et Bouvret, ont remarqué chez des typhiques un tremblement analogue à celui qui se produit dans cette affection. Des altérations médullaires d'origine typhique peuvent se traduire par des paralysies qui sont en tout semblables à celles qui succèdent à d'autres maladies aiguës. Landouzy a beaucoup insisté sur leur symptomatologie et leur pathogénie. Dans certains cas, il est très-difficile de les distinguer des paralysies d'origine cérébrale, et on ne peut avec certitude incriminer la moelle que lorsqu'elles prennent la forme de paraplégie ou s'accompagnent d'atrophie. L'impuissance musculaire est rarement complète, et elle est souvent plus prononcée d'un côté que de l'autre. Elle s'accompagne généralement de troubles de la sensibilité, fourmillements, crampes, douleurs térébrantes, ou bien encore de contractures. Ces paralysies paraissent être favorisées dans leur développement par certaines causes prédisposantes et se voient de préférence chez les sujets névropathes ou chez ceux qui sont affaiblis par des maladies antérieures. Elles guérissent presque toujours, et les phénomènes qui les ont accompagnées, atrophie et contracture, disparaissent progressivement. On peut observer des paralysies limitées à un muscle ou à un ensemble de muscles. Telles sont les paralysies du diaphragme et celles du larynx. Dans ce dernier cas, ce sont surtout les crico-thyroïdiens postérieurs qui sont atteints, et la gêne de la respiration peut être très-forte et nécessiter la trachéotomie (Landouzy).

Des convulsions et des contractures sont l'indice de complications diverses et leur pathogénie est très-obscure. Elles sont du reste fort rares.

L'anesthésie est rarement en rapport avec une lésion en foyer. Elle est presque toujours la conséquence d'un trouble de l'innervation centrale, cérébrale ou spinale, elle peut être limitée à un membre, ou prendre les formes hémiplégiques ou paraplégiques (Homolle). Tout récemment Morvan (de Lannili) a décrit une maladie qui consiste dans la parésie avec analgésie des extrémités supérieures, limitée d'abord à un côté, puis passant à l'autre et aboutissant à la production de panaris (*Gaz. hebdom.*, 1886). Hanot a retrouvé ces phénomènes chez deux malades ayant eu une fièvre typhoïde grave, un an et demi après la fin de cette maladie. Ce sont évidemment des complications éloignées de l'infection typhique, mais la pathogénie en reste obscure.

Bouchut (*Gaz. des hôp.*, 1875) a décrit des complications cérébro-spinales survenues sur le déclin d'une fièvre typhoïde, et ayant complétement revêtu l'aspect clinique de la méningite cérébro-spinale.

Accidents nerveux d'origine périphérique. Dans certains cas, les accidents paralytiques évoluent suivant un type presque toujours le même pour aboutir à l'atrophie musculaire : ils se limitent à un membre, ou mieux à la sphère d'un tronc nerveux. Des douleurs vives, fulgurantes, sur le trajet d'un nerf, puis des fourmillements, en annoncent le début. Bientôt de la parésie, puis une paralysie complète, envahissent les muscles tributaires du nerf hyperesthésié : les muscles cessent de réagir sous l'influence des courants faradiques ou galvaniques et, dans un temps très-court, sont frappés d'une atrophie considérable. Ces symptômes peuvent durer pendant plusieurs mois, puis guérir ou bien aboutir à une infirmité permanente. On admet que ces paralysies sont sous la dépendance de lésions des nerfs périphériques. Eisenlohr, Bernhardt, en ont donné une démonstration anatomique, en montrant soit un exsudat séreux dans le névrilème, soit des lésions de névrite parenchymateuse.

Pour Landouzy, la névrite ne serait guère qu'un incident secondaire et la conséquence d'une affection primordiale du névraxe ; on voit dans le même ordre d'idées Vulpian localiser dans la moelle la cause des paralysies avec atrophie musculaire liées à la dothiénentérie. Mais les recherches récentes de Pitres et Vaillard (*Rev. de méd.*, 1885) établissent d'une manière certaine la réalité des altérations des nerfs et démontrent à n'en pas douter que ces paralysies localisées sont dues à une névrite périphérique.

Des troubles de la sensibilité peuvent également avoir une origine périphérique. G. Putnam (*Rev. de médecine*, 1878) cite un cas d'analgésie circonscrite au membre supérieur gauche, qui survint quelque temps après la guérison apparente de la maladie; la localisation très-nette de l'anesthésie lui fait supposer qu'elle reconnaît une origine périphérique.

Appareils des sens. Complications oculaires. Les complications portant sur l'appareil de la vision sont presque toujours le résultat de troubles trophiques; les unes s'observent pendant la maladie elle-même, les autres en sont une conséquence éloignée. On peut observer des ulcérations et même la fonte purulente de la cornée, des irido-choroïdites et même quelquefois des cataractes. Des troubles vasculaires peuvent être l'origine d'un phlegmon de l'œil (Mackensie et Todd) ou de l'orbite (Caron de Villars). Il est rare d'avoir à noter l'inflammation du nerf optique. Bouchut signale des cas de cécité passagère et l'amaurose elle-même a pu être observée.

Lésions de l'appareil auditif. Dans la période de début de la fièvre typhoïde, on peut voir survenir une otite, produite par la propagation du catarrhe du pharynx à l'oreille moyenne; dans la convalescence, les troubles de l'ouïe sont plutôt sous la dépendance de la pyémie : l'oreille moyenne peut devenir le siége d'une suppuration interminable, qui finit par amener une surdité complète; ceci est fréquent surtout chez les enfants. La carie du rocher se voit moins souvent, mais elle est grave, car elle peut servir de point de départ à une méningite purulente, à une thrombose des sinus ou à des abcès du cerveau.

Complications cardiaques. Celles qui surviennent lors du déclin de la maladie ou pendant la convalescence reconnaissent plusieurs causes : elles sont le plus souvent la conséquence d'une dénutrition du muscle cardiaque et d'une véritable paralysie de ses fibres à la suite de leur contact avec les produits toxiques qui leur sont apportés par le sang; d'autres fois elles sont le résultat des désordres de l'innervation centrale et n'ont que l'importance ordinaire des troubles fonctionnels. Peut-être aussi peut-on incriminer soit le bacille de Gaffky et Eberth ou tout autre agent pathogène, quand il s'agit d'une péricardite ou d'une endocardite du type infectieux : c'est là une idée purement théorique qui a besoin d'être confirmée par des faits.

Dans certains cas les troubles liés au mauvais fonctionnement du cœur sont si prononcés qu'ils caractérisent une forme de dothiénentérie décrite par Bernheim et Demange sous le nom de *forme cardiaque* et dont les allures ont quelque chose de très-particulier.

Longtemps après la fin de la convalescence et après la guérison apparente de la fièvre typhoïde on peut observer des cardiopathies qui sont encore un écho éloigné de l'infection typhique. Landouzy et Siredey ont démontré que dans nombre de cas une simple endartérite cardiaque subaiguë est l'origine de complications graves qui se manifestent plusieurs années seulement après que tout accident typhique a disparu (*Rev. de méd.*, 1885 et 1887), la lésion *typhique* produite par la dothiénentérie devenant l'origine d'une maladie valvulaire chronique. Dans ces cas l'action de la fièvre typhoïde est comparable à celle du rhumatisme aigu.

Il est très-rare d'observer des complications dues à une lésion des séreuses, péricarde et endocarde. L'endocardite est exceptionnelle; des souffles systoliques soit à la pointe, soit à la base du cœur, peuvent parfois faire soupçonner une inflammation de l'endocarde, mais la preuve anatomique manque souvent. Toutefois les lésions de cette membrane peuvent se rencontrer : Bouchut (*Gaz. des hôp.*, 1875) a insisté sur la fréquence de l'endocardite végétante au cours des fièvres typhoïdes graves; Griesinger et Liebermeister en ont donné chacun un cas. La péricardite, qu'Homolle regarde comme une complication rare, serait relativement fréquente d'après Guéneau de Mussy. Cette péricardite secondaire serait le plus souvent sèche d'après Leudet et l'épanchement serait exceptionnel. Cependant Bouchut et Griesinger disent avoir observé des péricardites exsudatives dothiénentériques qui coïncidaient avec de la pleuro-pneumonie. Ces symptômes sont toujours obscurs, cependant une augmentation du mouvement fébrile peut attirer l'attention sur eux.

Mais c'est surtout le muscle cardiaque qui est atteint et qui devient la source de complications graves. Hayem a étudié d'une façon aussi complète que possible ces myocardites dothiénentériques. Elles sont surtout caractérisées par un affaiblissement des contractions cardiaques; les bruits du cœur deviennent sourds et le premier qui est, on le sait, en relation avec la contraction ventriculaire, peut, dans les cas graves, disparaître complétement. Le pouls traduit cette diminution de vitalité et devient faible et dépressible, souvent intermittent, les intermittences correspondant à des contractions cardiaques insuffisantes. Ces intermittences affectent une certaine régularité, comme chez les malades qui prennent de la digitale. Quand l'état du cœur s'aggrave, les contractions deviennent elles-mêmes intermittentes, et on observe de l'arythmie. Ces phénomènes sont en rapport avec une impuissance fonctionnelle du myocarde due à la dégénérescence de ses fibres. Il ne faut pas les confondre avec les irrégularités qu'on peut observer à la période fébrile, et qui traduisent des troubles de l'innervation. Cette faiblesse du cœur amène rapidement de la stase veineuse, d'abord dans le système pulmonaire, puis dans le système veineux de la grande circulation; elle est ainsi l'origine de complications viscérales ou une cause d'aggravation. On observe alors des troubles généraux très-comparables à ceux de l'asystolie, mais d'une asystolie en quelque sorte aiguë et rapide; le cœur se vide incomplétement, la stase pulmonaire se combine avec l'anémie cérébrale, la température s'abaisse, et le malade tombe dans le collapsus; la mort peut avoir lieu au milieu d'une syncope (Vallin). Cet épuisement du cœur est une cause fréquente de mort subite, soit que la syncope se produise par asystolie, soit qu'elle devienne le résultat d'une embolie pulmonaire favorisée par la parésie du myocarde. Les recherches du professeur Hayem nous ont donné l'explication de ces cas de mort subite, en réduisant à leur juste valeur l'action des réflexes et celle de l'hyperthermie, qu'on regardait autrefois comme des facteurs prépondérants.

Les déterminations cardiaques peuvent se produire très-tard, dans le plein de la convalescence, ou même à une époque encore plus reculée. Landouzy et Siredey tiennent ces complications pour relativement fréquentes, et insistent sur ce fait que l'on doit ramener à leur action tout un ensemble d'infirmités cardiaques que l'on rapportait autrefois au rhumatisme ou à toute autre cause (*Rev. de méd.*, 1887, p. 807).

L'artérite est une des complications les plus fréquentes de la fièvre typhoïde; ses symptômes deviennent apparents pendant la convalescence. Ce sont d'une part des phénomènes douloureux sur le trajet des artères malades, et de l'autre des variations de la force de l'ondée sanguine dans ces mêmes artères. On observe cette artérite surtout le long des vaisseaux des membres inférieurs. Quand elle se déclare, la température s'élève brusquement, des douleurs spontanées ou à la pression se montrent sur le trajet des vaisseaux cruraux et un léger œdème malléolaire apparaît. En même temps les pulsations artérielles diminuent d'amplitude, et souvent même ne sont plus perçues; l'artère se dessine souvent alors sous forme d'un cordon dur, sensible à la pression. Cette artérite peut être l'origine de complications très-graves : thrombose, embolie, ou bien encore gangrène sèche de la région malade, quand les voies collatérales sont insuffisantes. Au point de vue anatomique cette artérite peut présenter deux formes, l'artérite pariétale et l'artérite oblitérante (thèse de Deschamps, 1886). A proprement parler ces deux formes ne sont que les symptômes spéciaux à deux phases de la même lésion; dans la première on note de l'inflammation et de l'épaississement des tuniques vasculaires, et dans la deuxième le vaisseau s'oblitère, par suite de l'exagération du processus primitif. Hayem, puis Landouzy et Siredey, ont montré que cette endocardite s'étendait dans nombre de cas aux petits vaisseaux intra-cardiaques. Ce serait même là une des causes principales de la myocardite, de l'affaiblissement des contractions du cœur et enfin de la mort subite. En effet, si la circulation du muscle cardiaque se fait mal, ses fonctions s'en ressentent, et par suite la circulation dans les viscères et dans les centres nerveux se faisant d'une façon imparfaite, tout l'état général en subit le contre-coup. Le cœur malade, le rein ne remplit plus qu'imparfaitement ses fonctions d'organe éliminateur; les matières toxiques sont retenues dans le sang, affaiblissent le système nerveux, et celui-ci à son tour peut réagir sur le cœur. Il y a là un cercle vicieux dont les lésions artérielles du myocarde sont le point de départ. L'affaiblissement du cœur uni au mauvais fonctionnement du rein contribue au développement de l'anasarque et des œdèmes qui marquent fréquemment la fin de la convalescence. La dénutrition générale et l'altération du sang y contribuent également. L'anasarque généralisée ne se rencontre guère que chez les typhiques qui présentaient déjà des lésions rénales ou cardiaques avant d'être contaminés. C'est un accident qui n'a de gravité qu'autant qu'en ont les lésions dont il est la conséquence.

Sous l'influence de l'endartérite et de l'inopexie, il n'est pas rare d'observer au cours des convalescences difficiles des *thromboses veineuses*. Leur siége de prédilection est la veine crurale, parfois la saphène ou la poplitée. Une *phlegmatia alba dolens* en est une conséquence. Son début est insidieux et n'est guère révélé que par des douleurs locales et par de l'œdème. Dans quelques cas on l'a vue débuter par une véritable phlébite prenant elle-même son point de départ dans une eschare. En elle-même la phlegmatia ne présente pas de gravité particulière, mais elle doit faire craindre une embolie pulmonaire; dans des cas très-rares elle est l'origine d'une gangrène humide ou sèche (Homolle).

Lésions musculaires. La dénutrition qui atteint tous les tissus n'épargne pas les muscles et, en dehors de l'amaigrissement, ils subissent souvent une véritable dégénérescence bien connue depuis les recherches de Hayem, Zincker et Renaut. Il se passe dans les muscles de la vie de relation des phénomènes analogues à ceux que l'on observe dans le myocarde. Hayem admet que la dégénérescence des muscles est surtout d'origine dyscrasique, Liebermeister invoque l'hyperthermie. Nous pensons avec Hutinel qu'elle est surtout la conséquence de l'action des produits infectieux et toxiques. Ajoutons aussi que l'endartérite joue encore un grand rôle dans la production de ces lésions musculaires. C'est à elle que sont dues bon nombre d'hémorrhagies interstitielles intra-musculaires. D'autres fois ces dernières accompagnent les ruptures musculaires, ruptures qu'explique facilement la dégénérescence du tissu, et qui se produisent surtout dans les muscles entrant en jeu lors d'un effort brusque, les muscles droits de l'abdomen, par exemple. Ces ruptures se cicatrisent assez rapidement, et les hémorrhagies qu'elles ont amenées se résorbent; cependant, quand elles surviennent chez un sujet chez lequel la pyémie a fait son apparition, elles peuvent devenir l'origine de vastes abcès dont la guérison est toujours très-lente, quand ils n'amènent pas la mort par septicémie.

Lésions articulaires. Rhumatisme typhique. Les déterminations articulaires de la fièvre typhoïde sont rares : les unes, peu importantes, se montrent dès le début de la maladie et se traduisent par des douleurs articulaires vives qui s'irradient dans les muscles sans rougeur ni gonflement (forme arthritique de Bazin); d'autres, accidents clôturaux, sont des arthrites suppurées et ne sont que des manifestations de la pyémie. En dehors de ces deux ordres de phénomènes il existe une troisième variété de complications articulaires, véritables localisations de l'agent typhique sur les articulations, ne relevant nullement de la pyémie et constituant un pseudo-rhumatisme typhique comparable aux autres rhumatismes secondaires, celui de la scarlatine, par exemple. A. Robin en a donné une observation très-concluante (*Gaz. méd. de Paris*, 1881) et Bourcy en a rassemblé un certain nombre de cas (Th. de Paris, 1883). Ces arthrites, par leur tendance suppurative, se distinguent complétement du rhumatisme ordinaire, et d'autre part l'absence d'abcès viscéraux et des symptômes généraux de la pyémie empêche de les rapporter à cet état (Bourcy).

Complications osseuses. Nous nous contentons d'en signaler l'existence. La périostite et l'ostéite peuvent se montrer dans le premier mois de la maladie; elles se traduisent d'abord par de la rougeur et du gonflement et peuvent aboutir à la suppuration (Terrillon, *Progr. méd.*, 1884). La nécrose est une complication tardive et rare, succédant d'habitude à une périostite.

Complications glandulaires. On a observé des *orchites* dans le déclin de la convalescence quand l'apyrexie est déjà complète. Leur apparition peut provoquer une exacerbation fébrile et des frissons, ou bien au contraire se faire sans symptômes apparents et passer inaperçue. Dans ce cas les douleurs, au lieu d'être vives et lancinantes, sont sourdes et ne consistent guère qu'en une sensation de pesanteur et de gêne. La tuméfaction peut dépasser le volume d'un œuf de poule; l'inflammation de l'épididyme peut se montrer consécutivement. En général, la résolution se produit, et cela très-rapidement. Quelquefois cependant le testicule peut suppurer, ou même encore être détruit par gangrène. La pathogénie de cette complication est obscure : A. Robin a noté la fréquence du catarrhe des voies urinaires chez les typhiques convalescents, et chez eux la miction serait alors douloureuse. Il est probable que l'inflammation testiculaire est le résultat d'une localisation du principe pathogène. De la même nature sont vraisemblablement les complications que l'on observe chez la femme, inflammation de la vessie et des ovaires.

Liebermeister a signalé un certain nombre de cas de tuméfaction du corps thyroïde; cette glande peut, elle aussi, devenir le siége d'une suppuration. L'inflammation de la parotide est également une localisation typhique, mais, comme elle conduit le plus souvent à la suppuration et qu'elle est symptomatique de la pyémie, nous la signalerons plus loin.

Les ganglions lymphatiques des diverses régions sont tuméfiés, comme ils le sont souvent du reste dans la plupart des maladies infectieuses; nous nous sommes longuement étendu sur les lésions des ganglions mésentériques, nous ne signalerons ici que le gonflement des ganglions bronchiques, inguinaux, axillaires. Rarement ils suppurent.

Infections surajoutées. La fièvre typhoïde agit par ses bacilles, et la plupart des complications que nous venons de passer en revue doivent être considérées comme le résultat d'une intensité anormale des déterminations dothiénentériques; elles ne sont guère que l'exagération de symptômes appartenant en propre à la maladie. Mais à côté d'elles il en existe d'autres qui paraissent dues à des infections nouvelles venant se greffer sur l'infection primordiale : on peut voir ainsi la diphthérie, l'érysipèle et surtout la pyémie, profiter de la débilité du sujet et des conditions favorables qu'il offre à leur développement pour devenir des complications redoutables.

Une des plus remarquables de ces infections surajoutées est certainement celle qui atteint le larynx et qui produit les lésions connues sous le nom de laryngo-typhus. C'est bien là une manifestation clôturale de la dothiénentérie. C'est une inflammation diffuse, à exsudat fibrineux, comme dans le phlegmon, débutant dans la portion superficielle de la muqueuse. On y trouve le même bacille que dans les plaques de Peyer et les ganglions mésaraïques, mais ces lésions ne font qu'ouvrir la porte à des bacilles de différents ordres, parmi lesquels on a reconnu le *Streptococcus pyogenes* (Cornil, Renaut). Ils s'implantent dans l'épithélium ramolli par l'œdème inflammatoire et s'insèrent ensuite sur les petites ulcérations qui sont l'aboutissant du processus typhique. Ce sont eux qui sont redoutables.

C'est après le quatrième septenaire, au déclin par conséquent de la fièvre typhoïde, que le laryngo-typhus fait son apparition. Les symptômes sont variables, bénins parfois en apparence, et d'autres fois subitement graves, quand il se produit de l'œdème de la glotte ou qu'un abcès périchondrique fait obstacle au passage de l'air. La déglutition est gênée, très-douloureuse, et la pression au niveau du larynx provoque une souffrance vive, surtout marquée au niveau du cricoïde. Les lésions observées sont l'infiltration purulente de la muqueuse et de la sous-muqueuse, des ulcérations profondes, de la nécrose des cartilages, etc. Le pronostic de cette complication est toujours très-grave, et le plus souvent il est nécessaire de recourir à la trachéotomie.

Nous nous contenterons de signaler quelques-unes des infections qui peuvent se surajouter à la dothiénentérie. La *diphthérie* peut être la cause de laryngites et d'angines pseudo-membraneuses; le *muguet* est, nous l'avons vu, une complication fréquente, soit au début, soit à la fin de la maladie. Sur le tégument externe, l'*érisypèle* peut se montrer à la période d'état ou de déclin, et se développer dans le voisinage d'ulcérations sur lesquelles se sont insérées les colonies microbiennes. Sa fréquence varie selon les épidémies, et il se montre de préférence chez les sujets qui sont sous le coup de l'infection purulente. L'*érythème polymorphe*, le *pemphigus*, l'*érythème*, sont des manifestations de même ordre. On les a considérés autrefois comme des phénomènes critiques; il semble plus naturel de les regarder comme étrangers à la dothiénentérie.

L'intestin peut devenir lui-même un terrain de culture pour des agents septiques de divers ordres. La *dysenterie* s'observe surtout dans les pays chauds, vers la fin de la maladie, et son pronostic est toujours grave.

Mais c'est surtout l'*infection purulente* que l'on observe au déclin de la fièvre typhoïde ou pendant la convalescence. La cachexie, l'inanition, le mauvais état des muqueuses et les nombreuses érosions de l'ectoderme aussi bien que de l'endoderme en favorisent le développement. Ses manifestations les plus diverses peuvent être observées; tantôt elle reste localisée, et l'on n'a affaire qu'à des abcès isolés siégeant de préférence dans les organes qui ont été le plus vivement touchés par les déterminations typhiques, tantôt elle se généralise, et organes et tissus sont indistinctement frappés. Des abcès isolés siégeant dans le tissu cellulaire sous-cutané, au niveau des points comprimés par le décubitus habituel du malade, existent souvent sans entraîner à leur suite une infection généralisée. Des phlegmons profonds restent également isolés. Il en est de même des parotidites, mais il arrive aussi que la suppuration de la parotide devient le point de départ de symptômes généraux graves et de suppurations multiples.

Les abcès multiples indiquent que la pyémie est généralisée; la suppuration peut alors envahir tous les points du corps et se montrer sous les aspects cliniques les plus variés. Les abcès miliaires du foie, ceux de la rate, des poumons, des reins, reconnaissent cette origine et ne sont que l'expression d'un état général grave. Ces mêmes organes peuvent, au contraire, être le siége d'un ou de plusieurs abcès isolés : c'est qu'alors ils sont eux-mêmes le point de départ de la pyémie. Les séreuses peuvent, elles aussi, être remplies par un exsudat purulent. Les pleurésies purulentes de la fin de la maladie doivent être considérées comme des phlegmasies septiques, et le liquide pleural contient tout à la fois les bacilles d'Eberth et les bacilles de la suppuration. La pleurésie secondaire devient presque toujours purulente, ce qui laisse supposer que, si elle est d'abord le résultat d'une détermination typhique, elle devient plus tard un milieu favorable au développement de la pyémie (La Saigne, thèse de Paris, 1870). La *péritonite*, beaucoup plus rare, est susceptible de présenter la même tendance à la purulence.

Manifestations gangréneuses. Les altérations des tissus consécutives à l'hyperthermie et au contact avec les produits toxiques, les troubles de l'innervation, la débilité du sujet, sont autant de causes qui servent à expliquer les gangrènes observées à la fin de la fièvre typhoïde; probablement aussi sont-elles sous la dépendance de germes pathogènes, et il y aurait encore lieu ici de faire une distinction entre les manifestations gangréneuses d'origine trophique et celles qui sont d'origine microbienne. Ces dernières sont, selon nous, de beaucoup les plus fréquentes : elles succèdent à la moindre érosion, à une plaie ou à une ulcération quelconque.

Les eschares du décubitus sont presque de règle quand la maladie est grave et a duré longtemps; on les voit surtout au sacrum et au niveau des ischions. Ce qui laisserait supposer que l'absence des soins de propreté est pour beaucoup dans leur développement, c'est qu'elles sont très-rares chez les malades traités par les bains froids. Il y a cependant des eschares, celles qui sont précoces, qui paraissent bien être dues uniquement à une cause nerveuse. Des eschares constituent toujours un accident grave, et elles atteignent quelquefois une étendue et une profondeur si considérables qu'elles deviennent une cause de mort pour des malades qu'avait épargnés le poison typhique.

La gangrène des muqueuses est beaucoup plus rare, mais toujours très-grave. Le pharynx, le larynx, les organes génitaux, en sont le siége de prédilection. Spillmann (*Archives de médecine*, 1831) a longuement décrit la gangrène des organes génitaux de la femme; Fournier, Andral, ont noté celle du pénis, etc.

La gangrène des membres que l'on observe parfois, et de préférence aux membres inférieurs, est, elle aussi, un accident de la période clôturale. Elle est consécutive à une embolie ou à une thrombose; elle prend d'ordinaire le caractère humide et rétrocède très-rarement. L'amputation, presque toujours nécessaire en pareil cas, ne donne guère de résultats satisfaisants.

Diagnostic. Certains symptômes généraux se manifestant de bonne heure et s'accompagnant d'une élévation de la température doivent faire songer à une fièvre typhoïde. Une prostration considérable, de la faiblesse musculaire, de la céphalée, une stupeur qui se peint sur le visage du malade, l'aspect vultueux de la face, le dicrotisme du pouls, sont des symptômes communs à plusieurs maladies générales, mais dont la réunion doit toujours faire penser à la dothiénentérie. Un peu plus tard, la tuméfaction de la rate, une diarrhée abondante et fétide, le ballonnement du ventre, le gargouillement de la fosse iliaque droite, et avec cela l'éruption de taches rosées, permettent d'affirmer le diagnostic. Mais souvent ces symptômes sont peu accusés, et beaucoup même font défaut. Il est indispensable d'étudier le malade plus attentivement et de ne négliger aucun élément de diagnostic.

Si dans les formes légères la fièvre donne peu de renseignements, il n'en est pas de même dans les formes moyennes et graves. Wunderlich a formulé d'une manière un peu trop aphoristique peut-être les caractères habituels de la courbe thermique, mais les lois qu'il a posées ne souffrent guère d'exception.

Toute maladie, dit-il, où la température s'élève à 40 degrés le premier jour, n'est pas une fièvre typhoïde. C'est exact, sauf quelques exceptions constatées chez les enfants.

Au contraire, une maladie où la température s'élève, pendant la moitié de la première semaine, graduellement jusqu'à 40 degrés environ, puis se maintient à ce niveau pendant le second septenaire, peut être soupçonnée d'être une fièvre typhoïde.

La constatation d'une température normale à une période quelconque de la première semaine suffit à prouver qu'il n'y a pas de fièvre typhoïde. Lorsque, du huitième au onzième jour, la température reste pendant un ou plusieurs soirs au-dessous de 39°,5, la dothiénentérie n'existe pas. Tout le monde s'accorde pour reconnaître ce que cette dernière loi a de trop absolu.

C'est surtout au début que le diagnostic est difficile. On hésite souvent alors, surtout lorsqu'il s'agit d'un enfant, entre la fièvre typhoïde et l'embarras gastrique fébrile; Roger et Archambault considèrent même comme étant le plus souvent des fièvres typhoïdes les états fébriles et gastriques mal déterminés si fréquents dans le jeune âge.

L'état typhoïde qui accompagne un grand nombre de maladies et qui en masque souvent les symptômes peut être une cause d'erreur. Nous ne reviendrons pas sur ce point déjà traité.

Le *typhus pétéchial* se différencie facilement. On n'observe ni météorisme, ni gargouillement; son début est brusque, sa durée courte, et il peut tuer en quelques heures. L'éruption est le signe distinctif principal. Les taches, roses au début, deviennent foncées et livides; elles sont nombreuses, irrégulières, apparaissent du deuxième au septième jour, et persistent pendant toute la durée de la maladie. L'état général et la torpeur du malade sont toujours plus marqués que dans le typhus abdominal.

Les *fièvres éruptives* ne peuvent être confondues avec la fièvre typhoïde que pendant l'invasion; l'éruption vient préciser le diagnostic. Murchison cite un cas où une éruption abondante de taches lenticulaires fut prise pour la variole; Malherbe rappelle des cas où la confusion était possible avec l'éruption de la scarlatine. Ce sont des faits tout à faits exceptionnels.

Fournier a montré que les phénomènes généraux de la période secondaire de la *syphilis* peuvent parfois se présenter sous un aspect qui rappelle celui de la dothiénentérie. Leloir a publié des observations analogues de typhoses syphilitiques dont les symptômes simulaient à s'y méprendre ceux de la fièvre typhoïde (Kéromnès, Th. de Paris, 1881).

La *tuberculose*, dans ses manifestations variées, est une des maladies les plus difficiles à distinguer de la fièvre typhoïde. La méningite tuberculeuse est souvent presque imposible à différencier. Les vomissements du début, la température, qui peut tomber brusquement tandis que les symptômes s'aggravent, la constipation, doivent faire pencher en faveur de la méningite. Le seul signe de certitude est la constatation sur la choroïde de petits tubercules (Cohnheim). La péritonite tuberculeuse peut aussi, selon Murchison, ressembler de très-près à la dothiénentérie. Mais c'est la tuberculose aiguë généralisée à forme typhoïde dont le diagnostic avec elle est le plus difficile : de toutes les maladies c'est elle qui lui ressemble le plus. En effet, elle s'accompagne d'une fièvre rémittente, de toux, de dyspnée, de diarrhée fétide et, dans quelques cas, de météorisme abdominal, de tuméfaction de la rate et même de taches rosées. L'attention devra surtout se porter sur l'examen de la température, dont les exacerbations vespérales sont moins élevées et les rémissions matinales plus prononcées dans la fièvre typhoïde. Le cycle fébrile est irrégulier (Jaccoud). Des phénomènes pulmonaires, des hémoptysies, et enfin des symptômes méningitiques accompagnés de vomissements et de contractures, sont de précieux éléments de diagnostic. De même aussi l'éruption rosée paraît être caractéristique de la dothiénentérie.

Il ne faut pas confondre une *pneumonie* à forme typhoïde avec une pneumotyphoïde. Le diagnostic est pourtant presque impossible quand les seuls symptômes sont ceux de l'inflammation pulmonaire joints à l'état typhoïde; les phénomènes ultérieurs permettent seuls de faire la distinction. Il en est de même des *affections rénales* qui affectent accidentellement le caractère typhoïde, ainsi que cela se voit, par exemple, dans certains cas de néphrite *à frigore* ou de néphrites infectieuses. La rétention des produits toxiques par suite de la non-perméabilité du filtre rénal est ici, comme dans la dothiénentérie, l'origine de l'état typhoïde. L'étude de la température dont la courbe est irrégulière et l'absence de symptômes intestinaux et cutanés doivent faire diagnostiquer la néphrite. Une fièvre typhoïde compliquée d'albuminurie intense et de phénomènes cérébraux peut ressembler à une néphrite avec accidents urémiques et inversement.

L'*endocardite infectieuse* peut être l'origine d'une confusion facile, tant l'aspect extérieur des malades se ressemble dans les deux maladies. Le diagnostic ne peut être fait que par l'examen attentif du cœur; en dehors de cela, la précocité des phénomènes typhoïdes et l'apparition de complications dues à des embolies doivent faire songer à l'endocardite.

La *grippe*, dans certaines épidémies où le caractère typhoïde est très-accusé, peut toujours être distinguée par la présence de complications bronchiques précoces et par le caractère rémittent de la fièvre avec tendance aux sueurs.

La *trichinose* fait naître une série de symptômes ressemblant, à s'y méprendre, à la fièvre typhoïde. Aussi plusieurs épidémies ont-elles été considérées comme typhoïdes. La trichinose se distingue cependant par de vives douleurs musculaires, de l'œdème des paupières, l'absence de taches rosées et de tuméfaction de la rate. Potain a signalé des cas de *morve aiguë* simulant absolument la fièvre typhoïde.

La *pyémie* et la plupart des affections septicémiques d'origine puerpérale peuvent très-bien simuler la fièvre typhoïde : la fièvre, la stupeur, la diarrhée, des éruptions mal déterminées, accompagnent ces infections et prêtent à la confusion. Mais la température est rarement régulière; elle est sujette à des écarts brusques qu'on n'observe jamais dans la dothiénentérie; des frissons, des sueurs profuses, un accablement profond, et surtout la constatation d'abcès dans les différentes régions du corps, montrent qu'il s'agit d'une maladie septicémique. Il ne faut pas oublier non plus que la pyémie est une complication fréquente du déclin de la fièvre typhoïde.

Un diagnostic difficile est celui de la fièvre typhoïde avec la *fièvre subcontinue palustre*. Il semble même que, dans certains cas, il y a identité symptomatique complète (Colin). Baccelli paraît admettre que l'élément dothiénentérique peut avoir une part dans la genèse de la maladie et contribue à lui donner sa forme spéciale. La nature infectieuse de ces deux maladies ne s'accorde guère avec cette théorie. Les symptômes intestinaux sont moins accusés dans la fièvre palustre que dans la fièvre typhoïde, et de plus la température présente chaque jour une série de petites exacerbations qui traduisent l'existence d'autant d'accès séparés par des rémissions relatives (Baccelli).

La *méningite cérébro-spinale*, bien que présentant certains symptômes communs avec la fièvre typhoïde, s'en différencie cependant par le peu d'importance des troubles intestinaux.

La *manie aiguë* et le *délire aigu* revêtent souvent d'une façon presque complète les allures d'une fièvre typhoïde. L'aspect général du malade, son excitation mentale, la fièvre, les phénomènes abdominaux communs aux deux maladies, autorisent la confusion. Ce n'est guère que par l'examen de la courbe thermique et par une différence de gravité des phénomènes gastro-intestinaux que l'on peut poser un diagnostic.

Durée. Mortalité. Pronostic. Quant à ce qui concerne la durée de la fièvre typhoïde, il est très-important de distinguer celle de toute la maladie de celle du processus typhique (Griesinger). Ce dernier a une durée déterminée, bien que difficile à apprécier, tandis qu'on ne peut rien dire de la durée des lésions secondaires. Si l'on tient compte des formes abortives, on doit dire que la durée de la maladie est de cinq jours à six semaines : aussi vaut-il mieux ne pas en tenir compte et n'envisager que les formes moyennes dépourvues de complications graves. On arrive alors à fixer la durée du processus typhique entre trois et six semaines, et plus exactement encore entre vingt et trente jours. Murchison a publié un fait de mort survenu le deuxième jour de la maladie; c'est là une exception extrêmement rare; d'autre part, on peut voir des fièvres typhoïdes durer deux mois et plus : cela montre combien il est difficile d'établir une moyenne.

Mortalité. Rien n'est plus variable que la proportion de décès indiquée par chaque statistique; elle s'élève ou s'abaisse selon que les auteurs ont envisagé uniquement les fièvres typhoïdes graves ou bien ont compris dans leur relevé les formes abortives et très-légères. Une foule de conditions peuvent, du reste, faire varier la mortalité: chaque épidémie présente une gravité ou une bénignité particulière; le climat, l'âge, les dispositions individuelles, sont autant de facteurs qu'il faut considérer. Griesinger évalue la mortalité moyenne à 20 pour 100; Murchison donne un chiffre plus faible, 15,82 pour 100; si, à l'exemple de Jaccoud, on réunit la totalité des statistiques sérieuses, on arrive à collectionner 64 600 cas de fièvres typhoïdes donnant une mortalité de 19,74. Ainsi que le fait remarquer Guéneau de Mussy, il semble que, depuis une quinzaine d'années, la mort survienne moins souvent au cours de la fièvre typhoïde. Elle était de 22 pour 100 d'après Chomel; elle n'est plus que de 14 pour 100 dans l'armée française, ainsi que l'a établi Collin, de 9 pour 100 dans les hôpitaux de Lyon (Glénard), et elle tomberait au-dessous de 1 pour 100 dans certains corps de l'armée allemande. Cette progression décroissante est certainement en rapport avec l'excellence des méthodes thérapeutiques employées actuellement, et en particulier de celle des bains froids. Nous reviendrons plus loin sur le seul point intéressant de la question, les variations de la mortalité selon le traitement employé.

Les enfants paraissent fournir un nombre de décès moindre que les adultes; on trouve dans la statistique de de Claubry que, chez les enfants au-dessous de quinze ans, le nombre des cas mortels était de 11, 22 pour 100, tandis qu'il atteignait 18 chez les adultes. Les très-jeunes enfants résistent mieux à la dothiénentérie, et les cas de mort sont rares au-dessous de dix ans. Au-dessus de quarante ans près de la moitié des typhiques meurt, et cette proportion augmente avec l'âge.

Les femmes paraissent être plus gravement atteintes que les hommes; Murchison a constaté que la mortalité était un peu plus considérable chez elles. Griesinger est d'un avis contraire; il est probable que les différences observées tiennent à des circonstances accidentelles.

La fièvre typhoïde est plus grave dans les classes supérieures de la société que parmi les plus pauvres (Murchison). Elle atteint aussi de préférence certaines races et certaines catégories de personnes : c'est ainsi que chez les Irlandais la mortalité est moitié moindre que chez les Anglais.

Les dispositions individuelles ont plus d'importance que les causes générales qui précèdent; les personnes affaiblies par des maladies antérieures ou par des excès offrent un terrain tout préparé à la maladie, mais d'autre part il est à remarquer que les sujets forts, robustes, très-excitables, succombent plus promptement que les faibles, peut-être parce que chez les premiers les réactions sont plus vives et les complications nerveuses plus fréquentes. La maladie est particulièrement grave chez les sujets atteints de maladies chroniques, chez les goutteux, les diabétiques, les alcooliques, et chez les femmes enceintes ou récemment accouchées.

Pronostic. Il est bien difficile d'établir le pronostic de la fièvre typhoïde sur des bases précises, tant les éléments d'appréciation sont complexes. Il doit toujours être très-réservé, car, tandis que dans des cas d'apparence légère on voit une complication mortelle survenir brusquement, d'autres malades guérissent, bien qu'ils présentent les phénomènes morbides les plus graves (Griesinger). Pour l'établir avec quelque certitude, il faut prendre en considération non-seulement chaque symptôme en particulier, mais surtout l'état général. Les signes pronostiques tirés de la température ont une importance capitale, bien démontrée par les travaux de Wunderlich et de Griesinger. Les variations extrêmes, disent-ils, sont mauvaises, car elles indiquent une marche irrégulière de la maladie. Une température de 42,5 degrés est toujours mortelle (il y a de rares exceptions) et celle de 42 degrés est d'un pronostic presque aussi grave. L'absence des rémissions matinales, quand la température se maintient de 40 à 41 degrés, a une signification fâcheuse, tandis que des rémissions très-prononcées sont l'indice d'une terminaison favorable. Un abaissement de la température n'est pas toujours un symptôme de bon augure, sauf les cas où il se produit peu à peu et non brusquement, et où il s'accompagne d'amélioration du pouls et de bons symptômes généraux. L'étude de la température ne présente pas une grande importance pendant la durée de la première semaine, car on l'observe alors identique dans les cas graves et les cas légers; il n'en est pas de même dans le second septenaire : la maladie est grave alors lorsque la température matinale est de 39°,5 à 40 degrés, et celle du soir de 40°,5 à 41 degrés; elle l'est encore plus lorsque l'exacerbation du soir commence de bonne heure et que la température, tout en restant élevée, subit des oscillations que rien ne motive. Un cas est léger lorsque les rémissions commencent à être suffisamment marquées à la fin de la deuxième semaine, au contraire, la persistance d'une température élevée pendant le troisième septenaire est d'un pronostic sérieux. L'hyperthermie a moins de signification chez les enfants que chez les adultes.

Murchison a indiqué d'une façon très-nette les éléments de pronostic fournis par la présence de certains symptômes : les complications d'ordre nerveux, strabisme, mouvements spasmodiques, délire, contractures et convulsions, sont des indices fâcheux. L'adynamie profonde et un état typhoïde très-accusé ont la même signification. Il faut tenir le plus grand compte de l'état du cœur; un pouls d'une fréquence modérée et fort est toujours un signe favorable, et l'on sait que la gravité est souvent en rapport avec la fréquence du pouls. La diminution de sa force indique un danger, la possibilité de la mort par épuisement du cœur. Ce symptôme a toute sa valeur lorsqu'en même temps qu'on le constate les bruits du cœur deviennent sourds et son impulsion très-faible. Les phénomènes bronchiques et pulmonaires sont toujours inquiétants : une respiration irrégulière doit faire craindre du délire ou des convulsions (Hippocrate), car elle est presque toujours sous la dépendance d'une complication cérébrale, méningite ou autre. La bronchite capillaire, l'atélectasie, la pneumonie hypostatique, sont souvent mortelles, tandis que la pneumonie franche et la pleurésie guérissent souvent.

Les vomissements n'ont d'importance que s'ils sont tardifs; ils peuvent être alors le premier symptôme d'une péritonite presque toujours mortelle. La sensibilité abdominale, un grand météorisme, une diarrhée abondante, sont des symptômes fâcheux. L'état de la langue fournit des indications utiles.

Un collapsus subit est, en général, le résultat d'une perforation ou d'une hémorrhagie intestinale abondante; il est presque toujours mortel.

La diminution de la quantité des urines, et surtout de l'urée et des matières extractives, doit faire redouter une néphrite et les complications de tout ordre qui en sont la conséquence.

Le pronostic est encore plus fâcheux, si l'albumine est abondante et rétractile et si l'urine prend une teinte jaune-verdâtre sale. Des urines brunes, opaques, visqueuses, dénuées de tout reflet et de toute réfringence, rares et de très-faible densité, présagent une mort prochaine et se montrent dans les formes adynamiques (Albert Robin).

Quant aux complications diverses qui peuvent survenir, elles comportent chacune un pronostic différent.

Terminaisons. Mort. C'est généralement dans la troisième et la quatrième semaine que les cas de mort sont les plus fréquents; ils sont très-rares dans la première semaine, et leur nombre est relativement faible dans la cinquième et la sixième. Les morts du début (premier et deuxième septenaire) sont généralement le résultat de l'intensité du processus typhoïde: l'organisme est infecté en entier par les agents pathogènes, et la terminaison fatale est leur fait, ou bien encore, quoique plus rarement, elle résulte d'une localisation sur l'appareil cérébro-spinal. L'hyperthermie, une pneumonie étendue, l'arrêt du cœur, sont assez fréquents à cette période.

Mais c'est surtout pendant les troisième et quatrième semaines que la mort survient par suite des localisations qui ont atteint les différents organes. Les malades meurent alors d'œdème pulmonaire, de pneumonie lobulaire, de myocardite, de perforation et d'hémorrhagie intestinales. Un peu plus tard enfin, les accidents pyémiques, les lésions laryngées et les affections gangréneuses, passent au premier plan.

La mort subite est fréquente dans la fièvre typhoïde; elle peut survenir à n'importe quelle période, mais elle est surtout à craindre au début de la convalescence, aux environs du vingtième jour. Elle ne paraît pas en rapport particulier avec les formes graves et ataxiques, car on l'a constatée dans des cas de moyenne intensité ou même très-légers. Subitement le malade devient pâle, s'affaisse et meurt en quelques secondes, après avoir présenté de légers spasmes dans les muscles de la face et des membres. Il est rare qu'il pousse un cri et qu'il présente des convulsions étendues. Bien des hypothèses ont été émises pour expliquer cette mort subite, et il est probable que son mécanisme varie beaucoup selon les cas. Dieulafoy l'attribue à une irritation ayant les ulcérations de l'intestin pour point de départ, retentissant sur le bulbe et paralysant, par action réflexe, le cœur et quelquefois les organes respirateurs. Et il s'appuie sur des faits cliniques et sur les expériences de Paul Bert, de Goltz et de Tarchanoff, qui ont montré qu'une excitation intestinale pouvait déterminer une syncope mortelle. Une objection grave est faite à cette théorie, c'est que la mort subite survient de préférence à une période où les ulcérations sont en voie de cicatrisation: ce n'est donc probablement que dans des cas déterminés que la mort reconnaît le mécanisme invoqué par Dieulafoy.

Les signes d'affaiblissement du cœur que l'on constate si souvent dans les cas mortels ont fait penser que la parésie de cet organe pouvait être un des facteurs de la syncope mortelle. Les intermittences du pouls au début du troisième septenaire constituent un symptôme inquiétant, surtout lorsqu'on perçoit en même temps un souffle cardiaque doux et mobile dû, d'après Bouchard, à la paralysie inflammatoire des muscles papillaires. La dégénérescence des fibres cardiaques serait, pour Hayem, la cause de la mort subite. Il est certain qu'elle intervient souvent, mais il est exact aussi qu'on a vainement cherché les traces de cette dégénérescence dans bon nombre de cas de fièvres typhoïdes terminés de cette façon. Hayem invoque, concurremment à la myocardite, l'anémie cérébrale ; Laveran et Huchard ont soutenu la même opinion ; l'anémie préexistante favorise la syncope, tend à la prolonger, et cela d'autant plus que celle-ci augmente l'anémie, et le typhique pris de syncope tombe dans un cercle vicieux dont il ne sort que difficilement (Huchard, *Union médicale*, 1877). La moindre cause occasionnelle, une émotion, un changement de position, une douleur, une excitation quelconque, peuvent amener une perturbation dans la circulation et provoquer la syncope. Il est probable que les divers mécanismes invoqués pour expliquer la production de la mort subite agissent concurremment les uns avec les autres, et que le phénomène n'a pas une cause aussi simple que chacun a voulu le supposer.

Dans d'autres cas la mort subite reconnaît pour origine un accident quelconque : embolie pulmonaire, thrombose de l'artère pulmonaire, formation de caillots dans le cœur, embolie cérébrale, péricardite hémorrhagique, etc. Les dernières recherches sur la néphrite dothiénentérique ont montré que l'urémie en est une conséquence et peut amener une mort presque subite.

Traitement. Les divers modes de traitement de la fièvre typhoïde, qui ont été préconisés tour à tour, sont tellement nombreux que l'espace nous manquerait, si nous voulions les indiquer tous ou seulement en faire l'historique. Nous préférons faire uniquement l'exposé des méthodes de traitement qui sont encore en usage et surtout de celles qui découlent des dernières découvertes sur la nature de la maladie et qui sont actuellement le plus fréquemment employées.

Médication abortive. Elle a pour but de détruire les germes infectieux avant qu'ils aient envahi l'organisme entier, ou tout au moins de les arrêter dans leur développement et de restreindre ainsi la durée habituelle de la maladie. Il est probable qu'un jour viendra où cette méthode, reposant sur des bases plus solides que maintenant, sera le début de tout traitement de fièvre typhoïde, mais jusqu'à présent elle n'a pas donné de résultats bien saillants, aussi nous bornerons-nous à indiquer les efforts qui ont été faits pour la développer.

Déjà Bouillaud professait que les émissions sanguines employées dès le début de la maladie pouvaient faire avorter le mouvement fébrile, mais cette méthode ne donna que de faibles résultats entre les mains d'Andral et des autres expérimentateurs. Nous en dirons autant de la méthode de Leroy de Béthunes, qui combinait la saignée avec l'usage de l'eau, intus et extra. Ces médications sont aujourd'hui condamnées, comme l'est aussi le traitement contro-stimulant au moyen de l'émétique ; la médication abortive, remise en honneur dans ces dernières années, cherche maintenant ses moyens d'action parmi les antiseptiques qui s'adressent d'une façon directe au principe même de la maladie. Les *mercuriaux* ont été proposés par Serres, sous forme de frictions d'onguent mercuriel et de sulfure noir de mercure à l'intérieur. Il n'arrêtait le traitement que lorsque la salivation survenait. Cette méthode a été reprise par Kalb (*Berlin. klin. Voch.*, 1885), qui fait frictionner l'abdomen et les cuisses de ses malades chaque jour avec 6 grammes d'onguent mercuriel. Au bout de six jours de ce traitement, l'hyperthermie est généralement vaincue et la convalescence commence. Il aurait ainsi réussi à faire avorter la maladie 80 fois sur 100 cas. Concurremment au mercure il donne de l'alcool pour éviter la débilitation qui est causée par la cure hydrargyrique.

En France, Salet de Saint-Germain a préconisé une méthode qui consiste à administrer 1 centigramme de calomel d'heure en heure jusqu'à l'apparition de la salivation, la fièvre typhoïde tournant court à ce moment. Bouchard s'est servi de cette méthode avec assez de succès, mais il l'a abandonnée, car elle est souvent la source de complications et produit une convalescence longue suivie d'une débilité et d'une anémie profonde. Les médications antiseptiques dont nous parlerons dans un instant ont l'avantage de diminuer la durée de la maladie, mais nous devons dire dès maintenant avec de Beurmann (*De la médication abortive*, 1886) que le traitement abortif de la dothiénentérie n'est pas encore trouvé.

Traitement basé sur les indications pathogéniques. M. Bouchard a ramené les indications thérapeutiques dans la fièvre typhoïde aux quatre points suivants : l'antisepsie générale, l'antisepsie intestinale, la médication antipyrétique et la diététique des aliments et des boissons (*Leçons sur les auto-intoxications*, p. 217, 1887). Albert Robin, envisageant la dothiénentérie d'une façon à peu près identique, ramène à trois le nombre des indications thérapeutiques : détruire le microbe typhique et diminuer les fermentations intestinales, défendre les tissus contre l'action nocive du poison originel, et enfin s'opposer à la rétention des déchets en favorisant par tous les moyens leur élimination. Quant à nous, tout en reconnaissant que l'indication fondamentale est de détruire le bacille typhique, nous croyons qu'il y a lieu de considérer comme une indication importante celle de lutter contre l'hyperthermie. Nous envisagerons donc successivement les méthodes thérapeutiques qui répondent aux quatre indications suivantes : 1° détruire l'agent pathogène (antiseptie générale et locale), et diminuer la production des ptomaïnes dans l'intestin (désinfection) ; 2° défendre les tissus contre l'hyperthermie ; 3° accroître la résistance organique et fournir aux cellules animales les moyens de lutter contre les bacilles ; 4° favoriser l'élimination des produits infectieux.

I. *Première indication : désinfection, antisepsie intestinale, antisepsie générale.* A. *Désinfection.* Dans la fièvre typhoïde, il faut compter non-seulement avec les dangers dus à la présence des microbes, mais encore avec ceux qu'occasionne la formation des produits toxiques dans l'intestin. Depuis la découverte des ptomaïnes par Selmi et les travaux de Gautier et de Bouchard, on sait qu'il se produit, à la surface de l'intestin, des alcaloïdes engendrés par la putréfaction des détritus organiques et constituant des poisons violents qui sont normalement éliminés en partie par les selles et en partie par les urines. Au cours des maladies infectieuses à localisation intestinale ces produits toxiques sont élaborés en quantité extrêmement considérable ; tant que le rein fonctionne et les élimine au dehors, ils ne déterminent aucune action nocive, mais, quand l'émonctoire ne suffit plus à remplir ces fonctions, ils s'accumulent dans l'économie et déterminent des phénomènes d'empoisonnement auxquels Bouchard a donné le nom de stercorémie. C'est pour neutraliser une partie des produits toxiques et empêcher l'auto-intoxication observée chez les typhiques que Bouchard eut l'idée d'employer du charbon porphyrisé. Le succès répondit à son attente, et en faisant absorber au malade 100 grammes de charbon par jour donnés par cuillerées de deux heures en deux heures, les matières fécales perdaient leur odeur fétide et présentaient une toxicité moindre. Grâce à la désinfection produite par le charbon, l'état général s'améliore, la teinte terreuse de la face est remplacée par une coloration naturelle, la langue se déterge et le météorisme diminue. Une statistique portant sur plus de 300 cas a montré que la mortalité était tombée à 15 pour 100. Ce traitement présente des inconvénients sérieux; il produit de la constipation et l'accumulation dans l'intestin de masses de charbon qui nécessitent l'emploi répété des laxatifs.

A. *Antisepsie intestinale.* La désinfection des matières fécales n'est qu'un adjuvant de l'antisepsie, car, avant de songer à neutraliser les produits des microbes, il faut songer à atteindre les microbes eux-mêmes. Les substances antiseptiques ne peuvent pas être employées toutes indifféremment, quand il s'agit de les faire arriver sur l'intestin. Il faut qu'elles ne soient ni absorbées ni décomposées pendant leur passage dans les voies supérieures. Ce sont donc les médicaments insolubles, capables d'arriver jusqu'à l'intestin sans changement appréciable dans leur constitution, qui doivent être préférés.

Le *salicylate de bismuth*, préparation très-peu soluble, a été employé un des premiers comme antiseptique local. Rathery le donnait à la dose de 6 grammes par jour; Desplats, qui l'a expérimenté à Lille, lui reconnaît une action abortive; Vulpian, qui en étudia l'action en même temps que celle des autres dérivés de l'acide salicylique, l'employait à la dose de 12 grammes par jour et retirait de son emploi des résultats sérieux. Chez la plupart des malades, les selles perdent leur fétidité, la température s'abaisse, il y a des sueurs abondantes et de l'amélioration de l'état général. Cependant la durée de la maladie et sa gravité ne paraissent pas avoir été influencées par ce médicament. Comme le charbon, il a l'inconvénient de favoriser la constipation.

Le *sulfure de carbone*, conseillé par Dujardin-Beaumetz, peut remplacer avantageusement le salicylate de bismuth et le charbon. Sapelier (thèse de Paris, 1885) a reconnu qu'il est, dans certaines limites, très-bien toléré par l'économie, et qu'il possède une action antiseptique et désinfectante remarquable. M. Dujardin-Beaumetz fait prendre à ses typhiques de huit à douze cuillerées à bouche par jour d'une solution contenant 10 grammes de sulfure de carbone pour 500 grammes d'eau aromatisée. Le médicament est supporté parfaitement par les malades, et son action a donné des résultats très-satisfaisants.

C'est au professeur Bouchard que l'on doit l'introduction de l'*iodoforme* dans le traitement de la fièvre typhoïde : en leur en donnant 1 gramme par jour, il fait disparaître complétement la mauvaise odeur des selles, en diminue la toxicité et la quantité des agents de putréfaction qu'elles contiennent d'habitude; les microbes eux-mêmes, atteints dans leur vitalité, ne se trouvent plus dans les matières alvines qu'en très-petit nombre. Entre ses mains l'emploi de l'iodoforme joint à celui des bains tièdes a fait tomber la mortalité à 10 pour 100, chiffre qui est un des meilleurs que l'on ait encore obtenu. Il donne concurremment l'iodoforme et le charbon en faisant dissoudre 60 centigrammes d'iodoforme dans 100 centimètres cubes d'éther sulfurique, et en mélangeant cette solution avec 100 grammes de poudre de charbon végétal. Une fois l'éther évaporé, le charbon iodoformé est incorporé dans 180 grammes de glycérine. Une cuillerée à bouche de ce mélange délayé dans un peu d'eau est donnée toutes les deux heures au malade. Alb. Robin, ayant employé la méthode de Bouchard, a obtenu les mêmes résultats que lui, mais s'est heurté à la répugnance des malades auxquels ce médicament inspire une véritable aversion. Pour remédier à cet inconvénient, le professeur Renaut donne chaque jour, en trois cachets, 75 centigrammes d'iodoforme porphyrisé. Il a constaté que dès le lendemain les selles devenaient inodores en même temps que l'indol, l'un des produits essentiels de la putréfaction intestinale, éliminé par les reins, disparaissait des urines pour n'y point reparaître pendant toute la durée de l'évolution morbide. En joignant à ce traitement l'emploi de la méthode de Brandt et des toniques, il vit, dans 40 cas, tous ses malades guérir, sauf trois qui moururent de complications étrangères à la dothiénentérie. Renaut eut l'occasion, lors d'une autopsie, de constater le mode d'action de l'iodoforme sur l'intestin ; il vit que toutes les plaques de Peyer exulcérées étaient revêtues d'une couche d'iodoforme, comme si on les en avait saupoudrées, et qu'il s'était opéré là un véritable pansement intestinal à l'iodoforme. Il faut donc considérer ce médicament comme un véritable topique des ulcères intestinaux, et cette donnée a une importance capitale, car on sait quelle est l'activité de l'iodoforme à l'égard des ulcères atones qu'il déterge et fait se couvrir rapidement de bourgeons charnus. Or non-seulement ce bourgeonnement, quand il est hâté, conduit à une cicatrisation plus rapide, mais encore on sait que des bourgeons charnus bien développés sont un obstacle puissant à la résorption des agents pathogènes (Lemoine, *De l'antisepsie médicale*, 1886).

Le *naphtaline*, préconisée par Rossbach, qui la croyait capable de juguler la maladie en cinq ou six jours, a été adoptée aussi par Bouchard et Albert Robin. On la donne aux doses de 50 centigrammes à 1gr,50 par jour, divisée en paquets de 10 à 20 centigrammes et mélangée avec partie égale de sucre. Elle désinfecte les selles aussi bien et peut-être même mieux que le charbon iodoformé. Mais elle est mal tolérée, occasionne des douleurs rénales et vésicales, et peut irriter les voies urinaires. Il ne faut donc l'employer qu'à faible dose. Bouchard lui préfère actuellement le naphtol, moins irritant, très-antiseptique, et dont le peu de solubilité fait un précieux agent d'antisepsie locale.

C. *Antisepsie générale*. Elle est dirigée contre les agents pathogènes qui ont pénétré dans les liquides et les tissus de l'organisme ; elle est l'adjuvant indispensable de l'antisepsie locale qui, elle, ne peut s'adresser qu'aux parasites déposés sur les surfaces directement accessibles. Son but est d'atteindre les germes partout où ils se tiennent, sinon pour les tuer, du moins pour modifier leur vitalité et atténuer leur virulence. Au congrès de Copenhague de 1884, Bouchard a montré qu'elle n'était pas une simple vue de l'esprit, et a magistralement indiqué les principes qui doivent lui servir de base. On a prétendu qu'en visant le microbe c'était le malade qu'on atteignait : il faut donc arriver à pouvoir introduire dans le sang, la lymphe, les séreuses et le tissu connectif, des substances capables de tuer les bactéries pathogènes sans tuer les cellules du malade. Le problème revient donc à ceci : tuer les cellules végétales sans tuer les cellules animales. En d'autres termes, un agent toxique pour la cellule bactérienne à une dose qui ne l'est pas pour les cellules du milieu intérieur humain devient un antiseptique du sang, de la lymphe et de l'intimité des parenchymes. Le but idéal serait de trouver, pour la fièvre typhoïde et pour chaque maladie infectieuse, un remède spécifique comparable au mercure contre la syphilis, et au quinquina contre les manifestations de l'intoxication palustre.

L'antisepsie générale n'a pas encore donné de résultats bien saillants, appliquée à la fièvre typhoïde. Ne connaissant pas de spécifique de cette maladie, on a essayé successivement les antiseptiques généraux efficaces contre d'autres infections. Le mercure et ses composés ont une action antiseptique qui, en dehors de la syphilis, s'étend à un groupe très-étendu d'organismes inférieurs pathogènes : aussi l'a-t-on expérimenté dans la dothiénentérie, ainsi que nous l'avons déjà dit, et son emploi fait partie de la méthode thérapeutique employée actuellement par Bouchard. Il donne chaque jour 40 centigrammes de calomel en vingt doses prises à intervalles égaux ; il ne cherche pas la salivation et ne l'obtient jamais. Dès le deuxième jour la fièvre diminue et reste ensuite à un niveau relativement bas. Il provoque un grand affaiblissement du malade et une longue convalescence : aussi son emploi est-il très-restreint.

La quinine agit très-vraisemblablement comme antiseptique général. Dans la fièvre paludéenne, elle coupe court aux accès en détruisant les spirilles pathogènes, et il est probable que, dans la fièvre typhoïde, elle n'amène un abaissement de température temporaire que parce qu'elle empêche le développement des bacilles d'Eberth.

La créosote (Pécholier), l'acide benzoïque (Klebs), l'acide salicylique, ont été tour à tour préconisés comme antiseptiques généraux. Gelinski attribue à l'iodure de potassium une action spécifique véritablement remarquable, mais ses résultats n'ont pas été confirmés (*Berlin. klin. Woch.*, 1883).

II. *Deuxième indication : défendre les tissus contre l'hyperthermie.* Il est inexact de ne considérer, dans la fièvre typhoïde, que l'hyperthermie, ainsi qu'on l'avait fait jusqu'à ces dernières années, et de dire, avec Liebermeister, qu'elle est le principal danger. L'hyperthermie indique la gravité de la maladie, mais ne la produit pas. L'élévation de la température annonce, mais ne constitue pas le danger (Bouchard). Il semble démontré aujourd'hui qu'elle n'est l'origine ni de la dégénérescence graisseuse des organes, ni de l'épuisement du cœur, ni même des complications cérébro-spinales si graves dans la dothiénentérie. Ceci n'empêche pourtant pas qu'il y ait un grand intérêt à abaisser la température du malade, car, lorsque cette indication est remplie, on constate aussitôt une amélioration de l'état général et un amendement des symptômes.

Certes, il paraît bien osé, au premier abord, de dire que, par l'emploi des médicaments dits antithermiques ou des bains froids, ce n'est pas seulement l'élévation de température que l'on combat, mais encore les agents infectieux, mais il faut savoir que la première n'est qu'un fait secondaire, que la fièvre n'a aucune existence propre, et qu'elle est tout entière déterminée par les modifications morbides subies par l'organisme. En abaissant la température, nous ne réussissons à diminuer la fièvre que parce que nous nous opposons à la reproduction des microbes ; le milieu leur est ainsi rendu défavorable, les conditions de leur existence sont changées, leur activité est diminuée, et par conséquent leur action nocive amoindrie. La plupart des médicaments qui abaissent la température ne produisent ce résultat que parce qu'ils sont, en même temps, des antiseptiques ; la méthode des bains froids n'agit, elle aussi, qu'en modifiant le milieu et en le rendant défavorable à la pullulation des germes.

De toutes les méthodes employées pour produire l'abaissement de la température, celle à laquelle nous donnons la préférence et que nous plaçons au premier rang, pour les résultats obtenus, est la réfrigération par les bains froids, telle que Brandt l'a indiquée et telle qu'elle est employée par les médecins de l'École lyonnaise. Si l'on veut remonter aux anciens médecins qui utilisaient l'eau froide, on peut dire que c'est Currie (de Liverpool) qui, en 1787, précisa le premier le mode d'administration de cette médication. Depuis les bains froids furent employés contre l'hyperthermie par Récamier, Chomel et Jacquez de Lure, mais il faut arriver aux travaux de Brandt de Stettin pour voir ce mode de traitement établi définitivement sur des bases scientifiques. Le médecin allemand obtint des résultats magnifiques, et, sur un total de 8141 cas, ne compta que 600 morts, soit 7,4 pour 100, tandis qu'auparavant la proportion était de 16 pour 100. Après s'être développée en Allemagne, la méthode de Brandt fut importée en France par Franz Glénard (de Lyon), et elle est employée dans cette ville depuis 1870 avec un succès qui ne s'est jamais démenti.

Nous n'avons pas l'intention de rappeler ici les nombreuses discussions scientifiques dont la méthode de réfrigération par les bains froids fut l'objet en France, elles passionnent encore trop le monde médical; nous nous contenterons d'exposer le manuel opératoire, les indications et les résultats de la méthode de Brandt, que l'on peut aussi justement appeler méthode lyonnaise.

Technique du traitement réfrigérant. Les bains doivent être de 18 à 20 degrés, de quinze minutes de durée, et répétés toutes les trois heures, tant que la température rectale dépasse 39 degrés. Dans les cas graves, quand l'hyperthermie est grande, les bains doivent même être donnés de deux heures en deux heures. Brandt recommande de placer la baignoire parallèlement au lit du malade, de façon à ne pas lui faire subir un déplacement trop grand. Dans les hôpitaux de Lyon, il existe des salles plus spécialement affectées aux typhiques, et dans lesquelles on a ménagé une petite chambre servant de cabinet de bains; le malade y est conduit sur un fauteuil à roulettes. Les fenêtres du cabinet doivent être toujours fermées, ainsi que la porte, pendant la durée du bain. Quand le malade est dans la baignoire, on lui place une compresse d'eau froide ou même une vessie de glace sur la tête, surtout quand on redoute des symptômes nerveux. Le malade doit rester plongé dans l'eau jusqu'au cou, et il est important, pour éviter les complications pulmonaires, que ses épaules ne sortent pas du bain. Pour favoriser la circulation, on peut faire quelques frictions sur les membres supérieurs et la poitrine (Chapuis, *La fièvre typhoïde et les bains froids à Lyon*. Thèse de Paris, 1883). Le bain terminé, le malade est entouré d'un drap et d'une couverture, et reconduit à son lit sans être essuyé. Une fois recouché, on le laisse peu couvert, la couverture ne remontant pas jusqu'à la poitrine. On lui fait alors prendre un demi-verre de vin vieux et un peu de potage.

La durée des bains doit varier, selon les cas, entre huit et quinze minutes. Il est bon toutefois que les premiers soient donnés avec toute la rigueur de la formule de Brandt. En revanche, il est indispensable que le bain soit donné de trois heures en trois heures, *même la nuit*. Ce n'est qu'à ce prix que l'on peut espérer obtenir de la méthode les résultats qu'on est en droit d'attendre d'elle. Ce n'est que dans des cas bien rares, quand la température n'atteint pas 39 degrés, que l'on peut se dégager de cette rigueur. Il va sans dire que, lors de la défervescence et au début de la convalescence, ce degré étant moins souvent atteint, le nombre des bains quotidiens est alors diminué. L'application de cette méthode demande donc que la température des malades soit prise toutes les trois heures; il est également utile de la prendre après chaque bain pour constater l'abaissement obtenu. Une haute exacerbation fébrile peut bien, malgré tout, se produire entre deux bains, et même peu de temps après le bain, mais son importance est presque nulle, à cause de son peu de durée, le bain suivant la faisant cesser. MM. Raymond Tripier et Bouveret recommandent des bains de deux heures en deux heures, quand l'ascension thermique est élevée et prompte à se reproduire (*Traitement de la fièvre typhoïde par les bains froids*, 1885).

Il n'y a aucun inconvénient, pour le malade, à continuer l'emploi des bains la nuit ; bien au contraire, c'est à la sédation des symptômes produite par eux qu'il doit de pouvoir reposer quelque temps après chaque immersion. Une interruption nocturne est toujours fâcheuse, en ce sens qu'elle augmente la résistance à la défervescence pour le lendemain (Tripier et Bouveret).

Les premiers bains froids causent au malade, si tant est qu'il ait toute sa connaissance, une vive appréhension ; il est certain que le contact avec l'eau froide produit chez lui une véritable douleur, mais cette impression dure à peine. Il éprouve une légère angoisse, un peu d'oppression, surtout s'il pénètre dans le bain peu à peu au lieu de s'y plonger brusquement ; le meilleur moyen d'éviter cette gêne respiratoire d'ordre réflexe est de pratiquer immédiatement une affusion froide sur la tête (Chapuis). Bientôt le malade ressent un véritable bien-être et n'éprouve à nouveau un certain malaise que vers la huitième minute ; c'est le prélude du frisson. Ce frisson annonce le commencement de l'abaissement de la température centrale, et la défervescence obtenue est d'autant plus grande que cette période de frisson est plus longue. Reconduit à son lit, le malade se trouve beaucoup mieux qu'avant le bain et s'endort, presque aussitôt, d'un sommeil tranquille.

L'application des bains froids amène rapidement une diminution de l'intensité des symptômes ; les phénomènes d'ordre nerveux disparaissent les premiers, trois ou quatre bains emportent le délire (Chapuis). Au bout de quelques jours, l'aspect du malade change complétement ; son intelligence se réveille, il sort de sa torpeur et sa physionomie respire le bien-être. Il ne faut pas croire que l'abaissement de la température obtenu après chaque bain froid soit considérable ; il ne dépasse guère 0,8 à 1,2. Des abaissements de 2 et 3 degrés sont très-rares ; souvent même ils ne sont que de 0,2 à 0,5. Après le bain la température descend encore pendant un quart d'heure environ, reste stationnaire jusqu'à la fin de la première heure, pour remonter ensuite. Au commencement de la maladie, les rémissions sont faibles et ne deviennent considérables que dans les derniers jours.

Les médecins lyonnais s'accordent pour reconnaître que les bains froids n'agissent pas seulement en déterminant l'abaissement de la température, abaissement parfois peu considérable, mais agissent surtout en modifiant l'allure de la maladie et en prévenant les complications. Il semble que la virulence du poison typhique ait été atténuée, et qu'il soit désormais impuissant à produire sur les organes des localisations durables. Brandt se croit autorisé à dire : Le traitement par les bains froids, méthodiquement employé dès le début, donne un succès positivement assuré et permet toujours d'éviter la mort. R. Tripier et Bouveret considèrent également le succès comme à peu près certain toutes les fois que le malade sera baigné avant le cinquième jour de la maladie. Les chances de guérison diminuent à mesure que le début du traitement devient plus tardif. Les bains froids employés à une période ultérieure de la maladie exercent seulement une action favorable sur les symptômes existants, mais ne modifient pas son cours général et ne préviennent plus les complications. Commencé après le quinzième jour, le traitement perd la plupart de ses avantages et présente même des dangers dans son emploi, car on en est alors à la période des complications (Chapuis). On a reproché à la méthode du traitement hâtif, employé dès les premiers jours, l'inconvénient d'être appliquée avant que le diagnostic soit tout à fait certain. Or il n'y a aucun danger à baigner des embarras gastriques ou des pneumonies, alors qu'il y a un avantage certain à baigner les typhiques dès le début. L'erreur de diagnostic, au cas où elle existerait, est de peu d'importance. Les typhiques ainsi soignés dès la période d'invasion voient leur maladie suivre un cours tout à fait normal et ont une convalescence particulièrement rapide et presque caractéristique.

Brandt est exclusif : il fait baigner toutes les fièvres typhoïdes, légères ou graves, et il s'appuie sur ce fait d'observation clinique que les symptômes initiaux ne peuvent nullement faire prévoir quelle sera la gravité de la maladie. L'École lyonnaise partage cet avis, le traitement par les bains froids doit toujours être appliqué, sauf à l'être moins sévèrement ou même à être cessé, quand les symptômes s'amendent. On reconnaît généralement qu'il est indispensable de baigner les formes ataxiques, celles où la stupeur et l'adynamie sont extrêmement accusées, les fièvres à températures extrêmes, et celles où il n'y a pas de rémission suffisante le matin, les malades chez lesquels le pouls est faible et très-fréquent, et enfin ceux dont l'état typhoïde est très-accusé. Il y a donc bien peu de cas qui ne soient justiciables de la méthode de Brandt. Il n'y a guère de contre-indication à l'emploi des bains; les complications broncho-pulmonaires n'en constituent pas une; elles sont au contraire améliorées; il en est de même des complications rénales. Pour Chapuis, la pneumonie survenant au déclin de la maladie, les lésions pulmonaires anciennes préexistantes, et surtout l'emphysème, contre-indiquent de la façon la plus absolue l'emploi de la méthode réfrigérante. A Lyon, les hémorrhagies ne sont pas envisagées comme une contre-indication du bain, on suspend le traitement le jour de l'hémorrhagie, pour le recommencer le lendemain. Quand il s'agit de commencer l'emploi des bains après le quinzième jour, il faut s'assurer auparavant de l'état du cœur; la possibilité d'une syncope est une contre-indication.

Les résultats obtenus par ce mode de traitement paraissent être supérieurs d'une façon indiscutable à ceux que donnent les autres médications, et les médecins lyonnais ont pu dire, au cours de la discussion qui eut lieu à l'Académie en 1883, qu'ils se déclaraient partisans de la méthode de Brandt avec la conviction que, régulièrement appliquée, surtout dès le début de la maladie, elle abaisse considérablement le taux de la mortalité.

D'après les statistiques de l'armée allemande il n'y aurait eu à Stettin que deux morts sur 186 typhiques traités par les bains froids de 1877 à 1881, soit 1,6 pour 100. La méthode de Brandt n'a de valeur que si elle est rigoureusement employée, c'est ce qui explique en partie les écarts des statistiques. A Lyon, Bouveret et Tripier ont eu une mortalité de 8,50 pour 100, Rollet de 8,49; la statistique de Mollière donne 5,55 pour 100. Ces chiffres sont éloquents, mais moins encore que ceux de l'armée allemande, où le traitement est minutieusement appliqué.

Nous nous empressons de dire que la réfrigération par les bains foids ne doit pas être employée comme traitement exclusif; elle ne s'adresse qu'à une seule indication, l'hyperthermie, et doit être aidée par l'emploi simultané des méthodes qui répondent aux autres indications. C'est à cette condition seulement que l'on aura une statistique à peu près vierge de décès.

Bouchard a cherché à réaliser un bain où le malade peut perdre du calorique sans choc nerveux ni spasme des vaisseaux cutanés. Il donne des bains dont la température initiale est de 2 degrés inférieure à la température centrale, et que l'on refroidit lentement jusqu'à 30 degrés. Le bain se répète 8 fois par jour, et peut durer une heure et plus à chaque fois. L'abaissement obtenu est en moyenne plus considérable que par les bains froids, et il est d'autant plus grand que la température du malade était plus élevée. Bouchard a noté la même sédation des symptômes que par la méthode de Brandt, et il croit qu'il peut ainsi éviter les complications que cette méthode lui fait craindre : mais il faut constater que l'action des bains tièdes n'est nullement comparable à celle qui est exercée par les bains froids, car on n'obtient pas avec eux cette jugulation de la maladie ni cette marche particulière que nous avons signalée. Les bains tièdes paraissent s'adresser uniquement à l'hyperthermie, tandis que les bains froids modifient la nature même de l'infection. Avec l'emploi combiné de l'antisepsie interne et des bains tièdes la mortalité est descendue dans le service de Bouchard à 10 pour 100 (18 morts sur 180 cas).

Nous ne parlerons que pour mémoire de diverses méthodes de réfrigération qui consistent dans l'emploi du drap mouillé, des affusions froides, ainsi que de celles qui se servent d'un appareil destiné à produire une réfrigération locale. Ces modes de traitement peuvent déterminer passagèrement un abaissement de la température, mais n'exercent aucune influence favorable sur la marche de la maladie.

Médicaments antipyrétiques. Quand on emploie le traitement par la balnéation, il est inutile de s'adresser aux médicaments antithermiques; on doit, au contraire, s'en servir pour répondre à la deuxième indication que nous avons posée, quand on ne veut pas recourir à la méthode de Brandt ou à celle de Bouchard. Les sels de quinine sont, de tous ces médicaments, ceux qui ont été les premiers employés. Les premiers résultats ne furent pas heureux, et la quinine était tombée en désuétude quand Vogt, puis Liebermeister, la remirent en honneur. Lorsque la température est élevée, la quinine, à dose suffisante, amène un abaissement de 1 à 3 degrés qui persiste pendant vingt-quatre heures, et qui s'accompagne de bien-être et d'une atténuation des phénomènes nerveux. Il semblerait donc naturel, au premier abord, dit Bouchard, de reproduire indéfiniment cet effet favorable. Il a essayé ce procédé, mais a dû l'abandonner bientôt, la quinine ne produisant plus aucun effet dès le troisième jour, et un repos de trois jours au moins étant nécessaire pour qu'elle puisse retrouver son pouvoir. Plusieurs méthodes sont basées sur l'emploi presque exclusif d'un sel de quinine. Liebermeister donne le sulfate à la dose de 2 à 3 grammes par jour, en ayant soin de ne jamais le faire prendre deux jours de suite. G. Sée l'emploie à la même dose, mais d'une façon continue; il aurait obtenu ainsi, sauf dans les cas très-graves, une courbe thermique moins élevée que d'habitude. La méthode de Jaccoud se rapproche plutôt de celle de Liebermeister : il donne 2 grammes de bromhydrate de quinine le premier jour, 1gr,50 le second, et 1 gramme le troisième, et recommence après trois jours de repos. « Il cherche ainsi à obtenir le maximum possible d'effet antipyrétique avec le minimum possible de doses ». Tout le monde ne reconnaît pas à la quinine une action utile, du moins en tant qu'elle est employée comme traitement systématique; Vulpian n'a obtenu avec elle que de faibles abaissements de température; Dujardin-Beaumetz et Murchison lui reprochent d'avoir quelquefois causé du délire et du collapsus. Nous sommes d'avis, avec Bouchard, de ne l'employer qu'à intervalles éloignés, et seulement si la température rectale dépasse 40 degrés le matin. Ce médicament s'adresse seulement à l'hyperthermie et ne diminue guère l'intensité des accidents. Il ne faut pas oublier que, si la quinine est le spécifique de l'impaludisme, elle n'a qu'une action *très-faible* et souvent nulle sur la marche des autres maladies infectieuses.

La *médication salicylée* est employée dans le traitement de la fièvre typhoïde depuis les recherches de Riess (1875); les bons résultats qu'elle donne la firent employer couramment en France par Vulpian, Jaccoud, G. Sée, etc. Vulpian préférait l'acide salicylique comme possédant, à dose égale, une action antifébrile bien supérieure à celle du salicylate de soude; Dujardin-Beaumetz est du même avis. L'acide salicylique n'abaisse la température que chez le fébricitant, et comme la quinine il agit d'autant mieux que la température est plus élevée. Mieux qu'elle il amène une chute de la courbe thermique et, aux doses de 2 à 4 grammes, produit une rémission de 2 à 3 degrés. Il modifie à peine le pouls et n'exerce aucun effet sur la circulation; on lui a reproché de déterminer des accidents du côté du cœur et du système nerveux, mais cette action nocive ne se manifesterait que lorsqu'on l'emploie à des doses trop considérables. Non-seulement il abaisse la température, mais encore il améliore l'état général; cette dernière action est toutefois loin d'être constante, et, d'après Riess et Stricker, l'abaissement thermique se produirait seul, sans amendement des accidents sérieux. L'acide salicylique est administré aux malades de différentes manières : Guéneau de Mussy en donnait 1 gramme par jour dans une bouteille de limonade; Liebermeister le prescrit à la dose de 6 grammes pris dans la soirée; la méthode de Vulpian consistait à le donner en cachets de 50 centigrammes de demi-heure en demi-heure, en ayant soin de faire boire le malade après l'ingestion de chaque prise, le maximum de dose ne dépassant pas 6 grammes par jour. Cette méthode a sur les précédentes la supériorité de tenir constamment le malade sous l'action du médicament qui, on le sait, s'élimine très-rapidement. Ses seuls résultats sont de produire un abaissement notable de la température et de désinfecter partiellement les selles, mais sans modifier en aucune sorte la marche de la maladie.

Le salicylate de soude ainsi que le salicylate de bismuth (Desplats) ont une action analogue à celle de l'acide salicylique, mais moins énergique.

La *médication phéniquée*, proposée en 1874 par Pécholier, puis vantée surtout par Desplats (de Lille), est aujourd'hui abandonnée presque partout, à cause de ses dangers. La méthode de Desplats est basée sur l'emploi simultané de l'acide phénique en lavement et en potion : toutes les trois heures il donne un lavement contenant de 50 centigrammes à 1 gramme d'acide phénique en solution dans 100 grammes d'eau, de façon à faire prendre, par jour, 6 à 8 grammes d'acide phénique. Quand la température dépasse 40 degrés, et que les malades consentent à prendre le médicament en potion, il l'administre par la voie buccale. L'acide phénique est un antithermique puissant, trop puissant même, car il peut amener un abaissement de température beaucoup plus considérable que celui qu'on veut produire et occasionner les accidents du collapsus. Après chaque lavement la température tombe de 1 à 3 degrés en deux heures environ, la circulation s'active, le visage devient turgescent, tandis que le pouls augmente de rapidité. Quelque temps après la peau pâlit, et le malade ressent un violent frisson qui rappelle celui de la fièvre intermittente. Sans parler du collapsus possible, l'acide phénique présente encore des inconvénients sérieux, car il produit des coliques, de la diarrhée, des accidents pulmonaires et même des accidents cachectiques secondaires dus, d'après Ramonet (*Arch. gén. de méd.*, 1882), aux déperditions sudorales, et surtout à la destruction globulaire que provoquent des doses élevées de phénol. Alb. Robin a constaté qu'il s'élimine, par les urines, à l'état de phénylsulfate de potasse, et appauvrit ainsi l'organisme en soufre et en potasse.

La *résorcine*, la *kairine* et la *thalline*, ont été successivement employées dans le traitement de la fièvre typhoïde, mais ne présentent pas d'avantages particuliers.

L'*antifébrine* donne, dans la fièvre typhoïde, un abaissement thermique notable, mais ne paraît pas imprimer de modification à la marche de la maladie. Elle a, du reste, été abandonnée par ceux mêmes qui s'en servaient à cause de la déglobulisation qu'elle produit au bout d'un certain temps.

L'*antipyrine* a paru exercer une action favorable sur la marche de plusieurs cas de fièvre typhoïde, entre les mains de Lépine et de Clément (de Lyon). Il est nécessaire d'attendre de nouvelles recherches pour pouvoir se prononcer sur la valeur de cette médication. Il semble en effet que son emploi favorise l'apparition d'accidents convulsifs du type urémique, et d'autre part il résulte de recherches faites par Al. Robin qu'elle entrave les oxydations, diminue les échanges organiques et affaiblit l'excitabilité du système nerveux. Il est donc loin d'être démontré qu'elle soit utile et même inoffensive dans la fièvre typhoïde.

La *digitale* a été employée comme antithermique, dans la fièvre typhoïde, par Wunderlich et Liebermeister, et récemment, en France, par Bernheim. Ce dernier donne la poudre de feuilles à la dose de 75 centigrammes à 1 gramme en infusion dans 100 grammes d'eau, et par cuillerées d'heure en heure. Tantôt la défervescence est brusque, et tantôt elle se fait lentement, pour arriver en quatre jours au chiffre minimum (35 degrés, Bernheim). Son action n'est pas constante, et elle peut devenir, en s'accumulant dans l'économie, l'origine de complications cardiaques; le plus souvent, du reste, elle est mal tolérée par les voies digestives.

L'ergot de seigle préconisé par Duboué (de Pau) à la dose de 1 à 3 grammes par jour, non-seulement dans les formes hémorrhagiques, mais encore dans toutes les formes graves, produirait un abaissement de température et aurait même une action abortive que les divers médecins qui l'ont essayé depuis n'ont pas observée. Il reste indiqué, d'après Siredey et Huchard, pour combattre les congestions hypostatiques et les complications hémorrhagiques.

III. *Troisième indication : accroître la résistance organique, médication tonique.* On a reconnu que l'abstinence d'aliments presque complète, à laquelle on soumettait autrefois les typhiques, augmente la mortalité, et l'on suit actuellement les préceptes de Graves, qui recommandait de nourrir les fébricitants. Il est nécessaire de soutenir les forces du malade en l'alimentant et en le soumettant à une médication tonique. Cette alimentation doit être surveillée de très-près et se composer exclusivement d'aliments liquides et de facile absorption. Même dès le début de la maladie il est nécessaire de faire prendre au malade, en pleine période fébrile, du lait et du bouillon. L'un et l'autre doivent être donnés à doses faibles, mais répétées souvent, toutes les heures ou toutes les deux heures; c'est à ce prix seulement qu'ils n'amèneront pas de troubles gastriques. Il est préférable de les faire prendre froids, et le lait doit toujours être écrémé auparavant. Alb. Robin recommande le bouillon comme contenant une quantité assez considérable de matières minérales qui peuvent servir à remplacer celles que le malade élimine, chaque jour, en détruisant ses tissus. Il a l'inconvénient d'entretenir la diarrhée; c'est pour cette raison qu'à

Lyon on lui préfère les potages maigres dans lesquels on incorpore une faible quantité de riz ou de semoule. Il faut s'en tenir soigneusement, pendant toute la période de fièvre, aux aliments liquides, lait, bouillon, jus de viande, etc., mais il ne faut pas craindre de les donner chaque jour en quantité relativement élevée. L'intolérance gastrique est rare, quand on a soin de les donner à doses fractionnées.

Les boissons alcooliques doivent être employées de pair avec les aliments précités. L'alcool est un médicament sthénique qui exerce une puissante action sur la nutrition, et qui trouve son application pendant toute la durée de la fièvre (G. Sée). Il a aussi le pouvoir d'augmenter l'absorption de l'oxygène, et de favoriser ainsi les oxydations, à condition toutefois de le donner à doses modérées (30 à 80 grammes par jour, A. Robin). De plus, il est un antithermique et diminue la fréquence du pouls, en combattant la faiblesse du cœur. Le vin, et principalement les vins chargés en alcool, comme ceux de Malaga, sont en général préférés par le malade au rhum et au cognac; on doit même faire alterner ou employer en même temps les divers éléments de cette médication; on peut, par exemple, donner dans la journée 200 grammes de vin de Bourgogne, 100 grammes de vin d'Espagne, et le soir une potion contenant 30 grammes de rhum. Ces doses n'ont rien de fixe et doivent être modifiées selon les malades. Le vin est un moyen d'intégrer de la potasse et du tannin, moyen fort actif de modérer les fermentations putrides (A. Robin).

Presque sur le même rang que l'alcool il faut placer le quinquina, dont l'action tonique et stimulante est d'un précieux secours. Le vin de quinquina et l'extrait de quinquina sont les préparations les plus commodes à employer. On peut lui associer tout autre excitant, tel que l'acétate d'ammoniaque (Jaccoud), en ayant toutefois la précaution de n'en pas prolonger l'emploi, car il augmente l'élimination des phosphates et des sulfates. L'éther, le musc, sont indiqués dans les formes adynamiques; le café est également utile comme aliment d'épargne et par son action légèrement diurétique.

On doit proscrire les tisanes du traitement de la fièvre typhoïde, et les remplacer par des limonades et des boissons froides; les malades ayant constamment soif, il est indispensable de leur donner à boire souvent et peu à chaque fois; l'eau de riz, l'eau albumineuse, sont doublement utiles, car elles diminuent la soif et luttent en même temps contre la diarrhée.

Un des points les plus délicats du traitement du typhique est son alimentation pendant la convalescence. Il faut avoir grand soin, malgré l'appétit du malade et ses réclamations incessantes, de ne pas revenir trop vite à l'usage des aliments solides. Il faut que la transition soit lente, et ce n'est qu'une fois que la fièvre est complétement tombée, et qu'il n'y a plus de rechute à craindre, que l'on peut commencer à faire rentrer la viande dans le régime du malade. L'éventualité d'une perforation ne doit pas quitter la pensée du médecin à ce moment.

Le lavage fréquent de la bouche, l'application de jus de citron sur la langue et les lèvres desséchées, des soins de propreté constants donnés à la peau, et enfin des lavements fréquents ayant pour but de laver le gros intestin, sont autant de petits moyens qu'il ne faut pas négliger.

IV. *Quatrième indication : favoriser l'élimination des produits infectieux.* Pour A. Robin, auquel nous empruntons les détails qui vont suivre (*Leçons de clinique thérapeutique*, p. 95), cette indication comprend quatre parties principales : solubiliser les résidus organiques, leur fournir un dissolvant, maintenir l'énergie circulatoire et enfin assurer l'intégrité des portes de sortie.

Deux médicaments seulement paraissent avoir la propriété de rendre solubles les produits qu'il faut faire éliminer : ce sont l'acide salicilyque et l'acide benzoïque. Au lieu de s'oxygéner dans l'organisme, ils se convertissent en acides azotés, acide salicylurique et acide hippurique, beaucoup plus solubles que l'extractif qui entre dans leur composition. L'acide benzoïque remplit particulièrement un rôle éliminateur actif et entraîne au dehors une grande quantité de matières azotées produites par la désassimilation des tissus. Une dose moyenne de 2 grammes d'acide benzoïque ou de 4 grammes de benzoate de soude suffisent à obtenir l'action utile. Ils sont préférables à l'acide salicylique toujours irritant pour les voies digestives. Il importe de diluer ces médicaments dans une grande quantité de limonade. La seule contre-indication de leur emploi est une lésion rénale traduite par une forte proportion d'albumine rétractile dans les urines.

Tous les moyens qui peuvent favoriser l'hématose pulmonaire activent les oxydations : il faut donc avoir soin de renouveler souvent l'air dans la chambre du malade, et de surveiller avec soin l'appareil respiratoire, pour prévenir les complications de son côté. Des soins de propreté minutieux et, à défaut de bains froids, des lavages fréquents de tout le corps, ont pour but de conserver à la peau toutes ses fonctions, et de favoriser, tout à la fois, l'hématose cutanée et les réactions sudorales.

A mesure que les résidus sont solubilisés, il faut leur fournir un véhicule qui les dissolve et les entraîne : au dehors aussi est-il indispensable de donner aux typhiques des boissons abondantes. Il résulte d'expériences très-concluantes d'A. Robin que l'eau, prise en grande quantité, tout en favorisant l'oxydation et la dépuration organique, augmente aussi les pertes de l'individu en matériaux salins : c'est pour cette raison que les boissons qu'on donne à ces malades doivent contenir en abondance des principes salins pour remplacer ceux qu'elles entraînent. La masse de liquide absorbée doit passer par la circulation avant d'être excrétée et augmente ainsi la tension intra-vasculaire, ce qui active d'autant les éliminations. Les typhiques doivent boire environ 4 litres de liquide dans les vingt-quatre heures, et cette quantité n'est pas exagérée, quand on tient compte de la soif qui les dévore.

Les médicaments cardiaques servant à maintenir l'énergie circulatoire, la digitale, l'ergot de seigle, augmentent la quantité des urines et favorisent l'élimination des produits toxiques. Mais, pour que cette élimination puisse se faire, il est nécessaire de maintenir ouvertes les portes de sortie, de veiller aux éliminations par le poumon et la peau, et de surveiller la diurèse et les évacuations alvines. Les sueurs critiques et la polyurie n'ont d'importance que parce qu'elles indiquent que l'organisme se débarrasse des déchets qui l'encombrent ; les boissons abondantes, les stimulants diffusibles et l'alcool, s'adressent aussi bien aux indications rénales qu'à l'indication cutanée, et constituent les plus inoffensifs des diurétiques (A. Robin). Ils suffisent habituellement à entraîner les déchets toxiques, et ce n'est qu'exceptionnellement que l'on doit avoir recours à la teinture de digitale ou au nitrate de potasse préconisés par Murchison.

On doit également favoriser les évacuations alvines et, sans faire des purgatifs une méthode systématique de traitement, on doit s'en servir toutes les fois qu'il y a des menaces de constipation, pour débarrasser l'intestin des ptomaïnes qui s'y accumulent. Les purgatifs salins, et particulièrement les eaux minérales purgatives, donnés à petites doses, sont ceux que l'on doit préférer.

Traitement des complications. Nous ne nous appesantirons pas sur les diverses méthodes thérapeutiques que l'on doit employer contre elles. Elles doivent varier selon les cas, et leur étude ne relève pas, à proprement parler, de celle de la fièvre typhoïde. Du côté du tube digestif, on observe parfois des vomissements qui sont le plus souvent liés à une intolérance gastrique vis-à-vis de l'un des médicaments administrés et qui cessent dès qu'on le supprime. D'autres fois ils sont en rapport avec du muguet du pharynx ou des complications abdominales; une alimentation vicieuse peut encore être leur origine. Le vin de Champagne, la potion de Rivière ou même encore le laudanum à la dose de 2 gouttes (Gubler), parviennent le plus souvent à les arrêter. Les révulsifs et les applications externes, teinture d'iode, vésicatoire ammoniacal, et enfin le vésicatoire classique, sont indiqués quand les vomissements sont rebelles à tout traitement (A. Robin). Les troubles gastriques de la convalescence sont, en général, sous la dépendance d'une alimentation mal dirigée.

La diarrhée ne devient une complication que lorsqu'elle est par trop abondante, ce qui est, du reste, fort rare quand on fait usage de la médication antiseptique. S'il devient nécessaire de la modérer, on peut se servir du charbon, de la teinture de ratanhia, du laudanum ou de lavements d'ipéca. Le météorisme doit être combattu de préférence par la teinture de noix vomique et, quand il devient une complication sérieuse entravant la respiration, il ne faut pas hésiter à ponctionner l'intestin pour livrer passage aux gaz qui le distendent.

Contre l'hémorrhagie intestinale, les lavements froids, les boissons glacées, les injections d'ergotine et, en désespoir de cause, la transfusion (Gibert, du Havre), sont les moyens à employer. Le repos absolu du malade, la limonade sulfurique et l'alcool à haute dose, sont des adjuvants au traitement qu'il ne faut pas négliger. Il ne faut jamais laisser durer longtemps la constipation, qui est une des causes les plus fréquentes de l'hémorrhagie. Quant à la perforation intestinale, on ne possède guère de moyen d'action contre elle. On doit mettre le malade dans l'immobilité absolue, supprimer toute alimentation et toute boisson et lui donner de l'opium à haute dose ou des injections de morphine pour immobiliser l'intestin.

Le traitement des complications pulmonaires ne diffère pas de celui dont on se sert contre les affections primitives du poumon; les révulsifs et les toniques en sont la base. Il n'en est pas de même des complications laryngées, et particulièrement du laryngo-typhus, qui est propre à la fièvre typhoïde. On est réellement presque désarmé contre lui; les révulsifs appliqués sur le cou ne réussissent que dans les cas très-légers, et la trachéotomie constitue souvent une ressource ultime à laquelle on est forcé de recourir. Contre le laryngo-typhus le professeur Renaut a employé avec succès la méthode antiseptique. Dès les premiers symptômes des accidents laryngés il fait faire, plusieurs fois par jour, dans la bouche du malade, des pulvérisations avec la liqueur de van Swieten. Quand cette médication est commencée à temps, on a de grandes chances d'arrêter le développement de la laryngite infectieuse.

Le cœur doit être surveillé avec soin, et les stimulants cardiaques sont indiqués, quand son action faiblit; il faut toutefois s'en servir avec prudence, car on a affaire à un muscle en voie de dégénérescence.

Ces troubles de l'innervation, si fréquents dans la période fébrile, n'existent presque jamais chez les malades soumis à la méthode des bains froids; ce sont donc ces derniers qu'on doit leur opposer comme le traitement le plus actif et le plus certain. A leur défaut l'application de glace sur la tête, les compresses et les affusions froides, sont des palliatifs qui, dans les cas légers, diminuent l'intensité des symptômes. La céphalalgie du début, si pénible pour le malade, est traitée par A. Robin par des compresses d'eau de laurier-cerise sur le front, des sangsues derrière les oreilles, la sinapisation des extrémités, et à l'intérieur de petites doses de bromure de potassium répétées fréquemment. Nous avons vu le professeur R. Tripier employer avec succès des compresses imbibées d'une solution au 100e de cyanure de potassium. Les antispasmodiques, camphre, musc, valériane, et les hypnotiques, rendent quelques services pour lutter contre l'insomnie et le délire, mais toutes ces médications doivent céder le pas à l'hydrothérapie, qui constitue le traitement par excellence des formes nerveuses de la fièvre typhoïde.

Résultats. Il est certain que depuis l'emploi d'un traitement rationnel la mortalité de la fièvre typhoïde a notablement baissé. Elle n'est sûrement plus de 19,23 pour 100, chiffre fourni à Jaccoud par la réunion de 80,149 cas, et elle tend de plus en plus à diminuer. Les statistiques prouvent peu de chose, il est vrai, mais, comme de tout temps elles ont été soumises aux mêmes causes d'erreur, leur valeur relative reste intacte. Celles qui fournissent le taux le plus faible de la mortalité sont celles qui sont données par les partisans de la méthode de Brandt. Brandt lui-même sur 8141 cas n'a eu que 600 décès, soit 7,40 pour 100, et depuis l'époque où cette statistique a été publiée la mortalité a encore baissé : 4,62 pour Abel et même seulement 0,5 dans la garnison de Stralsund et 1,6 dans celle de Stettin; à Lyon, la mortalité oscillerait entre 5 et 9 pour 100, elle est même plus faible dans les services où on baigne systématiquement tous les typhiques.

Nous devons insister sur ce fait, c'est qu'il ne doit pas y avoir de méthode thérapeutique exclusive, pas plus pour la fièvre typhoïde que pour toute autre maladie, et que ce n'est qu'en obéissant scrupuleusement aux indications fournies par la pathogénie et les symptômes de la maladie que l'on peut espérer en diminuer la mortalité. Jaccoud et Albert Robin, qui se conforment à cette règle, n'ont guère que 11 décès sur 100 cas; il en est de même de Bouchard, dont la statistique donne une mortalité de 10 pour 100. Ce n'est pas trop nous avancer que de dire que par suite de la vulgarisation des médications nouvelles basées sur une notion plus précise de la nature de la dothiénentérie on aura à l'avenir des résultats encore meilleurs; nous avons vu Renaut obtenir une statistique presque vierge de décés en combinant les bains froids avec l'antisepsie intestinale; ce fait ne restera certainement pas isolé, si l'on suit son exemple. Le traitement, tel que nous l'avons indiqué, a déjà donné d'admirables résultats entre les mains de tous ceux qui l'ont employé, et nous ne doutons pas que, par suite d'heureuses modifications de détail que l'avenir lui apportera sûrement, il en fournisse de meilleurs encore.

Georges Lemoine.

Étiologie. A l'heure qu'il est, étudier les causes d'une maladie revient à déterminer la nature de celle-ci. L'essence des maladies n'est plus dans les symptômes ni même dans les lésions, mais dans la cause.

Ce n'est point le froid ni le chaud, le sec ni l'humide; ce ne sont pas des *ingesta* quelconques, ni des accidents de la vie journalière, qui *font* la fièvre typhoïde. La maladie n'est pas une inflammation, une *gastro-entérite* ni une *entérite*, bien qu'elle adopte, dans quelqu'une de ses localisations, des traits plus ou moins nombreux de la modalité inflammatoire. Nous ne nous arrêterons pas à démontrer cette formule négative, personne aujourd'hui n'étant disposé à soutenir le contraire et le côté positif de la question devant ressortir des détails qui suivent.

Au fond, l'alternative est entre la *banalité* et la *spécificité* de la cause. Les doctrines qui se rattachent à la première de ces idées se dédoublent elles-mêmes : ou bien la cause banale agit directement et produit une maladie également banale du commencement à la fin ; — ou bien cette cause engendre un principe spécifique et celui-ci une maladie également spécifique, désormais capable de se reproduire par développement continu : c'est la génération spontanée d'une maladie infectieuse. Nous allons examiner rapidement ces deux opinions étiologiques pour les écarter. Nous nous arrêterons davantage à la *spécificité* de la cause, qui est très-généralement la doctrine contemporaine et celle que nous adoptons sans réserve.

1° *La fièvre typhoïde est, à l'origine et dans son évolution, une maladie banale.* Cette théorie n'a guère qu'une forme; elle consiste à présenter la fièvre typhoïde comme une *intoxication.* A. Stich (1853), Panum (1874), Arnold Hiller (1875-1876), ont obtenu par des moyens divers, de matières fécales, de liquides putrides, de viandes corrompues, des poisons purement chimiques dont l'injection à des lapins provoquait la fièvre, la dyspnée, la diarrhée, la dissolution du sang. Les lésions reconnues à l'autopsie des animaux étaient l'inflammation de l'intestin, du foie, de la rate, des reins. Il y a là des particularités communes à plusieurs sortes d'empoisonnements, et les expérimentateurs n'ont pas affirmé avoir produit vraiment la fièvre typhoïde. Mais ils ont, plus ou moins explicitement, ainsi que Friedrich Sander, qui les a commentés, laissé entrevoir que la genèse de la fièvre typhoïde au sein des foyers putrides pourrait n'être autre chose que la formation, par des processus chimiques, de poisons assez voisins de ceux dont ils constataient les effets. L'économie pouvait au besoin trouver en elle-même ce foyer putride, comme le suggérait Stich, avant Peter et Armand Gautier.

Le professeur Peter, partant de cette remarque très-exacte que l'organisme vivant s'empoisonne lui-même par l'accumulation de substances fabriquées par lui, comme dans l'urémie, la cholémie, situations d'ailleurs assez peu claires au point de vue physiologique, pensa que la fièvre typhoïde pourrait bien n'être qu'un cas particulier de ces *auto-intoxications;* elle serait due à la rétention chez l'individu et à la résorption des produits de déchets dus au *surmenage.* La découverte des *leucomaïnes* par Armand Gautier, la formule hardie de l'économie « vivant putréfactivement », sont venues donner une base quelque peu sérieuse à la pathogénie hypothétique de Peter. L'Académie de médecine, en février-mars 1886, entendit le brillant exposé de cette doctrine peu répandue, que Villemin se donna la peine de contredire. Le surmenage n'a pas de raisons d'avoir une période d'incubation, ni de faire des épidémies, ni d'être contagieux. La fièvre typhoïde a toutes ces propriétés et se passe très-souvent du surmenage, quoique celui-ci puisse être un auxiliaire décisif. En d'autres termes, les leucomaïnes, les ptomaïnes, sont des poisons incontestables et incontestés; il n'est nullement impossible que ces poisons jouent un rôle dans les accidents dits infectieux : mais ces poisons ne se tiennent pas tout seuls et il faut remonter un peu au delà d'eux pour comprendre une maladie générale à évolution cyclique.

2° *La fièvre typhoïde peut être d'origine banale, mais, une fois constituée, elle est spécifique.* Suivant les doctrines qui se rattachaient à cette formule, la fièvre typhoïde est capable de génération spontanée. En médecine et pour le cas particulier, *spontané* ne veut pas dire sans causes. On entendait que des circonstances vulgaires provoquaient la formation d'un quelque chose assez mal défini, d'un *principe*, d'un *agent infectieux*, d'un *miasme* ou même d'un *germe*, mais à condition que cette dernière expression n'eût qu'un sens métaphorique. Cette conception un peu mystique n'avait rien de très-extraordinaire à l'époque où l'on n'avait pas soupçon que les miasmes et les contages pussent être des êtres vivants. Nous nous y sommes nous-même rattaché, il y a quelque douze ou treize ans. Cela n'impliquait pas la génération spontanée telle qu'on la comprend en biologie.

La théorie *pythogénique* de Ch. Murchison posait parfaitement en principe l'autogenèse de la fièvre typhoïde. Elle peut, disait-il, « naître indépendamment d'un cas antérieur par la fermentation des matières fécales, et peut-être par la fermentation d'autres formes de matières organiques. » Quelle est l'essence de ce produit de la fermentation? Est-il chimique ou vivant? L'auteur ne s'en explique pas, et pour cause. C'est un *miasme*, dans le sens antique, c'est-à-dire l'inconnu.

Chauffard, moins que Peter peut-être, mais plus que Murchison, considérait la fièvre typhoïde comme entièrement faite par l'économie humaine, dans « les conditions sociales et nécessaires qui nous enveloppent. » Notre éminent ami Léon Colin a maintenu la genèse dans les milieux extérieurs, d'où la fièvre typhoïde naît *spontanément par infection*, pour se propager ensuite *spécifiquement* par *contagion*. Dans un cas cependant elle se constituerait chez l'homme même par transformation d'une fièvre palustre.

Que de fois les médecins des épidémies, en France, et les médecins de l'armée, ont eu ces mêmes idées, qui évidemment laissaient derrière elles un grand point d'interrogation, sur l'éclosion de la fièvre typhoïde. Presque tous admettaient qu'elle pût naître spontanément du sol putride, de l'air confiné et animalisé, des eaux souillées, sans que personne en mît en doute un instant la nature spécifique. Les trois quarts des faits apportés à l'appui de l'*origine fécale* ont le même caractère. Le cas le plus habituel est que l'auteur de l'observation ne se soit pas occupé de savoir si les matières étaient ou non mélangées d'excrétions typhoïdes. Le professeur Jaccoud lui-même n'y attachait pas d'abord d'importance. Nous pensons que quelques médecins, dépassant probablement les vues de Peter, ont cru aussi que le surmenage (*autotyphisation*) engendre une maladie spécifique qui, désormais, vit de ses propres forces et transmet le contage qu'elle a produit.

Toutefois les champions de la spontanéité typhoïde, dans le siècle où nous vivons, se font aussi rares qu'ils restent courageux, se croyant les derniers soutiens d'une tradition qui n'est pas en cause autant qu'on le pense. Dans le *Rapport sur les épidémies de* 1884, Siredey pose encore, pour la forme, le problème de la *protogenèse* ou de la *spécificité*. « Souvent, à ne considérer que tel ou tel fait particulier, on serait tenté de se rallier à l'hypothèse de la spontanéité. Est-ce à dire que la fièvre typhoïde pourrait reconnaître à la fois deux origines et que, causée dans la plupart des cas par un élément spécifique, contagieux, elle pourrait dans d'autres cas avoir pour origine les causes les plus banales? Une telle interprétation serait en contradiction formelle avec ce que nous enseigne la pathologie. Il n'est pas d'exemple d'une maladie tour à tour banale et spécifique; la variole engendre la variole, la scarlatine une autre scarlatine. » Pour certains faits étonnants, certaines éclosions de fièvre typhoïde dans des villages éloignés de tout centre populeux, « où la maladie ne paraît pas avoir été importée, » le judicieux rapporteur accepterait le transport du principe infectieux par l'air ou les eaux « à des distances considérables, jusqu'aux points où il trouve dans des foyers permanents de matières organiques en putréfaction déjections et détritus de toute sorte, un terrain favorable à sa multiplication. Certes, l'état actuel de nos connaissances serait plus conciliable avec cette hypothèse qu'avec celle de la génération spontanée des germes. »

Cette fécondation typhoïde des milieux putrides, si bien faite pour passer inaperçue au moment où elle s'accomplit, rentre dans ce que l'on sait des habitudes de l'agent typhoïde, qui use volontiers d'un intermédiaire entre le producteur du contage et l'individu sain destiné à le recevoir ultérieurement, selon les idées soutenues par W. Budd pour ce qui regarde les matières fécales, et par Pettenkofer pour ce qui regarde le sol putride. Nous n'avons pas de raisons de contester que l'air ou l'eau puissent véhiculer au loin les semences nécessaires. Mais l'homme aussi peut les avoir apportées, un jour, dans une localité perdue. C'était un convalescent, un malade latent, un intermédiaire parfaitement sain, peut-être, mais qui sortait d'un foyer. Quel est, aujourd'hui, le village assez disgracié pour n'avoir jamais de relations avec d'autres ou avec une ville? Quand les relations sont rares, on peut, au moment où éclate l'épidémie, en avoir oublié qui ont eu lieu dans des conditions suspectes. Les graines de la fièvre typhoïde sont de celles qui peuvent sommeiller longtemps sans germer ni fructifier.

3° *La fièvre typhoïde est une maladie spécifique; les cas particuliers se succèdent par développement continu.* Elle a, en effet, sauf des nuances qui n'altèrent pas le type général, l'invariabilité des espèces. Elle se reproduit d'elle-même; il suffit, par exemple, d'un seul typhoïsant venu du dehors au sein d'un groupe indemne jusque-là pour déterminer une explosion épidémique. Il n'est pas dit que les cas sortiront les uns des autres par filiation directe; plusieurs peuvent naître à la fois d'un même foyer; mais le premier a toujours été le générateur des autres, de même que lui aussi suppose un cas antérieur. Enfin, comme dans un bon nombre de spécifiques avérées, une première atteinte de fièvre typhoïde confère l'immunité pour un temps notable.

Disons-le tout de suite, de telles propriétés ne relèvent pas d'une matière inanimée, d'un principe volatil, d'une substance chimique. Et nous nous retrouvons en face de la formule moderne : que toutes les maladies infectieuses ont pour agent nécessaire et primitif des êtres vivants, établis en parasites chez l'homme ou les animaux.

La cause *déterminante* de la fièvre typhoïde est un parasite; le reste constitue le groupe assez vaste des causes *préparantes* ou *adjuvantes*. Et nos efforts devront essentiellement avoir pour but de reconnaître : d'une part, la nature et les propriétés de ce parasite; de l'autre, les circonstances qui favorisent son implantation et son développement dans l'économie humaine.

I. Le bacille typhogène. A. *Histoire de sa découverte.* Il est permis aujourd'hui d'être bref sur les recherches méritoires, mais malheureuses, des savants qui, convaincus de l'existence du parasite typhoïde, ont publié hâtivement des découvertes incomplètes et présenté au monde des Schizomycètes sans avenir. Les microbes de Klein, Guido Tizzoni, Brautlecht, Tayon, Gautrelet, paraissent être dans ce cas.

Klein, en Angleterre (1875), avait annoncé un champignon fort semblable au *Crenothrix polyspora* de Cohn. Au moment où H. Guéneau de Mussy entretenait de cette découverte l'Académie de médecine, l'inventeur modifiait son opinion sur la nature végétale de son parasite, mais en maintenant qu'il s'agissait là de l'agent infectieux de la fièvre typhoïde.

En 1880, Guido Tizzoni, professeur à Catane, insérait dans les *Annali universali di medicina* (février) le récit d'expériences faites par lui au moyen des matières organiques insolubles extraites de l'eau en temps d'épidémie typhoïde; injectées sous la peau de divers animaux, ces matières provoquaient un typhus expérimental et, sous les lésions anatomiques et dans la rate, on trouvait des micrococcus en amas globuleux, des zooglées et du mycélium rameux à contenu finement granuleux et à anneaux très-courts. L'auteur en concluait que la fièvre typhoïde est une *schistomycose*.

C'est encore dans une eau suspectée d'avoir produit la fièvre typhoïde que Brautlecht (1881), pharmacien à Wendebourg, a signalé des filaments, des bâtonnets, des *cocci*, qu'il regarde comme l'organisme typhogène.

Gautrelet (*Acad. des scienc.*, janvier 1884) reconnaît, dans des eaux de puits contaminées d'infiltrations fécales, un *Stercogona tetrastoma*, qui n'a paru qu'à lui seul devoir être le microbe de la *fièvre continue*.

Tayon (1884) décrit un microbe typhoïde qui, à un grossissement de 1000 diamètres, apparaît sous forme de petites granulations et de bâtonnets courts et mobiles. Ce microbe s'obtient par la culture du sang typhique frais dans du sang pur, dans du sérum de sang d'agneau, dans du bouillon de veau concentré. Injecté à des cobayes, à des lapins, il les tue avec les lésions de la dothiénentérie (on sait aujourd'hui que beaucoup de microbes produisent le même effet). L'auteur a même, fort imprudemment, injecté ses cultures à lui-même et à cinq médecins qui, par bonheur, n'éprouvèrent qu'un mouvement fébrile, au bout de cinq à six heures, de l'insomnie, de l'accablement et quelques évacuations diarrhéiques. De nouvelles injections, quelques jours après, ne les influencèrent plus.

D'ailleurs, que les savants dont le nom précède aient ou non soupçonné la vérité, on peut les ranger parmi les noms qui se rattachent à la première période de l'histoire du microbe typhogène, période d'incubation, si l'on peut dire, et de tâtonnements, qui va jusqu'à Eberth et R. Koch ou même, plus exactement, jusqu'à Gaffky. La seconde période sera celle des déterminations biologiques et des applications de pathogénie.

W. Budd est le précurseur des bactériologues modernes. Il n'a pas vu le microbe typhogène, mais il proclamait d'intuition son existence et affirmait ce trait particulier de ses mœurs, qu'il a besoin de mûrir dans le milieu fécal, comme certains fruits déhiscents ont besoin que leur enveloppe pourrisse au contact du sol humide pour que leur graine se répande et soit apte à germer. Pettenkofer, Nägeli, Liebermeister, sont d'autres précurseurs de Gaffky. C'est Pettenkofer qui, depuis longtemps, imposait à l'agent typhogène une sorte de génération alternante en vertu de laquelle le germe (*Keim*) de la fièvre typhoïde était forcé de passer par le sol putride (*substrat*) pour pouvoir produire le poison (*Gift*) qui infecte les individus réceptifs.

Recklinghausen (1871) remarqua des colonies de microcoques dans des abcès typhoïdes du rein et pensa que c'était là un indice du lieu où il fallait chercher le germe problématique. Eberth (1872) retrouva les mêmes organismes dans le stade d'ulcération et de cicatrisation intestinale, mais crut qu'il ne s'agissait que d'un épiphénomène.

En 1875, Browicz (cité par Birch-Hirschfeld) aurait fait part à l'Académie des sciences de Cracovie de la découverte par lui-même de bâtonnets immobiles dans les muscles du cœur, le rein, la rate, le canal intestinal de sujets morts de fièvre typhoïde. C'est important à cause du siége.

Les élèves de Klebs et Klebs lui-même, de 1871 à 1880, firent connaître des faits de quelque intérêt. Socoloff (1876) signala, dans la rate de typhoïsants, 5 fois sur 12, des microcoques en foyers, dont les rapports de cause à effet avec la fièvre typhoïde lui parurent très-vraisemblables. Fischel, dans 15 cas sur 29, trouva dans la rate typhique des amas de microcoques ronds ou ovoïdes, se colorant par l'hématoxyline et que l'on ne rencontrait jamais dans les vaisseaux. Eppinger, en même temps (1878), démontrait des bâtonnets dans les ulcères typhoïdes du larynx, et le professeur de Prague à son tour, avec les précédents et Chomjakoff, poursuivait des recherches qui parurent un peu après le mémoire d'Eberth de 1880 et sur lesquelles nous reviendrons.

En France, le professeur Bouchard (1879) constatait la présence, dans les urines de typhoïsants, de bacilles coïncidant toujours avec l'albumine rétractile. Il est extrêmement probable qu'il s'agissait des bacilles typhogènes. Nous n'avons pu retrouver, dans le *Bulletin de l'Académie de médecine* de 1880, le passage dans lequel, d'après Cornil et Babès (*Les Bactéries*, Paris, 1885), Maurice Raynaud aurait annoncé l'existence de colonies de micrococci dans la fièvre typhoïde.

Il est probable que le microbe typhogène se trouvait parmi les divers organismes dont il vient d'être question. Les microcoques ronds ou ovoïdes de Fischel, en particulier, pourraient n'être autre chose que les bacilles d'Eberth-Koch, vus d'une certaine façon. Et ceux qui ne sont pas le parasite spécifique sont loin d'être dépourvus de tout rôle dans l'évolution de la fièvre typhoïde et dans certaines de ses lésions.

Mais c'est à Eberth (de Zurich [1880]) que revient l'honneur d'avoir déterminé le bacille typhogène aujourd'hui admis. Robert Koch l'a ensuite consacré par l'analyse scientifique et l'autorité de son nom. Aussi dit-on volontiers « le bacille d'Éberth-Koch. »

En éclaircissant les coupes par l'acide acétique, Eberth put voir distinctement, 12 fois sur 25 cas, dans la rate et l'épaisseur des glandes lymphatiques, des amas de corpuscules qui ne sont point sphériques, comme on pourrait le croire en ne les considérant que dans les amas non dissociés ou lorsqu'on les aperçoit perpendiculairement, mais ressemblent à des ovoïdes amincis ou à des fuseaux écourtés, lorsqu'on les examine sur les bords de la colonie, où ils sont épars. Ce sont, en un mot, des bâtonnets. Eberth les comparait aux bacilles effilés que l'on trouve dans le sang putride; leurs contours étaient moins accentués et leur contenu est homogène, sauf de rares cas où l'on aperçoit de un à trois corpuscules semblables à des spores. Les bacilles typhoïdes se coloraient très-faiblement par le violet de méthyle, le brun de Bismarck et l'hématoxyline, qui colorent au contraire d'une façon intense les bactéries et microcoques du sang putréfié et des parties nécrosées de l'intestin.

L'année suivante, R. Koch, qui possédait depuis deux ans des microphotographies du bacille typhoïde, déclara que les bacilles courts d'Eberth sont les seuls qui paraissent avoir des rapports spécifiques avec le typhus abdominal. Les microcoques et quelques autres organismes notés par Klebs et ses élèves, par Letzerich, etc., appartiennent aux parties mortifiées, ulcérations, eschares, et rentrent dans la classe des bactéries banales qui se développent volontiers sur un terrain préparé par les organismes pathogènes, comme on le voit dans le charbon, par exemple. C'est un parasitisme secondaire.

Eberth trouvait ses bacilles plus fréquemment et plus nombreux dans les cas de fièvre typhoïde récents que dans les avancés; les bactéries banales affectionnent les circonstances contraires. Les deux mémoires de l'auteur portent sur 40 cas; 18 ont fourni l'organisme spécifique, dans la rate et les glandes lymphatiques. Une fois le bacille a été retrouvé dans un cas arrivé au quarante-troisième jour. D'ailleurs, on ne rencontre pas, dit Eberth, d'organisme semblable dans d'autres maladies, la tuberculose en particulier.

Dès 1881, Meyer, sous la direction de Friedländer, reconnut l'organisme d'Eberth, dans 16 cas sur 20, spécialement dans l'épaisseur des follicules intestinaux et des plaques de Peyer, tuméfiés, mais intacts. Il colorait par le violet de gentiane. Les longs filaments de Klebs ne se présentaient que dans la matière des eschares intestinales; les colonies de microcoques et les bactéries de la putréfaction, que dans les parties nécrosées.

En Angleterre, Coats et Crooke (1882), chacun dans un cas de fièvre typhoïde, ont vu les bacilles d'Eberth-Koch pénétrant les glandes mésentériques. Ces auteurs ont coloré, comme R. Koch, au brun de Bismarck qui, en effet, est suffisant.

Pour faire comprendre l'opposition indiquée ci-dessus entre Eberth et Klebs, il est nécessaire de mentionner que le dernier (1880-1881) annonçait comme *Bacillus typhosus* des filaments de 50 μ de long sur 0,2 de μ de large, sans ramifications ni segmentation. Lorsque les spores y apparaissent, disait-il, les filaments peuvent atteindre 1/2 μ de diamètre; les spores y sont l'une derrière l'autre, sur un rang et très-rapprochées. Avant d'atteindre à cet état le *Bacillus typhosus* forme des bâtonnets plus courts, qui peuvent également renfermer des spores, habituellement terminales. Le passage à l'état de filaments est préparé par un stade de bâtonnets sans spores, disposés en rangs, qui proviennent de la segmentation en travers des bâtonnets en voie d'allongement. Les bâtonnets courts d'Eberth et les amas de microcoques de Fischel pourraient être regardés comme les premiers stades de développement des spores ovales, libres, de Klebs, et par conséquent comme un état jeune des bacilles longs du même auteur. Eberth lui-même n'a pas soutenu le contraire. Mais beaucoup des organismes de Klebs ont le tort d'avoir été rencontrés dans le larynx, dans les vaisseaux, *dans les tissus nécrosés*. Leur longueur, comme on le verra, ne serait pas une difficulté. C'en est une qu'ils se colorent aisément avec l'hématoxyline.

L'auteur du travail qui a eu le plus de retentissement et reste encore classique est Gaffky, médecin de l'armée allemande, élève de R. Koch. Sur 28 cas, Gaffky trouva 26 fois le bacille d'Eberth et d'autant plus aisément que le processus typhoïde était plus récent. Dans l'intestin même, il s'est vu en présence d'une grande variété d'organismes, parmi lesquels se trouvaient probablement les bacilles spécifiques, mais mêlés à tant d'autres qu'il était impossible de les déterminer et même de les isoler. C'est dans les glandes mésentériques, la rate, le foie, les reins, qu'il a démontré le bacille typhogène, sur des coupes et en colorant au bleu de méthylène, au violet de méthyle, au brun de Bismarck, avec la fuchsine aussi et même l'hématoxyline, mais moins aisément qu'avec les autres matières. En outre, il a, le premier, cherché et obtenu des cultures pures de ce microbe, qui correspond absolument à celui d'Eberth et de Koch et ne se rencontre pas dans d'autres affections que la fièvre typhoïde. Ce travail est daté de février 1883 et a paru dans les *Communications de l'Office sanitaire allemand* de 1884.

En 1885, un médecin de Paris, G. Artaud, élève de Straus et de Grancher, reconnut 13 fois sur 15 cas de fièvre typhoïde des bacilles dont on n'observe pas les analogues dans d'autres affections. Ils étaient d'ordinaire en amas dans la rate, les ganglions mésentériques, les couches profondes des plaques de Peyer et de la sous-muqueuse intestinale. Artaud ne les a pas cherchés dans le foie, le rein, le cœur ni le sang, sur le cadavre. Il ne les a pas vus dans le sang obtenu par piqûre du doigt pendant la vie, mais, les ayant constatés dans les alvéoles dans deux cas d'apoplexie pulmonaire (typhoïde), il pense qu'ils peuvent exister dans le sang des organes profonds. D'ailleurs, il déclare que son bacille concorde avec ceux d'Eberth, de Meyer et de Friedländer, mais il lui a semblé moins petit que celui de Gaffky. Cette question de dimensions n'a probablement pas grande importance, ainsi qu'on peut en conclure des descriptions ou dessins de Cornil et Babès, de Friedländer, de Widal et Chantemesse. Ce que l'on en sait est simplement une raison de ne pas compter à l'excès sur la morphologie de ce schizomycète, non plus que sur celle de beaucoup d'autres.

Dès lors, il n'y a plus que des confirmations de la découverte d'Eberth et des caractères assignés au bacille typhique par Gaffky, sauf quelques modifications ou additions plus ou moins importantes au fait capital.

En France, Cornil et Babès (*Les Bactéries*. Paris, 1885) ont constaté les bacilles spécifiques de la fièvre typhoïde dans les plaques de Peyer et dans le sang. Ils les décrivent et les dessinent. Les élèves de Cornil, Chantemesse et Widal, les cultivent de diverses manières et les extraient, sur le vivant, par ponction antiseptique de la rate des malades.

A l'étranger, Cramer (1884) les retrouve chez les typhoïsants de l'épidémie de Zurich et peut les comparer avec les préparations mêmes d'Eberth. Tryde et Salmonsen (1885) les signalent dans l'épidémie de la caserne de la Marine à Copenhague. Bagenoff les cultive dans des milieux variés. Pfeiffer, à Wiesbaden (1885), annonce être parvenu à les démontrer dans les évacuations des malades, résultat difficile auquel Gaffky avait échoué et que Seitz ne devait atteindre que plus tard. E. Fränkel et Simmonds (de Hambourg) les reportent chez les animaux. Neuhaus (1886) assure les avoir obtenus, chez 6 malades, du sang extrait des papules rosées. Viltschura (*Wratsch*, n° 25, 1886), à Saint-Pétersbourg, indique le moyen de les reconnaître dans les déjections typhoïdes, au milieu des bactéries banales, et annonce qu'on les trouve même dans les formes abortives, voire dans les déjections de sujets qui ne sont point sous le coup d'une infection (microbisme latent ?).

B. *Morphologie et biologie du bacille typhoïde*. Les bacilles typhoïdes sont des bâtonnets environ trois fois plus longs que larges, dit Gaffky, leur longueur répondant à peu près au tiers du diamètre des globules rouges du sang, 2 à 3 μ. Artaud les a souvent trouvés plus longs et d'autres observateurs de même. Ils peuvent, en effet, selon le milieu de culture et selon leur âge, s'allonger ou s'épaissir; les dimensions ne sont pas un caractère absolu. Mais le bacille type, le bacille des amas au sein des organes, est bien l'organisme de 2 à 3 μ de long.

Les extrémités du bâtonnet sont arrondies (Gaffky, Widal et Chantemesse). Le renflement médian, qui donne au bacille la forme *en navette* (Artaud), n'est qu'un accident dépendant du milieu ou du mode de préparation. En réalité, l'organisme est cylindrique. L'espace clair, arrondi ou elliptique, observé assez régulièrement par Meyer, Friedländer, Artaud, dans la moitié ou les trois quarts moyens du bacille, détail que Gaffky n'avait point remarqué, est attribué par Widal et Chantemesse à la sénilité du champignon. Les bactériologues le qualifient aujourd'hui de *vacuole*. Artaud se demandait si cet espace, réfractaire à la coloration, n'est point une spore ou le récipient des spores. On sait aujourd'hui que les spores du bacille typhoïde sont toujours *terminales*, comme l'avait dit Gaffky. Quelques espèces banales ont aussi la vacuole du centre.

Outre qu'il arrivait moins aisément que Gaffky à colorer les bacilles typhoïdes sur des coupes d'organes, difficulté qu'avaient aussi éprouvée Meyer et Friedländer, le docteur Artaud nota que les bacilles de la putréfaction, qui se colorent à leurs extrémités renflées, ont aussi un espace clair médian. De plus, ayant ensemencé des tubes de gélatine avec des fragments de rate typhique fraîche, il obtint une culture de bacilles pleins, à extrémités légèrement arrondies, trois fois plus longs que larges, se colorant faiblement et ne liquéfiant pas la gélatine. Ce n'étaient donc point des bacilles de putréfaction. Ils n'étaient pas davantage des bacilles typhiques, car l'auteur obtint la même culture avec un fragment de rate ordinaire... Artaud est porté à conclure de là qu'il n'a pas eu affaire au même organisme que Gaffky et, encore un peu, que ce n'est pas ce dernier qui a vu le vrai bacille typhoïde. Il faut se garder de le suivre sur cette pente, mais il est permis d'y prendre une idée de la délicatesse des caractères morphologiques et de remarquer, en passant, que le procédé qui consiste à ponctionner une rate de typhoïsant, pour en comparer les bacilles avec ceux que l'on a cultivés d'eaux contaminées, n'est pas aussi sûr que les expérimentateurs paraissent le croire.

Les recherches de Friedländer, de Cornil et Babès, et celles toutes récentes de Widal et Chantemesse, avec les dessins qui les accompagnent, prouvent aussi que les dimensions des bacilles typhoïdes et, en général, leurs formes, seraient des bases assez décevantes, si l'on se bornait à chercher de ce côté les caractères distinctifs du parasite.

C'est par les *cultures pures* que Gaffky, après avoir reconnu le bacille typhoïde sur des coupes d'organes, dans des conditions assez difficiles, a mis en relief les propriétés du bacille typhoïde, à l'aide d'une technique spéciale à laquelle ses successeurs, à l'étranger ou en France, ont apporté depuis diverses modifications. On devra, à cet égard, consulter les travaux sortis des laboratoires de bactériologie.

Le bacille typhoïde se cultive aisément sur la gélatine peptone, qu'il ne liquéfie jamais, dans le bouillon simple, sur le sérum sanguin, la gélose glycérinée de Nocard et Roux, et avec des caractères distinctifs qui sont devenus très-importants, sur la pomme de terre. Les éléments obtenus sont plus grands quand on ensemence avec des morceaux de rate typhique que quand on emprunte la semence à des cultures antérieures.

Sur la pomme de terre, le bacille typhoïde prospère et se multiplie, « mais sans culture apparente à l'œil nu ; à peine aperçoit-on au bout de quelques jours, sur la strie d'inoculation, une traînée humide, et souvent la tranche de pomme de terre doit être examinée sous un certain angle d'incidence pour que l'on puisse déceler la présence d'une culture. Lorsque la pomme de terre est très-humide, on distingue sur sa tranche, au point d'ensemencement, une légère boursouflure dont l'aspect rappelle assez bien la surface glacée de certains gâteaux... » (Widal et Chantemesse). Gaffky remarquait que la culture forme, à la surface de la coupe, une pellicule résistante caractéristique.

Les formes prises par les colonies sur les plaques de gélatine, ensemencées suivant le procédé de R. Koch, aident aussi à distinguer le bacille typhoïde. Elles apparaissent en deux ou trois jours, larges comme une tête d'épingle, minces, pelliculaires, nacrées, transparentes, et les jours suivants, malgré l'accroissement de volume, la transparence et la teinte bleuâtre persistent. Au bout de cinq ou six jours, examinées à un faible grossissement, elles paraissent parcourues dans toute leur étendue par des sillons plus ou moins marqués, parfois disposés d'une façon rectiligne comme les nervures d'une feuille. « Souvent leur surface est plus tourmentée encore et toute la colonie semble formée de circonvolutions d'intestin grêle enroulées sur elles-mêmes » (Widal et Chantemesse). En somme, la culture du bacille typhoïde sur gélatine est essentiellement polymorphe.

Widal et Chantemesse assurent que le bacille typhique est facultativement anaérobie et se cultive fort bien dans le vide.

Un de ses caractères les plus frappants, c'est la *mobilité propre*, révélée non-seulement par des déplacements dans le champ du microscope, mais par les vibrations qui animent les bacilles de petite taille et la reptation chez les formes allongées.

La culture commence à paraître au bout de quarante-huit heures, à la température ordinaire; elle dure jusqu'au neuvième jour, si l'ensemencement a été fait avec des morceaux d'organes typhiques; mais le développement est beaucoup moins rapide lorsqu'on a emprunté la semence à de vieux bouillons de culture.

Il est toujours certain que le microbe d'Eberth prend mal les couleurs d'aniline; ses préparations se décolorent par la méthode de Gram. On le colore volontiers aujourd'hui sur les coupes d'organes à l'aide de la solution de Löffler ou de celle de Ziehl (eau distillée, 100; fuchsine, 1 ; acide phénique, 5).

Sporulation. Les spores de *Bacillus typhosus* appparaissent, selon Gaffky, à une température de 37 degrés, maintenue pendant trois à quatre jours; les limites ordinaires sont de 30 à 40 degrés. A 20 degrés, il y a encore des spores apparaissant lentement et péniblement; au-dessous, il n'y en a plus. Elles cessent de même d'apparaître à 42 degrés et au-dessus. Ces spores, difficiles à colorer par les couleurs d'aniline, sont constamment terminales et remplissent tout le calibre du cylindre bacillaire. Le plus souvent, il n'y en a qu'une sur le même bacille, et à l'une des extrémités; parfois, cependant, on voit comme un rudiment de spore à l'autre bout du bâtonnet. Widal et Chantemesse confirment essentiellement ces caractères, en ajoutant que le diamètre transversal de la spore l'emporte un peu sur celui du bacille et qu'elle est réfractaire à l'imprégnation par les couleurs d'aniline.

Les spores typhiques peuvent résister à des températures progressivement élevées jusqu'à 60 et même 90 degrés. Elles résistent probablement longtemps à la dessiccation.

Widal et Chantemesse, qui fixent entre 25 et 35 degrés la température la plus favorable à la culture du bacille typhique, donnent celle de 46 degrés comme la limite supérieure à laquelle le développement s'arrête. En sens opposé, Seitz a encore reconnu l'accroissement des germes inoculés à la température de 3 degrés, et Widal et Chantemesse ont pu ensemencer avec succès les bacilles de bouillons antérieurement soumis à la gelée. Il va sans dire que, néanmoins, l'accroissement des germes diminue comme la température s'abaisse.

Siége du bacille chez les malades et sur le cadavre. Il est très-rare de trouver le bacille typhoïde dans le sang périphérique; Gaffky, E. Fränkel et Simmonds, Pfühl, Merkel, Seitz, Lucatello, Widal et Chantemesse, ont échoué dans cette recherche, et l'on révoque presque en doute l'affirmation de Meisels, qui prétend l'avoir constaté 19 fois sur 20 dans le sang vivant, pris au doigt des malades. Neuhaus, qui l'a obtenu des papules rosées 9 fois sur 15; Rütimeyer, qui eut le même succès 2 fois sur 13, ont rencontré quelque créance. Cette rareté est conforme aux faits mis en lumière par les expériences de Wyssokowitsch; le sang se débarrasse des bacilles qu'on introduit dans les vaisseaux; les microbes sont emmagasinés par les organes, où le cours du sang se ralentit, et finalement se détruisent dans les tissus et y sont résorbés.

Aussi est-il généralement aisé de retirer le bacille typhique du sang de la rate, en ponctionnant (antiseptiquement) cet organe, comme l'a fait Philippowicz et comme le font journellement les élèves de Cornil.

Gaffky n'a pu réussir, malgré d'actives recherches, à constater son bacille dans les matières fécales. Pfühl et Eisenberg ne furent pas plus heureux. Depuis que Pfeiffer, de Wiesbaden, en 1885, eut annoncé l'avoir isolé du contenu intestinal, sa démonstration dans ce milieu s'est répétée partout (E. Fränkel et Simmonds, Merkel, Seitz, Wiltschura, Widal et Chantemesse), sans être encore facile ni fréquente, parce qu'il existe dans les selles typhoïdes une foule d'autres microbes, dont beaucoup liquéfient la gélatine et dont quelques-uns ressemblent à s'y méprendre à l'organisme typhogène. En outre, il importe de choisir son moment pour cette recherche : la deuxième et la troisième semaine plutôt qu'une autre. Seitz a retrouvé le microbe spécifique encore vivant dans une selle abandonnée pendant huit jours en vase stérilisé; Widal et Chantemesse ont observé le même fait après quinze jours. Cela ne paraît pas suffisant pour en conclure que l'organisme peut se conserver indéfiniment dans les matières fécales répandues n'importe où, jetées à tous les vents, passant des fosses non étanches dans le sol, etc.

Il est tout aussi difficile de trouver le bacille typhoïde dans l'urine. Seitz l'a constaté 2 fois sur 7 et, chaque fois, l'urine était acide et contenait de l'albumine, comme l'avait vu le professeur Ch. Bouchard.

On ne reconnaît pas davantage le bacille spécifique dans les eschares des plaques de Peyer ou des follicules isolés, ni en général dans quoi que ce soit qui repose à la surface de la muqueuse. Le bacille d'Eberth doit être cherché dans l'épaisseur des tissus, et l'on en concluait naguères qu'il chemine de la surface intestinale vers la profondeur. Gaffky a constaté des amas de ces organismes dans des follicules qui ne portaient pas trace d'ulcération. Ce ne sont donc pas les bacilles de la putréfaction qui ouvrent la porte aux typhogènes en ulcérant les follicules. Il suppose que les glandes de Lieberkühn jouent un rôle dans l'invasion infectieuse.

Aujourd'hui, après les expériences de Wyssokowitsch, on sait que l'économie n'a pas d'émonctoires pour les microbes comme elle en a pour les poisons; les bacilles typhoïdes ne passent dans l'urine que quand une lésion du filtre rénal leur fait une porte de sortie; ils n'apparaissent dans les matières intestinales *que quand* les ulcérations leur permettent de s'y déverser, de la profondeur des parois vers la surface libre. Chantemesse et Widal ont en vain cherché le microbe d'Eberth dans l'urine, le lait de deux nourrices typhoïsantes, les crachats de la bronchite dothiénentérique, les *sudamina*.

Si pourtant, comme on le croit si généralement à notre époque, les bacilles typhoïdes qui provoquent l'infection originelle pénètrent par les voies digestives, il faut bien qu'ils franchissent quelquefois la muqueuse, de la surface vers la profondeur. « Le bacille introduit dans le tube digestif *doit* commencer par coloniser *sur* les plaques de Peyer et les follicules clos. De là, ou bien, absorbé par les lymphatiques, il se porte vers les ganglions mésentériques et le canal thoracique; ou bien, repris par les radicules veineuses, il s'en va produire tout d'abord une sorte de septicémie de la veine porte et infecter le foie; il gagne alors le courant de la circulation sanguine, qui le transporte dans les autres organes, poumons, centres nerveux, etc. » (Chantemesse et Widal). Voilà bien des hypothèses; sans compter que la colonisation *sur* les plaques de Peyer, au milieu des bacilles de putréfaction, ne paraît pas absolument facile, pourquoi ces colonies superficielles ne mettent-elles pas, dès le début, des bacilles typhoïdes dans les selles, et faut-il attendre qu'une ulcération ait permis aux amas profonds de répandre les leurs au dehors? On pensera peut-être que leur pénétration par le poumon les introduirait encore plus sûrement et plus simplement dans le torrent circulatoire et ne les empêcherait pas d'aller nidifier dans le foie, la rate, les glandes intestinales.

Sur le cadavre, le bacille typhoïde se rencontre, par ordre décroissant de fréquence, dans la sous-muqueuse intestinale, les ganglions mésentériques, la rate, les reins, les poumons, les méninges cérébrales, le muscle cardiaque, les testicules. Sa présence dans les poumons, douteuse pour Gaffky et quelques autres bactériologues, est acquise pour Artaud, A. Fränkel, Chantemesse et Widal. Il y a des broncho-pneumonies et des pneumonies typhoïdes qui ne sont point des infections secondaires.

Ces *infections secondaires* sont dues à tout autre bacille qu'au typhoïde, ainsi qu'il ressort des travaux de Cornil et Babès, E. Fränkel et Simmonds. D'où il résulterait que les organismes recueillis par Klebs et Eppinger dans le larynx et la trachée, à l'occasion de laryngo-typhus, n'ont probablement rien de commun avec le champignon typhogène. Il est, d'ailleurs, certain que les bacilles de putréfaction, non-seulement s'infiltrent, mais encore forment des amas ou foyers dans les tissus.

Dans les expériences pratiquées sur les animaux, il est commun de retrouver, à une date tardive, les bacilles typhogènes dans la moelle des os.

Le passage du bacille typhoïde de la mère à l'enfant par le placenta, admis par Reher, Neuhaus, Widal et Chantemesse, est formellement révoqué en doute par E. Fränkel et Simmonds.

Transport du bacille typhoïde aux animaux. On ne trouve le bacille d'Eberth que dans la fièvre typhoïde. Mais, pour montrer péremptoirement qu'il est le bacille typhogène, on a éprouvé le besoin de reproduire expérimentalement, par son moyen, la fièvre typhoïde. Gaffky n'obtint aucun succès dans cette voie en expérimentant sur des animaux, parmi lesquels il y eut des singes. Il l'avoue loyalement; ou bien les animaux n'éprouvèrent aucun dommage, ou bien ils moururent, mais sans présenter aucun symptôme, aucune lésion qui rappelât la fièvre typhoïde de l'homme. On en a longtemps pensé tout autant des résultats annoncés par Birch-Hirschfeld, Jules Guérin, Almquist, Maragliano, Klebs et ses élèves. Eberth et Gaffky ont exprimé l'avis que Klebs avait pris une mycose intestinale pour la fièvre typhoïde.

Cependant, en 1886, dans un mémoire qui est jusqu'aujourd'hui l'élément le plus important de ce procès, E. Fränkel et M. Simmonds (de Hambourg) rapportèrent des expériences de transport des bacilles typhoïdes, à l'état de cultures pures, sur des animaux, à la suite desquelles les auteurs proclamaient : qu'il y a de grandes analogies entre la façon dont le bacille typhoïde se comporte chez l'homme et les allures qu'il affecte chez les animaux en expérience; que ces analogies consistent surtout dans l'accord des constatations anatomiques chez l'homme et chez les animaux tués par l'incorporation de cultures de typho-bacilles.

Les essais d'inoculation n'avaient été autre chose que des injections veineuses ou intra-péritonéales d'une dilution de culture pure dans l'eau distillée, à doses énormes (1/2 seringue de Pravaz ou même 1 seringue entière). Les cobayes se montrèrent peu sensibles à cette épreuve; les souris et les lapins, au contraire, manifestèrent rapidement des symptômes graves, spécialement la diarrhée, et moururent le plus souvent dans les premières vingt-quatre heures, quelquefois au bout de deux à quatre heures. L'autopsie démontra régulièrement : la tuméfaction splénique, celle des ganglions mésentériques et des plaques de Peyer, la tuméfaction parenchymateuse du foie et des reins, ainsi que la *présence des bacilles typhoïdes dans la rate*. Trois fois sur 50 expériences on constata des eschares de la muqueuse intestinale. Le point capital, pour les auteurs, est qu'il y ait toujours des bacilles dans la rate des animaux, cet organe étant aussi leur siége constant chez l'homme. Peu importe qu'il y en ait peu ou beaucoup, puisque l'on ne sait rien non plus de leur reproduction dans l'économie humaine ni de leur durée.

La formule des expérimentateurs de Hambourg ne tarda pas à être adoptée, plus ou moins complétement, par Neuhaus, A. Fränkel (de Berlin), Seitz (de Munich), Fodor, Lepidi Chioti et Blasi. A. Fränkel introduisit les bacilles dans le duodénum, après ou sans ligature du canal cholédoque; il réussit même à retrouver ces organismes dans le sang des souris inoculées par injections hypodermiques, méthode qui avait échoué entre les mains de ses devanciers. C. Seitz eut recours au procédé usité par Rob. Koch pour le transport du *Komma bacillus;* on commence par alcaliniser le contenu de l'estomac par le carbonate de soude; on y porte, au moyen de la sonde, le liquide bacillaire, et l'on fait aussitôt après une injection de teinture d'opium dans le péritoine (l'animal meurt quelquefois de l'expérience, mais non des bacilles). Il introduisit tantôt des cultures pures, tantôt des déjections typhoïdes, quelquefois stérilisées par la coction; le résultat fut le même, à savoir « une action pathogène partant de l'intestin » et des lésions auxquelles on ne peut refuser une certaine ressemblance avec celles de l'iléo-typhus. L'auteur n'attache pas une grande importance aux rares bacilles retrouvés dans les organes et qui y ont pénétré peut-être à la faveur de quelque accident des manœuvres d'infection. Il songe bien plutôt, sans en être embarrassé au point de vue de l'identité du typhus expérimental avec la typhoïde humaine, à l'action toxique des produits de sécrétion des bacilles typhiques, quelque chose comme la *typhotoxine* de Brieger.

Il y eut bientôt des protestations. W. Sirofinin (de Saint-Pétersbourg), dans le laboratoire de C. Flügge, à Gœttingen, montra que l'injection de dilutions de cultures pures, *dépourvues de bacilles* par la filtration, ou *sans bacilles vivants* (coction), provoque les mêmes accidents que ceux des observations de Seitz, Fränkel et Simmonds, à la seule condition d'employer des doses suffisantes et avec d'autant plus de sûreté et de netteté que les doses sont plus fortes. Il s'agit donc d'une *intoxication* et non d'une *infection*. D'ailleurs, en injectant des cultures pures *avec bacilles*, on ne trouve pas ceux-ci en assez grand nombre dans les organes, même dans la rate, pour croire qu'il y ait eu multiplication de ces parasites, ou seulement une *augmentation « notable »*.

A Berlin Beumer et Peiper, en variant le mode d'introduction des bacilles, sont arrivés à la même conviction : qu'il n'y a pas une réelle multiplication des organismes spécifiques dans les expériences sur les animaux. Au contraire, les bacilles typhoïdes disparaissent rapidement du sang et ne se déposent en divers organes, la rate, le foie, les reins, que pour y succomber dans l'espace de quelques jours. Les lésions anatomiques elles-mêmes ne sont nullement identiques à celles de la typhoïde de l'homme; elles ressemblent plutôt, dans l'intestin surtout, à ces processus hyperémiques et inflammatoires que l'on provoque tout aussi bien en injectant aux animaux divers bacilles non pathogènes. La tuméfaction des glandes intestinales et mésentériques, de la rate, du foie, des reins, n'est qu'un produit d'irritation banale, dont les bacilles quelconques sont capables. Elle se produit peu, lorsque l'on a introduit les bacilles par la voie stomacale, parce que ceux-ci n'ont pu sortir de l'intestin, se répandre et réaliser des actions de contact multiples. Le bacille typhoïde n'est pas *infectieux* pour les animaux. Toutefois, il est plus offensif d'injecter aux animaux des cultures vivantes que des cultures stérilisées, parce qu'en fait, dans le premier cas, les bacilles vivent encore quelques heures, quelques jours même, et augmentent l'irritation de présence en même temps qu'ils continuent à sécréter leur poison.

Accessoirement E. Fränkel et Simmonds, Beumer et Peiper, remarquèrent que les animaux qui avaient survécu à une première inoculation étaient devenus relativement réfractaires à de nouvelles doses de cultures typhoïdes. Il y aurait là, peut-être, l'origine d'une méthode vaccinale contre la fièvre typhoïde.

Quoi qu'il en soit, le nœud de la difficulté est vraiment de savoir s'il y a multiplication positive et un peu durable des bacilles typhogènes introduits chez les animaux. On a dit avec raison que, de nos jours, l'essence des maladies n'est plus dans les symptômes ni dans la lésion, mais dans la cause. Néanmoins il est clair que la ptomaïne sécrétée par les bacilles typhoïdes peut être toxique pour les animaux de la même manière qu'elle l'est chez l'homme, sans qu'il faille en conclure à la réalité de la fièvre typhoïde expérimentale chez les premiers. Il en serait autrement, si la ptomaïne qui empoisonne les victimes n'étaient plus celle qui a été injectée avec les bacilles de culture ou même qui est produite par ceux-ci, une fois arrivés dans l'économie ; en d'autres termes, si les accidents toxiques ou autres étaient dus à des générations de bacilles issues des premiers injectés et à des ptomaïnes fabriquées d'une façon prolongée par les bacilles nouveaux.

Les récentes expériences de Chantemesse et Widal, à Paris, viendraient à l'appui de celles d'E. Fränkel et Simmonds, en ce sens que les auteurs ont retrouvé, à l'autopsie des victimes, les bacilles typhoïdes très-répandus dans les organes, le foie, la rate, les reins, le poumon, les testicules, et encore présents assez longtemps après le moment de l'inoculation (quatorze jours dans un cas). Néanmoins Widal et Chantemesse ne prétendent pas avoir reproduit la fièvre typhoïde, leur but ayant été seulement de prouver que l'on peut produire, chez certains animaux, « une infection par invasion bacillaire. » A vrai dire, si ce résultat était réellement obtenu, nous ne voyons pas comment on pourrait lui refuser le titre de fièvre typhoïde expérimentale.

Notons, toutefois, que E. Fränkel et Simmonds ont remarqué que, si l'on conserve sous une cloche de verre, dans de certaines conditions d'humidité et de température, même pendant plusieurs jours, des fragments de rate typhoïdique, les foyers de bacilles développent des spores et des bacilles isolés, que Gaffky ne pouvait voir avec son procédé de durcissement dans l'alcool.

Nous croyons inutile, sans dédaigner le grand fait du polymorphisme des champignons, de discuter la théorie de Wernich, imitée de celle de Hans Buchner, au sujet du *Bacillus anthracis*, d'après laquelle le parasite de la fièvre typhoïde ne serait autre que le *Bacillus subtilis*, habituellement abondant à la surface de l'intestin, qui aurait tout à coup acquis la faculté d'envahissement par suite de troubles biologiques généraux chez le sujet ou de modifications locales dans la nutrition de la muqueuse entérique.

Mais la virulence des bacilles typhogènes, comme l'a prévu Gaffky, peut bien être susceptible d'atténuation, même spontanée, c'est-à-dire à la faveur de certaines conditions du milieu. Cette atténuation correspondrait à la bénignité de certaines formes de la typhoïde et surtout de certaines épidémies. Ce n'est pas toujours le sujet qui est la cause de ces formes ébauchées, fièvre simple, synoque, catarrhe gastrique aigu, que notre savant ami Kelsch (*Soc. médicale des hôpitaux*, 1885) tend à rayer du cadre nosologique pour les faire rentrer dans la grande unité conçue par Louis.

C. Les *milieux naturels du bacille typhogène.* Il est des parasites *essentiels*, comme celui de la tuberculose, qui ne peuvent vivre et fructifier que dans le corps de l'homme ou des animaux, parce que là seulement ils trouvent la température et la nourriture qui leur sont indispensables. D'autres, moins délicats, n'envahissent les animaux supérieurs que par accident et peuvent vivre, se multiplier, dans les milieux extérieurs, où, sans doute, tous les microbes pouvaient exister autrefois ; le bacille du charbon, d'après Koch, serait dans ce cas ; celui de la fièvre typhoïde l'est probablement aussi.

Pettenkofer, sans définir alors le parasite typhogène, lui imposait, dans son existence, une sorte de phase larvaire, entre le malade et l'individu sain appelé à fournir une nouvelle génération de parasites, laquelle devait nécessairement s'accomplir dans un milieu extérieur (*Substrat*), le sol putride avant tout autre. Liebermeister a repris la même idée, mais les bactériologues l'abandonneraient plutôt. Le bacille typhique produit déjà des spores dans les organes pénétrés de sa végétation. Il est évacué par les selles sous sa forme permanente et arrive au sol, soit après avoir passé par les fosses d'aisance ou les fumiers, soit de toute autre façon.

On peut « se figurer, » dit Gaffky, que, hors du corps de l'homme, les parasites restent longtemps au repos, faute d'un milieu nourricier convenable, jusqu'à ce que le hasard les ramène dans un corps réceptif où les spores germent, produisent des bacilles et recommencent le cycle vital. Pourtant il ne lui paraît pas impossible que les bacilles typhogènes, comme ceux du charbon, puissent vivre et se multiplier hors de l'économie animale, produire des spores qui, dans des circonstances favorables, germeraient à leur tour et engendreraient de nouveaux bacilles. Ainsi de suite.

Quelles conditions devrait remplir le milieu pour être suffisamment nourricier et se prêter à l'évolution des diverses phases de l'existence du parasite? Gaffky ne paraît pas s'en être occupé. Mais la réussite du bacille typhoïde sur la pomme de terre prouve qu'il n'est pas absolument difficile. Nous ne sachions pas qu'on ait essayé de le semer sur des échantillons de sol, sur des matières fécales banales, ce qui présenterait quelque intérêt. Mais nous avons déjà vu qu'il se plaît sur des terrains assez divers. Bagenoff (1885) a réussi des cultures dans le bouillon de veau, le suc de carottes et de navets, l'infusion de tabac. L'urine lui a paru peu favorable, tandis que Seitz a toujours observé un riche développement du micro-organisme dans l'urine d'un homme bien portant, acide ou alcalinisée. De même Bagenoff ne regarde pas le lait comme un milieu propice, quoique les bacilles puissent y vivre et même se multiplier, tandis que Wolffhügel et Riedel (*Die Vermehrung der Bakterien im Wasser.* In *Arbeiten aus d. kaiserl. Gesundheitsamte*, t. I, p. 455, 1886) ont toujours obtenu dans ce liquide une remarquable pullulation du bacille typhique.

Il convient de noter ce que l'on sait jusqu'aujourd'hui de la présence du bacille typhoïde dans l'air, le sol et l'eau.

a. *Dans l'air*, sa présence n'est qu'une induction. Elle se traduit, comme nous le verrons, par des infections d'origine assurément atmosphérique. Il est bien clair que la poussière des linges souillés de déjections sèches de typhoïsants met des bacilles typhoïdes dans l'air. Il est certain, d'ailleurs, que leurs spores résistent longtemps à la dessiccation, par conséquent peuvent se conserver dans les poussières et être soulevées par les courants aériens. Mais on n'en sait pas davantage, et je me demande pourquoi l'on ne fait pas des cultures et des examens des organismes recueillis de l'air, qui en a tant, comme on en fait de ceux de l'eau, apparemment moins variés.

b. *Dans le sol*, les bacilles typhogènes, à notre connaissance, ont été recherchés deux fois dans les circonstances suivantes :

Dans son enquête sur les causes de l'épidémie typhoïde du 3e régiment d'infanterie de Brandebourg, numéro 20, à Wittenberg, en automne 1882, Gaffky put affirmer la non-étanchéité de la fosse d'aisances de la caserne, puisque la paroi de ce récipient portait deux trous juste au-dessus du fond, l'infection fécale des parois de cette fosse et du sol environnant, la souillure de l'eau souterraine pour cette raison et, par suite, celle de l'eau d'un puits voisin auquel s'abreuvait la garnison. Néanmoins l'habile bactériologue s'efforça vainement, par des ensemencements, de retrouver le bacille typhogène dans divers échantillons du sol si justement suspect. A vrai dire, il ne fut pas plus heureux vis-à-vis de l'air de la caserne et de l'eau du puits incriminé.

Le docteur Tryde l'aurait été davantage à l'occasion de l'épidémie bénigne qui régna, en février 1885, à la caserne de la Marine, à Copenhague. Comme on soupçonnait l'infection du sol sous la caserne, des échantillons de terre furent prélevés dans le sol « pourri », jusqu'à 5 pieds de profondeur, et employés à des cultures avec le concours de Salmonsen. Toutes ces cultures donnèrent des bacilles identiques au microbe de Gaffky (*Semaine médicale*, n° 18, p. 155, 1885).

Le professeur Brouardel assure que les germes de la fièvre typhoïde « résistent longtemps dans la terre », et qu'à Pierrefonds ils ont traversé des épaisseurs de 20 et 40 mètres de sol. Malheureusement, on ne les a pas surpris et démontrés dans ce sol, on ne les y a même pas cherchés. Les constatations négatives de C. Fränkel dans le sol de Berlin portent à croire que les bacilles typhiques y sont pour le moins très-rares.

c. L'*eau* est le milieu qui a eu le privilége d'attirer l'attention des bactériologues. Bagenoff avait déjà annoncé que la vitalité des bacilles typhoïdes se conserve dans l'eau et que ces organismes peuvent même s'y multiplier dans une certaine mesure. Wolffhügel et Riedel (*loc. cit.*) étaient arrivés à la formule suivante, à demi restrictive : les moteurs de la fièvre typhoïde, non-seulement réussissent dans une eau impure, *stérilisée*, dans une eau de fleuve étendue de 90 pour 100 d'eau distillée, mais encore offrent, à des températures supérieures à 8 degrés, une multiplication *passagère* dans ce que l'on appelle de l'eau pure, et y conservent certainement pendant des semaines leur faculté de développement.

L'année suivante (1886), le docteur Meade Bolton (*Ueber das Verhalten verschiedener Bacterienarten im Trinkwasser*. In *Zeitschrift für Hygiene*, t. I, p. 76) ensemença divers bacilles pathogènes, parmi lesquels le parasite typhoïde, dans les milieux que voici : l'eau distillée, l'eau de la distribution de Gœttingen, assez pure, enfin l'eau très-sale, absorbant 13 milligrammes d'oxygène, d'un puits peu utilisé. L'eau était tantôt filtrée, tantôt non, mais toujours *stérilisée* avant l'ensemencement, qui se faisait de manière à ne pas porter dans l'eau essayée une partie de la matière nourricière qui avait alimenté les colonies employées à l'expérience. Une moitié des tubes ensemencés fut introduite dans une étuve à 18 et 22 degrés; l'autre, dans un thermostat à 35 degrés. Or *dans aucune de ces expériences les bactéries pathogènes n'offrirent de multiplication ; toujours, au contraire, on constata une diminution progressive juqu'à disparition totale*. Il ne s'agit pas que l'eau renferme de la matière organique, mais qu'elle offre aux bactéries pathogènes une nourriture *adéquate*. Lorsque l'auteur ajoutait aux eaux d'essai un peu de bouillon de peptone alcalin, 0,025 à 0,05 de centimètre cube pour 10 centimètres cubes d'eau, par exemple (dilution au 200e ou au 400e), les bacilles typhoïdes se multipliaient parfaitement.

Le docteur C. Kraus (de Munich [1887]) fait remarquer que l'eau *stérilisée* et maintenue à 20 degrés est fort loin des conditions naturelles. La stérilisation fait disparaître les bactéries purement aquatiques, vis-à-vis desquelles les pathogènes auraient peu de chances dans le combat pour la vie. En répétant les expériences précédentes sur les eaux de Munich, l'eau de Mangfall, très-pure, et des eaux de puits d'impureté variable, mais non stérilisées et maintenues à 10 degrés 1/2, l'auteur a reconnu qu'au bout de six jours il ne reste plus traces des bacilles typhoïdes. Leur disparition a lieu, du reste, aussi rapidement dans l'eau de Mangfall que dans les eaux très-souillées.

Par contre, Gabriel Pouchet (*Essai sur les conditions de développement et de conservation du bacille typhique.* In *Semaine médicale*, 27 avril 1887) affirme que le bacille typhique se conserve et se développe beaucoup mieux dans l'eau pure que dans l'eau souillée, et que la prolifération de ce champignon est arrêtée dans des milieux riches en matière organique, de quelque nature qu'elle soit.

Tel n'a pas été non plus le sens des résultats de Widal et Chantemesse : « Nous avons ensemencé le même jour, avec du bacille typhique, des tubes, les uns contenant du bouillon de peptone et les autres de l'eau de l'Ourcq stérilisée. Les tubes, conservés pendant trois mois à la température de la chambre, ont donné par ensemencement des colonies typhiques. Les plus belles venaient des tubes contenant l'eau de l'Ourcq » (Chantemesse et Widal, *loc. cit.*).

En présence de ces indécisions, sinon de ces contradictions, on ne peut que désirer la constatation du bacille typhique dans l'eau naturelle, sous les conditions ordinaires, parvenu dans ce milieu par les procédés vulgaires de souillure et non suivant un procédé de laboratoire. Cette constatation a été faite, mais elle ne nous paraît pas encore exclure toute arrière-pensée.

Il est utile de rappeler d'abord que Gaffky chercha son bacille dans l'eau du puits de la caserne de Wittenberg et ne parvint point à l'y démontrer. Le professeur C. Cramer échoua de même, vis-à-vis de l'eau de la Limmat, à l'occasion de l'épidémie de Zurich en 1884. Il est remarquable qu'au même moment Klebs préparait, de cette même eau, un prétendu bacille typhoïde, auquel Rob. Koch lui-même refusa toute légitimité. Rietsch ne fut pas plus heureux en cherchant le parasite dans l'eau de la *Font Marignane*, à laquelle il attribuait l'épidémie du camp du Pas-des-Lanciers (1885). Le même succès négatif attendait M. Simmonds, qui pourtant se connaît en bacilles typhoïdes, lorsqu'il essaya de les retrouver dans l'eau de la distribution municipale de Hambourg, à l'occasion de l'épidémie de 1885. Enfin Miquel, à Paris, en examinant les eaux d'essangeage des lavoirs de la Seine, y reconnut un certain nombre de microbes, virulents ou inoffensifs, mais il n'est pas question parmi eux du bacille typhoïde.

Voici maintenant les observations positives :

Mörs, chirurgien de cercle à Mulheim-sur-le-Rhin, paraît être le premier qui (1885) démontra ou crut démontrer les bacilles typhoïdes dans une eau de puits souillée directement par un liquide de fosse d'aisance, dans lequel se trouvaient d'une façon certaine des déjections de typhoïsants. Il y avait encore des malades au moment même (mois de mai); l'eau du puits était fort sale et, spécialement, était pénétrée de détritus de bois pourri.

Quelque temps après Ivan Michael (*Fortschritte der Medizin*, Bd. IV, n° 11, 1886), dans le laboratoire du professeur Johne, à Dresde, découvrait aussi les bacilles typhoïdes dans une eau de puits qui, cette fois, ne présentait aucun indice qu'elle eût été depuis peu souillée par des déjections.

Depuis lors le bacille typhoïde a été isolé maintes fois des eaux de boisson par les bactériologues français. On est même frappé de la facilité et du nombre de leurs succès, en présence des échecs de leurs devanciers, ce qui n'est pas, assurément, une raison pour mettre en doute leurs résultats.

En octobre 1886, Dreyfus-Brisac et F. Widal, avec le concours de Chantemesse, obtenaient quelques colonies de ce bacille en semant l'eau d'une borne-fontaine de Ménilmontant, à laquelle s'était abreuvée une famille pauvre, frappée ensuite de fièvre typhoïde. Dans le même mois le parasite typhogène était recueilli à plusieurs reprises par Widal et Chantemesse dans l'eau d'un puits de Pierrefonds, qui avait alimenté pendant l'été un certain nombre de personnes, atteintes ensuite de fièvre typhoïde, et plus tard dans l'eau du réservoir d'une maison de Clermont-Ferrand, pendant la dernière épidémie de typhus abdominal qui sévit sur cette ville. Thoinot a annoncé à l'Académie de médecine qu'il avait pu cultiver le bacille typhique de l'eau de la Seine, prise au pont d'Ivry, au mois de mars 1887. Arloing et Morat (épidémie de Cluny), Macé (de Nancy [épidémie de Sézanne]), F. Marié-Davy (eaux de Varzy), pensent également avoir retrouvé le bacille typhique dans des eaux de puits.

Il serait aussi puéril qu'injuste d'opposer la moindre dénégation à ces faits. Il est bien clair, en effet, que les bacilles typhoïdes, doués après tout d'une forte dose de résistance vitale, peuvent vivre quelque temps dans l'eau, s'ils y sont arrivés par un mécanisme quelconque, ce qui n'est point rare. L'eau n'est pas un antiseptique et tout fait supposer qu'elle laisse mourir les bactéries pathogènes plutôt qu'elle ne les tue. Nous nous bornerons à retenir les remarques suivantes :

1° Il est probable que les bacilles typhogènes ne durent pas très-longtemps dans les eaux *naturelles* et surtout ne s'y multiplient pas;

2° Quand on les trouve dans l'eau, il faudra penser qu'ils y sont arrivés directement et non par l'intermédiaire du sol, tant que l'on n'aura pas prouvé que ce passage à travers le sol s'accomplit réellement;

3° La température des eaux naturelles est rarement convenable à la sporulation des bacilles typhogènes; le mouvement des eaux courantes est antipathique à leur développement; enfin la dilution, dans laquelle ces bacilles se trouvent presque toujours au sein des collections aqueuses, doit inspirer de sérieuses réserves vis-à-vis de leur puissance pathogénique.

Il convient de rappeler ici l'expérience de Widal et Chantemesse, dans laquelle les bacilles typhiques, semés sur l'eau d'un grand flacon dont le fond est recouvert d'un peu de terre et de sable, finissent au bout de deux mois par occuper exclusivement la couche terreuse. Hermann Fol et L. Dunant (de Genève) avaient déjà démontré que les bactéries se déposent au fond de l'eau à mesure qu'elle se purifie; c'est même pour cela que l'eau du lac Léman, en arrivant à Genève, est la plus belle du monde. Or, dans l'expérience des deux savants de Paris, les bacilles tombés sur le sable sont parfaitement susceptibles de revivification.

Ne peut-on en conclure que le sol est plus apte que l'eau à les conserver (en même temps que l'on est prévenu du danger qu'il y a à remuer certaines vases)? En fait, le sol est, infiniment moins que l'air et même que l'eau, sujet aux grandes oscillations thermiques, antipathiques au bacille typhogène. Le sol putride emprunte même de la chaleur aux fermentations qui s'accomplissent dans son intimité, et peut-être offre une matière nourricière convenable au parasite, quoique, d'un autre côté, il renferme aussi par légions innombrables les saprophytes vulgaires, qui ont toutes les chances pour eux dans la lutte pour l'existence.

Le sol est si régulièrement le récepteur des déjections typhoïdes que Flügge regarde la terre et ses produits comme les principaux moyens de conservation et de diffusion des spores typhoïdes.

L'éclosion de certaines épidémies, sans importation apparente actuelle, dans de petites localités qui n'ont eu la fièvre typhoïde qu'à une date très-antérieure, ferait volontiers songer à la conservation des germes dans le sol. Mais il faut reconnaître qu'il y a trop d'incertitudes dans cette direction pour que l'on puisse jusqu'à nouvel ordre formuler des propositions un peu solides.

Les *aliments*, solides ou liquides, la viande, le lait, pourraient accidentellement être le milieu, de conservation au moins, des bacilles typhogènes. En Angleterre, c'est une tradition d'incriminer le lait à cet égard. Dans les épidémies d'Andelfingen, de Kloten et quelques autres, à supposer qu'elles aient été de nature typhoïde, c'est la viande qui aurait joué ce rôle fâcheux. Le malheur est qu'à l'époque des accidents on n'ait pas connu le bacille d'Eberth-Koch et que l'on n'ait, par suite, pas songé à le rechercher dans la viande ni chez les victimes. Je ne sache pas que les Anglais, aujourd'hui plus qu'autrefois, le suivent dans le lait, lorsque les circonstances semblent réclamer cette démonstration. Ce qui fait que Gaffky se refuse à examiner en ce moment la nature des épidémies de Kloten et d'Andelfingen et remet le prononcé du jugement à l'époque où, à l'occasion d'épidémies nouvelles du même caractère, il pourra faire des coupes dans les tissus, tenter des cultures et s'assurer finalement de la présence ou de l'absence du bacille d'Eberth-Koch.

Il resterait à supposer — et une foule de faits d'observation journalière y conduisent — que l'homme lui-même est souvent le milieu du bacille typhogène. Non-seulement la surface du corps de l'homme et les objets à son usage, les vêtements, la literie, pourraient conserver les spores permanentes du bacille, ce qui n'est guère contestable, mais encore cet organisme lui-même habiterait fréquemment quelque département du tube digestif, s'y conserverait et peut-être s'y reproduirait d'une façon durable et continue, dans des proportions limitées et sans atteindre à la faculté d'envahissement, à moins de perturbations dans la nutrition générale de son hôte. Cette vue a été exprimée par d'excellents étiologistes pour des parasites pathogènes divers (Verneuil, H. Bouley); nous nous y sommes rattaché nous-même en ce qui concerne la fièvre typhoïde, dans notre *Rapport au Congrès de Genève* (1882). Il ne s'agirait pas, bien entendu, d'un schizomycète banal revêtant tout d'un coup des propriétés virulentes, selon la conception de H. Buchner et de Wernich, mais du réel bacille typhogène, toujours aussi dangereux que d'habitude, mais n'ayant aucune chance de succès chez son hôte, parce que le terrain nourricier n'est pas *adéquat* et que la cellule animale est plus vigoureuse que le parasite.

Lorsque dans un groupe, tel qu'un régiment, il éclate à intervalles rapprochés une demi-douzaine de cas de fièvre typhoïde, il est impossible qu'un certain nombre d'hommes du même groupe, qui ne manifestent rien ou à peu près rien de pathologique, n'aient pas respiré, mangé ou bu quelques-uns de ces mêmes microbes auxquels une part de leurs camarades se sont montrés sensibles. Les organismes pathogènes ne produisent rien chez les premiers parce qu'ils n'étaient pas *disposés*, mais qu'on mette en route ces soldats, qu'on leur impose les fatigues d'une expédition, et le « microbisme latent » se traduira par une épidémie typhoïde. Telle est la véritable *autotyphisation*.

On n'aperçoit pas encore très-bien les services que peuvent rendre à la théorie du « microbisme latent » (Verneuil) les recherches de J. Fodor (*Bacterien im Blute lebender Thiere*. In *Archiv für Hygiene*, t. IV, p. 129, 1886) et de Wyssokowitsch (*Zeitschrift für Hygiene*, t. I, 1886). Elles ont prouvé que les bacilles, pathogènes ou autres, ne persistent pas dans le sang des animaux, quand on les y a introduits expérimentalement. Il est probable qu'il en serait de même dans le cas de la pénétration de semblables bacilles dans le sang par les procédés naturels. Mais le sang est un milieu mobile, évidemment défavorable à la végétation des champignons inférieurs; par-dessus tout, il renferme des éléments « phagocytes », comme on dit, les globules blancs, qui sont les ennemis des microbes; au besoin, les cellules de l'endothélium vasculaire joueraient le rôle de destructeurs des microbes (Wyssokowitsch). Pourtant ces mêmes recherches nous ont appris que des bacilles introduits dans la circulation générale sont retenus par les glandes hémopoïétiques, notamment par la rate et le foie, où on les retrouve en nombre considérable à l'autopsie, et cela durant un temps souvent fort long, soixante-deux et même soixante-dix-huit jours (spores de *Bacillus subtilis*). Cette notion ne nous paraît pas sans importance vis-à-vis de l'exportation de la fièvre typhoïde et du développement des épidémies chez des groupes qui ont quitté sains des localités à fièvre typhoïde et voient une épidémie éclore chez eux, loin du foyer, sous l'influence du surmenage. Cette question, du reste, se relie intimement à la suivante.

D. *Portes d'entrée du bacille typhogène.* Il n'est pas impossible que le microbe typhogène pénètre quelquefois, et même efficacement, dans l'économie par une solution de continuité de l'enveloppe cutanée ou muqueuse, comme tant d'autres micro-organismes infectieux. Mais l'observation naturelle n'a pas encore dénoncé ce mode d'invasion sur lequel, il faut le dire, l'attention n'a pas été formellement dirigée jusqu'à présent. La réelle alternative est entre les voies digestives et les voies respiratoires. On songeait beaucoup à celles-ci autrefois; il semble aujourd'hui que les premières tendent à accaparer le rôle d'introducteurs du germe typhoïde, comme de beaucoup d'autres.

La vaste phalange des étiologistes par l'eau de boisson, si puissante en Allemagne et en France, tient forcément pour l'introduction par les voies digestives. Il en est de même de la véhiculation par le lait, si florissante en Angleterre. L'École de Munich reste fidèle à l'idée de la pénétration par les voies respiratoires. En France, quiconque fait encore intervenir les *émanations* dans l'étiologie typhoïde, quelle que soit la façon dont on l'entende, se rattache naturellement à la même doctrine. Enfin il y a des opinions mixtes. Gaffky reconnaît sagement que le virus typhoïde a plusieurs voies pour s'introduire dans l'économie et peut être véhiculé par l'air, par l'eau, par les aliments. Brouardel, qui mène en ce moment la campagne en faveur de l'étiologie par l'eau, n'est pas lui-même exclusif à ce point de vue. Nous pensons que l'opinion mixte est absolument dans le vrai.

Puisque les bacilles typhoïdes peuvent exister dans l'eau, ils peuvent être déglutis avec ce liquide dans l'acte de boire. Ceux que l'air transporte peuvent aussi être déposés sur les lèvres, dans la bouche, le pharynx, et être déglutis de même, sans aller aux voies respiratoires. Voilà le parasite dans l'estomac: est-ce suffisant? On aurait grand tort de conclure ici par analogie et d'appliquer au bacille typhique ce que l'on sait du bacille du charbon, qui s'introduit bien avec les aliments. Le fait est que, pour faire passer le premier dans les voies digestives des animaux, lors des expériences de transport, on a dû neutraliser les liquides de l'estomac et paralyser l'intestin par l'opium. On ne sait pas si les organes digestifs de l'homme sont plus tolérants. Ils pourraient ne l'être qu'à la faveur de certains troubles de nutrition, généraux ou locaux. Les expériences faites sur le bacille typhoïde avec l'acide chlorhydrique dilué (Seitz,

Chantemesse et Widal) ne permettent guère de conclure à ce qui se passe dans l'estomac humain.

Les poussières, d'autre part, et les bacilles, pénètrent bien dans les poumons et de là dans la circulation générale, au moins dans les lymphatiques, comme on le sait depuis longtemps et comme les inhalations de poussières tuberculeuses de Tappeiner l'ont remis en évidence. La localisation des lésions typhoïdes à la fin de l'intestin grêle et dans le cæcum ne prouve pas l'infection digestive comme le croyait Virchow. La variole, dont le siége est à la peau, s'introduit habituellement par la voie pulmonaire. Hans Buchner et Douglas Cunningham injectent le komma-bacille sous la peau, et néanmoins le parasite va faire ses colonies sur la muqueuse intestinale. De même que, dans les expériences d'inoculation dont il a été parlé plus haut, le bacille typhoïde va toujours provoquer des lésions intestinales, qu'il soit entré par la peau, les veines, le péritoine, l'estomac ou le duodénum. L'observation de Meyer, relevée par Gaffky, d'un homme mort au deuxième jour de sa maladie et chez qui l'on trouva des masses épaisses de bacilles typhiques dans les cellules, la sous-muqueuse et la couche musculaire de l'intestin, ne prouve pas que les bacilles aient pénétré par le tube digestif. Ils étaient dans l'économie vraisemblablement depuis plus de deux jours et l'on ne sait quel trajet ils avaient suivi.

Gaffky, pour amoindrir la valeur des formules de Munich, qui reposent sur les observations exactes de Pettenkofer, Port, Soyka, reporte à l'eau de boisson les influences que les oscillations verticales de la nappe souterraine semblaient jusqu'à présent exercer sur la constitution du sol et celle de l'atmosphère. L'abaissement de niveau du *Grundwasser*, dit-il, marque un abaissement simultané du niveau de l'eau dans les puits où, par suite, les impuretés se concentrent. D'autre part, cet abaissement du niveau de l'eau des puits fait aspiration sur les germes contenus dans l'eau du sol. Enfin, c'est à ce moment que l'on a justement le plus soif et que l'on consomme le plus d'eau. Cornil, Chantemesse et Widal, ont repris ce même argument de la concentration des impuretés dans l'eau par la sécheresse, c'est-à-dire au moment où le niveau de la nappe souterraine s'abaisse. En revanche, d'autres partisans de la véhiculation aqueuse et de la contamination par la voie digestive, Mangenot (Paris), Chibret et Augieras (Clermont-Ferrand), ont constaté l'éclosion ou l'exacerbation des épidémies typhoïdes précisément à la suite de pluies abondantes qui diluaient les impuretés des puits et, à ce que croient ces auteurs, lavaient le sol même dans l'intimité de ses couches.

Nous ne voulons pas ici, pour ne pas empiéter sur le chapitre suivant, objecter l'action filtrante si puissante du sol. Mais cette conception de la concentration des souillures dans l'eau n'a guère de valeur pour les épidémies attribuées à l'eau du lac de Genève, à celle du lac de Zurich, non plus que pour les épidémies qui éclatent en hiver ou au printemps, alors que la nappe souterraine est abondante.

Par contre, il semble bien naturel d'attribuer certains cas de contagion directe, la plupart des *cas intérieurs* des hôpitaux, à la dissémination des poussières de déjections typhoïdes, comme il arrive si aisément lorsqu'on manie sans précaution les linges de typhoïsants, souillés d'évacuations involontaires, que la chaleur même du malade a desséchées sous lui. Nous respirons, après tout, 9000 à 10000 litres d'air en vingt-quatre heures, alors que nous buvons 1 à 2 litres d'eau. C'est dans nos demeures que ces poussières sont les plus dangereuses, parce que la masse d'air y est limitée, mais il ne paraît pas invraisemblable que la dessiccation et la pulvérulence de déjections typhoïdes projetées au dehors sur le sol libre, autour des habitations, présente des dangers de même nature.

II. Causes adjuvantes. Elles doivent être considérées au double point de vue de l'*influence des milieux* (l'homme, à de certains égards, est un milieu) et des *dispositions des récepteurs*.

A. Les *milieux*. Ils agissent eux-mêmes, soit sur le parasite, soit sur les individus. Nous indiquerons, chemin faisant, cette distinction.

1° *Influences du sol*. La fièvre typhoïde n'est pas une maladie d'origine essentiellement tellurique, comme la malaria. Aussi est-elle très-ubiquitaire et ne dépend-elle rigoureusement d'aucune des conditions naturelles du sol, constitution physique ou chimique, perméabilité ou état compacte, sécheresse ou humidité. En revanche, sa persistance et son épanouissement épidémique sont étroitement liés à de certaines conditions artificielles, acquises, que la présence des groupes humains imprime au sol. Le sol souillé, putride (*siechhaft*, dit-on à Munich), est bien fait pour être le conservateur des germes typhogènes, leur milieu nourricier peut-être, et dans tous les cas leur auxiliaire sérieux, par la dépression vitale qu'il prépare aux hommes qui s'agitent à sa surface. De là cette importance énorme, attachée par Pettenkofer à la perméabilité du sol, parce que cette perméabilité semble se prêter à la souillure intense et continue. De là l'influence fâcheuse, en matière de fièvre typhoïde (et de choléra), du sol déprimé, des fonds de vallée, non parce qu'ils sont marécageux, mais parce qu'ils collectionnent les souillures dans leur dépression et les incorporent au terrain d'alluvions.

De tels caractères du sol n'existent que par endroits, sont *localisés*. Localisées aussi sont les manifestations épidémiques de la fièvre typhoïde. Telle est la base de la doctrine *localiste* de Pettenkofer, qui ne nous a jamais paru avoir d'autres torts que son exclusivisme. En effet, et quelle qu'en soit la raison de la part du sol, on voit communément la fièvre typhoïde se *localiser* dans un quartier d'une ville, dans certaines maisons, dans un pavillon de caserne, une aile de bâtiment, alors que tous les habitants de la rue, de la ville, de la caserne, partagent le même air, la même eau, la même hygiène, tout, excepté le sol, qui est facilement différent d'un point à un autre.

La façon dont l'éminent hygiéniste entend le rôle du sol en ceci est bien connue. Le sol serait le lieu de passage nécessaire du *germe* venu du malade, avant que ce germe se développe en agent infectieux réel. On ne se préoccupe pas beaucoup aujourd'hui de cette loi, que les faits démentent visiblement. Mais le sol est le collecteur naturel des microbes et le lieu de reviviscence d'un certain nombre de germes. Il reçoit à chaque instant le bacille typhogène par la dispersion des excrétions à la surface ou par les fosses fixes non étanches. S'en laisse-t-il pénétrer? Le conserve-t-il? Comment peut-il le rendre à l'économie humaine?

Il est assez remarquable que, dans la plupart des esprits, la réponse à ces trois questions soit d'avance affirmative. En réalité, on a beaucoup procédé par inductions et par hypothèses. Les recherches directes n'ont été faites qu'au point de vue général, sauf peut-être pour le charbon (Pasteur, Rob. Koch, Schrakamp, Crookshank).

Or les microbes ne sont pas véhiculés dans le sol par les échanges gazeux :

ce qui est le mieux démontré, c'est que le sol filtre l'air très-exactement, même sous l'épaisseur de quelques millimètres.

Ils pourraient l'être par l'eau, de la surface à la profondeur. Mais l'eau elle-même, qui tombe à la surface, peut être fort longtemps à gagner les couches profondes et ne pas y arriver en plusieurs années, si l'eau tombée ne dépasse pas la capacité pour l'eau des zones moyennes (Hofmann). C'est bientôt fait de dire que les pluies ont entraîné des bacilles typhoïdes de la surface dans la nappe souterraine, mais il serait prudent de s'assurer d'abord que ces eaux ne sont pas restées à mi-chemin.

Les microbes pathogènes, ayant la propriété de croître et possédant souvent des mouvements propres, sont assurément capables de gagner du terrain autour du point où ils sont déposés et de s'étendre par voie d'accroissement. Mais ils sont si petits que le temps qu'il leur faudrait pour franchir 1 mètre de sol, dans les circonstances les plus favorables, se mesure par des mois et des années.

Finalement, les microbes du sol sont retenus dans ses vacuoles par la même affinité qui les fixe aux parois des cols tortueux des ballons Pasteur. Leurs spores passeraient à la rigueur, mais les filaments, les chaînettes, les zooglées, sont arrêtés à bref délai par la filtration du sol. Beumer trouve encore des millions de germes par centimètre cube à 3, 5, 6 mètres de profondeur dans un sol très-souillé, la terre de jardin, de cimetière, mais le nombre diminue néanmoins à mesure que la profondeur augmente. Selon R. Koch, la richesse du sol en micro-organismes, très-élevée dans les premières couches où les bacilles prédominent, diminue rapidement avec la profondeur. Si l'on note que l'air du sol, à 4 ou 5 mètres de profondeur, s'appauvrit en oxygène et est, au contraire, très-riche en CO^2, on soupçonnera que l'on puisse ne pas y retrouver les mêmes organismes qu'à la surface et que certains d'entre eux ne puissent y vivre. Carl Fränkel, récemment (1887), a constaté, en effet, que le sol à 4 ou 5 mètres de profondeur, ne renferme plus de micro-organismes, et que le bacille typhique, quoique plus résistant que d'autres, ne vit à la profondeur de 2 à 3 mètres que pendant une partie de l'année, de juin à décembre exclusivement (*Untersuchungen über das Vorkommen von Mikroorganismen in verschiedenen Bodenschichten*. In *Zeitschrift f. Hygiene*, t. II, p. 511, 1887).

Après tout, la pureté de l'eau de source en micro-organismes n'est pas due à une autre cause qu'à la puissance filtrante du sol (Pasteur et Joubert), non plus que l'efficacité des grands filtres de Londres et de Berlin (Falk, Pumpelly, Frankland). Heraeus, à Hanau, a constaté que l'eau des puits de cette ville, où il n'y a pas de distribution d'eau, fort impure dans ceux qui servent peu, est au contraire presque dépourvue de germes dans les puits énergiquement épuisés, comme ceux de certaines usines, c'est-à-dire que, quand on a extrait du puits l'eau qui s'y infectait depuis quelque temps des souillures du dehors et des germes de l'air, la nappe souterraine fournit aussitôt une eau de remplacement exactement filtrée par le sol.

Ce ne sont là que des faits généraux, mais ils suffisent sans doute à légitimer l'exigence des hygiénistes qui réclament la preuve, lorsque tel observateur affirme, sans y avoir regardé, la présence du bacille typhoïde dans un sol et le transport de cet organisme à travers de vastes épaisseurs de terre, verticalement ou dans le sens horizontal.

Au sens de Pettenkofer, les oscillations verticales du niveau de l'eau souterraine agiraient surtout par les conditions d'humectation qu'elles déterminent dans les couches du sol accessibles aux souillures, d'où une végétation plus ou moins active des germes, et par les limites que ces oscillations imposent aux échanges gazeux entre le sol et l'atmosphère. Ainsi s'expliquerait peut-être que « le typhus monte comme le *Grundwasser* descend. »

De nos jours, il est devenu à peu près certain (Nägeli, Miquel, Renk, Buchner) que l'air du sol, quand il arrive à l'extérieur, même aspiré avec quelque force, est dépouillé très-exactement de ses germes par filtration. Le moindre degré d'humectation assure cet effet et les courants aériens ascendants ne peuvent soulever que les poussières de la surface.

Le professeur Soyka s'est efforcé de découvrir un autre mécanisme à cette montée des germes profonds. Il pense l'avoir démontré expérimentalement. Ce sont les *courants capillaires ascendants* de l'eau du sol, provoqués par l'évaporation à la surface, qui ramènent les germes de la profondeur à la surface et les incorporent à la poussière de celle-ci, dont ils partagent dès lors toutes les péripéties.

La légitimité des expériences de Soyka est énergiquement contestée par A. Pfeiffer (de Wiesbaden). Nous hésitons, pour notre part, en face des résultats obtenus avec du sol placé dans des tubes de quelques centimètres de diamètre. Mais, à vrai dire, du moment que les germes profonds ne sont dangereux qu'en se mêlant aux poussières superficielles, nous n'avons plus guère besoin d'eux. La mince couche qui fournira ces poussières est précisément celle qui reçoit de première main toutes les souillures projetées de haut en bas, qui exerce la première sur les germes l'effet de filtration dont le sol dispose et dans laquelle ces germes se développeront au mieux, puisque, indépendamment de l'humectation intermittente par les pluies dont elle profite toujours et tout d'abord, elle est la plus accessible à l'air, nécessaire aux *aérobies*, et à la chaleur dont la plupart des microbes pathogènes ne sauraient se passer. C'est cette couche qui se concrète par la sécheresse, se fendille par la trépidation des rues sous le passage des voitures, est pulvérisée par la circulation des hommes et des animaux et se soulève sous les courants aériens. Il n'est pas besoin, d'ailleurs, qu'elle soit réellement la surface d'un sol poreux et perméable, on a de la poussière sur les rochers granitiques et l'on y a la fièvre typhoïde (Constantine, château de Montbéliard. *In* Léon Colin), de même que l'une et l'autre se montrent sur les navires (Friedel, Hirsch), où le sol est une planche, dans les salles d'hôpital, les chambres de caserne, etc.

Il suffit, pour ainsi dire, aux germes typhoïdes, d'un support. Le sol est ce support par sa surface; sa profondeur intervient peu. Il semble même que, quand les germes qui peuvent se trouver dans l'épaisseur du sol viennent à jouer un rôle, c'est que la profondeur est devenue surface. Ainsi dans les remuements de terrain d'Avranches, de Francfort-sur-Mein, de Nancy, de Lausanne (Perrote, Varrentrapp, Daga, de Cérenville). Le terreau urbain, mis à l'air, donne des poussières à son tour. En arrosant de chlorure de chaux, à Nancy, les terres extraites des tranchées des rues, on atténuait les coups du fléau; on fixait les germes sans doute plutôt qu'on ne les tuait. C'est, évidemment, par les poussières que se réalise la véhiculation aérienne, la seule que l'on puisse reconnaître dans certains cas. Rietsch (de Marseille) nous semble avoir grandement raison d'attribuer une part des fièvres typhoïdes du camp du Pas-des-Lanciers (1885) à la poussière des selles typhoïdiques, dispersées un peu partout dans le camp et à ses alentours, puis rapidement desséchées et rendues pulvérulentes sous le soleil du Midi.

La souillure *profonde* du sol, banale ou spécifique, telle qu'elle se réalise par les puits absorbants, puisards, bétoires, par les fosses fixes non étanches, lorsqu'elle intervient dans l'étiologie, n'agit probablement pas par véhiculation aérienne. Elle influence, au contraire, la nappe souterraine. Le sol, avons-nous dit, filtre l'eau presque aussi exactement qu'il filtre l'air. Mais les communications entre les récipients d'immondices et la nappe souterraine sont le plus souvent directes. Les puits absorbants ont précisément l'intention de mettre le plus possible les déjections dans cette nappe ; les fosses non étanches, aidées de quelque crevasse, peuvent arriver au même résultat. Lorsque, comme à Lille, le puits et la fosse sont gémellés, le trajet est un peu court de celle-ci à celui-là pour que le cheminement de l'eau de l'une à l'autre la dépouille de ses impuretés, — à supposer que les eaux sales de surface ne gagnent pas tout simplement l'orifice du puits. Là nous trouvons donc l'influence de l'eau, dont nous reparlerons plus loin, banale à coup sûr, spécifique peut-être dans des cas très-particuliers.

Les terrains bas, déprimés, à sol alluvial, poreux et fertile, semblent avoir la fièvre typhoïde plus que les plateaux élevés et les montagnes. Ils sont plus disposés à collecter et à s'incorporer les immondices. Ils sont aussi plus fréquentés par les familles humaines. Pettenkofer insiste beaucoup sur ces affinités pathologiques des localités de vallées, mais il n'y a rien d'absolu à cet égard. A Bruxelles, en 1869, ce fut le quartier Léopold qui souffrit le plus ; à Croydon (1875), ce furent les parties hautes de la ville qui payèrent le plus lourd tribut, au point que G. Buchanan se crut autorisé à accuser les gaz d'égout, qui (selon lui) remontent.

A la campagne, la souillure profonde du sol doit avoir un rôle bien modeste. On n'a pas de véritables fosses d'aisances, mais un trou creusé à même dans un coin du jardin. Encore ne sert-il guères. On disperse beaucoup les matières fécales le long des murs et des haies, de même que les fumiers et les mares à purin s'étalent sur de larges surfaces. Les cours, les ruisseaux de rue, le sol même des habitations, sont fort négligés et reçoivent infiniment d'ordures, de provenance spécifique ou non. C'est toujours la surface qui est compromise. Le sol, dans la profondeur, se défend de lui-même. Ainsi paraissent l'entendre les observateurs des épidémies typhoïdes à la campagne (Alison, Pilat, Manouvriez et d'autres, cités chaque année dans les *Rapports de la Commission des Épidémies*, de l'Académie de médecine).

Que si, en présence des incertitudes qui règnent encore relativement à l'habitat naturel du bacille typhoïde, on se bornait à attribuer au sol une influence générale adaptée aux récepteurs plutôt qu'au parasite, il semble que la couche superficielle soit encore celle qui possède au plus haut degré cette influence. C'est elle qui reçoit le plus de souillures banales, elle qui s'imprègne de putridité, qui exhale des odeurs et avec laquelle nous sommes le plus intimement et le plus fatalement en contact.

Dans tous les cas, la fièvre typhoïde a diminué dans les villes de la même manière qu'ont progressé les mesures prises en vue de la protection du sol : enlèvement des ordures ménagères, blindage des chaussées, canalisation des eaux sales et des immondices, distribution d'eau de lavage et d'arrosage. Danzig, qui avait, de 1864 à 1871, une mortalité typhoïde variant entre 70 et 126 décès pour 100 000 habitants, vit cette mortalité s'abaisser successivement de 70 à 7, 4 décès, de 1874 à 1880. A Francfort-sur-Mein, la léthalité typhoïde est tombée à 21 pour 100 000 habitants; à Munich, de 166 (1860-1867) à 14 (1884); à Dresde, de 109 décès en 1862 à 14 en 1882. Londres et Bruxelles ont ramené leur léthalité typhoïde à des chiffres qui varient entre 20 et 30 (*voy.* article VILLES).

Quand on dit que la fièvre typhoïde est la maladie de malpropreté (*Schmutzkrankheit, Filthdisease*), il faut l'entendre d'abord de l'imprégnation putride et de la contamination du sol. Cette contamination nous paraît agir, spécifiquement par les poussières soulevées de la surface et *peut-être* par la consommation de l'eau souterraine qui a préalablement lavé cette surface; banalement par les émanations qui s'élèvent de tout foyer putride et dont nous retrouverons l'influence en nous occupant du rôle de l'air.

C'est pour cette double raison que les égouts bien faits contribuent si fort à l'abaissement de la léthalité typhoïde dans les villes. Quand on leur demande tous les services qu'ils peuvent rendre, ils permettent de faire disparaître rapidement les souillures de surface, les plus dangereuses, et préviennent absolument les infiltrations putrides dans la profondeur du sol.

Nous pensons que là encore se trouve l'explication de la fâcheuse influence que paraissent avoir eue, sur le développement épidémique de la fièvre typhoïde, les inondations de la partie basse de certaines villes, comme il est arrivé à Liége en 1882-1883. L'inondation ne crée pas les germes typhogènes, mais elle les reprend dans le sol souillé par la dispersion fécale et par les fosses fixes, les distribue largement et les étale à la surface. Comme l'ont dit très-justement les auteurs du *Rapport de la Commission d'hygiène de Liége* (1885), les égouts, en pareil cas, n'ont pas été l'un des facteurs de l'épidémie, ils eussent été plutôt une protection contre elle.

Le sol *palustre* est-il une condition favorable à l'éclosion de la fièvre typhoïde? Question difficile à résoudre et même délicate à aborder. On ne sait plus bien, aujourd'hui, ce qu'est un sol palustre. Du moins il est difficile de le reconnaître à ses caractères physiques ou chimiques, et le plus clair de la situation est qu'un sol palustre, — en étiologie, — est celui sur lequel naît la fièvre malariale. Il est piquant de constater qu'autrefois le sol palustre (ou mieux, *malarial*) passait pour une protection contre la fièvre typhoïde (Boudin) et qu'il y a vingt ans l'un des signataires de cet article a dû lutter contre cette doctrine très en vogue, tandis que, de nos jours, un des savants qui ont le mieux étudié la fièvre intermittente à la fois et la fièvre typhoïde, le professeur Léon Colin, semble admettre sans difficulté que l'imprégnation paludéenne puisse se transformer, chez le même individu, en fièvre typhoïde. Nous croyons que les deux opinions sont exagérées. A notre avis, une maladie spécifique ne se transforme point en une autre, mais la fièvre typhoïde n'a point dans l'intermittente une antagoniste décisive. Le sol dit *palustre* peut même être favorable à l'ensemencement typhoïde et par conséquent à la propagation des germes de cette provenance, parce que ses couches superficielles sont fangeuses, déjà pénétrées de matière organique et très-propres à s'incorporer les détritus humains, lorsque les groupes s'y établissent. Mais alors la souillure artificielle se substitue peu à peu à la souillure naturelle, et c'est en devenant de moins en moins malarial que le sol se fait de plus en plus typhogène.

2° *Influences de l'eau.* La véhiculation des agents typhogènes par l'eau de boisson semble être aujourd'hui la doctrine dominante, quoique nullement exclusive. Elle bénéficie, apparemment, de l'application qui a été faite des mêmes idées à l'étiologie du choléra. Nous avons manifesté ailleurs notre peu de tendance à céder, sous ce rapport, sans y réfléchir autrement, à un entraînement qui pourrait être dangereux, mais, du moment que la présence du bacille typhogène dans l'eau et sa persistance à l'état actif ne sont point irréalisables, il ne serait pas moins fâcheux d'opposer des dénégations *à priori*.

Les observations à l'appui de la véhiculation aqueuse ne se comptent plus. Nous en avons cité quelques-unes dans notre mémoire de 1875 (*Gazette médicale*); celles de Dupré (1823), de Riecke (1843-1844), de Flint, de Routh (1856); l'épidémie du couvent des sœurs de charité à Munich (1860); les récits de Schmitt sur les épidémies d'Ettelbrück (1844) et de Colmar; ceux de Murchison et du Xe *Report of the Medical Officer of the Privy Council*, 1867; l'épidémie de l'orphelinat de Halle-sur-Saale (Zuckschwerdt, 1871); celle de Lausen (Hægler, 1872); enfin les méfaits de l'eau dans le lait, d'après Edward Ballard, Corfield, Ernest Hart.

En 1877, au cours d'une mémorable discussion à l'Académie de médecine, le professeur Jaccoud relevait 74 observations dans lesquelles la fièvre typhoïde avait pu être attribuée à la *souillure fécale* de l'eau de boisson (quelques-unes de ces observations font double emploi avec les nôtres). Seulement, l'auteur ne distinguait pas encore entre la souillure banale de l'eau et sa contamination spécifique. En ce temps-là, il n'était point question de bacilles typhogènes; cependant il importait déjà de préciser si les selles, tombées dans les puits ou les cours d'eau, étaient ou non des selles de typhoïsants. Beaucoup de médecins des épidémies, en France, ont négligé et négligent encore de faire cette distinction. Cependant les souillures fécales *quelconques* ne peuvent avoir qu'une influence générale et indirecte. La présence de déjections typhoïdiques dans l'eau de boisson, seule, emporte l'idée d'une influence spécifique et directe, une réelle *infection* chez les consommateurs.

Il existe des faits assez nets de ce dernier ordre.

Pour que la relation de cause à effet, en pareil cas, soit acceptable, le professeur A. Hirsch (*Handbuch der histor.-geogr. Pathologie*, 2te Bearbeitung. Stuttgart, 1881, I, p. 475) exige les conditions suivantes : 1° l'*éclosion soudaine de cas multipliés* qui, surtout au début de l'épidémie, se limitent à une partie de la population d'une localité, à un groupe empruntant son eau à une certaine source, à une certaine distribution ; 2° la *constatation effective de la souillure* de cette source par des matières excrémentitielles de provenance typhoïde ; 3° la constatation que le groupe atteint partage avec la population restée saine les *mêmes conditions de climatologie, de sol, d'hygiène générale*, et ne s'en distingue que par l'usage d'eau impure; 4° enfin, la *cessation de l'épidémie avec la fermeture de la source incriminée*. Nous avons l'habitude d'ajouter une cinquième condition, savoir : *Que l'épidémie n'éclate pas trop longtemps après le moment où la souillure spécifique de l'eau s'est réalisée.* En revanche, nous croyons qu'il convient de faire une réserve vis-à-vis de la quatrième. Si l'épidémie ne s'arrête pas malgré la fermeture de la source suspecte, on peut en induire que cette source n'avait pas la fâcheuse influence que l'on aurait cru. Si elle s'arrête, il est utile de considérer si elle n'a pas duré déjà assez longtemps pour avoir épuisé la réceptivité du groupe et être prête à finir d'elle-même. Il y a des administrations qui prennent des mesures quand le mal est fait et que les fléaux n'ont plus où frapper.

Le professeur Hirsch appuie son opinion des observations de de Renzy (prison de Millbank, à Londres, 1872), Wyttenbach (épidémie de Berne, 1873-1874), Brown (pensionnat de Mansfield, à Pioga, Pennsylvanie, 1874), Blaxall (Gunnislake, près de Liverpool, 1876), Thorne (épidémie de Caterham et de Red-Hill, comté de Surrey, 1879), Proels (Nabburg, Haut-Palatinat, 1880), et des témoignages anglais ou allemands en faveur de la propagation typhoïde par le lait. Ces observations ne sont pas toutes précises et péremptoires. J'ai reconnu ailleurs la valeur des faits de Caterham et de Red-Hill. Le développement de l'épidémie fut si brusque que, dans l'espace de quinze jours, 47 individus en 35 maisons à Caterham, 132 personnes en 96 maisons à Red-Hill, tombèrent malades. L'approvisionnement d'eau dans ces deux localités se faisait, soit à une conduite installée à Caterham, soit à des puits particuliers et à des citernes. Des 558 maisons de Caterham, 419 prenaient leur eau à la distribution commune; des 1700 immeubles de Red-Hill, 924 s'abreuvaient à la même source. L'enquête, conduite par Thorne (*Ninth Annual Report of the Medical Officer of the Local government Board*, 1879-1880), apprit que la maladie, inconnue dans ces deux bourgades depuis de longues années, avait sévi sans distinction aussi bien dans les villas élégantes que dans les chaumières; qu'il ne pouvait y être question de la nocivité banale des fosses d'aisance, des canaux d'évacuation, attendu que les deux localités ont des systèmes très-divers d'éloignement des immondices et que les maisons pourvues de water-closets n'ont pas été mieux partagées que celles à fosses fixes, à fosses mobiles ou closets à la terre. En revanche, il fut prouvé que, des 47 premiers malades de Caterham, 45 occupaient des immeubles approvisionnés d'eau par la conduite de distribution et que les deux autres, non-seulement étaient venus dans ces maisons, mais y avaient fait un large usage de l'eau de la conduite. De même, à Red-Hill, de 96 maisons atteintes, 91 faisaient exclusivement usage de l'eau de la distribution; les 5 autres en usaient plus ou moins.

Selon Thorne, la contamination de l'eau s'était produite de la façon suivante. La compagnie à qui appartenait l'entreprise de distribution d'eau de Caterham exécutait, au commencement de janvier, des travaux de terrassement en vue de parfaire l'utilisation des sources, et une tranchée d'une certaine profondeur avait été creusée perpendiculairement à l'aqueduc. Parmi les ouvriers occupés au fond de cette tranchée se trouvait un homme, on le sut plus tard, qui avait été infecté à Croydon, où régnait la fièvre typhoïde, et qui, pendant les premiers jours de sa maladie, se rendait encore au travail. Obligé à des évacuations intestinales profuses et fréquentes, ce malheureux ne pouvait, à chaque besoin, remonter à la surface : il y satisfaisait dans le fond même et ses déjections arrivaient directement dans la conduite.

L'explosion de l'épidémie eut lieu *simultanément* à Caterham et à Red-Hill, et précisément quatorze jours après la contamination de l'eau, selon le mode qui vient d'être indiqué. Ce laps de quatorze jours, disons-le en passant, est fort antipathique à l'idée de maturation lente des germes dans un milieu intermédiaire, selon les conceptions de Budd, Liebermeister, Pettenkofer, etc. Le même intervalle de quatorze jours se retrouve dans le récit de Proels.

Nous insistons sur ce point, qui nous paraît impliquer la condition capitale de la vraisemblance d'une véhiculation des germes typhogènes par l'eau. Si l'on admet, comme tout porte à le faire, que l'incubation de la fièvre typhoïde exige en moyenne une quinzaine de jours[1], on voit que le transport des germes par l'eau, dans les cas précités, n'a pu durer plus de quelques heures. Il faudrait que l'eau fût un milieu bien défavorable pour qu'elle pût détruire ces germes ou éteindre leur virulence dans un si court espace de temps, mais cela ne prouve rien quant à son aptitude à les conserver indéfiniment ou à se prêter à leur multiplication. Elle a joué ici le rôle d'un véhicule inerte ou à peu près, comme aurait pu le faire tout autre support, des linges, des vêtements, par exemple. C'est presque une contagion, puisque l'on accorde qu'il y a contagion, non-seulement lorsque l'individu sain acquiert le principe spécifique par contact immédiat, mais aussi quand il le reçoit d'un intermédiaire qui n'a rien fait pour renforcer la virulence de l'agent pathogène. C'est quelquefois le médecin ou le personnel de service qui transporte le contage, sans être lui-même malade; d'autres fois c'est l'air ou l'eau, sans être eux-mêmes infectés. Et c'est toujours la contagion. Nous croyons donc que l'eau de boisson peut véhiculer la fièvre typhoïde, mais à la condition que la distance et l'intervalle de temps soient courts entre le lieu et l'instant de la contamination de l'eau et l'arrivée de cette eau aux voies digestives des individus sains, qui manifesteront ultérieurement l'imprégnation spécifique.

Les faits du docteur Baraduc semblent moins faciles à accepter que les précédents. En novembre 1878, il y a deux cas de fièvre typhoïde dans une maison du village des *Monts* (Haut); en février 1879 (les bacilles ont dû se conserver à l'état sec dans l'intervalle), on lave les linges de ces malades dans un réservoir *à côté* de la source qui abreuve le village des *Monts* (Bas) et alimenté par le trop-plein de cette source. Celle-ci, assure-t-on, est néanmoins souillée par cette lessive et, le 9 juillet suivant, dans le dernier village, commence une épidémie à marche d'ailleurs assez pondérée, puisqu'elle dura jusqu'à la fin de novembre pour faire 14 malades et 4 victimes. — Les germes se seraient maintenus dans l'eau pendant une huitaine de mois, avec cette particularité bizarre qu'ils n'ont produit aucun accident dans les quatre ou cinq premiers. — Cette fois « on condamna la source et l'épidémie s'arrêta »..., après avoir duré cinq mois et lorsque, des neuf maisons du village, il n'en restait au fléau que quatre à visiter, dont trois occupées par des vieillards naturellement peu réceptifs, et l'autre possédant une source à part et située à 150 mètres du groupe infecté. Si l'on incline, comme c'est notre avis, à ne rien conclure du mode dont l'épidémie a cessé, il faut, pour admettre ici la véhiculation typhoïde par l'eau, reconnaître que les bacilles spécifiques se sont multipliés dans l'eau du village des Monts (Bas). Or, c'est justement le point sur lequel il y a lieu de faire les plus formelles réserves.

L'épidémie d'Auxerre (1882) passe pour un des exemples les mieux caractérisés de transmission typhoïde par l'eau de boisson, grâce au mémoire de Dionis des Carrières, aux observations de ce médecin sur la distribution de la fièvre dans sa ville, sur la contamination de la source de Vallan et surtout grâce à une expérience qui, pourtant, n'est guères probante (on arrosa d'eau colorée à l'aniline le fumier suspect, et la couleur vint apparaître dans une petite source contiguë au griffon de la source principale, ce qui ne prouve pas absolument

[1] Elle serait de dix-huit à trente jours, selon les modernes. Mais il peut y avoir des infections brusques.

que des bacilles typhoïdes eussent passé de même, qu'ils eussent gagné la source principale, ni même qu'il y ait eu des bacilles). Cependant cette épidémie n'eut pas l'*éclosion brusque*, qui est si bien en rapport avec la contamination de l'eau; elle avait, au contraire, commencé depuis quelques mois, *avant* même qu'un cas de fièvre typhoïde à Vallan pût faire songer à l'infection de la source. Elle n'eut pas davantage l'*extinction immédiate* par suppression de l'eau incriminée; l'un des quartiers d'Auxerre, en effet, reçut exclusivement de l'eau de l'Yonne, au lieu d'eau de Vallan, dès le 7 septembre, c'est-à-dire encore au début de l'épidémie; il n'en continua pas moins à fournir des cas de fièvre typhoïde jusqu'au milieu de novembre et finit par compter 30 décès sur les 92 totaux. En fait, l'époque de l'épidémie d'Auxerre (septembre à novembre), qui avait déjà la fièvre typhoïde depuis 1881, correspond à l'*exacerbation estivo-automnale* qui, d'après Ernest Besnier, est une loi pour les grandes villes. Personnellement, nous savons que cette épidémie se distingua par une grande puissance de diffusion (infectieuse ou contagieuse).

Le docteur Bourée, cité par Siredey (*Rapport à l'Académie de médecine sur les épidémies en* 1884), observa à Châtillon-sur-Seine, depuis le 4 décembre 1883 jusqu'en avril 1884, une épidémie qui rappelle par quelques côtés celle de Caterham et Red-Hill. On construisait, dans l'été de 1883, un second réservoir pour la distribution d'eau de la ville, à 12 kilomètres de celle-ci. Parmi les ouvriers employés à ces travaux, quelques-uns eurent la fièvre typhoïde, et il est *à peu près* certain que des selles de cette provenance furent déposées dans le fond du réservoir avant que l'on y introduisît l'eau. Ce qui est d'un certain poids, c'est que, les conduites ayant été ouvertes le 20 novembre, l'épidémie éclata le 4 décembre, c'est-à-dire dans les quinze jours. Mais il ne faut pas négliger ces autres détails : que les matières dataient de l'été; que la saison n'était guères favorable à la multiplication des bacilles typhogènes lorsqu'on mit l'eau dans le réservoir et dans les conduites ; que l'épidémie dura jusqu'en avril, c'est-à-dire notablement après que les bacilles étaient morts ou simplement entraînés hors du réseau par la circulation obligée du contenu; qu'enfin l'épidémie se forma progressivement en quinze ou vingt jours au lieu d'éclater tout d'un coup, et que les premiers atteints, dans chaque famille, furent les enfants. Ils fournirent plus des deux tiers des cas. En Angleterre, on eût songé au lait plutôt qu'à l'eau.

En 1885, du 11 mai jusqu'au milieu d'octobre, il régna à Neuville-sur-Saône une épidémie dont le docteur H. Rondet a confié l'histoire à *Lyon médical* (13 décembre 1885) : 3 cas en mai, 12 en juin, 52 en juillet, 52 en août, 14 en septembre et 2 dans la première quinzaine d'octobre. Rondet remarqua que les seules maisons atteintes buvaient l'eau de la distribution municipale, tandis que les habitants des maisons ayant des puits particuliers étaient épargnés, à moins d'être allés boire chez leurs voisins. Or en mai, puis en juin-août, les déjections de deux typhoïsants avaient été jetées dans l'eau d'un ruisseau qui servait, tous les dimanches de la belle saison, à irriguer un certain pré dans lequel se trouvaient l'aqueduc et le réservoir supérieur de la conduite municipale. Les parois et le revêtement de l'un et de l'autre étaient en mauvais état, non étanches, et des infiltrations de l'eau superficielle s'y faisaient au moment de l'irrigation du pré. L'auteur, comme on le voit, n'est pas embarrassé de la dilution des germes, de la filtration par le sol, et n'est point frappé qu'à une contamination intermittente et par à-coups successifs de l'eau municipale corresponde une épidémie dont la courbe est admirablement régulière. Ces circonstances nous paraissent, au contraire, assez importantes pour que nous pensions qu'on aurait pu chercher quelque autre cause encore que l'eau suspecte et se demander si le rôle de celle-ci n'avait pas été entièrement banal.

Nous avons cherché ailleurs (*De la fièvre typhoïde à l'état sporadique*, 1886) à montrer que l'épidémie du camp du Pas-des-Lanciers (1885) ressemblait fort à un réveil du microbisme latent, c'est-à-dire au développement, sous l'influence du *surmenage*, des germes typhogènes apportés par les régiments de leurs garnisons, comme cela fut très-visible de la part du 62e régiment d'infanterie, arrivé de Lorient. C'est dire que nous n'attribuons que peu d'influence à l'eau de la « Font Marignane », où Rietsch a vu l'origine de cette dispersion épidémique, sans avoir pu y reconnaître le bacille d'Eberth.

L'épidémie « de famille » observée à Ménilmontant par Dreyfus-Brisac et Widal, qui donna l'occasion de constater la présence de ce bacille dans l'eau de la borne-fontaine à l'usage des patients, mérite assurément d'être prise en extrême considération. Cependant on s'explique malaisément que les organismes typhogènes aient été si meurtriers dans un état de dilution énorme et, dans tous les cas, qu'ils l'aient été beaucoup moins ou pas du tout pour d'autres familles qui s'abreuvaient aussi à la même borne-fontaine ou à d'autres bornes déversant une eau identique.

Nous avons dû faire des réserves au sujet de l'étiologie proposée par Brouardel et par les bactériologues Chantemesse et Widal pour l'épidémie de Pierrefonds (1886), plus retentissante que réellement meurtrière. On constata des bacilles dans l'eau des puits *après* l'épidémie et *non avant* ni même *pendant*. Comme la théorie des savants observateurs s'appuie, d'ailleurs, sur une hypothèse très discutable, le passage des microbes à travers 20 ou 40 mètres de terre, nous avons rappelé que la fièvre typhoïde est endémique à Pierrefonds et qu'on l'y apporte, au besoin, de Paris assez fréquemment. D'où il suit qu'une petite épidémie a pu se constituer très-aisément dans un quartier de cette localité, quelle qu'ait été l'eau. Rien ne prouve rigoureusement que les malheurs observés soient dus à des bacilles issus des puits.

La preuve est encore bien moins faite, au point de vue spécifique, par les historiens de la fièvre typhoïde de Clermont-Ferrand (1886). Ici il n'y a guères que des inductions relativement à la souillure spécifique ou banale des eaux distribuées à la ville et que l'analyse chimique ne permet pas, d'ailleurs, de soupçonner bien sérieusement. Le bacille typhogène a été trouvé, mais « dans le réservoir d'eau d'une maison où la fièvre typhoïde avait existé pendant la dernière épidémie ». Ce réservoir était recouvert d'une planche en bois et n'avait pas été nettoyé depuis deux ans. N'y tombait-il jamais rien de l'air ou des objets employés dans la maison? On ne le sait pas. Ces bacilles reconnus *après* le passage de la maladie et *à l'aval* du réseau de distribution d'eau ne constituent vraiment pas un argument péremptoire. Si bien que les auteurs eux-mêmes ont fini par avoir l'air de rentrer dans l'étiologie banale. L'épidémie, selon eux, a eu pour origine « le mauvais captage de l'eau prise près de Royat et la pollution de l'eau par des matières fécales ». Si le captage est réellement mauvais, nous sommes tout prêt à accepter cette cause *indirecte*.

Il est remarquable et regrettable que la plupart du temps, dans les récits de cette nature, la dénonciation de l'eau suffise à tout, et que les narrateurs s'occupent fort peu de l'hygiène générale de la localité envahie; maisons mal construites, encombrées, latrines infectes, rues malpropres, égouts irrationnels, rien de tout cela ne vaut la peine d'être relevé ou, tout au moins, étudié. Avec une étiologie moins absorbante, les épidémies autrefois étaient comme une vaste leçon aux autorités et une injonction d'assainissement. En 1885, la municipalité de Wiesbaden chargea une commission composée de médecins et de chimistes de rechercher les causes d'une épidémie typhoïde attribuée d'abord à l'eau de boisson de la distribution communale. Le résultat de l'enquête fut tout d'abord le redressement d'allégations erronées, puis la constatation qu'un certain nombre de rues abreuvées par cette eau étaient restées indemnes, que d'autres qui n'y buvaient plus continuaient à avoir des typhoïsants et, finalement, qu'il y avait dans la ville de grosses lacunes d'hygiène tout à fait en dehors de l'eau, celle-ci étant même très-tolérable (Pettenkofer, Langenbeck, Fresenius, A. Pfeiffer, Wibel, Hueppe, etc.). Le docteur A.-J. Martin vient de montrer qu'il en est absolument de même pour la ville du Havre, dont l'épidémie typhoïde de 1887 s'est constituée avec une eau sans soupçon. On trouvera probablement des lacunes du même genre à l'occasion de l'épidémie de Bordeaux (1887), que n'a pas empêchée une eau excellente.

Nous ne saurions pousser plus loin la critique des faits. Bornons-nous à rappeler : l'épidémie de la garnison de Wittenberg (1882), attribuée par Gaffky à l'eau d'un puits souillé des infiltrations de la fosse d'aisance voisine; la fièvre d'Orléans rive droite (1879), portée au compte des puits de la ville par le docteur Patay; de Neufchâtel (Suisse), mise en rapport, mais d'une façon générale, avec l'impureté de l'eau du Seyon par le docteur Guillaume (1882); les épidémies de Lausanne et d'Ouchy, que de Cérenville (1882) porta pour une part au compte de l'eau de boisson souillée spécifiquement; l'épidémie de Genève (janvier-mai 1884), avec 1600 cas, que le professeur Vulliet s'est efforcé de rattacher à la souillure spécifique de l'eau prise dans le Rhône, assez pure cependant, mais qui gagnerait encore à être puisée plus en amont, en un point où elle ne serait pas influencée par les déchets urbains; les faits rapportés par de Fleury (Bordeaux, 1883) et dont l'un, observé au pénitencier du Hâ, a paru au professeur Vallin être très-précis; l'épidémie de Zurich (1884), très-étendue, qui fut imputée à l'eau uniquement parce que l'on ne trouva pas d'autre raison étiologique; les poussées de fièvre typhoïde à Compiégne (1885-1886), au sujet desquelles le docteur Pineau incrimina l'eau d'alimentation puisée dans l'Oise, souillée par des matières organiques dont il ne dénonce cependant pas la spécificité; les observations de Longbois (1886) sur un groupe de maisons à Joigny; l'épidémie de Hambourg (1885), attribuée par M. Simmonds à l'usage de l'eau de l'Elbe, dans laquelle il ne put, toutefois, saisir le bacille spécifique, etc. (*voy.* Henri Guéneau de Mussy, *De la part des eaux potables dans l'étiologie de la fièvre typhoïde.* Paris, 1884).

En somme, à part quelques accidents bien localisés, certaines *épidémies de maison*, l'influence *spécifique* de l'eau souillée ne se révèle pas d'une manière nette dans la plupart des épidémies qui frappent les groupes urbains.

En revanche, l'influence de la *souillure banale* est frappante et considérable. Est-ce une preuve que l'eau sale à un titre quelconque se prête à la conservation et à la multiplication des germes typhogènes qui peuvent y être arrivés aussi bien que les malpropretés vulgaires? Ou bien faut-il simplement comprendre que l'eau malpropre prépare au mieux les *récepteurs* à recueillir l'agent typhogène et à s'en laisser pénétrer? Nous inclinons vers la seconde alternative, dont le caractère est, d'ailleurs, suffisamment grave. Mais il n'est pas encore besoin de choisir et il suffit provisoirement de recueillir les faits qui font ressortir les rapports entre la souillure de l'eau et la fièvre typhoïde, quelle que soit la nature de ces rapports.

A l'occasion de l'épidémie de 1882, à Paris, les hygiénistes n'ont pas manqué de tourner leur attention vers les caractères des eaux distribuées à la capitale et spécialement de l'eau suspecte de la Seine et du canal de l'Ourcq. Proust, H. Guéneau de Mussy, J. Rochard et surtout Lancereaux, qui avait été rapporteur des épidémies de 1879, signalèrent d'une façon plus ou moins pressante le danger permanent que ces eaux constituent pour les habitants de Paris dans la propagation de la fièvre typhoïde. Plus d'une fois il fut possible d'établir le parallélisme entre le chiffre de la consommation d'eau d'Ourcq par quartier et celui de la mortalité typhoïde. Et, certes, l'observation est très-exacte. Mais personne ne songea à sortir de l'étiologie générale et à démontrer que les eaux de Paris aient agi en vertu d'une souillure spécifique. Ce n'était guère possible à l'époque. D'ailleurs, l'action des mauvaises eaux de Paris était si bien renfermée dans le cercle des influences générales qu'elle manqua parfois son effet, comme il est arrivé au IXe arrondissement qui, « largement fourni d'eau de l'Ourcq, a été fort peu atteint » (docteur Martellière).

Durand-Claye nous paraît avoir donné le mot de la situation. Dans les IIIe, VIIe, XIIe et XVe arrondissements, où la consommation d'eau d'Ourcq atteint respectivement 27, 30, 16, 14 litres par jour et par tête, la mortalité typhoïde fut de 9,97, 15,96, 12,89, 10,13, tandis que les IXe, XIVe, XVIe arrondissements, consommant 8^lit^,0^lit^, 0^lit^,8, de cette eau, eurent seulement les mortalités de 5,70, — 5,56, — 6,92. « Il est bien clair, conclut l'auteur, que nous ne prétendons pas attribuer à l'eau une influence exclusive sur le développement de l'épidémie ; les fortes mortalités des quartiers où l'on ne boit pas une goutte d'eau d'Ourcq suffiraient pour réduire à néant cette théorie. Mais nous ne pouvons passer sous silence les coïncidences qui viennent d'être signalées et ne pas faire remarquer que l'eau d'Ourcq, toujours très-impure par suite des nombreux bateaux qu'elle a charriés depuis Lizy jusqu'à Paris..., a été spécialement troublée, au mois d'août et de septembre, par des dragages exécutés en pleine eau, au bassin de La Villette, pour l'approfondissement de ce bassin ».

On remarquera aisément que l'eau d'Ourcq n'est pas intégralement consommée en boisson dans les arrondissements où l'on en use 27 à 30 litres par tête et par jour. C'est donc que l'eau sale peut nuire de quelque autre manière encore qu'en intéressant les organes digestifs, spécifiquement ou banalement.

Pour ce qui concerne les *eaux de rivière* de Paris, le rapport étiologique est plus obscur encore que celui qui vient d'être signalé à propos de l'eau du canal de l'Ourcq, parce qu'il est très-difficile de savoir où, quand et comment ces eaux sont distribuées. L'administration des eaux a des manières d'agir assez variables à cet égard. Cependant, au témoignage de L. Régnier, la répartition des eaux potables dans les casernes des Sapeurs-Pompiers est notifiée *officiellement* au colonel ; sur ces bases, les allures de la fièvre typhoïde selon la consommation d'eau, chez les Sapeurs-Pompiers, ont pu être relevées avec quelque fruit par les médecins de ce corps, Nogier et L. Régnier.

Le tableau ci-dessous (Nogier) donne la physionomie de l'épidémie de 1882 en rapport avec la nature des eaux consommées.

GROUPES.	PROVENANCE DES EAUX.	CASERNES DES SAPEURS-POMPIERS.	EFFECTIFS MOYENS.	CAS DE FIÈVRE TYPHOÏDE	
				RÉELS.	POUR 100 HOMMES.
1er GROUPE..	*Eau de Marne non filtrée.*	Château-Landon.	150	27	17
2e GROUPE. .	*Eau de Seine filtrée.* . .	Blanche.	168	14	8
		Trocadéro. . . .	136	7	5
		Charenton. . . .	122	4	3
3e GROUPE. .	*Eau de Marne filtrée..* .	Ménilmontant.. .	132	10	7
4e GROUPE. .	*Eau de l'Ourcq filtrée.* .	Poissy.	165	13	7
		Vieux-Colombier.	176	20	11
		Sévigné.	159	17	10
		Château-d'Eau. .	135	17	12
5e GROUPE. .	*Eau de la Vanne..* . . .	J.-J. Rousseau. .	136	1	0,7
		Grenelle.	133	3	2
TOTAUX.			1,612	133	»

Ces résultats furent précisément la raison pour laquelle le commandement du corps, de concert avec l'administration municipale, poursuivit sans relâche l'introduction de l'eau de source dans les casernes des pompiers et, d'ailleurs, d'autres améliorations, qui n'ont peut-être pas moins d'importance : assainissement des latrines, installation de water-closets, vidange à l'égout, canalisation Berlier, etc. A la suite de ces progrès, l'épidémie de 1885 se présenta, chez les Sapeurs-Pompiers, de la façon suivante (Régnier) :

GROUPES.	PROVENANCE DES EAUX.	CASERNES DES SAPEURS-POMPIERS.	EFFECTIFS MOYENS.	CAS DE FIÈVRE TYPHOÏDE	
				RÉELS.	POUR 100 HOMMES.
1er GROUPE..	*Eau de Seine filtrée.* . .	Blanche.	167	12	7
		Charenton. . . .	129	10	7
2e GROUPE. .	*Eau de la Dhuis.*	Château-Landon.	138	5	3
		Ménilmontant.. .	144	1	0,6
3e GROUPE. .	*Eau de la Vanne..* . . .	Trocadéro. . . .	131	3	2
		Poissy.	177	5	2
		Vieux-Colombier.	148	0	0
		Sévigné.	176	6	3
		Château-d'Eau. .	149	5	3
		J.-J. Rousseau. .	147	3	2
		Grenelle.	148	5	2
TOTAUX.			1,654	54	»

L'auteur estime que l'approvisionnement des casernes en eau de la Vanne et de la Dhuis « a diminué d'une manière considérable la proportion des fièvres typhoïdes. » Rien n'est plus juste. Mais il est clair que cette influence énorme de l'eau est essentiellement générale et indirecte, puisque avec les eaux de la Dhuis et de la Vanne, qui ne sauraient renfermer les bacilles typhogènes, la fièvre typhoïde des pompiers ne disparaît pas. Chantemesse et Widal ont prouvé d'une autre façon la banalité et l'étendue de cette influence. En 1885, l'eau de source se faisant rare à Paris, on distribua de l'eau de rivière du 15 au 25 juin (après avis officiel). Or la fièvre chez les Sapeurs-Pompiers atteignit le sommet de sa courbe, 14 cas, le 20 juillet. Comme on avait noté 7 cas le 20 mars et que l'on en compta plus tard 8 le 20 novembre, alors que l'eau distribuée était l'eau de source, il en résulte que la mauvaise eau ne fait pas la fièvre typhoïde, mais qu'elle a bien pu en doubler le nombre des cas, par son action irritante banale sur le tube digestif et le trouble général de la nutrition dont elle est capable. C'est ainsi que le comprend Léon Colin, et cette vue lui suffit amplement à justifier la méritoire campagne qu'il a menée en faveur de l'introduction de l'eau de source dans toutes les casernes de Paris.

A vrai dire, on ne paraît pas s'être assuré que la fièvre typhoïde, au même moment, n'augmentait pas aussi dans les quartiers qui continuaient à recevoir de l'eau de source. Bechmann fait remarquer que cette augmentation a eu lieu effectivement. Du 20 juillet au 7 août 1886, par insuffisance d'eau de source, on distribua de l'eau de Seine *dans trois arrondissements*. La mortalité typhoïde y augmenta, mais elle augmenta davantage encore dans d'autres, desservis par l'eau de source.

Ne nous arrêtons pas à cette objection cependant ni à cette autre : que les Sapeurs-Pompiers, gens très-répandus, boivent aussi souvent au dehors et loin de leur caserne que dans celle-ci. Tenons pour bonne l'observation et la conclusion générale qu'elle porte en elle-même. Il convient même de la poursuivre, sans s'arrêter « à des théories spéculatives » basées sur des expériences de laboratoire et sur des constatations de bacilles dans l'eau *après* les épidémies. Non-seulement ce qui se passe à nos portes, mais ce que l'on voit à l'étranger dans ce sens, est intéressant.

Londres, qui a une léthalité typhoïde faible, prend presque toute son eau à des collections assez suspectes, la Tamise et la Lea. Mais nulle part on n'a de plus puissantes installations de filtrage et plus de soins dans l'examen journalier des eaux par les chimistes les plus autorisés.

Nous avons exposé ailleurs les détails de la distribution d'eau de Bruxelles, qui n'a pas, proportionnellement, plus de décès typhoïdes que Londres, et dit comment Dantzig, Breslau, Francfort-sur-le-Mein, ont vu baisser leur mortalité typhoïde en associant à une canalisation rationnelle des immondices une distribution d'eau sans soupçon. Munich, que nous avons citée précédemment, se distingue plus aujourd'hui par sa distribution d'eau que par son réseau d'égouts, qui n'est pas encore terminé : or nous connaissons par le professeur Bollinger l'étonnante atténuation de la fièvre typhoïde, depuis qu'elle reçoit l'eau des sources de Mangfallthal, dans cette ville qui passait naguère pour un foyer de la maladie (*ein Typhusherd*). H. Guéneau de Mussy, à la Société de médecine publique, a cité Saint-Étienne, d'après Léon Colin, Beauvais, d'après Évrard, comme ayant obtenu la rareté de la fièvre typhoïde chez elle par l'amenée d'eau de source ou simplement par la protection efficace d'une distribution déjà existante. Nous pourrions ajouter à ces exemples un certain nombre de villes du Nord. A Lille, c'est rarement dans les maisons abreuvées d'eau d'Emmerin (sources municipales) que Ch. Pilat accuse la formation de foyers typhoïdes, mais bien dans ces immeubles loués très-cher à une population pauvre et pour lesquels le propriétaire, économisant les frais du raccordement avec la conduite de la ville, a jugé suffisant l'approvisionnement à un puits gémellé avec la fosse d'aisance. Un puits de la maison d'arrêt de Lille a paru à L. Hallez avoir joué un grand rôle dans la constitution de l'épidémie qui frappa cette prison en 1878. Valenciennes, autrefois très-éprouvée par la fièvre typhoïde, n'en subit plus que des poussées bénignes dans la population civile (A. Manouvriez) et dans sa garnison, ainsi que nous le constatons depuis quatre ans; l'amélioration la plus sensible qui ait été apportée à l'hygiène de cette ville est la création d'une distribution d'eau de source à laquelle participent les casernes, quoique un peu parcimonieusement. Douai, Maubeuge, Avesnes, Saint-Omer, sont dans le même cas. Arras, qui a depuis longtemps une canalisation d'eau de source, n'a pas eu d'épidémie typhoïde sérieuse, au moins sur la population militaire, dans ces dix dernières années.

Nous devons toutefois noter que d'ordinaire, en raison de la mesure exiguë de l'eau municipale (17 litres par homme et par jour), on a laissé ouvert un certain nombre de puits de casernes, pour les lavages seulement et en interdisant aux soldats d'y boire. Ce serait bien mal connaître ces grands enfants que de croire qu'ils ne s'abreuveront jamais à la pompe la plus proche, sous prétexte qu'on les a prévenus que l'eau en est dangereuse. Peut-être qu'un jour, à l'occasion d'une poussée épidémique dans quelques-unes de ces casernes, un étiologiste habile découvrira qu'en effet ils y ont bu.

Finalement, le rôle général de l'eau sale, en étiologie typhoïde, est aussi évident et considérable que son rôle de véhicule des germes est obscur et limité. Personne, au moins, ne prétend que cette véhiculation soit le mode exclusif de propagation du fléau, et nous avons fait comprendre que l'air y est souvent pour quelque chose.

Du moment que l'eau, sale ou non, n'est pas le vrai bouillon de culture des germes typhogènes, la première est donc le *moyen d'adaptation* des individus, par la putridité violemment introduite dans le tube digestif. Si cette circonstance n'avait pas une importance décisive, on ne comprendrait pas pourquoi Verneuil a fait connaître sa théorie du *microbisme latent* qui, en ce qui concerne la fièvre typhoïde, semble se rapprocher si fort de la vérité et expliquer tant de faits. Sur des hommes de troupe qui avaient apporté de leurs garnisons des bacilles typhogènes *latents*, l'eau fétide de l'Eure a pu réveiller ces germes et déterminer indirectement l'épidémie du camp de Pontgouin, décrite par L. Régnier; les eaux saumâtres d'Afrique ont pu faire de même chez les soldats du corps expéditionnaire de Tunisie (1881).

Le docteur Alison soupçonne que parfois, chez les individus qui respirent des émanations putrides ou *boivent une eau souillée*, étant d'ailleurs exposés à la contamination directe ou par la voie atmosphérique, « ce n'est pas le contage, mais bien la putridité, qui a été le facteur prépondérant. » Et Léon Colin, qui doute du rôle de l'eau comme agent spécifique de propagation, y voit « une cause banale qui produit une véritable sollicitation morbide vers l'intestin, sollicitation dangereuse dans les périodes épidémiques ».

Nous croyons qu'il est rationnel d'appliquer toutes ces considérations à la *transmission typhoïde par le lait*, si souvent dénoncée en Angleterre. Le lait est, paraît-il, un bon milieu de culture pour le bacille typhoïde (Bagenof, Wolffhügel, Simmonds); mais l'on y ajoute aussi, frauduleusement, de l'eau qui n'est pas même toujours pure; tout au moins on lave à l'eau les vases qui doivent le recevoir. W. Taylor, Edward Ballard, Murchison, Corfield, Ernest Hart, Cameron, Kelly, ont multiplié les récits de catastrophes de cette origine. Lübe (cité par Hirsch) et quelques autres auteurs allemands y ont ajouté des faits de leur observation. En France, ce véhicule de la fièvre typhoïde fait peu de bruit. Cependant nos marchands de lait pourraient bien n'être pas plus honnêtes que ceux d'Outre-Manche. En y regardant d'un peu près, on arrive à douter que les épidémies anglaises soient toutes des fièvres typhoïdes. Cameron rapporte, sous ce titre, des affections qui n'offraient ni diarrhée, ni taches lenticulaires; Oglesby (1880), sous la rubrique *Typhoid Fever and Milk*, raconte une histoire si étrange que Vallin, en rendant compte de l'article, conclut sans hésiter : « Il ne peut être ici question de fièvre typhoïde. » Finalement, le Comité consultatif d'hygiène publique de France s'est refusé à apprécier de pareils faits et une semblable étiologie.

3° *Influences de l'air.* Nous devons dire d'abord un mot des influences physiques normales de l'air, que Léon Colin divise très-justement en *influences météoriques* et en *influences saisonnières.*

Le rapport des allures de la fièvre typhoïde avec la météorologie est si incertain, si variable, qu'on perd à peu près son temps à le rechercher. En ce qui concerne la *température*, A. Hirsch, qui a comparé entre elles une multitude d'épidémies, conclut que la fièvre typhoïde a régné à peu près aussi souvent dans des étés frais que dans des étés torrides, dans les automnes froids que dans les automnes tièdes, dans les hivers rigoureux que dans les hivers doux. On trouvera dans son livre un tableau de la mortalité typhoïde à Berlin, pendant les années 1871 à 1879, qui montre assez l'extrême difficulté d'obtenir à cet égard la formule d'une loi.

Léon Colin, analysant les observations des médecins militaires (Perréon et Lepelletier, Masse, Lauza, Marvaud, Blanc, Annequin, Daga, etc.), et faisant remarquer la fréquence de la maladie dans nos garnisons du Sud, de même que la prédominance des épidémies les plus graves pendant les étés les plus chauds, croit pouvoir signaler le rapport de l'affection avec certaines influences atmosphériques, notamment avec la chaleur. Nous avions nous-même cru apercevoir ce même rapport dans les allures de la fièvre typhoïde en Algérie, lorsque nous l'y observions avec notre ami le professeur A. Kelsch. Le docteur H. Blanc a, depuis, repris brillamment cet aspect de l'étiologie. La bonne température pour le bacille typhogène est aux environs de 37 degrés : par conséquent la chaleur atmosphérique est favorable au développement de ce parasite en même temps qu'elle prépare les économies à l'absorber et qu'elle diminue leur résistance.

Mais, en fait, il y a des épidémies en hiver et par toutes les températures.

Certaines épidémies militaires (Roux, Constantin, Régnier) ont été attribuées à des pluies torrentielles survenant après des chaleurs intenses. D'autres fois on a regardé la pluie comme ayant agi surtout par refroidissement. Au fond, les opinions sont très-partagées. Hirsch cite celle de Cless (Stuttgart), qui a remarqué que les épidémies éclataient volontiers lorsqu'un automne pluvieux succédait à un été sec et chaud; de Murchison, qui a observé que, de 1846 à 1860 en Angleterre, la fièvre sévissait d'une manière particulièrement sévère après les étés secs et chauds et s'atténuait au contraire dans les étés et les automnes froids et humides; de Zülzer (Berlin), dont la formule est la suivante : « Plus une saison a été froide et humide, moins la mortalité typhoïde de la saison suivante est élevée; plus faible a été la quantité d'eau tombée, plus chaud a été un trimestre, plus est intense l'iléo-typhus dans les trois mois qui suivent. » Trier et Socin (Bâle) pensent également avoir constaté que la fièvre typhoïde *succède* à la sécheresse et éclate au moment où les pluies surviennent; ce qui est aussi à peu près le sentiment de Maclagan (Dundee), Marston (Malte), Fleischmann (Kaisheim), Hjaltelin (Islande), Thomas (Leipzig).

Dans ces derniers temps, grâce aux efforts accomplis en France en faveur de l'étiologie par l'eau de boisson, quelques-uns ont attribué aux pluies un rôle en quelque sorte mécanique. Pendant que Chantemesse leur reconnaît le pouvoir de diluer les solutions typhiques dans les collections aqueuses naturelles, Mangenot les accuse de laver la surface du sol souillé de déjections typhoïdes et d'entraîner celles-ci dans les puits, ce qui arrive, en effet, chez les groupes négligents, et Chibret et Augiéras affirment que les averses sont susceptibles « d'entraîner en s'infiltrant » les germes du sol jusque dans les conduites d'eau en mauvais état et même dans les sources. Il eût été bon toutefois de constater directement cette infiltration. Il est certain, en effet, que les averses d'été n'arrivent presque jamais jusqu'à la nappe souterraine et souvent ne mouillent pas 50 centimètres d'épaisseur du sol. D'autre part, il est de plus en plus probable que l'eau n'entraîne pas les germes dans la profondeur du sol et qu'au delà de 4 à 5 mètres ces germes sont extrêmement rares ou même manquent tout à fait. Ce n'est donc pas de ce côté qu'il faut chercher l'explication des rapports de l'épidémie de Clermont-Ferrand avec les pluies.

On sait le rapport étroit que Pettenkofer, Buhl et Seidel (Munich), ont établi entre les précipitations atmosphériques et les allures du typhus abdominal. Ce rapport est à la fois indirect et inverse ; les précipitations aqueuses n'influencent pas la maladie, mais elles font monter la nappe souterraine. Or « le typhus monte comme le *Grundwasser* descend » et réciproquement. J. Fodor, à Budapest, a reconnu que la fréquence de la fièvre typhoïde marche, au contraire, parallèlement au niveau de la nappe souterraine. Mais ce n'est pas l'ascension ou la chute de ce niveau qui influencent les allures épidémiques du fléau : c'est l'état d'humidité du sol.

Le rapport avec les *saisons*, quelle qu'en soit la base, présente notablement plus de netteté et de constance. Léon Colin établit un tableau comportant un nombre à peu près égal d'épidémies pour chaque saison. Mais les plus graves, dit-il, ont prédominé en été et en automne ; la statistique officielle pour 1874 établit que les quatre cinquièmes des décès par fièvre typhoïde ont eu lieu pendant les six derniers mois de l'année ; preuves, avec beaucoup d'autres, de la légitimité de la loi de *recrudescence estivo-automnale*, dégagée par Ernest Besnier de ses études sur la fièvre typhoïde dans les capitales d'Europe et d'Amérique. Les documents recueillis par Hirsch confirment très-généralement cette loi.

Ces notions ont parfois leur utilité, mais il faut s'attendre à toutes les exceptions de la part d'une maladie qui n'est étrangère à aucune latitude, à aucun climat ; qui sévit depuis l'Islande, les Féroë, les Shetland, jusqu'en Tasmanie, en Nouvelle-Zélande, en Nouvelle-Calédonie ; de l'Angleterre au Japon, de Gorée aux Indes et à Ceylan ; dans tout le continent américain et les îles qui s'y rattachent ; sur les terres basses de la Hollande et sur les hauts plateaux du Mexique ou les arêtes des Andes Péruviennes. La fièvre typhoïde suit l'homme partout où il vit en groupes et immobilise ses abris, selon les habitudes de la civilisation. Aussi est-elle la plus *ubiquitaire* de toutes les maladies et caractérise-t-elle, sous ce rapport, l'époque pathologique moderne, comme nous l'avons dit à Genève en 1882. Ce qui n'empêche pas que la civilisation elle-même contienne aussi en puissance la prophylaxie et parvienne à limiter les ravages du fléau, ainsi que J. Rochard l'a fait remarquer, en opposition avec notre formule.

Quittons ce terrain si peu fertile et envisageons les propriétés artificielles ou acquises de l'air, ses souillures banales et ses souillures spécifiques.

a. *Souillure banale de l'air.* Les circonstances le plus habituellement mises en cause sont : la souillure de l'air par la respiration et les excrétions cutanées des groupes humains, laquelle se présente à divers degrés depuis la *malaria urbana* jusqu'à ce paroxysme qui se réalise dans l'*encombrement;* la souillure qui résulte des *émanations* de divers foyers putrides, immondices de rue, ordures ménagères, fumiers, fosses d'aisance, écuries et même poulaillers (Ory) ; enfin, circonstance qu'on a l'habitude de considérer à part, quoiqu'elle ressemble beaucoup aux précédentes, le mélange des *gaz d'égout* à l'air des rues et surtout à celui des habitations.

Les villes ne se distinguent pas absolument des villages ni même des maisons isolées, sous le rapport de l'existence de la fièvre typhoïde (*voy.* VILLES). Si l'on considère une période de quelque étendue, on trouve sensiblement la même mortalité de cette cause à la campagne et à la ville. Il est vrai que les populations rurales, qui ont si près d'elles l'air vierge, s'arrangent de façon à l'avoir fort impur dans leurs demeures. La différence réelle est dans la permanence de la fièvre dans les grandes villes, tandis qu'elle ne reparaît dans les petites localités qu'à de longs intervalles. L'explication du fait est simple, la réceptivité des habitants d'un village est épuisée par une seule épidémie pour longtemps ; dans une ville, il y a des quartiers qui échappent à l'épidémie et, d'ailleurs, la réceptivité de l'ensemble se refait incessamment par le mouvement démographique et, plus encore, par l'immigration.

Les médecins militaires et Léon Colin, qui a si merveilleusement déduit l'enseignement qui ressort de leurs observations isolées, dénoncent d'une façon spéciale l'*encombrement* des casernes. Cet encombrement doit être envisagé sous le rapport de la densité, mais aussi au point de vue de la force numérique des groupes. Le danger existe par le fait des agglomérations considérables aussi bien que par le fait de l'installation dans des locaux d'un cube insuffisant. Il redouble par cette circonstance que l'agglomération est composée d'individus de prédispositions identiques (Léon Colin). Le tableau numéro 1 du docteur Dauvé « démontre que le nombre des fièvres typhoïdes est en rapport direct avec la population des villes et le chiffre de leur garnison » dans le 6e corps d'armée, c'est-à-dire que la moyenne de morbidité typhoïde s'élève avec le nombre des habitants de la même caserne, avec le chiffre de la garnison dans une même ville et avec le chiffre de la population de la ville. Les vieilles casernes sont relativement moins éprouvées que les bâtiments neufs, dont la population est, d'ordinaire, plus nombreuse, au sens absolu (tableau de 1886).

La puissance typhogène de l'encombrement a été proclamée avec insistance par J. Rochard, qui a observé que, sur les navires, malgré « une propreté qu'on pourrait qualifier d'exagérée », on peut en quelque sorte faire apparaître la fièvre typhoïde à volonté en fermant les ouvertures extérieures. « Il suffit, pour faire naître une épidémie, d'entasser un trop grand nombre de jeunes gens dans un local trop étroit » (*Acad. de méd.*, séance du 14 novembre 1882). Cette formule est éminemment pratique en hygiène ; le judicieux auteur n'en conclut pas, toutefois, au point de vue doctrinal, à la spontanéité de la fièvre typhoïde.

Une des raisons de l'immunité singulière de Lille (20 décès typhoïdes pour 100 000 habitants), qui a toujours les fosses fixes et boit beaucoup d'eau de puits, pourrait être que l'agglomération populaire y est surtout en surface et non en hauteur. Chaque famille a sa maison, à laquelle deux ou trois étages suffisent, souvent prolongée par un jardinet. Londres est bâtie dans le même mode.

La théorie de la propagation — et même de la genèse — de la fièvre typhoïde par les *émanations* des foyers putrides et spécialement des collections fécales est antérieure à celle des *infiltrations*. Le rôle de l'air passait autrefois pour beaucoup plus important que celui de l'eau, la pénétration respiratoire pour plus commune que l'introduction par les voies digestives. Murchison a accumulé les exemples, même discutables, de fièvres typhoïdes écloses sous l'influence d'émanations de fosses d'aisance, de cloaques, d'égouts négligés. Woillez (*Rapport de la commission des épidémies*, 1873), à l'Académie de médecine, s'appuyait sur les caractères de l'épidémie de Courbevoie (Régnier) pour confirmer cette doctrine. Jaccoud (1877), en hésitant toutefois devant la génération spontanée du germe typhogène, admettait que, dans 24 cas sur 106 observations, la fièvre typhoïde était issue de matières fécales non mélangées de déjections typhoïdes ; d'ordinaire, l'*origine fécale*, dans ces cas, impliquait la véhiculation atmosphérique. Brouardel, en 1882, tenait pour bonnes les observations de Murchison et écrivait encore cette formule : *La propagation de la fièvre typhoïde par l'air est maintenant incontestée.*

Dans les études de Léon Colin, l'origine fécale et la propagation par les évacuations des latrines ne sont signalées qu'un assez petit nombre de fois, si l'on songe à la fréquence des latrines insalubres dans nos casernes; cette cause est le plus souvent présentée comme associée à d'autres, parmi lesquelles on compte encore des foyers putrides. L'auteur lui-même a une forte tendance à ne regarder la souillure putride ou fécale de l'air, qu'il y ait ou non des selles typhoïdes dans la collection excrémentitielle, que comme exerçant la même influence banale qu'il reconnaît avant toute autre à l'eau souillée de la même manière. Dauvé (tableau numéro 3) montre que l'infection putride est d'autant plus efficace vis-à-vis de l'extension de la fièvre typhoïde que « le casernement est plus ancien, moins aéré, plus habité, moins bien aménagé sous le rapport des latrines, des égouts, de la quantité et surtout de la qualité de l'eau potable, et enfin situé dans l'intérieur d'une ville plus grande et plus malsaine. » La relation est un peu générale, mais c'est déjà une base.

W. Budd, en réformant la théorie *pythogénique* de son compatriote Murchison, von Gietl, Griesinger, Noël Guéneau de Mussy, ont conservé l'origine fécale et, pour beaucoup de cas, le transport par l'air de la fièvre typhoïde, mais en affirmant l'inaptitude des matières putrides ou excrémentitielles banales à devenir le *générateur* de la maladie. Ces matières ne sont qu'un milieu très-apte à l'ensemencement par le germe typhogène, contenu dans les selles de typhoïsants ou apporté de toute autre façon. Ce milieu, malheureusement, double encore d'une façon trop régulière les habitations urbaines ou rurales et l'ensemencement typhoïde n'est que trop facile. De sorte que l'on est toujours sûr de rencontrer cette cause, lorsque les recherches étiologiques éprouvent quelque embarras à préciser l'origine d'une épidémie.

Il importe de se garder, en ceci, des affirmations rapides dont on usait naguère. Il y a des faits qui sembleraient prouver l'innocuité des émanations fécales, comme d'autres portent à croire le contraire. Krügkula (Vienne) et J. Port (Munich) ont constaté que la fièvre typhoïde de leurs casernes n'affecte pas spécialement les chambres exposées à ressentir le voisinage des latrines. La ville de Lille est empestée, de six à huit heures du matin, par la vidange à la main et les tonneaux qui emportent les matières à la campagne ; néanmoins, c'est une des localités les moins maltraitées par le typhus entérique.

On ne s'est guère rendu compte, avant l'époque actuelle, de la constitution de cet élément surajouté dans certains cas à l'air et qui s'appelle des *émanations*. On y supposait gratuitement la présence de principes infectieux (*miasmes*), sur la nature desquels des conceptions mystiques tenaient lieu de notions précises. Or les émanations sont des gaz ou des corpuscules matériels. Dans le premier cas, ce sont des composés minéraux ou des essences aromatiques, relevant de la chimie, mais parmi lesquels ne se trouve pas l'agent typhogène, qui n'est pas volatil. Dans le second cas, cet agent pourrait compter parmi les molécules figurées ou non, mêlées à l'air dans la circonstance. Mais justement l'air qui s'échappe des foyers putrides, si puant qu'il soit, ne renferme pas de ces molécules tant que la masse en décomposition reste humide et n'est pas agitée de mouvements de quelque violence (Nægeli, Miquel, Buchner, Wernich, Pumpelly, etc.). « Tout ce qui pue ne tue pas. » Les germes typhogènes peuvent se répandre des collections fécales sur le sol et dans l'eau, mais ils ne peuvent atteindre l'air que sous forme de poussières et non par évaporation.

A fortiori, la fièvre typhoïde ne sort-elle pas, en émanations, des foyers excrémentitiels qui ne renferment pas ces germes?

La souillure banale est-elle apte à favoriser la conservation ou même la multiplication dans l'air, au besoin supposé stagnant, de germes typhogènes qui pourraient y être venus d'une manière quelconque? Nous n'en savons rien, mais c'est peu probable. On ne le constate pas et l'air semble être un fluide trop peu consistant, trop mobile, pour se prêter à être le milieu de culture spontanée des germes, comme peuvent l'être le sol et l'eau.

C'est donc les *récepteurs* que ces souillures compromettent. Le mauvais air déprime et prépare les économies, comme la mauvaise eau. Quand il y a de la fièvre typhoïde quelque part, on ne saurait être étonné que les voisins de latrines infectes soient atteints les premiers et le plus gravement.

Si l'on considère que l'air ne possède un haut degré d'adultération qu'aux alentours immédiats des foyers putrides et que c'est surtout dans l'espace clos de nos habitations que ses souillures ne peuvent se diffuser dans la masse atmosphérique, on reconnaîtra que l'air ne contribue pas beaucoup moins que le sol et l'eau, et par suite des mêmes circonstances, à *localiser* les poussées de fièvre typhoïde. Ainsi s'explique la formule *localiste* de Pettenkofer et celle d'Ernest Besnier. « Les épidémies de fièvre typhoïde sont des épidémies *locales*; leurs exacerbations sont locales également. »

Cette souillure putride de l'air, qui localise la fièvre typhoïde, mais ne l'engendre pas, semble se réaliser au mieux dans les habitations exposées au reflux des gaz des *tuyaux de chute* et des *égouts*, lorsque l'obturation et l'interception manquent ou sont défectueuses, ou qui s'ouvrent sur la bouche d'un cloaque, d'un égout mal fait et mal lavé. L'égout est plus ou moins « le prolongement de l'intestin » (W. Budd, v. Gietl) et assurément dangereux, s'il n'est autre chose qu'une fosse fixe établie dans le sens de la longueur. Poincaré a noté, sous ce rapport, la désastreuse influence des égouts de Nancy et de leurs branchements, à l'occasion des épidémies typhoïdes qui ont désolé cette ville.

Toutefois, ici encore, il y a eu quelques *à priori*. N. Guéneau de Mussy, d'après G. Buchanan, présenta jadis l'épidémie de Croydon en 1875 comme l'exemple typique du danger des égouts au point de vue de l'étiologie typhoïde. Or Lissauer nie formellement qu'on ait constaté l'introduction des gaz d'égout dans les maisons non plus que dans la conduite d'eau. Buchanan expliquait sans peine la prédominance du fléau dans les quartiers hauts de la ville par ce fait que les gaz d'égout avaient dû monter vers la partie supérieure du réseau, en raison de leur poids spécifique. Or, depuis, A. von Rözsahegyi et J. Soyka ont démontré que les gaz d'égout descendent plus souvent qu'ils ne montent et suivent, par adhérence, le courant de l'eau dans les canaux. D'ailleurs, quand il y a circulation constante dans l'égout, les vapeurs et les gaz qui pourraient s'en échapper et s'en échappent quelquefois ne sont pas si abondants ni si fétides qu'on le prétend et, dans tous les cas, ne sont pas typhogènes.

La canalisation des villes n'entretient pas la fièvre typhoïde; c'est le contraire. Même médiocres, les égouts valent encore mieux que l'absence de canaux, ainsi que Soyka l'a fait ressortir pour une partie de Munich. Nous avons montré nous-même (art. Égouts), par la statistique d'un certain nombre de villes d'Europe, que la canalisation rationnelle fait baisser considérablement la mortalité typhoïde des localités, surtout quand on s'en sert pour l'évacuation intégrale et immédiate des immondices, suivant ce procédé du *tout à l'égout* qui préserve du *tout à la rue*.

b. *Souillure spécifique de l'air.* Il y a, de nos jours, une véritable réaction à l'endroit de la véhiculation atmosphérique des agents pathogènes, qui tenait autrefois une si grande place en étiologie. On montre moins encore dans l'air que dans l'eau les bacilles infectieux, et il est impossible de prendre l'air pour milieu de culture de certains schizomycètes, comme on le fait de l'eau ou du sol, dans les expériences de laboratoire. Aussi la propagation par les contacts et l'absorption digestive tendent-elles à se substituer au transport aérien des contages et à leur absorption pulmonaire. C'est souvent justice.

Cependant, s'il convient de réduire le rôle de l'air comme véhicule des infections, ce serait une erreur de le supprimer.

Il est évident que l'air ne reçoit rien de pathogène des déjections typhoïdes au moment de leur expulsion, puisqu'elles sont humides. Mais, lorsque ces matières se sont desséchées sur les linges et la literie, à la faveur des selles involontaires et de la chaleur du patient, voire sur les planchers ou d'autres surfaces que la négligence des assistants leur a permis d'atteindre et où elle les abandonne, il est clair qu'elles deviennent aisément *poussières*, tout aussi bien que le feraient des crachats tuberculeux dans des conditions analogues, et que les bacilles typhogènes ou leurs spores se prêtent dès lors à la flottaison dans l'air, sur les ailes des particules organiques, plus volumineuses, qui leur sont associées, concrétions fécales, fibres végétales du linge, villosités des couvertures. On ne voit pas ce qui empêcherait les personnes de l'entourage de respirer ces molécules virulentes et, si elles sont réceptives, de contracter par ce mécanisme la fièvre typhoïde. Cette route n'est pas interdite au bacille typhogène plus qu'au bacille tuberculeux. A la rigueur, l'air respiré peut déposer ses bacilles sur les lèvres, dans la bouche, d'où ils sont déglutis.

Nous avons dit antérieurement comment ces bacilles, revivifiés peut-être dans le sol, peuvent être ramenés à la surface et mêlés à l'air, à l'état de poussières encore, lorsque cette surface du sol se dessèche suffisamment pour être capable d'en faire. Cette fois il est permis de reconnaître que la maturation du germe typhoïde a eu lieu dans le milieu extérieur, le *substrat*, qu'exigent Pettenkofer et Liebermeister. Dans le cas que nous supposions d'abord, le passage de l'agent pathogène du malade à l'homme sain est, au contraire, *direct*. Est-ce une difficulté? Nous ne le pensons pas. La génération alternante des germes est une théorie plutôt qu'une loi. Le retour des champignons pathogènes à un milieu extérieur est probable, à un moment donné, mais il n'est pas constamment nécessaire entre le cas antérieur et celui qui en provient. L'observation le prouve. Dans la discussion du rapport de Letulle sur la *contagiosité directe de la fièvre typhoïde*, la Société médicale des hôpitaux s'est débarrassée nettement de cette formule tyrannique de l'*élaboration secondaire* du germe contage typhoïdique. On admet que l'eau d'une source apporte en quelques heures les germes typhoïdes à une population qui aura la fièvre quinze jours après, et l'on contesterait un pouvoir pareil à l'air, qui est apparemment un milieu moins dangereux pour les germes que l'eau de source! Les spores du bacille typhique semblent résister longtemps à la dessiccation, même à la lumière (Chantemesse et Widal).

Comme pour retarder l'affirmation de l'aptitude de l'air à transporter directement le contage typhoïde, Siredey, dans l'occasion qui vient d'être indiquée, cita un cas de transmission par une femme de ménage qui soignait son enfant, atteint de dothiénentérie, et faisant en même temps la cuisine chez une dame; celle-ci et son fils contractèrent la fièvre typhoïde. Il se demande si la femme de ménage se lavait suffisamment les mains avant de procéder aux opérations culinaires et si elle n'avait pas contaminé les aliments préparés pour ses maîtres. C'est être bien attaché à l'introduction digestive des contages. La femme en question n'a-t-elle point aussi emporté dans ses vêtements quelques poussières fécales de son enfant qu'elle a ensuite dispersées dans l'air des appartements de la dame? Plus tard, dans son *Rapport à l'Académie sur les épidémies* en 1884, l'auteur sembla voir, dans le même fait, la contagion directe par l'atmosphère infectieuse. C'est, sans doute, l'explication la plus simple. Dans tous les cas, il n'y a pas eu là d'élaboration secondaire.

Pour ce qui concerne le transport atmosphérique, le compte rendu de la séance de la Société médicale des hôpitaux (*Gazette hebdomad.*, 1886, n° 34, p. 560) attribue à notre savant ami, le professeur Kelsch, l'opinion suivante : « Les infirmiers des hôpitaux, qui manipulent les linges souillés, ne peuvent, lorsqu'ils sont atteints, fournir un argument bien décisif en faveur de la contagion directe nosocomiale; ils sont d'ailleurs frappés le plus souvent, ainsi que l'a montré M. Colin, vers la fin des épidémies, alors que l'hôpital semble être devenu un foyer d'infection secondaire. » La première partie de cette proposition signifie, sans doute, que les infirmiers sont contaminés tout autant par le contact des linges des typhoïsants que par les germes flottants dans l'air. Nous croyons, au contraire, que ces linges sont peu dangereux par le fait même des contacts, mais qu'ils le sont beaucoup par les poussières qu'ils mettent dans l'air et que celui-ci rapporte aux poumons des infirmiers. Quant à ceux qui sont frappés à la fin des épidémies, l'explication par l'infection *secondaire* peut être bonne, quoique l'on comprenne mal que les murs des salles, les planchers même fissurés (ils peuvent renfermer du terreau, mais l'on n'y a pas encore démontré de nappe souterraine), se prêtent à être le milieu de maturation des germes, comme le ferait le sol. Mais il y a au moins une explication plus simple, à savoir que l'atmosphère des salles charrie plus de poussières typhiques à la fin des épidémies qu'au commencement et au milieu ; — une dose forte de virus réussit toujours mieux qu'une faible, — et que les infirmiers, fatigués, ont moins de résistance.

Il y a peut-être, sur ce point, des distinctions un peu subtiles dont il serait temps de se défaire. Un varioleux est introduit dans une salle de fièvreux généraux et provoque la variole chez cinq ou six de ceux-ci autour de lui : on dit *contagion*. Qu'un homme sain prenne la fièvre typhoïde en pénétrant dans l'atmosphère d'une salle où sont couchés une douzaine de typhoïsants : c'est l'*infection*. J'avoue que, pour ma part, je ne vois pas de différence capitale entre les deux cas et, à mon avis, il y a eu, dans l'un et l'autre, contagion et transmission par l'air.

Comment, d'ailleurs, les salles ou l'hôpital tout entier se sont-ils *infectés* dans l'hypothèse de Kelsch, qui est peut-être aussi dans l'esprit de Léon Colin? Est-ce parce que les fosses d'aisance ont déjà envoyé dans le sol les déjections typhoïdes, mêlé la matière typhogène à l'eau de boisson, ou bien que l'air lui-même a véhiculé cette matière, fournie à l'état pulvérulent par la literie ou toute autre surface, et l'a déposée un peu partout sur les parois intérieures des locaux? Je pense que cette seconde manière d'infecter un hôpital, une caserne, se réalise aussi souvent que la première et prend toujours une grande part à la constitution de ce que l'on appelle un *foyer*. Le fait est que, dans les épidémies de caserne, c'est l'atmosphère que l'on abandonne par les évacuations prophylactiques, et les locaux que l'on passe à l'acide sulfureux. On ne modifie point le sol et l'on ne change pas toujours l'approvisionnement d'eau, en quoi l'on a souvent tort. Cependant, après quelque temps, les troupes reviennent occuper leurs casernements et il se trouve d'ordinaire que les mesures prises sur les locaux et leur atmosphère intérieure suffisent à empêcher l'épidémie de recommencer.

Les cas *intérieurs* de fièvre typhoïde, à l'origine desquels il est si difficile de voir autre chose que le transport atmosphérique du contage, les atteintes des infirmiers, ont été notés par Daga (Nancy), Roudet (Rennes), Lauza, Masse (Vincennes), Hémard, Longet, Oriou, Barberet, Burlureau et Chouet, Weill (cités par Léon Colin : *Rapport* de 1882), Breton (Valenciennes), par Mareschal (hôpital de Montmédy, 1876 à 1877), et par nous-même (Lille, 1881). Depuis lors, Quinquaud, Aug. Ollivier, Alph. Laveran, ont rapporté des faits analogues, avec cette conclusion expresse que « la fièvre typhoïde est transmissible par l'air » (Laveran) directement dans tous les cas, soit dans les poussières des selles desséchées des malades, soit même sous forme « d'émanations » (Ollivier) des selles fraîches et peut-être de la peau ou des poumons des patients. Enfin, Debove (1886) a porté la même formule devant la Société médicale des hôpitaux, où elle a obtenu l'assentiment de Richard (du Val-de-Grâce), Kelsch, Féréol, Dujardin-Beaumetz. De ces médecins distingués, les uns regardent l'absorption digestive comme le mode le plus habituel d'introduction du principe typhogène ; d'autres attribuent plus d'importance à l'absorption respiratoire. Nous n'avons pas de choix à exprimer. Le virus typhique une fois dans l'air, il peut être respiré (c'est probablement ce qui présente le plus de chances) ou dégluti, par le fait qu'il se dépose sur les lèvres, pénètre dans la bouche, s'abat sur les aliments ou surtout les boissons, conservées sur la tablette des hôtes de l'hôpital. Le point capital, c'est qu'il a été dans l'air.

Aussi bien les modernes ne font que revivifier un dogme ancien, un peu obscurci par Murchison, Lindwurm, Pettenkofer, Liebermeister, Ern. Besnier, L. Lereboullet, mais qui était familier à Bretonneau, Andral, Chomel et leurs contemporains, et que les observations de Gendron, de Ruef, de Piedvache, dans de petites localités, avaient mis hors de doute. C'est, en effet, dans des villages qu'une enquête péremptoire peut être faite, que l'on peut constater l'absence complète de tout foyer typhoïdique, au moment où l'arrivée d'un typhoïsant venu du dehors fait éclater la maladie dans sa famille, huit à dix jours après. On y voit même des épidémies apportées par un individu *qui a passé quelques heures* dans une maison du village voisin, où régnait la fièvre typhoïde, comme Alison, dans ces derniers temps, en a rapporté des exemples. La variole, dont on ne conteste pas la transmissibilité atmosphérique, ne ferait pas mieux, quoique, d'habitude, la fièvre typhoïde soit d'une contagiosité infiniment moins énergique que la variole.

Citons quelques exemples de cette propagation par l'air, dite autrefois *par infection*.

Dans la séance du 22 juillet 1887 de la *Société médicale des hôpitaux*, Féréol lut, au nom de M. Dewalz, médecin aux Eaux-Bonnes, la relation d'une petite épidémie de fièvre typhoïde qui s'était constituée de la façon suivante :

En juillet 1886, arrivait dans un hôtel situé dans la partie la plus élevée de la ville une dame de Paris qui présentait les premiers symptômes de la fièvre typhoïde. La maladie évolua normalement et se termina par la guérison au bout de quatre semaines. Mais trois des filles du propriétaire ne tardèrent pas à être atteintes de la même affection. Le 21 août, l'aînée tombait malade ; trois jours après, c'était le tour de la cadette et bientôt celui de la plus jeune. L'épidémie ne s'étendit pas davantage.

Or, avant l'arrivée de cette dame, on n'avait constaté aucun cas de fièvre typhoïde aux Eaux-Bonnes. La ville est alimentée par une eau excellente, très-bien captée assez haut dans la montagne, et qui ne peut recevoir les infiltrations d'aucune fosse d'aisance, aucune contamination, par suite ne saurait contenir aucun germe, ainsi que l'ont démontré les recherches bactériologiques. Mais aucune précaution ne fut prise à l'égard de la malade, de ses déjections ni de son atmosphère. L'air de la chambre des jeunes filles était en communication avec celui d'une galerie couverte sur laquelle s'ouvrait la porte des cabinets d'aisance, où l'on portait les selles typhoïdes non désinfectées, et d'ailleurs aussi la chambre de la malade.

L'auteur conclut à la propagation par l'air inspiré.

Quelques faits de contagion typhoïde, qui se sont présentés sur le 5e régiment de dragons, en 1886, ont été analysés avec une sagacité remarquable par Favier, médecin-major de cette troupe. Le 26 août, le 5e dragons, parfaitement indemne de fièvre typhoïde, part de Compiégne pour les manœuvres et va cantonner jusqu'au 6 septembre, moitié à Cuvilly, moitié à Neuville et à Ressons. Le 11 septembre, un homme du premier demi-régiment, celui qui avait cantonné à Cuvilly, est envoyé à l'hôpital avec une fièvre typhoïde confirmée. Du 19 septembre au 2 octobre, huit autres typhoïsants du même demi-régiment se déclarent et sont hospitalisés, tandis que le deuxième demi-régiment jouit d'une immunité absolue et n'a de typhoïsants que les 5 et 19 octobre, dix-sept et trente et un jours après sa rentrée à Compiégne, c'est-à-dire après avoir été largement en contact avec les escadrons infectés. En tout, 14 cas dans le premier demi-régiment ;

2 dans le second. En recherchant l'origine du mal, Favier put reconnaître que la fièvre typhoïde existait à Cuvilly, au moment du cantonnement des troupes, dans la famille d'un couvreur (3 cas). Or la maison de ce couvreur abrita l'un des cavaliers qui furent ultérieurement malades et moururent; en face d'elle logeait l'homme qui fut le premier atteint. Celui-ci avait son cheval dans l'écurie de cet immeuble, ainsi que trois autres hommes du même peloton. Tous quatre pénétraient plusieurs fois par jour dans la maison et y séjournaient; tous quatre furent frappés. Peut-être y a-t-il eu des contacts directs, mais, à tout le moins, la maison du couvreur a été un *foyer*, renfermant l'atmosphère infectieuse où les dragons ont pris les germes spécifiques. Telle est la conclusion de l'auteur, que nous acceptons entièrement.

4° Les *aliments*. Nous n'avons pas l'intention de répéter ce qui vient d'être dit dans les deux paragraphes précédents : que les déjections typhoïdiques peuvent atteindre l'eau de boisson et que la poussière de ces matières desséchées peut être déposée par l'air sur des aliments ou dans des boissons alimentaires : d'où il résulte, l'absorption digestive de l'agent typhogène étant admise, que les aliments sont probablement assez souvent le véhicule de ce principe et les moyens de propagation de la fièvre typhoïde.

Notre but se réduit à consacrer quelques lignes aux accidents, qualifiés *fièvre typhoïde*, qui ont suivi l'ingestion de viandes suspectes dans les épidémies de Kloten, Chemnitz, Birmenstorf, etc. Tout nous porte à être bref sur ce point.

Le 31 mai 1878, il y avait à Kloten (canton de Zurich) une fête musicale qui avait attiré du dehors une foule considérable. On y mangea la viande d'un veau, que l'on sut plus tard n'avoir été âgé que de quelques jours et avoir été malade au moment de l'abatage, opéré pour cette raison clandestinement et un temps notable avant la solennité. On y mangea aussi de la viande d'autres veaux, sains probablement, mais qui s'était trouvée au contact ou au voisinage des morceaux du premier. Dès le second jour après la fête, le 3e, le 4e, mais surtout à partir du 5e jusqu'au 9e, un grand nombre de personnes des villages environnants et des visiteurs plus éloignés tombèrent malades. Il y en eut 660 au bout de trois semaines et seulement 6 décès, à l'occasion desquels l'autopsie permit de constater les lésions anatomo-pathologiques de la fièvre typhoïde, spécialement le gonflement des plaques de Peyer et les ulcérations intestinales. Walder, qui observa 250 de ces malades, déclare que 121 cas lui parurent être des fièvres typhoïdes légitimes, c'est-à-dire d'une durée de plus de seize jours, et 129 cas des typhus abortifs, durant moins de seize jours. Les symptômes des premiers étaient des troubles digestifs, la diarrhée le plus souvent, mais non toujours, le météorisme, la sensibilité iliaque, une éruption rosée discrète, le gonflement de la rate, la langue caractéristique, les troubles sensoriels spéciaux, parfois de la bronchite. On compta 74 cas qu'il fallut attribuer à une propagation contagieuse ou infectieuse.

Tels sont les faits. La plupart des observateurs n'ont pas hésité à y voir la fièvre typhoïde, et le docteur de Cérenville nous a, personnellement, confirmé ce diagnostic, à Genève, en 1882. Cependant Huguenin hésite et incline à voir, chez les malades de Kloten, deux ordres d'accidents : les uns seraient de simples intoxications putrides ; les autres, de vraies fièvres typhoïdes entées sur l'état d'empoisonnement putride, ou nées secondairement de fièvres ayant présenté cette association. Bollinger appelle ces affections une espèce parallèle, ou même parente du typhus abdominal, mais qu'il ne faut pas confondre avec lui.

En 1841, à Andelfingen, encore en Suisse et à l'occasion d'une réunion musicale dans laquelle il fut consommé de la viande de veau, une épidémie toute pareille avait éclaté, qui frappa 450 personnes et causa 10 décès. La même controverse s'était élevée qu'au sujet des malheurs de Kloten; Griesinger, O. Wyss et Zehnder, tenaient pour la fièvre typhoïde; Liebermeister, Lebert, Kohler, Bierner, pour l'empoisonnement putride.

En 1879 (juillet), à la suite d'un marché annuel à Chemnitz, 245 personnes, qui avaient consommé de la viande (saucisses) provenant d'une certaine boucherie, tombèrent malades et présentèrent quelques-uns des symptômes de la fièvre typhoïde. Cependant Flinzer, qui raconta l'épidémie, émet l'avis qu'il s'agissait, non du typhus entérique, mais d'une *mycose intestinale*, charbonneuse peut-être. Telle avait été aussi l'opinion de Huber, au sujet d'une épidémie du même genre, survenue à Wurzen en juillet 1877 (206 malades), tandis que Butter, autre observateur des mêmes désastres, croyait à l'empoisonnement septique, comme Bollinger.

J'ai rapproché de ces curieux accidents l'histoire du navire l'*Argo* (1854), dans laquelle Boudin voyait des fièvres pernicieuses dues à l'usage d'une eau emportée d'un pays palustre, que Léonard et Léon Colin ont rapportées à la fièvre typhoïde et qu'un observateur de l'époque nous a assuré être le résultat de l'alimentation des passagers avec des fromages pourris. C'est qu'en effet tous ces incidents pathologiques d'origine alimentaire font songer aux propriétés, aussi énergiques que curieuses, des alcaloïdes cadavériques (ptomaïnes) dont A. Gautier, Selmi, Brouardel, Brieger, ont, dans notre temps, édifié l'histoire. Ne pourrait-il, à Kloten, y avoir eu un certain nombre de fièvres typhoïdes légitimes, écloses à la façon ordinaire, mais mêlées par hasard à une masse encore plus considérable d'intoxications septiques? Nous n'avons pas le moyen de résoudre ce problème, mais le fait que nous le posons indique au lecteur que nous restons sur la réserve vis-à-vis de l'interprétation des épidémies relatées plus haut, dans le sens de leur nature typhoïde.

5° *L'homme et les objets à son usage.* Il n'est pas question ici de l'homme malade, du typhoïsant lui-même, qui est évidemment le milieu et le véhicule de l'agent typhogène, puisqu'il le régénère et le multiplie. Nous envisageons l'homme comme pouvant servir de réceptacle et de véhicule aux germes typhogènes à la façon du sol, de l'eau, de l'air, sans en être immédiatement influencé suivant le mode pathologique, jusqu'à ce qu'il distribue ce germe à d'autres, qui en auront la fièvre typhoïde, ou qu'il le reprenne en lui-même pour lui fournir les moyens d'envahissement et en recevoir la maladie complète pour son propre compte.

Lorsqu'un individu sain pénètre dans un foyer typhoïde et qu'il en rapporte la fièvre par contact, par absorption gastrique ou par absorption pulmonaire, il est à peu près impossible que ses vêtements, que divers points découverts de son corps, simplement en qualité de surfaces, n'aient point reçu quelques molécules infectieuses. Celles-ci ne comptent pas dans l'imprégnation typhogène de cette personne, puisque cette imprégnation est déjà faite au moyen des germes introduits, soit dans les voies digestives, soit dans les voies respiratoires. Mais seront-elles capables de contaminer ultérieurement le porteur, en supposant qu'il ait échappé à l'infection pulmonaire ou digestive, ou d'en contaminer d'autres, si, réfractaire pour son propre compte, il se trouve transporté dans un groupe sain, mais réceptif, sans avoir lui-même la fièvre typhoïde?

Je pense que les deux cas, le second surtout, sans être communs, ne sont pas irréalisables. Les vêtements d'un typhoïdique sont dangereux et le sont même longtemps (Alison); ses linges le sont à un haut degré : témoin la fréquence de la fièvre typhoïde, signalée par Griesinger chez les blanchisseuses des hôpitaux. Ils le sont évidemment parce qu'ils transportent une part des germes abandonnés par le malade avec ses excrétions.

L'un des casernements du régiment d'artillerie en garnison à Oldenbourg conservait la fièvre typhoïde depuis quatre ans. L'autre portion du régiment, buvant la même eau, usant des mêmes latrines, était indemne. L'assainissement du sol, la désinfection des locaux, n'y avaient rien changé. L'enquête poursuivie démontra, dit Gelan, que les malades avaient porté des vêtements qui avaient antérieurement servi aux typhiques, spécialement des culottes de cheval, et avaient hérité de leur literie. On soumit tous les vêtements et la literie à une désinfection sérieuse, ainsi d'ailleurs que les objets mobiliers, et l'épidémie disparut (*Deutsche militärärztliche Zeitung*, juin 1887, p. 266).

On peut en conclure que des vêtements d'un individu sain qui auront, par tout autre mécanisme, collectionné des germes, seront dangereux aussi en proportion de la quantité des molécules infectieuses qu'ils auront recueillies. C'est pour cela, sans doute, que les résultats de contamination ne sont pas très-frappants, dans les conditions que nous supposons ici.

Murchison affirme que « cette affection n'est jamais propagée par un tiers. » Mais, dans la note relative à ce passage, H. Guéneau de Mussy reconnaît qu' « une opinion contraire a été exprimée par quelques auteurs. « Griesinger, parlant de certaines épidémies dans lesquelles le typhus intestinal est fortement contagieux, déclare qu'en pareil cas « il y a une propagation et une importation vraiment manifestes de la maladie par les infirmiers, les visiteurs, les habitants de la maison, etc. » Rien ne fait supposer que l'auteur ne prête à tout ce monde le pouvoir de propagation qu'à la condition d'être malade d'abord.

On trouve dans le rapport de Siredey sur les épidémies en 1884 la mention d'un certain nombre d'observations qui semblent indiquer la propagation par des tiers non malades. Cette mention étant le résumé de communications qui ne sont pas venues à notre connaissance, nous ne pouvons y découvrir d'une façon positive la pensée des auteurs; on jugera par les citations suivantes si notre interprétation est la vraie.

« Dans l'Ain, la maladie a été importée au hameau d'Évosge (arrondissement de Belley) par une jeune fille venant d'une localité infectée. Sur 13 habitants du hameau, 10 furent atteints. »

« A Autremencourt (Aisne), d'après le docteur Hugot, l'épidémie est importée par une femme qui était allée visiter une parente atteinte de fièvre typhoïde, dans une localité voisine. »

On ne dit pas que les importateurs aient été malades pour leur propre compte. Dans l'observation suivante, il est expressément spécifié que la personne soupçonnée d'avoir véhiculé le mal n'en fut pas atteinte elle-même (*voy.* le paragraphe précédent).

« Une femme, dont la fille était atteinte de fièvre typhoïde, allait chaque jour travailler dans une maison très-éloignée de sa demeure. Elle porta la fièvre typhoïde chez ses maîtres : un jeune homme de dix-sept ans et sa mère furent atteints. »

« Ce fait, ajoute le rapporteur, nous semble peu concluant. La ménagère en question faisait, il est vrai, la cuisine chez ses maîtres ; on peut admettre qu'elle n'ait pas eu la précaution de se laver les mains après avoir donné à sa fille les soins que réclamait son état et qu'elle ait ainsi infecté les aliments qu'elle préparait (dans ce cas, le transport par un tiers indemne serait démontré). Mais il ne faut pas oublier que la fièvre typhoïde régnait à Saint-Brieuc (lieu de l'observation) et que, de plus, la dame qui, plus tard, tomba malade, était allée elle-même visiter plusieurs fois la fille de sa domestique. Aussi serions-nous tenté d'attribuer la transmission de la maladie à la contagion directe due à l'influence épidémique plutôt qu'au transport de l'affection par une personne non malade. »

On ne comprend pas trop « la contagion directe due à l'influence épidémique, » phrase obscure qui semblerait impliquer plutôt l'infection que la contagion. Dans tous les cas Siredey admet le transport par un tiers indemne dans certains cas, puisqu'il le met en doute pour celui-ci. Et l'observateur lui-même, le docteur Guibert (de Saint-Brieuc), rapportait certainement le fait à la contagion *indirecte* ou médiate.

Nous n'avons pas de preuves personnelles. Mais nous avons relevé, dans un travail antérieur, le cas d'un médecin, le docteur F. Baelde, qui se demande s'il n'a pas apporté lui-même la fièvre typhoïde à une femme, restée sans relation aucune avec le premier foyer de l'épidémie de Marcq-en-Barœul (1882) et qui tomba malade quinze jours après avoir été soignée d'une fausse couche par ce médecin, occupé à la même date à visiter les premiers typhoïsants.

Que de fièvres typhoïdes d'*origine inconnue* ne pourrait-on pas expliquer par le transport au moyen d'un tiers indemne, ou encore sur des objets inanimés, ayant servi successivement à des typhoïdiques et à des individus sains ! On ne cherche pas assez dans cette voie. Il n'y a pas très-longtemps, d'ailleurs, que l'on s'est aperçu que les voitures de place sont parfois le véhicule de la variole.

Nous ne saurions insister. Mais voici tout un autre ordre de faits dont l'explication est à peu près impossible, si l'on ne se réfugie dans une induction dont nous avons déjà essayé la formule en 1882, à Genève, et que Bouley dès cette époque, Verneuil de nos jours, ont produite et défendue avec autant d'éclat que d'autorité : le *microbisme latent*.

C'est dans les groupes militaires que ces faits se manifestent avec le plus d'ampleur : aussi est-ce là que nous prendrons nos exemples et nos arguments.

L'expédition de Tunisie (1881) fut marquée par l'éclosion extrêmement rapide d'une épidémie de fièvre typhoïde qui, en quelques semaines, fut généralisée à toute l'armée. On a beaucoup, en ce temps-là et depuis, cherché la cause déterminante de malheurs si étendus. Quelques-uns songèrent à l'importation ; deux corps, le 142ᵉ d'infanterie et le 22ᵉ bataillon de chasseurs, venaient de localités foyers et avaient eu des cas en route et en arrivant sur la terre d'Afrique. Pourtant l'armée tout entière n'avait pas été en contact avec ces troupes contaminées, ni passé par les mêmes chemins. Aussi Czernicki, Poncet, Torthe (cités par Siredey), déclarent-ils que le rôle de l'importation n'a été *ni majeur ni capital*. Presque tout le monde a accusé les marches, les privations, la nostalgie du dépaysement, bref, le surmenage. Et l'on a eu cent fois raison par un certain côté, car il n'y a pas de cause occasionnelle plus puissanté. Mais le surmenage ne crée pas de principe infectieux, surtout si l'on entend que l'agent pathogène, dans ce cas, est un parasite.

L'épidémie du camp du Pas-des-Lanciers (1885) sur la division de réserve du Tonkin prêta aux mêmes étonnements. Un régiment aussi, le 62e d'infanterie, provenait d'une localité suspecte, Lorient. Il n'avait pas eu de malades dans sa garnison, mais il laissa en route deux cas douteux et, le lendemain de son arrivée, il avait trois typhoïsants certains. Le docteur Duchemin conteste que ces trois cas aient suffi à contagionner toute la division, qui ne tarda pas à avoir des malades dans tous ses éléments. Et nous croyons qu'il a raison. Il dénonce formellement le surmenage et l'*autotyphisation;* et nous avons le regret de ne pouvoir le suivre dans cette voie, ce mécanisme ne pouvant être l'origine d'une maladie infectieuse et même parasitaire, d'après les constatations de Rietsch.

Dans ces diverses occasions, il était bien difficile de suspecter le sol au point de vue de la souillure banale, puisque les troupes s'arrêtaient sur des espaces inhabités jusque-là, et au point de vue de la souillure spécifique, car les germes typhogènes y étaient moins probables que tout autre et, à coup sûr, n'avaient pas eu le temps de parfaire cette maturation dans un milieu intermédiaire que Budd, Pettenkofer et Liebermeister, regardent comme la règle. Ils n'étaient pas davantage amenés par l'eau, encore moins tombés de l'atmosphère. Que s'était-il donc passé?

Ce régiment qui, parti de Lorient sans avoir eu de cas de fièvre typhoïde, mais en eut en route et dès l'arrivée, nous paraît une source précieuse de renseignements. Rien n'est plus simple que d'admettre que les hommes qui tombèrent malades en route ou à leur arrivée au camp du Pas-des-Lanciers avaient pris les germes typhogènes à Lorient, alors en possession d'une épidémie. Ces hommes avaient pu, en garnison, ne pas traduire cette imprégnation par des fièvres typhoïdes caractérisées, mais on ne contestera pas que les fatigues de la marche et le dépaysement aient pu leur créer une aptitude morbide qu'ils n'avaient pas ou augmenter singulièrement la réceptivité qu'ils avaient. Est-il difficile et téméraire d'aller un peu plus loin et de se figurer que *tous* les hommes de cette troupe, dans le foyer typhoïde de Lorient, avaient absorbé les mêmes germes que ceux de leurs camarades qui les révélèrent en route? que ces hommes restés indemnes plus longtemps que les premiers, en raison d'une réceptivité moindre, d'une résistance plus grande, ont fini cependant par acquérir en grand nombre le degré voulu d'*adaptation* et se sont prêtés finalement aussi à la multiplication et à l'envahissement des germes qu'ils avaient emportés de Lorient, comme les autres, silencieux et impuissants en apparence?

Mais les soldats des autres régiments? Ceux-ci ne tardèrent pas à se trouver dans une atmosphère typhogène par le voisinage des précédents. Mais encore, il ne semble pas tout à fait irrationnel de soupçonner qu'un certain nombre d'entre eux ont aussi fait la fièvre typhoïde pour leur propre compte, à l'aide de germes qu'ils avaient également apportés de leurs garnisons. Peut-être n'est-il pas nécessaire que ce transport soit aussi évident que dans le cas du 62e ni que le collectionnement des germes soit de date aussi récente; les parasites pathogènes conservent longtemps leurs propriétés. Si l'on accepte cette dernière supposition, qui n'est point très-hasardée, il ne sera pas difficile de découvrir où les hommes des corps autres que le 62e ont pu prendre les germes typhoïdiques. Nous avons montré, dans un récent travail (J. Arnould, *De la fièvre typhoïde à l'état sporadique*. In *Revue d'hygiène*, VIII, p. 740, 1886), que la plupart des garnisons présentent, chaque année, un certain nombre de cas typhoïdes, dits *sporadiques*, rapprochés dans le temps plus que dans l'espace et répartis en groupes ou séries qui trahissent une influence typhogène générale; ce sont des épidémies avortées plutôt que des cas réellement isolés les uns des autres; ils feraient une épidémie parfaite, si la réceptivité était suffisante. Dans tous les cas, ils reproduisent, rajeunissent et multiplient la semence typhoïde. Mais n'est-il pas évident qu'à côté des quelques individus qui se sont montrés aptes à la fièvre typhoïde des centaines de camarades ont absorbé les mêmes germes que leurs voisins? Il n'en a rien paru, mais les hommes n'en ont pas moins ces germes quelque part dans leur économie. Or personne ne sait combien de temps l'économie met à s'en débarrasser, ni au bout de combien de temps ils sont devenus inoffensifs. Certaines observations portent à croire que ce temps peut être assez long.

Les microbes pathogènes, dit le professeur Verneuil, « si nocifs qu'ils paraissent être et qu'ils soient en effet, peuvent nous habiter, nous envahir, nous pénétrer pendant un temps plus ou moins long sans révéler leur présence. » Parmi les maladies auxquelles le microbisme latent est familier, le savant professeur cite expressément la fièvre typhoïde; elle ne pouvait ne pas venir sous sa plume. Il indique d'ailleurs des « districts » de notre organisme dans lesquels peuvent s'abriter les microbes pathogènes, *latents* jusqu'à nouvel ordre. Citons comme intéressant plus particulièrement notre cause : la surface tégumentaire et les cavités muqueuses en communication avec l'atmosphère. Le médecin qui transporte la fièvre typhoïde chez un de ses clients sans l'avoir lui-même fait du microbisme latent. Nous sommes convaincu que des soldats partis de garnisons de France où la fièvre typhoïde a passé depuis peu, arrivés sains en Tunisie, mais manifestant bientôt la fièvre typhoïde sous l'action de causes extérieures banales, ont fait aussi du microbisme latent pour leur compte personnel et en ont été les victimes. La génération de la fièvre typhoïde n'est point spontanée; elle peut seulement être *autochthone*.

Il est des occasions dans lesquelles il faut absolument accepter cette doctrine ou se déclarer spontanéiste. Nous n'hésitons pas entre les deux alternatives. Dans le deuxième rapport (1882) de Léon Colin, deux épidémies sont citées « qui semblent indiquer la faculté de développement de la fièvre typhoïde. » L'une a été observée par le docteur Marmonnier, en juillet 1876, sur un détachement de 116 hommes du génie qui avait quitté le 1er mai Grenoble, où ne régnait pas la fièvre typhoïde, pour être cantonné au hameau de la Bordelière, au voisinage duquel on construisait un fort; l'autre, en avril 1878, par le docteur Farssac, sur deux batteries d'artillerie parties en janvier précédent de Carpentras, « où l'état sanitaire était excellent », pour s'installer à Uzès, « où les maladies épidémiques sont d'une rareté notoire. » En admettant que l'on ait soigneusement exploré tous les modes par lesquels la maladie a pu être importée, ce que nous ne mettons pas en doute, il ne nous paraîtrait pas sans intérêt de savoir si Grenoble et Carpentras n'avaient pas eu quelques fièvres typhoïdes, trois mois, six mois, un an auparavant et même davantage. *A priori*, nous croyons qu'il en était ainsi. Dès lors nous pouvons recourir à l'idée du transport d'un certain nombre de germes *latents* par ceux-là mêmes qui devaient les traduire en fièvre typhoïde quelques mois plus tard, sous l'influence de quelque lacune d'hygiène, dans les milieux nouveaux. Cette idée, comme l'entrevoit le professeur

Verneuil, sera-t-elle l'heureux terrain de conciliation entre les spontanéistes et les fidèles du développement continu? Nous le désirons sincèrement.

B. Les *récepteurs*. Il y a une réceptivité *native*, normale en quelque sorte, et une réceptivité *acquise*, qui est essentiellement la première, modifiée en plus ou en moins.

1. La réceptivité native ne dépend pas de la *race*. Tous les hommes sont aptes à la fièvre typhoïde, comme toutes les régions du globe se montrent susceptibles de la recevoir. Les documents recueillis par Hirsch ne laissent aucun doute à cet égard.

2. L'âge préféré de la fièvre typhoïde est celui de vingt à trente ans, d'après le plus grand nombre des observateurs. Murchison, cependant, au *Fever Hospital* de Londres, a trouvé que les plus fortes proportions tombaient dans l'âge de quinze à vingt ans. Les enfants, toutefois, n'en sont pas exempts, ni les vieillards. Les premiers paraissent n'avoir pas encore la réceptivité, car Griesinger, sur 510 malades, n'en a eu que 3,3 pour 100 de neuf à dix ans. Les seconds l'ont perdue, peut-être par les modifications naturelles de l'âge, plus probablement parce qu'ils ont acquis l'immunité dans leur jeunesse, grâce à une atteinte de fièvre typhoïde plus ou moins caractérisée et remarquée. Vallin mentionne, d'après Parkes, certain village dans lequel, de temps immémorial, on n'avait vu un cas de fièvre typhoïde ; un jour la maladie y fut importée ; *tous* les habitants du village furent atteints successivement, les vieux aussi bien que les jeunes. C'est probablement que les hommes âgés n'avaient jamais eu l'occasion de contracter la maladie et d'acquérir l'immunité.

Les hommes, dit Griesinger, fournissent un peu plus de malades que les femmes.

J'ai appelé autrefois *simple* ou *négative* cette réceptivité qu'on a pour la fièvre typhoïde, tant que l'on n'en a pas subi une atteinte. L'immunité acquise par suite de celle-ci ne persiste pas indéfiniment, pas plus que dans le cas de la variole, de la rougeole et de beaucoup d'autres.

3. La réceptivité acquise peut être une aptitude naturelle *diminuée*, à la faveur de certaines circonstances tutélaires. Nous connaissons mieux l'aptitude *augmentée*, que l'on pourrait appeler aussi réceptivité *complexe* ou *positive* (*disposition*, disent les Allemands). Elle est parfois très-remarquable et très-sensible chez les groupes.

4. *L'accoutumance aux milieux typhogènes* atténue singulièrement la réceptivité native. Léon Colin a noté très-exactement que les Parisiens de Paris ont moins la fièvre typhoïde, tant dans cette ville que dans d'autres où le service militaire peut les amener, que les arrivants de la campagne ou des petites villes. Catrin a confirmé depuis cette remarque importante. Si cette immunité, relative d'ailleurs, était due à une atteinte antérieure, bruyante ou dissimulée, le fait rentrerait dans la règle et ne mériterait pas une mention. Mais des jeunes gens, originaires de Paris, qui l'ont quitté quelque temps pour séjourner à la campagne, se montrent, en rentrant dans la grande ville, aussi réceptifs que le jeune homme frais débarqué de son village, et prennent aisément la fièvre typhoïde. C'est donc que, sans avoir réellement subi une atteinte, si légère qu'elle fût, ils ont conquis une sorte de mithridatisme, soit vis-à-vis des germes typhogènes qu'ils ont, vraisemblablement, recueillis maintes fois de l'air, de l'eau, des aliments consommés par eux dans le milieu parisien, soit vis-à-vis de la

putridité banale des milieux extérieurs, que nous avons reconnue être l'une des conditions préparantes les plus décisives.

Il en résulte donc que la vie à la campagne dispose à recevoir la fièvre typhoïde les individus, jeunes surtout, qui pénètrent dans une localité où la maladie règne épidémiquement ou endémiquement. Les villages, en effet, dans leur ensemble, fournissent autant de cas typhoïdes que les villes, mais chacun d'eux n'accueille le fléau que par intermittences, séparées par d'assez longs intervalles de calme, pendant lesquels la réceptivité du groupe se refait.

Aussi bon nombre de soldats de recrue, venant de la campagne, doivent-ils leur réceptivité en arrivant dans les garnisons à leur qualité de *nouveaux venus* (Léon Colin) et à leur non-accoutumance aux milieux typhogènes.

5. Il est à peine besoin de mentionner, parmi les conditions qui exagèrent la réceptivité normale, l'usage d'un air, d'une eau, d'aliments peut-être, banalement souillés, putrides, si l'on veut, mais en tous cas marqués, au sens de l'hygiène, de cette *malpropreté* dont nous n'avons pu ne pas reconnaître les rapports avec la fièvre typhoïde. Les individus pour qui cette situation est nouvelle, brusquement substituée à une meilleure, y sont probablement plus sensibles que les *acclimatés*. Mais ceux-ci n'échappent pas toujours à l'action de cette préparation malsaine, car elle a des paroxysmes qui surprennent même une assuétude de vieille date.

En d'autres termes, la malpropreté, qui rend les milieux extérieurs capables de conserver et peut-être de multiplier les moteurs typhogènes, adapte également les individus à être le terrain propice d'un ensemencement qui a infiniment de chances de se réaliser. Nous ne pourrions développer cette proposition sans répéter une partie des paragraphes précédents.

6. Il n'est pas impossible que le *surmenage*, dont l'effet immédiat est d'augmenter dans l'organisme les matériaux de déchet, ce que l'on ne saurait contester au professeur Peter, soit une manière de livrer l'individu à une putridité intérieure dont l'origine est en lui-même. Nous ne saurions affirmer que c'est pour cela que le surmenage se montre si puissant vis-à-vis de l'éclosion de la fièvre typhoïde et de la constitution de ses épidémies, mais cette puissance est certaine et, dans quelques occasions, a été frappante. Elle l'a été tellement, dans l'épidémie du camp du Pas-des-Lanciers, que le docteur Duchemin attribue la genèse, dans le sens strict du mot, de toute cette épidémie, au surmenage, sous le titre d'auto-infection ou d'*autotyphisation*. Sauf que nous tenons à substituer à la *genèse* le simple *réveil des microbes latents*, nous partageons l'avis de notre confrère, d'autant plus volontiers que nous avions fait tous nos efforts, à Genève (1882), pour démontrer que la fièvre typhoïde de l'expédition de Tunisie était due à « l'influence des circonstances dépressives sur la réceptivité typhoïde, » étant admis d'ailleurs que les soldats avaient apporté de France les germes sur eux-mêmes « dans les anfractuosités du tube digestif ou dans les divisions extrêmes des voies aériennes. »

Nous avions, à la même époque, cherché à faire voir, par quelques réflexions sur l'épidémie du 84e régiment d'infanterie, à Avesnes, en 1881, comment on peut suivre, dans certain cas, l'invasion des économies par des germes, sinon visibles, au moins d'une existence positive, leur transport à l'état latent par les individus et, dans ces conditions éminemment favorables, la détermination d'une pleine réceptivité chez les porteurs au moyen du surmenage, même à un faible degré. Du 10 mai au 20 juin, le 84e avait eu quelques cas typhoïdes, rares et disséminés, *sporadiques*, comme on dit. Du 20 juin au 7 juillet, le régiment alla, par fractions successives de deux compagnies, faire les exercices de tir à grande distance dans la forêt de Mormal, près de Landrecies, où la troupe était casernée pendant la durée des exercices. Il n'en fallut pas davantage pour transformer les cas sporadiques en une épidémie qui fournit une cinquantaine de cas bien caractérisés. Le court changement de garnison, l'étape de 20 kilomètres, les soucis de l'installation nouvelle et provisoire, des exercices un peu en dehors des habitudes sous une température assez élevée, c'étaient là des causes de trouble de la nutrition plutôt que du surmenage vrai ; mais les germes répandus chez les soldats étaient nombreux, ayant encore toute l'activité que donne l'éclosion récente. Il ne fut pas nécessaire d'élever très-fort la réceptivité.

Le surmenage est une situation d'aspect uniforme, mais qui peut provenir de conditions assez complexes. Chez les soldats, le dépaysement, la fatigue des marches, des exercices dans les intempéries, l'alimentation de campagne, l'insuffisance du repos et du sommeil, en sont les causes habituelles. Il est évident que l'une ou l'autre de ces circonstances pourra manquer sans que le trouble de nutrition, l'état dépressif, qui porte à l'emmagasinement des matériaux de déchet, cesse de se produire.

7. Aussi pensons-nous que les causes *psychiques*, comme dit Griesinger, ont une réelle influence sur la réceptivité, pourvu que des germes typhoïdes viennent de quelque part, et qu'elles doivent être rapprochées du surmenage au point de vue de la nature de leur action. La nostalgie, un chagrin profond, des excès intellectuels, peuvent être l'origine, indirecte, mais réelle, d'une fièvre typhoïde, à Paris, dans les grandes villes et en beaucoup d'autres lieux, où les agents typhogènes pénètrent les milieux extérieurs et n'attendent que le moment favorable pour envahir l'économie humaine et y pulluler.

On peut appliquer entièrement cette réflexion aux *excès de plaisir*, à la *débauche* sous toutes ses formes, qui n'ont jamais engendré la tuberculose, le choléra ni la fièvre typhoïde, mais qui préparent si bien les sujets, qu'on a cru parfois pouvoir chercher de ce côté la cause des grandes plaies de notre espèce. C'est en songeant à ce côté moral (ou immoral) et à la situation matérielle qui résulte de l'agglomération des humains en groupes de densité diverse que Chauffard s'écriait : « Si la fièvre typhoïde sort de notre spontanéité vivante, si nous l'engendrons en nous-mêmes et de notre sang, si elle surgit de toutes les conditions sociales et nécessaires qui nous enveloppent, nous nous bercerions de chimères en pensant qu'elle disparaîtra d'au milieu de nous.... »

La science moderne, heureusement, n'a confirmé aucun des *si* de Chauffard. La fièvre typhoïde ne naît pas spontanément, ne sort pas de nous, et les milieux extérieurs qui en recèlent le germe sont modifiables, de même que les récepteurs sont susceptibles de protection.

Prophylaxie. Il y a une prophylaxie *générale*, avant l'éclosion des cas de fièvre typhoïde, qui doit du reste s'exercer d'une façon continue et en tout temps, — et une prophylaxie en quelque sorte *locale*, d'opportunité, temporaire, qui s'applique au moment où il existe des malades.

A. La prophylaxie générale s'adresse aux milieux et aux récepteurs ; cela découle de nos principes d'étiologie.

1° La protection des milieux se résume en cette formule : épargner au sol des lieux habités, à l'eau de boisson, à l'air de nos demeures, aux aliments, à toutes les surfaces qui nous entourent immédiatement (vêtements, abris), à l'homme lui-même en tant que véhicule possible des germes, toute occasion de souillure banale ou surtout spécifique, c'est-à-dire de provenance typhoïde.

La réalisation de cette protection ne comprend guère moins que l'hygiène publique tout entière : aussi devons-nous renvoyer aux articles VILLES, SOL, EAU, ÉGOUTS, HABITATIONS.

Les groupes humains se sont établis sur des sols plus ou moins avantageux; le seraient-ils entièrement, à l'origine, les sols très-salubres ne tardent pas à être compromis par la présence même de l'homme. Il y a donc lieu, dans tous les cas, d'assurer un revêtement efficace du sol des villes, la netteté de ce revêtement par l'enlèvement des boues et immondices, son drainage par les égouts. La perspective de voir des germes typhogènes féconder les masses stercorales dans des récipients à demeure sous nos maisons emporte la condamnation des fosses fixes et des puits absorbants. Nous pensons que le danger des poussières de la rue, qui font d'incessants échanges avec celles de nos maisons, mérite une attention particulière et justifie les dépenses d'arrosage des villes, celles de l'entretien des jardins et plantations d'arbres, qui retiennent beaucoup de ces poussières et favorisent leur oxydation.

L'approvisionnement d'eau pure est le juste souci de la plupart des administrations municipales. L'eau de source a, très-légitimement, la préférence, mais il est possible de demander une eau encore très-satisfaisante à d'autres collections et principalement à la nappe souterraine, pourvu que l'on éloigne la prise d'eau des lieux habités. Il va sans dire que la pureté originelle de l'eau doit être maintenue jusqu'au point d'arrivée, à l'aide de conduites étanches et soigneusement surveillées.

Les habitations doivent garantir leurs hôtes contre l'encombrement; ceux-ci, de leur côté, doivent ne pas le créer en dépassant, par le nombre des habitants, les ressources de l'espace offert par les locaux. La ventilation active des pièces habitées est toujours une garantie, puisque les impuretés et les germes s'accumulent dans l'air limité ou surtout confiné, et deviennent, au contraire, peu redoutables quand ils sont pris dans l'énorme dilution de la masse atmosphérique libre. Il est, d'ailleurs, très-conforme à l'hygiène de construire des habitations dont les parois et les planchers se laissent difficilement pénétrer par les molécules organiques et se prêtent aux lavages; d'éviter les encoignures, les rebords, les meubles inutiles, les « bibelots » modernes, qui sont autant de supports des poussières, rarement visités et nettoyés.

Il est difficile de ne pas se servir de vêtements, de linge, de literie, qui se prêtent pas leurs villosités et les mailles du tissu au collectionnement des impuretés et des micro-organismes. Mais il est possible de les laver, de les savonner, de les désinfecter surtout, quand il y a lieu de craindre qu'ils ne recèlent un contage.

Toutes les substances alimentaires réclament une surveillance incessante de la part des agents de la police sanitaire. Malheureusement on peut dire qu'en France la législation à cet égard n'est qu'à l'état d'ébauche et que, par suite, l'oganisation de contrôle et de répression est fort au-dessous des besoins.

Comme les efforts d'assainissement, en ce qui concerne les autres objets de l'hygiène publique, restent locaux et que toutes les villes, — les villages encore moins, — ne marchent pas d'un pas égal dans la voie des améliorations et des institutions protectrices, on a pensé à faire de la *direction de la santé publique* une branche de l'administration centrale, non confondue avec les attributions politiques, judiciaires, militaires, etc., des représentants actuels du gouvernement à tous les degrés et possédant un personnel spécial de surveillance et d'exécution. Cette création existe en divers États de l'Europe et l'on y arrivera tôt ou tard en France. Déjà, dans les villes qui se sont donné un *bureau d'hygiène*, l'avertissement s'accomplit régulièrement et la recherche des causes, les moyens d'y remédier, sont sérieusement poursuivis. C'est de cette manière qu'on arrivera à des résultats sérieux, et non au moyen des *médecins des épidémies actuels*, que les maires ne renseignent pas et à qui les préfets ne demandent aucune conclusion prophylactique.

Les procédés pour la recherche des causes de la fièvre typhoïde ont été condensés par le professeur Proust dans un « programme » qui a reçu l'approbation du Comité consultatif d'hygiène publique de France. Là, évidemment, est la base de la prophylaxie. Mais je crains bien que ce programme, très-judicieux, ne soit très-peu connu et encore moins appliqué. En pareil cas, des recommandations ne suffisent pas. Serait-il exactement suivi par les médecins des épidémies, il y a des conséquences administratives à en tirer, qui ne sont pas de leur ressort.

2° Vis-à-vis des *récepteurs*, il est clair que l'application des règles de l'hygiène aux milieux, en les rendant plus purs, les rend plus toniques, plus propres à augmenter la résistance des individus, ce qui revient à diminuer leur réceptivité. Il ne faut pas chercher à préserver les groupes au moyen de l'*accoutumance aux milieux typhogènes :* le but à poursuivre est de supprimer ceux-ci. Outre que l'occasion d'être atteint par les germes typhoïdes diminuera pour les particuliers, l'usage de milieux salubres les aura rendus moins impressionnables et, dans tous les cas, les aura armés pour la lutte.

C'est pour cela que nous voudrions voir les mesures générales d'hygiène tendre à élever et à soutenir la vitalité des groupes jeunes, tels que l'armée et une bonne part des ouvriers des ateliers industriels. L'armée, par le fait du groupe d'âge qui la compose, est essentiellement le domaine de la fièvre typhoïde ; elle a au moins trois fois plus de décès de cette cause que la population civile ; les régiments sont comme le baromètre de la salubrité des villes, au point de vue de l'aptitude typhogénique de celles-ci (Léon Colin); ils prennent avec une déplorable facilité ces contages typhoïdes que les villes entretiennent et, en revanche, multiplient les contages et deviennent parfois l'occasion d'épidémies étendues. C'est à eux surtout qu'il faut des logements aérés, une nourriture réparatrice, l'entraînement méthodique dans les exercices corporels et les garanties de toute nature contre le surmenage, aujourd'hui particulièrement que la jeune génération a dû sacrifier quelque peu le développement physique au travail intellectuel et que les habitudes d'un certain confortable se sont répandues partout.

B. La prophylaxie spéciale vise, d'une part l'agent typhogène et les malades; d'autre part, l'entourage.

1° On peut regarder comme parfaitement acquis que les selles des malades renferment les principes typhogènes ; le même fait est probable pour les urines, à une certaine période ; on ne sait s'il en est de même des produits d'expectoration, des excrétions cutanées, du pus des ecthymas typhoïdes, mais il est prudent de s'en défier.

Les excrétions du malade présentent ce caractère, favorable à notre point de vue, de ne le quitter qu'à l'état humide. Elles ne font pas immédiatement de la poussière, comme les croûtes de la variole, et ce sont de ces choses dont on évite naturellement le contact, beaucoup plus que celui de la figure du rougeoleux au début, sillonnée par les larmes et le mucus nasal. Cette double particularité explique en partie pourquoi la fièvre typhoïde paraît posséder si peu la contagiosité directe. Mais il est important de ne pas permettre à ces excrétions, que les malades rendent bientôt involontairement, de se dessécher sur eux ou sous eux. Et, si la dessiccation s'est réalisée, il est excessivement dangereux, croyons-nous, de manipuler à sec, avec quelque énergie et sans précautions, les linges et objets de literie qui portent les souillures excrémentitielles.

Les selles et urines volontaires doivent être reçues, conseille Wernich, dans un vase à demi-plein d'une solution phéniquée à 5 grammes d'acide pour 100 grammes d'eau. A la rigueur, nous pensons que l'on pourrait les recevoir dans un vase quelconque, pourvu que l'on eût soin de laver très-exactement ce vase après l'avoir vidé dans la cuvette des latrines. Si celles-ci sont à fosse fixe, il est indispensable d'interdire au malade de s'y rendre directement et de n'y projeter ses déjections qu'après une désinfection énergique. Tout porte à croire que cette désinfection n'a pas d'importance lorsque les cabinets sont des water-closets et que le tuyau de chute aboutit à l'égout. Cependant nous la conseillons même dans ce cas, pour prévenir les arrière-pensées et les reproches qui pourraient se faire entendre. A la campagne, il conviendrait d'enfouir ces déjections en terre, à distance de la maison et à quelque profondeur.

Les produits de l'expectoration semblent devoir subir le même traitement.

Si une fosse d'aisance de latrines communes a reçu par mégarde des selles de typhoïsants, la désinfecter, la vider et laver largement la cuvette et le tuyau de chute avec la solution d'acide phénique, de chlorure de chaux (5 pour 100), de sulfate de cuivre (*id.*), de sublimé (1 pour 2000).

En cas de décès, les cadavres des typhoïsants doivent être mis en bière de bonne heure, enveloppés de linges qu'on aura saturés d'une solution savonneuse (15 grammes de savon noir ou vert dans 10 litres d'eau tiède); le cercueil sera garni de sciure de bois imprégnée d'acide phénique.

Il ne faut pas négliger de lotionner à l'eau tiède, si l'on ne traite par les bains, tout le corps des typhoïsants. Cette pratique, fort utile pour rappeler les fonctions de la peau, en enlève l'exfoliation épidermique, les concrétions sudorales et surtout les souillures stercorales qui résultent inévitablement des évacuations involontaires.

Les draps de lits souillés de ces évacuations, les linges qui ont servi à laver le malade, les pièces du pansement des escharres, doivent être enlevés encore humides ou, s'ils sont secs, réunis en paquet avec la précaution de ne pas les secouer. On les déposera dans un baquet contenant la liqueur savonneuse indiquée plus haut (Wernich) et apporté dans la salle même. Les couvertures et matelas souillés de déjections seront désinfectés à l'acide sulfureux, ou mieux à l'étuve (étuve à vapeur sous pression, système Geneste-Herscher), au moins dans les hôpitaux. Il devrait, d'ailleurs, exister des étuves municipales, pour ces cas et beaucoup d'autres. Certaines pièces de vêtement ou de literie sont parfaitement aptes à subir le même traitement. Quelques-unes, sans valeur, n'ont rien de mieux à faire qu'à être brûlées.

Rappelons, en ce qui concerne les agents de désinfection applicables au bacille typhique, que les expériences de Seitz, celles de Chantemesse et Widal, ont démontré la puissance antiparasitaire, dans ce cas particulier, de l'acide phénique, pourvu qu'il soit à dose assez forte, du sulfate de cuivre, du chlorure de chaux, de l'acide sulfurique, et surtout du sublimé. Ce dernier peut être à 1 p. 2000 ; les autres seront à 5 pour 100. Quand il s'agit de matières fécales, le contact de la liqueur désinfectante a besoin d'être prolongé.

Les locaux dans lesquels il y a eu des malades et surtout ceux où une épidémie est née, certaines chambres de caserne que l'on peut regarder comme des foyers, seront désinfectés, leurs parois grattées, lavées, repeintes ou reblanchies. La désinfection par l'acide sulfureux, selon les règles connues, peut être pratiquée, en laissant dans les pièces les objets de literie et de vêtement qui ne sont pas susceptibles de détérioration par l'acide. Malgré la note d'infériorité infligée à cet agent par Wolffhügel, Koch, Sternberg, nous croyons, d'après notre observation de cinq ans dans le 1er Corps d'armée, que, s'il ne jugule pas immédiatement les épidémies, il en limite notablement l'extension et en recule le retour.

Avec les précautions indiquées au sujet des déjections et des objets qu'elles peuvent atteindre, le typhoïsant, qui n'est jamais très-dangereux d'une façon immédiate, le devient moins encore, et nous ne blâmons pas les médecins qui ne pratiquent pas l'*isolement* vis-à-vis de cette catégorie de malades. Cependant, nous sommes partisan de cette mesure et, comme directeur du service de santé, nous en avons prescrit l'application dans tous les hôpitaux militaires du 1er Corps d'armée (Nord et Pas-de-Calais). Cet isolement, dans l'hôpital, n'est que relatif, mais le personnel est spécial et le médecin traitant a l'ordre de terminer sa visite par ces malades, en revêtant un sarrau qui ne lui sert que là. Cette manière, jointe à l'observance des autres précautions qu'il faut toujours prendre, nous a paru avoir de très-bons effets.

2° Il faut éloigner des typhoïsants et de leur atmosphère toutes les personnes qui ne peuvent être utiles, mais particulièrement les sujets jeunes, qui n'ont pas acquis l'immunité par une atteinte antérieure. Nous recommandons, en ce cas, d'affecter aux soins des malades les infirmiers qui ont eu eux-mêmes la fièvre typhoïde. Il est clair que, dans une salle d'hôpital, la chance d'avoir des cas intérieurs augmentera comme la proportion de malades jeunes, atteints d'affections communes, qui se trouveront être traités au même moment. Remarquons, à ce propos, que d'une façon générale il n'est bon ni pour les typhoïsants ni pour les autres d'être très-nombreux dans le même local.

Les infirmiers et les médecins auront des vêtements spéciaux pour le service des typhoïdiques et d'autres pour aller au dehors; ils s'imposeront de fréquentes lotions savonneuses des mains et de la face. Wernich recommande aux infirmiers la propreté de la bouche. Sans partager ses idées à l'égard de la transformation du *Bacillus subtilis* en microbe pathogène, nous croyons que le conseil est bon ; la cavité buccale nous paraît être très-apte à abriter le microbisme latent ; on a vu des fièvres typhoïdes commencer par une angine. Netter vante le gargarisme acidulé comme moyen prophylactique et même comme capable de juguler le mal au début.

Les foyers typhoïdes, sans parler des procédés applicables à des immeubles, peuvent être regardés comme des malades, vis-à-vis des individus sains qui s'y trouvent ou qui ont occasion d'y pénétrer. La conséquence en est qu'il faut les fuir quand on n'y est pas, et en sortir lorsque l'on y a séjourné jusque-là. L'évacuation des casernes dans lesquelles une épidémie typhoïde est apparue, recommandée par Léon Colin, est devenue classique en prophylaxie militaire. C'est une mesure à laquelle on ne saurait se soustraire; elle arrête la progression de l'infection locale, préserve les individus qui ne sont pas encore envahis par les germes typhogènes (je ne dis point : qui ne sont pas encore malades), diminue, par la dissémination du groupe qui en résulte d'ordinaire, les chances de contamination directe, enfin elle permet la désinfection nécessaire des logements. Cependant il ne faut pas demander à cette excellente mesure plus qu'elle ne peut donner, à savoir la cessation immédiate des épidémies. Nous avons remarqué plus d'une fois, personnellement, que cet effet radical et désirable n'était point obtenu en faisant sortir les troupes de leurs quartiers pour les faire camper sous les murs de la ville ou les transporter dans une autre garnison. L'épidémie achevait sa marche cyclique, généralement sans tarder à suivre une pente descendante, mais n'offrant point une chute brusque de la courbe. Et nous n'en étions pas très-étonné; puisque nous croyons au microbisme latent et que, dans notre conviction, la plupart des individus qui ont respiré quelque temps dans un foyer en emportent une provision de germes plus ou moins considérable.

Il faut se garder d'imposer des marches, des fatigues ou des privations quelconques, à une troupe que l'on fait ainsi sortir d'un foyer; les hommes sont pénétrés de germes qui n'attendent pour éclore qu'un certain degré de dépression de la vitalité. Au lieu de les mettre sous la tente, surtout si la saison est mauvaise, nous verrions avec faveur leur transplantation dans une garnison voisine ou dans une autre caserne restées indemnes. Il est très-rare, d'ailleurs, que des troupes en possession de la fièvre typhoïde refassent un nouveau foyer dans cette caserne, dans la garnison ou dans la population civile de la ville qui les a accueillies, si la localité elle-même n'était tout à fait prête. Nous avons des exemples de cette immunité du deuxième milieu. A vrai dire, il y a encore, à cet égard, un choix à faire.

Il existe des contrées dans lesquelles la prophylaxie de la fièvre typhoïde fait l'objet de dispositions administratives, comme la vente des denrées alimentaires, les logements insalubres, etc. Le gouvernement du Haut-Palatinat et de Ratisbonne a pris l'ordonnance suivante, qui protége spécialement l'école :

1° Aussitôt que, d'après le rapport du médecin cantonal, il y aura lieu de craindre une extension des cas de fièvre typoïde dans une localité du cercle administratif, le public sera informé, par les soins de l'autorité de police locale, des précautions à prendre comme ci-dessous :

a. Les parents ou alliés des malades doivent renoncer à toute visite qui ne serait pas absolument nécessaire;

b. Tout individu disposé à visiter un malade atteint de la fièvre typhoïde ou à pénétrer dans une pièce où se trouve le cadavre d'une personne morte de cette maladie sera instamment prévenu du danger de contagion auquel il s'expose;

c. Les enfants soumis à l'obligation de l'école, provenant des familles dans lesquelles il y a des typhoïsants, seront, sur l'avis donné à l'autorité scolaire locale, éloignés de l'école et de l'église;

d. Les typhoïsants ne doivent pas être traités dans des locaux ouverts à la fréquentation publique, comme les hôtels, maisons de commerce;

e. Les déjections des malades ne doivent être ni déposées au voisinage des sources ou puits, ni projetées dans les cours d'eau publics;

f. Les linges des typhoïsants ne doivent pas sortir de la maison sans être lavés. Il est interdit de les laver aux cours d'eau publics, à l'auge des puits, aux réservoirs des fontaines;

g. On ne doit pas employer les enfants des écoles, soit aux heures de travail, soit pendant celles de repos, à porter en terre un camarade mort de fièvre typhoïde;

h. Il convient de déposer les cadavres aussitôt que possible dans une maison mortuaire ou tout au moins de les isoler. Il est interdit d'exposer ces cadavres dans une bière ouverte avant la mise en terre.

Le médecin cantonal, en cas de besoin, peut requérir de la police locale l'ordre d exécution immédiate des mesures de précaution qui précèdent.

2° Les instituteurs dont l'école est fréquentée par des enfants provenant des familles chez qui règne la fièvre typhoïde sont tenus de se conformer rigoureusement aux prescriptions qui suivent :

a. Tenir éloignés de l'école les enfants des familles dans lesquelles il y a des typhoïsants, aussi longtemps que ces derniers ne sont pas guéris;

b. Inculquer aux écoliers les recommandations inscrites au 1° sous le *b* et le *g;*

c. Dans les salles d'écoles, insister sur le nettoyage fréquent et à fond et sur l'aération permanente, même pendant la classe, à l'aide des moyens de ventilation dont on dispose. Dans l'intervalle des classes, aérer par l'ouverture des portes et fenêtres;

d. Renvoyer de l'école les enfants guéris qui y reviendraient sans avoir été baignés et pourvus de linge et de vêtements nets.

3° L'autorité de police locale enjoindra aux instituteurs, tant que l'école ne sera pas fermée, d'avoir à lui faire la déclaration de tout cas de fièvre typhoïde qui viendrait à leur connaissance;

4° On fermera l'école, si les cas se multiplient parmi les élèves ou s'il s'en présente dans la famille de l'instituteur, à supposer qu'il soit logé à l'école;

5° En cas de non-exécution des mesures prescrites dans le 1°, l'interdiction du logement ou de la maison peut être prononcée comme dans les cas de variole. La mise en vigueur ou la levée de cette interdiction se feront après visite préalable et sur le rapport du médecin cantonal;

6° Les vérificateurs des décés auront soin de procéder à leur opération en temps opportun pour que les cadavres typhoïdiques qui ne pourraient être placés dans un dépôt mortuaire convenablement isolé soient inhumés dans les vingt-quatre ou trente heures;

7° Pour tenir l'autorité de police du district constamment au courant des développements ultérieurs de l'épidémie typhoïde, les maires des localités intéressées devront lui signaler chaque cas de maladie avec le nom, l'âge, la profession, la demeure du malade, soit immédiatement, soit sous forme d'un état hebdomadaire. En conséquence, les chefs de famille ou leurs représentants sont tenus de déclarer sans délai à l'autorité locale toute atteinte de fièvre typhoïde survenant chez un membre quelconque de leur famille.

A cette ordonnance sont jointes des instructions sur les premiers symptômes du typhus entérique, sur la propreté et la ventilation de la maison, la désinfection des selles, des linges, des planchers et des lits, avec l'interdiction de transporter des malades dans une autre localité. JULES ARNOULD.

BIBLIOGRAPHIE. — LEURET. *Mémoire sur la dothiénentérite observée à Nancy au commencement de l'année* 1828. In *Arch. gén. de médecine*, XVIII, 1828. — GENDRON (T.). *Dothiénentéries observées aux environs de Château-du-Loir.* In *Archives génér. de médecine*, XX, 1829. — BRETONNEAU. *Notice sur la contagion de la dothiénentérie.* In *Arch. gén. de méd.*, XXI, 1829. — GENDRON. *Recherches sur les épidémies de fièvre typhoïde dans les petites localités.* In *Journal des connaissances médico-chirurgicales*, I et II, 1834. — PIEDVACHE (J.). *Recherches sur la contagion de la fièvre typhoïde.* In *Mém. de l'Acad. de méd.*, XV, 1850. — GIETL (Franz von). *Die Ursachen des enterischen Typhus in München.* Leipzig, 1865. — BUHL (L.). *Ein Beitrag zur Aetiologie des Typhus.* In *Zeitschrift für Biol.*, I, 1865. — MASSE. *Relation d'une petite épidémie de fièvres typhoïdes à Aumale en Algérie.* In *Rec. des mém. de méd. milit.*, n° 77, avril 1866. — FRISON. *Contribution à l'histoire de la fièvre typhoïde en Algérie.* In *Ibidem*, janvier, 1867. — ARNOULD (J.) et KELSCH (A.). *Recherches sur la fièvre typhoïde en Algérie.* In *Ibidem*, janvier 1868, — BALLARD (Edward). *On a localised Outbreak of Typhoid Fever in Islington, during the Months of July and August* 1870. In *Med. Times and Gaz.*, II, 1870. — KRAFFT-EBING. *Beobachtungen und Erfahrungen über Typhus abdominalis während des deutsch-französischen Krieges* 1870-1871 *in den Lazarethen der Festung Rastadt.* Erlangen, 1872. — METTENHEIMER. *Beobachtungen über die Typhuserkrankungen der französ. Kriegsgefangenen in Schwerin.* Berlin, 1872. — PETTENKOFER (Max v.), WOLFSTEINER, BUHL, v. GIETL, LINDWURM, RANKE. *Ueber die Aetiologie des Typhus.* Vorträge gehalten in dem ärztlichen Verein zu München. In *D. Vierteljahrsschr. f. öffentl. Gesundheitspflege*, IV, p. 549, 1872, et V, p. 89 et 498, 1873. — PORT. *Ueber das Vorkommen des Abdominaltyphus in der königl. bayer. Armee.* In *Zeitschr. f. Biologie*,

VIII, p. 457, 1872. — Gutzwiller. *Ueber eine Typhusepidemie in Lausen.* In *Schweiz. Corr. Blatt.*, p. 569, 1872. — Fröhlich. *Ueber die Typhusepidemie in Stuttgart.* In *Würt. Corr.-Blatt*, XLII, 1872. — Köstlin (O.). *Die Typhusepidemie im Februar 1872 und die Trinkwasserversorgung Stuttgarts.* In *Ibidem*, 1873, n° 3. — Hægler (A.). *Beitrag zur Aetiologie des Typhus und zur Trinkwasserlehre.* In *Deutsch. Archiv f. klin. Med.*, XI, p. 237, 1873. — Zuckschwerdt. *Die Typhusepidemie im Waisenhause zu Halle a. S. im Jahre* 1871, etc. Halle, 1873. — Fleck. *Einfluss von Trink- und Nutzwasser auf die Verbreitung des Typhus.* In *Allgem. Zeitschrift f. Epidemiologie*, I, p. 25, 1873. — Zuelzer. *Ueber die Aetiologie des Abdominaltyphus.* In *Berlin. klin. Wochenschr.*, X, p. 24, 1873. — Biermer (A.). *Ueber Entstehung und Verbreitung des Abdominaltyphus.* In *Sammlung klin. Vorträge*, n° 53, Leipzig, 1873. — Murchison (Ch.). *A Treatise on Continued Fever of Great Britain*, 2e éd. London, 1873. — Budd (William). *Typhoidfever, its Nature, Mode of Spreading and Prevention.* London, 1873. — Wolfsteiner. *München ein Typhusherd.* München, 1873. — Bansen (Max). *Ueber Entstehung des Typhus abdominalis* (épidémie de Winterthur en 1872). Schaffhausen, 1873. — Rath (Rud.). *Beitrag zur Aetiologie der Berliner Typhusepidemie im Jahre* 1872. Berlin, 1873. — Spiess (Alexander). *Typhus und Trinkwasser* (avec les épidémies attribuées au lait : d'Armley par Edw. Ballard, de Parkhead par J.-B. Russel, de Marylebone par Murchison). In *D. Vierteljahrsschr. f. öffentl. Gesundheitspflege*, VI, p. 154, 1874. — Socin. *Typhus, Regenmenge und Grundwasser in Basel.* Basel, 1874. — Duncan (E.). *Typhoid Fever, its Cause and Prevention.* Glasgow, 1874. — Kuborn (H.). *Rapport sur la propagation de la fièvre typhoïde dans les campagnes.* Bruxelles, 1874. — Pettenkofer (Max von). *Ueber die Abnahme der Typhussterblichkeit in der Stadt München und über das Trinkwasser als angebliche Typhusursache.* In *D. Vierteljahrsschr. f. öffentl. Gesundheitspflege*, VI, p. 233, 1874, et *Zeitschr. f. Biologie*, X, p. 439. — Perroud (L.). *L'épidémie actuelle de fièvre typhoïde à Lyon.* In *Lyon médical*, 1874. — Rollet. *Sur l'épidémie de fièvre typhoïde en* 1874. In *Ibidem.* — Vogt (Ad.). *Zur Aetiologie des Ileotyphus bei Anlass der Berner Typhusepidemie im letzten Quartale des Jahres* 1873. In *Schweiz. Corr.-Blatt.*, IV, 1-10, 1874. — Ziegler (Carl). *Zur Aetiologie einer Typhusepidemie zu Solothurn.* In *Schweiz. Corr.-Blatt.*, IV, 13, 1874. — Peter (Michel). *De l'autotyphisation par excès de fatigue.* In *Union médicale*, XVII, 1874. — Colin (Léon). *Épidémies et milieux épidémiques.* In *Ann. d'hyg. publ.*, octobre 1874. — Simon (John), Blaxall, Buchanan. *Épidémies de Sherborne, de Caius College à Cambridge.* Ballard (Edw.), Netten Radcliffe et Power. *Épidémies par le lait à Armley, Moseley et Ballsall Heath, Marylebone.* In *Public Health Reports of the Medical Officer of the Privy Council and Local Government Board*, New Series, nos I-VII. London, 1874. — Heusculing (Xavier). *Épidémie typhoïde de Bruxelles en* 1869. Travaux de la Commission d'enquête. Bruxelles, 1875. — Rollet (J.). *Rapport fait au nom du Conseil d'hygiène publ. et de salubrité du départ. du Rhône sur l'épidémie de fièvre typhoïde qui a régné à Lyon aux mois d'avril et mai* 1874. Lyon, 1875. — Arnould (J.). *Étiologie de la fièvre typhoïde.* In *Gazette médicale de Paris*, 1875, et tir. à part. Paris, 1875. — Schmiedt (Max). *Eine Casernenepidemie von Typhus abdominalis in Blankenburg a. H.* In *D. milit.-ärztl. Zeitschr.*, IV, p. 78, 1875. — Buchanan (G.). *Épidémie de Croydon*, 1875. In *Annual Report to the Local Government Board with Regard to the Year* 1875. London, 1876. — Vallin (E.). *La fièvre typhoïde et la nappe d'eau souterraine de Paris.* In *Gaz. hebdomad. de méd. et de chir.*, n° 50, p. 785, 1876. — Régnier. *La fièvre typhoïde au camp de Pontgouin (Eure-et-Loir). Recherches étiologiques.* In *Rec. de mém. de méd. milit.*, 3e série, XXXII, p. 177, 1876. — Liebermeister. *Abdominaltyphus.* In *Ziemssen's Handbuch d. spec. Pathologie und Therapie*, II, 2e éd., 1876. — Bouchard (Ch.). *Étiologie de la fièvre typhoïde.* In *Congrès méd. intern. de Genève.* Paris, 1877. — Guéneau de Mussy (Noël). *Recherches historiques et critiques sur l'étiologie et la prophylaxie de la fièvre typhoïde.* Paris, 1877. — Guéneau de Mussy (Henri). *Aperçu de la théorie du germe contage. Application de cette théorie à l'étiologie de la fièvre typhoïde.* Paris, 1877. — Lereboullet (Léon). *L'épidémie de fièvre typhoïde à Paris.* In *Gaz. hebd. de méd. et de chir.*, n° 55, p. 66. 1877. — Arnould (Jules). *La fièvre typhoïde à Paris en* 1876. In *Gaz. médic.*, 1877, p. 78 et suiv. — Du même. *Origine et prophylaxie de la fièvre typhoïde.* In *Gaz. médicale*, 1877, p. 425. — Lissauer. *Ueber die Thätigkeit des englischen Gesundheitsamtes seit dem Jahre* 1873, *nach den Public Health Reports*, etc. In *D. Vierteljahrsschr. f. öff. Gesundheitspfl.*, IX, 1877. — Bouley, Guéneau de Mussy (N.), Jaccoud (S.), Chauffard (Em.). *Étiologie de la fièvre typhoïde.* In *Bull. de l'Acad. de méd.*, février, mai 1877. — Duclaux. *Étiologie de la fièvre typhoïde qui a sévi aux Trois-Maisons pendant l'hiver de* 1876-1877. Nancy, 1878. — Müller (G.). *Neue Beiträge zur Aetiologie des Unterleibs-Typhus.* Posen, 1878. — Colin (Léon). *De la fièvre typhoïde dans l'armée.* In *Recueil de mém. de méd. milit.*, XXXIII, 1877, et tir. à part. Paris, 1878. — Walder. *Ueber die Typhusepidemie von Kloten.* In *Berl. klin. Wochenschr.*, nos 30-40, 1878. — Wyss (Oscar). *Die Typhusepidemie von Kloten.* In *Blätter f. Gesundheitspflege*, nos 13-17, 1878. — Huguenin. *Einige Bemerkungen über die*

Typhusepidemie von Kloten und Umgebung. In *Schweiz. Corr.-Blatt*, VIII, p. 449, 1878. — THOMSON (W.). *Typhoidfever, its Causes and Extent in Melbourne*. Melbourne, 1878. — KRÜGKULA (J.). *Die Darmtyphusepidemie in der Rossauer Kaserne in Wien im Jahre* 1877. In *Wien. med. Wochenschr*, XXVIII, p. 1068 et suiv., 1878. — LETZERICH. *Experimentelle Untersuchungen über Typhus abdominalis*. In *Arch. f. exper. Pathologie*, IX, p. 3, 1878. — EPPINGER. *Zur Lehre von der mykotischen Bedeutung des Abdominaltyphus*. In *Prager med. Wochenschrift*, III, p. 9, 1878. — CZERNICKI. *Contribution à l'étiologie de la fièvre typhoïde*. In *Recueil de mém. de méd. milit.*, XXXIV, p. 385, 1878. — ZUBER (Ch.). *De la fièvre typhoïde due à l'ingestion des viandes altérées*. In *Revue d'hygiène*, I, p. 280, 1879. — ALDU (J.). *Ueber den Typhus in Berlin und München. Mit besonderer Berücksichtigung auf Aetiologie und Hygiene*. In *Vierteljahrsschrift f. ger. Medicin*, XXX, p. 167, 1879. — LÉCUYER (H.). *Recherches relatives à l'étiologie et à la transmission de la fièvre typhoïde*. In *Revue d'hygiène*, I, p. 472, 1879. — CAMERON (C.-A.). *Épidémie de fièvre typhoïde propagée par le lait à Dublin*. In *Rev. d'hygiène*, I, p. 526, 1879. — HART (Ern.). *On Typhoidfever caused by Milk and its Prevention*. In *Travaux du Congrès des sc. méd. à Amsterdam*, septembre 1879. — BARBERET, BURLUREAUX et CHOUET. *Des conditions typhoïgènes de la ville de Clermont-Ferrand*. Paris, 1879. — PROUST. *Programme de recherches pour les épidémies de fièvre typhoïde*. In *Revue d'hygiène*, I, p. 203, 1879. — HALLEZ (Louis). *Rapport sur une épidémie de fièvre typhoïde à la Maison d'arrêt de Lille*. In *Rapport sur les travaux des Conseils d'hygiène du dépt. du Nord en* 1878. Lille, 1879. — LANGSDORFF (Th. v.). *Zur Typhusfrage*. In *Deutsche Vierteljahrsschrift f. öffentl. Gesundheitspflege*, XII, p. 277, 1880. — EBERTH (C.-J.). *Die Organismen in den Organen bei Typhus abdominalis*. In *Arch. f. pathol. Anatomie und Physiol. und f. klin. Med. von* RUD. VIRCHOW, LXXX, p. 58, 1880. — KLEBS (Edwin). *Der Ileotyphus eine Schistomycose*. In *Arch. f. exper. Pathol. und Pharmakol.*, XII, p. 231, 1880. — PORT, WOLFSTEINER, BOLLINGER. *Zur Aetiologie des Abdominalthyphus*. Vorträge gehalten im ärztl. Vereine Münchens. München, 1880. — LETZERICH (L.). *Untersuchungen über die morphologischen Unterschiede einiger pathogenen Schistomyceten*. In *Arch. f. exper. Pathol. und Pharmakol.*, XII, p. 351, 1880. — BARADUC (Léon). *Contribution à l'étiologie de la fièvre typhoïde*. In *Bull. de la Soc. de méd. publ.*, 8 déc. 1880. — ALISON. *Étiologie de la fièvre typhoïde dans les campagnes*. In *Arch. génér. de médecine*, 7e série, V, 1880. — BALLARD (Edward). *Observations on some of the Ways in which Drinking-Water may become polluted with the contagium of Enteric Fever*. In *the Brith. Med. Journ.*, janvier 1880, p. 82. — OGLESBY (R.-P.). *Typhoidfever and Milk*. In *British Medic. Journ.*, p. 80, 1880. — ZEHNDER. *Der in der neuen Caserne in Zürich aufgetretene Typhus*. In *Blätter f. Gesundheitspflege* IX, p. 198, 1880. — ARCHAMBAULT. *De la fièvre typhoïde chez les enfants*. In *Gaz. méd.*, n° 4, 1880. — SCHMIDT (Hermann). *Die Typhusepidemie im Füsilier-Bataillon zu Tübingen im Winter* 1876-1877. Tübingen, 1880. — PUTZEYS. *Rapport sur une épidémie de fièvre typhoïde qui a régné dans la commune de Couthuin depuis le 1er août jusque vers la mi-octobre* 1879. Bruxelles, 1881. — GIBERT. *Une épidémie de fièvre typhoïde au Havre*. In *Revue d'hygiène*, III, p. 732. 1881. — WERNICH (A.). *Ueber die Aufgaben der öffentl. Gesundheitspflege gegenüber dem Abdominaltyphus*. In *D. Vierteljahrsschr. f. öffentl. Gesundheitspfl.*, XIII, p. 513, 1881. — ARNOULD (Jules). *Sur la contagion de la fièvre typhoïde*. In *Bull. médic. du Nord*, p. 543, 1881. — VALLIN (E.). *La souillure du lait par les germes morbides*. In *Rev. d'hygiène*, III, p. 457. 1881. — KLEBS (Edw.). *Der Bacillus des Abdominaltyphus und des typhöse Process*. In *Arch. f. exp. Pathol. und Pharmakol.*, XII, p. 384, 1881. — EBERTH (C.-J.). *Neue Untersuchungen über den Bacillus des Abdominaltyphus*. In *Arch. f. pathol. Anatomie und Physiologie von* RUD. VIRCHOW, LXXXIII, 1881, p. 486. — KOCH (Robert). *Zur Untersuchung von pathogenen Organismen*. In *Mittheilungen aus dem kaiserl. Gesundheitsamte von* Dr STRUCK, I, p. 45. Berlin, 1881. — LALLEMAND (Ed.). *A propos de l'épidémie régnante à Nancy*. Nancy, 1881. — BRAUTLECHT (J.). *Pathogene Bacteriaceen im Trinkwasser bei Epidemien von Typhus abdominalis*. In *Virch. Arch.*, LXXXIV, p. 80, 1881. — WERNICH (A.). *Der Abdominaltyphus. Untersuchungen über sein Wesen, seine Tödtlichkeit und seine Bekämpfung*. Berlin, 1882. — ANDT (Jacques). *Remarques sur l'étiologie de la fièvre typhoïde*. Thèse de Lille, 1882. — BÆLDE (Fél.). *De la fièvre typhoïde à la campagne*. Thèse de Lille, 1882. — COLIN (Léon). *Rapport sur la fièvre typhoïde dans l'armée*, période triennale 1877-1879. In *Recueil de mém. de méd. mil.*, XXXVIII, 1882. — CARADEC (Louis). *L'épidémie de fièvre typhoïde à Brest*. In *Rev. d'hyg.*, IV, p. 379, 1882. — POINCARÉ (Léon). *La relation de l'épidémie de fièvre typhoïde qui a régné à Nancy en* 1881-1882. In *Ann. d'hyg. publ.*, 3e série, VII, p. 465, 1882. — DIONIS DES CARRIÈRES. *L'épidémie de fièvre typhoïde d'Auxerre*. In *Bull. de la Soc. méd. des hôp.*, décembre 1882. — VALLIN (E.). *L'épidémie de fièvre typhoïde*. In *Revue d'hyg.*, IV, p. 913, 1882. — DAGA. *Mémoire sur la fièvre typhoïde qui a régné à Nancy pendant les années* 1878-1879. In *Recueil de mém. de méd. milit.*, 3e série, XXXVIII, p. 113, 1882. — ARNOULD (Jules), DE CÉRENVILLE, SOYKA (I.). *Étiologie et prophylaxie de a fièvre typhoïde*. In *Qua-*

trième Congrès internat. d'hygiène à Genève en 1882, I, p. 269, et suiv. Genève, 1883. — CAMERER. *Bericht über die Typhusepidemie beim Füsilier-Bataillon des Infant.-Regiments König Wilhelm Nr.* 124 *in der Kienlesberg Caserne zu Ulm vom* 30. *Jan. bis* 15. *April* 1881. In *D. Vierteljahrsschr. f. öffentl. Gesundheitspfl.* XIV, p. 549, 1882. — PIETRA-SANTA (Prosper de). *La fièvre typhoïde à Paris, de* 1875-1882. In *Bull. de l'Acad. de méd.*, 5 septembre 1882. — MARJOLIN, LAGNEAU (G.), PERRIN (Maurice), PROUST, COLIN (Léon), GUÉNEAU DE MUSSY (Henry), ROCHARD (Jules), etc. *Sur la fièvre typhoïde à Paris.* In *Bull. de l'Acad. de méd.*, octobre 1882. — QUINQUAUD. *De la contagion de la fièvre typhoïde.* In *Revue scientifique*, 20 nov. 1882. — GUILLAUME. *L'eau de Seyon et la fièvre typhoïde à Neuchâtel.* Neuchâtel, 1882. — DURAND-CLAYE (Alfred). *L'épidémie de fièvre typhoïde à Paris en* 1882, études statistiques. Nancy, 1883. — BERTILLON (Jacques). *De la fréquence de la fièvre typhoïde à Paris depuis* 1865 *jusqu'en* 1881. In *Rev. d'hyg.*, V, p. 402, 1883. — CHAVASSE. *Mém. sur l'étiologie de la fièvre typhoïde.* In *Arch. de méd. milit.*, II, p. 269, 1883. — PAGLIANI (L.). *L'epidemia di febbri tifoide a Parigi.* In *Giornale della R. Società italiana d'igiene*, V, 1883. — DE FLEURY. *Relation de nombreux cas de fièvre typhoïde causés par l'usage d'eaux souillées par les matières excrémentitielles.* In *Gaz. hebd. de Bordeaux*, 1883. — LÉCUYER (H.). *Nouvelles recherches sur l'étiologie et la transmission de la fièvre typhoïde.* In *Rev. d'hyg.*, V, p. 34, 1883. — OLLIVIER (Aug.). *De la contagion de la fièvre typhoïde, spécialement dans les hôpitaux.* In *Annal. d'hyg. publ.*, 3ᵉ série, X, p. 234, 1883. — JOURNEZ (H.). *Rapport sur l'épidémie de fièvre typhoïde qui a régné dans la garnison de Liége pendant le* 1ᵉʳ *trimestre* 1883. Bruxelles, 1883. — TROUESSART. *La direction des vents, les microbes et la fièvre typhoïde.* In *Revue scientif.*, p. 351, 1883. — KUGLER. *Beitrag zur Lehre von der örtlichen, zeitlichen und individuellen Disposition des abdominales Typhus.* In *Virchow's Arch.*, XCI, p. 526, 1883. — DU MÊME. *Die Typhusbeobachtungen in Berlin von* 1870 *bis* 1881. In *Virchow's Arch.*, XCIV, p. 290, 1883. — WASSERFUHR (Hermann). *Der Gesundheitszustand in Elsass-Lothringen während des Jahres* 1882. Strassburg, 1883. — TESTI (A.). *Storia etiologica e clinica della febre tifoidea che domino in Fermo* 1878-1879. In *Giornale della Soc. ital. d'igiene*, p. 256, 1883. — PORT. *Epidemiologische Beobachtungen in der Garnison Münchens.* In *Arch. f. Hygiene*, I, p. 68, 1883. — BÄUMLER. *Zur Aetiologie des Typhus.* In *Bericht über die* 56. *Versammlung der Naturforscher und Aerzte*, 1883. — DEGEN (L.). *Der Typhus und die Verunreinigung des Bodens.* In *D. milit.-ärztl. Zeitschrift*, XII, p. 504, 1883. — LAVERAN (A.). *La contagion de la fièvre typhoïde.* In *Arch. de méd. milit.*, III, p. 145, 1884. — MARVAUD (A.). *La fièvre typhoïde au corps d'occupation de Tunisie.* In *Arch. de méd. milit.*, III, p. 273, 1884. — VULLIET (F.). *La fièvre typhoïde, Étiologie, prophylaxie.* Genève, Paris, 1884. — GUÉNEAU DE MUSSY (Noël). *Traité théorique et pratique de la fièvre typhoïde ou dothiénentérie.* Paris, 1884. — CZERNICKI. *La fièvre typhoïde aux colonnes d'opération du sud Oranais en* 1881. In *Arch. de méd. milit.*, III, p. 401, 1884. — MARTELLIÈRE. *De la fréquence et de la répartition de la fièvre typhoïde dans Paris.* Paris, 1884. — GARNIER (L.). *De la contamination des eaux de puits par des infiltrations d'origine excrémentitielle, au point de vue de l'étiologie de la fièvre typhoïde.* In *Annales d'hyg. publ.*, XII, p. 495, 1884. — GAFFKY (G.). *Zur Aetiologie des Abdominaltyphus.* Mit einem Anhange : *Eine Epidemie von Abdominaltyphus unter den Mannschaften des* 3. *Brandenburgischen Infanterie-Regiments Nr.* 20 *im Sommer* 1882. In *Mittheil. aus dem kaiserl. Gesundheitsamte*, II, p. 372, 1884. — LE PILEUR (L.). *Note sur quatre cas de fièvre typhoïde qui ont éclaté à Saint-Lazare au mois d'août* 1884, etc. In *Annal. d'hyg. publ.*, XII, p. 440, 1884. — DAUVÉ (P.). *Tableaux statistiques relatifs à la fièvre typhoïde dans le* 6ᵉ *corps d'armée.* In *Archives de méd. milit.*, V, p. 7, 1885. — LÉCUYER (H.). *Recherches sur l'étiologie et la transmission de la fièvre typhoïde. Épidémie occasionnée par le transport d'un cadavre.* In *Revue d'hyg.*, VII, p. 137, 1885. — TAYON. *Le microbe de la fièvre typhoïde.* In *Comptes rendus de l'Acad. des sciences*, 1884 et 1885. — ARTAUD (G.). *Étude sur l'étiologie de la fièvre typhoïde* (*Bacille de la fièvre typhoïde*). Paris, 1885. — *Étiologie d'une épidémie de fièvre typhoïde à Rouen.* In *La Normandie médicale*, n° 1, p. 11, 1885. — KRATTER. *Studien über Trinkwasser und Typhus.* Graz, 1885. — HUEPPE. *Die Wasserleitung von Wiesbaden als angebliche Ursache der Typhusepidemie*, 1885. — DURAND-CLAYE (Alfr.). *Fièvre typhoïde et choléra à Paris.* In *Bull. de l'Acad. de méd.*, 31 mars 1885. — RONDET (H.). *Relation d'une épidémie de fièvre typhoïde à Neuville-sur-Saône.* Lyon, 1885. — WYSS (H. v.), CRAMER, etc. *Die Wasserversorgung von Zürich, ihr Zusammenhang mit der Typhusepidemie des Jahres* 1884 *und Vorschläge zur Verbesserung der bestehenden Verhältnisse.* Zürich, 1885. — LŒWENTHAL (W.). *Étiologie de l'épidémie de fièvre typhoïde de Zürich en* 1884. In *Semaine médicale*, 1885, p. 340. — VILLE DE LIÉGE. *Rapport sur l'épidémie de fièvre typhoïde de* 1882-1883. Liége, 1885. — ZUELZER. *Abdominaltyphus.* In *Eulenburg's Realencyclopedie*, 1885. — BOLLINGER (O.). *Die Abnahme des Abdominaltyphus in München.* In *Allgem. Zeitung*, Beilage n° 80. München, 21 mars 1885. — PRIEUR (E.). *La fièvre typhoïde à Saint-Denis.* Thèse de

Paris, 1885. — LENT. *Ueber Massregeln gegen die Weiterverbreitung des Typhus.* In *Centralblatt f. allgem. Gesundheitspflege,* IV, p. 371, 1885. — PFEIFFER (August). *Ueber den Nachweis der Typhusbacillen im Darminhalt und Stuhlgang.* In *D. med. Wochenschrift,* XI, p. 500. Berlin, 1885. — DEBOVE (M.). *De la contagion de la fièvre typhoïde.* In *Bull. de la Soc. méd. des hôp.*, mars-1886. — ORY. *Du danger du voisinage des basses-cours au point de vue de l'étiologie de la fièvre typhoïde.* In *Revue d'hygiène,* VIII, p. 28, 1886. — LONGBOIS. *Des conditions typhogènes d'un groupe de maisons à Joigny.* Paris, 1886. — CATRIN (L.). *Contagion de la fièvre typhoïde.* In *Gaz hebdom.*, 1886, p. 258. — DAGA. *De la fièvre typhoïde observée à Nancy pendant les années* 1881-1882. In *Arch. de méd. mil.*, VIII, p. 1, 1886. — RIETSCH. *Contribution à l'étiologie de la fièvre typhoïde à propos de l'épidémie du Pas-des-Lanciers.* In *Journ. de l'anat.*, mai-juin 1886. — DUCHEMIN. *De l'épidémie de fièvre typhoïde au camp du Pas-des-Lanciers.* In *Arch. de méd. milit.*, VII, n° 5, 1886. — PINEAU. *Étiologie de la fièvre typhoïde à Compiègne.* In *Sem. méd.*, p. 51, 1886. — RÉGNIER (L.). *Note sur l'influence des eaux d'alimentation sur le développement de la fièvre typhoïde dans les différentes casernes de Sapeurs-Pompiers en* 1882 *et en* 1885. In *Arch. de méd. milit.*, VIII, p. 81, 1886. — CATRIN (L.). *Relation d'une épidémie d'affections typhiques* (*typhus et fièvre typhoïde*). In *Arch. de méd. milit.*, VII, p. 424, 1886. — ARNOULD (Jules). *De la fièvre typhoïde à l'état sporadique. Son importance au point de vue de l'hygiène et de l'étiologie.* In *Revue d'hygiène.* IX, p. 740, 1886. — SIMMONDS (M.). *Die Typhusepidemie in Hamburg im Jahre* 1885. In *D. Vierteljahrsschrift f. öffentl. Gesundheitspflege,* XVIII, p. 537, 1886. — MÖRS. *Die Brunnen der Stadt Mühlheim am Rhein vom bakteriologischen Standpunkte aus betrachtet.* In *Ergänzungsheft zum Centralblatt für allgem. Gesundheitspflege,* II, 2, p. 133, 1886. — DREYFUS-BRISAC (L.) et WIDAL (F.). *Épidémie de famille de fièvre typhoïde* (cinq malades). *Considérations cliniques et recherches bactériologiques.* In *Gaz. hebd.*, 1886, p. 726. — FRÄNKEL (E.) und SIMMONDS (M.). *Die ätiologische Bedeutung der Typhusbacillus.* Hambourg et Leipzig, 1886. — FRÄNKEL (A.). *Zur Lehre von den pathogenen Eigenschaften des Typhusbacillus.* In *Centralblatt f. klin. Medicin,* n° 10, 1886. — SEITZ (G.). *Bacteriologische Studien zur Typhusätiologie.* München, 1886. — SIROTININ (W.). *Die Uebertragung von Typhusbacillen auf Versuchsthiere.* In *Zeitschrift f. Hygiene,* I, p. 465, 1886. — BEUMER und PEIPER. *Bacteriologische Studien über die ätiologische Bedeutung der Typhusbacillen.* In *Zeitschrift f. Hygiene,* I, p. 489, 1886, et II, p. 110, 1887. — BROUARDEL. *Sur une épidémie de fièvre typhoïde qui a régné à Pierrefonds en août et septembre* 1886. In *Comptes rendus de l'Acad. des sciences,* 13 décembre 1886, et *Revue d'hygiène,* IX, p. 116, 1887. — CHANTEMESSE et WIDAL. *Le bacille typhique.* In *Bull. de la Soc. méd. des hôpitaux,* 25 février 1887. — CORNIL. *L'eau de rivière et la fièvre typhoïde à Paris.* In *Bull. de l'Acad. de méd.*, 29 mars 1887. — ARNOULD (J.). *L'eau et les bactéries, spécialement les bactéries typhogènes.* In *Revue d'hygiène,* IX, p. 27, 1887. — THOINOT. *Sur la présence du bacille de la fièvre typhoïde dans l'eau de la Seine à Ivry.* In *Bull. de l'Acad. de méd.*, 5 avril 1887, et *Semaine méd.*, 6 avril 1887. — FRÄNKEL (E.) und SIMMONDS (M.). *Weitere Untersuchungen über die Aetiologie des Abdominaltyphus.* In *Zeitschrift f. Hygiene,* II, p. 138, 1887. — CHANTEMESSE (A.) et WIDAL (F.). *Recherches sur le bacille typhique et l'étiologie de la fièvre typhoïde.* In *Arch. de physiol. normale et pathol.*, 3ᵉ série, IX, p. 217, 1887. — KRAUS (C.). *Ueber das Verhalten pathogener Bacterien im Trinkwasser.* In *Arch. f. Hygiene,* VI, p. 234, 1887. — VALLIN (E.). *L'eau de Seine et la fièvre typhoïde.* In *Revue d'hygiène,* IX, p. 265, 1887. — ARNOULD (J.). *Du mode d'action du bacille typhoïde dans l'économie.* In *Revue gén. de clinique et de thérapeutique,* 12 mai 1887. — BROUARDEL (P.) et CHANTEMESSE (A.). *Enquête sur les causes de l'épidémie de fièvre typhoïde qui a régné à Clermont-Ferrand.* In *Revue d'hygiène,* IX, p. 368, 1887. — ARNOULD (J.). *Des moyens de propagation de la fièvre typhoïde.* In *Revue sanitaire de Bordeaux,* 10-25 juin 1887. — BLANC (Henri). *Recherches sur la fièvre typhoïde en Tunisie et sur les modifications que lui imprime la chaleur.* In *Arch. de méd. milit.*, IX, p. 18, 1887. — BROUARDEL (Paul). *Des modes de propagation de la fièvre typhoïde.* Conférence d'ouverture au Congrès de Vienne. In *Gaz. méd.*, n° 41, 1887. — FAVIER. *Contribution à l'étiologie de la fièvre typhoïde dans l'armée.* In *Arch. de méd. milit.*, X, p. 241, 1887. — ROLLET (J.). *Épidémie de fièvre typhoïde à l'École normale et au Collège de Cluny.* Lyon, 1887. — LÉCHAUDEL. *L'épidémie de fièvre typhoïde de Sézanne.* In *Arch. de méd. milit.*, X, p. 421, 1887. — MARIÉ-DAVY. *Contribution à l'étude des eaux potables.* In *Journ. d'hygiène,* 3 novembre 1887. — *Voy.* aussi : GRIESINGER. *Maladies infectieuses,* trad. par Vallin. Paris, 1877. — MURCHISON. *La fièvre typhoïde,* trad. Lutaud. Paris, 1878. — COLIN (Léon). *Traité des maladies épidémiques.* Paris, 1879. — HIRSCH (August). *Handbuch der histor.-geographischen Pathologie,* 2ᵉ édit. Stuttgart, 1881. — Les rapports de la Commission des épidémies de l'Académie de médecine; de la Commission des maladies régnantes de la Société médicale des hôpitaux. — Art. TYPHOÏDE (*Fièvre*). In *Nouv. Dictionn. de méd. et de chirurg. pratiques.*

J. A.

TYPHULE (*Typhula* Fr.). Genre de Champignons-Basidiomycètes, du groupe des Clavariés, composé d'espèces délicates, ordinairement de petite taille, qui se développent en automne sur les feuilles pourrissantes ou les tiges mortes de diverses plantes. Leur réceptacle fructifère est claviforme, avec un pied généralement long et filiforme, s'élevant le plus souvent sur un petit thalle bulbeux arrondi.

Les *Typhula gyrans* Fr, et *T. erythropus* Fr. se rencontrent assez communément en Europe sur les feuilles tombées, surtout des aunes et des peupliers. Le *T. erythropus* est remarquable par son pied allongé, d'un rouge foncé, sur un thalle bulbeux noirâtre. ED. LEF.

TYPHUS. I. ÉTYMOLOGIE. DÉFINITION. SYNONYMIE. 1. *Étymologie.* Le mot *typhus* vient du grec τῦφος, dont les différentes acceptions peuvent être traduites par les termes suivants, d'après Littré : trouble, maladie, orgueil, vapeur, fumée, étourdissement, stupeur; c'est incontestablement ce dernier sens qui met le mieux d'accord la linguistique et l'observation médicale. Sauvages a, le premier, introduit le mot *typhus* en nosologie ; il est probable qu'il ne sera plus abandonné désormais, car, outre qu'il a plus d'un siècle d'existence (1760), il indique heureusement la parenté de la maladie qu'il sert à désigner avec la fièvre typhoïde.

2. *Définition.* Le typhus exanthématique est une maladie engendrée par l'action d'un infectieux permanent ou accidentel (endémie, transmission, spontanéité) ; né dans un milieu encombré, souillé, malpropre, favorisé dans son action par l'influence de toutes les misères individuelles et sociales, il a, à son début, les allures d'une fièvre grave ; il se caractérise vers le cinquième jour par une éruption de taches rubéoloïdes et pétéchiales, et, s'il ne se termine pas, vers la fin du premier septenaire, par une rémission franche, il présente, dans son décours, un ensemble de symptômes ataxo-adynamiques souvent mortels.

3. *Synonymie.* 1° grecque, Λοιμὸς (sorte de peste).

2° Latine : *morbus pulicaris* (Cardanus, 1545), *febris pestilens* (Fracastor, 1546), *febris petechialis* (Massa, 1556), *febris purpurea epidemica* (Therens, 1578), *febris peticularis* (Roberetus, 1592), *febris maligna cum sopore* (Riverius, 1623), *morbus puncticularis* (Donkers, 1686), *typhus comatosus* (Sauvages, 1760), *adynamic Fever* (Stocker, 1826), *morbus maculosus*, *morbus lenticularis*, *febris Ungarica*, *morbus Ungaricus*, *pesticula*, *causus*, *febris asthenica*, *febris atacta*, *typhus nosocomialis*, *castrensis*, *bellicus*, *carceralis*, *navalis*, *pestis bellica*, *febris maligna puncticulata seu puncticularis*, *febris petechialis cum puncticulis*, *morbus contagiosus*, *febris epidemica*, *typhus exanthematicus*, *febris putrida*, *synochus putris*, *febris cacoethers*, *febris continua putrida*, *febris venenosa et perniciosa*, *febris lenta nervosa putrida*, *morbus mucosus* (auteurs divers).

3° Synonymie anglaise : *Parish Infection* (rapports officiels, 1600-1700), *Fever of the Spirits* (Quincy, 1721), *Pestilential Fever* (Grant, 1755), *Typhus* (Sauvages, 1760), *Ship Fever*, *Infectious Fever* (Lind, 1765), *Typhus* (Cullen, 1769), *Infectious Ship Fever* (Blanc, 1787), *Enecia Typhus* (Mason Good, 1817), *Contagious Fever* (Bateman, 1818), *Typho-rubeoloid* (Roupell, 1831) *P. petechial Fever* (Peebles, 1835), *Ochlotic Fever* (de ὄχλος, rassemblement, Laycock, 1861), *True Typhus*, *Epidemical Fever*, *Petechial Typhus*, *Brain Fever*,

Typhus Fever, Adynamic Fever, Typhoid Fever with Putro-adynamic Caracter, Catarrhal Typhus (auteurs divers).

4° Synonymie allemande : *Kriegpest* (de *Krieg*, guerre), *Ansteck-enden typhus* (*ansteckenden*, contaminant, contagieux), *nerven und Lazareth Fieber*, *Fleckfieber* (de *fleck*, tache) ; *petechial Fieber, faul Fieber.*

5° Synonymie espagnole : *Tabardillo y puntos* (taches et marques); *tifo, tabardo, tabardillo de los navios.*

6° Synonymie italienne : *febbre petechiale* (Rasori, 1809), *morbo petechiale* (Acerbi, 1811), *tifo contagioso* (Rossi, 1819), *febbre epidemica, febbre putrida* (auteurs divers).

7° Synonymie française : typhus, typhus vrai, typhus pétéchial, typhus tacheté, fièvre puncticulaire, fièvre lucioulaire, fièvre ponctuée, fièvre pourprée, pourpre maligne, fièvre pestilentielle avec pétéchies, maladie pétéchiale, typhus d'Europe, typhus de Hongrie, typhus d'Irlande, typhus des Arabes, typhus de Riantec, typhus de Brest, de Rouisan, fièvre épidémique, fièvre des hôpitaux, fièvre nosocomiale, typhus nosocomial, typhus des armées, des camps, des casernes, fièvre militaire, fièvre maligne des armées, peste et typhus de guerre, fièvre des lazarets, typhus nerveux, typhus contagieux, fièvre lente nerveuse, fièvre putride nerveuse, fièvre critique, fièvre synoque putride, fièvre maligne, fièvre typheuse, fièvre typhode, fièvre asthénique, typhus exanthémo-pétéchial, typhus exanthématique.

II. Le typhus exanthématique dans l'histoire. Il ne paraît guère possible que le typhus ne soit pas de toute antiquité, car ses causes ordinaires, l'encombrement des camps, des villes assiégées et des grandes villes, la malpropreté humaine, la famine, la misère, sont aussi vieilles que le monde; cependant il n'a jamais été nettement caractérisé par les historiens des époques grecque et latine. Hippocrate ne le distingue pas des autres fièvres graves; Galien et Celse, pas davantage. Il faut, pour en soupçonner la présence, le rechercher sous les termes à grande surface de Λοιμός, *pestis, febris pestilens*, et ne lui donner, par suite, qu'une place, à jamais indécise, dans la nosologie de l'antiquité.

Il nous semble toutefois impossible de rapporter au typhus exanthématique la peste qui ravagea l'Attique de 430 à 425 avant Jésus-Christ, et dont Thucydide nous a laissé la relation. On a beaucoup discuté, beaucoup écrit, sur la nature de cette épidémie que l'historien grec ne pouvait retracer en médecin, et dans laquelle on a cru voir la peste à bubons, la variole, la fièvre typhoïde, le typhus. Il nous semble, après lecture attentive de la traduction que nous ont donnée Rilliet et Betaut, qu'il s'agit plutôt de la fièvre typhoïde épidémique grave que de toute autre affection : fièvre typhoïde à déterminations pectorales fréquentes, suffisamment caractérisée par des sudamina, par l'angine et la stomatite à tendance hémorrhagique, le hoquet, la diarrhée, les phlébites des saphènes et des crurales, les troubles consécutifs de la mémoire. S'il s'était agi du typhus, l'historien grec n'eût sans doute pas passé sous silence l'exanthème et les pétéchies. Quant à la variole et à la peste, il ne peut pas en être question dans ce débat.

Nous ferons la même objection critique aux discussions qui se sont élevées à propos d'épidémies anciennes de fièvres graves et transmissibles, que l'on a rapportées au typhus exanthématique : à la peste de Syracuse ou maladie du camp de Sicile, 395 ans avant Jésus-Christ, racontée par Diodore; à la peste de Cyprien, 251 après Jésus-Christ, décrite par Gregorius Nyssenus, Dionysius et

Cyprien. Il est bien possible qu'il s'agisse du typhus, mais, en vérité, les traductions que nous avons consultées rappellent plutôt les caractères de la fièvre typhoïde que ceux du typhus. C'est là, d'ailleurs, une question de curiosité historique devant laquelle il ne faut pas s'attarder.

La première épidémie authentique de typhus date de 1489, époque à laquelle Ferdinand et Isabelle la Catholique, assiégeant Grenade, perdaient 17 000 combattants, frappés par une fièvre contagieuse que caractérisaient des symptômes nerveux graves et une éruption rubéoloïde, *el tabardillo*. Mais il ne serait pas impossible que le typhus exanthématique ait été importé en Espagne par les Arabes, car les premières traces de cette maladie, dans ce pays qu'ils ont occupé pendant sept siècles, se retrouvent dans ce qui nous reste des travaux des médecins espagnols du cinquième siècle et dans les commentaires du médecin du roi de France Charles V, Jacques Despartz, qui écrivit sur les données d'Avicenne, c'est-à-dire de la médecine arabico-espagnole. Nous verrons de même, en 1505, les médecins italiens considérer leur *febris pestilens* comme étant d'origine cypriote, c'est-à-dire musulmane.

Le typhus reparaît peu d'années après dans l'histoire, ravage l'Italie de 1505 à 1550, éprouve cruellement l'armée française de Lautrec devant Naples, s'étend à presque toutes les grandes villes italiennes, et a pour historiens Jérôme Fracastor (de Vérone, 1483-1559), Cardanus (de Pavie), Massa (de Venise), Mondella, Colle, qui la considèrent comme importée de Chypre et la désignent sous le nom de *febris pestilens*. Ces laborieux observateurs, tous mêlés aux épidémies qu'ils racontent, font ressortir la courte durée de l'affection, de huit à quatorze jours, de vingt et un jours au plus, l'abondance et le caractère pourpré de l'éruption, la contagiosité manifeste de cette fièvre, et la considèrent tous, après l'importation qu'ils invoquent pour le début, comme favorisée, dans sa propagation, par l'encombrement des armées, des camps, des places de guerre, ainsi que par l'incurie humaine et la misère des grands centres populeux.

Les épidémies de Hongrie sont contemporaines de celles qui ont été observées en Italie : la première date de 1533 et a été décrite par Laugius; les autres explosions ont eu pour historiens Jordanus, Sennert, Tobias Cober, Ruland, Rhumel; toutes, en y ajoutant celle de l'armée de Charles-Quint devant Metz (1552), confirmèrent l'idée d'une fièvre pestilentielle et contagieuse dont les médecins de l'antiquité n'avaient jamais donné les caractères précis. Ce fut alors un fait acquis pour plus de deux cents ans, confirmé par les épidémies du dix-huitième siècle et par celles qui se succédèrent en Europe jusqu'à la fin des guerres de Napoléon (1814), que le typhus était une entité morbide à part, bien distincte par ses causes, ses symptômes, ses lésions, de toutes les fièvres pestilentielles déjà définies.

Cependant une réaction fâcheuse, qui a son début en 1813 et sa terminaison vers 1856, vint mettre en question l'existence nosologique du typhus, en s'efforçant de confondre cette maladie avec la fièvre typhoïde. Mais depuis 1856 les preuves inébranlables de la différence de ces deux affections se sont tellement accumulées, que le typhus tient et doit tenir désormais une place à part dans la nosologie, et malheureusement aussi, pour de longues années encore, dans l'histoire des nations.

On peut donc distinguer quatre périodes au typhus, quand on le considère dans le temps. La première commence sans doute avec la formation des groupes humains et finit en 1489, à l'époque du siége de Grenade : c'est l'époque nébuleuse du typhus. — La seconde s'étend de 1489 à 1813 ; pendant ce long espace historique, le typhus existe à peu près indépendant de toute autre fièvre pestilentielle, et, s'il n'est pas toujours décrit avec la précision que demande notre siècle, il n'en constitue pas moins une entité morbide à part. — La troisième période, commençant en 1813, année de la publication du traité réactionnaire de Petit et Serres sur la fièvre entéro-mésentérique, finit entre 1856 et 1860, c'est-à-dire dans le cours des années qui virent se répandre dans le public médical les travaux de Baudens, Michel Lévy, Scrive, Godelier, Tholozan, Haspel, Ganderax, Cazalas, etc., médecins de l'armée, et ceux de nos collègues de la marine Barrallier, Marroin, Macret, Mongrand, Gibert, Thibaut, Arneaud, Le Coat-Kernoter, Lambert et quelques autres. Tous ces médecins avaient vu de près le typhus de Crimée ou les épidémies qui en furent la conséquence au Val-de-Grâce, à Lyon, à Toulon, etc. ; ils défendirent unanimement, au nom des symptômes et des lésions, l'existence propre du typhus : la troisième période débute donc par la négation du typhus et finit par son affirmation ; elle est traversée par les hésitations de l'Académie de médecine, qui, en 1835, couronne deux travaux remarquables, mais contradictoires, sur la comparaison du typhus et de la fièvre typhoïde. — Quant à la quatrième période, elle est notre contemporaine et ne finira peut-être jamais, si les progrès des idées en hygiène, en sociologie, en politique, si la cessation bien problématique des guerres entre nations puissantes, ne viennent clore définitivement l'histoire détestable du typhus. Les peuples ont les maladies qu'ils méritent ; le typhus tue plus de soldats que l'obus et ses éclats : voilà ce qu'il conviendrait de savoir ou de ne pas oublier.

Nous n'entreprendrons pas de raconter dans les détails tout ce qui se rapporte à chacune des épidémies qui sont comprises entre 1489 et 1887, c'est-à-dire entre le siége de Grenade par le vainqueur des Maures et la dernière épidémie allemande ; contraint de nous limiter, nous nous bornerons à signaler les principales épidémies par leurs dates, le nom de leurs historiens et leurs caractères les plus saillants. Cette énumération est d'ailleurs assez émouvante par elle-même et n'a pas besoin des commentaires dramatiques auxquels elle pourrait facilement prêter.

ÉPIDÉMIES PRINCIPALES DE LA FIN DU QUINZIÈME SIÈCLE A NOS JOURS.

1489. — *Épidémie du siége de Granada* (déjà citée).

1505-1550. — *Épidémies de Vérone, de Naples*, etc. (déjà citées).

1550-1580. — *Épidémies des principales villes du sud de l'Europe, de Séville notamment.* — Elles ont été racontées par Juan de Carmona et Fernando Maldonado.

1552. — *Épidémie de l'armée de Charles-Quint devant Metz.* — C'était pendant un hiver rigoureux, aux mois de novembre et de décembre, le pays messin ravagé n'offrait aucune ressource aux troupes impériales, l'armée manquait de vivres et le froid avait produit l'encombrement dans des locaux insuffisants ; la dysenterie, le scorbut, se montrèrent d'abord, puis le typhus, comme en Crimée ; les historiens font mention des taches pourprées et livides, la mort arrivait ordinairement du cinquième au septième jour de la maladie. Le typhus se déclara à Metz aussitôt après la levée du siége ; on avait transporté dans les hôpitaux un grand nombre de blessés ennemis, et c'est ainsi, sans doute, que se fit l'importation ; l'épidémie gagna les villages voisins (A. Laveran). — Cette épidémie a été décrite en 1634 par Math. Unzer dans son *Tractatus medicus-chimicus*, publié à Halle.

1556. — *Épidémie du siége de Thorn.* — Elle se développa dans les deux armées ennemies et fut compliquée par le scorbut (Danemark).

1557. — *Épidémie du Poitou et de quelques grandes villes de France.* — Coyttarus, de Poitiers, en 1558, Ambroise Paré, quelques années après, le premier dans un ouvrage étendu *de Febribus purpuratis*, le second par des notes isolées, ont éveillé l'attention des médecins sur cette fièvre pestilentielle, accompagnée de taches rouges ou noirâtres.

1533. — *Épidémie des troupes de Frédéric II, comte palatin, opérant en Hongrie.* — Laugius décrit le premier la fièvre hongroise sous le nom de *causus*.

1534. — *Épidémie de la province de Hochelag.*

1542. — *Épidémie de l'armée du margrave de Brandebourg.*

1566. — *Grande épidémie de Hongrie.* — Développée dans l'armée de l'empereur Maximilien réunie pour combattre les Turcs. D'après ses historiens, T. Jordanus (1576), Codronchi (1595), Tobias Cober (1606), Rhumel (1624), qui lui donnent les noms de *morbus hungaricus, febris hungarica*, elle était caractérisée par un mal de tête intense, du délire, de la fièvre, des taches pourprées et pétéchiales, des parotidites et des gangrènes. Éminemment transmissible, elle a rayonné autour de la Hongrie, a sévèrement frappé la ville de Vienne, et s'est transmise jusqu'en Suisse.

1621. — *Épidémie de Weidhausen, maladie bavaroise, maladie bohémienne.* — Née au sein des troupes campées devant Weidhausen, elle a fait 20 000 victimes dans l'armée bavaroise, s'est repandue en Bohême et a été racontée par Rhumelius (de Munich), en 1624.

1623. — *Épidémie de Montpellier.* — Développée dans la ville pendant le siége : taches rouges au quatrième jour, taches livides et noires un peu plus tard, état adynamique très-accusé, mortalité d'un tiers des personnes atteintes. Elle a été racontée par Lazare Riverius (de Montpellier) sous le nom de *febris maligna pestilens*.

1635. — *Épidémie de Louvain.* — Elle sévit sur l'armée française après le siége de Louvain, se répandit dans les villes voisines et provoqua un travail important de Diemerbroeck.

1643. — *Épidémie des villes de Reading et d'Oxford.* — Née dans le camp de l'armée du Parlement, devant Reading, elle s'étendit à la garnison, commandée par Charles Ier, et se transmit aux habitants d'Oxford et aux pays voisins de cette ville. Elle a eu pour historien l'anatomiste T. Willis.

1665. — *Grande épidémie, grande peste de Londres*, febris pestilens. — Elle coïncida avec une saison très-froide et a été décrite par Sydenham.

1692. — *Épidémie de Modène.* — Décrite par Ramazzini.

1708. — *Épidémie de Cork (Irlande).* — Avant son éclosion, les médecins irlandais avaient observé une maladie pestilentielle sévissant depuis de longues années sous le nom d'*Irish Ague*. L'épidémie de Cork fut mieux observée que les précédentes par Rogers et Short. Le printemps et l'été de 1707 avaient été très-rigoureux.

1717. — *Épidémie de l'armée du prince Eugène opérant en Allemagne.*

1718. — *Épidémie d'Irlande.* — Décrite par O'Connell, dont le travail ne peut laisser aucun doute sur la nature de la maladie.

1728-1731. — *État endémo-épidémique en Irlande.* — Les historiens de cette phase du typhus irlandais, Rogers, O'Connell, Rutty, font remarquer que la maladie se propogea en Angleterre, atteignit York en 1728, et sévit un peu plus tard à Londres où elle a été observée par Edwards Strother.

1740. — *Épidémie des navires anglais* Panther *et* Canterbury, *et par propagation épidémie de Plymouth.*

1740. — *Épidémie de Prague.* — Décrite par Serink et Brandor.

1742. — *Épidémie d'Upsal.* — Décrite par Rosen.

1742. — *Épidémie d'Égra.* — L'armée française était assiégée dans la forteresse d'Egra par les troupes de Marie-Thérèse.

1746. — *Épidémie de l'escadre du chevalier de Piosin.* — L'escadre perdit 513 hommes sur 2000 malades et fut obligée de gagner le mouillage de l'île d'Aix. Sur 22 chirurgiens 20 moururent du typhus.

1746. — *Épidémie de l'escadre du duc d'Anville, de Quebec.* — La moitié de l'équipage succomba.

1754. — *Épidémie de Rouen.* — Observée par Lecat.

1756-1763. — *Épidémie des troupes anglaises combattant en Allemagne pendant la guerre de Sept Ans.* — Décrite par Pringle.

1757. — *Épidémie d'Eisnach* et *épidémie de Lille* qui en a été la conséquence. — Cette dernière a été décrite par Monro.

1757. — *Épidémie de l'escadre de Dubois de la Mothe* et *de Brest.* — Dès l'arrivée des navires en rade de Brest, le 22 novembre 1757, les malades furent débarqués et placés dans les hôpitaux. Quelques jours après, le personnel du bagne et la population brestoise étaient atteints. Il y eut 4204 victimes à repartir de la manière suivante : matelots, 2518; population brestoise, 1186; forçats, 500. Le typhus de Brest a été observé par de Courcelles, médecin de la marine en 1757, et raconté avec tous ses détails par Fonssagrives en 1858.

1757-1759. — *Épidémie de Vienne.* — Décrit par Hasenöhrl.

1757-1758. — *Première épidémie de typhus à Berlin.* — Son origine sur place fut attribuée à l'encombrement, à l'infection de l'air et à la disette. Elle a été décrite par Baldinger en 1774.

1759. — *Épidémie de Strasbourg.* — Décrite par Kuhn et Bergius.

1764. — *Épidémie de Naples.* Décrite par Sarcone.

1770. — *Épidémie de Tyrone* (*Irlande*). — Décrite par James Sims, de Tyrone. Elle dur une année et fut très-grave.

1771-1772. — *Épidémies d'Allemagne et de Vienne.* — Décrites par Funken, Langsvert, Jagemann, Huter, Melch, Cettinger, Mayer Bœhmer, Kesler, Schebalt, Opitz.

1771. — *Épidémie de Moscou.* — Décrite par Mertens.

1773. — *Épidémie de la frégate danoise la* Christian Soe, *en croisière dans la Baltique.*

1780. — *Épidémie des prisonniers espagnols à Winchester.* — 268 décès en trois mois et demi. Décrite par Charmichael Smyth.

1780. — *Épidémie d'Algésiras.* — Elle se développa sur les navires de l'escadre franco-espagnole, après le siége de Gibraltar, se compliqua de scorbut et fut apportée à Toulon. Les malades ayant été isolés au fort Lamalgue, elle ne se propagea pas dans la ville.

1781. — *Épidémie de Carlisle.* — Décrite par Heysham.

1793-1794. — *Épidémie d'Allemagne.* — Décrite par H. Rennebaum et J.-C.-C. Schafer.

1793. — *Épidémie de Nantes, assiégée par les Vendéens.*

1793. — *Épidémie de l'armée des Pyrénées.* — Décrite par Portal.

1794. — *Épidémie de la Salpêtrière.* — Décrite par Pinel, qui attribue cette maladie aux changements d'existence qu'avaient éprouvé les femmes qui y étaient assistées; jouissant autrefois, dit cet auteur, de toutes les commodités de la vie, elles furent amenées par la disette ou les événements de la Révolution à la misère la plus extrême et furent enfin forcées de chercher un asile à la Salpêtrière, où la plupart d'entre elles furent bientôt attaquées de la fièvre dite putride (Barralier).

1796-1797. — *Épidémie de Mantoue.* — Elle sévit sur les Autrichiens assiégés et les Français assiégeants.

1797. — *Épidémies de Nice, d'Aix, de Fréjus, de Toulon, de Marseille, de Grenoble,* consécutive à celle de Mantoue, par propagation.

1797-1803. — *Épidémie d'Irlande.* — Transmise à l'Angleterre, la maladie y fit moins de ravages. Toutefois la fréquence des fièvres continues à cette époque détermina la création de nombreux établissements spéciaux pour l'isolement et le traitement des malades atteints de ces affections. Le *London Fever Hospital* fut établi en 1802 (Murchison).

1799-1800. — *Épidémie de Gênes assiégée par les Français.* — Décrite par Rasori.

1800. — *Épidémie de Wurzbourg.*

1801. — *Épidémie de la Russie orientale.*

1805. — *Épidémie de Brün* (*Moravie*). — Déterminée par l'encombrement résultant de l'arrivée des blessés et des prisonniers d'Austerlitz.

1806. — *Épidémies de Thorn, Bromberg, Culm.* — Développées dans les hôpitaux militaires dans ces villes, après Iéna.

1806. — *Épidémies d'Autun, de Semur, de Langres.* — Le typhus fut apporté par les prisonniers allemands.

1806-1807. — *Épidémie de Russie et de Pologne pendant la campagne de guerre.*

1808. — *Épidemie dans l'armée française opérant en Espagne.* — La maladie est transmise au sud de la France.

1808. — *Épidémie de Dax par importation de la maladie par des prisonniers espagnols.*

1808. — *Épidémie de l'escadre française en rade de l'île d'Aix, avant l'affaire dite* des Brûlots.

1809. — *Épidémie de Vienne après Wagram.* — Décrite par Hildenbrand dans l'un des meilleurs mémoires qui aient été écrits sur le typhus, sous le titre : *Du typhus contagieux.*

809. — *Épidémie de Saragosse.* — Réveillé-Parise en a fait la relation dans une thèse publiée à Paris en 1812. L'observateur donne à la maladie les noms divers de *fièvre putride, maligne nerveuse, synoque putride, typhus siderans.*

1809. — *Épidémie des troupes anglaises venant de la Corogne et débarquées en Angleterre.* — Décrite par sir James Grigor Hooper. La maladie ne s'étendit pas à la population de Portsmouth, lieu du débarquement.

1812. — *Épidémie des départements de l'Yonne et de la Côte d'Or.* La maladie fut apportée par les prisonniers autrichiens.

1812-1813. — *Retraite de Moscou.* Le typhus développé parmi les vaincus en retraite, sous l'influence de l'encombrement des lieux d'étape, de la faim, de la misère des troupes, du froid glacial et de l'état moral de l'armée, fut le point de départ d'une triste série d'épidémies par propagation.

1812. — *Épidémie de Wilna.* — Sur 30 000 prisonniers, il en périt 25 000. La contagion gagna la ville. 8000 juifs y succombèrent (A. Laveran).

1813. — *Épidémie de Dantzig.* — A Dantzig, assiégé par les Russes le 11 janvier 1813, 36 000 Français, débris mutilés de l'armée d'invasion, furent exposés à toutes les privations par un froid d'une rigueur extrême. De janvier à juin 13 000 malades des hôpitaux, plus d'un quart de 40 000 habitants, avaient succombé. Le mois de mars compte pour 4000 morts (Laveran).

1813. — *Épidémie de Torgau.* — Décrite par Gilles de la Tourette.

1813. — *Épidémie d'Orel.*

1813-1814. — *Épidémie de Mayence.* — Elle ravagea, d'après Laurent et Ardy, la garnison française et la population.

1814-1817. — Le typhus entretient des foyers d'épidémie dans presque toutes les contrées de l'Europe, à la suite de la rentrée des troupes dans leurs pays respectifs : mais le nombre de ces explosions du typhus de guerre va décroissant et la maladie finit par s'éteindre.

1817-1854. — Pendant cette longue période, on n'observa plus le typhus de guerre, mais la maladie apparaît de nouveau sur plusieurs points de l'Europe, sous des influences tantôt endémiques, tantôt accidentelles.

Épidémies d'Irlande, 1817, 1826, 1836, 1847.

Épidémies d'Écosse et d'Angleterre, 1828, 1843, 1846, 1847.

Épidémies de Belgique (Bruxelles, 1846-1847).

Épidémies de France. — Dans la maison de détention de Rouen en 1818 ; au bagne de Toulon en 1820, 1829-1830, 1833, 1845 ; dans les prisons de Reims (décrite par Landouzy), de Strasbourg (décrite par Forget), de Nancy (décrite par Parizot).

Épidémie d'Allemagne, 1847.

Épidémie de Valachie, 1849.

Épidémie du transport de l'État le Tarn, 1841.

Survint la guerre de Crimée, qui détermina une longue série d'épidémies. Le début, en Crimée, peut être fixé au mois de décembre 1854. Les Russes furent atteints les premiers, puis les Anglais, et en dernier lieu l'armée française. La maladie, qui s'était atténuée dans le cours du deuxième semestre de 1855, après avoir eu son apogée en mai et en juin, prit une nouvelle extension en décembre, pour ne plus cesser que par l'évacuation des troupes de Crimée, quant à ce qui concerne le théâtre de la guerre, car cette même évacuation fut l'occasion de nouvelles épidémies, par propagation, dans les hôpitaux de Constantinople, de mars 1855 au mois d'avril 1856, dans les hôpitaux de Gallipoli, de Marseille, de Toulon, d'Avignon, de Lyon, du Val-de-Grâce (du mois de janvier à celui d'avril 1856), dans les lazarets de Porquerolles et du Frioul, sur un grand nombre de navires de guerre chargés de l'évacuation, la corvette la *Fortune*, les vaisseaux *Prince-Jérôme*, *Marengo*, *Iéna*, *Fleurus*, les frégates l'*Andromaque* et la *Néréide*, les navires à vapeur *Sané*, *Eldorado*, *Canada*, l'aviso le *Coligny*, le transport la *Dordogne* et quelques autres navires.

Depuis la guerre de Crimée jusqu'en 1878, le typhus de guerre n'a plus reparu, car il a épargné les grandes armées américaines de la guerre de Sécession et les armées française et allemande de 1870-1871, lesquelles, en revanche, ont payé un assez lourd tribut à la fièvre typhoïde. On peut cependant rattacher à des faits de guerre la petite épidémie de Gaëte, en 1861.

Mais le typhus endémique et le typhus accidentel n'ont pas perdu leurs droits d'existence, et c'est à eux qu'il faut rapporter :

Plusieurs bouffées endémo-épidémiques en Irlande et en Silésie;

Les petites épidémies de la province d'Alger, du massif de Bougie, de la province de Constantine, de 1861 à 1863.

L'épidémie de 1868, à Alger, décrite par A. Maurin;

L'épidémie des Tartares amenés à Constantinople en 1860;

L'épidémie du Scheah Gehald et de Liverpool, en 1861; celle du bataillon égyptien transporté à Vera-Cruz sur le transport la *Seine*, en 1862.

L'épidémie de Trébizonde, développée parmi les Circassiens transportés en 1863-1864.

L'épidémie de la frégate égyptienne l'*Ibraïmieh*, à Toulon, en 1864.

L'épidémie de Riantec (Morbihan), décrite par Gillet (1872);

L'épidémie de Rouisan (près de Brest), décrite par R. Gestin (1872-1873).

L'épidémie de Dantzig (1887), qui est actuellement en voie de décroissance.

La dernière épidémie de guerre est celle qui a été provoquée par la guerre turco-russe en 1877-1878 et qui a débuté parmi les troupes russes avant le passage du Danube. Le rapport de la *Revue militaire de médecine et de chirurgie*, du mois de juin 1881, s'exprime en ces termes à ce sujet : « Jusqu'en janvier (1878), 12 000 typhiques étaient entrés dans les hôpitaux de Jassy, autant à Fratetschi. Tous les hôpitaux de la Bulgarie en regorgeaient; les troi lignes d'étapes entre les Balkans et le Danube en étaient couvertes. Devant Tschadalja, la garde seule avait 14 000 malades, la plupart typhiques, et enterrait 80 hommes par jour. Sur 200 000 malades évacués par la grande voie de la Roumanie et les lignes secondaires de Bourgas et d'Hirsova, c'est le typhus qui a fourni la plus large proportion des évacués, peut-être près d'une centaine de mille hommes, ce qui suppose que 50 000 hommes au moins ont succombé au fléau. Quand on songe que l'armée d'invasion est partie avec un effectif de 120 000 à 130 000 hommes, on est conduit à affirmer que cette armée a disparu tout entière sous les coups de l'épidémie typhique. » Pendant la même guerre, le typhus a sévi sur les bataillons russo-turques, les uns attaquant et les autres défendant la place forte arménienne de Kars.

Cette longue énumération, certainement incomplète, donne une idée de la part que prend le typhus au gaspillage de la vie humaine, c'est-à-dire les hommes par millions. La gloire des conquérants peut briller sur l'une des faces des médailles guerrières, mais le typhus a le droit de figurer sur le revers !

III. Séméiologie clinique et nécropsique. § 1. *Signes cliniques.* Ce qu'ont vu tous les médecins qui ont traversé des épidémies de typhus, ce que nous avons vu nous-même à Brest, à plusieurs reprises, nous a conduit à diviser le typhus, en clinique, de la manière suivante : *typhus ordinaire, anomal, compliqué.* Nous entendons par *typhus ordinaire* celui qui se caractérise par les symptômes cardinaux de la maladie et qui évolue en deux périodes principales, sans que l'équilibre de l'ensemble morbide vienne à se rompre, et sans que le typhus prenne, par suite, une physionomie, une allure particulière. Le *typhus anomal* sera dès lors celui qui s'écartera du type ordinaire par une marche inattendue, *un accident* intercurrent, une physionomie différente du type, à condition toutefois que toutes ces causes d'anomalie relèvent du typhus et rien que du typhus. Quant au *typhus compliqué* (*complexe de Jacquot*), il consiste dans la présence, à côté du typhus, d'une maladie qui lui est étrangère, scorbut, dysenterie, diarrhée, choléra, paludisme, etc. La division de Hildenbrand en typhus régulier et irrégulier est incontestablement plus simple; nous proposons toutefois la nôtre parce qu'elle subdivise l'irrégularité en deux modes plus conformes à la réalité clinique. Quant à l'*état typhique* de Jacquot, sorte d'imprégnation des maladies courantes en temps d'épidémies du typhus, on ne peut pas plus en discuter l'existence qu'en faire l'une des formes cliniques du typhus. En revanche, la *typhisation à petite dose*, sorte de mithridatisme affectant les gens qui vivent dans le milieu typhique sans être atteints du typhus vrai, rentre tout naturellement dans le typhus anomal.

1° Le *typhus ordinaire*. 1. *Physionomie générale.* La maladie débute, le plus souvent, avec brusquerie, les avant-coureurs, malaise, céphalalgie, faiblesse, frissons, ne se faisant sentir, sauf exceptions, que pendant un jour, une nuit, un nycthémère.

La maladie une fois déclarée, le typhique est généralement contraint de s'aliter : il se plaint de la tête, du rachis, des membres inférieurs, il est faible et titube parfois comme un homme ivre : à ce moment la congestion des méninges et des centres nerveux ne peut faire l'objet d'un doute. En outre, la face a un aspect hébété, elle est plus ou moins rouge, parfois un peu tuméfiée, turgide même dans quelques cas, les conjonctives sont très-injectées, comme dans plusieurs autres pyrexies infectieuses, la fièvre jaune et la fièvre typhoïde notamment ; les pupilles sont contractées et les paupières tuméfiées.

Dès lors, la fièvre est établie; le pouls varie dans sa fréquence et bat entre 90 et 120 pulsations; la température monte rapidement à 40 degrés le soir, avec quelques dixièmes en moins, le matin; l'état de la langue, la perte de l'appétit, la soif, la constipation, démontrent un catarrhe plus ou moins accusé des voies digestives; il y a de la toux et du catarrhe bronchique démontré par l'auscultation. D'ailleurs, le malade répond en général aux questions posées par le médecin, il n'a pas encore de délire, pas de coma, mais ses réponses sont lentes, bien que pouvant être précises; son sommeil est traversé par des rêves et parfois par des promenades autour du lit, mais le malade se laisse recoucher sans résistance. Enfin, du troisième au cinquième jour de la maladie, pendant que les signes dont nous venons de parler suivent leur cours ou s'accentuent davantage, apparaissent sur la peau des taches exanthématiques pouvant passer ultérieurement à l'état pétéchial, et parfois des pétéchies d'emblée.

Cette première période (période *inflammatoire* de Hildenbrand, période d'*ir-*

ritation ou d'*intoxication confirmée* de Barrallier, période de *réaction fébrile*, période *fébrile*, de la plupart des auteurs) dure de six à sept jours.

Dans une seconde période, période *nerveuse* de tous les auteurs, laquelle débute avec le deuxième septénaire, la physionomie de l'affection se modifie, ou plutôt le typhus prend deux allures principales différentes suivant la terminaison qu'il doit affecter dans les circonstances ordinaires. Si l'on doit assister prématurément à une rémission franche, le facies cesse d'être rouge et hébété, le malade semble sortir d'un rêve et recouvrer la conscience de ce qui se passe, la peau est modérément chaude et se couvre d'une moiteur salutaire, car elle ne s'accompagne pas d'une hypothermie exagérée, la température tombe ainsi que le pouls, la langue se nettoie et s'humecte, les selles sont volontaires, les urines normales. Mais, si les choses s'aggravent, sans que par ce fait le malade coure un véritable danger, la deuxième période du typhus complet, la période nerveuse, se caractérise pendant un nouveau septenaire par un ensemble de symptômes d'adynamie ou d'ataxie, de dépression ou d'excitation nerveuses, dans l'analyse desquels nous entrerons tout à l'heure. Dans la grande majorité des cas, les signes de dépression et d'excitation nerveuses se combinent de manière à donner à la seconde période du typhus complet une physionomie spéciale que caractérisent les signes adynamiques plus souvent que les ataxiques.

La période classique *de rémission* est donc la troisième dans les cas complets, et la seconde quand la maladie s'améliore brusquement à la fin de la période fébrile. La convalescence vient ensuite et dure un temps variable suivant la résistance du sujet, les circonstances environnantes, les ressources de la thérapeutique et de l'hygiène : il n'y a rien là de spécial au typhus, si ce n'est la rapidité plus grande du retour à la santé, si on compare le typhus exanthématique à la fièvre typhoïde.

2. *Étude analytique du typhus ordinaire.* Je fais ici abstraction de la période *prodromique*, et j'arrive immédiatement aux périodes fébrile et nerveuse, qui seules sont caractéristiques.

a. L'injection de la muqueuse conjonctivale est un fait à peu près constant : elle se développe sous la forme d'arborisations fines, de suffusions plus ou moins étendues, d'îlots rouges séparant des espaces où la sclérotique apparaît blanche ou bleutée : manifeste dès le début de la maladie et affectant en général la coloration rouge brique, cette injection s'amende plus tard aux approches de la période nerveuse, à moins que la congestion inflammatoire de la conjonctive, se propageant aux autres membranes et aux milieux oculaires, ne vienne déterminer des accidents plus ou moins redoutables, qui peuvent aller jusqu'à la désorganisation complète du globe de l'œil. La contraction pupillaire est la règle, au début, mais elle est encore observée lorsque, dans le cours de la période nerveuse, la maladie a pris une forme ataxique. Les troubles de l'audition, bourdonnements, tintements, bruits de coquillage, sont fréquents pendant les prodromes et la période congestive; ils y sont parfois remplacés, pendant la période nerveuse, par des troubles passifs, spécialement par la demi-surdité ou la surdité complète. La fonction de l'odorat est diminuée, tout au moins, sinon annulée, sous l'influence de l'état catarrhal de la pituitaire; parfois le mucus nasal s'écoule, épais et visqueux, sur la lèvre supérieure, en même temps que les glandes lacrymales et ciliaires augmentent d'activité, que les larmes font briller les yeux d'un éclat inusité, et que les sécrétions palpébrales agglutinent les bords libres des paupières; tous ces phénomènes, qui s'observent, en général, dans les premiers jours de la maladie, s'amendent le plus souvent dans le cours de la première période. Les épistaxis ne sont pas très-fréquentes : dans les épidémies de la guerre de Crimée, elles ont été notées, dit Barrallier, dans le quart des cas; on les observe ordinairement au début de la maladie, mais elles peuvent se produire dans le cours de la deuxième période, jouant alors le rôle d'une épistaxis soit critique, soit morbide. Dans le premier cas, elles peuvent être le premier phénomène d'une rémission franche; dans le second, elles constituent des hémorrhagies passives qui peuvent aggraver une situation déjà mauvaise.

b. Le catarrhe buccal est constant : la muqueuse des joues est humide et rouge, les gencives chaudes et tuméfiées; la langue, saburrale pendant la première période, est brune, fendillée, sèche pendant le second septenaire; les amygdales, les piliers, le voile du palais et la luette, sont souvent enduits d'un exsudat diphthéroïde, en réalité pultacé : les liquides buccaux sont acides, ainsi que l'haleine, les fuliginosités très-rares. A ce moment, le malade a perdu l'appétit; la dysphagie est fréquente, la soif intense, les nausées et les vomissements exceptionnels; la constipation, qui sans être de règle est beaucoup plus fréquente que la diarrhée pendant la première période, est le plus souvent remplacée par ce dernier symptôme, dans le cours de la période nerveuse. L'abdomen est souple : il ne laisse percevoir aucun gargouillement localisé, mais sa percussion méthodique révèle presque toujours la spléno et l'hépatomégalie, de même que le frôlement de la peau du ventre et la pression avec la pulpe du doigt peuvent éveiller des douleurs très-vives sur lesquelles nous reviendrons à propos de l'hyperesthésie, et qui ont pour siége les téguments ou les larges muscles de l'abdomen.

c. Les signes fournis par l'examen du thorax sont assez caractéristiques, si on les compare à ceux que provoque la fièvre typhoïde. Pendant la période fébrile, on constate un catarrhe plus ou moins accusé de la muqueuse bronchique, moins susceptible de s'aggraver que celui du typhus abdomidal, et de déterminer la stase des sécrétions bronchiques, les congestions hypostatiques des poumons, leur atélectasie. On constate habituellement une toux sèche au début, humide les jours suivants, des crachats denses et visqueux, un peu d'oppression rétro-sternale, une sonorité normale du thorax toutefois, mais des râles muqueux et sous-crépitants, bien différents de ceux de la fièvre typhoïde, c'est-à-dire sans sibilance; une dyspnée modérée, un peu de faiblesse de la voix, parfois des soupirs. Si d'autres symptômes surviennent, on a alors affaire à l'une des manifestations du typhus anomal. Dans le typhus ordinaire, le tracé de la respiration dénote l'accélération progressive de cette fonction dès le début, un maximum peu de temps après la constatation du maximum thermique et une chute parallèle à celle du pouls et de la température au moment de la défervescence (*voy.* plus loin le tracé dans un cas de typhus ordinaire).

d. La marche de la température et du pouls est typique dans le typhus ordinaire et diffère absolument de celle qu'affectent ces symptômes dans l'évolution de la fièvre typhoïde. En effet, l'ascension à 40 degrés, 40°,5, est atteinte dès le premier jour de la première période et se maintient, les jours suivants, pendant toute sa durée; les rémissions du matin sont faibles, de quelques dixièmes de degrés le plus souvent, de 1 ou de 2 degrés très-rarement. Puis, du dixième au quatorzième jour, du onzième au seizième, suivant les épidémies, la défervescence s'accuse par une chute rapide de la température, sans que l'on constate toutefois un abaissement aussi rapide que celui qui termine la fièvre de la pneumonie lobaire. Le pouls, très-rarement dicrote, marche avec la température : plein, dur, fréquent, au début de l'affection, il perd de sa vigueur à partir de la défervescence, en même temps que le cœur donne des battements affaiblis par l'épuisement nerveux ou par la dégénérescence granulo-graisseuse du myocarde.

Un fait à retenir, plusieurs fois observé par R. Gestin pendant l'épidémie de Rouisan, près de Brest (1872-1873), est le suivant : « Souvent le délire et la stupeur, parfois les selles involontaires, se prolongent deux ou trois jours après la défervescence, de sorte que l'état du malade reste, *en apparence*, assez grave. »

e. J'arrive aux éruptions : les unes appartiennent au typhus et lui fournissent l'un de ses caractères importants : ce sont les taches d'exanthème et les pétéchies ; les autres sont communes à la maladie qui nous occupe et à d'autres fièvres infectieuses, pour ne parler que d'affections qui ont, avec le typhus pétéchial, une réelle parenté étiologique : ce sont, par ordre de fréquence, les sudamina, l'herpès vésiculeux, l'urticaire, les bulles de pemphigus aigu. Je ne parle pas des taches ombrées qui indiquent toujours et dans les maladies les plus diverses, comme on le constate journellement à Brest, depuis que l'attention a été attirée sur ce signe, la présence des *pediculi corporis* : elle n'ont pas plus d'importance que des piqûres de puce, dont personne ne doit ignorer le signalement.

Les taches exanthématiques ressemblent surtout à celles de la rougeole, mais elles ont une teinte un peu plus foncée ; quelquefois légèrement saillantes, elles sont le plus souvent sur le même plan que la peau. Elles s'effacent sous la pression du doigt, tout au moins pendant les premiers jours de l'éruption, mais ce caractère ne se manifeste plus, en général, à une époque plus avancée de l'évolution des taches ; ce sont alors de petits îlots de congestion cutanée avec stase dans les capillaires, ou des pétéchies constituées par de petits extravasats sanguins, plus ou moins foncés, parfois mûricolores.

Les pétéchies peuvent aussi apparaître d'emblée.

Les taches exanthématiques se développent surtout sur le tronc et les membres ; on peut en constater la présence jusqu'à l'extrémité des doigts. Elles sont exceptionnelles sur la face et les muqueuses, caractère différentiel des taches de la rougeole.

Les pétéchies d'emblée peuvent, quant à leur date d'apparition, retarder sur les taches d'exanthème : tantôt elle sont sous-cuticulaires, pâles, comme avortées ; tantôt, au contraire, colorées en rouge foncé, en pourpre, en violet. Elles ne s'effacent pas sous la pression des doigts ; elles sont discrètes ou confluentes, et, dans ce dernier cas, elles peuvent constituer de larges ecchymoses, ou même donner à tout le tégument externe une teinte hémorrhagique, foncée, livide, de mauvais augure.

L'exanthème apparaît habituellement du quatrième au sixième jour, rarement plus tard ; on constate, en général, en même temps que les taches rouges, quelques pétéchies pâles, indépendantes. A ce moment aussi la température axillaire atteint son degré le plus élevé. Les jours suivants, la confluence de l'éruption s'accuse de plus en plus, et les taches rubéoloïdes, après avoir couvert la surface du tronc, sont visibles sur les membres et se manifestent parfois sur les doigts et les orteils. Elles disparaissent enfin, sans desquamation visible, pour la plupart, à l'œil nu; cependant, si on les examine à la loupe et avec soin, on constate fréquemment la desquamation furfuracée.

Les sudamina ont une fréquence variable.

Dans l'épidémie de Toulon, observée par Barraillier, en 1855 et 1856, les sudamina étaient en petit nombre et s'observaient à la fin du deuxième septenaire; parfois on ne les constatait pas. A. Maurin, en 1868, à Alger, en a remarqué la fréquence, tandis que R. Gestin à Rouisan et à Brest n'a pu qu'en signaler la rareté. C'est d'ailleurs un symptôme banal, lié à l'excitation cutanée qu'engendre le mouvement fébrile et à l'exagération de la fonction sudorale normale, comme cela a lieu dans le rhumatisme articulaire aigu, la fièvre typhoïde, etc.

Quant à l'herpès vésiculeux, plus rare encore que les sudamina, il est surtout *labialis* et apparaît vers le déclin de la période fébrile. L'urticaire et le pemphigus aigu sont très-rares, ils tiennent l'un et l'autre, l'urticaire notamment, à l'excitation cutanée que produit la fièvre : mais le pemphigus est quelquefois lié, à titre de complication cette fois, au typhus développé chez un malade préalablement affaibli par le scorbut, la diarrhée, la misère, etc.

f. L'odeur typhique se manifeste dans le cours de la deuxième période : il n'est pas un auteur qui n'ait eu l'occasion de la signaler. Indiquée pour la première fois par Sarcone, puis par les épidémiologistes des guerres du premier Empire napoléonien, elle a été comparée par les observations de la guerre de Crimée à l'odeur de souris, à celle qui s'exhale des plantes vireuses. Barrallier l'a fréquemment constatée dans les épidémies de Toulon. Maurin lui consacre les lignes suivantes : « Dans l'atmosphère des typhiques il existe une odeur de putréfaction animale toute particulière et tellement accentuée, qu'il est impossible de ne pas en conserver le souvenir et de ne pas la reconnaître lorsqu'on approche du lit d'un malade atteint de typhus. Tous les individus ne développent pas cette atmosphère avec la même intensité, et, à gravité égale des symptômes, on constate qu'elle est plus gênante pour l'odorat, plus pénétrante et d'un rayon plus étendu pour certains malades : en général, elle est plus accentuée autour de ceux qui sont dans un état grave et dont les phénomènes morbides marchent avec plus de lenteur. Au début de l'épidémie, on l'attribuait, chez un grand nombre, au défaut de propreté et à la diarrhée passée inaperçue; l'examen du lit des malades suffisait pour désabuser et faire comprendre que le phénomène était le produit d'une exhalation à laquelle participait l'organisme tout entier. L'haleine acide ne vient-elle pas corroborer cette opinion? Cette haleine, qui ne ressemble pas à celle qu'exhalent les malades dans les autres affections, qui porte à distance et qui donne des nausées aux personnes qui entourent le lit des malades, n'est-elle pas une émanation qui se fait par la muqueuse bronchique et même stomacale et qui a pour origine l'action infectieuse subie par le sang lui-même? Pour nous, cela ne fait aucun doute. C'est de la muqueuse pulmonaire, d'un côté, et de la peau, d'autre part, que partent les principes vireux qui imprégnent l'atmosphère et lui communiquent des propriétés miasmatiques. » Nous croyons, avec A. Maurin, que l'atmosphère des typhiques est la source principale entre celles qui contiennent l'infectieux, quel qu'il soit. Quant à la nature de l'odeur constatée, c'est en vain que nous avons cherché, à plusieurs reprises, à la caractériser nettement : odeur aigre, odeur ammoniacale, odeur de putréfaction, voilà les impressions qu'elle nous a toujours laissées.

g. Les troubles nerveux sont constants, mais différents, suivant qu'il s'agit de l'une ou de l'autre période.

La céphalalgie est la règle, au début du typhus; elle a l'intensité de celle de la fièvre typhoïde et de la fièvre jaune. Généralisée le plus souvent, elle peut être frontale, sus-orbitaire, occipitale; elle persiste, mais avec une intensité décroissante, pendant toute la période fébrile.

L'hyperesthésie cutanée, musculaire, articulaire, est commune, bien qu'elle n'ait pas été signalée par tous les observateurs. « Je l'ai rencontrée toutes les fois que je l'ai cherchée. Souvent la sensibilité de la peau est telle que le moindre contact est douloureux. L'hyperesthésie occupe de préférence la surface du ventre et celle de la partie antérieure du thorax. Elle s'accuse par le frôlement et non par une forte pression de la main à plat. Chez l'un de mes malades, elle a été très-vive au cuir chevelu. J'ai constaté que l'hyperesthésie atteint également les muscles et les articulations. Une pression modérée des masses musculaires et des jointures des membres fait souvent pousser des cris au malade, La pression du ventre avec la pointe du doigt est parfois aussi très-douloureuse, et l'on pourrait confondre cette douleur avec celle qui se constate au niveau de la fosse iliaque droite dans la fièvre typhoïde » (R. Gestin).

L'insomnie est fréquente dans les deux périodes : elle est opiniâtre dans le cours de la période nerveuse, quand celle-ci se caractérise par la prédominance des phénomènes ataxiques.

La stupeur typhique, typhomanie de Hildenbrand, est une sorte d'hébétude, de demi-sommeil duquel il est généralement facile de retirer les malades ; elle fait place pendant la période nerveuse à un sommeil plus lourd, ou même à un profond coma, c'est-à-dire à des signes d'adynamie, et, moins souvent, à l'ataxie, qui a d'ailleurs un caractère plus élevé de gravité.

Dans l'état ataxique qui peut caractériser presque à lui tout seul la deuxième période, mais qui se rapporte moins au typhus ordinaire que l'adynamie, les signes que l'on constate sont les suivants : pupilles contractées, ouïe obtuse, pas de réponses aux questions, insomnie tenace, changements fréquents de décubitus, délire qui se compose d'hallucinations, d'idées tristes ou gaies, de conceptions folles, de dédoublement de la personne, de monomanies définies dont une des plus affligeantes est la monomanie du suicide (épidémie de la *Fortune*, du *Magellan*, etc.), convulsions toniques et cloniques, contractures, opisthotonos, trismus, rigidité du cou, comme dans la méningite cérébro-spinale, crampes, secousses épileptoïdes partielles.

L'état adynamique, plus commun, se reconnaît aux signes suivants : décubitus dorsal, facies turgide, intelligence et sens voilés tout au moins, bouche ouverte, prostration, selles involontaires, anurie, odeur typhique très-prononcée, pouls large, pouvant être rare, respiration lente, bornée parfois au type costo-inférieur.

En général, l'adynamie et l'ataxie se combinent pour constituer le typhus commun, l'adynamie entrant pour une part plus grande dans le drame qui se déroule devant le médecin.

h. Les urines, qui peuvent être rares et troubles pendant les premiers jours de la maladie par suite de la présence de mucus, de sels uratiques et de cellules épithéliales, mêlés au liquide urinaire ou constituant plus tard un dépôt, peuvent conserver ces caractères pendant toute la durée de la maladie. Exceptionnellement bilieuses ou hémoglobinuriques, elles sont assez souvent albumineuses. Griesinger a observé 8 fois l'albuminurie sur 16 cas, à Zurich ; Oppolzer l'a constatée, très-accusée, dans tous les cas d'une épidémie dont il a suivi toutes les phases; Murchison l'a rencontrée 71 fois sur 100, coïncidant le plus souvent avec des cas graves. Cette albuminurie est sans doute de la même origine que celle que l'on observe dans toutes les fièvres infectieuses, fièvre typhoïde, fièvre jaune, méningite cérébro-spinale, et dans le choléra, fût-il sporadique : il est l'écho d'une lésion rénale qui, dans les cas ordinaires, ne va pas au delà de la congestion, mais qui, dans certains typhus exanthématiques, devenant anormaux par ce fait, se rattache à la néphrite. L'état fébrile, l'effort de la muqueuse rénale pour prendre sa part à l'élimination de l'infectieux, telles sont vraisemblablement les causes de l'albuminurie.

i. D'après Bartel, la suppression des règles est moins souvent observée dans le typhus que dans la fièvre typhoïde. Elle n'a pas lieu, si les règles sont attendues dans le cours des cinq premiers jours de la maladie ; elle est peu probable, si elles doivent apparaître du sixième au quatorzième; après cette date, les règles sont habituellement supprimées (1881). Ces chiffres, qui ont un air de précision assez engageant, ne sont pas d'accord avec les observations de Maillot (1836) et de Godelier (1856), d'après lesquelles le typhus provoquait fréquemment, dès son début, l'éruption menstruelle, constatée 12 fois par Maillot, 3 fois par Godelier, chez les religieuses de leur service hospitalier. Cette éruption, cette congestion hémorrhagique prématurée n'est qu'une des nombreuses localisations viscérales congestives que provoque le début du typhus : c'est un fait à rapprocher des hyperémies bronchique, splénique, hépatique, rénale, etc. ; l'utérus obéit, comme les autres viscères, à cette poussée congestive que provoque la période fébrile, et, s'il donne du sang, c'est parce que la barrière est là plus fragile qu'ailleurs, en raison des fonctions propres de l'organe. Nous sommes donc plus enclin à partager l'opinion de Maillot et de Godelier, mais nous reconnaissons que la question a besoin d'être observée à nouveau.

j. État du sang. Presque tout est à faire à cet égard *au point* de vue chimique, et rien n'a encore été fait au point de vue microscopique. Rodier a examiné le sang des saignées en Irlande pendant les épidémies de 1847, et a conclu que, pendant la vie, on voyait s'abaisser *quelquefois* le chiffre de la densité du sang ; que la fibrine *pouvait* être trouvée en quantité inférieure à l'état normal ; que les globules rouges diminuaient de nombre. Barrallier a, de son côté, fait faire quelques recherches sur l'état du sang, pendant l'épidémie du bagne de 1856. D'après cet observateur distingué, la fibrine s'est maintenue dans les environs du taux physiologique et l'a même dépassé 2 fois ; les globules rouges ont été le plus souvent inférieurs à leur chiffre normal, mais, sur 8 saignées, ils l'ont 3 fois dépassé. Chez les malades dont le nombre des globules était réduit, l'examen microscopique démontrait le ramollissement, l'état frangé, l'augmentation de volume. Quant aux matériaux solides du sérum, il y ont été trouvés en rapport, au point de vue de la quantité, avec la diminution ou l'augmentation des globules rouges.

Ce sont là, il faut bien l'avouer, des constatations bien incomplètes pour les exigences actuelles : elles démontrent cependant, à nos yeux du moins, que le sang du malade atteint du typhus n'est pas altéré dans sa constitution pendant les premiers temps de la maladie tout au moins, et que l'infectieux typhique n'est pas un poison du sang. Ce liquide prend sans doute l'*état dissous* sur le cadavre, ou peut-être même pendant les derniers jours d'un typhus mortel, mais il n'y a rien là de surprenant, le sang finissant par se ressentir, quand la maladie se prolonge ou s'aggrave, des désordres de la nutrition provoqués par le mauvais fonctionnement de tous les organes.

Des recherches plus modernes ne sont pas plus concluantes : d'après Russel (de Glasgow), les globules blancs sont abondants dans le sang, ainsi que l'urée urinaire, dans certains cas de typhus; pour Rosenstein et Mosler, le sang frais ne contient aucun micro-organisme; d'après Brautlecht, au contraire, il existe dans l'urine un microbe qui pourrait bien être retrouvé dans le sang, mais il ne paraît pas que ce microbe ait été retrouvé depuis 1881, date à laquelle Brautlecht le signale dans les urines, et les informations que nous avons demandées à Dantzig à propos du typhus pétéchial qu'on y observe actuellement (1887) et qui est en voie de décroissance ne nous ont rien fourni sur cette question importante. En résumé, l'étude du sang du typhique pendant l'évolution de la maladie est une grosse lacune à combler.

3. *Observation d'un cas de typhus ordinaire, avec tracés cliniques.* Nous donnons cette observation en la résumant et en la faisant suivre des tracés du pouls, de la respiration et de la température, convaincus que nous fixons nettement ainsi l'image du typhus dans l'esprit du lecteur, en empruntant celle d'un typhus vécu. — Hôpital maritime de Brest, service de R. Gestin, médecin en chef. La maladie de l'étudiant M... a duré du 25 juillet au 6 août 1873, si on n'a égard qu'aux deux périodes fébrile et nerveuse, soit douze jours. Une chute de 2°,6 de la température prise dans l'aisselle a eu lieu dans la nuit du 5 au 6 août, et, à partir de ce moment, toute trace de fièvre a disparu, sauf une légère élévation à 38°,5, le 6 août au soir, laquelle n'a pas eu de durée. — L'étudiant M... a été chargé, à la salle 6, de la rédaction de l'observation d'un typhique, du 5 au 21 juillet; il est resté près de ce malade, matin et soir, pendant le temps nécessaire, étant toujours à jeun, le matin. Du 19 au 21 juillet, il a éprouvé de la céphalalgie, du malaise, et a dû s'aliter le 22. Il est entré à l'hôpital maritime le 25 avec les symptômes suivants : prostration générale, les yeux s'ouvrent difficilement, pas de photophobie cependant, mais douleur vive et persistante à la région sus-orbitaire gauche, empâtement de la bouche, langue saburrale, pas d'appétit, hyperesthésie légère des téguments du ventre, peau chaude, pouls un peu irrégulier, fort, à 96, température à 40°,1 le soir. Inspiration pénible, fatigante. Rougeur des piliers, du voile du palais, du pharynx, dysphagie.

26 *juillet.* Insomnie, fièvre, bourdonnements, forte céphalalgie, pas de ballonnement du ventre, hyperesthésie de ses parois, trois selles provoquées par un purgatif salin pris la veille. Apparition de taches typhiques roses sur l'abdomen, le thorax, le cou; quelques taches pétéchiales sur le ventre. Le soir, l'éruption exanthématique s'accentue et gagne la paume des mains. Température : 39°,7 (M.) — 40°,1 (S.).

27 *juillet.* Nuit assez bonne, pas de délire. L'hyperesthésie est très-accusée quand on frôle l'abdomen. Urines rares, pas de selles. L'éruption reste la même : l'odeur typhique s'accuse. Dans la journée, le malade est moins bien; il s'aperçoit du trouble de ses idées : céphalalgie, photophobie, douleurs articulaires généralisées. Même état de l'éruption. Température, 40°,7 (M.) — 41°,4 (S.).

28 *juillet.* Même état, sauf un peu de stupeur le matin. Urines rares, non

albumineuses. Température : 40°,5 le matin, malgré une affusion froide; 41°,1 le soir.

29 *juillet.* Insomnie. Légère épistaxis cette nuit à trois heures. Facies assez bon ce matin, hyperesthésie moins vive, selles diarrhéiques spontanées. L'éruption pâlit. Température du matin prise trois quarts d'heure après une affusion froide : 40°,1 ; le soir, 40°,9.

30 *juillet.* Insomnie. Ce matin, facies animé, non vultueux, une selle liquide non provoquée. Urines plus abondantes, non albumineuses. Température : 40 degrés (M.)., 40°,2, soir.

31 *juillet.* Même état, sauf sueurs profuses pendant la nuit et somnolence plus accusée ce matin que les jours précédents. L'éruption pâlit progressivement. Température : 40°,5 (M.), 40°,8 le soir.

1er *août.* Nuit assez bonne, somnolence continuelle. Odeur typhique accusée. Langue toujours enduite. Persistance de l'hyperesthésie. Dans l'après-midi, la somnolence augmente, et on constate quelques soubresauts des tendons. Température : 40 degrés (M.), 40°,7, soir.

2 *août.* Un peu de délire loquace, faiblesse très-grande, odeur typhique très-accusée, un peu d'engouement de la base des deux poumons. Le malade prend cependant avec plaisir quelques aliments liquides légers. Température : 39°,4 (M.), 41 degrés (S.).

3 *août.* Somnolence moins grande. L'éruption est peu apparente. Pouls régulier, respiration toujours un peu fréquente. Alimentation par bouillon et lait. Température : 39°,3 (M.), 40 degrés le soir.

4 *août.* Amélioration. L'hyperesthésie disparaît, la langue est normale, mais grande faiblesse physique et morale. Urines abondantes, non albumineuses.

4 *août.* Assoupissement presque continuel, sans rêvasseries. Pas de céphalalgie : intelligence plus nette, mais peu de mémoire. Urines très-abondantes, non albumineuses. Température : 40°,5 (M.), 40 degrés (S.).

5 *août.* Nuit assez bonne, sommeil calme. Plus de photophobie. Bourdonnement d'oreilles persistants. Grande faiblesse, un peu d'appétit. Urines encore copieuses. Température : 38°,2 (M.), 40 degrés (S.).

6 *août.* Défervescence pendant la nuit; la température du matin ne monte pas au-dessus de 37°,4. Le facies est bon, les yeux bien ouverts, sans photophobie, l'intelligence bonne. La température du soir monte pour la dernière fois au-dessus de la normale, à 38°,5, et tombe à 37 degrés les jours suivants. La convalescence s'établit franchement à partir du 7 août.

Ce cas de typhus né par contagion à l'hôpital ne peut être rangé parmi les cas légers, comme nous l'a fait remarquer, en 1873, le professeur R. Gestin. C'est un cas peu grave, mais il a atteint un certain degré de gravité à cause de la persistance de la température à un degré élevé pendant douze jours, de l'intensité de l'hyperesthésie, de la céphalalgie, de la photophobie, des bourdonnements d'oreilles, à cause de l'adynamie et aussi de quelques symptômes légers d'ataxie. C'est, en somme, un cas de typhus ordinaire complet, avec évolution de deux périodes un peu plus rapides qu'il n'est coutume.

2° Le *typhus anormal.* Il en existe un grand nombre de variétés. Je les passerai successivement en revue et m'efforcerai de donner plus de relief à quelques-unes d'entre elles par une observation succincte, empruntée à l'histoire des épidémies.

1. Le *typhus abortif* est la variété la plus bénigne : c'est un typhus incomplet

avec arrêt heureux et brusque dans l'évolution de la maladie. Les enfants présentent, plus fréquemment que les adultes, cette heureuse irrégularité, dont ceux-ci ne profitent guère qu'au déclin des épidémies. Dans le *typhus abortif*, l'état du malade n'exige pas toujours l'alitement, la céphalalgie est moins accusée, l'éruption nulle ou surtout exanthématique et discrète; la période nerveuse n'existe pas et se trouve remplacée par l'amendement brusque ou rapide de tous les symptômes; la maladie a évolué en quelques jours, un septenaire au plus, réduite d'ailleurs à sa première période.

« Obs. nº 106. Alger : hôpital civil, salle Saint-Philippe. E. Martin, vingt ans, infirmier. *État à la première visite :* avait été détaché du service du jour pour entrer au service des typhiques, où il était depuis huit jours.

25 *juillet.* Il fut pris subitement, vers une heure, de céphalalgie, puis il y eut exacerbation vers le soir, avec grande soif et agitation nocturne.

Examiné le 26 *juillet*, il offrait une éruption pétéchiale de peu d'importance, et déjà son état était moins fatigant que la veille. Il avait de la céphalalgie, les oreilles sifflantes, bourdonnant comme les vagues de la mer; point d'appétit, la langue blanche, étalée; point de diarrhée, douleur dans les membres.

27 *juillet.* On le trouve levé. Il fait le service parce que son camarade est au lit. Il a de la céphalalgie, des bourdonnements d'oreilles. Les yeux picotent, il a la sensation de sable; ils sont légèrement injectés. Les membres ne lui font pas de mal; il ne souffre que dans les reins et au-dessus de l'épaule droite. Les pétéchies sont tout aussi peu nombreuses que la veille; il en a sur les jambes, les bras, le tronc, l'abdomen, le front. La langue est violacée et un peu blanchâtre vers le milieu. Il a la peau moite sans chaleur; il a sué dans la soirée d'hier et dans la nuit. *Traitement :* Hier, repos, limonade tartrique. Aujourd'hui, il a mangé un peu de soupe. A soif, mais moins. S'est levé, malgré l'éruption pétéchiale qui persistait. Un peu de céphalalgie et quelques bourdonnements d'oreilles.

28 *juillet.* A repris le service pour son camarade tombé malade. Est un peu faible, mais n'éprouve presque aucun phénomène.

29 *juillet.* Se considère comme guéri » (A. Maurin, 1868).

C'est là un exemple de *typhus abortif*, de typhus auquel manque totalement la période nerveuse. Ce n'est pas, à mon avis, un cas de *typhus léger*, comme nous allons le voir par l'observation suivante.

2. Le *typhus léger*, en effet, est avant tout complet. Aucun des symptômes cardinaux de la maladie ne fait défaut, les deux périodes sont susceptibles d'être distinguées l'une de l'autre, ou, si leurs symptômes s'entre-mêlent, ils n'en existent pas moins. L'observation 107 de l'épidémie observée par Maurin donne une idée nette de cette forme atténuée du typhus. Nous la donnons en l'abrégeant :

« R.... vingt-deux ans, infirmier, Français. Pris de typhus dans le service auquel il était attaché.

22 *juin.* Céphalalgie, bourdonnements, yeux injectés, langue blanche et tremblante, jambes et bras douloureux, surtout au toucher.

23 *juin.* Mêmes signes, plus apparition sur le tronc, le ventre, les bras, le cou, la face, de pétéchies nombreuses. Pas de diarrhée. Fièvre modérée; pouls à 84 large, vibrant.

24 *juin.* Agitation, divagation, puis accablement. Parole difficile, langue légèrement tremblante. Constipation. Fièvre modérée.

25 *juin*. Pas de sommeil, mais moins d'agitation. Moins de céphalalgie, de bourdonnements. La fièvre s'amende. L'éruption est encore remarquable.

26 *juin*. Amélioration très-sensible. Pouls à 72. L'éruption disparaît.

27 *juin*. Amélioration progressive.

28 *juin et jours suivants*. Amélioration et disparition assez rapide des symptômes de typhus. Convalescence contrariée par des accès de fièvre palustre ».

On le voit, dans ce cas de *typhus léger*, rien ne manque à la constitution classique de la maladie; invasion et première période les 22 et 23 juin; deuxième période ou phase nerveuse le 26 et le 27; convalescence à partir du 28. C'est là du typhus *léger*, *atténué*, mais non du typhus *abortif*.

3. Le *typhus sidérant* est l'une des formes les plus graves parce qu'elle rend impuissante la thérapeutique la plus éclairée. Tantôt la période nerveuse apparaît d'emblée et se manifeste par des symptômes adynamiques ou ataxiques d'une intensité exceptionnelle, isolés ou confondus, et coïncidant avec des températures de 40, 41, 41°,5, sans rémissions sensibles le matin; tantôt on voit survenir, dès le début de l'affection, des symptômes rapidement mortels, l'asphyxie, l'état d'ictère grave, des hémorrhagies abondantes, répétées, incoercibles, des syncopes prolongées ou sans réaction. C'est en raison de ces faits que Garreau admettait trois formes de *typhus sidérant*, la *céphalique*, l'*asphyxique*, l'*ictéroïde*, auxquelles d'autres épidémiologistes ont ajouté les types *syncopal*, *hémorrhagique*, *dissolutif*, *pectoral*, *cardiaque*, *abdominal*, etc. Toutes ces formes n'ont pas de raisons d'être à l'état isolé. Elles se combinent toujours en clinique, soit entre elles, soit avec les formes ordinaires du typhus; ce sont des subtilités, des émiettements du typhus, qui n'ont pas de base solide en clinique.

4. Il n'est pas, à vrai dire, d'épidémie qui ne présente quelque cas de *typhus sans éruption « et potest hic morbus esse sine maculis »* (Sennert). Bache a remarqué, à propos du typhus de Bohême (1742), que les typhiques français de l'armée étaient exempts de l'éruption, pendant que l'on constatait papules et pétéchies sur les malades de la population. Jenner dit que l'éruption peut manquer quand le typhus est compliqué par la dysenterie, ou quand il frappe des enfants. Hildenbrand a observé que les taches pouvaient manquer ou être exceptionnelles pendant tout le cours d'une épidémie. Forget ne les a pas observées dans l'épidémie de Strasbourg en 1854, mais il en fait à tort un élément de diagnostic différentiel du typhus et de la fièvre typhoïde. En Crimée (1855-1856), la complication par la dysenterie ou le scorbut a souvent supprimé l'éruption : il semble qu'il soit nécessaire que l'organisme subisse une poussée fébrile et congestive d'une suffisante intensité pour que le sang force la barrière du capillaire et s'extravase sous forme de taches d'exanthème, et qu'une constitution faible ou détériorée ne puisse faire cet effort organique. C'est probablement pour ces mêmes motifs que Martin, sur la frégate la *Néréide*, n'a constaté que deux fois l'éruption sur soixante malades (1856), que Gibert, sur le vaisseau l'*Iéna* (1856), l'a signalée comme très-rare. A. Maurin, Gillet, R. Gestin, n'ont constaté son absence qu'exceptionnellement, mais il ne semble pas que leurs malades aient été atteints, au même degré que nos soldats et nos marins de Crimée, des complications dyscrasiques dont j'invoque l'influence.

5. Dans certaines épidémies, l'exanthème et les pétéchies se font attendre, et n'apparaissent que dans le cours de la période nerveuse : c'est là le *typhus avec éruption retardée*. Au bagne de Toulon, en 1829-1830, l'éruption, très-rare au début, le fut moins à la fin de l'épidémie. En Irlande, en Italie, on l'a fré-

quemment observée, dans le cours du deuxième septenaire seulement. La cause de ces retards n'est pas connue : n'est-ce pas la même que celle dont nous parlions à propos du *typhus non éruptif?*

6. Nous n'avons jamais observé la *typhisation à petite dose* dont F. Jacquot a si nettement tracé les caractères, parce que nous n'avons pas traversé d'épidémie sévère de typhus. Elle s'empare des médecins, aumôniers, sœurs, infirmiers attachés au service des typhiques. « En réunissant tous les symptômes de la typhisation, rarement coexistants chez le même individu, on pourrait presque composer un vrai typhus qui, au lieu de parcourir son évolution en peu de jours et de marcher avec des symptômes graves et aigus, déroulerait ces symptômes mitigés dans un plus long espace de temps et avec moins d'acuïté. Embarras gastrique, perte de l'appétit, quelques nausées, même des vomissements, léger malaise épigastrique, un peu de constipation quelquefois entre-coupée de diarrhée fétide. Céphalalgie obtuse, plus vive par intervalles. Nous avons eu une céphalalgie obtuse pendant deux mois et demi, qui se dissipait dans la journée par la promenade en plein air pour reparaître le lendemain matin à l'hôpital. La tête était embarrassée, le travail intellectuel fatigant et pénible..... Quelques personnes ont des idées bizarres, tristes, lugubres, de sinistres pressentiments..... Cet état est rarement tout à fait apyrétique; il y a souvent, le soir, un petit mouvement fébrile » (F. Jacquot).

7. Ce sont des symptômes tout à fait analogues qui caractérisent le *typhus lent*, c'est encore un état de typhisation continue qui frappe en temps d'épidémie, à tort et à travers, les personnes « bien placées au point de vue de l'hygiène et des soins personnels » aussi bien que les débilités. Les faits de *typhus lent* observés en Algérie par A. Maurin ont été très-nombreux : malaise d'origine vague, insomnie, douleurs des membres et du tronc, pétéchies miliaires ou lenticulaires, perte d'appétit, diarrhée ou constipation, tels étaient les signes de cet état qui pouvait durer plusieurs mois, jusqu'à ce qu'une détente, qu'un voyage en France n'avait pas toujours procurée, vînt mettre un terme à cette intoxication tenace.

8. Le *typhus apyrétique* coïncide surtout avec les cas compliqués de dysenterie et de scorbut. Ce fait a été plusieurs fois constaté pendant la guerre de Crimée.

9. Le *typhus ambulatoire* se combine à toutes les autres formes cliniques du typhus et n'a pas d'indépendance absolue par lui-même : tantôt le malade reste en état de supporter la station debout, pendant les premiers jours, et même de vaquer à quelques petites occupations; tantôt, ayant été contraint de s'aliter, il se lève inconsciemment dans le cours de l'une ou de l'autre période, parcourt les salles à pas comptés, erre dans les cours d'un hôpital, en chemise, presque nu, mais ne résiste pas habituellement au conseil de regagner son lit. Un degré beaucoup plus inquiétant de cette forme est celui dans lequel le malade est entraîné vers le suicide et subit une impulsion dont il est quelquefois la victime. Il n'est pas d'ailleurs d'épidémie grave de fièvre typhoïde qui n'amène à constater, comme les épidémies sévères de typhus, des faits rigoureusement semblables.

10. J'arrive au *pneumo-typhus*. Nous l'avons vu déjà, l'état catarrhal de la muqueuse broncho-pulmonaire est la règle dans le typhus ordinaire, mais, dans un certain nombre de cas graves, on constate autre chose que du catarrhe. A quelles lésions, à quels symptômes a-t-on alors affaire? « Il est rare, dit le

professeur R. Gestin, qu'on ne trouve pas, en arrière presque toujours, des deux côtés à la fois et dans la moitié inférieure du poumon, un souffle plus ou moins rude, de la bronchophonie et de la matité avec augmentation des vibrations vocales. Un de nos confrères de l'hospice civil de Brest m'a dit que, dans un cas de typhus, il avait vu s'ajouter aux signes précédents des crachats rouillés, ce qui lui avait permis de diagnostiquer une pneumonie double concomitante. Mais, si dans les cas soumis à mon examen j'ai trouvé des signes non douteux de l'hépatisation pulmonaire, je n'ai pas admis pour cela l'existence de la pneumonie vraie. En effet, je n'ai jamais constaté ni le râle crépitant du début, ni le point de côté, ni l'élévation de la température. L'hépatisation s'est toujours produite d'une manière latente dans les points déclives, des deux côtés à la fois, et une autopsie m'a permis de constater la couleur presque noire, la consistance flasque et non cassante, l'aspect lisse et uniforme des surfaces de section du tissu pulmonaire et l'absence des bouchons fibrineux de la pneumonie vraie. L'hépatisation pulmonaire du typhus est donc le résultat, non d'une inflammation à exsudat fibrineux, mais d'une hypostase, et l'influence de l'attitude du malade sur le déplacement et sur la résolution de ces hépatisations tend encore à le prouver. Voilà ce qui existe ordinairement » (R. Gestin).

A. Maurin, de son côté, n'a observé qu'une seule fois la pneumonie lobaire dans l'épidémie qu'il a traversée en 1868, et pendant laquelle, d'ailleurs, les troubles graves des fonctions et des organes respiratoires ont été très-rares.

Gillet a noté une fois la pneumonie lobaire, sur 553 cas, pendant l'épidémie de Riantec : « Une fois seulement s'est montrée une pneumonie au neuvième jour : la mort est arrivée le dixième. L'autopsie a révélé une hépatisation rouge de presque tout le poumon gauche. Ce cas avait offert la plus frappante similitude avec la forme que les Allemands ont nommée broncho-typhus ». Gillet ne parle pas de crachats rouillés ; il caractérise la lésion pulmonaire par la simple qualification d'hépatisation rouge, sans autres détails. A-t-il eu réellement affaire à la pneumonie franche, ou bien, comme semble l'indiquer sa conclusion, n'est-ce pas une hépatisation flasque, non fibrineuse, qu'il a constatée ?

Quoi qu'il en soit, la pneumonie lobaire, si elle traverse quelquefois le typhus, ne peut être considérée que comme une anomalie très-rare. En fait, le *pneumo-typhus*, comme l'ont vu tous les observateurs, se compose presque toujours de congestions pulmonaires graves et très-exceptionnellement de la pneumonie franche et fibrineuse. Il en est de même dans la fièvre typhoïde.

11. L'*ictéro-typhus*, combinaison du typhus et de l'ictère, n'est pas commun. L'ictère peut apparaître dans les cas légers et dans les cas graves : cela dépend des épidémies ; il en est dans lesquelles il constitue à lui seul toute la gravité ; il manque d'ailleurs souvent, même dans des épidémies sévères. D'après Murchison, il est très-grave, en Angleterre, quand il vient altérer la physionomie ordinaire du typhus. « On peut juger de la rareté de l'ictère dans le typhus, de même que de la gravité des cas dans lesquels il survient, par ce qui a été observé à l'hôpital des fiévreux de Londres. Sur 7604 cas de vrai typhus admis à l'hôpital pendant les années 1862, 1863, 1864 et 1865, l'ictère ne fut noté que 16 fois, c'est-à-dire 1 sur 475. Sur les 16 cas, 12 furent mortels, et, si l'on déduit deux cas où l'ictère n'est survenu qu'à la convalescence et était évidemment catarrhal, sur les 14 malades chez lesquels le typhus exanthématique s'est compliqué d'ictère, 12 sont morts ». L'ictère dans le typhus n'est pas, en général, précoce : à ce point de vue, il a de l'analogie avec l'ictère de

la fièvre jaune, de la typhoïde bilieuse, de la peste, de certains cas de fièvre typhoïde. Peut-on croire, dès lors, qu'il est de nature catarrhale? Ne dépend-il pas plutôt de la dyscrasie sanguine que provoque, au bout d'un certain temps de durée de la maladie, l'état de plus en plus irrégulier de toutes les fonctions? Les opinions, d'ailleurs, sont très-partagées au sujet de la cause de l'ictère dans le typhus. Murchison estime qu'il n'est dû, ni à un catarrhe des voies biliaires déterminant l'ictère par obstruction et résorption, ni à la congestion hépatique.

D'après ce qu'il a observé, on doit accuser soit « un trouble dans les métamorphoses du sang par suite duquel la bile absorbée n'est pas transformée comme à l'état physiologique ou même comme dans les cas ordinaires du typhus, soit à une pyohémie concomitante à une inflammation étrangère au foie, à celle du poumon, par exemple ». L'ictère n'est donc pas, pour ce clinicien, l'indice d'une résorption et d'une intoxication du sang par la bile, et ce liquide n'est pour rien dans l'évolution sévère des ictéro-typhus ; il est probablement dû « à l'élaboration imparfaite et à la rétention dans l'organisme de ces produits de métamorphose du sang et des tissus qui sont destinés à être éliminés par les reins ». Cette opinion n'est cependant pas celle des médecins qui soutiennent que la cause de l'ictère est dans le catarrhe et l'obstruction des voies biliaires : mais alors comment expliquer la gravité de l'ictéro-typhus? L'avenir, à notre avis, démontrera que dans l'ictéro-typhus comme dans la fièvre jaune la typhoïde bilieuse, la peste avec ictère et d'autres fièvres infectieuses, l'évolution pathologique de toutes les fonctions organiques, sous l'influence de l'infectieux déversé par les capillaires dans tous les organes, entraîne une dyscrasie qui n'éclate qu'après plusieurs jours de maladie et une coloration ictéroïde de la peau, un faux ictère dont l'origine, hémaphéique ou non, est dans l'altération du sang. Mais, pour résoudre définitivement cette question, il faudrait être fixé sur la composition du liquide sanguin pendant toutes les périodes du typhus, la dernière surtout, ce qui n'est pas fait.

12. Dans le *typhus hémorrhagique* on constate souvent un état de misère et d'inanition antérieur à l'atteinte de typhus, des pétéchies nombreuses, des suffusions plus ou moins larges, des plaques cyanotiques aux extrémités des membres. Les hémorrhagies apparaissent surtout dans le cours du deuxième septenaire, pendant la période nerveuse ; elles coïncident avec le moment où la dyscrasie sanguine commence probablement à s'accuser ; elles se font par toutes les voies, le nez, la bouche, le rectum, les bronches, le vagin ; elles n'entraînent pas toujours l'avortement quand elles prennent cette dernière voie ; dans d'autres circonstances, elles déchirent le tissu pulmonaire ou s'épanchent dans la cavité des plèvres, etc.

13. Le *typhus avec phlébite et thrombose* est heureusement assez rare ; il entraîne souvent, comme la fièvre typhoïde traversée par le même accident, la tuméfaction irrémédiable du membre et l'impotence fonctionnelle. La phlébite du typhus est à peu près exclusive aux veines iliaques, fémorales, saphènes internes.

14. La fréquence du typhus avec parotidite varie avec les épidémies. Barrallier a observé cette anomalie au bagne à Toulon, en 1855-1856, dans la proportion de 2 pour 100. Maurin n'en cite aucun cas. Gillet, sur 553 cas, a compté, à Riantec, 5 cas de parotidite survenus 3 le douzième jour, 2 le treizième. Deux de ces parotidites étaient doubles; des trois simples, deux siégeaient à gauche, une à droite. Gillet, d'apres ce qu'il a vu, est disposé à

les considérer comme des phénomènes critiques heureux. Toutes ont suppuré, mais ont guéri rapidement.

15. Le *typhus avec endocardite* est rare et n'a pas été l'objet de remarques qui lui soient spéciales.

16. Le *typhus avec paralysie* est, de même, très-rare. Barrallier, A. Maurin, Gillet, R. Gestin, n'en citent aucun cas. F. Jacquot paraît ne pas en avoir constaté, bien que son observation ait porté sur des cas très-nombreux de typhus. « On observe parfois, dit-il, mais rarement, des paralysies ou semi-paralysies d'un ou de plusieurs membres. Ces phénomènes arrivent surtout dans la 3e période (période accidentelle de Jacquot). » Magnus Huss confond dans une même description les impotences fonctionnelles consécutives aux artério-thromboses et les paralysies vraies. « Dans le deuxième stade du typhus, les paralysies aux extrémités arrivent assez rarement, mais elles se voient pourtant assez souvent pour fixer l'attention du médecin, surtout dans le typhus abdominal. Quelquefois elles envahissent les deux extrémités d'un des côtés, quelquefois seulement un bras, une jambe. Leur naissance dépend de la coagulation du sang ou de la formation d'un thrombus ou d'un embolus, soit dans quelqu'une des artères du cerveau, principalement dans l'artère de la fosse de Sylvius, soit dans quelqu'un des troncs artériels aux extrémités. Dans le premier cas, les symptômes ressemblent, à s'y tromper, à une apoplexie; dans le deuxième, la diminution de la faculté motrice est précédée et accompagnée de douleurs névralgiques, souvent unies à l'hyperesthésie de la peau et quelquefois à des tiraillements spasmodiques dans les muscles. » Ces réflexions s'appliquent surtout, on le voit, à la fièvre typhoïde d'une part, aux artério-thromboses de l'autre, mais le fait des paralysies vraies d'origine cérébrale ou médullaire y tient encore une place.

Martin a publié un cas de paralysie vraie observé dans l'épidémie de la *Néréide* (1856). Gourrier en a décrit un autre dans les termes suivants, à propos d'une épidémie de typhus observée à Toulon en 1864 : « Un cas remarquable d'hémiplégie s'est offert à mon observation, chez le nommé Ali, matelot égyptien, âgé de vingt-huit ans, entré à l'hôpital le 29 avril pour un état typhique peu grave dont l'invasion remontait probablement à trois ou quatre jours. Dès le 2 mai, il se trouvait assez bien pour pouvoir être légèrement alimenté. Le 7, il semblait être en pleine convalescence, lorsque survinrent brusquement ces phénomènes d'hyposthénisation inattendue que j'ai déjà dit s'être montrés à cette période sur plusieurs de mes malades. Le pouls faiblit en se ralentissant, la température de la peau s'abaissa notablement, les forces se prostrèrent, la stupeur des jours précédents reparut, mais plutôt constituée cette fois par un état de paresse ou d'inertie intellectuelle que par cette hébétude somnolente propre au typhus. Il y eut des selles involontaires. Au lieu de ne durer que deux ou trois jours, comme dans les autres cas où j'ai eu l'occasion de l'observer, ce singulier retour d'adynamie se prolongea pendant plus d'une semaine, et c'est au moment où il commençait à se dissiper que je constatai avec étonnement une hémiplégie du côté gauche. Les mouvements étaient tout à fait abolis au membre supérieur, ils l'étaient moins complétement aux membres inférieurs. La paralysie s'étendait aux muscles de la face, la commissure labiale était tirée du côté sain. La sensibilité persistait à un notable degré dans les parties paralysées. Le 18 mai, l'état général s'était considérablement amélioré, mais l'hémiplégie demeurait la même. Le malade, en raison du prochain départ de son navire, demanda à quitter l'hôpital, et je dus céder à ses instances. » D'où proviennent ces accidents? Doit-on toujours mettre en cause la dégénérescence des capillaires du centre nerveux? A-t-on toujours recherché s'il ne s'agissait pas d'une embolie de la sylvienne par suite d'endocardite, ou d'une coïncidence du typhus avec la syphilis cérébrale, l'alcoolisme?

17. La congestion de la peau, et la température élevée que cette enveloppe subit dans le cours de la première période du typhus, ont sur les glandes sébacées un retentissement facile à prévoir : l'irritation du tissu cellulaire qui sert d'atmosphère à ces glandes en est la conséquence forcée et peut être l'occasion du développement du *typhus avec furoncle et anthrax*. Il faut encore ajouter à ces causes les souillures cutanées existant chez le malade avant l'éclosion du typhus, et celles qui s'accumulent plus tard, si le traitement ne comporte pas l'usage des lotions fraîches. Ces furoncles, ces anthrax, apparaissent dans le cours de la deuxième période. En voici une observation (obs. 57 du travail de Maurin) trop longue pour être transcrite dans son entier, mais qui, résumée, donnera une idée précise de ce qui peut être observé. Le malade Salem Ben Abdallah était en traitement depuis le 8 juin pour typhus grave avec peau sèche, brûlante, congestionnée, pétéchies confluentes, fièvre intense, hyperesthésie cutanée très-exaltée, quand le 16 juin, au moment où finissait la période congestive, le malade signale une douleur obtuse dans la région postérieure et inférieure du cou. « En l'examinant, on voit un énorme anthrax en voie de formation..... sur le coude et à la jambe droite, on voit deux rougeurs qui sont de la même nature..... 18 juin : ouverture de l'anthrax embroché à sa base et fendu de bas en haut..... 19 juin : Rien à noter, si ce n'est du côté de l'anthrax. Il s'opère une mortification d'une partie de la peau, grande comme la paume de la main. L'aspect gangréneux s'y montre, pour ainsi dire, dès le début. On attaque tous ces tissus, dont l'odeur est infecte, par de l'acide chlorhydrique étendu au 20e..... 25 juin et jours suivants : La plaie prend un très-bon aspect..... 2 juillet : L'anthrax est tout à fait vide, la peau nivelée : il ne reste plus qu'une ulcération de 3 ou 4 centimètres de diamètre..... 12 juillet : Sorti guéri. »

18. On observe toujours plusieurs cas de *typhus avec gangrène* dans les épidémies importantes. Toutes les régions du corps, les extrémités des membres spécialement, peuvent en être atteintes. La cavité buccale, les mains, les pieds, la surface dénudée des vésicatoires, les points de piqûre des sangsues, les lignes des ventouses scarifiées, les fosses nasales, le scrotum, le pharynx, la cornée, le tissu du poumon, ont été particulièrement le siége, dans les diverses épidémies, de grangrènes plus ou moins profondes, toujours développées dans le cours de la deuxième période. A ce sujet, on lira avec intérêt dans le travail de Maurin une observation de gangrène de la face palmaire de la main droite (obs. n° 45).

19. Le *typhus avec eschares de position* s'observe avec les mêmes caractères que ceux que l'on constate dans le décours de la fièvre typhoïde, avec cette différence que les eschares sont moins fréquentes dans le typhus exanthématique, lequel entraîne ordinairement un alitement moins prolongé.

20. On constate enfin — nous donnons d'ailleurs ces indications sans entrer dans des détails inutiles de description — des cas de typhus avec abcès souscutanés, phlegmons et abcès profonds des membres, abcès viscéraux, adénites suppurées — de typhus avec inflammation : 1° des membranes et des milieux oculaires, pouvant entraîner la désorganisation du globe de l'œil; 2° des téguments

du nez, de la muqueuse, des os, des cartilages des fosses nasales, avec ou sans exsudats diphthéroïdes, toutes lésions pouvant amener la destruction de l'appareil de l'olfaction; 3° des organes de l'appareil auditif, otite, otorrhée, perforation du tympan; 4° des muqueuses, des joues, des lèvres, du pharynx, de la vessie, avec exsudats pultacés, diphthéroïdes, parfois gangréneux, etc. Ces accidents divers s'observent à des dates variables, le plus souvent dans le cours de la deuxième période ou dans le décours de la maladie, et peuvent en prolonger la durée de plusieurs mois.

5° *Typhus compliqué.* Le typhus est compliqué, avons-nous dit, quand il apparaît chez un malade déjà porteur d'une maladie ou d'une prédisposition morbide étrangère à l'évolution du typhus, ou quand il acquiert, dans le cours de cette dernière affection, une maladie nouvelle qui ne peut pas être considérée comme émanant du typhus lui-même. Ces prédispositions, ces complications, ne se prêtent pas à une étude générale, l'intérêt qu'elles éveillent étant contenu, d'une part, dans la description clinique des faits particuliers, et, d'autre part, dans les circonstances qui entourent le malade ou dans les indications thérapeutiques complexes que ces complications peuvent rendre nécessaires. Qu'il me suffise donc de dire ici que le typhus compliqué (complexe de F. Jacquot) est celui qui se développe chez des gens qui subissent ou ont subi toutes les influences débilitantes qui se résument dans le mot *misère*, ou qui sont, outre le typhus, atteints préalablement ou dans le cours de l'infection d'une des maladies qui l'accompagnent si fréquemment dans les armées, sur les navires, dans les agglomérations de typhiques, le scorbut, la diarrhée, la dysenterie, les maladies palustres, le choléra, la variole, la syphilis, les blessures de guerre, l'érysipèle nosocomial, quelquefois et bien plus rarement l'intoxication charbonneuse provenant des animaux. Ce sont là, on le pense bien, autant de causes d'aggravation du typhus.

§ II. Constatations nécropsiques. *Habitude extérieure.* Rigidité précoce, mais passagère, putréfaction assez rapide, pâleur livide des régions non déclives, hypostases sanguines, roses, rouges, violettes, vergetures, sillons hémorrhagiques, larges ecchymoses ou coloration générale bleuâtre du plan postérieur, état cyanotique des extrémités des membres. On retrouve, le plus souvent, la trace des diverses éruptions, papules exanthémateuses et pétéchies : leur couleur varie. En 1855-1856, au bagne de Toulon, « quand on incisait les papules, on rencontrait sous le derme une légère et fine injection de vaisseaux déliés ayant quelque ressemblance avec l'injection de la conjonctive; dans les premiers temps de la maladie, sous les pétéchies on trouvait, le plus ordinairement, une tache rouge brun, véritable ecchymose sous-dermique. » On constate quelquefois des hémorrhagies du tissu cellulaire sous-cutané.

Muscles des membres et du tronc. Épanchements hémorrhagiques rares : les plus communs se rencontrent dans les muscles de la paroi antérieure de l'abdomen, masses musculaires flasques, muscles peu consistants, fibre musculaires souvent en voie de dégénérescence vitreuse et granulo-vitreuse.

Cœur et gros troncs vasculaires. Péricarde sain. On trouve, presque toujours, une quantité variable de sérosité citrine dans la cavité péricardique, lésion banale. Cœur mou, facile à déchirer, diffluent, décoloré, s'aplatissant sur la table d'amphithéâtre; le ventricule gauche contient souvent des caillots fibrineux enchevêtrés dans les piliers, s'allongeant vers l'aorte, affectant une coloration blanche, une consistance gélatineuse, lésion banale. Le ventricule droit est distendu par du sang noir poisseux, très-liquide, comme dissous. La fibre musculaire a perdu sa striction et a subi une dégénérescence qui lui donne un aspect finement granuleux, ponctué. Les lésions du muscle cardiaque sont plus avancées dans le typhus que dans la fièvre typhoïde.

L'aorte est presque toujours saine. Barrallier a rencontré exceptionnellement une coloration garance persistante, résistant au lavage, sous l'endartère de la crosse et de l'aorte thoracique.

Les veines caves sont distendues par du sang noir, liquide, comme dissous, tant dans le voisinage du cœur que dans le trajet extra-cardiaque de ces vaisseaux.

Sang. A l'œil nu, il a une coloration foncée, parfois d'un noir intense, parfois rouge cerise. Souvent il est liquide, mais on le trouve aussi coagulé en caillots rouges, ou légèrement couenneux. La phlébite et la thrombose des veines des extrémités inférieures s'accompagnent des lésions qui leur sont propres. Tout est à faire à propos de l'état chimique et microscopique du sang du cadavre.

Centres nerveux. La lésion qui domine, chez les typhisés purs, tout au moins, c'est-à-dire chez ceux qui n'ont pas eu concurremment le typhus et une maladie débilitante, le scorbut notamment, c'est l'hyperémie, encore est-il nécessaire, la plupart du temps, que la mort ait eu lieu dans le cours de la première période, ou sous l'influence de symptômes cérébraux graves. Si le sujet a succombé plus tard, on peut constater, au contraire, de l'anémie cérébrale et de l'œdème.

Habituellement les méninges sont congestionnées, surtout la pie-mère. On trouve dans la cavité de l'arachnoïde, soit de la sérosité limpide, opaline, soit des extravasats sanguins. Les sinus cérébraux et les principaux troncs méningiens sont dilatés, turgides, remplis de sang très-fluide. Le tissu des lobes cérébraux est congestionné; les substances blanche et grise laissent échapper à leur section de larges gouttelettes de sang liquide, la coupe a un aspect sablé. La pulpe cérébrale est, suivant les cas, ramollie, œdémateuse ou normale. Une hyperémie analogue se constate à l'examen de la surface et des coupes du cervelet et de l'isthme de l'encéphale. Barrallier a constaté 25 fois sur 500 une altération très-singulière, dont il a seul fait mention, et qui consiste dans l'effacement plus ou moins accentué de l'arbre de vie.

Chez les typhi-scorbutiques et les typhi-diarrhéiques de l'épidémie de Crimée, l'hyperémie de l'encéphale et des méninges était légère ou nulle, mais dans ces conditions nouvelles, dans le cas de scorbut surtout, on a observé l'œdème cérébral, l'épanchement séreux dans les ventricules, le ramollissement des deux substances.

Les altérations de la moelle et des méninges cérébrales sont, à un degré moins marqué, les mêmes que celles de l'encéphale.

On ne trouve jamais traces d'inflammation, et à plus forte raison de pus, dans les centres nerveux.

Appareil respiratoire. Injection plus ou moins accusée de la pituitaire, sa coloration rouge livide, caillots rares, exceptionnellement mucus sanieux, fétide, d'odeur gangréneuse. Hyperémie de la muqueuse laryngée, parfois ulcération de la corde vocale inférieure, comme dans la fièvre typhoïde, mais plus rarement. Fréquente injection de la muqueuse de la trachée et des bronches, avec mucus blanc grisâtre, visqueux, adhérent, et muco-pus dans certains cas. État ordinairement sain des ganglions bronchiques, qui parfois sont tuméfiés. Les poumons, souvent d'apparence saine, sauf à la région postérieure de la base qu'envahit toujours la congestion hypostatique des cadavres, peuvent être hyperémiés dans d'autres régions que les déclives, et aussi porter des noyaux hémorrhagiques, une pneumonie flasque, plus souvent des inflammations lobulaires, des zones d'indurations, de splénisation, de nécrose et de gangrène. Toutes ces lésions ont été pendant la vie accompagnées des signes qui leur sont propres et qui ont permis de les diagnostiquer à l'avance et de les traiter.

Appareil digestif. Reliquats du catarrhe de la muqueuse buccale, mucus visqueux, gluant, ou desséché sur les lèvres et les dents, muqueuse des joues saine ou hyperémiée par places, couvertes dans certains cas de plaques pseudo-diphthéritiques.

Amygdales, piliers, pharynx, œsophage, sains, sauf parfois des traces d'hyperémie et de catarrhe simple, jamais d'ulcération. A la partie inférieure de l'œsophage, près du cardia, commence l'hyperémie, qui devient une lésion dominante dans le reste du tube digestif. Estomac parfois sain, ordinairement sa muqueuse est finement arborisée, surtout vers la grosse tubérosité; peu ou point de gaz, pas d'ulcérations.

L'intestin grêle est le siége de plusieurs lésions dont aucune n'est caractéristique : 1° l'hyperémie, sous forme d'arbonisations fines, de fins réseaux, de plaques de 3 à 4 centimètres d'étendue. A. Maurin a constaté cette congestion « à la partie inférieure de l'œsophage, dans l'estomac, surtout du côté de la grande courbure, dans le duodénum, dans tout l'intestin grêle, principalement aux environs de l'appendice iléo-cæcal. » Barrallier a examiné les plaques à la loupe et sous l'eau, et conclut qu'elles sont parsemées de petits points manifestement constitués « par les villosités intestinales colorées dans toute leur étendue. » Il a également remarqué au milieu des plaques un réseau vasculaire très-circonscrit, entourant une légère élévation de la muqueuse correspondant à l'orifice d'une glande en tube. 2° Du piqueté ecchymotique qui donne à certains points de la muqueuse digestive l'aspect de la barbe récemment rasée; sa forme confluente constitue les taches dites de Rœderer, elliptiques, pointillées de noir, pouvant siéger dans toutes les régions de l'intestin grêle, plus fréquentes, si la mort a été tardive, communes au typhus et à plusieurs autres maladies, choléra, fièvre typhoïde, maladies éruptives, tuberculose, etc. 3° La psorentérie, c'est-à-dire la tuméfaction des follicules clos isolés, lésions banales, communes au typhus, au choléra, à la méningite cérébro-spinale et à certains cas de fièvre éruptive, la variole et la scarlatine notamment; 4° les plaques rasées de Maurin. Observées par ce médecin en 1868, à Alger, elle ont joué, à un certain moment, un rôle qui nous paraît avoir été exagéré. D'après A. Maurin, ces plaques occupent l'estomac, l'intestin grêle, le cæcum; on remarque, de distance en distance, des espaces de 3, 4, 5, 6, 7, 8 centimètres de long sur 1 à 2 de large, dans lesquels les villosités intestinales ont disparu. Aucune rougeur, aucune injection, aucun ramollissement sur le limbe des plaques, pas de pus. Les bords sont nets et limités par des villosités saines. On dirait un coup de rasoir sur du velours et par espaces limités. Ces plaques n'ont pas été retrouvées par d'autres observateurs pendant l'épidémie observée par Maurin, il en a été de même à Brest, en 1874, bien qu'on les ait recherchées avec soin. A plusieurs reprises, à Toulon, elles ont été constatées dans des maladies étrangères au typhus, la fièvre typhoïde notamment. Nous croyons donc qu'il n'est pas possible de les ranger parmi les lésions typiques du typhus pétéchial, et nous pensons qu'elles sont la conséquence de la chute, par places, des villosités et de l'épithélium intestinal, chute consécutive soit à l'atrophie de la muqueuse chez des malades faméliques (docteur Masse), soit à l'hyperémie intestinale, premier degré du catarrhe.

Le gros intestin présente les mêmes lésions que l'intestin grêle : piqueté hémorrhagique, taches de congestion plus ou moins étendues, psorentérie, plaques rasées. Mais ces lésions ne sont pas constantes. « C'est principalement dans l'estomac et dans le gros intestin que l'on trouvait de larges vascularisations et des points ecchymotiques bien caractérisés »..... « dans le gros intestin les espaces (les plaques rasées) ont une largeur plus considérable que dans l'intestin grêle, et dans le fond de quelques-unes on voit du piqueté noir » (A. Maurin).

Les ganglions mésentériques, souvent sains, sont parfois hypertrophiés. Barrallier a constaté que le tissu cellulaire qui les entourait présentait, tantôt une injection capilliforme très-fine, tantôt une véritable suffusion sanguine.

Sur 59 autopsies F. Jacquot a trouvé la rate normale 18 fois, triplée de volume et molle 1 fois, doublée et ramollie 3 fois, moins augmentée 14 fois, augmentée, diminuée ou normale, mais dure avec des cloisons fibreuses, 5 fois; il en a en outre constaté la coloration plus foncée dans le plus grand nombre de ses autopsies; 2 fois des taches blanches, laiteuses, sous la capsule; 1 fois des taches rouge brun. En somme, si on consulte les différentes épidémies, on arrive à conclure que l'hyperémie de la rate est un fait très-fréquent, que l'hémorrhagie et la rupture sont des exceptions. Mais quel est l'état du sang, de la rate, des corpuscules de Malpighi, des capillaires?

Le foie a une plus grande tendance encore à s'hyperémier que la rate, il augmente de volume et de poids dans le cours de la première période sous l'influence de la congestion sanguine. Si le décès a lieu plus tard, il est moins gorgé de sang; exceptionnellement, il s'indure en revenant sur lui-même. Son tissu reste en général ferme, mais, dans des cas très-rares, il présente une lésion que F. Jacquot, le premier, a nommée *pulmonisation du foie*, et dont voici les caractères : « Parenchyme d'un brun verdâtre, livide, criblé de vacuoles, aréolaire, spongieux, mou, friable, évidemment crépitant, contenant un peu de liquide spumeux mêlé de bulles de gaz. » N'était-ce pas le début d'une grangrène hépatique?

La bile est abondante dans la vésicule biliaire, si le décès est précoce; plus tard, on l'a trouvée variable en quantité et en densité.

Le pancréas, normal dans toutes les autopsies pratiquées par Maurin, a été trouvé presque toujours congestionné et légèrement hypertrophié par Barrallier : « Environ 15 fois sur 20 on a noté des suffusions sanguines dans le tissu intergranuleux ». Jacquot a constaté l'état sain 22 fois et la congestion 5 fois sur 27 cas.

Les parotides et les autres glandes salivaires, intactes dans quelques épidémies, sont quelquefois envahies par la congestion, l'inflammation et la suppuration; nous l'avons vu à propos des signes cliniques. Les parotides, notamment, peuvent être détruites ou présenter des noyaux d'induration.

Les ganglions parotidiens, dans les cas de parotidite, participent souvent à l'inflammation de la glande et peuvent rester engorgés ou indurés pendant un temps variable; mais ce n'est qu'exceptionnellement que l'on a à constater leur lésion, ainsi que celle des glandes parotides, sur le cadavre. Les malades guérissent, le plus souvent de l'un et de l'autre accident.

Appareil urinaire. Les reins participent très-fréquemment à la lésion viscérale que nous avons vue être la plus constante et la plus générale, l'hyperémie. Dans les deux tiers des cas, ces organes ont été trouvés hypertrophiés et congestionnés; dans certains d'entre eux, le liquide contenu dans le bassinet, ou suintant par pression des orifices mamelonnaires, est muco-purulent et démontre l'existence d'un catarrhe plus ou moins accusé.

Les uretères, la vessie et tous les organes de l'appareil génital, ne sont atteints d'aucune lésion caractéristique; on peut trouver la vessie pleine, par le fait de la paralysie de l'organe pendant la vie, ou constater, dans quelques cas, un catarrhe plus ou moins accusé, des plaques pseudo-diphthéritiques, etc., sur la muqueuse vésicale.

IV. Étiologie. Nous procéderons, dans cette question si importante, en marchant du connu vers l'inconnu; en d'autres termes, nous chercherons à bien établir, tout d'abord, ce qui est démontrable, relativement aux conditions dans lesquelles apparaît le typhus et aux causes qui concourent à la production de l'infectieux typhique, puis, entrant dans un domaine aussi peu inexploré que difficile à parcourir, nous nous demanderons quel peut bien être cet infectieux et dans quel ordre de faits il convient d'aller le rechercher.

I. Le typhus apparaît dans trois conditions différentes: 1° quand il est endémique dans un pays; 2° quand il est transmis à une personne bien portante par un typhique ou par les objets qui ont été en contact médiat ou immédiat avec le malade; 3° quand certains facteurs se trouvent réunis pour engendrer l'infectieux dont nous cherchons la nature. Il y a donc dans l'origine d'un cas ou d'une épidémie de typhus trois questions susceptibles d'être posées. Est-ce un typhus *endémique*, un typhus *communiqué*, un typhus *originaire*, que l'on a sous les yeux?

1. L'*endémicité* du typhus ne peut pas faire l'objet d'un doute. — Nous avons vu, par l'exposé de son histoire, qu'il peut sortir spontanément de circonstances accidentelles, de celles de la guerre, notamment. Dans ces conditions, il éclôt là où se trouvent les armées, se déplace et voyage avec elles, se propage par elles dans les villes et les agglomérations humaines. Il n'a pas alors sa géographie, tout en étant susceptible d'un tracé sur la carte, qui indique sa propagation; c'est un accident dans l'histoire d'un pays, accident qui ne pourra laisser aucune trace, et qui n'en laissera pas, si l'hygiène de la population frappée ne comporte pas l'entretien et la permanence de l'infectieux typhique.

Mais il est certaines régions, sur la surface du globe, qui comptent le typhus exanthématique parmi les affections qui règnent continuellement, avec une intensité variable, dans le sein des races qui les habitent. Là vit et s'entretient le typhus endémique: il y a donc, dans ces nouvelles conditions, une géographie du typhus, celle qui est en rapport avec le fait de sa présence continue sur certaines zones, ou mieux dans certains milieux humains.

Ces milieux sont les suivants: l'Irlande, l'Écosse, la Silésie supérieure, la Pologne, les provinces baltiques, les provinces russes baignées par la mer Noire et la Caspienne, la Basse-Bretagne, Naples et ses environs, plusieurs localités de l'Algérie, la Chine, le Haut-Mexique. Il en est peut-être d'autres, car le typhus est susceptible d'apparaître partout où l'homme est misérable, mais ils n'ont pas été signalés. Partout ailleurs le typhus peut être considéré comme une maladie accidentelle, survenue sous l'influence des causes qui lui sont propres ou par le fait de la transmission. Les petites épidémies de Hanovre, de Westphalie, de Belgique, de Suisse, des provinces rhénales, de Suède, de Danemark, observées dans la première moitié de ce siècle, nous semblent avoir été la conséquence de la transmission plutôt que des événements susceptibles d'être interprétés par l'action d'une cause permanente.

Le typhus d'Irlande est très-ancien : il entre pour 1/10 dans la mortalité générale de ce pays; de l'Irlande il passe de temps en temps dans les villes d'Ecosse et d'Angleterre avec lesquelles les ports d'Irlande sont en relation, Édimbourg, Leith, Glasgow, Liverpool, Bristol, Birmingham, Manchester, Londres, et avec les grands ports Nord-Américains, New-York, Philadelphie, Boston, Baltimore. Nous verrons plus loin que l'agent principal de cette transmission est tantôt le malade lui-même, qui crée autour de lui une atmosphère infectieuse par les vapeurs qui émanent de lui, tantôt les vêtements et les objets à son usage, qui, imprégnés des émanations typhiques, constituent un foyer d'infection avec transmissibilité indirecte.

Le typhus est endémique en Écosse depuis une époque que l'on ne peut fixer, mais certainement antérieure, d'après les recherches de Graves et de Hirsch, aux poussées épidémiques dues à des faits de transmission d'origine irlandaise. Outre que le typhus exanthématique a été observé en Écosse avant l'émigration irlandaise, on l'a constaté à plusieurs reprises dans des villages qui ne s'étaient pas trouvés en contact avec les émigrants.

Un autre foyer endémique existe dans trois pays limitrophes, la Silésie supérieure, la Pologne, les provinces baltiques russes, d'où il est, de temps en temps, transmis à Berlin, à Saint-Pétersbourg, dans les provinces de Grodno, de Vilna, de Lithuanie, de Courlande, de Livonie et d'Esthonie. Moscou même a eu à subir les effets de cette transmission à distance. Quant aux provinces baignées par la mer Noire et par la Caspienne, elles sont très-suspectes au moins, car Zuber, de regrettée mémoire, a rencontré le typhus endémique le long du Volga inférieur.

La Basse-Bretagne est un foyer permanent de typhus exanthématique, pris presque toujours pour une fièvre typhoïde; c'est ce qui doit sauter aux yeux du lecteur qui parcourra les lignes qui vont suivre et que nous extrayons du *Mémoire original* de notre distingué collègue le professeur R. Gestin, écrit sous l'impression des faits qu'il a observés à Rouisan : « L'existence d'une endémie ne se prouve que par la constatation positive de la maladie à l'état permanent dans une localité. Il fallait donc attendre et chercher des faits. Les suivants, qui ne sont parvenus à ma connaissance que depuis que j'ai éveillé l'attention de mes confrères sur la présence du typhus, viennent à l'appui de l'opinion que cette maladie n'est pas nouvelle en Bretagne » (*suivent un grand nombre de faits recueillis par les docteurs Daniel, Sarzeau, Néis, Chauvel, Bergot, Bouvet, Morvan, R. Gestin, Gillet, démontrant l'état endémique, en* 1872-1873, *du typhus, tant dans le Finistère que dans le Morbihan, et l'ancienneté de cette endémie*). « Il me paraît donc démontré, continue le docteur Gestin, que le typhus exanthématique, jusqu'ici méconnu dans le Finistère, existe dans ce dernier département, ainsi que dans celui du Morbihan, à l'état endémo-épidémique. Il doit exister aussi dans les départements limitrophes. D'ailleurs, il suffit presque de savoir que cette maladie a fait une apparition en Bretagne pour admettre qu'elle a dû y rester. Le miasme générateur du typhus a une ténacité singulière que prouvent des faits bien avérés. Il s'attache aux murs et au mobilier des logements et surtout aux vêtements et aux objets de literie, et il peut être transporté au loin tout en conservant ses propriétés contagieuses. Or il est difficile de trouver des conditions plus propres à la conservation d'un tel miasme que dans les fermes du Finistère, où la propreté et les règles les plus élémentaires de l'hygiène sont méconnues, où les logements, dont le sol est formé de terre battue, sont bas, sombres, encombrés, sans air et sans aération possible, où les lits, servant à plusieurs générations, sont profonds, clos comme des armoires, garnis de paillasses épaisses et très-rarement renouvelées, etc. Il est évident que, dans ces habitations, le contagium doit se fixer et se renouveler par la production successive de cas nouveaux »..... « Mais, si le typhus est endémo-épidémique dans le Finistère, pourquoi sa présence n'a-t-elle jamais été signalée, ni par les médecins, ni par le conseil d'hygiène du département? C'est que, comme je l'ai déjà dit, cette maladie a toujours été confondue avec la fièvre typhoïde. L'histoire de la médecine offre de semblables erreurs..... Les malades de Rouisan traités par d'autres que moi ont été regardés comme atteints, la plupart, de fièvre typhoïde, quelques-uns de rougeole ou de scarlatine maligne..... La même erreur avait été commise à Riantec avant l'arrivée du docteur Gillet »..... « Si le typhus est méconnu alors qu'il règne épidémiquement et qu'il présente ses caractères les plus accentués, à plus forte raison doit-il passer inaperçu quand les cas ne sont pas très-nombreux à la fois et que, par suite de certaines circonstances, il perd quelques-uns de ses traits. La confusion est presque inévitable dans les campagnes du Finistère, où, en raison de l'éloignement des habitations, le médecin ne peut pas voir tous les jours ses malades; où il n'est souvent appelé qu'à la dernière extrémité; où l'usage des lits clos, l'obscurité des logements, l'insuffisance des moyens d'exploration, l'impossibilité des autopsies, etc., rendent le diagnostic si difficile. »

Ajoutons à cette citation, dont la longueur a son excuse dans l'immense intérêt qu'elle éveille, qu'il n'est pas d'année, depuis que nous sommes chargé de la clinique médicale à l'hôpital maritime de Brest, que nous ne constations l'entrée de quelques cas de typhus pétéchial non épidémique développé chez des ouvriers de l'Arsenal sous l'influence des causes génératrices ordinaires.

Naples et ses environs ont, d'après Somani, le typhus à l'état permanent, prêt à se développer à l'état épidémique, ce qui s'explique par l'existence de conditions de genèse analogues à celles de la Basse-Bretagne, encombrement, misère, malpropreté des classes inférieures de la population.

Dans certains districts d'Algérie, le typhus couve et peut éclater d'un moment à l'autre.

L'existence du typhus endémique de Chine était à prévoir, eu égard à la densité des populations du Céleste-Empire et aux mauvaises conditions d'hygiène dans lesquelles vivent beaucoup d'entre elles. Morache l'a démontrée : « Chaque année, vers la fin de l'hiver, on voit apparaître, dans la population misérable, des cas manifestes de typhus exanthématique. En 1864, 1865, 1866, leur fréquence constituait une épidémie très-meurtrière; les sœurs de charité, en contact permanent avec des enfants misérables, souvent atteints du typhus, en furent frappées, aussi bien à Pékin qu'à Tien-tsin : plusieurs d'entre elles succombèrent, etc. »

Quant au typhus endémique des hauts plateaux du Mexique, il se développe spontanément à côté de la fièvre typhoïde, comme l'ont observé Léon Coindet et Brault pendant la dernière guerre franco-mexicaine.

2. Le typhus est-il *transmissible* de l'homme à l'homme? La réponse est dans les faits qui suivent et que le lecteur trouvera sans doute démonstratifs.

L'épidémie de typhus développée sur les navires de l'escadre de Dubois de la Mothe (1757-1758) s'est répandue dans la ville de Brest, indemne jusqu'au jour du débarquement des typhiques.

Pringle (1765) cite des cas de typhus survenus pendant la guerre de Sept Ans chez des soldats placés sous des tentes qui avaient abrité des typhiques.

En Crimée, Jacquot a observé que dans les hôpitaux militaires français de Constantinople la contagion frappait d'abord les malades les plus voisins de l'individu atteint de typhus, puis les autres malades, puis les infirmiers, les sœurs, les médecins.

En 1861, le brick égyptien *Scheah Gehald*, navire malpropre, mal tenu, comptant un assez grand nombre de malades, mais pas un cas de typhus d'ailleurs, mouille en rade de Liverpool, au mois de février ; des visiteurs anglais y prennent le typhus et en meurent : des matelots de l'équipage se rendent à un bain public, donnent, par leurs vêtements, sans doute, le typhus à trois garçons de bain sur six ; l'un des garçons succomba. L'hôpital de Liverpool reçoit des malades non typhiques du navire égyptien, et cependant le typhus se déclare dans le personnel de l'hôpital.

Pendant l'épidémie de 1868, en Algérie, le typhus s'est transmis à tous les infirmiers du service (A. Maurin, *obs*. 107, 108, 109) ; à neuf sœurs de l'hôpital ; à une femme, entrée à l'hôpital pour une exostose de l'avant-bras gauche de nature syphilitique, indemne de typhus pendant ving-cinq jours, alors qu'elle était traitée dans le service des vénériens, et prise par la contagion deux jours après son transfert dans une salle qui avait contenu des typhiques (*obs*. 145).

En 1872, à Riantec, la femme Philippe habitant le village de Nerderf, qui est sain, va soigner ses parents au village de Mezenel : elle revient chez elle, tombe malade et contamine trois personnes de sa famille, son mari et deux de ses fils (Gillet, *obs*. 4).

En 1873 (malade n° 3 du tableau de l'enchaînement des cas) Françoise Quéré, âgée de dix-neuf ans, travaille à Kergrach, près de Brest, chez la blanchisseuse Marie Renaud, malade du typhus. Elle la soigne, tombe malade, porte le typhus dans sa famille à Rouisan où l'affection se développe quelques jours après à l'état épidémique (R. Gestin).

3. Le typhus peut-il être *originaire*, *spontané?* Les faits répondent encore affirmativement. Le typhus, en effet, s'est fréquemment développé dans le sein des populations qui avaient subi un long siége, la maladie n'existant cependant pas, dans le pays, à l'état endémique (siége de Mantoue, de Gênes, de Saragosse, de Strasbourg, etc.). Il a fréquemment pris naissance sur des navires encombrés montés par des équipages fatigués, soit par de longues croisières, soit par des maladies antérieures, ou vivant dans des conditions de malpropreté invraisemblable. Nous avons déjà parlé du *Scheah Gehald*, à propos de la transmissibilité du typhus. Les faits qui se sont déroulés à bord de ce navire prouvent en outre que le typhus s'y est développé spontanément, car il ne régnait ni en Égypte, ni à bord du brick au moment de son départ, et il ne s'en est pas présenté un seul cas pendant la traversée d'Egypte à Liverpool. En revanche, l'équipage était misérable, malpropre, en partie malade, et le navire des plus mal tenus : le typhus

est né dans ces conditions. Les faits de l'*Ibraïmieh* et de la *Seine* ne sont pas moins concluants. Le premier de ces navires, frégate égyptienne mal commandée, part d'Alexandrie pour Toulon, en 1864, sans un seul cas de typhus, cette maladie n'existant d'ailleurs pas en Égypte au moment du départ; en approchant de Toulon, l'équipage, redoutant le froid de l'ouest de la Méditerranée, ferme les sabords, confine, sans plus de souci, l'atmosphère de la batterie et du faux-pont, déjà viciée par les malpropretés quotidiennes dont on n'a cure, et prend le typhus qu'il apporte à Toulon. En 1862, le transport français la *Seine*, qui, dans un voyage antérieur, avait transporté des mulets et des chevaux maintenus à bord pendant cinquante-deux jours, part d'Égypte avec 447 nègres du Darfour et de la Haute-Égypte, pour les transporter dans les terres chaudes du Mexique. L'état sanitaire des passagers et de l'équipage reste excellent pendant cette traversée que n'interrompt d'ailleurs aucune relâche, mais, au moment où le voyage tire à sa fin, le typhus éclate, cinq hommes succombent, et soixante-dix-sept sont dirigés sur l'hôpital militaire de Vera-Cruz.

Le développement spontané du typhus ne peut donc être mis en doute, car, dans aucune des circonstances dont nous venons de parler, on ne peut soutenir raisonnablement qu'il y ait eu une longue incubation d'un cas de typhus pris à terre avant le départ.

Mais cette spontanéité, de quelles conditions surgit-elle? Ici encore les faits se pressent pour établir d'une manière irréfutable que, dans la genèse de l'infectieux typhique, les facteurs du typhus peuvent être nettement dégagés, et qu'ils se partagent en deux groupes, celui des causes nécessaires et le groupe des causes accessoires.

Les causes nécessaires sont l'encombrement et la malpropreté. Les causes accessoires sont la faim, le froid, l'état de maladie antérieur, la misère sociale, les fatigues, les chagrins, l'humidité et l'infection du sol. En outre, le typhus est de tous les âges, et, si l'on a pu dire que la jeunesse et l'âge mûr étaient plus atteints que les autres âges par cette maladie, c'est qu'en fait ce sont des jeunes gens et des adultes qui constituent la population des navires et des armées. Le typhus endémique de Bretagne et d'Irlande frappe au contraire les enfants et les vieillards qui vivent dans la maison plus que les hommes qui travaillent au dehors, de même qu'il atteint en plus grande proportion que ces derniers les femmes occupées aux soins domestiques, au sein de l'infectieux. Le sexe masculin n'est donc pas une prédisposition réelle, pas plus que l'âge : tout dépend de la catégorie à laquelle appartient le groupe exposé aux coups de l'endémie. De même il n'y a pas plus d'immunité par le fait de la race que de préservation relative par l'âge et le sexe. Polonais, Silésiens, Irlandais, Bas-Bretons, Arabes, Germains, Saxons, Celtes, Ibères, etc., ne sont pas malades par le fait de leur origine ethnique, mais bien parce que telle circonstance les amène à vivre dans un milieu typhique, qu'il soit endémique, qu'il soit accidentel. La race noire n'a pas plus que les autres un privilége de préservation : l'histoire des épidémies est concluante à cet égard.

II. Qu'est-ce maintenant que l'infectieux typhique? question plus facile à poser qu'à résoudre, et même insoluble à l'heure où nous écrivons. Les microbiens, un peu trop pressés d'en finir, à notre avis, n'hésitent pas. « Le typhus exanthématique est dû au développement dans l'organisme humain d'un parasite spécial que le microscope ne nous a pas encore révélé, mais dont l'existence ne saurait plus être révoquée en doute. Il nous est permis d'espérer que le jour n'est pas loin où un grossissement nouveau, un nouveau procédé technique, transformeront en certitude absolue ce qui est actuellement la plus légitime des hypothèses » (E. Richard). Ces lignes sont la traduction d'une espérance, et rien de plus; en fait, la pathogénie du typhus par un microbe est à prouver tout entière. Brautlecht, toutefois, a déclaré en 1881, dans un mémoire sur le typhus et la fièvre typhoïde, qu'il a souvent isolé de l'urine des typhiques un microbe qu'il considère comme caractéristique et pathogénique du typhus pétéchial, mais ce microbe n'a sans doute été ni retrouvé ni cultivé depuis cette époque, car Cornil et Babès, en 1886, s'expriment catégoriquement sur ce sujet : « Nous ne connaissons rien de spécial aux bactéries du *typhus fever* ». Tout est donc à faire dans l'avenir, puisque l'épidémie récente de Dantzig (1887) semble devoir ne nous rien donner. Rechercher le microbe de Brautlecht ou tout autre micro-organisme dans l'air des lieux encombrés ou malpropres, à la surface des objets, dans les fissures des constructions; le cultiver, l'expérimenter sur les animaux; étudier les ptomaïnes qui peuvent en dériver ou se développer en même temps que lui; établir les transformations que le microbe suspect ou les ptomaïnes entraînent dans la constitution chimique et microscopique du sang et des autres humeurs, si elles en entraînent, et si cette dyscrasie n'est pas le résultat de la déviation fonctionnelle d'organes régis par un système nerveux primitivement déséquilibré par l'infectieux... voilà la tâche de l'avenir. Nous entrevoyons bien un rapport indiscutable entre les milieux viciés par l'encombrement et la malpropreté dans lesquels naît le typhus, et ceux qui engendrent les microbes, les ptomaïnes et les leucomaïnes de la putréfaction et de la décomposition chimique, microbes et ptomaïnes des viandes et des poissons putréfiés, des fromages en décomposition, de la gélatine, de la levûre altérée, du cadavre de l'homme, mais il nous manque de pouvoir mettre à côté de ces faits une découverte précise qui nous explique l'entrée en scène du typhus, au moment même de sa genèse. Le terme infectieux typhique reste toujours vague.

N'est-il pas cependant un certain nombre de faits acquis qui soient susceptibles de nous éclairer, fût-ce d'une pâle lueur, sur la nature de cet infectieux? L'infectieux typhique est engendré par la malpropreté de l'air et des corps qui y sont contenus. Or la malpropreté n'est pas autre chose que « la tolérance vis-à-vis de la putréfaction et la putréfaction elle-même » (J. Arnould). L'infectieux typhique, émanant d'un malade atteint de typhus, dit ailleurs notre distingué collègue, « a moins d'énergie que le même infectieux à l'état naissant. » L'infectieux typhique se transmet à courte distance, d'un lit à l'autre : dans un hôpital, il ne sort pas de la salle affectée aux typhiques, si ces malades ou le personnel du service ne vont pas le porter au dehors. L'infectieux typhique respecte ordinairement les personnes qui ne passent que peu d'instants près des malades, mais il épargne rarement celles qui ont passé des jours et surtout des nuits à leur chevet. De tous ces faits on arrive à déduire, en ne formulant toutefois qu'une probabilité, que l'infectieux typhique, né dans un milieu aérien vicié par ce qui se dégage de l'encombrement et des diverses malpropretés des hommes et des choses, est la conséquence de décompositions organico-chimiques auxquelles préside ou s'associe un parasite spécial; que ce parasite ou les corps engendrés par ces décompositions sont, l'un peu migrateur, les autres peu volatils, peu diffusibles, peut-être pulvérulents ou à l'état de vapeur assez dense; que tous ces éléments de l'infectieux, corps organiques et corps organisés, se fixent aisément sur les objets, qu'ils s'y conservent longtemps, attendant les circonstances favorables à leur revivifaction. Au point de vue de la cause originelle, le typhus paraît donc devoir être rangé avec la fièvre typhoïde, le choléra, la peste, la fièvre récurrente, dans un groupe de maladies infectieuses beaucoup moins transmissibles que les maladies virulentes, la variole, la rage, la syphilis, mais émanant, comme ces dernières, de milieux infectés soit par des micro-organismes, soit par des corps organico-chimiques, sans que l'on puisse affirmer que le microbe est entré en scène le premier, ou qu'il n'est que la conséquence des décompositions chimiques au sein desquelles il trouve un habitat. Aller plus loin, sans s'égarer, me paraît téméraire à l'heure qu'il est : la parole est aux faits, à l'observation, à l'expérimentation, et non aux déductions d'un raisonnement sans base solide. Toutefois il résulte encore à nos yeux de ce que nous avons dit de l'infectieux typhique, et de ce que nous en dirons encore dans les pages qui suivent, que sa nature chimique est plus probable que sa nature microbienne.

V. Physiologie pathologique. Je suppose actuellement que l'infectieux soit connu et qu'il soit introduit dans le milieu sanguin par l'une des voies d'absorption dont on ne peut contester le rôle, l'appareil respiratoire ou l'appareil digestif.

Il est difficile de ne pas admettre que l'infectieux typhique entre surtout par la voie pulmonaire, bien qu'il soit possible qu'il pénètre quelquefois par ingestion, puisque l'un de ses caractères est d'adhérer aux objets. Il peut donc se fixer sur les vêtements des malades, sur les objets à son usage, passer de là sur les mains qui ont touché le typhique ou ces objets, et être ingéré par mégarde, si l'on s'est purifié les mains d'une façon insuffisante ou si on ne l'a pas fait. Cette voie d'absorption de l'infectieux doit toutefois être exceptionnelle, si l'on réfléchit à la facilité de son introduction par la voie pulmonaire, et l'infectieux typhique est presque toujours respiré, à n'en pas douter.

Dès lors, que devient-il ? On peut le dire sans exagération : à partir du moment où, après avoir traversé l'épithélium pulmonaire, il a été saisi et charrié par le courant rapide du sang, la clinique s'éclaire d'un jour moins douteux que celui qui nous servait à rechercher la nature de l'infectieux typhique, et c'est aussi par l'étude qui s'impose maintenant que l'on peut se rendre compte du rapport qu'ont entre elles, au point de vue de la physiologie pathologique, un certain nombre de maladies infectieuses.

Mettons d'abord en scène le choléra. Ici encore la voie d'introduction dans l'organisme est double : c'est tantôt à la pénétration par ingestion que l'on a affaire quand on assiste à une épidémie de maison, de quartier, frappant un groupe de personnes qui empruntent leurs boissons à une source commune. Mais peut-on admettre qu'un visiteur approchant seulement les malades, que les médecins, les sœurs hospitalières, les blanchisseuses qui lavent le linge du cholérique, ingèrent l'infectieux ? Ils le respirent incontestablement. Notons d'ailleurs que cela ne préjuge rien au sujet de sa nature : on peut respirer les germes aériens du bacille-virgule invoqué par les parasitaires, comme on peut respirer une vapeur, un gaz émanant d'une décomposition.

L'infectieux cholérique arrive donc dans le sang soit par la muqueuse digestive, soit par la muqueuse pulmonaire. Il peut ne laisser aucune trace de son passage dans l'une et l'autre muqueuse et tuer cependant dans une attaque foudroyante. Altère-t-il le sang primitivement ? Cela n'est pas probable, car l'examen chimique et microscopique du liquide sanguin au début du choléra n'en indique pas l'altération, pendant que, d'autre part, l'état gelée de groseille est toujours consécutif aux autres troubles caractéristiques de la maladie. Ce qui reste incontestable, c'est que l'infectieux circule avec le sang, qu'il se rend, par conséquent, dans tous les organes, dans tous les appareils, dans tous les systèmes, et qu'il provoque, dans chacun d'eux, une scène morbide en rapport avec les fonctions qui lui sont dévolues.

Le système nerveux paraît frappé avant tous les autres systèmes : brusquement surpris, il traduit sa souffrance par l'abaissement de la calorification, l'adynamie cardiaque, l'adynamie artérielle, la cyanose, les crampes, la dyspnée, l'anurie. Il n'est pas nécessaire, pour que l'on constate ces graves symptômes, qu'il y ait eu, au préalable, des évacuations intestinales ; le fait est évident pour les cas foudroyants, et se voit de temps en temps dans les atteintes ordinaires. « J'ai vu plusieurs fois, dit Marcellin Duval, les symptômes les plus graves et les plus caractéristiques du choléra, tels que la disparition du pouls ou son état filiforme, le refroidissement de la face, du nez surtout, de la langue, des extrémités, l'amaigrissement, la perte d'élasticité de la peau, l'altération profonde des traits, se manifester dans l'espace de quinze, vingt, trente minutes, alors que les évacuations alvines avaient été peu abondantes et les vomissements presque nuls, alors qu'il était raisonnablement impossible de rapporter à une aussi faible déperdition les changements formidables survenus dans les principales fonctions de l'économie. »

Tous ces phénomènes de dépression organique sont primitivement d'ordre nerveux et traduisent une impression profonde de l'infectieux sur l'axe encéphalo-médullaire, sur le bulbe notamment. En fait, ce que l'on observe le plus souvent, c'est au plus la contemporanéité des phénomènes d'origine nerveuse et des troubles de l'appareil digestif, mais non la succession des premiers aux seconds, comme on a cru pouvoir le dire. En d'autres termes, le poison morbide est lancé, au même moment, dans les capillaires de toutes les régions, et se met en contact avec les éléments anatomiques de chaque organe ; le système nerveux, plus sensible que tout autre, répond au coup qui lui est porté par un ensemble de désordres qui donne sa physionomie particulière au choléra qui débute.

Puis la maladie marche, pendant qu'évoluent des symptômes et des lésions qui sont la conséquence des désordres nerveux et de l'action locale de l'infectieux dans chaque appareil particulier.

Si le malade succombe, que révèle le cadavre?

L'hyperémie et la desquamation intestinale, d'où la diarrhée riziforme, les vomissements, la chute des villosités, la psorentérie, la teinte hortensia.

L'hyperémie et la desquamation moins accusée de la muqueuse du nez, du pharynx, du larynx et des bronches, avec exsudats plus ou moins crémeux.

L'hyperémie, les taches sanguines sous-séreuses, les exsudats des plèvres, du péricarde, de l'arachnoïde, du péritoine, lequel devient poisseux.

L'hyperémie et la desquamation de l'épithélium rénal avec albuminurie pour ainsi dire constante.

Quant à la concentration du sang en gelée de groseille, elle est secondaire et paraît consécutive aux déperditions subies par les muqueuses et les séreuses, par la séreuse intestinale surtout, voie plus fréquentée que toute autre, dans le choléra, par un infectieux auquel l'organisme offre, comme à tous les poisons, ses voies multiples d'élimination. En résumé, l'infectieux cholérique n'est pas un poison du sang : c'est, par ses effets immédiats et primitifs, un poison nerveux. A ce titre et par le fait, en outre, de la rapidité parfois foudroyante de ses effets, il nous paraît être de nature plutôt chimique que bacillaire.

J'arrive à la fièvre typhoïde : son origine microbienne, quoi qu'on en dise, est encore très-discutable, mais peu importe dans la discussion présente : prenons l'infectieux typhoïde, quel qu'il soit, à l'instant où il pénètre dans l'organisme par les voies digestives, les eaux malsaines paraissant plus suspectes que tout autre agent, ou par la voie pulmonaire, les cas intérieurs dans les hôpitaux en démontrant assez fréquemment la réalité, et voyons ce qu'il devient. Quelle que soit la voie choisie, il entre dans le milieu sanguin. Altère-t-il le sang dès le début de la maladie? le sang n'en est-il que le vecteur? Nous l'ignorons, en langage rigoureux. Mais, en vérité, peut-on admettre, en présence des symptômes de l'invasion et de la première période du typhus abdominal, qu'on soit en présence d'un empoisonnement du sang? Concluons donc sans crainte que le sang est simplement chargé d'infectieux typhoïde et qu'il le porte vers les éléments anatomiques de chaque organe, de chaque appareil, de chaque système.

Ici encore ce sont des troubles d'ordre nerveux qui caractérisent le début de la maladie, bien qu'ils soient très-différents de ceux qui constituent les premiers symptômes du choléra. Avant la fièvre le malade a de la lassitude, des douleurs musculaires, de la céphalalgie, une tendance au repos ou à l'assoupissement, puis apparaissent des troubles névro-circulatoires plus accusés, céphalalgie intense avec bourdonnements d'oreilles, vertiges, insomnie, hésitation de la parole, paresse de la langue, frisson, stupeur, impossibilité de la station debout, élévation de la chaleur organique. La maladie est dès lors constituée, parce qu'en même temps que se développaient ces phénomènes l'infectieux typhoïde, répandu dans tous les appareils par le sang des capillaires pour y chercher probablement des voies d'élimination, y déterminait des troubles et des lésions propres, caractéristiques de la fièvre typhoïde, localisés surtout dans l'intestin grêle, mais affectant simultanément la rate, la muqueuse broncho-pulmonaire, la peau, les reins. Parmi ces désordres matériels et ces symptômes cliniques il en est qui sont communs à la fièvre typhoïde et au typhus pétéchial. La lésion typique des plaques de Peyer, des follicules isolés de l'intestin, la congestion des ganglions mésentériques, fournissent sans doute au typhus abdominal des caractères anatomo-pathologiques à nuls autres comparables, comme le font, en clinique, le gargouillement iléo-cæcal, la matité splénique, la diarrhée : mais il ne faut pas oublier qu'au début l'invasion des deux maladies a des rapports étroits et qu'on retrouve, dans le *typhus fever* comme dans la fièvre typhoïde, une invasion qui, sous le masque de troubles circulatoires, céphalalgie, élévation thermique, fièvre, cache l'atteinte portée à l'appareil qui, en bonne physiologie, régit la circulation, c'est-à-dire à l'appareil de l'innervation. Dans le choléra, cet appareil sidère le cœur, dans la fièvre typhoïde et le typhus, il rompt d'une autre façon l'équilibre circulatoire, précipite les battements cardiaques, relâche les tuniques vasculaires, exalte les centres thermiques de la moelle. Les résultats sont différents, comme le sont ceux que déterminent sur le système nerveux la strychnine, la morphine, l'atropine, les cyanures, le chloroforme, l'éther, etc., mais tout revient, en définitive, à une élection d'action sur tel ou tel département de l'axe cérébro-médullaire.

Le processus physio-pathologique du typhus exanthématique a donc les plus grands rapports avec celui de la fièvre typhoïde, bien que les éléments de la séméiologie et du diagnostic de ces deux affections fassent ressortir des différences capitales dans la manière dont réagit l'organisme dans l'une et l'autre maladies. Les infectieux qui sont propres à ces deux typhus sont probablement très-voisins par leur nature intime : ils ne sont cependant pas identiques, puisque leurs effets somatiques et cliniques sont faciles à différencier.

Voici donc, pour conclure, comment nous nous représentons les conséquences de l'entrée de l'infectieux typhique dans un organisme sain : imprégnation du sang par un poison le plus souvent respiré, diffusion dans tous les organes par l'intermédiaire des capillaires ; phénomènes nerveux analogues à ceux que l'on observe lors de l'invasion du typhus abdominal, mais plus rapidement développés et plus éclatants ; lésions occupant tous les appareils, mais bornées à des hyperémies et à des catarrhes qui n'ont pas la profondeur, la durée et l'intensité de celles que l'on constate dans la fièvre typhoïde ; guérison ou mort, si l'organisme est ou n'est pas de force à lutter contre l'intensité des phénomènes névro-circulatoires du début ou contre les lésions secondaires des organes d'élimination de l'infectieux. Le poison typhique n'est pas un poison du sang : l'état du malade au début de la maladie, l'examen du sang de la saignée, les résultats négatifs de la transmission artificielle du sang des typhiques aux animaux (Mozler, Obermeier, Zuelzer), tout prouve que le sang n'est altéré que secondairement, quand la maladie a déjà parcouru ses périodes, et quand les divers appareils ont fonctionné anormalement pendant bien des jours, sous l'influence d'une direction névro-centrale affolée par l'infectieux dès le début. Le poison typhique est donc, primitivement, un poison du système nerveux.

Ce ne serait de même et en aucune façon forcer les comparaisons que d'accepter un mécanisme physio-pathologique analogue pour la peste, dont l'infectieux frappe tout d'abord le système nerveux (les cas foudroyants sont démonstratifs) et choisit les vaisseaux et les ganglions lymphatiques pour voie d'élimination peut-être, comme localisation morbide à coup sûr ; pour la fièvre jaune, qui débute à la façon d'un typhus par des phénomènes névro-circulatoires graves et finit par des localisations multiples, intestin, reins, foie surtout, et même pour toutes les maladies éruptives qui commencent par des troubles d'ordre nevro-circulatoires pour finir par les localisations cutanées.

VI. Durée. Terminaisons. Guérison. Mortalité. Reliquats. Rechutes. Récidives. 1. Tous les médecins sont à peu près d'accord, à l'heure qu'il est, sur la fixation du temps moyen à accorder à chacune des périodes du typhus ordinaire. L'incubation n'a pas, d'ailleurs, à entrer en ligne de compte ici ; elle ne fait pas partie de la maladie, puisqu'elle est constituée par le temps qui s'écoule entre le moment où un typhique est placé dans un milieu qui lui communique son infectieux et celui du début de la période prodromique. Nous retrouverons l'incubation à propos de la prophylaxie du typhus.

Les prodromes durent de un à quatre jours (Barrallier, etc.) ; les deux périodes fébrile et nerveuse évoluent, dans le typhus ordinaire, en quatorze jours en moyenne, chacune d'elles prenant en général un septenaire pour accomplir son évolution (Hildenbrand, Baudens, Barrallier, etc.). Les cas de typhus anormal et compliqué ont une durée très-variable qui oscille entre des limites très-éloignées, puisque, tandis que le typhus sidérant peut ne durer qu'un ou deux nycthémères, le typhus traversé par une phlébite, une hémiplégie, des hémorrhagies répétées, des gangrènes, etc., peut exiger un traitement de plusieurs mois.

2. Les terminaisons sont variables. Quelque sévère que soit une épidémie de

typhus, le nombre des cas de guérison est toujours plus élevé que celui de la mortalité, et c'est ainsi que dans les mauvaises conditions hygiéniques qui ont préparé les épidémies du bagne de Toulon en 1855 et 1856 la terminaison par la guérison a eu lieu 698 fois sur 1058 malades : sur ces 698 cas, 280 sont entrés en convalescence du dixième au quinzième jour; 341 du dix-huitième au vingt-deuxième; 3 du trentième au trente-deuxième; les 74 cas restants ont eu leur convalescence entravée par diverses irrégularités ou par des complications. A. Maurin a constaté la guérison dans les 9/10 des cas, et pour 1/10 seulement la mort : aussi cet auteur est-il d'avis qu'on a beaucoup exagéré la gravité du typhus. Sans doute, il a raison de penser ainsi, s'il s'agit de malades que l'on peut entourer de soins hygiéniques et médicaux, mais dans les circonstances de guerre, de séjour dans la tranchée, dans les villes assiégées, dans des conditions permanentes d'habitation étroite et inaérée, d'alimentation insuffisante, etc., il n'en va pas de même. La mortalité est de 5 à 6 pour 100 dans certaines épidémies, soit, mais elle a atteint fréquemment en temps de guerre les chiffres lamentables de 50 pour 100 (Crimée), de 60 pour 100 (Londres, 1858). « En Crimée, où le typhus se faisait, dit L. Colin, on vit disparaître presque entièrement le personnel, médecins, infirmiers et malades, de certaines ambulances encombrées (370 décès sur 375 typhiques à l'ambulance Gout!!!), alors que, dans nos hôpitaux de France, ce même typhus donnait une mortalité égale ou même inférieure à celle de la fièvre typhoïde (14 décès sur 100 malades au Val-de-Grâce en 1856). Ici les organismes antérieurement intacts ne prenaient le mal que par contage; là-bas, on mourait non-seulement du typhus, mais de l'affaiblissement créé par tous les états morbides congénères. Dans les conditions où les foyers générateurs eux-mêmes sont peu intenses, la mortalité sera souvent très-faible. Telle fut l'épidémie de l'île de Molène sur les côtes du Finistère, qui n'entraîna que 4 décès sur 100 malades. » En somme, si l'on soumet la mortalité des épidémies au calcul par les moyennes, on arrive à conclure qu'elle se chiffre par 15 ou 20 pour 100.

3. L'étude des anomalies et des complications du typhus indique assez que, dans un certain nombre de cas, cette maladie a pour conséquence des infirmités de nature diverse, curables ou incurables : névralgies, myosalgies, paralysies musculaires, paralysies de la sensibilité générale, surdité avec ou sans otorrhée, anosmie, perte du nez, amblyopie à des degrés divers, désorganisation ou fonte purulente du globe de l'œil, cicatrices adhérentes, mal de Bright, tuméfactions irrémédiables des membres inférieurs à la suite de phlébites et de thromboses, anémie profonde et rebelle, troubles intellectuels en général transitoires, tuberculose à marche progressive.

4. Les rechutes sont rares, si le malade ne commet pas d'imprudence. Barrallier soignant des forçats placés dans de mauvaises conditions n'en relève que 11 sur 1058 cas.

Il en est de même des récidives. Hildenbrand l'avait fait remarquer au commencement de ce siècle. Sur les 1058 cas relevés par Barrallier, 7 malades seulement ont eu une seconde fois le typhus, après guérison complète de la première atteinte.

VII. Diagnostic et pronostic. I. *Diagnostic*. 1. Le diagnostic différentiel du typhus et de la *fièvre typhoïde* est, à peu de chose près, un hors-d'œuvre aujourd'hui, la presque totalité des épidémiologistes et des médecins considérant la question comme résolue. Toutefois, mieux éclairés que nos devanciers sur la séméiologie des deux affections, nous pouvons donner plus de rigueur aux caractères qui les distinguent.

Le typhus comparé à la fièvre typhoïde se reconnaît aux signes suivants : la coloration d'un rouge plus sombre du facies, l'injection plus accusée de la conjonctive, la rareté relative des épistaxis, la rapidité de l'ascension thermique et la constatation d'un maximum un peu plus élevé, au début de la maladie, la défervescence plus rapide, la nature du tracé thermométrique qui ne comporte pas les trois phases d'oscillations ascendantes, stationnaires, descendantes, de la fièvre typhoïde, la rareté relative du dicrotisme du pouls, la rareté relative de l'albuminurie, la fréquence de la rachialgie et des douleurs musculaires des membres, la contraction pupillaire, la précocité de la stupeur et du délire, la plus grande fréquence du délire, la constatation de conceptions délirantes plus tenaces, parfois de nature bizarre, la plus grande fréquence de l'ataxie, l'état simplement catarrhal de la surface de la langue, sans fuliginosités, sans hémorrhagie des gencives, des lèvres, de la langue, l'absence ou la rareté de l'angine pharyngée, la rareté des vomissements, la souplesse de l'abdomen, l'absence de météorisme, de sensibilité de la fosse iliaque droite, de gargouillement iléo-cæcal, la présence des hyperesthésies cutanée, musculaire, articulaire, la constipation beaucoup plus fréquente que la diarrhée, la fréquence d'un coryza, au moins léger, l'état catarrhal de la muqueuse bronchique, avec râles humides, sans sibilance, une éruption plus précoce, spéciale, rubéoloïde et pétéchiale, la tuméfaction beaucoup moins accusée de la rate, l'augmentation plus fréquente du volume du foie, l'odeur typhique, la durée moins longue de la maladie, la convalescence plus franche, plus rapide.

2. Il est des *rougeoles*, anormales, ataxo-adynamiques, malignes, qui peuvent donner le change, au début d'une épidémie tout au moins. Dans ces formes, en effet, on peut observer, au moment de l'invasion, une température rapidement élevée, une grande prostration, de la stupeur même, avec un exanthème moins confluent que de coutume, quelques pétéchies, des hémorrhagies par diverses voies, du délire enfin. Mais la filiation des cas, la présence de l'éruption à la face alors qu'elle affecte très-rarement ce siége dans le typhus, la constatation assez fréquente de taches rouges sur la muqueuse palatine dans la rougeole, l'intensité plus grande du catarrhe nasal et de la laryngo-trachéite dans la fièvre éruptive, l'état normal de la rate et du foie, contrairement à ce qui se passe dans le typhus, l'impossibilité de retrouver dans les influences endémiques ou épidémiques les causes ordinaires du développement du typhus, tous ces éléments differentiels permettront, au bout de quelques jours d'observation tout au moins, d'affirmer l'existence de l'une ou de l'autre affection.

3. Nous ne nous expliquons guère qu'on ait posé la question du diagnostic différentiel du typhus exanthématique et de la méningite cérébro-spinale. Nous avons souvent vu et traité, nous voyons et traitons tous les ans quelques cas de méningite cérébro-spinale développés à Brest chez de jeunes soldats, de jeunes matelots, chez quelques ouvriers de l'arsenal. Or les éruptions, signalées d'ailleurs comme très-exceptionnelles dans la méningite cérébro-spinale et dont je ne mets pas cependant l'existence en doute, puisqu'elles ont été observées par d'autres médecins, les éruptions, dis-je, rubéoloïdes, scarlatinoïdes, ont toujours fait défaut à Brest, au moins depuis cinq ans; ce caractère suffit pour mettre hors de cause les cas ordinaires de typhus. Par ailleurs, où chercher un rapport clinique présentable entre la symptomatologie de la méningite cérébro-spinale

et celle du typhus? La première de ces maladies passe aussi par deux périodes comme la seconde, mais l'une, celle d'excitation, est constituée par un frisson souvent unique, une température très-variable, de 37 à 41 degrés, une céphalalgie atroce avec rachialgie, raideur du cou, attitude caractéristique quand le malade s'assied, ou, ce qui est plus dans la réalité des choses, quand on le met dans la position assise qu'il ne saurait prendre de lui-même, par des vomissements, de l'herpès à peu près constant au deuxième, troisième, quatrième jour, une albuminurie très-fréquente vers le troisième ou le quatrième jour. La seconde période est la guérison avec chute brusque ou progressive de la température, ou l'aggravation avec élévation thermique à 40, 41 degrés, coma, convulsions, contractures, délire, mort par asphyxie progressive. L'absence ou la très-grande rareté de l'éruption, la localisation dans les méninges molles, la plus grande rapidité d'évolution des deux périodes dans la méningite cérébro-spinale, sont, à notre avis, des caractères qui peuvent difficilement permettre de la confondre avec le typhus, même au début d'une épidémie et avant toute autopsie.

4. Le *typhus exanthématique* et le *typhus récurrent* se distinguent, après quelques jours d'observation, par les signes suivants : rémission franche dans le typhus à rechute, tout à fait exceptionnelle dans le typhus pétéchial; augmentation de volume de la rate et du foie très-accusée dans la première de ces maladies, inconstante ou peu prononcée dans la seconde; pas d'éruption caractéristique ou seulement roséole inconstante dans le typhus récurrent; phénomènes bilieux et ictères très-rares dans la plupart des épidémies de typhus exanthématique.

5. La *peste* a été confondue avec le *typhus exanthématique* au début de certaines épidémies : c'est ainsi que la peste de Vetlianka (1877) a été, à son apparition, considérée comme un typhus pétéchial compliqué de fréquentes pneumonies et rattachée, par les médecins qui l'ont observée les premiers, au typhus d'Arménie, si sévère pour l'armée russe dans le cours de la même année. Il a fallu cependant, après quelques jours d'observation, reconnaître la peste à la présence des bubons et des tumeurs charbonneuses, à l'aspect extérieur des malades, à l'absence du délire typhomaniaque, à la marche de l'affection.

II. *Pronostic.* Nous avons déjà dit, à propos des terminaisons du typhus par la mort, que cette maladie était très-grave, puisqu'en comparant les chiffres fournis par un nombre suffisant d'épidémies Griesinger avait calculé que le pour cent des décès oscillait entre 15 et 20. Il nous reste à dire ici dans quelles circonstances augmente la gravité du typhus et s'assombrit le pronostic. A cet égard on peut considérer comme démontrées un certain nombre de propositions dont voici la teneur.

Le typhus *originaire* est plus grave que le typhus *communiqué :* il semble que l'infectieux qui a passé par plusieurs organismes a perdu une partie de ses propriétés agressives.

Les typhiques traités dans des milieux encombrés ou à atmosphère confinée, vaisseaux, casernes anciennes, ambulances trop étroites, vieux hôpitaux, édifices mal aérés, etc., fournissent un nombre de cas plus graves et une mortalité plus forte que les typhiques disséminés ou traités dans des baraquements neufs et spacieux.

Il en est de même des typhiques antérieurement débilités par une maladie ou de ceux qui sont atteints de paludisme, de dysenterie, de diarrhée, de bronchite chronique, de tuberculose, de scorbut; par des blessures, des maladies chirurgicales, des suppurations prolongées; par toutes les causes de misère.

L'état de dépression morale, la peur, le découragement, le chagrin, une température chaude et humide, le froid intense, aggravent le pronostic.

Le pronostic est aggravé, en clinique, dans les circonstances suivantes :

Symptômes d'adynamie et surtout d'ataxie se manifestant dès le début, coloration très-accusée de l'exanthème, contraction permanente des pupilles, irrégularité et grande fréquence du pouls, adynamie profonde, délire continu, intense, incessant, tendance au suicide, absence de la rémission thermométrique du matin, dyspnée continue, hoquet rebelle, selles involontaires, anurie, cyanose de la face et des extrémités, forte odeur typhique, crampes, contractures, marche irrégulière de la maladie, développement d'une complication, c'est-à-dire d'une maladie intercurrente indépendante du typhus.

VIII. Prophylaxie et traitement. I. *Prophylaxie.* Devant ce fait indiscutable que l'homme peut tout pour faire disparaître des milieux qu'il habite les causes qui engendrent le typhus, et qu'il peut également tout pour s'opposer à la propagation de son infectieux, qu'elle qu'en soit la nature, plaçons-nous immédiatement en présence des questions pratiques qui se posent à propos de ce fléau. Les gouvernements et les administrations se succèdent, passant à peu près indifférentes, devant les faits redoutables d'où peut sortir un jour le typhus; on s'occupe des épidémies alors seulement qu'elles ont commencé leurs ravages; les prévoir cependant est le rôle de ceux qui ont en main les moyens d'agir, le nôtre, à nous médecins, étant d'annoncer ce qui adviendra. Disons donc une fois de plus à tous ceux qui dans ces graves questions ont un rôle exécutif quelles sont les mesures de prévoyance qui devraient être leur préoccupation constante dans la vie civile, dans l'armée, dans la marine.

Les mesures de préservation s'appliquent à deux situations différentes : 1° il y a lieu, certaines circonstances étant données, de craindre l'apparition du typhus spontané; 2° il y a lieu, le typhus s'étant déclaré, soit spontanément, soit par transmission, d'en arrêter, le plus rapidement possible, la propagation.

1° *Obstacles à opposer au développement du typhus spontané. — Le typhus ne se développe jamais dans les milieux aérés et propres.* Il convient donc qu'en tout temps la police des logements insalubres, la surveillance des prisons, de tous les établissements publics ou privés qui reçoivent, à un titre quelconque, des groupes de personnes qui y séjournent; que l'aération, la propreté, la bonne construction des habitations rurales, sortent du domaine de l'idée pour entrer sur le terrain de l'exécution. La propreté et l'aération ne dépendant pas seulement de l'état des lieux, mais découlant également du nombre, de la nature des objets logés dans l'habitation, ainsi que du nombre et de l'état des personnes, il est indispensable, sous peine d'encombrement et de viciation de l'air, c'est-à-dire sous peine de typhus, de ne pas accumuler le matériel et le personnel dans un espace exigu et de tenir les choses, bêtes et gens, dans un état de propreté aussi constant que possible. Dans ce même ordre d'idées, les administrations devront être constamment en mesure de fournir aux classes indigentes des bains publics gratuits ou à très-bon marché, de distribuer des vêtements en temps opportun, de ne pas laisser des bandes faméliques s'accumuler dans la cité en temps de disette et de les secourir tout en les éloignant des villes.

Les mesures de propreté et d'aération suffisante s'appliquent naturellement aux casernes, aux prisons militaires, aux hôpitaux sur lesquels on aura à évacuer, en temps de guerre, des malades nombreux atteints de blessures ou de maladies étrangères au typhus, aux navires en armement, à ceux qui doivent transporter des malades ordinaires, des passagers, du matériel, des animaux.

Au point de vue de la préservation d'un camp par le typhus, on devra se conformer aux règles suivantes : établir le camp sur un terrain à demi-altitude traversé par les vents dominants de la région; espacer, le plus possible, les tentes ou les baraques; n'employer que des tentes et des baraques susceptibles d'être démontées, lavées, aérées, désinfectées; réduire, autant que possible, l'effectif logé sous chaque abri; purifier de temps en temps par un lavage à l'eau chlorurée les tentes et les baraques préalablement démontées; empierrer les voies du camp; proscrire les taupinières; éloigner du camp les fosses d'aisance, et, s'il est possible, les placer sous le vent dominant de la région; recouvrir les déjections humaines, immédiatement après l'acte, de quelques pelletées de terre; enfouir profondément, et le plus tôt possible, les immondices de toute nature, litière des animaux, déchets des cuisines, balayures, etc. ; enterrer les cadavres ou les incinérer; bien alimenter les soldats sous le double rapport de la quantité et de la qualité; entretenir une propreté minutieuse du personnel; déplacer de temps en temps l'assiette du camp, si les circonstances le permettent; on devra, en outre, dans le cours de la guerre, ne pas accumuler des blessés ou des malades ordinaires dans des édifices anciennement construits où ils subiront la double influence de l'encombrement et d'une malpropreté peut-être séculaire; faire évacuer, au début d'un siége, toutes les bouches inutiles; régler, dès l'investissement, la consommation quotidienne des ressources alimentaires.

Le typhus des navires relève plus particulièrement, comme je l'ai dit dans un autre livre, de l'encombrement nautique, et aussi de l'infection propre aux navires mal tenus et à ceux qui accomplissent de longues traversées. On évitera donc d'embarquer, au départ, un nombre trop considérable d'hommes d'équipage ou de passagers, une trop grande quantité d'animaux, un matériel trop encombrant. Les fautes qui ont été commises sous ce rapport dans le cours du siècle dernier avaient leur excuse dans l'ignorance des nécessités de l'hygiène; actuellement, il n'en serait pas de même. Dans le cours de la campagne, la plus stricte propreté des fonds de cale, des objets de matériel et des hommes, rendra impossible le développement spontané du typhus.

Le typhus est, en outre, favorisé dans son développement spontané par la faim et la misère. On devra donc, dans les circonstances de siége, de blocus, ou aux époques de disette, pourvoir avec plus de sollicitude que jamais au logement, à l'alimentation, à l'habillement des classes nécessiteuses.

2° *Obstacles à apporter à la propagation du typhus. — Le typhus naît du typhus :* son infectieux appartient, à n'en pas douter, à la classe des corps peu diffusibles et ayant une certaine densité; il s'attache aux objets et attend une occasion favorable pour renaître, ce qui revient à dire qu'un milieu, quel qu'il soit, chaumière, habitation, prison, caserne, salle d'hôpital, navire, dans lequel aura régné le typhus, devra être désinfecté à fond. Les divers locaux autres que le navire pourront être l'objet de mesures hygiéniques identiques. Le navire infecté en raison de sa nature comme habitation nécessite une désinfection plus spéciale. Traitons à part ces deux questions.

Quant à ce qui regarde la désinfection des locaux. « il est indispensable de vider la chambre qui a été occupée par un malade et d'y faire passer des courants d'air pendant quelque temps. On la nettoie ensuite à fond, on répand du chlorure de chaux sur le sol, on en badigeonne les murs. Les meubles sont nettoyés et laissés quelque temps au grand air, le lit surtout doit être lavé avec de la lessive bouillante, puis badigeonné au chlorure de chaux. Les paillasses devront être brûlées, les matelas défaits et passés à la lessive bouillante, de même que les oreillers, couvertures, draps, vêtements, etc. Après ces opérations de nettoyage et de désinfection, la chambre doit être laissée encore quelque temps ouverte et livrée aux courants d'air, et alors seulement elle peut être habitée sans inconvénient » (R. Gestin).

Des mesures analogues seront prises dans les prisons, dans les chambrées militaires, dans les salles d'hôpital, avec les différences que comportent les dispositions spéciales que pourront affecter ces locaux : c'est ainsi que la salle d'hôpital, une fois désinfectée, ne devra pas être occupée de nouveau avant quinze jours; que les lits, presque partout en fer, devront être lavés, désinfectés, grattés et recouverts d'une peinture nouvelle, etc.

Les règles de la désinfection des navires contaminés ou suspects d'infection par un infectieux quelconque, cholérique, typhique, amaril, etc., ont été bien posées dans les ports de guerre par Bavay, Raoul, Pottier, pharmaciens de la marine, à propos de la désinfection de la goëlette *la Fine*, du croiseur *le d'Estaing*, du transport *le Rhin*, du cuirassé *le Bayard* et de quelques autres navires. Nous pouvons les résumer dans les opérations suivantes : évacuer le navire en ne gardant que le personnel indispensable au service et aux pratiques de la désinfection; le décharger de son matériel et désinfecter celui-ci, soit au lazaret, soit sur des pontons; aérer le navire, vider les caisses à eau, désinfecter les eaux de cale au sulfate ou au chlorure de zinc (la désinfection par la solution 1 à 2 grammes de chlorure de zinc impur pour 1000 grammes d'eau revient à une dépense de 1 à 2 francs); graisser les machines à vapeur et tous les métaux susceptibles d'être attaqués par les désinfectants; gratter le pont et les enduits; laver à l'eau douce; appliquer, s'il y a lieu, sur les parties suspectes, un badigeon mercuriel fait au moyen d'une solution de bichlorure au 1000e; fumiger, en dernier lieu, par les vapeurs de soufre en combustion, les divers compartiments nautiques préalablement clos et obturés.

Le typhus se propage aux personnes saines, soit par les malades, soit par les objets. De ce fait général découlent un grand nombre de règles dont l'accomplissement rigoureux est indispensable, mais dont le mode d'exécution varie suivant les circonstances. Ces règles, les voici : il ne faut pas loger les troupes typhisées dans les habitations publiques ou privées d'une ville, mais bien les isoler dans la campagne par groupes aussi réduits que cela sera possible, ou sur des îles, des îlots, si les circonstances le permettent. Il ne faut pas laisser séjourner les troupes dans le camp de l'ennemi, si ce dernier a été atteint par le typhus. Il faut interdire la ligne d'étapes à tout régiment infecté, évacuer les typhiques par une ligne spéciale, les placer dans des hôpitaux, dans des baraquements isolés des villes et du théâtre des opérations militaires, désinfecter les wagons ou les voitures qui auront servi à leur transport, désinfecter les objets et effets d'habillement ou d'équipement, dès que cela sera possible. Dans une ville, sur un navire, dans un corps de troupe, le médecin doit informer l'autorité administrative ou militaire, suivant le cas, de la présence d'un premier cas de typhus, et formuler immédiatement la nature des mesures à prendre pour arrêter ou restreindre les chances de propagation de la maladie. Dans les hôpitaux on établira, dès le début d'une épidémie, un service spécial dans un pavillon isolé, ou sous des baraques bien aérées ; on choisira, si on le peut, un personnel d'infirmiers ayant subi une première atteinte de typhus ; les salles, les baraques, seront aérées ou ventilées aussi largement que possible, en évitant toutefois les courants d'air directs sur les malades, en raison des accidents thoraciques toujours à craindre dans le typhus ; le service des typhiques, personnel et matériel, sera rigoureusement isolé de tout autre service ; le personnel infirmier sera réparti en trois bordées dont l'une sera de service dans la salle pendant huit heures, mais remplacée, au moment des repas, par l'une des deux autres ; les bordées non de service seront logées et nourries dans des locaux bien aérés, indépendants du service général ; l'alimentation de toutes les personnes appelées à donner leurs soins aux malades devra être plus substantielle que de coutume ; aucune d'elles ne devra assister, à jeun, à la visite du matin ; toutes devront changer de vêtements en quittant la salle et se purifier les mains dans un liquide désinfectant ; les convalescents seront placés dans une salle spéciale, jusqu'à parfaite guérison ; le linge des malades sera ébouillanté ou mis dans une étuve sèche chauffée à 95 degrés centigrades, avant d'être confié aux blanchisseuses ; il en sera de même de leurs vêtements avant la mise *Exeat*. Les personnes qui auront à donner leurs soins aux typhiques, en ville, ne devront pas séjourner près d'eux plus de quatre heures, le jour, et surtout la nuit ; elles auront soin d'aérer de temps en temps la chambre du malade ; elles feront en sorte, autant que possible, d'éviter de respirer les gaz qui constituent l'odeur typhique, l'haleine des malades, les émanations du lit ; leur tâche accomplie, elles feront des ablutions désinfectantes ; le linge et les vêtements des typhiques devront être purifiés comme il a déjà été dit. Si le typhus se déclare à bord d'un navire ou s'il y est apporté, on isolera de son mieux les typhiques et on les placera, si c'est possible, sur le pont, sous des tentes, la saison le permettant d'ailleurs. Dès que le débarquement des malades dans un lazaret, une île, un îlot, un sanatorium, sera praticable, on prendra cette mesure. Si l'on doit attendre quelque temps une relâche, on ne désarimera pas le navire à la mer, on ne découvrira pas les fonds, et l'on se contentera du nettoyage, de la désinfection et de la ventilation du faux-pont, des batteries, des logements ; on améliorera le régime des hommes valides.

Le typhus a une période d'incubation de douze jours, chiffre moyen. Il est donc indispensable de maintenir dans l'isolement, pendant ce laps de temps, toute personne qui aura séjourné dans un milieu infecté par les typhiques ; on devra d'ailleurs rendre cette mesure aussi supportable que possible, en évitant de renfermer les suspects dans un lazaret et les installant dans les habitations aérées, dans la campagne, près d'un rivage, sur une île, un îlot, suivant les facilités dont on disposera ; mais la surveillance devra être rigoureuse, ou ne pas être.

II. *Traitement*. Rien ne serait moins médical et plus désastreux que d'avoir recours, dans une épidémie de typhus, à une thérapeutique uniforme applicable à toutes les constitutions, à tous les degrés d'infection, à tous les cas de la maladie, en un mot. Le médecin, dans ces circonstances, n'a pas, à proprement parler, à guérir le typhus, mais bien les typhiques, il convient donc qu'il fasse varier son mode d'intervention suivant le malade, avec cette seule obligation de n'emprunter les ressources de sa pratique qu'à des moyens ou éprouvés ou rationnels. C'est dire que la méthode dite abortive de Graves — saignée et tartre stibié — devra être mise de côté, en principe, aussi bien que le traitement exclusif de Lady Bountifull, dont l'emploi n'a d'ailleurs pas été justifié par le succès (vomitif au début, 15 grammes de sulfate de magnésie pendant quelques jours, vésicatoire à la nuque le 9e jour, lotions savonneuses quotidiennes), ou tout autre traitement uniforme.

Dans le traitement des typhiques, le médecin a deux grandes indications à remplir : combattre l'infection du malade; lutter contre les symptômes.

La lutte contre l'infectieux ne peut être directe, puisque la nature de l'agent toxique nous échappe; elle n'en est pas moins très-efficace, comme le prouve la pratique de toutes les épidémies. On peut en résumer les moyens dans les prescriptions suivantes : entourer le malade d'air pur, souvent renouvelé; mettre à sa disposition deux lits et en changer fréquemment les draps et les couvertures; lui fournir, aussi souvent qu'on le pourra, du linge de corps frais; lui faire pratiquer sur la surface du corps tout entière, au début de la maladie, une lotion savonneuse tiède, les lotions employées plus tard, dans le cours du traitement, suffisant à entretenir la propreté du tégument externe; faire désinfecter et enlever rapidement les déjections de toute nature; prescrire, à titre rationnel tout au moins, une dose quotidienne de 25 à 50 centigrammes d'iodoforme dans 40 grammes de sirop simple en deux doses, et au besoin, si la voie gastrique ne peut être utilisée, administrer le médicament par le rectum, mais dans une très-petite quantité de véhicule, afin de favoriser l'absorption de cette potion rectale tout entière.

Le traitement des symptômes se compose des moyens suivants : combattre la céphalalgie par l'application sur le front et le cuir chevelu de compresses trempées dans de l'eau froide ou glacée, dans de l'oxycrat, dans des liquides aromatiques, l'eau éthérée camphrée, l'alcool camphré étendu, les eaux de toilette volatiles; par l'application aux tempes, aux mastoïdes, à la nuque, aux malléoles, à l'anus, de quelques sangsues, ou de ventouses scarifiées, si les sangsues font défaut; opposer à la soif des malades les boissons fraîches, les limonades légères, l'eau vineuse, et rafraîchir fréquemment les lèvres et la bouche en promenant sur leur surface un pinceau trempé dans un collutoire acidulé par le jus de citron, d'orange, le vinaigre; remédier à l'état saburral du début par l'administration de la poudre d'ipéca à la dose de 1 gramme, ou d'un purgatif léger, non drastique, un sel neutre de préférence; vaincre la constipation par les lavements émollients, huileux, salins; opposer aux températures élevées les lotions froides légèrement acidulées par le vinaigre, ou phéniquées à 1 pour 500 d'eau, ou hypochlorito-sodiques, préparées en ajoutant 10 grammes de liqueur de Labarraque à un litre d'eau pure. La lotion devra être pratiquée au moyen d'une éponge d'assez grande dimension, parcourir presque d'un seul coup toute une région, l'abdomen, par exemple, et n'être suivie de l'assèchement, sans friction, qu'après quelques secondes d'attente. Dans les cas graves, alors surtout que l'hyperthermie coïncide avec des symptômes cérébro-médullaires inquiétants, délire, convulsions, contractures, cris, agitation, contraction pupillaire, etc., il est préférable d'avoir recours au bain frais de 20 à 25 degrés centigrades, dont on fera varier la durée suivant les effets obtenus. Les lotions froides abaissent peu la température et même ne l'abaissent pas toujours, mais elles soulagent le plus souvent le malade; les bains frais sont un bon remède contre l'ataxie, laquelle a sa source dans la congestion ou l'inflammation méningienne, qu'il y ait typhus pétéchial, fièvre typhoïde, méningite cérébro-spinale, délire alcoolique, etc. La saignée et le sulfate de quinine n'ont jamais donné de bons résultats pratiques dans les conditions cliniques dont nous parlons. Remédier à l'état de stupeur par l'emploi de l'un des moyens suivants ou de plusieurs d'entre eux concurremment : 1° potion stimulante (Masuyer) : esprit de Mindererus, 10 à 60 grammes, sirop simple, 30 grammes, eau de tilleul, 120 grammes; 2° potion contre la stupeur (Barrallier) : essence de valériane, 30 à 50 centigrammes; sirop de sucre, 25 grammes; eau distillée, 60 grammes. Potion stimulante (R. Gestin) : teinture de musc, 4 grammes; rhum, 60 grammes; sirop simple, 30 grammes; eau, 150 grammes. Ces trois potions devront être prises par cuillerées à bouche, toutes les demi-heures; 3° cautérisation transcurrente : le cautère hastile (F. Jacquot) ou le thermo-cautère de Paquelin, devra tracer deux longues raies de cautérisation, des deux côtés du rachis, de la tête au coccyx; 4° le café et le thé concentrés et chauds, les vins rouges additionnés de teinture de cannelle, le genièvre, le rhum, les eaux-de-vie de bonne qualité, pourront jouer un rôle auxiliaire, mais appréciable cependant, à côté de ces diverses médications de la stupeur. Combattre le délire et toutes les formes de l'ataxie, si l'usage des bains frais est impossible ou contre-indiqué à la suite d'un premier essai, par l'extrait d'opium et le bromure de potassium à haute dose. Il est *probable* que ces médicaments, dont je propose l'emploi, rendraient dans le typhus avec symptômes méningitiques les services qu'ils m'ont rendus l'année dernière dans deux cas très-graves de méningite cérébro-spinale. Ces deux cas ont guéri après l'administration quotidienne de 10 centigrammes d'extrait d'opium et de 8 grammes de bromure de potassium; l'effet de cette médication employée dès le début de la maladie m'a paru consister dans la sidération continue de l'appareil cérébro-spinal, encéphale et enveloppes, et l'arrêt d'un processus irritatif démontré par des symptômes trop évidents : l'amélioration obtenue après trois ou quatre jours de traitement m'a fait penser que la sidération invoquée avait rendu impossibles les exsudats, la suppuration méningienne, et par suite le passage à la seconde période de la méningite cérébro-spinale. Ce n'est là qu'une interprétation, puisqu'il ne s'agit que de deux cas, très-graves, il est vrai, de cette méningite infectieuse, mais les accidents analogues du typhus exanthématique qui se lient à la congestion des méninges, tout au moins, et confinent à une inflammation redoutable, ne se trouveraient-ils pas bien de la même médication? c'est à tenter, je crois. — Le délire a été combattu plusieurs fois avec succès par Graves et ses élèves, au moyen de la potion suivante : émétique, 18 centigrammes; laudanum, 2 grammes; eau, 200 grammes. Je pense que cette médication, qui comporte l'emploi de plusieurs de ces potions stibio-opiacées, au moins dans les cas graves, est plus appropriée aux tempéraments anglais qu'à ceux de la race latine, mais elle a le double mérite d'être rationnelle et d'avoir été employée avec succès dans diverses épidémies de typhus du Royaume-Uni. Prescrire, contre le météorisme abdominal, le remède suivant : potion térébenthinée (R. Gestin); essence de térébenthine, 4 grammes; jaune d'œuf, *q. s.*; eau de cannelle ou de menthe, 90 grammes; sirop, 30 grammes : à prendre par cuillerées à bouche. Combattre l'hypostase pulmonaire par les changements fréquents de décubitus et quelques ventouses sèches. Lutter contre la dénutrition progressive que provoque la fièvre et l'infection de l'organisme par l'usage journalier des vins généreux, du jus de viande, des bouillons, du thé de bœuf, des potages légers, des crèmes. Le traitement des accidents, des complications et de la convalescence, ne comporte pas d'indications spéciales.

MAURICE NIELLY.

BIBLIOGRAPHIE. — JACOBUS DE PARTIBUS, TORNACENSIS (Jacques-Desparts, de Tournai). *Commentaires sur Avicenne.* Vienne, 1491, et Lyon, 1498. — MASSA (Nicolas). *De febre pestilenticum petechiis*, 1540. — AGRICOLA (Georges). *De peste libri tres*, 1554. — FRACASTOR (Jérôme) *Œuvres complètes sur les maladies contagieuses.* Venise, 1555. — GRATIOLI (André). *Commentarii de peste.* Venise, 1576. — COYTARUS. *De febre purpurea epidemica.* Lut., 1578. — DE CARMONA. *Tractatus de peste et febribus cum puncticulis, vulg. Tabardillo.* Séville, 1581. — WITTICHIUS. *De febre epidemica maligna petechiali.* Lipsiæ, 1592. — ESPICHT. *Bericht von den Fleckfiebern.* Botzen, 1598. — PANSA. *Von den giftigen Fiebern, welche maligne genannt werden.* Leipzig, 1618. — UNZER (Math.). *Tractatus medico-chimicus.* Hahe, 1634. — SENNERT. *De febribus*, lib. IV, c. XIV, de morbo ungarico, 1641. — MORELLI. *De febre purpurata epidemica et pestilenta.* Lugd., 1641. — LANGE. *De morbo castrensi ungarico.* Lipsiæ, 1649. — MOREAU. *Traité de la véritable connaissance des fièvres continues, pourprées et continuelles.* Dijon, 1683. — PANTHÉON. *Réflexions sur l'état présent des maladies qui règnent dans la ville de Lyon.* Lyon, 1695. — BUCHANAN. *Treatise upon the Typhus Fever.* Baltimore, 1738. — HASENŒHRL (J.-G.). *Hist. med. morbi epidemici s. febris petechialis, quæ 1757 usque 1759 Viennæ grassata est.* Vindob., 1763. — POISSONNIER-DESPERRIÈRES. *Traité des maladies des gens de mer.* Paris, 1767. — MONRO (médecin des armées britanniques). *Médecine d'armée*, ou *Traité des maladies les plus communes parmi les troupes, dans les camps ou les garnisons*, traduction Le Bègue de Presle, 1769. — FOURNIER. *Observat. sur les fièvres putrides malignes.* Dijon, 1775. — LEPECQ DE LA CLÔTURE. *Observat. sur les maladies épidémiques.* Paris, 1776. — MERTENS. *Traité de la peste, contenant l'histoire du typhus de Moscou.* Vienne, 1784. — CHAMBON DE MONTAUX. *Traité de la fièvre maligne simple.* Paris, 1787. — BORSIERI. *Institut de méd. pratique.* Milan, 1785-1789, 8 vol. in-8°, traduction de Chauffard, Paris, 1865, 2 vol. in-8°. — SCHAFER (J.-C.-C.). *Ueber das 1793 in und um Regensburg herrschende Nerven-Fieber.* — PRINGLE. *Observations on the Diseases of the Army.* London, 1765; 2e édition, Paris, 1793. — RENNEBAUM (H.). *Hist. med. epid. contag. anni 1793 et 1794 à Francogallis captivis culmbacium delati.* Erl., 1796. — RATIN. *Instructions sur les maladies les plus communes dans les légions de la République française.* Paris, 1798. — FODÉRÉ. *Hist. de la fièvre épidémique de Nice de 1799 à 1800.* Paris, 1800. — MARQUIS. *Dissertation sur les maladies pendant et après le siége de Toulon.* Paris, 1803. — GONZALÈS. *Tratado de las enfermedades de la gente de mar.* Madrid, 1805. — WAGNER et RŒDERER. *Traité de la maladie muqueuse*, traduction Le Prieur. Paris, 1806. — GEOFFROY et NYSTEN. *Obs. sur l'épidémie des prisonniers espagnols.* In *Ann. de la Soc. med. de Montpellier*, 1809. — MASDEVAL. *Relations des épidémies qui ont régné dans la Catalogne.* Marseille, 1809. — REYNAUD (J.-J.). *Essais sur quelques points d'hygiène navale relatifs aux moyens de préserver les gens de la mer du scorbut et de la fièvre des vaisseaux.* Paris, 1810. — ARMSTRONG. *A Practical Illustration of Typhus Fever and other febrile Diseases.* London, 1810. — MASUYER. *Obs. faite en 1809, à Strasbourg, sur la maladie dite fièvre des hôpitaux.* Paris, 1811. — HILDENBRAND (J.-Val. de). *Du typhus contagieux, suivi de quelques considérations sur les moyens d'arrêter ou d'éteindre la peste de guerre et autres maladies contagieuses*, traduit de l'allemand par J.-Ch. Gasc. Paris, 1811. — HARTMANN. *Theorie des ansteckenden Typhus.* Wien, 1812. — PETIT et SERRES. *Traité de la fièvre entéro-mésentérique.* Paris, 1813. — DUBOSCQ. *Considérations nouvelles sur le typhus contagieux.* Thèse de Montpellier, 1815. — RASORI. *Storia delle febre petech. di Genova.* Milano, 1813. — WEDEMEYER. *De febre petechiali.* Gœttingue, 1812. *Erkenntniss und Behandlung des Typhus.* Halberstadt, 1814. — BISCHOFF. *Beobachtung über den Typhus und die Nervenfieber.* Prag, 1814. — HUFELAND. *Ueber die Kriegspest.* Berlin, 1814. — ACKERMANN. *Natur des ansteckenden Typhus.* Heidelberg, 1814. — HORN. *Erfahrungen über die Nerven- und Lazareth-Fieber*, 2. Auflage. Berlin, 1814. — WOLF. *Hufeland's Journal*, 1814. — THILONIUS. *Hufeland's Journal*, 1815. — HERNANDEZ. *Essai sur le typhus de Cullen ou Fièvre asthénique.* Paris, 1816. — BROUSSAIS. *Examen de la doctrine médicale généralement adoptée*, critique de l'ouvrage de Hernandez. Paris, 1816. — KERAUDREN. *Mémoire sur les causes des maladies des marins et sur les soins à prendre pour préserver leur santé dans les ports et à la mer.* Paris, 1817. In *Annal. mar. et colon.*, 1824, et tirage à part, 1824, avec fig. — MENDE. *Hufeland's Journal*, 1818. — JACKSON (R.). *A Sketch of the History of Contagious Fever.* London, 1819. — BARKER and CHEYNE. *An Account of the Fever lately Epidemical in Irland.* London, 1821. — Article TYPHUS. In *Dict. des sc. méd.*, 1821. — ROUSSEL. *Quelques considérations sur le typhus d'Europe obs. au bagne de Brest en 1829 et 1830.* Thèse de Paris, 1831. — GASSIER. *Essai sur le typhus qui a régné au bagne de Toulon en 1829-1830.* Thèse de Montpellier, 1833. — MARIN. *Considérations pratiques sur le typhus qui a régné au bagne de Toulon en 1829-1830.* Thèse de Montpellier, 1834. — HAUVEL. *Du typhus irré-*

gulier et contagieux qui a régné en avril et en mai 1834 à bord de la « Favorite » dans les mers du Sud. Thèse de Montpellier, 1835. — EISENMANN. *Die Krankheits-Familie des Typhus.* Erlangen, 1835. — OZANAM. *Hist. méd. gén. des mal. épidémiques*, 1835. — THOMSON.) *A Statistical Inquiry into Fever.* In *Edinb. Journal*, vol. L, 1838. — ROUPPEL. *Treatise on Typhus Fever.* London, 1839. — ANDERSON (A.). *Obs. on Typhus.* Glasgow, 1840. — STEWART. *Edinburgh Journal*, vol. LIV, 1840. — CHRISTISON. Art. CONTINUED FEVER. In *Twedie System of Pratical Medicine*, vol. I. London, 1840. — EUSTATE. *Med. Report of Fever's Hospital.* Dublin, 1841. — FAURE (D[r]). Article TYPHUS. In *Dict. des dict. de méd. français et étrangers*, 1841. — MAYSSL. *Bericht aus österr. med. Jahrbücher*, 1841, Band XXXIV. — REID. *London and Edinburgh Monthly Journal*, August 1842. — LANDOUZY. *Mémoire sur le typhus.* In *Arch. de méd.*, 1842. — DAVIDSON. *Ueber den Typhus in Gross-Britannien und Irland.* Cassel, 1843. — GAULTIER DE CLAUBRY (C.-E.). *De l'identité du typhus et de la fièvre thyphoïde.* Paris, 1844. — MONTAUT (M.). *Mémoire relatif au parallèle du typhus et de la fièvre typhoïde.* In *Mémoires de l'Acad. de méd.*, t. VII, p. 184 et suiv., 1844. — FLEURY (J.). *Dict. de médecine*, t. XXIX, 1844. — DU MÊME. *Mémoire sur les fièvres intermittentes avec quelques mots sur l'étiologie des typhus épidémiques.* Toulon, Baume, 1847. — THÉOPOLD. *Hœser's Archiv*, Band VIII, 1848. — OMEROD. *Clinical Obs. on Continued Fever.* London, 1848. — VIRCHOW, DEMLER, STICH. *Virchow's Archiv*, Band II, 1849. — BÆRENSPRUNG. *Ueber den Typhus in Oberschlesien.* In *Hœser's Archiv*, X, 4, 1849. — SUCHANECK. *Thyphusepidemie in Schlesien.* In *Prager Vierteljahresschrift*, Band XXI, 1849. — SCHUTZ. *Ueber Typhus exanthematicus.* In *Prager Vierteljahresschrift*, Band XXII, 1849. — WARLOMONT. *Gazette méd.*, 1850, n° 43. — VINGTRINIER. *Des épidémies qui ont régné dans l'arrondissement de Rouen de 1814 à 1815.* Rouen, 1850. — SCHILLING. *New-York med. Monatsschrift*, I, 8, 1852. — LINDWURM. *Typhus in Irland.* Erlangen, 1852. — JENNER. *De la non-identité du typhus et de la fièvre typhoïde.* Bruxelles, 1852. — CHARCELLAY. *Recherches sur l'épidémie de typhus de Tours*, 1852. — MAGNUS HUSS. *Statistique et traitement du typhus et de la fièvre typhoïde.* Obs. recueillies à l'hôpital Séraphin de Stockholm. Paris, 1855. — DU MÊME. *Statistique et traitement du typhus et de la fièvre typhoïde.* Gothembourg, 1855. — GODELIER. *Mémoire sur le typhus obs. au Val-de-Grâce de janvier à mai 1856.* In *Bull. de l'Ac. de méd.* Paris, 1856, t. XXI. — DU MÊME. *Discussion sur le typhus obs. dans l'armée pendant la guerre d'Orient.* Constantinople, 1856. — SCRIVE. *Esquisse des maladies qui ont régné sur l'armée d'Orient.* In *Recueil de méd. mil.*, 1856. — BOURELY. *Obs. et refl. sur une fièvre grave.* Montpellier, 1856. — THOLOZAN. *Recherches sur les maladies de l'armée d'Orient.* In *Gazette méd. de Paris*, 1856. — BAUDENS. *Lettre sur le typhus de Crimée.* In *Recueil de méd. mil.*, 1856. — CHAUFFARD. *Relation du typhus d'Avignon.* In *Gaz. hebd.*, 1856. — HASPEL (A.). *Rapport sur les maladies qui ont sévi sur l'armée d'Orient.* In *Gaz. méd. de Paris*, 1856. — BILLOT. *Notice sur l'épidémie de typhus obs. au Lazaret du Frioul.* In *Rec. de méd. mil.*, 1856. — GARREAU. *Maladies typhoïdes des hôpitaux d'Orient en 1855.* In *Gazette méd.*, février 1856. — JAPHET (E.). *De la non-identité du typhus et de la fièvre typhoïde.* Thèse de Montpellier, 1856. — CAMBRAY. *Du sulfate de quinine dans le typhus.* In *Bull. de l'Acad. de méd.* Paris, 1855-1856. — EBERS. *Günsburg Zeitschrift*, 1856. — QUESNOY. *Notice sur l'armée d'Orient.* In *Recueil de méd. mil.*, 1857. — FOURNIÉ (Édouard). *Du typhus obs. à l'hôpital de Thérapia (Constantinople) pendant la guerre d'Orient.* Thèse de Montpellier, 1857. — VILLETTE (J.). *Fièvre typhoïde sidérante et régulière, comparaison avec le typhus.* Thèse de Paris, 1857. — DURIAU (F.). *Parallèle du typhus et de la fièvre typhoïde.* Thèse d'agrég. de Paris, 1857. — BLANVILLAIN. *Du typhus en Crimée.* In *Rec. de méd. mil.*, 1857. — JUBIOT. *Le typhus à l'hôpital du Frioul*, mémoire présenté à l'Académie de Marseille, 1857. Compte rendu dans l'*Union médicale*, 1858, n° 5. — PETIT. *Note relative au typhus contagieux.* In *Bull. de l'Acad. de méd.*, 1856-1857, et *Rapport de Lecanu.* In *Ibidem*, p. 239. — WUNDERLICH. *Archiv f. Heilkunde*, 1857. — THIBAUT *Considérations sur le typhus qui a régné sur quelques bâtiments de l'escadre de la mer Noire en 1856.* In *Union médic.*, 1858, n° 16. — BONNAUD. *Fièvres périodiques compl. d'état typhiques. Épidémie observée à bord de la frégate la « Constitution » en janvier 1854.* Thèse de Paris, 1858. — JACQUOT (F.). *Du typhus de l'armée d'Orient.* Paris, 1858. — WUNDERLICH. *Études sur le typhus exanthématique.* Compte rendu par le Dr Strohl, in *Union méd.*, 1858, n° 115. — NETTER (A.). *Lettre au Dr Thibaut, méd. de la marine, sur l'incubation et la contagion du typhus.* In *Union médicale*, 1858, n° 58. — MARNY. *Du scorbut et du typhus de l'armée d'Orient.* In *Recueil de méd. mil.*, 1859. — CAZALAS. *Des affections typhiques de l'armée d'Orient.* In *Union méd.*, t. VIII, 1859-1860, et *Rapport de Briquet.* In *Ibidem*, 1861-1862. — HIRSCH. *Handbuch der historisch-geographischen Pathologie.* Erlangen, 1860. — MARROIN. *Hist. méd. de la flotte française dans la mer Noire.* Paris, 1861. — LÉVY (M.) et LARROY (H.). *Discussion devant l'Acad. de méd. sur la salubrité des hôpitaux.* In *Bull. de l'Acad. de méd.*, 1861-1862. — BARRALLIER. *Traité du typhus épidémique.* Paris, 1861. — GRIESINGER. *Archiv der Heilkunde*, 1861, II, p. 567. — MURCHISON. *Trois observ. de typhus avec ictère.*

In *the Lancet*, 1863, p. 329. — LÉONARD et MARIT. *Rapport sur une épidémie de typhus obs. dans la tribu des Beni-Aïdel et de l'Arrach.* In *Recueil de méd. mil.*, août 1863. — GRAVES. *Leçons de clinique médic.*, trad. et ann. par Jaccoud. Paris, 1863. — LAVERAN (P.). *De la mortalité des armées en campagne au point de vue de l'étiologie.* In *Ann. d'hyg. publ. et de méd. lég.*, 2ᵉ série, 1863. — GOURRIER (P.-A.). *Relation d'une épidémie de typhus obs. à Toulon en* 1864. Thèse de Montpellier, 1866. — BUCHANAN. *Typhus Fever.* In *Reynold's System of Med.*, 1866. — WIRCHOW. *Du typhus famélique*, trad. de Hallepeau. Paris, 1868. — ARNOULD. *De l'origine et des affinités du typhus*, in-4°. Paris, 1869. — PÉRIER. *Effets de la misère et typhus dans la province d'Alger en* 1868. In *Rec. de méd. mil.*, juin 1869 et 1870. — VITAL. *Du typhus dans la province de Constantine.* In *Rec. de méd. mil.*, 1869. — MAURIN (A.). *Le typhus exanthématique ou pétéchial, épidémie d'Algérie de* 1868. Paris, Imprimerie nationale, 1872. — GILLET (P.-L.). *Quelques considérations sur le typhus de Riantic.* Thèse de Paris, 1872. — COLIN (L.). Art. MIASME. In *Dict. encycl. des sc. médic.* — CHAUFFARD. *Étiologie du typhus exanthématique.* In *Bull. de l'Acad. de méd.*, 1873. — MURCHISON. *A Treatise of the Continued Fevers*, 2ᵉ édition. London, 1873. — CHAUFFARD, FAUVEL, BOUCHARDAT, etc. *Discussion à l'Acad. de méd.*, 1872-1873. — QUILLEMIN. *Les origines et la propagation du typhus.* In *Gazette hebd.*, 1873. — LE BERT. *Flecktyphus.* In *Handbuch der speciellen Pathologie von Ziemssen.* Leipzig, 1874. — LAVERAN. *Traité des maladies et épidémies des armées.* Paris, 1875. — GESTIN (R.-H.). *Épidémie de typhus de Rouisan et typhus endémique du Finistère*, manuscrit de la biblioth. de l'école de méd. nav. de Brest, 1875. — DU MÊME. *Instruction populaire sur le typhus contagieux du Finistère.* Brest, 1875. — SOMANI. *Geographia nosologica dell Italia*, 1877. — FONSSAGRIVES. *Hygiène navale*, 2ᵉ édit., 1877. — ROCHARD (J.). *Note sur le typhus exanth. de Bretagne.* In *Bull. de l'Ac. de méd.*, 31 juillet 1877. — MAHÉ. *Programme de séméiotique et d'étiologie pour l'étude des maladies exotiques.* In *Arch. de méd. nav.*, 1875, 1877, et tirage à part, Paris, Baillière, 1879. — MURCHISON. *Leçons cliniques sur les maladies du foie*, trad. Jules Cyr. *Ictère dans le typhus fever.* Paris, 1878, p. 407. — DU MÊME. *La fièvre typhoïde*, trad. Lutaud, app. *Typhus.* Paris, 1878. — KRUKENBERG. *Pathologie et thérapeutique du typhus exanthématique.* In *Deutsche med. Wochenschrift*, n° 49, 1880. — BRAUTLECHT (J.). *Microbe du typhus abdominal et du typhus pétéchial.* In *Arch. d'anat. et de phys.*, t. XXXIV, p. 80. — DU MÊME. *Rapports sur le typhus.* In *Rec. de méd. mil.*, juin 1881. — ROBINSKI. *Du développement du typhus exanthématique sous l'influence des eaux malsaines et d'une mauvaise alimentation*, obs. recueillies pendant une épidémie. Paris, 1881. — BARTEL. *La menstruation et la métrorrhagie dans le typhus, la fièvre typhoïde et la fièvre récurrente. Inaug. diss.* Saint-Pétersbourg, 1881. — CHALMERS (A.). *Un cas de coexistence du typhus et de la fièvre typhoïde.* In *Glasgow Med. Journal*, janvier 1882. — PETENDERIS-TYPALDOS (C.). *Du typhus obs. à Athènes en* 1870. Athènes, 1883. — BOUCHARDAT. *Étiologie du typhus fever.* In *Bull. de l'Acad. de méd.*, séance du 6 nov. 1883. — CORRE (A.). *Traité des fièvres bilieuses et typhiques des pays chauds.* Paris, 1883. — VALLIN. *Traité de la désinfection et des désinfectants.* Paris, 1883. — ARTIGALAS. *Les microbes pathogènes.* Paris, 1885. — RICHARD (Eugène). Art. TYPHUS. In *Nouv. Dict. de méd. et de chir. pratiques*, 1885. — RAOUL. *Étude pratique sur l'assainissement des navires.* In *Arch. de méd. nav.*, 1885. — POTTIER. *Étude sur la désinfection des bâtiments.* In *Arch. de méd. nav.*, 1886. — DUCLAUX. *Le microbe et la maladie.* Paris, 1886. — CORNIL et BABÈS. *Les Bactéries.* Paris, 1886. — BRIEGER (L.). *Microbes, ptomaïnes et maladies*, traduit et ann. par Roussy et Winter. Paris, 1887.

M. NY.

TYRAN. Dans le Nouveau-Monde, à la place de nos Gobe-Mouches (*voy.* ce mot) on trouve une foule de Passereaux de petite taille qui sont essentiellement insectivores, comme les Muscicapidés européens, et qui, comme ces derniers, ont les pattes relativement courtes, le bec aplati, terminé par un crochet plus ou moins marqué et garni de soies rigides à la base. Ces oiseaux, ce sont les Tyrans, qui constituent aujourd'hui une famille extrêmement nombreuse et dont le genre principal (*Tyrannus* Cuv.) compte des représentants dans toute l'Amérique tempérée et tropicale, depuis les États-Unis jusqu'au Pérou et à la République argentine. Ils existent du reste notablement sous le rapport des formes générales et des teintes du plumage, les uns ressemblant à des Grives par leur livrée grise et brune et même par les taches allongées de leur gorge, d'autres portant le costume vert et brun de nos Fauvettes, d'autres encore offrant les couleurs rouges de certains Tangaras ou le plastron jaune des Loriots, ceux-ci ayant la queue profondément fourchue et les ailes aiguës d'un Milan, ceux-là rappelant, au contraire, les Gobe-Mouches européens par leur queue coupée presque carrément et leurs ailes médiocrement développées. Mais on les reconnaît toujours à leur bec admirablement conformé pour saisir au vol toutes sortes d'insectes et présentant une combinaison des caractères que l'on observe chez les Gobe-Mouches, chez les Hirondelles et les Pics-Grièches. Beaucoup d'entre eux, et notamment ceux du genre *Tyrannus*, offrent d'ailleurs une sorte de stigmate, consistant dans une tache rouge ou orangée sur le vertex, tache qui est ordinairement cachée par les plumes environnantes, mais qui apparaît nettement lorsque l'oiseau est en action.

Les Tyrans sont répartis dans les classifications modernes en plus de 70 genres comprenant au moins 400 espèces dont l'énumération serait aussi inutile que fastidieuse, et parmi lesquelles nous nous bornerons à citer le Tyran intrépide ou Tyran de la Caroline (*Lanius tyrannus* L., *Tyrannus intrepidus* V. ou *T. carolinensis* Baird). Cet oiseau, qui mesure environ 22 centimètres de long sur 38 centimètres d'envergure, porte, à l'âge adulte, un costume d'un gris bleuâtre sur les parties supérieures du corps et d'un blanc nuancé de gris sur les parties inférieures. Sa tête est ornée d'une huppe peu saillante, mais brillamment colorée en jaune d'or, en blanc et en rouge feu, et ses grandes pennes alaires et caudales sont d'un brun très-foncé, avec ou sans lisérés blancs à l'extrémité. Il doit son nom de Tyran intrépide au courage extraordinaire avec lequel il attaque tous les oiseaux et même les mammifères carnassiers qui tentent de s'approcher de son nid. Pendant toute la belle saison il est très-répandu sur une grande partie du territoire des États-Unis et fait une chasse active aux mouches et aux autres insectes qu'il guette d'un poste élevé et qu'il poursuit à tire d'ailes, à la manière des Hirondelles. Les mêmes instincts et la même intrépidité native peuvent du reste être observés chez beaucoup d'autres Tyrans, et notamment chez le Savanna ou *Milvulus tyrannus* L., qui se rencontre principalement au Mexique, dans le Centre-Amérique, en Colombie et au Brésil, et qui se reconnaît facilement à sa queue profondément fourchue.

E. Oustalet.

TYROGLYPHE (de τύρος, fromage, et γλύφευς, sculpteur, et non de θυρέος, bouclier, comme l'a pensé Paul Gervais). Nom générique d'Arachnides Acariennes, créé par Latreille et répondant à certains *Acarus* de Linné, de Géer, Hermann, et aux Mites de Lyonet. Les caractères zoologiques des *Tyroglyphus* sont : un corps cylindrique, très-arrondi en arrière, conique en avant, offrant entre la deuxième et la troisième paires de pattes un sillon circulaire bien marqué; sur le corps des pieds lisses. Épimères de la première paire de pattes réunies, les autres libres. Pattes à tarses cylindriques, la base un peu élargie, l'extrémité terminée par une caroncule vésiculeuse, trilobée, sessile, avec un ongle recourbé. Anus sous-abdominal, non suivi de tubercule tubulé chez la femelle, mais chez le mâle de chaque côté se trouve une paire de ventouses copulatrices. Pénis grand, placé en avant de l'anus. Orifice vulvaire situé dans un angle de la pièce sternale.

Le genre Tyroglyphe comprend plusieurs espèces remarquables. La plus connue est le Siron ou Ciron des anciens auteurs, Acarus ou Mite du fromage; *Tyroglyphus Siro* Latreille, *Acarus Siro* de Géer, Linné; *Première espèce de Mite* Lyonet; *Acarus farinæ* Koch. La longueur de la femelle ovigère est de

0^{mm},50 à 0^{mm},60, sa largeur de 0^{mm},30 à 0^{mm},35. Le mâle est long de 0^{mm},40, large de 0^{mm},20. Corps de couleur gris perle, brillant, abdomen un peu jaunâtre de chaque côté. Pattes presque égales, la première paire plus volumineuse chez le mâle, avec une apophyse conique au bord inférieur du deuxième article et deux tubercules aplatis sur la face supérieure des tarses de la quatrième paire de pattes. — Le Tyroglyphe du fromage se trouve non-seulement dans la croûte et les fentes des fromages desséchés, mais aussi dans la farine, les poussières des appartements, des celliers, des caves, des greniers, des écuries, etc.

Le *Tyroglyphus longior* P. Gervais diffère du précédent par une taille plus grande, la femelle atteint jusqu'à 0^{mm},75. Le corps est plus long, les poils plus grands, les tarses allongés, toutes les pattes sensiblement égales, la première paire étant semblable aux autres. — On le trouve avec le précédent, mais il est bien moins communément répandu.

Le *Tyroglyphus entomophagus* Laboulbène et Ch. Robin est plus petit que ceux qui précèdent, la femelle est longue de 0^{mm},15 à 0^{mm},50, le mâle long de 0^{mm},12 à 0^{mm},40, la nymphe mesure 0^{mm},10 à 0^{mm},15 de longueur. Corps cylindrico-ovoïde, mou, grisâtre, lisse, brillant. Rostre pointu, large, coloré, ainsi que les pattes, d'une teinte légère de pelure d'oignon. Pattes semblables dans les deux sexes, grêles, cylindriques, très-courtes, moins longues d'un tiers que la largeur du corps, les postérieures ne débordent ce dernier que par deux articles courts. Poils postérieurs à peu près de la longueur des pattes. — Ce Tyroglyphe habite les collections entomologiques, dans l'intérieur du corps des insectes conservés ou à leur surface, ainsi que dans la poussière qui s'amasse au fond des boîtes. Les gros insectes ayant le corps rempli de parties graisseuses, ceux qui n'ont pas vécu longtemps ou élevés en captivité, ayant tourné au gras, sont les plus facilement attaqués. Le corps de ces insectes est souvent recouvert, à la surface, d'œufs et d'excréments du *Tyroglyphus entomophagus*, sous forme de points blanchâtres (voy. *Annales de la Société entomologique de France*, 1852, bulletin p. 54, et 1862, p. 321 et suiv., planche 10).

P. Mégnin a signalé un Tyroglyphus des Champignons, *Tyroglyphus mycetophagus*, de 1 millimètre de longueur chez la femelle, remarquable à la fois par sa taille et aussi par sa transformation hypopiale, qui se retrouve, du reste, chez les autres Tyroglyphus, le *Tyroglyphus Siro* en particulier (*voy.* P. Mégnin, *Les parasites et les maladies parasitaires*, etc., p. 143, et aussi pour les Hypopes, p. 146-147, fig. 51, 1880).

Il est difficile de débarrasser les vieux fromages du *Tyroglyphus Siro* qui, du reste, paraît inoffensif. Les ravages du *Tyroglyphus entomophagus* seront arrêtés, pour conserver les collections d'insectes, par l'immersion des animaux attaqués dans l'alcool, l'éther, la benzine, lorsqu'ils peuvent supporter sans être détériorés le contact de ces liquides. Quand le revêtement du corps, soit poils, soit écailles, ou bien la délicatesse des couleurs, empêchera de plonger les insectes dans la benzine ou l'éther, ceux-ci seront soumis pendant un temps suffisant à la vapeur de ces substances. Enfin l'addition de sublimé corrosif, d'arsenic, de strychnine, etc., fournira d'utiles adjuvants aux liquides précités (*voy.* Arachnides, Acariens). A. Laboulbène.

TYROLEUCINE. $C^{14}H^{22}Az^{2}O^{4}$. Composé amidé extrait par Schützenberger des produits du dédoublement de l'albumine sous l'influence d'une solution de baryte à 150 degrés. On la sépare de la tyrosine, de la leucine, etc., obtenues en même temps, par cristallisation fractionnée.

La tyroleucine est en boules arrondies, incolores, insipides, solubles dans l'eau, très-peu dans l'alcool, insolubles dans l'éther; chauffée à l'abri de l'air, dans un gaz inerte, elle fond à 250 degrés et se décompose en même temps. De l'acide amido-valérique se sublime. Il passe à la distillation un liquide huileux renfermant le carbonate d'une base identique ou isomérique avec la collidine $C^8H^{11}Az$.

La masse vitreuse qui reste dans la cornue offre la composition de la tyroleucine, moins de l'eau. Voici les formules de ces transformations :

$$\underbrace{C^{14}H^{22}Az^2O^4}_{\text{Tyroleucine.}} = 2H^2O + \underbrace{C^{14}H^{18}Az^2O^2.}_{\text{Masse vitreuse.}}$$

$$\underbrace{C^{14}H^{22}Az^2O^4}_{\text{Tyroleucine.}} = CO^2 + \underbrace{C^8H^{11}Az}_{\text{Collidine (?).}} + \underbrace{C^5H^{11}AzO^2.}_{\text{Acide amido-valérique.}}$$

D'après ces réactions, on pourrait envisager la tyroleucine comme une combinaison d'acide amido-valérique avec un composé $C^9H^{11}AzO^2$, qui ne différerait de la tyrosine que par O en moins.

La tyroleucine ne donne pas de réaction avec le nitrate mercurique, comme la tyrosine, mais, chauffée sur une lame de platine avec quelques gouttes d'acide nitrique, elle laisse une masse jaune qui devient jaune-brun par la potasse.

L. Hn.

TYROSINE. *Formules :* Équiv. $C^{18}H^{11}AzO^6$. Atom. $C^9H^{11}AzO^3$. La tyrosine a été découverte en 1846 par Liebig en attaquant la caséine par la potasse caustique en fusion. Elle se forme d'ailleurs en même temps que la leucine, dans la décomposition de la plupart des matières organiques d'origine animale : aussi est-elle assez répandue dans l'économie vivante. On a constaté sa présence dans le foie, la rate, le pancréas, dans le sang des veines sus-hépatiques et dans la veine porte, à la suite d'affections du foie, dans la bile des typhiques (Friedreich), dans les produits de desquamation de la pellagre (Schmetzer), dans les dépôts urinaires, etc.

On la rencontre parfois sous forme de petits grains cristallins, à la surface des organes en putréfaction, ainsi que sur les préparations anatomiques conservées dans l'alcool.

Leyer et Köller ont observé sa formation, par l'action de la potasse, sur les tissus cornés, comme les cheveux, les plumes, les épines de hérisson; elle est l'un des principes immédiats qui accompagnent la leucine dans la destruction des matières albuminoïdes par la baryte caustique.

D'après Erlenmeyer et Schaeffer, 100 parties des matières suivantes, traitées par l'acide sulfurique étendu, donnent comme rendement :

	Leucine.	Tyrosine.
Cartilages	35 à 45	0,25
Fibrine du sang	14	2
— des muscles	18	1
Albumine de l'œuf	10	1
Corne	10	3,6

Suivant Schützenberger, les matières albuminoïdes, chauffées avec de l'hydrate boritique, fournissent les quantités suivantes :

	Tyrosine.
Albumine	2,03 à 2,4
Caséine	4,12
Hémiprotéine	2,20
Fibrine du sang (cheval)	3,20 à 3,50
— végétale	2

Les générateurs de la tyrosine ne sont pas encore exactement connus. Toutefois elle semble dériver d'un acide phénol, l'*acide hydroparacoumarique*, par substitution de l'ammoniaque à 1 molécule d'hydrogène :

$$C^{18}H^{8}(H^{2}O^{2})(O^{4}) + AzH^{3} = H^{2} + C^{18}H^{6}(AzH^{3})(H^{2}O^{2})(O^{4}).$$

La tyrosine est en aiguilles soyeuses, d'un blanc de neige, sans odeur ni saveur, peu solubles dans l'eau froide, assez solubles dans l'eau bouillante, insolubles dans l'alcool et dans l'éther.

D'après Hüber, elle se présente parfois sous forme de cristaux rhomboédriques assez volumineux, qui paraissent constituer les *cristaux albuminoïdes*, signalés pour la première fois par Vulpian et Charcot.

Elle se décompose sous l'influence de la chaleur, en donnant naissance à divers produits à odeur phénolique.

Bouillie avec du nitrate mercurique, contenant des traces d'acide nitreux, elle développe une belle couleur rouge, bientôt suivie d'un précipité brun rougeâtre. Cette action est caractéristique.

Doucement chauffée avec quelques gouttes d'acide sulfurique concentré, elle donne une belle coloration rouge, intense, mais passagère. Si l'on ajoute l'eau, puis du carbonate de baryum, jusqu'à saturation, et si l'on soumet ensuite la liqueur à l'ébullition pour précipiter le bicarbonate barytique qui a pu se former, on obtient après filtration une belle coloration violette par l'addition d'une solution étendue de perchlorure de fer (Piria, Staedler).

L'acide sulfurique concentré donne avec la tyrosine un acide sulfoconjugué; l'acide nitrique, de la nitrotyrosine, de la dinitrotyrosine, ainsi qu'une matière colorante rouge, l'*érythrosine;* le chlore, du quinon chloré et du chloranile, le brome, de la dibromotyrosine, etc.

La potasse fondante la transforme en acide paraoxybenzoïque, ammoniaque et acide acétique (Barth) :

$$C^{18}H^{11}AzO^{6} + H^{2}O^{2} + O^{2} = C^{14}H^{6}O^{6} + AzH^{3} + C^{4}H^{4}O^{4}.$$

Prise à l'intérieur, la tyrosine traverse l'économie sans altération aucune; on la retrouve dans l'urine et dans les excréments (Newski).

A la manière de la plupart des acides amidés, elle peut s'unir aux acides et aux bases pour former des dérivés qui ont été surtout étudiés par Staedeler.

Sels. Chlorhydrate de tyrosine. $C^{18}H^{11}AzO^{6},HCl$. Sel très-acide qui se prépare en saturant avec la tyrosine de l'acide chlorhydrique étendu, la liqueur filtrée qui n'est troublée ni par l'alcool, ni par l'éther, abandonne à l'évaporation un chlorhydrate que l'eau décompose : aussi la combinaison se fait-elle encore mieux avec de l'acide concentré, le sel se déposant à l'état cristallisé, d'autant plus facilement que l'acide chlorhydrique précipite une solution aqueuse de chlorhydrate de tyrosine.

En mélangeant ce sel en poudre avec une solution acide de chlorure platinique et en chauffant le tout à 40 degrés, on obtient une dissolution claire, qui laisse déposer dans le vide un chloroplatinate cristallisé ayant pour formule :

$$C^{18}H^{11}AzO^{6},HClPtCl^{2}.$$

Ce sel, qui est déliquescent, fournit avec l'eau, l'alcool et l'éther, des solutés jaunes (Gintl).

Le *sulfate de tyrosine* est en fines aiguilles, solubles dans l'eau. Ce soluté est peu stable, car il se décompose aisément, avec dépôt de tyrosine.

Dérivés métalliques. A l'ébullition, la tyrosine déplace l'acide carbonique des carbonates de baryum et de calcium en formant des dérivés métalliques. Elle se dissout dans l'ammoniaque sans contracter de combinaison, car, à l'évaporation lente, elle se dépose sous forme de cristaux.

Lorsqu'on ajoute à une solution concentrée de nitrate d'argent une solution saturée de tyrosine dans l'ammoniaque, on obtient par agitation un précipité lourd, amorphe, répondant à la formule :

$$C^{18}H^{9}Ag^{2}O^{6} + H^{2}O^{2}.$$

Après avoir séparé ce précipité, l'addition d'acide acétique détermine un autre précipité cristallin, lourd, ayant pour composition :

$$(C^{18}H^{10}AgO^{6})^{2} + H^{2}O^{2}.$$

Avec une solution concentrée de baryte, additionnée à chaud de tyrosine, on voit se déposer, par le refroidissement, un précipité lourd, cristallin, formé de prismes épais, souvent maclés, ayant pour formule :

$$C^{18}H^{9}Ba^{2}O^{6} + 2\,H^{2}O^{2}.$$

Il est soluble dans l'eau et son soluté précipite par l'alcool.

En faisant bouillir la tyrosine avec du carbonate de baryum, il se produit un autre composé barytique, qui paraît avoir pour composition $C^{18}H^{10}BaO^{6}$.

Lorsqu'on mélange, à l'ébullition, des solutés très-étendus de tyrosine et d'azote mercurique, on obtient des octaèdres carrés, microscopiques, peu solubles dans l'eau :

$$C^{18}H^{11}AzO^{6}.4\,HgO + 2\,H^{2}O^{2}.$$

Mais, si l'on ajoute, dans une solution bouillante de tyrosine, de l'azotate mercurique, tant qu'il se forme un précipité, on recueille un dépôt jaune, amorphe, renfermant à 100 degrés :

$$C^{18}H^{11}AzO^{6}.6\,HgO + 2\,Ag.$$

EDME BOURGOIN.

TYRREL (FREDERICK). Chirurgien et oculiste distingué, élève et neveu d'Astley Cooper, fut chirurgien à l'hôpital Saint-Thomas et à l'hospice pour les maladies des yeux, à Londres, enseigna l'anatomie et la chirurgie à l'École de médecine annexée à l'hôpital Saint-Thomas, dirigea la clinique chirurgicale, enfin fut professeur d'anatomie et de chirurgie au Collége royal des chirurgiens. Il mourut le 23 mai 1843, âgé de quarante-six ans. Il publia les *Leçons de chi-*

rurgie de Cooper et, outre de nombreux articles dans les journaux, mit au jour : *Syllabus on a Course of Lectures on the Principles and Practice of Surgery*, London, 1833. *A Practical Work on the Diseases of the Eye*, etc. London, 1840, 2 vol. in-8°. L. Hn.

TYSON (Edward). Zootomiste distingué, né en 1649, à Bristol, suivant d'autres à Clevedon (Somersetshire), fit ses études à Oxford et à Cambridge, fut reçu docteur en médecine en 1680, puis se fixa à Londres, où il devint en 1683 *fellow* du Collége des médecins, puis médecin des hôpitaux de Bethlehem et Bridewell, professeur d'anatomie au Collége des chirurgiens, etc. Il était membre de la Société royale de Londres, au recueil de laquelle il a fourni un grand nombre de travaux. Tyson mourut le 1er août 1708, laissant encore :

I. *Several Anatomical Observations*. London and Oxford, 1680-1705, in-fol. — II. *Phocaena or the Anatomy of a Porpess*, etc. London, 1680, in-4°. — III. *Carigueya, seu Marsupiale americanum*, etc. London, 1698, in-4°. — IV. *Ourang-outang, sive Homo sylvestris*, etc. London, 1699, in-fol., etc. L. Hn.

TZANAKI. *Voy.* Ponos.

TZIGANES. *Voy.* Bohémiens, France et Caucasiques, p. 380.

ADDENDUM

TREYLING (Johann-Jakob). Médecin allemand, né à Eichstädt en 1680, fut d'abord médecin pensionné à Neuburg, puis en 1711 devint professeur d'anatomie et de médecine pratique à Ingolstadt. Il mourut le 18 septembre 1758, laissant un grand nombre d'opuscules académiques, publiés à Ingolstadt de 1719 à 1758. A. D.

FIN DU DIX-HUITIÈME VOLUME DE LA TROISIÈME SÉRIE

(Dernier volume de cette série).

ARTICLES

CONTENUS DANS LE DIX-HUITIEME VOLUME

(3ᵉ série.)

ADDENDUM

FIN DE LA TABLE DU DIX-HUITIÈME VOLUME DE LA TROISIÈME SÉRIE

Imprimerie A. Lahure, rue de Fleurus, 9, à Paris.

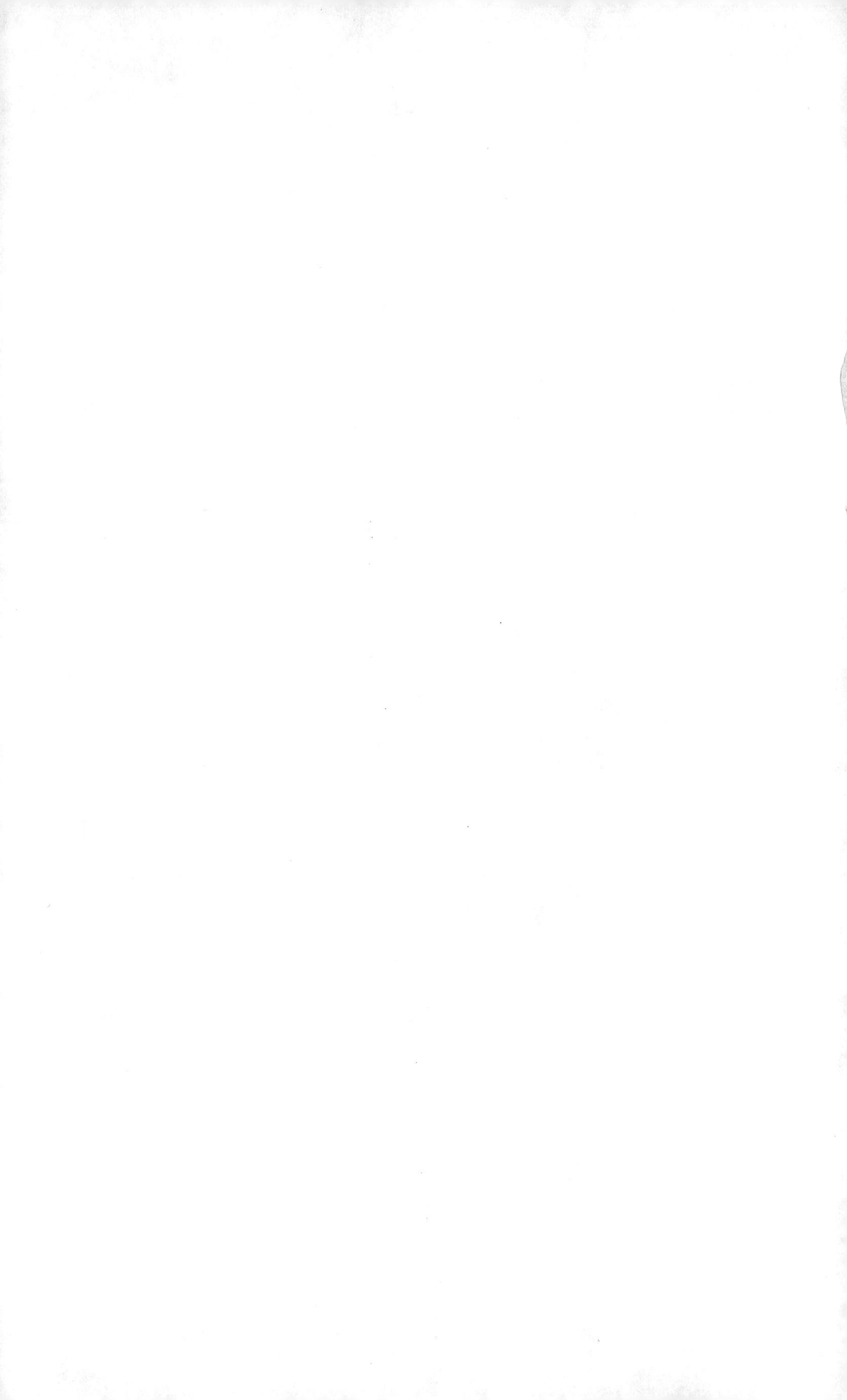

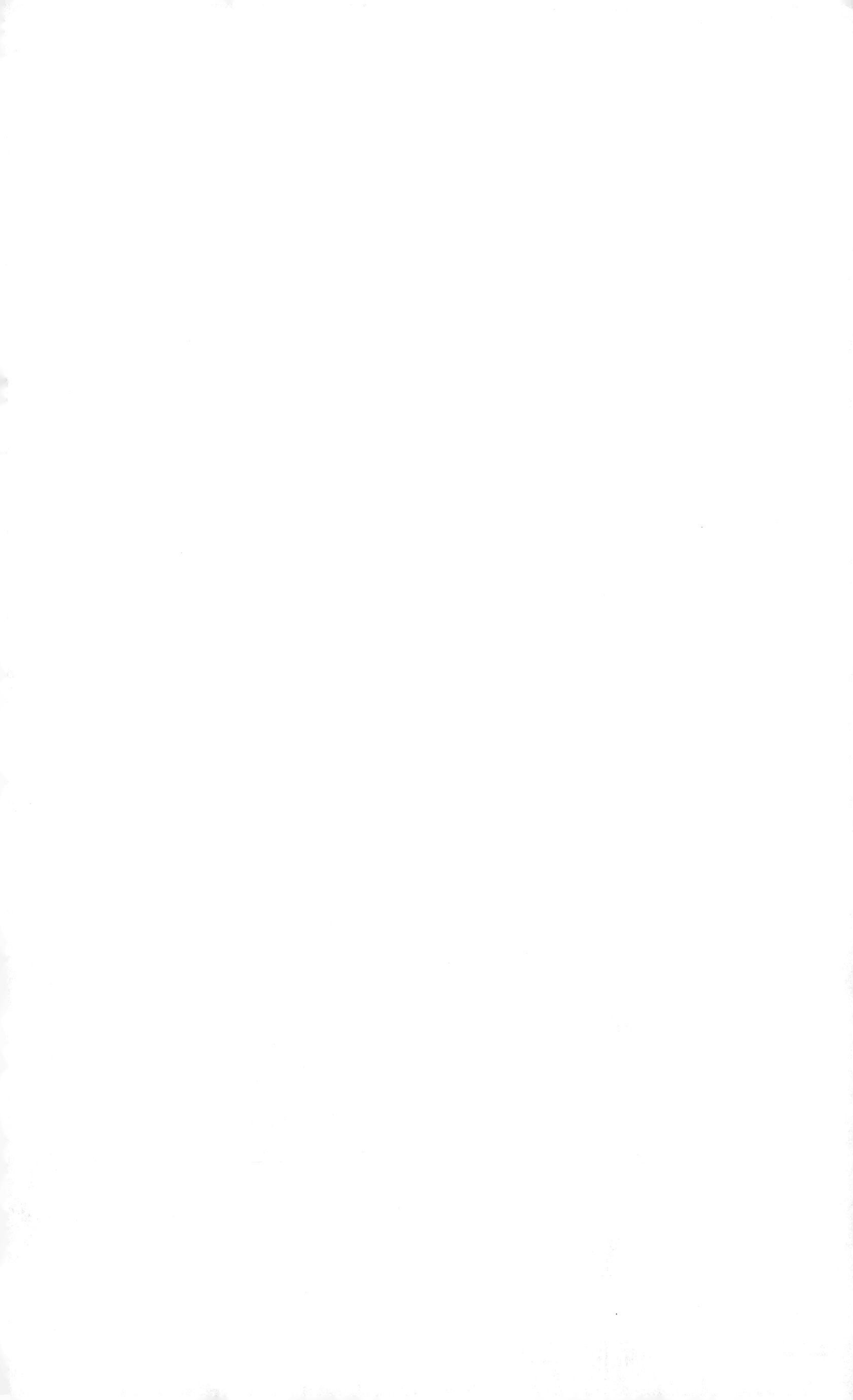

www.ingramcontent.com/pod-product-compliance
Lightning Source LLC
Chambersburg PA
CBHW060828220326
41599CB00017B/2290

* 9 7 8 2 0 1 2 6 4 9 8 0 4 *